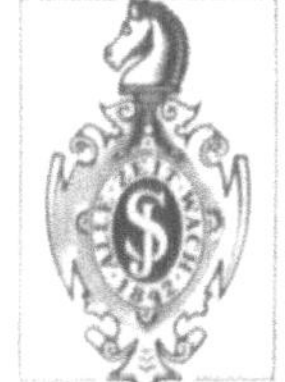

H.-G. Willert F. H. W. Heuck (Hrsg.)

Neuere Ergebnisse in der Osteologie

Skelettwachstum · Endoprothetik
Glukokortikoide

Osteologia 4

Mit 302 Abbildungen

Springer-Verlag Berlin Heidelberg New York
London Paris Tokyo Hong Kong

Prof. Dr. med. Hans-Georg Willert
Orthopädische Klinik und Poliklinik
Georg-August-Universität
Robert-Koch-Straße 40, D-3400 Göttingen

Univ.-Prof. und Hon.-Prof. Dr. med. Friedrich H. W. Heuck
Ärztl. Direktor i. R.
Radiologisches Institut, Zentrum Radiologie
Katharinen-Hospital
Akad. Lehrkrankenhaus Universität Tübingen
Kriegsbergstraße 60, D-7000 Stuttgart 1

---

4. Jahrestagung der Deutschen Gesellschaft für Osteologie
15.–18. Februar 1989 in Göttingen

ISBN-13: 978-3-540-51175-5 **e-ISBN-13: 978-3-642-74770-0**
DOI: 10.1007/ 978-3-642-74770-0

CIP-Titelaufnahme der Deutschen Bibliothek
Neuere Ergebnisse in der Osteologie: Skelettwachstum, Endoprothetik, Glukokorticoide; [15.–18. Februar 1989 in Göttingen] / H.-G. Willert; F. H. W. Heuck (Hrsg.). - Berlin; Heidelberg; New York; London; Paris; Tokyo; Hong Kong: Springer, 1989
(Osteologia; 4) (... Jahrestagung der Deutschen Gesellschaft für Osteologie; 4)

NE: Willert, Hans-Georg [Hrsg.]; 1. GT; Deutsche Gesellschaft für Osteologie: ... Jahrestagung der ...

2121/3140-543210 - Gedruckt auf säurefreiem Papier

Vorwort der Herausgeber

Knochen als Organ und Gewebe erfüllt im menschlichen Körper mehrere sehr wichtige Aufgaben. Im Zusammenspiel mit der Muskulatur und den Gelenkverbindungen dienen die Knochen als Stützorgan und als Vermittler der Bewegung. Sie bilden auch das schützende Gehäuse für das zentrale Nervensystem und das ebenso empfindliche blutbildende Knochenmark. Während des Wachstums sorgen die Knochen für eine proportionierte Größenzunahme fast aller Körperteile. Das Knochengewebe im engeren Sinne schließlich hat eine zentrale Funktion im Calcium- und Phosphatstoffwechsel. Spezifische Bauprinzipien wie äußere Form, Binnen- und Feinstruktur, bestimmte zusätzliche Gewebsformationen wie der Knorpelbelag der Gelenkenden, die Ansätze von Gelenkkapseln, Bändern und Muskeln, die knorpeligen Wachstumsfugen und eine besondere Blutversorgung ermöglichen es dem Knochen, diesen Aufgaben gerecht zu werden. Dabei unterliegt die Tela ossea einem ständigen Umbau, der altes Knochengewebe durch neues ersetzt, ohne jedoch die äußere Form der einzelnen Skelettelemente zu verändern.

Die vielfältigen Funktionen des Knochens werden durch komplexe Mechanismen gesteuert, von denen hier nur die Art und das Ausmaß der mechanischen Beanspruchung, die osteotropen Hormone wie Parathormon und Calcitonin, aber auch Wachstums-, Geschlechts- und Nebennierenrindenhormone, das Vitamin D, die Einbindung in den Calcium-Phosphatstoffwechsel und in den Eiweißstoffwechsel sowie die neurovegetative Einflußnahme auf die Durchblutung genannt seien. In diesen komplizierten Wechselbeziehungen zwischen Struktur, Funktion und Regelmechanismen kann sich eine Vielzahl recht unterschiedlicher Störungen auswirken und zu mehr oder weniger ausgeprägten Veränderungen am Knochen führen. Entsprechend groß ist die Palette der lokalen und systemischen Erkrankungen des Knochens und es gibt wohl kaum ein medizinisches Fachgebiet, welches nicht auch Beziehungen zum Knochen hätte, obwohl diese oftmals einen sehr fachspezifischen Aspekt betonen. Gerade die komplexe Vielseitigkeit sollte aber die verschiedenen Fachgebiete nicht nur in der Forschung, sondern auch in der Diagnostik und Therapie von krankhaften Knochenveränderungen zusammenführen. Für die Erkrankungen des Knochens ist deshalb eine interdisziplinäre Kooperation die wohl wichtigste Voraussetzung einer erfolgreichen wissenschaftlichen und praktisch-klinischen Tätigkeit. Dies hat einer von uns (H.-G. Willert) während seiner Ausbildung bei Erwin Uehlinger, dem Altmeister der Knochenpathologie, lernen und später, dessen Anleitung folgend, in die klinische Arbeit umsetzen dürfen. Auch für die von H.-G. Willert im Auftrage der Deutschen Gesellschaft für Osteologie ausgerichtete 4. Jahrestagung war es das Ziel, interdisziplinäre Kontakte zu fördern und neu zu beleben und darüberhinaus die osteologische Forschung zu motivieren, sich noch stärker für die mit dem Knochen zusammenhängenden Probleme der praktischen Medizin zu interessieren. Dem Orthopäden lag es natürlich am nächsten, die Hauptthemen der Tagung aus seinem Fachgebiet zu wählen: Vom *normalen* und *gestörten Skelettwachstum* sind die Prinzipien einerseits noch gar nicht genügend bekannt, andererseits vielleicht auch schon wieder in Vergessenheit geraten. In der *Endoprothetik* ist das Problem einer dauerhaften Verankerung der Implantate im Knochen immer noch ungelöst, wobei besonders die Reaktionsformen des gesunden und kranken Knochens und ihre mögliche Beeinflussung noch weiterer Aufklärung bedürfen; die osteologische Forschung könnte hierzu wertvolle Beiträge leisten. Mit den *Glukokortikoiden* stehen uns äußerst potente Wirkstoffe für die Therapie bestimmter, abakterieller Entzündungszustände des Bewegungsapparates zur Verfügung, die wegen ihrer Nebeneffekte teilweise in Mißkredit geraten sind. Es gilt hier mit differenzierteren Kenntnissen über ihre Wirkung, Zubereitungsformen und Anwendungsmöglichkeiten den therapeutischen Wert dieser Stoffgruppe optimal nutzen und gleichzeitig die Risiken so gering wie möglich zu halten. Dank der Ausgewogenheit und dem hohen Niveau der Beiträge haben wir zu diesen Themen viele interessante Einblicke in den gegenwärtigen Wissensstand gewinnen können.

Darüberhinaus haben zahlreiche ausgezeichnete Beiträge zu *aktuellen Fragen der Osteologie* ein weites Spektrum wissenschaftlicher Aktivitäten ausgebreitet und zur Diskussion gestellt.

Wir möchten deshalb an dieser Stelle allen Autoren, die mit ihren Arbeiten zum Gelingen der Tagung und zum Zustandekommen dieses Bandes beigetragen haben, sehr herzlich danken! Gleichzeitig möchten wir der Hoffnung Ausdruck geben, daß wir damit unserem Ziel, weitere fruchtbare Aktivitäten anzuregen und der interdisziplinären Zusammenarbeit auf dem Gebiete der Osteologie neue Impulse zu geben, gedient haben. Dem Springer-Verlag, und hier besonders Frau Dr. Heilmann und ihren Mitarbeitern, danken wir für die Unterstützung und das Engagement, die eine rasche Drucklegung dieses Ergebnisbandes ermöglichten. Wir wünschen auch diesem Buch eine weitverbreitete und wohlwollende Aufnahme bei der geschätzten Leserschaft.

H.-G. Willert F.H.W. Heuck

Grußwort des Präsidenten

Im Namen der Deutschen Gesellschaft für Osteologie e.V. begrüße ich alle Teilnehmer an der 4. Jahrestagung in Göttingen sowohl aus dem In- als auch aus dem Ausland sehr herzlich. Eine ganz besondere Freude ist es für uns, einen berühmten und international bekannten Wissenschaftler - Herrn Prof. Dr. Douglas Harold COPP von der Universität Vancouver, British-Columbia, in Canada - den Entdecker des Calcitonins als unseren Ehrengast begrüßen zu können. So haben wir Gelegenheit mit dem Festvortrag aus berufenem Munde, die "Calcitonin-Story" hören und später nachlesen zu können. Zum ersten Mal werden wir den von der Rorer-GmbH Bielefeld gestifteten COPP-Preis vergeben können, der nach unserer Satzung als Anreiz zur Grundlagenforschung für junge Wissenschaftler gedacht ist. Die Tela ossea, das Hartgewebe des "Organes Knochen", der als Baustein des Stützgerüstes von Mensch und Tier angesehen werden kann, birgt noch viele Geheimnisse, die es zu entschlüsseln gilt.

Das vorliegende Programm läßt erneut die Zielsetzung unserer Gesellschaft zur interdisziplinären Zusammenarbeit von mehr als 15 Fachdisziplinen aus Medizin, Naturwissenschaften und Ingenieurswissenschaften erkennen. Getreu unserem Grundsatz, anläßlich der Jahrestagungen das jeweilige Fachgebiet des Tagungsleiters in den Vordergrund zu stellen, wurden als Hauptthemen "Normales und gestörtes Skelettwachstum", "Osteologie und Endoprothetik" sowie "Kortikoid-Effekte am Bewegungsapparat" ausgewählt. Ein weiteres wichtiges Anliegen ist die Darlegung und Diskussion aktueller Forschungsergebnisse und osteologischer Probleme, deren Lösung im Expertenkreis gelingen kann. Wenn Sie Anregungen für weitere Forschungsprojekte, aber auch die Alltagsarbeit, mit nach Hause nehmen können, so bringt die Tagung Gewinn für eine optimale Versorgung der Kranken, die sich uns anvertrauen. Mit dem vorliegenden Tagungsband möchten wir unseren Mitgliedern, aber auch den Freunden einer interdisziplinären *Osteologie*, die nicht nach Göttingen kommen konnten, die Möglichkeit geben, die Ergebnisse unserer Arbeit nachträglich kennen zu lernen.

Der Leiter unserer wissenschaftlichen Tagung 1989, Herr Prof. Dr. H.-G. Willert, hat alle Manuskripte sorgfältig durchgesehen, geordnet und zusammengestellt - dafür möchte ich ihm Dank sagen. Dem Springer-Verlag und seinen Mitarbeitern, insbesondere Frau Dr. Heilmann, sei für die zügige Drucklegung, die gute Ausstattung des Buches und die stets aufmerksame Betreuung unseres 4. Ergebnisbandes gedankt. Die Deutsche Gesellschaft für Osteologie e.V. wünscht auch diesem 4. Band unserer Jahrestagung eine positive Aufnahme durch Leser aller Fachgebiete und bittet um Anregungen sowie konstruktive Kritik, um die weitere Arbeit noch besser gestalten zu können.

Friedrich H.W. Heuck
Präsident der Deutschen Gesellschaft für Osteologie

Inhaltsverzeichnis

Autorenverzeichnis

Abendroth, K.
Rheumatologische und Osteologische Abteilung, Klinik für Innere Medizin, Friedrich-Schiller-Universität Jena
Karl-Marx-Allee 101, 6902 Jena-Lobeda/Ost, GDR

Adler, C.-P.
Referenzzentrum für Knochentumoren, Pathologisches Institut Universität Freiburg, Albertstr. 19, 7800 Freiburg i.Brsg., FRG

Aldinger, G.
Orthopädische Klinik und Poliklinik, Universität Tübingen
Calwer Str. 7, 7400 Tübingen, FRG

Althoff, J.
Institut für Medizinische Physik, Universität Münster
Hüfferstr. 68, 4400 Münster, FRG

Althoff, P.-H.
Gesellschaft für Strahlen- und Umweltforschung, Institut für Biophysikalische Strahlenforschung,
Paul-Ehrlich-Str. 20, 6000 Frankfurt am Main 70, FRG

Annefeld, M.
Abteilung für Experimentelle Medizin, ROBAPHARM AG
St.Albanrheinweg 174, 4006 Basel, Switzerland

Ascherl, R.
Chirurgische Klinik und Poliklinik, Technische Universität München, Ismaninger Str. 22, 8000 München 80, FRG

Aulthouse, A.
Department of Pediatrics, University of Texas
PO Box 20708, Houston, TX 77225, USA

Baew-Christow, Th.
Abteilung für Strahlentherapie und Onkologische Nuklearmedizin
Haus 21 D, Klinikum der Johann Wolfgang Goethe-Universität
Frankfurt am Main, Theodor-Stern-Kai 7
6000 Frankfurt am Main 70, FRG

Barth, J.
Medizinische Klinik und Poliklinik "Bergmannsheil"
Ruhr-Universität Bochum, Hunscheidtstr. 1, 4630 Bochum 1, FRG

Beck, M.
Kinderklinik, Johannes Gutenberg-Universität
Langenbeckstr. 1, 6500 Mainz, FRG

Bély, M.
Nationalinstitut für Rheumatologie
Budapest, 114.Pf.54., 1525, Hungary

Beyer, J.
III. Medizinische Klinik, Innere Medizin und Endokrinologie
Klinikum der Johannes Gutenberg-Universität
Langenbeckstr. 1, 6500 Mainz, FRG

Blümel, G.
Institut für Experimentelle Chirurgie, Technische Universität
München, Ismaninger Str. 22, 8000 München 80, FRG

Bock, T.A.
Abteilung Innere Medizin II, R.W.T.H.
Pauwelsstraße, 5100 Aachen, FRG

Bodo, M.
Institut für Medizinische Molekularbiologie, Universität Lübeck
Ratzeburger Allee 160, 2400 Lübeck 1, FRG

Böhm, G.
Institut für Pathologische Anatomie, Universität Wien
Spitalgasse 4, 1090 Wien, Austria

Boenisch, B.
Institut für Experimentelle Chirurgie, Technische Universität
München, Ismaninger Str. 22, 8000 München 80, FRG

von Bohlen, A.
Institut für Spektrochemie und angewandte Spektroskopie
Bunsen-Kirchhoff-Str. 11, 4600 Dortmund 1, FRG

Bohnen, H.
III. Medizinische Klinik, Innere Medizin und Endokrinologie
Klinikum der Johannes Gutenberg-Universität
Langenbeckstr. 1, 6500 Mainz, FRG

Bosse, A.
Gerhard-Domagk-Institut für Pathologie und Orthopädische Klinik
der Universität Münster, 4400 Münster, FRG

Bremer, G.
Medizinische Klinik C und Poliklinik, Universität Düsseldorf
Moorenstr. 5, 4000 Düsseldorf 1, FRG

Brenner, R.E.
Abteilung Pädiatrie I, Universität Ulm
Prittwitzstr. 43, 7900 Ulm, FRG

Brzoska, J.F.
Bioferon, Biochemische Substanzen GmbH & Co.
Erwin-Rentschler-Str. 21, 7958 Laupheim, FRG

Büchle, A.
Abteilung für Unfall- und Wiederherstellungschirurgie
Klinikum Steglitz, Freie Universität Berlin
Hindenburgdamm 30, 1000 Berlin 45, FRG

Callies, R.
Institut für Physiotherapie, Friedrich-Schiller-Universität Jena
Kollegiengasse 9, 6902 Jena, GDR

Casser, H.-R.
Orthopädische Klinik, Klinikum Aachen
Pauwelsstr. 1, 5100 Aachen, FRG

Cierpinski, T.
Abteilung für biomedizinische Technologie und medizinische Laseranwendung, Freie Universität Berlin
Krahmerstr. 6-10, 1000 Berlin 45, FRG

Claudi, B.
Chirurgische Klinik und Poliklinik, Technische Universität München, Ismaninger Str. 22, 8000 München 80, FRG

Copp, D.H.
Department of Physiology, University of British Columbia
Vancouver B.C., V6T, 1W5, Canada

Cordes, U.
III. Medizinische Klinik, Innere Medizin und Endokrinologie
Klinikum der Johannes Gutenberg-Universität
Langenbeckstr. 1, 6500 Mainz, FRG

Cordes, U.
Bahnhofsplatz 2, 6500 Mainz, FRG

Dallek, M.
Abteilung für Unfallchirurgie, Chirurgische Klinik
Universitätskrankenhaus Hamburg-Eppendorf
Martinistr. 52, 2000 Hamburg, FRG

Degner, F.L.
Medizinische Klinik C und Poliklinik, Universität Düsseldorf
Moorenstr. 5, 4000 Düsseldorf 1, FRG

Delling, G.
Abteilung für Osteopathologie, Institut für Pathologie
Universitätsklinikum Eppendorf
Martinistr. 52, 2000 Hamburg 20, FRG

Derendorf, H.
College of Pharmacy, J. Hillis Miller Health Center, University of Florida, Box J-494, Gainesville, Fl. 32610, USA

Dietsch, P.
Institut für Molekularbiologie und Biochemie
Freie Universität Berlin, Arnimallee 22, 1000 Berlin 33, FRG

Dinkelaker, F.
Abteilung für Unfall- und Wiederherstellungschirurgie, Klinikum Steglitz, Freie Universität Berlin
Hindenburgdamm 30, 1000 Berlin 45, FRG

Dohm, K.
I. Medizinische Abteilung, Universitätsklinikum Rudolf Virchow
Standort Wedding, Augustenburger Platz 1, 1000 Berlin 65, FRG

Dreher, R.
Klinik für Rheumakranke
Dr.-Alfons-Gamp-Str. 1, 6550 Bad Kreuznach, FRG

Eber, K.
Unfallkrankenhaus Lorenz Böhler
Donaueschingenstr. 13, 1200 Wien, Austria

Eckart, L.
Orthopädische Abteilung, Rudolf Virchow-Klinikum
Freie Universität Berlin, Standort Wedding
Augustenburger Platz 1, 1000 Berlin 65, FRG

Enderle, A.
Orthopädische Klinik, Universität Göttingen
Robert-Koch-Str. 40, 3400 Göttingen, FRG

Erlemann, R.
Institut für klinische Radiologie, Universität Münster
Albert Schweitzer Str. 33, 4400 Münster, FRG

Erne, B.
Abteilung für Experimentelle Medizin, ROBAPHARM AG
St.Albanrheimweg 174, 4006 Basel, Switzerland

Ewald, U.
Gesellschaft für Strahlen- und Umweltforschung
Institut für Biophysikalische Strahlenforschung
Paul-Ehrlich-Str. 20, 6000 Frankfurt am Main 70, FRG

Ewers, R.
Abteilung Kieferchirurgie, Klinikum der Christian-Albrechts-Universität, Arnold-Heller-Str. 16, 2300 Kiel, FRG

Fassbinder, W.
Medizinische Klinik III, Städtische Kliniken Fulda
6400 Fulda, FRG

Fellinger, E.
Orthopädische Universitätsklinik
Garnisongasse 13, 1090 Wien, Austria

Fett, H.
Orthopädische Universitätsklinik, St. Josef-Hospital
Gudrunstr. 45, 4630 Bochum, FRG

Fink, B.
Orthopädische Klinik, Universität Bonn
Sigmund Freud Str. 25, 5300 Bonn-Venusberg, FRG

Franck, H.
Abteilung Rheumatologie, Evangelisches Fachkrankenhaus Ratingen
Rosenstr. 2, 4030 Ratingen, FRG

Franke, J.
Klinik und Poliklinik für Orthopädie, Medizinische Akademie
Erfurt, Regierungsstr. 42a, 5010 Erfurt, GDR

Garcia, L.
Gerhard-Domagk-Institut für Pathologie und Orthopädische Klinik
der Universität Münster, 4400 Münster, FRG

Gebhardt, M.
Institut für Mineralogie und Petrologie
Friedrich-Wilhelm-Universität, Poppelsdorfer Schloß
5300 Bonn, FRG

Geißdörfer, K.
Institut für Experimentelle Chirurgie, Technische Universität
München, Ismaninger Str. 22, 8000 München 80, FRG

Georgi, P.
Nuklearmedizinische Abteilung, Universitäts-Strahlenklinik
Heidelberg, 6900 Heidelberg, FRG

Gerhard, T.
Institut für Experimentelle Chirurgie, Technische Universität
München, Ismaninger Str. 22, 8000 München 80, FRG

Gerken, H.
MAN Technologie GmbH
Dachauer Str. 667, 8000 München 50, FRG

Gradinger, R.
Orthopädische Klinik und Poliklinik, Technische Universität
München, Klinikum rechts der Isar
Ismaninger Str. 22, 8000 München 80, FRG

Graff, J.
Urologische Klinik, Ruhr-Universität Bochum, Marien-Hospital
Herne, Widumer Str. 8, 4690 Herne 1, FRG

Greinacher, I.
Kinderklinik und Poliklinik, Universität Mainz
Langenbeckstr. 1, 6500 Mainz, FRG

Grifka, J.
Orthopädische Universitätsklinik, St. Josef-Hospital
Gudrunstr. 45, 4630 Bochum, FRG

Grothues-Spork, M.
Abteilung für Unfall- und Wiederherstellungschirurgie, Klinikum
Steglitz, Freie Universität Berlin
Hindenburgdamm 30, 1000 Berlin 45, FRG

Gschwend, N.
Orthopädische Klinik Wilhelm-Schultess
Neumünsterallee 3, 8230 Zürich, Switzerland

Haag, M.
Orthopädische Abteilung, Klinikum der Albert-Ludwigs-Universität
Freiburg, Hugstetter Str. 55, 7800 Freiburg i.Br., FRG

Haase, W.E.
Abteilung Strahlentherapie und Radiologische Onkologie
Radiologische KLinik der St.-Vincentius-Krankenhäuser
Südendstr. 32, 7500 Karlsruhe, FRG

Hackenbroch, M.H.
Orthopädische Universitätsklinik
Joseph-Stelzmann-Str. 9, 5000 Köln 41, FRG

Häger, I.-A.
Forschungsgruppe für Biomechanik, Institut für Konstruktionstechnik, Ruhr-Universität Bochum, 4630 Bochum 1, FRG

Härle, A.
Abteilung für Orthopädie, Orthopädische Klinik und Poliklinik
Universität Münster
Albert-Schweitzer-Str. 33, 4400 Münster, FRG

Härle, A.
Gerhard-Domagk-Institut für Pathologie und Orthopädische Klinik
der Universität Münster, 4400 Münster, FRG

Hahn, M.
Abteilung für Osteopathologie, Institut für Pathologie
Universitätsklinikum Eppendorf
Martinistr. 52, 2000 Hamburg 20, FRG

Hansen, Ch.
Gesellschaft für Strahlen- und Umweltforschung, Institut für
Biophysikalische Strahlenforschung
Paul-Ehrlich-Str. 20, 6000 Frankfurt am Main 70, FRG

Hauch, St.
Klinik und Poliklinik für Orthopädie, Medizinische Akademie
Erfurt, Regierungsstr. 42a, 5010 Erfurt, GDR

Hedtmann, A.
Orthopädische Universitätsklinik, St. Josef-Hospital
Gudrunstr. 45, 4530 Bochum, FRG

Hein, G.
Klinik und Poliklinik für Orthopädie, Martin-Luther-Universität
Halle, Johann-Andreas-Segner-Straße, 4020 Halle (Saale), GDR

Heisel, J.
Orthopädische Universitätsklinik und Poliklinik
6650 Homburg/Saar, FRG

Helbig, B.
Evangelisches Krankenhaus Essen-Werden
Pattbergstr. 1-3, 4300 Essen, FRG

Henning, H.V.
Anteilung für Nephrologie und Rheumatologie, Medizinische Universitätsklinik, Robert-Koch-Str. 40, 3400 Göttingen, FRG

Henßge, E.J.
Klinik für Orthopädie, Medizinische Universität Lübeck
Ratzeburger Allee 160, 2400 Lübeck, FRG

Herndl, G.
MAN Technologie GmbH, Dachauer Str. 667, 8000 München 50, FRG

Herrmann, W.
Anatomisches Institut, Universität Bern
Bühlstr. 26, 3012 Bern, Switzerland

Herwig, J.
Kinderklinik und Poliklinik, Universität Mainz
Langenbeckstr. 1, 6500 Mainz, FRG

Hesselschwerdt, H.-J.
Orthopädische Universitätsklinik und Poliklinik
6650 Homburg/Saar, FRG

Heuck, F.H.W.
Radiologisches Institut im Zentrum Radiologie
Katharinen-Hospital Stuttgart, Lehrkrankenhaus der Universität Tübingen, Kriegsbergstr. 60, 7000 Stuttgart 1, FRG

Hipp, E.
Orthopädische Klinik und Poliklinik, Technische Universität München, Klinikum rechts der Isar
Ismaninger Str. 22, 8000 München 80, FRG

Hochhaus, G.
College of Pharmacy, J. Hillis Miller Health Center, University of Florida, Box J-494, Gainesville, Fl. 32610, USA

Höhling, J.J.
Institut für Medizinische Physik, Universität Münster
Hüfferstr. 68, 4400 Münster, FRG

Horton, W.A.
Department of Pediatrics, University of Texas
PO Box 20708, Houston, TX 77225, USA

Hovy, L.
Orthopädische Universitätsklinik Friedrichsheim
Marienburgstr. 2, 6000 Frankfurt 71, FRG

Hültenschmidt, D.
Institut für Pathologie, Friedrich-Wilhelm-Universität
5300 Bonn-Venusberg, FRG

Hündgen, M.P.
Dr. Rentschler, Arzneimittel GmbH & Co.
Mittelstraße 18, 7958 Laupheim, FRG

Hunziker, E.B.
Anatomisches Institut, Universität Bern
Bühlstr. 26, 3012 Bern, Switzerland

Ittel, T.H.
Abteilung Innere Medizin II, R.W.T.H.
Pauwelsstraße, 5100 Aachen, FRG

Jacobi, V.
Abteilung für Allgemeine Röntgendiagnostik II, Zentrum der Radiologie, Klinikum der Johann Wolfgang Goethe-Universität
6000 Frankfurt am Main 70, FRG

Jones, D.B.
Gerhard-Domagk-Institut für Pathologie und Orthopädische Klinik der Universität Münster, 4400 Münster, FRG

Jungbluth, K.H.
Abteilung für Unfallchirurgie, Chirurgische Klinik
Universitätskrankenhaus Hamburg-Eppendorf
Martinistr. 52, 2000 Hamburg, FRG

Kaiser, H.
Jesuitengasse 12, 8900 Augsburg, FRG

Kalbhen, D.A.
Institut für Pharmakologie und Toxikologie, Universität Bonn
Reuterstr. 2b, 5300 Bonn 1, FRG

Kapp, S.
Bahnhofsplatz 2, 6500 Mainz, FRG

Kaps, H.-P.
Orthopädische Universitätsklinik Heidelberg
Schlierbacher Landstr. 200a, 6900 Heidelberg, FRG

Karbowski, A.
Klinik und Poliklinik für Allgemeine Orthopädie
Westfälische Wilhelms-Universität
Albert-Schweitzer-Str. 33, 4400 Münster, FRG

Kasperk, C.
Abteilung Kieferchirurgie, Klinikum der Christian-Albrechts-Universität, Arnold-Heller-Str. 16, 2300 Kiel, FRG

Keck, E.
Rheumaklinik II, Leibnitzstr. 23, 6200 Wiesbaden, FRG

Kindermann, D.
Institut für Pathologie, Friedrich-Wilhelm-Universität
5300 Bonn-Venusberg, FRG

Kirgis, A.
Abteilung für Orthopädie, Evangelisches Waldkrankenhaus Spandau
Akademisches Lehrkrankenhaus, Freie Universität Berlin
Stadtrandstr. 555-561, 1000 Berlin 20, FRG

Klehr, H.U.
Medizinische Klinik, Universität Bonn
Sigmund Freud-Str. 25, 5300 Bonn-Venusberg, FRG

Klockenkämper, R.
Institut für Spektrochemie und angewandte Spektroskopie
Bunsen-Kirchhoff-Str. 11, 4600 Dortmund 1, FRG

Knahr, K.
Allgemein Orthopädische Abteilung, Orthopädisches Krankenhaus
Gersthof, Wielemansgasse 28, 1180 Wien, Austria

Koch, W.
Orthopädische Universitätsklinik
Sigmund-Freud-Str. 25, 5300 Bonn-Venusberg, FRG

Koebke, J.
Zentrum Anatomie, Universität Köln
Joseph-Stelzmann-Str. 9, 5000 Köln 41, FRG

Koitz, S.
Institut für Pathologische Anatomie, Universität Wien
Spitalgasse 4, 1090 Wien, Austria

Krause, U.
III. Medizinische Klinik, Innere Medizin und Endokrinologie
Klinikum der Johannes Gutenberg-Universität
Langenbeckstr. 1, 6500 Mainz, FRG

Kreuder, J.
Zentrum für Kinderheilkunde, Klinikum der Justus-Liebig-Universität, Feulgenstr. 13, 6300 Gießen, FRG

Kruse, H.-P.
I. Medizinische Klinik, Universitätsklinikum Eppendorf
Martinistr. 52, 2000 Hamburg 20, FRG

Küsswetter, W.
Orthopädische Klinik und Poliklinik, Universität Tübingen
Calwer Str. 7, 7400 Tübingen, FRG

Kulenkampff, H.-A.
Orthopädische Abteilung, Universitätsklinik
Hugstetter Str. 55, 7800 Freiburg i.Brsg., FRG

Kummer, B.
Anatomisches Institut, Universität Köln
Joseph-Stelzmann-Str. 9, 5000 Köln 41, FRG

Kurz, G.
Bahnhofsplatz 2, 6500 Mainz, FRG

van Laack, W.
Orthopädische Praxis
Mühlenstr. 41-47, 5120 Herzogenrath 3 b. Aachen, FRG

Langer, G.
Bezirksfachkrankenhaus für Orthopädie, Lehrstuhl für Orthopädie
Friedrich-Schiller-Universität Jena, Rudolf-Elle-Krankenhaus
W.-Pieck-Straße, 6520 Eisenberg, GDR

Larsson, K.
Department of Orthopaedic Surgery, Oestersund Hospital
831 83 Oestersund, Sweden

Lechner, F.
Chirurgische Klinik, Kreiskrankenhaus Garmisch-Partenkirchen
Lehrkrankenhaus Technische Universität München
Auenstr. 6, 8100 Garmisch-Partenkirchen, FRG

Lehmann, H.
Institut für Medizinische Molekularbiologie, Universität Lübeck
Ratzeburger Allee 160, 2400 Lübeck 1, FRG

Leixnering, M.
Unfallkrankenhaus Lorenz Böhler
Donaueschingenstr. 13, 1200 Wien, Austria

Lingg, G.
Klinik für Rheumakranke
Dr.-Alfons-Gamp-Str. 1, 6550 Bad Kreuznach, FRG

Link, P.
Zentrales Röntgeninstitut der Rheumakliniken
6650 Bad Kreuznach, FRG

Lintner, F.
Institut für Pathologische Anatomie, Universität Wien
Spitalgasse 4, 1090 Wien, Austria

Löhr, J.
17 Bayswater Place, Ottawa, Ontario Kly 2E1, Canada

Ludwig, C.
Orthopädische Universitätsklinik
Joseph-Stelzmann-Str. 9, 5000 Köln 41, FRG

Maasberg, G.
Zentrum für Kinderheilkunde, Klinikum der Justus-Liebig-Universität, Feulgenstr. 12, 6300 Gießen, FRG

Marciniak, R.
Radiologische Klinik, Medizinische Akademie Wroclaw
50-367 Wroclaw, ul. Sklodowskiej-Curie 66, Poland

Matthiaß, H.H.
Klinik und Poliklinik für Allgemeine Orthopädie, Westfälische Wilhelms-Universität
Albert-Schweitzer-Str. 33, 4400 Münster, FRG

Meenen, N.
Abteilung für Unfallchirurgie, Chirurgische Klinik
Universitätskrankenhaus Hamburg-Eppendorf
Martinistr. 52, 2000 Hamburg, FRG

Mehls, O.
Universitätskinderklinik Heidelberg
Im Neuenheimer Feld 150, 6900 Heidelberg, FRG

Meiss, L.
Orthopädische Universitätsklinik Hamburg
Martinistr. 52, 2000 Hamburg 20, FRG

Menge, M.
Orthopädische Klinik, St. Marienkrankenhaus
Salzburger Str. 15, 6700 Ludwigshafen, FRG

Meßler, H.
Orthopädische Universitätsklinik
Sigmund-Freud-Str. 25, 5300 Bonn-Venusberg, FRG

Mockenhaupt, J.
Zentrum Anatomie, Universität Köln
Joseph-Stelzmann-Str. 9, 5000 Köln 41, FRG

Möller, K.F.
Abteilung für Unfallchirurgie, Chirurgische Klinik
Universitätskrankenhaus Hamburg-Eppendorf
Martinistr. 52, 2000 Hamburg, FRG

Möllmann, H.W.
Medizinische Klinik und Poliklinik "Bergmannsheil"
Ruhr-Universität Bochum, Hunscheidtstr. 1, 4630 Bochum 1, FRG

Mohr, W.
Abteilung Pathologie, Universität Ulm
Oberer Eselsberg, 7900 Ulm, FRG

Müller, G.
Abteilung für biomedizinische Technologie und medizinische
Laseranwendung, Freie Universität Berlin
Krahmerstr. 6-10, 1000 Berlin 45, FRG

Müller, K.-M.
Institut für Pathologie, Berufsgenossenschaftliche Krankenanstalten
"Bergmannsheil Bochum", Universitätsklinik
Gilsingstr. 14, 4630 Bochum 1, FRG

Müller, M.
I. Innere Abteilung, Rudolf Virchow-Klinikum
Freie Universität Berlin, Standort Wedding
Augustenburger Platz 1, 1000 Berlin 65, FRG

Müller, P.K.
Institut für Medizinische Molekularbiologie, Universität Lübeck
Ratzeburger Allee 160, 2400 Lübeck 1, FRG

Münzenberg, K.J.
Orthopädische Universitätsklinik
Sigmund-Freud-Str. 25, 5300 Bonn-Venusberg, FRG

Neidel, J.J.
Orthopädische Universitätsklinik
Joseph-Stelzmann-Str. 9, 5000 Köln 41, FRG

Nerlich, A.
Pathologisches Institut, Universität München
Thalkirchner Str. 36, 8000 München 2, FRG

Niemann, A.
Medizinische Klinik C, Universität Düsseldorf
Moorenstr. 5, 4000 Düsseldorf 1, FRG

Niethard, F.-U.
Orthopädische Universitätsklinik Heidelberg
Schlierbacher Landstr. 200a, 6900 Heidelberg, FRG

Noack, W.
Abteilung für Orthopädie, Evangelisches Waldkrankenhaus Spandau
Akademisches Lehrkrankenhaus, Freie Universität Berlin
Stadtrandstr. 555-561, 1000 Berlin 20, FRG

Nommensen, B.
Abteilung für Orthopädie, Orthopädische Klinik und Poliklinik
Universität Münster
Albert-Schweitzer-Str. 33, 4400 Münster, FRG

Obert, H.J.
Bioferon, Biochemische Substanzen GmbH & Co
Erwin-Rentschler-Str. 21, 7958 Laupheim, FRG

Oettmeier, R.
Bezirksfachkrankenhaus für Orthopädie, Lehrstuhl für Orthopädie
Friedrich-Schiller-Universität Jena, Rudolf-Elle-Krankenhaus
W.-Pieck-Straße, 6520 Eisenberg, GDR

Oettmeier, S.
Abteilung für Allgemeine Stomatologie, Kreispoliklinik Eisenberg
Ebert-Straße, 6520 Eisenberg, GDR

Osborn, J.-F.
Universitätskliniken Bonn
Sigmund-Freud-Str. 25, 5300 Bonn 1, FRG

Otten, A.
Zentrum der Kinderheilkunde, Klinikum der Justus-Liebig-Universität
Feulgenstr. 12, 6300 Gießen, FRG

Paterson, C.R.
Biochemical Department, Ninewells Hospital and Medical School
Dundee DD1 9SY, Scotland

Peters, A.
Anatomisches Institut, Universität Kiel
Olshausenstr. 40, 2300 Kiel, FRG

Pezzei, Ch.
Unfallkrankenhaus Lorenz Böhler
Donaueschingenstr. 13, 1200 Wien, Austria

Pietschmann, P.
II. Medizinische Universitätsklinik
Alserstr. 4, 1090 Wien,Austria

Polster, J.
Orthopädische Universitätsklinik "Hüfferstiftung"
Albert-Schweitzer-Str. 33, 4400 Münster, FRG

Pompesius-Kempa, M.
Abteilung für Osteopathologie, Institut für Pathologie,
Universitätsklinikum Eppendorf
Martinistr. 52, 2000 Hamburg 20, FRG

Pontz, B.F.
Kinderklinik und Poliklinik, Technische Universität München
Kölner Platz 1, 8000 München 40, FRG

Postument, R.
Radiologisches Institut, Wojewodzki Krankenhaus
50-043 Wroclaw, Pl.1-Maja 8, Poland

Quint, P.
Institut für Medizinische Physik, Universität Münster
Hüfferstr. 68, 4400 Münster, FRG

Rahl, G.
Abteilung für Strahlentherapie und Onkologische Nuklearmedizin
Haus 21D, Klinikum der Johann Wolfgang Goethe-Universität
Frankfurt am Main, Theodor-Stern-Kai 7
6000 Frankfurt am Main 70, FRG

Rahmanzadeh, R.
Abteilung für Unfall- und Wiederherstellungschirurgie, Klinikum
Steglitz, Freie Universität Berlin
Hindenburgdamm 30, 1000 Berlin 45, FRG

Rasser, Y.
Abteilung für Experimentelle Medizin, ROBAPHARM AG
St.Albanrheinweg 174, 4006 Basel, Switzerland

Rechl, H.
Orthopädische Klinik und Poliklinik, Technische Universität
München, Klinikum rechts der Isar
Ismaninger Str. 22, 8000 München 80, FRG

Reiter, H.L.
Zentrum für Kinderheilkunde, Klinikum der
Justus-Liebig-Universität, Feulgenstr. 12, 6300 Gießen, FRG

Remberger, K.
Pathologisches Institut, Universität Homburg
6650 Homburg/Saar, FRG

Resch, H.
Medizinische Abteilung, Krankenhaus der Barmherzigen Brüder
Große Mohrengasse 9, 1020 Wien, Austria

Richter, G.M.
Radiologische Klinik, Universitätsklinik
Hugstetter Str. 55, 7800 Freiburg i.Brsg., FRG

Richter, K.-D.
Zentrale Tierexperimentelle Einrichtung, Medizinische Fakultät
Universität Münster, Domagkstr. 15a, 4400 Münster, FRG

Rinderle, P.
Institut für Experimentelle Chirurgie, Technische Universität
München, Ismaninger Str. 22, 8000 München 80, FRG

Rodilla Sala, E.A.
Abteilung für Nephrologie und Rheumatologie, Medizinische
Universitätsklinik, Robert-Koch-Str. 40, 3400 Göttingen, FRG

Roessner, A.
Gerhard-Domagk-Institut für Pathologie, Universität Münster
Domagkstr. 17, 4400 Münster, FRG

Rohdewald, P.
Institut für Pharmazeutische Chemie
Hittorfstr. 58-62, 4400 Münster, FRG

Rossi, G.
Institut für Molekularbiologie und Biochemie
Freie Universität Berlin, Arnimallee 22, 1000 Berlin 33, FRG

Roth, P.
Gesellschaft für Strahlen- und Umweltforschung
Institut für Biophysikalische Strahlenforschung
Paul-Ehrlich-Str. 20, 6000 Frankfurt am Main 70, FRG

Rudy, J.
Radiologisches Institut, Wojewodzki Krankenhaus
50-043 Wroclaw, Pl. 1-Maja 8, Poland

Rüegsegger, P.
Institut für Biomedizinische Technik und Medizinische Informatik
Moussonstr. 18, 8044 Zürich, Switzerland

Rüther, W.
Orthopädische Klinik, Friedrich-Wilhelm-Universität
5300 Bonn-Venusberg, FRG

Rütt, J.
Orthopädische Universitätsklinik
Joseph-Stelzmann-Str. 9, 5000 Köln 41, FRG

Salzer, M.
Allgemein Orthopädische Abteilung, Orthopädisches Krankenhaus
Gersthof, Wielemansgasse 28, 1180 Wien, Austria

Schenk, R.K.
Pathophysiologisches Institut, Universität Bern
Murtenstr. 35, 3010 Bern, Switzerland

Scherer, M.A.
Institut für Experimentelle Chirurgie, Technische Universität
München, Ismaninger Str. 22, 8000 München 80, FRG

Schindera, F.
Kinderklinik der Stadt Karlsruhe, Akademisches Lehrkrankenhaus
Universität Freiburg
Karl-Wilhelm-Str. 1, 7500 Karlsruhe 1, FRG

Schleberger, R.
Orthopädische Universitätsklinik, St. Joseph-Hospital Bochum
Gudrunstr. 56, 4630 Bochum 1, FRG

Schmeller, M.-L.
Institut für Experimentelle Chirurgie, Technische Universität
München, Ismaninger Str. 22, 8000 München 80, FRG

Schmidt, H.
Abteilung für Nephrologie, Zentrum für Innere Medizin
Johann-Wolfgang-Goethe-Universität
Theodor-Stern-Kai 7, 6000 Frankfurt am Main 70, FRG

Schmidt, K.
Gesellschaft für Strahlen- und Umweltforschung
Institut für Biophysikalische Strahlenforschung
Paul-Ehrlich-Str. 20, 6000 Frankfurt am Main 70, FRG

Schmidt, W.
Allgemein Orthopädische Abteilung, Orthopädisches Krankenhaus
Gertshof, Wielemansgasse 28, 1180 Wien, Austria

Schmitt, E.
Orthopädische Universitätsklinik und Poliklinik
6650 Bad Homburg/Saar, FRG

Schneider, E.-M.
Orthopädische Universitätsklinik, St. Josef Hospital Bochum
Gudrunstr. 56, 4630 Bochum 1, FRG

Schneidt, T. †

Schoeppe, W.
Abteilung für Nephrologie, Zentrum für Innere Medizin
Johann-Wolfgang-Goethe-Universität
Theodor-Stern-Kai 7, 6000 Frankfurt am Main 70, FRG

Scholz, C.
Abteilung für biomedizinische Technologie und medizinische
Laseranwendung, Freie Universität Berlin
Krahmerstr. 6-10, 1000 Berlin 45, FRG

Schulz, A.
Pathologisches Institut, Universität Gießen
6300 Gießen, FRG

Schulz, G.
III. Medizinische Klinik, Innere Medizin und Endokrinologie
Klinikum der Johannes Gutenberg-Universität
Langenbeckstr. 1, 6500 Mainz, FRG

Semler, J.
I. Innere Abteilung, Rudolf Virchow-Klinikum
Freie Universität Berlin, Standort Wedding
Augustenburger Platz 1, 1000 Berlin 65, FRG

Senge, Th.
Urologische Klinik, Ruhr-Universität Bochum, Marien-Hospital
Herne, Widumer Str. 8, 4690 Herne 1, FRG

Siebels, W.
Institut für Experimentelle Chirurgie, Technische Universität
München, Ismaninger Str. 22, 8000 München 80, FRG

Sieberth, H.G.
Abteilung Innere Medizin II, R.W.T.H.
Pauwelsstraße, 5100 Aachen, FRG

Simon, M.
Klinik und Poliklinik für Orthopädie, Medizinische Akademie
Erfurt, Regierungsstr. 42a, 5010 Erfurt, GDR

Simons, B.
Mineralogisches Petrographisches Institut, Christian-Albrechts-
Universität, Ludewig-Meyn-Str. 10, 2300 Kiel, FRG

Steudel, A.
Radiologische Klinik, Universität Bonn
Sigmund Freud Str. 25, 5300 Bonn-Venusberg, FRG

Steveling, G.
Mund-, Zahn- und Kieferklinik, Universität Würzburg
Pleicherwall 2, 8700 Würzburg, FRG

Stöß, H.
Pathologisches Institut, Universität Erlangen-Nürnberg
Krankenhausstr. 8-10, 8520 Erlangen, FRG

Storck, Chr.
Medizinische Abteilung, Herz Jesu-Krankenhaus
Friedrich-Wilhelm-Str. 29, 5500 Trier, FRG

Strohband, D.
Medizinische Klinik und Poliklinik "Bergmannsheil",
Ruhr-Universität Bochum, Hunscheidtstr. 1, 4630 Buchum 1, FRG

Stuhler, Th.
Orthopädische Abteilung, Stiftung Kliniken Dr. Erler
Kontumazgarten 4-18, 8500 Nürnberg 80, FRG

Szepesi, S.
Abteilung für Strahlentherapie und Onkologische Nuklearmedizin
Haus 21D, Klinikum der Johann Wolfgang Goethe-Universität
Frankfurt am Main, Theodor-Stern-Kai 7
6000 Frankfurt am Main 70, FRG

Tell, E.
Pathologisches Institut für A.ö. Krankenhaus
Krankenhausstr. 21, 3300 Amstetten, Austria

Teller, W.M.
Abteilung Pädiatrie I, Universität Ulm
Prittwitzstr. 43, 7900 Ulm, FRG

Ternes, M.L.
Kinderklinik und -Poliklinik, Technische Universität München
Kölner Platz 1, 8000 München 40, FRG

Thull, R.
Zentralinstitut für Biomedizinische Technik, Universität
Erlangen-Nürnberg, Turnstr. 5, 8520 Erlangen, FRG

Treadwell, B.V.
Forschungseinrichtungen Harvard Medical School
Boston, MA, USA

Uhlemann, C.
Institut für Physiotherapie, Friedrich-Schiller-Universität Jena
Kollegiengasse 9, 6902 Jena, GDR

Vanselow, K.
Institut für Angewandte Physik, Universität Kiel
Olshausenstr. 40, 2300 Kiel 1, FRG

Verhestraeten, B.
Orthopädische Universitätsklinik
Sigmund-Freud-Str. 25, 5300 Bonn-Venusberg, FRG

Vetter, U.
Abteilung Pädiatrie I, Universität Ulm
Prittwitzstr. 43, 7900 Ulm, FRG

Vogel, M.
Abteilung für Osteopathologie, Institut für Pathologie
Universitätsklinikum Eppendorf
Martinistr. 52, 2000 Hamburg 20, FRG

Vollmer, E.
Gerhard-Domagk-Institut für Pathologie und Orthopädische Klinik
der Universität Münster, 4400 Münster, FRG

Voss, A.
I. Medizinische Klinik, Universitätsklinikum Eppendorf
Martinistr. 52, 2000 Hamburg 20, FRG

Weckbecker, A.
Kernmattstr. 22, 4102 Binningen, Switzerland

Werner, E.
Gesellschaft für Strahlen- und Umweltforschung
Institut für Biophysikalische Strahlenforschung
Paul-Ehrlich-Str. 20, 6000 Frankfurt am Main 70, FRG

Willvonseder, R.
Medizinische Abteilung, Krankenhaus der Barmherzigen Brüder
Große Mohrengasse 9, 1020 Wien, Austria

Witzel, U.
Forschungsgruppe für Biomechanik, Institut für Konstruktionstechnik, Ruhr-Universität Bochum
4630 Bochum 1, FRG

Wörsdorfer, O.
Abteilung Chirurgie III, Universität Ulm
Prittwitzstr. 43, 7900 Ulm, FRG

Woloszczuk, W.
Ludwig Boltzmann-Institut für Klinische Endokrinologie
Alserstr. 4, 1090 Wien, Austria

Wolschendorf, K.
Institut für Angewandte Physik, Universität Kiel
Olshausenstr. 40, 2300 Kiel 1, FRG

Wuisman, P.
Gerhard-Domagk-Institut für Pathologie und Orthopädische Klinik der Universität Münster, 4400 Münster, FRG

Wuisman, P.
Abteilung für Orthopädie, Orthopädische Klinik und Poliklinik
Universität Münster
Albert-Schweitzer-Str. 33, 4400 Münster, FRG

Zeiler, G.
Orthopädische Klinik Wichernhaus II, Krankenhaus Rummelsberg
8501 Schwarzenbruck/Nürnberg, FRG

Zichner, L.
Orthopädische Klinik, Städtisches Krankenhaus, Gotenstr. 6-8
6000 Frankfurt am Main 80, FRG

Zimmer, K.
Klinik für Unfallchirurgie, Medizinische Akademie Wroclaw
50-417 Wroclaw, Traugutta 57/59, Poland

Zweymüller, K.
Orthopädische Universitätsklinik
Garnisongasse 13, 1090 Wien, Austria

Festvortrag

Begrüßung

durch den Präsidenten Friedrich H. W. Heuck

Hochverehrter Herr Prof. Dr. Copp,
liebe Kolleginnen und Kollegen,
Angehörige der Georg-August-Universität Göttingen,
liebe Freunde der Deutschen Gesellschaft für Osteologie!

Im Namen der Deutschen Gesellschaft für Osteologie begrüße ich Sie alle sehr herzlich - hier in dem großen Hörsaal des neuen Klinikums der Universität Göttingen - zu einem ganz besonderen Festvortrag, den ein bedeutender Arzt und Naturwissenschaftler, Prof. Dr. Douglas Harold Copp, freundlicherweise für uns vorbereitet hat. So möchte ich mit besonderer Freude und von ganzem Herzen Sie, hochverehrter Herr Copp, als Ehrengast der 4. Jahrestagung unserer Gesellschaft in Göttingen willkommen heißen. Es ist ein Erlebnis besonderer Art, einem Kollegen zu begegnen, dessen Name unauslöschlich in das Buch der Geschichte von Medizin und Naturwissenschaften eingegangen ist. Für mich persönlich ist es eine ehrenvolle Pflicht, einleitend die wichtigsten Stationen des Lebensweges unseres verehrten Festredners darzulegen.

Professor Dr. Douglas Harold Copp wurde am 16. Januar 1915 in Toronto (Canada) geboren. Er besuchte dort die Schule, beendete das Medizinstudium 1939 mit dem Grad eines MD und erlangte 1943 an der Universität von Kalifornien in Berkeley den Ph.D. durch Arbeiten in der Biochemie. Seine Mitarbeit im Manhattan-Projekt 1944 bis 1951 über solche Substanzen, die sich nach Atomexplosionen im Knochen ablagern (insbesondere Strontium- und Plutonium-Isotope) führten zu Forschungen über den Knochenstoffwechsel und seine Bedeutung für die lebenswichtige Calcium-Homöostase. Seit 1950 ist Copp Direktor des Department of Physiology an der Universität von British-Columbien in Vancouver. Im Zusammenhang mit Studien über den Einfluß der Hypocalcämie auf die Parathormon-Sekretion der Nebenschilddrüsen entdeckte Copp 1960 einen bis dahin unbekannten Wirkstoff, den er "Calcitonin" nannte, da diese Substanz offenbar ebenfalls einen Einfluß auf die Regulation des Calciumspiegels in den Körperflüssigkeiten hatte. Als

Erster konnte er den Nachweis führen, daß Calcitonin in den ultimobranchialen Drüsen niederer Wirbeltiere, insbesondere der Fische, vorkam. Es gelang ihm, die Isolierung und Reinigung des Salm-Calcitonin für experimentelle Zwecke. Mit seiner Arbeitsgruppe studierte er eingehend die Wirkungen dieses neuen Hormons.

Die Ergebnisse dieser Forschungsarbeiten fanden hohe Anerkennung. So ist Copp seit 1959 Fellow der Royal Society of Canada, seit 1979 der Royal Society of London (Großbritannien) und seit 1974 Fellow des Royal College of Physicians and Surgeons of Canada. Copp erhielt die höchste Auszeichnung und Ehrung seines Heimatlandes - er ist "Companion of the Order of Canada". Darüberhinaus war Copp Präsident der Canadischen Physiologischen Gesellschaft von 1963 bis 1964, des National Cancer Inst. of Canada 1968 bis 1970, der Academy of Science und der Royal Society of Canada von 1978 bis 1982.

Copp hat eine große Zahl besonderer wissenschaftlicher Anerkennungen erhalten, so 1967 die Auszeichnung der Gairdner Foundation, 1968 den Nicolar Andry-Preis der Association of Bone and Joint Surgeons, 1972 die Flavelle-Medal der Royal Society of Canada, 1974 den Steindler Preis der Orthopaedic Research Society, 1980 die Goldmedaille des Science Council of British-Columbia. Unter den wissenschaftlichen Ehrungen, die in einem Festvortrag ihren Ausdruck finden, sei die Jacobaeus-Memorial-Lecture hervorgehoben, die er 1971 in Göteborg und 1980 in Helsinki gehalten hat.

Die Deutsche Gesellschaft für Osteologie ist sich in Dankbarkeit der besonderen Auszeichnung bewußt, Herrn Prof. Dr. Harold Copp als Festredner zur 4. Jahrestagung begrüßen zu können, der uns über die "Geschichte des Calcitonin" eine Übersicht geben wird.

The Calcitonin Story

D. H. Copp

Department of Physiology, University of British Columbia, Vancouver, B.C., V6T 1W5, Canada

Introduction

I will begin this story with a very personal account of my own involvement in the discovery of calcitonin and the early development of the field and then proceed to some of the exciting new work which has made it one of the most widely used hormones in human therapy. While a graduate student at the University of California in Berkeley, I was recruited by the Manhattan Project to study possible methods for removing strontium-90 and plutonium from bone, since it was felt that they would be potential health hazards if an atomic bomb was produced (Copp et al. 1947). I had no luck with plutonium, but did manage to remove 90% of the strontium-90 in young rats by restricting them to a phosphate-free diet (Jones and Copp 1951). Unfortunately this regimen also removed 90% of the skeleton. However, these studies did focus my interest on bone and calcium metabolism and I became particularly intrigued by the homeostatic mechanisms involved in maintaining a constant level of ionic calcium in the blood and body fluids. The importance of these mechanisms is evident, since the level of ionic calcium in the extracellular fluids is a critical factor in many important biological processes, including neuronal excitability, muscle contraction, cell permeability, cell division, hormone release and mineralization of bones and teeth (Copp 1969). Our studies, which led to the discovery of calcitonin, were carried out in the huts which comprised the medical school at the University of British Columbia in 1955. The first problem was to develop an accurate method of measuring blood calcium. We modified the procedure of Fales (1953) which involved titration of calcium with EDTA (ethylene-diamine-tetra-acetate) using purpurate as the indicator. We plotted the titration on graph paper, and since research funds were very limited, we used an eraser so we could use the graph paper again and again. Using this method, we were able to demonstrate the constancy of the plasma calcium in normal male human subjects in our veterans hospital. We also

H.-G. Willert F. H. W. Heuck (Hrsg.)
Neuere Ergebnisse in der Osteologie

found that the level of plasma calcium was rapidly restored to normal after it has been increased by infusion of calcium chloride or lowered by infusion of EDTA. However, Sanderson et al. (1960) clearly demonstrated in dogs that thyroparathyroidectomy impaired the control of both hypocalcemia and hypercalcemia. The explanation came when Copp et al. (1961, 1962) presented evidence for a second calcium regulating hormone, calcitonin (CT), which appeared to have a role in controlling hypercalcemia. A third hormone involved in calcium homeostasis, 1,25-dihydroxycholecalciferol, was discovered by Boyle et al. (1971). The interactions of these hormones are shown in Fig. 1.

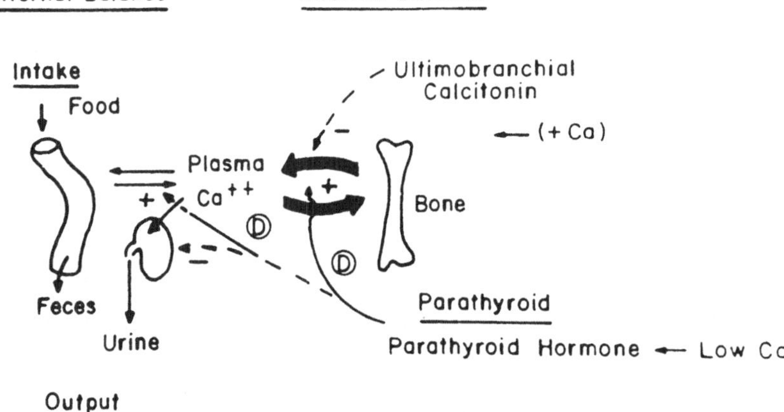

Fig. 1. Factors involved in calcium homeostasis. D indicates the point of action of calcitriol (1,25 dihydroxycholecalciferol) on calcium transport in bone, gut and kidney. From Copp (1969)

History

Serendipity played a major role in the early history of the calcitonin field, as reviewed by Copp (1967). In 1958, we had clear evidence of the existence of a hormon which controlled hypercalcemia, for we found that removal of the thyroid and parathyroid glands after a period of infusion of parathyroid extract was followed by a rapid increase in plasma calcium. Unfortunately, I did not appreciate fully the significance of this experiment (I had been appointed to a committee to look into government support of medical research in Canada, and had little time to think about my research). Fortunately, experiments which we carried out three years later provided the answer. To study the effect of plasma calcium on secretion of parathyroid hormone secretion, we (Copp and Davidson 1961) devised a technique to perfuse the isolated thyroid-parathyroid gland complex in an intact dog with blood which was either rendered hypocalcemic (-2 mg% Ca) by addition of the chelating agent EDTA (ethylene-diamine-tetraacetate) or hypercalcemic (+2 mg% Ca) by addition of calcium chloride. We found that the hypocalcemic stimulus caused release of a substance (presumably

PTH) which raised the plasma calcium level. However, we also found (Copp et al. 1961, 1962) that the hypercalcemic perfusion of the glands in this preparation caused a rapid fall in plasma calcium which could not be accounted for by suppressed parathyroid hormone secretion, but was in fact due to a hypocalcemic factor released by the glands as demonstrated by its presence in high calcium perfusates. We correctly identified this as a previously unrecognized hormone, and proposed that it be called *Calcitonin* since it appeared to be involved in the homeostatic control of the level or "tone" of calcium in the body fluids. At first greeted with great scepticism by my colleagues, and referred to as "Copp's Folly", our results were confirmed by Kumar et al. (1963) a year later. In that same year, Hirsch et al. (1963) decided that calcitonin might explain some strange results which had been reported by Munson (1961) two years before. They had been parathyroidectomizing rats by the Erdheim rechnique of hot wire cautery when an ether fire prompted them to switch to surgical removal of the glands. To their surprise, the fall in plasma calcium was much less than after removal by cautery. They concluded that the more rapid fall in plasma calcium could have been the result of a release of calcitonin by the cauterized thyroid tissue. Hirsch et al. (1964) found that simple acid extracts of rat and hog thyroids had a profound hypocalcemic effect when injected into young rats. The effect was log-dose related and provided the basis for a very simple and accurate bioassay. They proposed the alternative name for the hormone, *Thyrocalcitonin*, to indicate its thyroid origin and possible identity with calcitonin. It soon became apparent that the cells which responded to hypercalcemia were not the regular follicular cells, but were mitochondrion-rich cells (Foster et al. 1964) which corresponded to the parafollicular cells of Nonidez (1931/2), and which had been first described by Baber (1876) almost a hundred years before. Pearse (1966) suggested that these be called "C" cells and demonstrated by immunocytochemistry that they contained calcitonin (Bussolato and Pearse 1967). They have the general properties of APUD cells (Pearse 1968). Of particular interest was the demonstration that these C cells are derived from the ultimobranchial body of the mammalian embryo (Pearse and Carvalheira 1967) from which they migrate to the thyroid in mammals. When I learned about this on my way home from a bone meeting in Bordeaux, I immediately looked for calcitonin in the ultimobranchials of domestic fowl, and found that they were full of calcitonin, while the thyroid had none (Copp et al. 1967). I took a sample of my chicken calcitonin to a conference in London on "Thyreocalcitonin and the C cells" which had been organized by Professor Iain MacIntyre. I explained that this calcitonin had not come from the parathyroid or the thyroid, but was in fact extracted from the ultimobranchial glands of chickens (Copp et al. 1968). When I asked if anyone had heard of the ultimobranchials, only Professor Pearse and his technician put up their hands. It was the only time in my life that I received a standing ovation after presenting a paper (Copp et al. 1968). These observations brought a number of new animals into the calcitonin race, and we subsequently demonstrated the presence of calcitonin in the ultimobranchials of dogfish, salmon and turkeys and found that in all cases, they contained large amounts of the hormone. I was tempted to call it ultimobranchial calcitonin (since it could be abbreviated to UBC - the acronym of my university) but fortunately I resisted the temptation - the name would have been much too cumbersome.

Chemistry

Two individuals played a key role in elucidating of the structure of calcitonin. The first was Paul Munson, who prepared the first biologically active extract of the hormone and developed a simple bioassay (Hirsch et al. 1964) based on the hypocalcemic effect in young rats. The second was John Potts, whose group at the Massachusetts General Hospital was responsible for determining the amino acid sequence of 6 calcitonins. The structure of porcine calcitonin (Potts et al. 1968) consists of 32 amino acids with a 7 membered disulfide ring at the N terminal and prolinamide at the C terminal. It is shown in Fig. 2 compared with a second neuropeptide, vasopressin, which also has a disulfide loop at the N terminal and an amide at the C terminal. It is significant that the entire molecule is necessary for biological activity. In the next year, Neher et al. (1968) isolated human calcitonin from a C cell tumor (medullary carcinoma of thyroid) and found that the basic structure was the same as that of the porcine hormone. However, 18 of the 32 amino acids were different from the residues found in the corresponding sequence of the porcine molecule (human and porcine insulin differ by only 1 amino acid). The next step was to isolate calcitonin from the ultimobranchial glands of a submammalian vertebrate. This was a special challenge for someone living in Vancouver, which is noted for its great salmon industry. In these fish, the ultimobranchial glands are located in the dia-

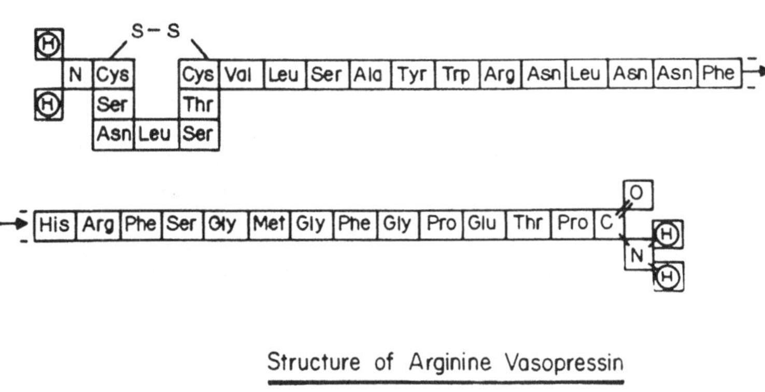

Structure of Arginine Vasopressin

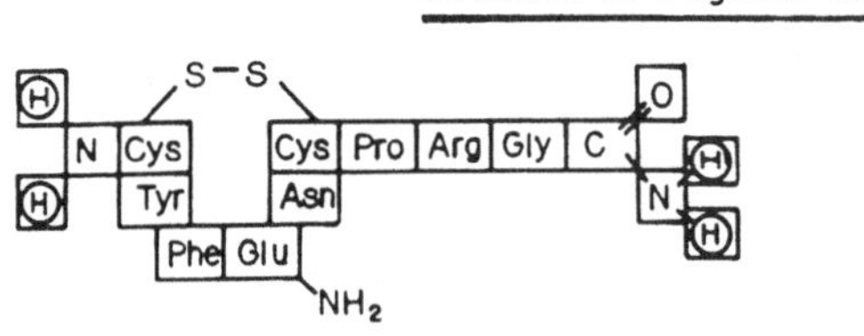

Fig. 2. Amino acid structure of porcine calcitonin and arginine vasopressin and calcitonin gene-related peptide

phragm separating the pericardial and abdominal cavity, just above the esophagus. We arranged with the Canadian Fishing Company to collect over 100 kg of these glands in their cannery (using Union labor, of course) and in a collaborative project involving the Armour Pharmaceutical Company, John Potts' group and the Sandoz company in Basel, pure salmon calcitonin was isolated (O'Dor et al. 1969), its sequence was determined (Niall et al. 1969) and the hormone was synthesized (Guttmann et al. 1969) - all within 4 short months. Subsequently, the amino acid sequence was determined for two other salmon calcitonins (Potts and Aurbach 1976), the Japanese eel *Anguilla japonica* (Otani et al. 1975), and the domestic fowl *Gallus domestica* (Homma et al. 1986). They differ from the original salmon calcitonin by only 3 amino acids, and all have a high potency (4000 U/mg) compared to human calcitonin (120 U/mg) and porcine calcitonin (200 U/mg) in the standard bioassay (Sturtridge and Kumar 1968). The difference in potency is clearly demonstrated in a comparison of the hypocalcemic effect of synthetic human and salmon calcitonin in a patient with Paget's disease. The higher potency has been related to the greater stability (Potts and Aurbach 1976) and better bindung to the receptors in kidney and bone (Marx et al. 1972). Morikawa et al. (1976) synthesized (Asu 1,7) eel calcitonin in which the disulfide bridge (-S-S-) was replaced by (-C-C-) and found that this compound (*Elkatonin*) was almost as potent as the original eel hormone (3400 compared to 4300 MRC units/mg) and appeared to be more stable.

Based on amino acid sequences, the calcitonins whose structures have been determined fall into three main groups (Copp 1976): a) artiodactyl (hog, sheep and cattle); b) human and rat; c) teleost (salmon, eel and chicken). MacIntyre and Craig (1981) have traced the evolution of the calcitonins. They demonstrated the presence of molecules immunoreactive with human calcitonin (irhCT) and teleost calcitonin (irtCT) in birds and fishes and in the brains of primitive chordates such as *Ciona* and *Brachiostoma* (amphioxus). They even found a human calcitonin-like molecule in the unicellular organisms *Escherichia coli, Candida albicans* and *Aspergillus fumigatus* (see Fig. 3). It is clear that calcitonin has been around for a long time.

Effects om Calcium and Bone Metabolism

One of the earliest observed effects of calcitonin was the fall in plasma calcium and phosphate in young rats (Hirsch et al. 1964) which was soon explained by its inhibitory effect on bone resorption. This was clearly demonstrated by Reynolds (1968) who found that vitamin-A-stimulated bone resorption in new born mouse calvaria was completely blocked by addition of the chicken calcitonin which we had brought to MacIntyre's meeting in London. In electron microscope studies on 6 day old mouse calvaria, Kallio et al. (1972) observed a loss of the ruffled border of osteoclasts within 15 minutes of adding salmon calcitonin to the medium (166 MRC mU/ml) with a maximal effect at one hour. Matthews et al. (1972) found a marked loss of fluid from osteocytes 5-8 minutes after subcutaneous injection of rat or porcine calcitonin (10-15 MRC units/100 g). The inhibitory effect

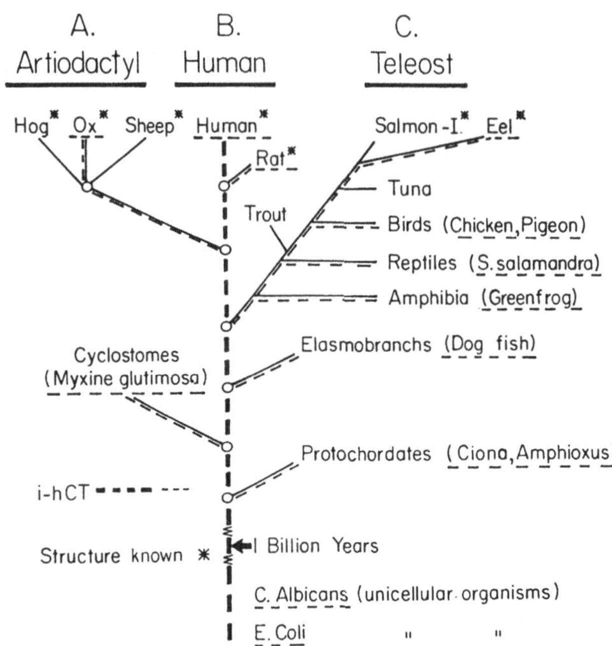

Fig. 3. Evolution of the calcitonins. From data of MacIntyre and Craig (1981)

of calcitonin on bone resorption was supported the observation of reduced urinary hydroxyproline excretion after its administration (Klein and Talmage 1968).

There is no evidence that calcitonin is essential for life, and its physiological role is still not clearly defined. However, from the earliest experiments, it appears to control hypercalcemia induced by calcium infusion or administration of parathyroid hormone. This control is impaired by thyroidectomy (Hirsch and Munson 1966). A second function described by Gray and Munson (1969) was the prevention of hypercalcemia after ingestion of a high calcium meal, which otherwise occurred in thyroidectomized rats. The third, and probably the most important function is the protection of the calcium stores of the body during periods of calcium stress such as pregnancy and lactation (Lewis et al. 1970). It is noteworthy that these conditions are associated with elevated levels of calcitonin, possibly stimulated by high levels of estrogens (Klotz et al. 1975).

With regard to its role in calcium homeostasis, there is a remarkably efficient negative feedback control of its secretion (Care et al. 1968) as shown in Fig. 4. The release of calcitonin increases in direct proportion to the rise in plasma calcium. Indeed, the level of calcium in the blood appears to be controlled much as the temperature of a room is controlled by a thermostat. A fall in plasma calcium stimulates secretion of parathyroid hormone (PTH) which in turn raises the calcium level

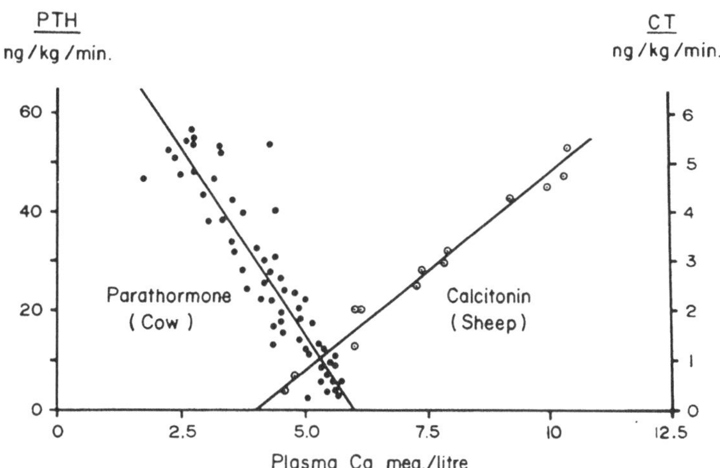

Fig. 4. Effect of plasma calcium on the secretion of parathormone and calcitonin. From Copp (1969)

by stimulating bone resorption, while hypercalcemia stimulates calcitonin release, which has the opposite effect (see Fig. 5).

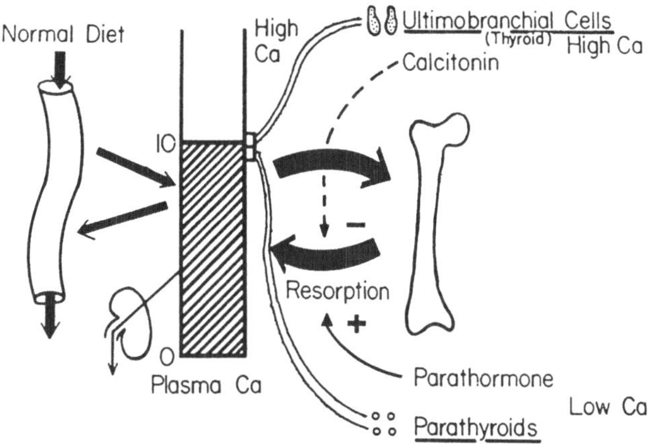

Fig. 5. Model of the role of the parathyroids and the C cells as *"Calciostats"* regulsting the level of plasma calcium

Extraosseous Effects of Calcitonin

In addition to its well established action on bone, calcitonin has important effects on a number of other tissues. Calcitonin receptors are present in the kidney as well as bone (Marx et al. 1972), and calcitonin has a marked natriuretic, diuretic and calciuric effect in the rat (Keeler et al. 1970) and man (Bijvoet et al. 1971). The calciuric effect may be masked by the induced hypocalcemia. Injection of calcitonin into the lateral ventricle inhibited gastric secretion (Morley and Levine 1981), and acts on the appetite center in the hypothalamus to cause anorexia (Levine and Morley 1981). However, the most striking effects of calcitonin are in the central nervous system, where receptors are found in the hypothalamus and nuclei of the limbic system and in the critical periaquaductal grey matter which is the major pain pathway (Henke et al. 1983). Administration of calcitonin into the cerebral ventricles has a very potent analgesic effect (Pecile et al. 1975), which is explained in part by an increase in beta-endorphins, but occurs even when this path is blocked by naloxone (Braga et al. 1978). This is shown in Fig. 6. Clementi et al. (1985) have linked this to the serotoninergic system, while Rohner and Planche (1985) present evidence for a morphine-like and cortisone-like effect. It is also significant that calcitonin suppresses prostaglandin production in bone and has an anti-inflammatory effect (Cesarani et al. 1979).

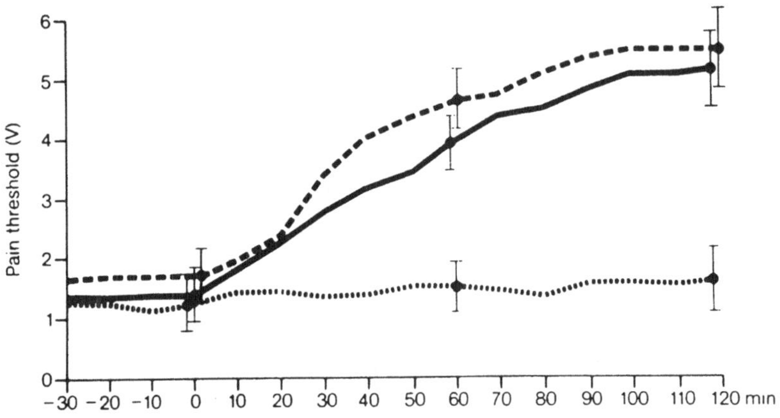

Fig. 6. Analgesic effect of salmon calcitonin as indicated by increased pain threshold in rabbits injected into the cerebral ventricle with calcitonin (12 U/kg; solid line); naloxone injected subcutaneously (1 mg/kg; dotted line) or both treatments (broken line). From Braga et al. 1978

The Calcitonin Gene and CGRP

One of the most exciting developments of the past 6 years has been the isolation of the calcitonin gene from a transplantable medullary carcinoma of the thyroid of the rat. Alternative mRNA processing in the thyroid C cells, produced calcitonin as the major product, and in the hypothalamus produces a new biologically active product referred to as calcitonin gene-related peptide or CGRP (Amara et al. 1982). The latter consists of 37 amino acids, with a six-membered disulfide ring at the N terminal and an amide at the C terminal, so that it bears some resemblance to calcitonin. The gene has also been identified in the human, where it is located on the short arm of chromosome 11 (Kittur et al. 1985). While the thyroid does produce some CGRP, particularly in older rats, the main source of circulating CGRP appears to be the perivascular nerves (Zaidi et al. 1986). Two forms of human CGRP have been characterized and appear to be equally potent biologically (Brain et al. 1986). In addition to the hypothalamus, CGRP has been demonstrated in the peripheral nervous system, and, in particular, in the dorsal horn of the spinal cord where its distribution corresponds with that of substance P (Lee et al. 1985). Sectioning of the dorsal root on one side resulted in a 95% reduction in the CGRP in the dorsal horn, leading to the conclusion that it was probably derived from neurons in the dorsal root ganglion (Gibson et al. 1984). Gene processing in the thyroid C cells produces not only calcitonin, but equimolecular amounts of a second biologically active peptide which has been referred to as PDN 21 (MacIntyre et al. 1982) or katacalcin (MacIntyre 1984). It consists of a straight chain of 21 amino acids with no disulfide ring, and is hypocalcemic, although at a dose level a thousand times higher than for calcitonin.

Human CGRP had been demonstrated in the brain and in the thyroid and circulates at a level five times that of calcitonin (Girgis et al. 1985). Tippins et al. (1984) demonstrated a log-dose related stimulation of contraction of strips of guinea pig ileum, and a positive inotropic and chronotropic effect on strips of rat atria. However, the most interesting effect is vasodilation (Brain et al. 1985). Gennari and Fischer (1985) gave human subjects a single dose of 25.3 nM of hCGRP i.v. and observed a decrease of 26 mm Hg in systolic pressure and 20 mm Hg in diastolic pressure, along with an increase in heart rate of 41 beats per minute. The same dose (25.3 nM) of human calcitonin had no effect. Struthers et al. (1986) obtained similar results. They consider it the most potent vasodilator known, and since it circulates in plasma at levels of 25 pM/l, they feel it may have an important role in cardiovascular regulation. Indeed, the combination of vasodilation and a positive inotropic effect on the heart suggests that CGRP may have a useful role in the treatment of hypertension.

Medical Applications

In a two page advertisement, the Greyhound Corporation (which had acquired control of the Armour Company and calcitonin) informed readers that "A school of salmon helped us learn how to treat bone disease". Indeed, much to my surprise, calcitonin has proven to be extremely valuable in the treatment of a number of diseases, ranking second to insulin in its use in human therapy. The radioimmunoassay for human calcitonin has proven to be particularly useful in detecting patients with medullary carcinoma of the thyroid - an inherited tumor of the C cells which is associated with high levels of calcitonin in the plasma (Goltzman et al. 1974). It has been used to screen families at risk and to determine the effectiveness of surgical removal of the tumor. It also appears to be useful diagnostically in patients with bronchogenic cancer (Silva et al. 1979).

The therapeutic use of calcitonin has been reviewed by Stevenson and Evans (1982) and Austin and Heath (1981). It is based primarily on its established anti-osteolytic action (Rico 1985), although recent studies suggest that it may also have a useful role as an analgesic agent (Szanto et al. 1986). Calcitonin has been used to treat the intractable pain in patients with terminal cancer (Allen 1983). The early experiments which indicated a homeostatic role in controlling hypercalcemia clearly indicate a potential therapeutic use in this condition in patients with active osteolytic bone disease (Silva and Becker 1973) such as hyperparathyroidism (Au 1975) and multiple myeloma (Behn and West 1977). It has also been used to treat the hypercalcemia resulting from prolonged immobilization (Carey and Raisz 1985), a matter of some importance to astronauts. It is the preferred treatment of Paget's disease of bone (Avramides 1977; Martin 1981) - a disease affecting 2-4% of the population over age 60, which is characterized by high bone turn-over, fractures, pain and immobilization. De Rose et al. (1974) reported effective treatment of this condition with porcine and salmon calcitonin over a 3 year period, in spite of the development of neuralizing antibodies in 30% of the patients receiving salmon calcitonin and 60% of those receiving the porcine hormone. The availability of synthetic human calcitonin may reduce this problem (Singer 1977).

However, the greatest potential use of calcitonin is in the treatment of osteoporosis (Rico 1985; Maresca 1985) - a condition in which the bone mass is reduced to the point at which fractures of spine, wrist and hip occur spontaneously or with minimal trauma. This condition affects one in four women over age 65 and is estimated to cost the health care system in North America over $8 billion per year. The disease, which affects primarily postmenopausal caucasian and oriental women, results from the lower bone mass and plasma calcitonin levels compared to men (Parthemore and Deftos 1978; Hillyard et al. 1978) and the accelerated bone loss which occurs after the menopause, with the sudden reduction in estrogens and fall in plasma calcitonin (Milhaud et al. 1978). Blacks, who have much higher bone mass and calcitonin levels in both men and women (Stevenson et al. 1984) rarely develop osteoporosis (Alhava and Puittinen, 1973). The current recommendation for prevention and control of this condition (Osteoporosis-Consensus Conference, 1985) is an adequate calcium intake, appropriate exercise, and a low dose and cycled estrogen/progestin replacement therapy (Gordan and Vaughan 1980; Maresca 1985). Gennari et al. (1985) found that estrogen was effective, while calcium supplementation alone was not. There is considerable evidence that estrogens stimulate endogenous calcitonin secretion (Stevenson and Evans 1982) and that this may, in fact, be an important factor in the response. It is significant that the same risks occur for hypogonadal men in whom low levels of testosterone and calcitonin are associated with osteoporosis, while administration of testosterone restored the calcitonin levels (Foresta et al. 1985) and presumably had the same beneficial effects as estrogens had in women. Calcitonin had also been effective in the treatment of established osteoporosis, where it prevents further bone loss and may increase skeletal mass, at the same time reducing pain and increasing mobility (Aloia 1985; Francheschini et al. 1984; Gennari et al. 1985; Mazzuoli 1986). Indeed, the analgesic effect of calcitonin may prove to be of great importance.

Major problems in the widespread use of calcitonin, particularly as a prophylactic approach to osteoporosis, are the high cost (which may be solved by recombinant DNA technology) and the parenteral route of administration. Many patients accept the latter, as do diabetics, because of the relief of pain. However, a number of approaches have been investigated, including an intranasal spray, orally administered lipospheres containing calcitonin, and rectal administration. The intranasal spray is the only one to be widely used, and appears to be effective in Paget's disease (Reginster et al. 1985).

Summary

The homeostatic role of calcitonin in controlling hypercalcemia is well established, although the hypocalcemic effect - so important in its discovery and in the early studies - is only apparent when there is active bone turnover. The hormone also protects the calcium stores of the body, particularly during periods of calcium stress such as pregnancy and lactation.

Its widespread use in medicine is based on its anti-osteolytic effect and its recently recognized action as a pain suppressant. In this connection, the high potency of synthetic eel and salmon calcitonins and their stability has made them the forms of choice in human therapy.

References

Alhava EM, Puitinnen J (1973) Fractures of the upper end of the femur as an index of senile osteoporosis in Finland. Ann Clin Res 5:398-403

Allen E (1983) Calcitonin in the treatment of intractable pain from advanced malignancy. Pharmatherapeutica 3:482-486

Aloia JF (1985) Calcitonin and osteoporosis. Geriatric Medicine Today 4:20-28

Amara SG, Jonas V, Rosenfeld MG, Ong ES, Evan RM (1982) Alternative RNA processing of calcitonin gene expression generates mRNAs encoding different polypeptide products. Nature 298:240-244

Au WYN (1975) Calcitonin treatment of hypercalcemia due to parathyroid carcinoma. Arch Intern Med 135:1594-1597

Austin LA, Heath H (1981) Calcitonin: Physiology and Pathophysiology. N Engl J Med 304:269-278

Avramides A (1977) Salmon and porcine calcitonin treatment of Paget's disease of bone. Clin Orthopaed 127:78-85

Baber EC (1876) Contributions to the minute anatomy of the thyroid gland of the dog. Proc Royal Soc London 24:240-241

Behn AR, West TET (1977) Emergency treatment with calcitonin of hypercalcemia associated with multiple myelome. Br Med J 1:755-766

Bijvoet ALM, van der Sluys Veer JVD, De Vries HR, van Koppen ATJ (1971) Natriuretic effect of calcitonin in man. New Engl J Med 184:681-688

Boyle IT, Gray RW, DeLuca HF (1971) Regulation by calcium of in vitro synthesis of 1,25 dihydroxycholecalciferol and 21,25 dihydroxycholecalciferol. Proc Natl Acad Sci USA 68:2132-2134

Braga P, Ferri S, Santagostino A, Olgiati VR, Pecile A (1978) Lack of opiate receptor involvement in centrally induced calcitonin induced analgesia. Life Sciences 22:971-978

Brain SD, Williams TJ (1985) Calcitonin gene-related peptide is a potent vasodilator. Nature 313:54-56

Brain SD, MacIntyre I, Williams TJ (1986) A second form of human calcitonin gene-related peptide which is a potent vasodilator. Eur J Pharmacol 124: 349-352

Bussolati G, Pearse AGE (1967) Immunofluorescent localization of calcitonin in the "C" cells of the pig and dog thyroid. J Endocrinol 37:205-209

Care AD, Cooper CW, Duncan T, Orimo H (1968) A study of thyrocalcitonin secretion by direct measurement of in vivo secretion rates in the pig. Endocrinology 83:163-169

Carey DE, Raisz LG (1985) Calcitonin therapy is prolonged immobilization .. hypercalcemia. Arch Phys Med Rehabil 66:640-644

Cesarani R, Colombo M, Oligiati VR, Pecile A (1979) Calcitonin and prostaglandin system. Life Sciences 25:1851-1856

Clementi G, Amico-Roxas M, Rapisardi E, Caruso A, Prato A, Trombadore S, Priolo G, Scapagnini U (1985) The analgesic action of calcitonin and the central serotoninergic system. Eur J Pharmacol 108:71-75

Copp DH (1967) Hormonal control of hypercalcemia. Historic development of the calcitonin concept. Am J Med 43:648-655

Copp DH (1969) Endocrine control of calcium homeostasis. J Endocrinol 43:137-161

Copp DH, Davidson AGF (1961) Direct humoral control of parathyroid function in the dog. Proc Soc Exp Biol Med 107:342-344

Copp DH, Kuczerpa AV (1968) A new bioassay for calcitonin and the effect of age and dietary Ca on the response. In: Calcitonin. Symposium on Thyrocalcitonin and the C Cells , Taylor S (ed). Heinemann Medical Books, London, pp 18-24

Copp DH, Axelrod DJ, Hamilton JG (1948) The deposition of radioactive metals in bone as a potential health hazard. Am J Roentgenol 58:10-16

Copp DH, Davidson AGF, Cheney BA (1961) Evidence for a new parathyroid hormone which lowrrs blood calcium. Proc Can Red Biol Soc 4:17

Copp DH, Cameron EC, Cheney B, Davidson AGF, Henze K (1962) Evidence for calcitonin - a new hormone from the parathyroid that lowers blood calcium. Endocrinology 70:638-649

Copp DH,Cockcroft DW, Kueh Y (1967) Calcitonin from ultimobranchial glands from dogfish and chickens. Science 158:924-926

Copp DH, Cockcroft DW, Kueh Y, Melville M (1968) Calcitonin-ultimobranchial hormone. In: Taylor S (ed) Calcitonin. Proc Symposium on thyrocalcitonin and the C cells. Heinemann Medical Books, London, pp 306-321

DeRose J, Singer F, Avramides A, Flores A, Dziadiw R, Baker RK, Wallach S (1974) Response of Paget's disease to porcine and salmon calcitonins. Am J Med 56:858-866

Fales FW (1953) A micromethod for the determination of serum calcium. J Biol Chem 204:577-585

Fischer JA, Tobler PH, Kaufmann M, Born W, Henke H, Cooper PF, Sager SM, Martin JB (1981) Calcitonin regional distribution in the human brain and pituitary. Proc Natl Acad Sci USA 78:7801-7805

Foresta C, Zanata GP, Busnardo B, Scanelli G, Scandellari C (1985) Testosterone and calcitonin plasma levels in hypogonadal osteoporotic young man. J Endocrinol Invest 8:377-379

Foster GV, MacIntyre I, Pearse AGE (1964b) Calcitonin production and the mitochondrion-rich cells of the dog thyroid. Nature 203:1029-1030

Francheschini R, Bottaro P, Panapoulos C, Messina V (1984) Long term treatment with salmon calcitonin in postmenopausal osteoporosis. Current Therapeut Res 34:795-800

Gennari C, Fischer JA (1985) Cardiovascular action of calcitonin gene-related peptide in humans. Calcif Tiss Intern 37:581-584

Gennari C, Chierichetti SM, Bigazzi S, Fusi L, Gonneli S, Ferrara R, Zacchei F (1985) Comparative effects on bone mineral content of calcium and calcium plus salmon calcitonin given in two different regimens in postmenopausal osteoporosis. Current Therapeut Res 38:455-464

Gibson SJ, Polak JM, Bloom SR, Sabate IM, Mulderry PM, Chatel MA, McGregor GP, Morrison JFB, Kelly JS, Evans RM, Rosenfeld MG (1984) Calcitonin gene-related peptide immunoreactivity in the spinal cord of man and eight other species. J Neuroscience 4:2101-2111

Girgis SI, Stevenson JC, Lynch C, Self CH, MacDonald DWR, Bevis PJR, Wimalansa SJ, Morris HR, MacIntyre I (1985) Calcitonin gene-related peptide: potent vasodilator and major product of the calcitonin gene. The Lancet ii:14-16

Goltzmann D, Potts JT, Ridgway EC, Maloof F (1974) Calcitonin as a tumor marker - use of the radioimmunoassay for calcitonin in the postoperative evaluation of patients with medullary carcinoma. New Eng J Med 290:1035-1039

Gordan GS, Vaughan C (1980) Use of sex steroids in the clinical management of osteoporosis. In: Givens JR (ed) Clinical use of sex steroids. Yearbook Medical Publishers, Chicago, pp 69-94

Gray TK, Munson PL (1969) Thyrocalcitonin - evidence for a physiological function. Science 166:1512-1513

Guttman S, Pless J, Huguenin RL, Sandrin E, Bossert H, Zehnder K (1969) Synthese von Salm-Calcitonin, einem hochaktiven hypocalcamischen Hormon. Helv Chim Acta 52:1789-1795

Henke H, Tobler PH, Fischer JA (1983) Localization of salmon calcitonin binding sites in rat brain by autoradiography. Brain Res 272:371-377

Hillyard CJ, Stevenson JC, MacIntyre I (1978) Relative deficiency of plasma-calcitonin in normal women. The Lancet i:961-962

Hirsch PF, Munson PL (1966) Importance of the thyroid glands in preventing hypercalcemia in rats. Endocrinology 79:655-657

Hirsch PF, Gauthier GF, Munson PL (1963) Thyroid hypocalcemic principle and recurrent laryngeal nerve injury as factors affecting the response to parathyroidectomy in rats. Endocrinology 73:244-252

Hirsch PF, Voelkel EF, Munson PL (1964) Thyrocalcitonin: hypocalcemic hypophosphatemic principle of the thyroid gland. Science 146:412-413

Homma T, Watanabe M, Hirose S, Kanai S, Kangawa K, Matsuo H (1986) Isolation and determination of the amino acid sequence of calcitonin from chicken ultimobranchial glands. J Biochem (Tokyo) 100:459-467.

Jones DC, Copp DH (1951) The metabolism of radioactive strontium in adult, young and rachitis rats. J Biol Chem 189:509-514

Kallio DM, Garant PR, Minkin C (1972) Ultrastructural effects of calcitonin on osteoclasts in tissue culture. J Ultrastruct Res 39:205-216

Keeler R, Walker V, Copp DH (1970) Natriuretic and diuretic effects of salmon calcitonin in rats. Can J Physiol Pharmacol 48:838-841

Kittur SD, Hoppener JWM, Antonarakis SE, Daniels JDJ, Meyers DA, Maestri NE, Jansen M, Korneluk RG, Nelkin BD, Kazazian HH (1985) Linkage map of the short arm of human chromosome 11: location of the genes for catalase, calcitonin and insulin-like growth factor II. Proc Natl Acad Sci (USA) 82:5064-5067

Klein DC, Talmage RV (1968) Thyrocalcitonin suppression of hydroxyproline release from bone. Proc Soc Exp Biol Med 127:95-99

Klotz HP, Delorme ML, Ochoa F, Aussenard C (1975) Hormones sexuelles et secretion de calcitonin. Sem Hop Paris 51:1333-1336

Kumar MA, Foster GV, MacIntyre I (1963) Further evidence for calcitonin - a rapid acting hormone which lowers plasma calcium. The Lancet 2:480-482

Lee Y, Takammi K, Kawai Y, Girgis SI, Hillyard CJ, MacIntyre I, Emson PC, Toyama M (1985) Distribution of calcitonin gene-related peptide in the rat peripheral nervous system with reference to its coexistence with substance P. Neuroscience 15:1227-1237

Levine AS, Morley JE (1981) Reduction of feeding in rats by calcitonin. Brain Res 222:187-191

Lewis P, Rafferty B, Shelley M, Robinson CJ (1970) A suggested physiological role for calcitonin: the protection of the skeleton during pregnancy and lactation. J Endocrinol 49:ix-x
MacIntyre I (1984) Katacalcin: discovery of a new hormone with implications for our general concepts of treatment in bone disease. Acta Med Austriaca (Suppl) 30:17-18
MacIntyre I, Craig RK (1981) Molecular evolution of the calcitonins. In: Neuropeptides - Basic and Clinical Aspects. (Proc. 11th Pfizer Internat. Symposium), pp 254-258. Churchill Livingston, Edinburgh
MacIntyre I, Hillyard CJ, Murphy RpK, Reynolds JJ, Das REG, Craig RK (1982) A second plasma calcium-lowering peptide from the human calcitonin precursor. Nature 300:460-462
Maresca V (1985) Human calcitonin in the management of osteoporosis: a multicentre study. J Int Med Res 13:311-361
Martin TJ (1981) Treatment of Paget's disease with calcitonin. Aust N Z J Med 9:36-43
Marx SJ, Woodward CJ, Aurbach GD (1972) Calcitonin receptors of kidney and bone. Science 178:999-1000
Matthews JL, Martin JH, Collins EJ, Kennedy JW, Powell EL (1972) Immediate changes in the ultrastructure of bone cells following thyrocalcitonin administration. In: Talmage RV, Munson PL (eds) Calcium, parathyroid hormone and the calcitonins. Excerpta Medica, Amsterdam, pp 375-382
Mazzuoli GF, Passeri M, Gennari C, Minisola S, Antonelli R, Valorta C, Palunneri E, Cervellin GF, Gonnelli S, Francini G (1986) Effects of salmon calcitonin in postmenopausal osteoporosis: a controlled double-blind study. Calcif Tissue Internat 38:3-8
Milhaud G, Benezech-Lefevre M, Moukhtar MS (1978) Deficiency of calcitonin in age related osteoporoses. Biomedicine 29:272-276
Morikawa T, Munekata E, Sakakibara S, Noda T, Otani M (1976) Synthesis of eel calcitonin and (Asu 1,7)-eel-calcitonin: Contribution of the disulfide bond to the hormonal activity. Experientia 32:1104-1106
Morley JE, Levine AS (1981) Intraventricular calcitonin inhibits gastric acid secretion. Science 214:671-673
Munson PL (1961) Biological assay of parathyroid hormone. In: Greep RO, Talmage RV (eds) The parathyroid glands. CC Thomas, Springfield, Ill., pp 94-113
Neher R, Riniker B, Rittel W, Zuber H (1986) Menschliches Calcitonin. III. Struktur von Calcitonin M und D. Helv Chim Acta 51:1900-1905
Niall JT, Keutmann HT, Copp DH, Potts JT (1969) Amino acid sequence of salmon ultimobranchial calcitonin. Proc Natl Acad Sci USA 63:771-778
Nonidez JF (1931/32) The origin of the "parafollicular" cell, a second epithelial component of the thyroid gland of the dog. Am J Anat 49: 479-505
O'Dor RK, Parkes CO, Copp DH (1969) Amino acid composition of salmon calcitonin. Can J Biochem 47:823-825
Orimo H, Hirsch PF (1973) Thyrocalcitonin and age. Endocrinology 93:1206-1211
Osteoporosis - Consensus Conference (1986) JAMA 252:799-802
Pearse AGE (1966) The cytochemistry of the thyroid C cells and their relationship to calcitonin. Proc Roy Soc London (Ser B) 164:478-487
Pearse AGE (1968) Common cytochemical and ultrastructural characteristics of cells producing polypeptide hormones (the APUD series) and their relevance to thyroid and ultimobranchial C cells and calcitonin. Proc Roy Soc London (Ser B) 170:71-80
Pearse AGE, Carvalheira AF (1967) Cytochemical evidence for an ultimobranchial origin of rodent thyroid C cells. Nature 214:929-930

Pearse AGE, Polak JM (1971) Cytochemical evidence for the neural crest origin of mammalian ultimobranchial C cells. Histochemie 27:96-102

Pecile A, Ferri S, Braga PC, Olgiati VR (1975) Effects of intracerebroventricular calcitonin in the conscious rabbit. Experientia 31:332-333

Potts JT, Aurbach GD (1976) Chemistry of the calcitonins. In: Aurbach GD (ed) Handbook of Physiology. Parathyroid glands, Sect. 7, Vol. VII. Am Physiol Soc, Washington, D.C., pp 423-430

Potts JT, Niall HD, Keutmann HT, Brewer HB, Deftos LJ (1968) The amino sequence of porcine thyrocalcitonin. Proc Natl Acad Sci USA 59:1321-1328

Reginster JY, Albert A, Franchimont P (1985) Salmon-calcitonin nasal spray in Paget's disease of bone: preliminary results in five patients. Calcif Tiss Internat 37:577-580

Reynolds JJ (1968) Inhibition by calcitonin of bone resorption induced in vitro by vitamin A. Proc Roy Soc London (Ser B) 170:61-69

Rico H (1985) Calcitonin and treatment of osteoporosis. J Med 16:493-495

Rohner A, Planche D (1985) Mechanism of the analgesic effect of calcitonin. Evidence for a two-fold effect: morphine-like and cortisone-like. Clin Rheumatol 4:218-219

Sanderson PH, Marshall F, Wilson R (1960) Calcium and phosphorus homeostasis in the parathyroidectomized dog. Evaluation by means of EDTA and calcium tolerance tests. J Clin Invest 39:662-670

Silva OL, Becker KK (1973) Salmon calcitonin in the treatment of hypercalcaemia. Arch Int Med 132:337-339

Silva OL, Broder LE, Dippman JL, Snider RH, Moore CF, Cohen MH, Becker K (1979) Calcitonin as a marker for bronchogenic cancer. Cancer 44:680-684

Singer FR (1977) Human calcitonin treatment of Paget's disease of bone. Clin Orthopaed 127:86-93

Stevenson JC, Evans IMA (1982) Oestrogens, calcitonin and parathyroid hormone secretion. Maturitas 4:1-7

Stevenson JC, Myers CH, Ajdukiewica (1984) Racial differences in calcitonin and katacalcin. Calcif Tiss Int 36:725-728

Struthers AD, Brown MJ, MadDonald DWR, Beacham JL, Stevenson JC, Morris HR, MacIntyre I (1986) Human calcitonin gene-related peptide: a potent endogenous vasodilator in man. Clin Sci 70:389-393

Sturtridge WC, Kumar MA (1968) An improved bioassay for calcitonin. J Endocrinol 45:501-503

Szanto J, Jozsef S, Rado J, Juhos E, Hindy I, Eckhardt S (1968) Pain killing with calcitonin in patients with malignant tumors. Oncology 43:69-72

Tippins JR, Morris HR, Panico M, Etienne T, Bevis P, Girgis S, MacIntyre I, Azria M, Attinger M (1984) The myotrophic and plasma-calcium modulating effects of calcitonin gene-related peptide (CGRP). Neuropeptides 4:425-434

Wolfe HJ (1982) Calcitonin: perspectives and current concepts. J Endocrinol Invest 5:423-432

Zaidi M, Bevis PJR, Abeyasekera G, Girgis SI, Wimalawansa SJ, Morris HR, ManIntyre I (1986) The origin of circulating calcitonin gene-related peptide in the rat. J Endocrinol 110:185-190

Vorstellung der Preisträger des COPP-Preises 1989

durch den Präsidenten Friedrich H. W. Heuck

Unter den für den COPP-Preis der Deutschen Gesellschaft für Osteologie eingereichten Arbeiten hat der Gutachterausschuß einstimmig die Arbeiten des Arbeitskreises von Rolf Erwin Brenner an die 1. Stelle gesetzt. Als Spiritus Rector dieser Arbeitsgruppe ist es ihm und seinen Mitarbeitern Ulrich Vetter, Andreas Nerlich, Otto Wörsdorfer, Walter Teller und Peter Müller gelungen, entscheidende Beiträge zum Verständnis der molekularen Ursachen einer angeborenen Knochenbildungsstörung - der "Osteogenesis imperfecta" - zu geben.

Rolf Erwin Brenner wurde am 27. Mai 1958 in Pfuhl Kr. Neu-Ulm geboren. Er hat das Medizinstudium an der Universität Ulm 1978 aufgenommen und mit dem 3. Teil der ärztlichen Prüfungen 1984 abgeschlossen. Am 25. Okt. 1984 erfolgte die Approbation als Arzt. In der Zeit von Januar 1982 bis Januar 1985 hat Brenner an seiner Dissertationsarbeit mit dem Thema "Fetales Knorpelwachstum der Ratte - Einflüsse der Substrate Aminosäuren und Glukose" in der Kinderklinik der Universität Ulm gearbeitet. Die Klinik steht unter der Leitung von Prof. Dr. Teller und seine Dissertationsarbeit wurde von Prof. Dr. Heinze betreut. Im Zusammenhang mit diesen Arbeiten konnte Brenner die grundlegenden Techniken einer Zellkultur, die Analyse des Proliferationsverhaltens von Chondrozyten, ferner den Einfluß von Substraten sowie fetalen und adulten Serumfaktoren auf Zellproliferation und Proteoglykansynthese studieren.

Nach kurzer Unterbrechung dieser Arbeiten zur Ableistung des Grundwehrdienstes und als Stabsarzt an der Technischen Schule der Luftwaffe in Kaufbeuren, konnte er 1986 mit einem Stipendium der Deutschen Forschungsgemeinschaft am Max-Planck-Institut für Biochemie in Martinsried seine Forschungen über biochemische und molekular-biologische Aspekte der Osteogenesis imperfecta beginnen. Besonders hervorzuheben ist seine Mitarbeit in der Arbeitsgruppe von Prof. Dr. P.K. Müller, der jetzt Direktor der Abteilung für medizinische Molekularbiologie an der Universität Lübeck ist. Am Max-Planck-Institut in Martinsried erlernte Herr Brenner proteinchemische, zellbiologische und molekularbiologische Methoden und deren Anwendung in der Bindegewebsforschung. Von Januar 1988 an hat er sich an einem Forschungsprojekt der Universität Ulm mit dem Thema "Gestörtes Proliferationsverhalten von Knorpel- und Knochenzellen am Beispiel der Osteogenesis imperfecta" beteiligt. Diese Arbeiten über klinische und biochemische Aspekte der Osteogenesis imperfecta unter Leitung von Priv.-Doz. Dr. U. Vetter konnten durch Förderung des Bundesministeriums für Forschung und Technologie im Oktober 1988 zusammen mit Prof. Dr. Müller, Prof. Dr. Spranger, Prof. Dr. Pontz und Prof. Dr. Teller fortgesetzt werden.

Besonders eindrucksvoll zeigen die Resultate der Arbeitsgruppe von Herrn Brenner die Bedeutung einer *interdisziplinären Forschungsarbeit*, nicht nur auf dem Gebiet der Grundlagenforschung, sondern auch im Bereich der klinisch bezogenen Forschung. Ein besonderes Gewicht in dieser Arbeitsgruppe konnte Ulrich Vetter dadurch erlangen, daß er den klinischen Verlauf der untersuchten Patienten dokumentiert und alle Untersuchungsresultate zur Verfügung gestellt hat. Andreas Nerlich hat die immunhistologischen Untersuchungen durchgeführt und ist jetzt am pathologischen Institut der Universität München tätig. Otto Wörsdorfer hat die Technik der operativen Behandlung von Patienten mit einer Osteogenesis imperfecta entwickelt und zu bemerkenswertem Erfolg geführt. Nicht zuletzt sei daran erinnert, daß eine interdisziplinäre Forschung nur dann vorangebracht werden kann und gute Resultate bringt, wenn auch der verantwortliche Leiter der Klinik, in diesem Falle Walter Teller, aktiv mitwirkt und vor allem dafür Sorge trägt, daß die nötigen Arbeitsvoraussetzungen geschaffen werden.

Es ist mir eine ganz besondere Freude, heute den ersten COPP-Preis der Deutschen Gesellschaft für Osteologie, verbunden mit einem herzlichen Glückwunsch an die Arbeitsgruppe Brenner, Vetter, Nerlich, Wörsdorfer, Teller und Müller zu vergeben.

Ich verlese den gleichlautenden Text der Urkunden:

Die Deutsche Gesellschaft für Osteologie e.V.

verleiht anläßlich der 4. Jahrestagung
vom 15. bis 18. Februar 1989 in Göttingen
als Ansporn zu interdisziplinärer Forschung
und zur Erinnerung an die Entdeckung
des Calcitonin durch Douglas Harold Copp den

COPP-PREIS

zu dem die Rorer GmbH die Mittel gestiftet hat
an die Arbeitsgruppe

Rolf E. Brenner
Ulrich Vetter / Andreas Nerlich / Otto Wörsdorfer
Walter M. Teller / Peter K. Müller

für die grundlegenden Arbeiten über die

OSTEOGENESIS IMPERFECTA

Biochemische Untersuchungen an Knochen-, Callus-
Gewebe und Kultivierten Zellen.
Ein Beitrag zum Verständnis der molekularen Ursachen.

Göttingen, den 16. Februar 1989

Für den Vorstand der Deutschen Gesellschaft für Osteologie e.V.

Friedrich H. W. Heuck
Präsident

Osteogenesis imperfecta: Biochemische Untersuchungen an Knochen-, Callusgewebe und kultivierten Zellen. Ein Beitrag zum Verständnis der molekularen Ursachen

R.E. Brenner[1], U. Vetter[1], A. Nerlich[2], O. Wörsdorfer[3], W.M. Teller[1], P.K. Müller[4]

[1] Abteilung Pädiatrie I, Universität Ulm, Prittwitzstr. 43, 7900 Ulm, FRG
[2] Pathologisches Institut, Universität München, Thalkirchner Str. 36, 8000 München 2, FRG
[3] Abteilung Chirurgie III, Universität Ulm, Prittwitzstr. 43, 7900 Ulm, FRG
[4] Institut für Medizinische Molekularbiologie, Universität Lübeck, Ratzeburger Allee 160, 2400 Lübeck 1, FRG

Einleitung

Unter Osteogenesis imperfecta (OI) faßt man verschiedene angeborene Krankheitsbilder zusammen, deren gemeinsames Merkmal die Neigung zu Knochenbrüchen und Skelettdeformierungen ist. Zusätzlich können auch die Haut, Skleren, Zähne und andere Gewebe, die viel Kollagen I enthalten, betroffen sein. Man nimmt deshalb zu Recht an, daß Defekte im komplexen Stoffwechsel dieses Strukturproteins der Erkrankung zugrunde liegen.

Die Häufigkeit der Erkrankung beträgt 1 Fall auf etwa 20000 Geburten. Das klinische Spektrum der OI reicht von einer nur geringgradigen Erhöhung der Frakturneigung bis zu Krankheitsformen, bei denen die Betroffenen bereits im Mutterleib zahlreiche Knochenbrüche erfahren und in der Regel perinatal sterben. Bei den schwer betroffenen, aber überlebenden Kindern treten oft über 100 Frakturen im ersten Lebensjahrzehnt auf und führen zu schwerster körperlicher Behinderung mit extremen Skelettdeformierungen, Minderwuchs und der Unfähigkeit zu sitzen oder zu stehen.

Klinisches Bild

Im klinischen Umgang mit der Osteogenesis imperfecta hat sich die Einteilung nach Sillence als wertvolle Vergleichs- und Kommunikationsbasis durchgesetzt. Danach werden 4 Hauptgruppen der Erkrankung unterschieden:

OI Typ I hat einen milden Verlauf. Die Skleren sind blau und bei Geburt liegen in der Regel noch keine Frakturen vor. Der Erbgang ist autosomal dominant.

OI Typ II ist perinatal letal mit unzähligen bereits intrauterinen Frakturen, tiefblauen Skleren und einer massiv reduzier-

H.-G. Willert F.H.W. Heuck (Hrsg.)
Neuere Ergebnisse in der Osteologie

ten Mineralisation. Der Erbgang kann autosomal rezessiv oder dominant sein.

OI Typ III umfaßt die schwersten überlebenden Fälle, die eine rasch progrediente Skelettdeformierung erleiden, anfangs bläuliche, später weiße Skleren haben und einen massiven Minderwuchs entwickeln. Laut Sillence liegt hier eine rezessive Vererbung vor, wenngleich man in der Praxis häufig sporadische Fälle findet.

OI Typ IV zeigt einen variablen klinischen Verlauf, hat weiße Skleren und bei Geburt im Gegensatz zum Typ I bereits röntgenologische Auffälligkeiten. Die Vererbung ist laut Sillence autosomal dominant, jedoch findet man auch hier einige sporadische Fälle.

Neben den oben angedeuteten Symptomen treten bei der OI weitere charakteristische skeletale Veränderungen bzw. Komplikationen auf wie die Bildung von Schaltknochen im Schädelbereich, die Neigung zur hyperplastischen Callusbildung und die Auflösung der Epiphysenfugen in unregelmäßige inselartige Bereiche im Knochen, die als "Popcorn-deformity" beschrieben wird. Die Bildung von Epiphysenzysten tritt vor allem bei OI Typ III Patienten auf und könnte eine Erklärung der Pathogenese des Minderwuchses abgeben. Die Frakturheilung bei der OI ist normalerweise unbeeinträchtigt, wenngleich auch Pseudarthrosen auftreten können. In einzelnen Fällen wurde beobachtet, daß sich ein Callus bildete, ohne daß sichtbare Frakturen zu erkennen waren, wobei seine Produktion so überschießend verlief, daß zusätzliche Beeinträchtigungen der Beweglichkeit entstanden. Es ist auffällig, daß insbesondere Patienten mit weißen Skleren und einer negativen Familienanamnese von der Neigung zur hyperplastischen Callusbildung betroffen sind. Es ist bis heute völlig unklar, warum Patienten mit einer osteopenischen Grunderkrankung lokal überschießende Mengen von Knochengewebe bilden, dessen Abgrenzung zum Osteosarkom differentialdiagnostisch außerordentlich wichtig ist.

Grundlagen des Kollagenstoffwechsels

Um die gefundenen Veränderungen besser einordnen und ihre Bedeutung systematischer beurteilen zu können, soll eine kurze Darstellung der Physiologie des Kollagenstoffwechsels vorangestellt werden. Es sind 12 unterschiedliche Kollagentypen bekannt, deren Proteinketten auf mehr als 20 verschiedenen Genen kodiert sind. Diese Gene sind auf verschiedenen Chromosomen verstreut. Dies setzt voraus, daß eine genaue Kontrolle der Genaktivität erfolgt, um die erforderliche Menge und das richtige Verhältnis der einzelnen Kollagentypen im Bindegewebe im Laufe der Differenzierung und Rekonstitution zu gewährleisten. Die Kollagengene sind komplex aufgebaut und besitzen eine große Zahl von nicht kodierenden Sequenzen ("Introns"), die nach der Transkription enzymatisch herausgeschnitten werden müssen ("Splicing"), um eine translatierbare RNA zu erhalten. Die synthetisierten Kollagenketten müssen eine Reihe von posttranslationalen Modifikationen durchlaufen, wie die Hydroxylierung von Prolin- und Lysinresten, die Glykosylierung von Hydroxylysin und - nach der Helixbildung und Ausschleusung aus der Zelle - die Abspaltung der C- und N-terminalen Propeptide, ehe sie durch Selbstaggregation Fibrillen bilden können, die durch Quervernetzung stabilisiert werden.

Stand der Forschung zur Pathobiochemie der Osteogenesis Imperfecta

Bei der OI wurden Mutationen der Gene, der α1(I)- und α2(I)-Ketten des Typs I (als dominierendes Kollagen in Knochen, Sehne, Haut) gefunden (1), allerdings - verglichen mit der Zahl der untersuchten Fälle - in einem kleinen Prozentsatz. Eine weitere interessante Beobachtung ist, daß Fibroblastenkulturen von einigen Patienten mit OI überhydroxyliertes und überglykosyliertes Kollagen I synthetisieren. Es wurde vermutet, daß kleine Mutationen zu einer Verlangsamung der Tripelhelixbildung führen und so die offenstehenden α-Ketten den modifizierenden Enzymen länger als Substrat zur Verfügung stehen. Auf der anderen Seite ist bekannt, daß ein höherer Modifizierungsgrad des Kollagens physiologischerweise in der Fetalzeit vorkommt (2), was für manche Fälle der OI auch die Möglichkeit eines regulatorischen Defektes mit Persistenz eines fetalen Zustandes nahelegt.

Problemstellung und Untersuchungsmaterial

Aus medizinischer Sicht konzentriert sich das Interesse darauf, über das Verständnis der molekularen Ursachen zu einer rationalen Grundlage für die Krankheitsprognose, für die genetische Beratung und für die Wahl der therapeutischen Mittel zu gelangen. Darüber hinaus ist die Osteogenesis Imperfecta von besonderem Interesse für die Grundlagenforschung, da die gefundenen Defekte zu einem besseren Verständnis der funktionalen Bedeutung von Bindegewebsproteinen und deren Stoffwechsel beitragen können. Vielleicht kann man sogar dahingehend verallgemeinern, daß die OI Modellcharakter für sehr viel weiter verbreitete Osteopenien wie z.B. Osteoporose haben kann. In den bisherigen Untersuchungen zur OI wurden meist Einzelfälle beschrieben, wobei in der Regel nur Hautfibroblasten untersucht werden, wenngleich der Knochen das primär betroffene Organ ist. Deshalb lassen diese Untersuchungen keine überzeugende Korrelation mit dem klinischen Bild zu. Ziel unserer Arbeitsgruppe ist es neben einer schwerpunktmäßigen Betreuung von OI-Patienten und operativer Korrektur ihrer Deformierungen mittels Teleskopnägeln, klinische Forschung und Grundlagenforschung zu verbinden.

Die klinische Einteilung unserer Patienten erfolgte nach der beschriebenen Klassifikation von Sillence, wobei einige Patienten nicht in den gegebenen Rahmen paßten. Neben dem authentischen Knochengewebe des Femur konnten wir von einer Reihe von Patienten auch Hautfibroblasten untersuchen. Insgesamt studierten wir bisher 5 OI Typ I-, 3 OI Typ II-, 16 OI Typ III- und 10 OI Typ IV-Fälle. Darüber hinaus konnten wir von einem Patienten mit OI Typ IV ein stationäres sowie ein schnell wachsendes Callusgewebe untersuchen.

Zusammenfassung der Ergebnisse

a) Die Untersuchungen an Knochenkompakta und Hautfibroblasten zeigten (3), daß es physiologischerweise in frühkindlichen Stadien altersabhängige Veränderungen im Kollagenstoffwechsel gibt. In der Knochenkompakta von Kontrollen zeigte sich ein deutlicher Anstieg des Proteins und Kollagens pro Zelle in den ersten Lebensjahren. Die OI-Patienten hatten hier signifikant niedrigere Werte, wobei die klinisch schwersten OI Typen II und III die geringsten Werte aufwiesen. Ein vergleichbarer Kollagenmangel wurde auch in in-vitro-Kulturen von Hautfibroblasten gefunden. Während die Kontrollen ein Maximum der Kollagensynthese zwischen 2 und 9 Jahren aufwiesen, blieben die Patienten auf einem basalen Niveau.

Es wird deutlich, daß für das Skelettsystem dabei die biomechanische Stabilisierung durch Akkumulation von Kollagen als Proteinmatrix für die Mineralisation im Vordergrund steht.

b) In einem Teil der OI-Fälle ließ sich in der Knochenkompakta mittels Aminosäureanalyse und in Fibroblastenkultur mittels Gelelektrophorese eine Übermodifizierung des Kollagens nachweisen. Eine erhöhte Modifizierung fanden wir nie bei OI I, immer bei der letalen OI II und in 20 - 30% der OI Typen III und IV. Hinweise auf Mutationen des Kollagens I fanden wir auf Proteinebene nicht.

c) Die Untersuchung des Callusgewebes zeigte (4), daß die Übermodifizierung des Kollagens vorübergehend auftreten kann, daß sie in verschiedenen Kollagentypen vorkommt und mit einer verminderten Kollagensynthese einhergeht.

Diese Beobachtungen lassen den Schluß zu, daß Übermodifizierung nicht an strukturelle Mutationen der Kollagengene gebunden sein muß, sondern physiologisch gesteuert in bestimmten Situationen (Fetalentwicklung oder Callusbildung) auftritt.

Kommt der Übermodifizierung für die Pathogenese der OI eine zentrale Bedeutung zu, so muß man sich folgende Reaktionskette vorstellen:

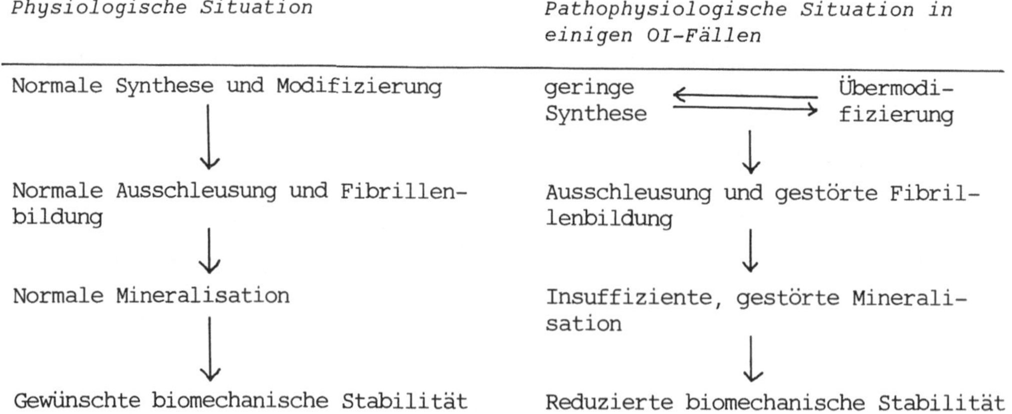

Die physiologische Regulation des Kollagenmodifizierungsgrades - mit hohen Werten im fetalen Knochen und im Callusgewebe und abnehmenden Werten im reifen Knochen - deutet möglicherweise darauf hin, daß diesem Prozeß eine funktionale Bedeutung bei der Skelettentwicklung und -reifung zukommt. Es ist vorzustellen, daß übermodifiziertes Kollagen eine Schranke für den Prozeß der Mineralisierung darstellt.

Danksagung
Die vorliegenden Untersuchungen wurden durch großzügige Förderungen von der Wilhelm-Sander-Stiftung an Peter K. Müller (83.019.2) sowie durch ein Ausbildungsstipendium der Deutschen Forschungsgemeinschaft an Rolf E. Brenner (Br. 919/1-1) unterstützt.

Literatur

1. Prockop DJ, Kuivaniemi H (1986) Inborn errors of collagen , Rheumatology Vol. 10, K. Kühn, T. Krieg (eds.) Karger Basel, 246-271
2. Kirsch E, Krieg T, Remberger K, Fendel H, Bruckner P, Müller PK (1981) Disorder of collagen metabolism in a patient with Osteogenesis imperfecta (lethal type): increased degree of hydroxylation of lysine in collagen types I and III, Eur J Clin Invest 11, 39-47
3. Brenner RE, Vetter U, Nerlich A, Wörsdorfer O, Teller WM, Müller PK (1989) Osteogenesis imperfecta: Insufficient collagen synthesis in early childhood as evidenced by analysis of compact bone and fibroblast cultures, Europ J Clin Invest 19, 159-166
4. Brenner RE, Vetter U, Nerlich A, Wörsdorfer O, Teller WM, Müller PK (1989) Biochemical analysis of callus tissue in Osteogenesis imperfecta type IV. Evidence for a transient regulatory failure in posttranslational modifications of collagen, J Clin Invest (im Druck)

I. Normales und gestörtes Skelettwachstum

Normales Skelettwachstum unter anatomischen und funktionellen Gesichtspunkten

B. Kummer

Anatomisches Institut, Universität Köln,
Joseph-Stelzmann-Str. 9, 5000 Köln 41, FRG

Summary

Bone is a secondary tissue of support, originating from the mesenchyme. The specific stimulus is mechanical stress without distorsion of the substrate. Bone tissue develops either on the base of fibrous tissue (membranous ossification) or on the base of cartilage (cartilaginous ossification).

The osteogenic cells differentiate to osteoblasts and osteocytes. At least the osteoblasts are able to dedifferentiate to primitive osteogenic cells. They produce the organic osteoid, including the collagene fibres. Calcification is a complex process, controlled by calcitonin, oestrogen, and the parathormone. The osteocytes are possibly involved in this process, but calcification of the cell-free osteoid has been shown in vitro as well.

The growth in length of a long bone depends on the stress distribution at the level of the epiphyseal and apophyseal plates. Only a uniform distribution of stresses guarantees the growth along a straight axis.

"Functional adaptation" is a growth process, controlled by the mechanical stressing of the bony structure and altering the spongy architecture and the shape of the cross-section of long bones with the result of a uniform stress distribution in the spongy frame-work and across the section of the diaphyseal tube.

Vorbemerkung

Der Begriff "Wachstum" ist eine Konstruktion des menschlichen Geistes. Er beschreibt in Kurzform die Beobachtung, daß ein Gebilde im Laufe der Zeit größer wird. Das gilt insbesondere für Organismen, die aus Keimzellen hervorgehen und in einem kürzeren

H.-G. Willert F. H. W. Heuck (Hrsg.)
Neuere Ergebnisse in der Osteologie

oder längeren Prozeß zur definitiven Größe "heranwachsen". Dabei handelt es sich aber keineswegs lediglich um eine proportionale Vergrößerung des Ausgangsobjektes. Der gesamte Organismus und seine einzelnen Teile verändern zugleich ihre Gestalt, die Proportionen und - in gewissen Grenzen - ihre stoffliche Zusammensetzung.

Betrachtet man das Knochenwachstum unter diesem Gesichtspunkt, so wird erkennbar, daß an diesem komplexen Geschehen viele verschiedene Prozesse beteiligt sind, die in ihrer zeitlich veränderlichen quantitativen Abstimmung aufeinander das bewirken, was wir als Skelettwachstum und Morphogenese beobachten. Manche von ihnen sind nur in bestimmten Altersphasen wirksam, andere laufen während des gesamten Lebens ab. Sie können durch verschiedene Einflüsse stimuliert oder gehemmt, gegebenenfalls auch reaktiviert werden.

So gesehen entbehrt es nicht einer gewissen Willkür, das Skelettwachstum bei Erreichen der definitiven Körpergröße oder nach Schluß der Epiphysenfugen oder nach welchem Kriterium auch immer als abgeschlossen zu betrachten. Allerdings verändern sich im Laufe des "adulten" Lebensabschnitts Geschwindigkeit und Ausdehnung vieler biologischer Prozesse, die zum "Wachstum" beisteuern, dennoch sind entsprechende Veränderungen des Skeletts bis zum Tode nachweisbar.

Allgemeine anatomische Grundlagen des Skelettwachstums

Alle Stützgewebe der Vertebrata stammen vom Mesenchym ab. Ihnen allen ist gemeinsam, daß sie innerhalb des Gesamtorganismus im Rahmen der funktionellen Arbeitsteilung mechanische Aufgaben übernehmen. Insbesondere bei landlebenden Organismen garantieren sie die Erhaltung der Körpergestalt, indem sie einer Deformation durch statische oder kinetische Beanspruchung entgegenwirken. Diese mechanische Leistung wird zum weitaus größten Teil von den Strukturen der Interzellularsubstanz erbracht, die daran spezifisch angepaßt ist.

Die mechanisch bedeutsamen Interzellularsubstanzen entstehen stets in einer bestimmten Reihenfolge, die zugleich eine gewisse Hierarchie ihrer mechanischen Wertigkeit kennzeichnet.

Zunächst werden von spezifisch differenzierten Zellen (Fibroblasten, Abkömmlinge der Mesenchymzellen) präkollagene bzw. kollagene Fibrillen gebildet. Dabei lassen sich verschiedene Typen definieren, die sich durch die Aminosäuresequenzen in den Tripelhelices der Tropokollagenmoleküle unterscheiden (Abb. 1).

In Fascien, Bändern und Sehnen findet sich der Typ I des Kollagens, der auch in der Knochengrundsubstanz vorkommt; nur der normale Hyalinknorpel enthält Kollagen vom Typ II.

Extrazellulär schließen sich die Tropokollagenmoleküle unter dem Einfluß mechanischer Beanspruchung (Dehnung) zu Fibrillen zusammen, deren Dicke durch weitere Anlagerungen zunimmt. Damit ist bereits das erste, fibrilläre Stützgerüst funktionell ausgerichtet.

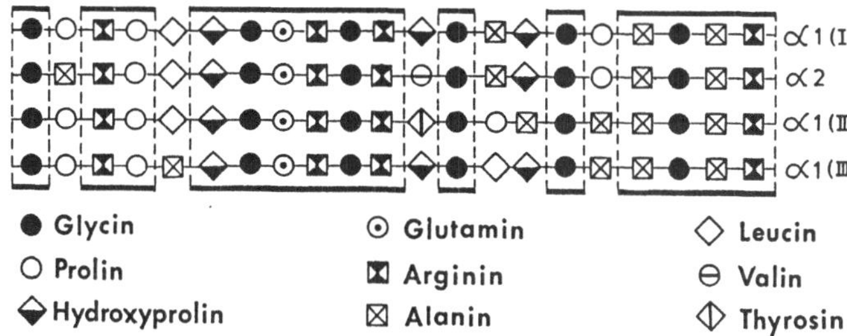

Abb. 1. Aminosäuresequenzen in den α-Ketten der tripelhelikalen Kollagenmoleküle. Das im Knochen vorkommende Kollagen Typ I hat die Formel: $[\alpha 1\ (I)]_2\ \alpha 2$

Die entwicklungsgeschichtlich frühesten Faserstrukturen entstehen auf der Basis des Kollagentyps I, der in den meisten Geweben des Stützapparats beibehalten wird. Erst bei der Differenzierung des Hyalinknorpels erscheint dort der Typ II des Kollagens.

Knochengewebe bildet sich grundsätzlich auf der Grundlage von kollagenem Bindegewebe (vergl. Kummer 1988). Dabei ist es unerheblich, ob es sich um die "desmale" oder "chondrale" Ossification handelt. In beiden Fällen entstehen nämlich die ersten Knochenbälkchen in den Hauptrichtungen des Faserverlaufs, bereits vorhandene Kollagenfibrillen dabei einschließend. Außerdem werden von den Osteoblasten weitere Kollagenfibrillen gebildet, die in die afibrilläre Matrix eingebettet werden.

Desmale Knochenbildung vollzieht sich primär innerhalb eines vorexistenten Kollagenfasergerüsts, bei chondraler Knochenbildung wird ein knorpeliges Stützelement abgebaut und noch während dieses Prozesses in loco successive durch Knochen ersetzt. Auch bei dieser Osteogenese entstehen von Anfang an Kollagenfibrillen (Typ I), die von afibrillärer Matrix umgeben werden. Allerdings entwickeln sich die meisten dieser primären Knochenbälkchen durch Osteoidauflagerung auf zellfreie Grundsubstanzreste des Hyalinknorpels, so daß diese vielfach in die ersten Knochenbälkchen eingeschlossen werden.

Mit diesen, auf Grund der Histologie definierten Typen der Ossification dürfen die entwicklungsgeschichtlichen Begriffe "Deckknochen" und "Ersatzknochen" keinesfalls verwechselt werden.

Der Ausdruck "Deckknochen" besagt lediglich, daß es sich um ein Skelettelement handelt, das nahe der Körperoberfläche dicht unter dem Integument ("Exoskelett") entstanden ist. Dieser Knochen entwickelt sich in aller Regel auf bindegewebiger Grundlage, also "desmal".

Mit der Bezeichnung "Ersatzknochen" wird ausgedrückt, daß ein knöchernes Skelettelement die Stelle eines zuvor vorhandenen Elements des chondralen Primordialskeletts ("Endoskelett") einnimmt.

Im Bereich der Deckknochen (Exoskelett) kann sich "Sekundärknorpel" entwickeln (z.B. Os dentale = Mandibula), der dann histologisch auf dem Weg der chondralen Ossification in Knochen umgewandelt wird.

In entsprechender Weise kann an einem zunächst chondral ossifizierenden Ersatzknochen Zuwachs durch desmale Ossification erfolgen.

Ungeachtet dieser histologischen Prozesse werden die betreffenden Skelettelemente ausschließlich gemäß ihrer entwicklungsgeschichtlichen Herkunft als Deck- bzw. Ersatzknochen bezeichnet.

Knochenwachstum im engeren Sinn, d.h. Größenzunahme eines bereits knöchernen Skelettelements, erfolgt stets appositional, also durch Anlagerung weiteren Knochengewebes und ist daher ein verhältnismäßig langsamer Prozeß. Das spektakuläre Größenwachstum des Gesamtskeletts beruht demgegenüber auf chondraler Ossification des wesentlich schneller wachsenden Knorpelskeletts. Insbesondere das Längenwachstum der langen Röhrenknochen der Extremitäten, das letztendlich die Körpergröße ganz wesentlich bestimmt, hängt von der Zeitdauer der Persistenz der knorpeligen Epiphysenplatten ab.

Die Zellen des Knochens

Die das Knochengewebe aufbauenden Zellen differenzieren sich aus dem Mesenchym. Es ist im Grunde unerheblich, ob sich die sog. "Stammzellen", aus denen die Osteoblasten und Osteocyten hervorgehen, wesentlich von den genuinen Mesenchymzellen unterscheiden; wichtig ist vielmehr, daß sich Osteoblasten jederzeit durch "Entdifferenzierung" in diese Stammzellen zurückwandeln, die damit ein permanentes osteogenetisches Potential repräsentieren (Abb. 2).

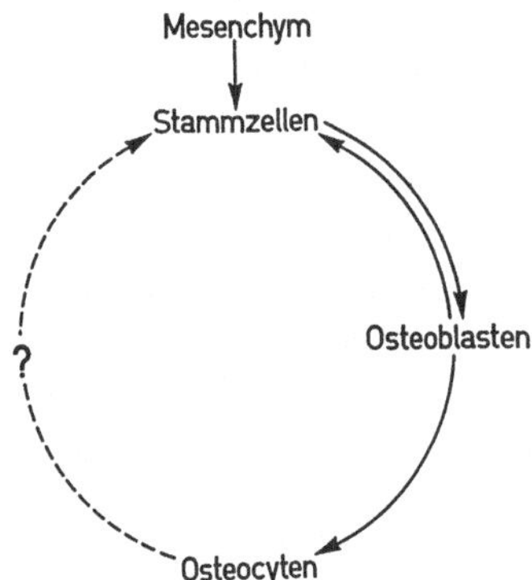

Abb. 2. Differenzierung der an der Knochenbildung beteiligten Zellen

In ihrer Aktivitätsphase sind die *Osteoblasten* polarisiert. Es handelt sich um isoprismatische bis hochprismatische Zellen, die sich zu epitheloiden Verbänden zusammenlagern können und an einem Teil ihrer Oberfläche die Grundbausteine des Osteoids abgeben, während die Stoffaufnahme an der gegenüberliegenden Zelloberfläche erfolgt. Sie besitzen einen großen Kern mit deutlichem Nucleolus, der im allgemeinen exzentrisch gegen die resorbierende Oberfläche hin verschoben liegt. Ihr stark basophiles Cytoplasma enthält ein reich verzweigtes rauhes endoplasmatisches Reticulum mit vielen freien Ribosomen und länglichen Mitochondrien. Neben einem großen Golgi-Apparat finden sich zahlreiche Vakuolen, des weiteren elektronendichte Granula. Zwischen den Cisternen des endoplasmatischen Reticulums können Filamente mit Durchmessern von 10-15 nm beobachtet werden. Ferner kann in ihrem Cytoplasma reichlich alkalische Phosphatase nachgewiesen werden.

Untereinander (und mit den Osteocyten) stehen die Osteoblasten über Cytoplasmafortsätze in Verbindung.

Osteocyten sind grundsätzlich dadurch definiert, daß sie ringsum von Knochengrundsubstanz umgeben sind. Sie gleichen zunächst mehr oder weniger den Osteoblasten. Mit fortschreitender "Reifung" verdichtet sich ihr Kern, das rauhe endoplasmatische Reticulum und der Golgi-Apparat nehmen ab und die Gesamtgestalt schrumpft auf eine flache Mandelform zusammen. Dabei rücken die Zellen relativ auseinander und ihre durch gap junctions verbundenen Fortsätze werden zu langen Ausläufern ausgezogen, die in feinen Canaliculi der Grundsubstanz liegen. Sie dienen dem Stofftransport.

Eine mögliche Rückdifferenzierung bereits ausgereifter Osteocyten zu Stammzellen wird behauptet, ist jedoch nicht sicher nachgewiesen.

Osteoclasten sind vielkernige Riesenzellen (bis 50 Kerne), die verkalkte Knochengrundsubstanz abbauen und die Abbauprodukte phagocytieren können. Neben anderen proteolytischen Fermenten sollen sie auch Kollagenase produzieren. Sie enthalten zahlreiche Lysosomen, in denen saure Phosphatase nachgewiesen wurde. Ihre dem Knochen zugewandte Oberfläche besitzt zahlreiche Auffaltungen, die an Microvilli erinnern, dazwischen liegen pinocytotische Vakuolen.

Die Aktivität der Osteoclasten drückt sich in den in die Knochenoberfläche hineingefressenen Howship'schen Lakunen aus.

Wahrscheinlich ist ein Osteoclast als ein syncytialer Verband zahlreicher Monocyten aufzufassen. Er hat damit einen anderen Ursprung als die den Knochen aufbauenden Zellen.

Das Osteoid

Die Osteoblasten produzieren vor allem Kollagen Typ I, daneben Glycosaminoglycane bzw. Proteoglycane. Dabei herrschen Chondroitin-4-sulfat, Chondroitin-6-sulfat und Keratansulfat vor. Grundsätzlich liegen hier allerdings weniger sulfatierte Glycosaminoglycane vor als in der Knorpelgrundsubstanz, woraus sich die Acidophilie des kalkfreien Osteoids erklärt.

Bereits am Ort der Osteogenese vorhandene Kollagenfibrillen können in das Osteoid eingeschlossen werden. Mit darauf ist es zurückzuführen, daß es sich bei der ersten Anlage des Knochens stets um "Geflechtknochen" handelt, in dem sich die Kollagenfibrillen, nur grob einer Hauptrichtung folgend, durchflechten.

In dem durch Umbau entstehenden Lamellenknochen (Osteonknochen) werden dagegen die Kollagenfibrillen ausschließlich von den Osteoblasten gebildet und sind daher in der Regel systematisch ausgerichtet.

Für die Kollagensynthese spielt das Vitamin C eine wichtige Rolle.

Die Verkalkung

Die Einlagerung anorganischer Calciumsalze ist ein grundsätzlich von der Osteoidbildung zu trennender Vorgang. Dabei handelt es sich überwiegend um nadelförmige Hydroxylapatitkristalle mit Längen zwischen 20 und 40 nm. Sie orientieren sich entlang den Kollagenfibrillen in einem gegenseitigen Abstand von 60-70 nm. Ein oberflächlicher Hydratationsmantel ist für den beständigen Calciumaustausch von entscheidender Bedeutung.

Calciumeinlagerung und Mobilisierung werden durch den Antagonismus zwischen Calcitonin und Parathormon gesteuert, während das Vitamin D sowohl die Calciumresorption im Dünndarm als auch direkt die Ossification beeinflußt.

Chondrale Ossification und epiphysäres Längenwachstum

Es wurde bereits darauf hingewiesen, daß die eindrucksvollen Erscheinungen des Skelettwachstums vor allem auf dem intensiven Wachstum des Knorpelskeletts mit nachfolgender Ossification beruhen.

Dabei ist die Knorpelproliferation vom eigentlichen Ossificationsvorgang zu unterscheiden. Beide laufen in verschiedenem Lebensalter und unter verschiedenen Bedingungen mit unterschiedlicher Geschwindigkeit ab. Das grobe Wachstum ist dann beendet, wenn in diesem Wettlauf die Proliferationsrate des Knorpels durch die Ossificationsrate überholt wird.

Auf die Umstände, die zur ersten Bildung von Ossificationszentren führen, wurde an anderer Stelle ausführlich eingegangen (Kummer 1988).

Das lehrbuchmäßig typische Bild der chondralen Ossification läßt eine charakteristische Zonenbildung im Bereich der osteochondralen Grenzregion erkennen: Knochenfern liegt die kleinzellige Proliferationszone des Hyalinknorpels, die in Richtung auf die Ossificationsgrenze mehr und mehr das Bild des Säulenknorpels bietet; an sie schließt sich der Blasenknorpel an ("Resorptionszone"), der schließlich in die Zone der eröffneten Knorpelhöhlen übergeht. Die dort zurückbleibenden, zellfreien Grundsubstanzwände zwischen den nunmehr leeren Knorpelhöhlen dienen als Grundlage für die entstehenden Knochenbälkchen. Die-

sem Lehrbuchbild entspricht in der Regel der histologische Befund an der diaphysären Grenze der knorpeligen Epiphysenplatte. Die Grenze zwischen Epiphysenknorpel und knöchernem Epiphysenkern läßt aber allgemein diese systematische Zonengliederung vermissen. Es ist zu vermuten, daß dieser Unterschied mit den verschiedenen Ossificationsraten an beiden Knorpel-Knochen-Grenzen zusammenhängt. Der Zuwachs ist auf der diaphysären Seite erheblich größer.

Der relative Knochenzuwachs ist der lokalen Spannungsgröße proportional. Dies ist die Ursache für eine an die jeweilige Beanspruchung angepaßte Achsenform der langen Röhrenknochen (Pauwels 1965, Kummer u. Lohscheidt 1985). Allerdings behält auch bei asymmetrischem Zuwachs die Epiphysenplatte ihre gleichmäßige Dicke bei (Hěrt 1964). In Übereinstimmung mit der Pauwels'schen Hypothese wurde im Tierversuch bestätigt, daß erhöhte Beanspruchung - innerhalb physiologischer Grenzen - die Proliferationsrate des Epiphysenknorpels stimuliert (Simon 1978). Andererseits wird die Knorpelproliferation auch durch das Wachstumshormon des Hypophysenvorderlappens kontrolliert (Abb. 3).

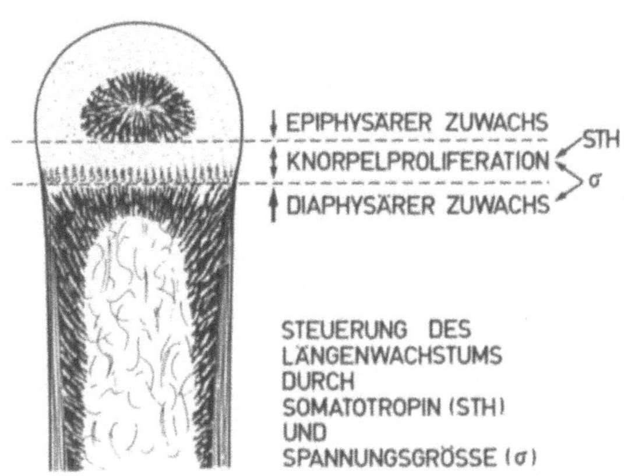

Abb. 3. Schematische Übersicht über die Wachstumssteuerung der langen Röhrenknochen an der Epiphysenfuge. Eine Abhängigkeit der Zuwachsrate von der lokalen Spannungsgröße ist bisher nur auf der diaphysären Seite der Knorpelfuge sicher nachgewiesen

Permanenter Knochenumbau und funktionelle Anpassung

Auch beim scheinbar "ruhenden" Knochen ist fortwährend Osteoblastenaktivität zu beobachten, die allerdings mit zunehmendem Lebensalter geringer wird. Etwa zwischen dem 20. und 45. Lebensjahr sind 2-8% der Knochenoberfläche mit Osteoblasten besetzt (Tillmann 1987). Dabei ist erwiesen, daß auch das Periost Osteoblasten liefern kann (Bassett 1962), die für ein fortschreitendes Dickenwachstum verantwortlich sind.

Ebenso hält die Osteoclastentätigkeit zeitlebens an. Erhalt der Gesamtmasse eines Skelettelements, deren Zu- oder Abnahme oder auch Massenverschiebungen innerhalb eines Knochens hängen

vom relativen Verhältnis zwischen Osteoblasten- und Osteoclastentätigkeit ab, das seinerseits durch die lokale Größe der mechanischen Beanspruchung gesteuert wird. Auf diese Weise kommen alle jene Umbauten zustande, die als "funktionelle Anpassung" des Knochens beschrieben werden (vergl. Kummer 1988).

Auch der Austausch von Calciumsalzen unterliegt dieser Steuerung durch die Beanspruchungsgröße, wobei das jüngste, weniger calcificierte Osteoid am leichtesten Calcium aufnimmt oder abgibt (vergl. auch Amtmann 1971).

Altersabhängige Änderung des Röhrenknochenquerschnitts

Mit zunehmendem Alter wächst der Durchmesser des Diaphysenquerschnitts der Röhrenknochen, während sich zugleich die Markhöhle ausweitet. Dies ist eine Folge des fortschreitenden periostalen Zuwachses. Wenn auch hier unterstellt wird, daß der Regelmechanismus der funktionellen Anpassung bewirkt, daß der Knochen ein Körper gleicher Festigkeit bleibt, dann muß theoretisch verstärkte Osteoclastentätigkeit an der Innenwand des Diaphysenrohres dazu führen, daß sich die Markhöhle unproportional stark ausweitet, so daß die Wand dünner wird, denn bei zunehmendem Rohrdurchmesser muß die Wandstärke abnehmen, wenn die Biegefestigkeit gleich bleiben soll. Beobachtungen an menschlichen Femora bestätigen diese theoretische Überlegung (vergl. Breul 1988).

In diesem Anpassungsvorgang mag ein Grund für die Spätlockerung von Hüftgelenksendoprothesen bei alten Leuten liegen.

Literatur

1. Amtmann E (1971) Mechanical stress, functional adaptation and the variation structure of the human femur. Ergebn Anat Entw Gesch 44:H.3
2. Bassett CAL (1962) Current concepts of bone formation. J Bone Joint Surg 44-A:1217-1244
3. Breul R (1988) Kann die altersabhängige Änderung der Querschnittsgestalt der proximalen Femurdiaphyse Ursache für eine Endoprothesenlockerung sein? 11. Alpenländ. Anatomentreffen, München 1988. Morph Jb (im Druck)
4. Hřrt J (1964) Regulation of the longitudinal growth of long bones (tschechisch). Plzeň.lék.Sb. suppl 12:1-132
5. [1]Kummer B (1980) Form und Funktion. In: Orthopädie in Klinik und Praxis I, 1.1.-1.48. G Thieme, Stuttgart
6. Kummer B (1988) Functional adaptation of the bone to its mechanical stress. In: Heuck F, Keck E (Hrsg) Fortschritte der Osteologie in Diagnostik und Therapie. Springer, Berlin Heidelberg New York, S 3-16
7. Kummer B, Lohscheidt K (1985) Mathematisches Modell des Längenwachstums der Röhrenknochen. Anat Anz 158:377-393
8. Pauwels F (1965) Gesammelte Abhandlungen zur funktionellen Anatomie des Stützapparats. Springer, Berlin Heidelberg
9. Simon MR (1978) The effect of loading on the growth of epiphyseal cartilage in the rat. Acta anat 102:176-183

---

[1]Hier findet sich weitere Literatur vor 1980.

10. Tillmann B (1987) Knochenlehre. In: Rauber/Kopsch (Hrsg) Anatomie des Menschen I. Thieme, Stuttgart, S 52-79

*Zell- und Matrixumsatz im Wachstumsknorpel**

R. K. Schenk[1], E. B. Hunziker[2], W. Herrmann[2]

[1]Pathophysiologisches Institut, Universität Bern, Murtenstr. 35, 3010 Bern, Switzerland
[2]Anatomisches Institut, Universität Bern, Bühlstr. 26, 3012 Bern, Switzerland

Summary

Cell kinetics in growth plates are mostly studied by autoradiography after labelling with tritiated thymidine. This paper reports the results of an extensive histo- and cytomorphometric analysis of cells and intercellular matrix in the proximal epiphyseal plate of the tibia in rats. Standard values have been established for 35-day-old rats with a measured daily growth rate of 330 µm. Cell numbers and cell dimensions in the proliferating and in the lower hypertrophic zone were elaborated by light microscopy, the cytoplasmic content in organelles was quantified in electron micrographs.

One of the most striking findings is the increase of cell size during hypertrophy. From the proliferating to the lower hypertrophic zone, the cells increase their volume by a factor of 10. This increase is mainly due to an enlargement of the longitudinal diameter (height) of about 4x and thus contributes directly to the longitudinal growth. The swelling capacity of the hypertrophying cells relies on osmotic work, i.e. transport of ions and fluid through the cell membrane. Osmotic work consumes energy. It therefore is not surprising that the total volume of mitochondria within a cell is also augmented by a factor of 3, and the increased need for matrix production is reflected by a comparable enlargement of the membranes in the rough ER and Golgi zone.

By dividing the growth rate by the height of the hypertrophic cells, an elimination of 8 cells per day is found. These cells are replaced from 18 cells belonging to the proliferating pool by mitotic divisions, approximately one within 48 hours per

*Diese Arbeiten wurden unterstützt durch Forschungsbeiträge des Schweizerischen Nationalfonds (Kredit Nr. 3.058.0.84) und der AO-Stiftung.

H.-G. Willert F. H. W. Heuck (Hrsg.)
Neuere Ergebnisse in der Osteologie

cell. The cell to matrix volume ratio being 1:2 in the zone of proliferation, each cell has to produce roughly the equivalent of its own cell volume per day in matrix. In spite of its short half-life, the matrix becomes well organized into compartments and is partially mineralized under the control of the chondrocytes.

Changes in the growth rate seem to depend on various factors. The most efficient mechanisms are variations in the number of cells produced and eliminated per day, but also the degree of hypertrophy. Matrix production on the other hand, remains almost constant. The present studies are restricted to physiological growth of rats. It is hoped, that in the future morphometry will provide an efficient tool for an analysis of growth disturbances and for experimental work on tissue turnover in endochondral ossification.

Einleitung

In diesem Beitrag geht es nicht darum, die Fülle neuer Befunde zur Feinstruktur des Wachstumsknorpels zusammenzufassen. Es soll vielmehr versucht werden, die engen Beziehungen zwischen Struktur und Funktion sowohl auf der zellulären wie auf der geweblichen Ebene aufzuzeigen. Grundlage für diese Darstellung sind einmal die klassischen autoradiographischen Untersuchungen über die Populationskinetik der Knorpelzellen, wie sie vor allem von Kember 1960 veröffentlicht wurden, und auf der anderen Seite eigene morphometrische Analysen im licht- und elektronenmikroskopischen Bereich an der proximalen Epiphysenfuge der Rattentibia (Hunziker et al. 1987).

Allgemeiner Bau und Funktion der Epiphysenfuge

Die Voraussetzungen für eine Korrelationsstudie zwischen Struktur und Funktion liegen am Wachstumsknorpel besonders günstig. Mit Hilfe der Fluoreszenzmarkierung läßt sich für jedes Stadium die Leistung in Form der täglichen Wachstumsrate messen. Dieser Wachstumsintensität steht ein wohlgeordnetes Strukturgefüge gegenüber, das durch seine zonale Gliederung die quantitative Beurteilung der Zellzahlen, der cytoplasmatischen Organisation der Chondrocyten und des Matrixumsatzes erlaubt (Abb. 1). Die Einteilung, die für die folgenden Überlegungen maßgebend ist, gliedert den Wachstumsknorpel in eine *Proliferationszone*, in der Zellvermehrung und Matrixproduktion dominieren, die *hypertrophe Zone* (Blasenknorpelzone), in der sich Zellhypertrophie und - wie im folgenden gezeigt wird - noch zusätzliche Matrixproduktion abspielen, die *Invasionszone*, in der eng gekoppelt die Knorpelverkalkung und die Resorption von unverkalktem und verkalktem Knorpel ablaufen und schließlich die *Ossifikationszone*, in der die Trabekel der primären Spongiosa aufgebaut werden. Die Längsausdehnung (bzw. Höhe) des aktiv am Wachstum beteiligten Abschnitts im Epiphysenknorpel steht bekanntlich in direktem Zusammenhang mit der Wachstumsintensität. Ebenso konstant sind für ein bestimmtes Stadium aber auch die relative Ausdehnung der genannten Zonen und die Anzahl der darin enthaltenen Zellen. Die morphometrische Analyse dieser Zusammenhänge wird noch dadurch

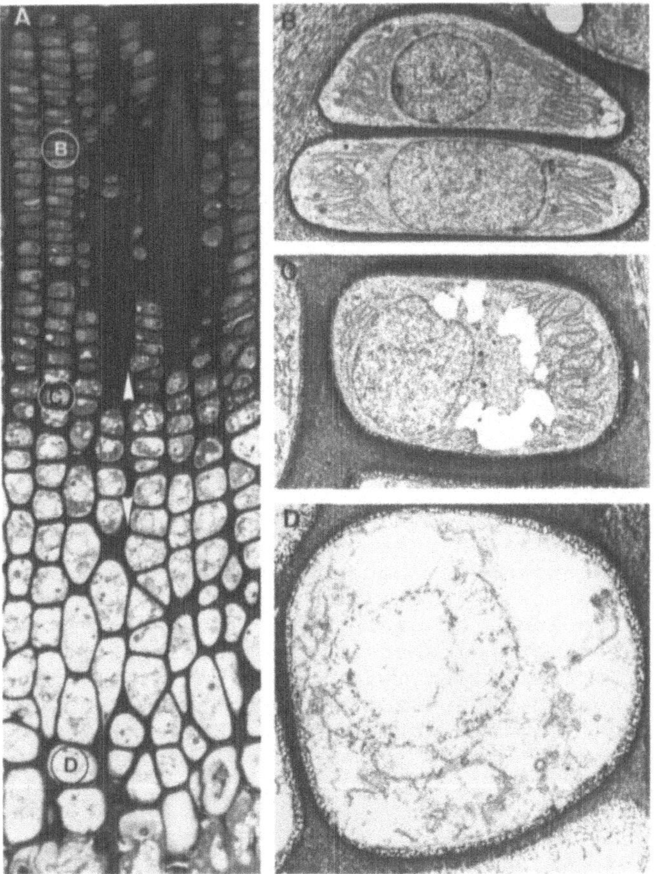

Abb. 1. Proximale Epiphysenfuge der Tibia einer 120 gr schweren Wistarratte. *A* - Semidünnschnitt, Toluidinblau, 300:1. Die eingekreisten Buchstaben bezeichnen die Lage der in den elektronenmikroskopischen Aufnahmen abgebildeten Zellen. Die weißen Pfeilspitzen markieren die Ausdehnungen der oberen hypertrophen Zone (Übergangszone zwischen Proliferationszone und unterer hypertropher Zone). *B* - *D*: Zellen aus der Proliferationszone (*B*), der oberen (*C*) und der unteren (*D*) hypertrophen Zone nach strukturerhaltender Fixierung mit Ruthenium-hexammin-trichlorid (RHT) nach Hunziker et al. 1983. Bei dieder Technik entstehen im Cytosol der in den Lakunen ausgespannten Zellen allerdings regelmäßig Vakuolen. Abbildungsmaßstab 3250:1

erleichtert, daß sich die Epiphysenfuge in Knorpelzellsäulen aufteilen läßt, die nicht nur als Bau- sondern als eigentliche Wachstumseinheiten aufgefaßt werden können (Abb. 2).

Zell- und Gewebsumsatz in der Proliferationszone

Spätestens Kember 1960 hat durch seine autoradiographischen Untersuchungen bewiesen, daß die Knorpelzellen über die ganze Länge der Proliferationszone hinweg vermehrungsfähig sind. Die folgenden quantitativen Überlegungen beziehen sich auf Auswertungen

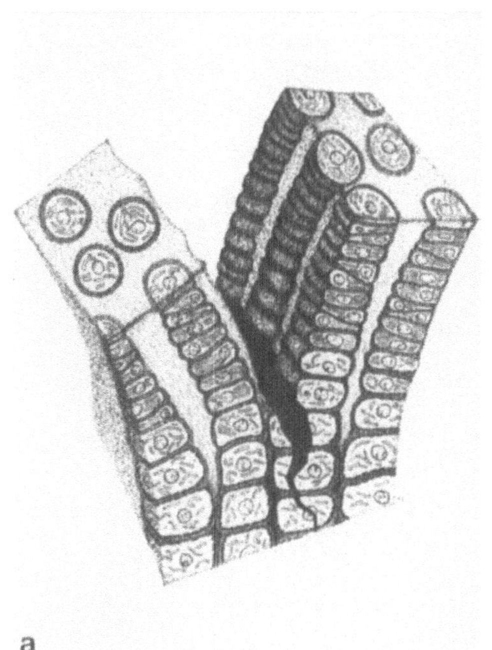

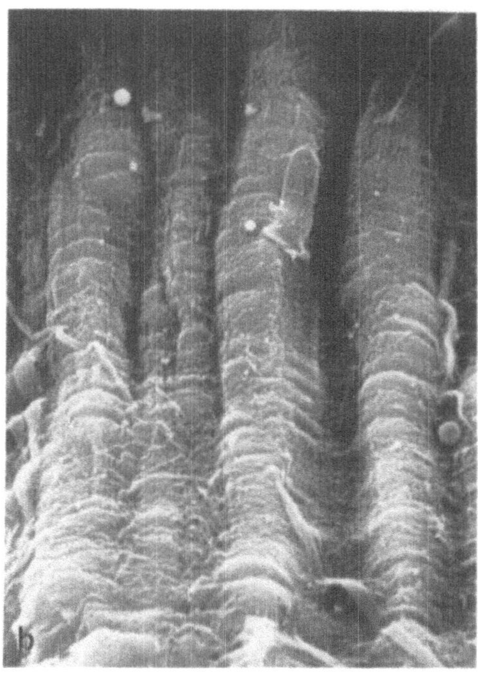

Abb. 2. Nach Aufbrechen des vorfixierten Epiphysenknorpels in der Längsrichtung lassen sich die Knorpelzellsäulen rasterelektronenmikroskopisch in der Aufsicht darstellen, da sie von der sog. territorialen Matrix zu Baueinheiten zusammengefaßt sind (aus Eggli et al. 1985)

im proximalen Wachstumsknorpel der Tibia von 35 Tage alten, etwa 120 gr schweren Wistarratten (Hunziker et al. 1987). An diesen Tieren wurde eine tägliche Wachstumsrate von 330 µm gemessen. Der Längsdurchmesser (Höhe) der Knorpelzellen am Ende der Hypertrophie (terminale Blasenknorpelzellen) beträgt im Schnitt 38 µm. Für den Zellumsatz kann man daraus schließen, daß innerhalb von 24 Stunden in der Invasionszone 8 Blasenknorpelzellen zerstört werden und aus der Proliferationszone der zugehörigen Knorpelsäule nachgeschoben werden müssen. Der Proliferationspool besteht in diesem Stadium aus rund 18 teilungsfähigen Zellen. Um den Nachschub von 8 Zellen in die hypertrophe Zone zu decken, muß demnach jede Poolzelle innerhalb von rund 48 Stunden eine Mitose durchlaufen. Bei einer Mitosedauer von einer Stunde bleibt für die Zellen der Proliferationszone eine Interphasendauer von nahezu 2 Tagen, die für die Matrixproduktion zur Verfügung steht.

Welches Matrixvolumen wird nun in 24 Stunden von den Zellen der Proliferationszone produziert? Auch dies läßt sich aus den morphometrischen Daten überschlagsmäßig berechnen. Das Volumenverhältnis von Zellen:Matrix beläuft sich in der Proliferationszone auf 0,39:0,61 oder rund 1:2. Mit den 8 Zellen, welche in 24 Stunden in die hypertrophe Zone verlagert werden, wandert ein Matrixvolumen in diese Zone ab, das dem Volumen von 16 proliferierenden Zellen entspricht. Dies entspricht ungefähr der

Größe des Zellpools in der Proliferationszone, sodaß jede Poolzelle in 24 Stunden etwa das Äquivalent ihres Eigenvolumens an Matrixvolumen produzieren muß.

Die Bedeutung der Zellhypertrophie für das Längenwachstum

Durch grundlegende Verbesserungen der Methodik war es möglich, die Knorpelzellen für die elektronenmikroskopische Untersuchung nahezu in ihrer natürlichen Größe zu fixieren und die Feinstruktur ihres Cytoplasmas zu erhalten (Hunziker et al. 1983). Dies wurde durch den Zusatz von Ruthenium-hexammin-trichlorid (RHT) zu den Fixierungsgemischen möglich. Dadurch werden die Proteoglykane in situ ausgefällt und das sonst unvermeidliche Einreißen der Zellmembran unterbleibt. Die Blasenknorpelzellen bleiben so innerhalb ihrer Lakunen in voller Größe ausgespannt (Abb. 1B-D). An derartigen Präparaten lassen sich folgende, für die untere hypertrophe Zone gültige Daten erheben:

1. In Semidünnschnitten ergibt sich lichtmikroskopisch im Blasenknorpel eine Zell:Matrixrelation von rund 2:1, was effektiv die Umkehrung des Verhältnisses 1:2 aus der Proliferationszone bedeutet. Diese Zahlen entsprechen dem visuellen Eindruck einer Aufblähung der Zellen auf Kosten des zwischenzelligen Matrixvolumens (Abb. 1A).
2. Während der Zellhypertrophie vergrößert sich das Zellvolumen von rund 1800 auf 17000 μm^3, also beinahe um das zehnfache. Gleichzeitig ändert sich die Zellform. Aus den linsenförmigen Zellen der Proliferationszone mit einer Höhe von rund 10 µm werden längsgestellte Ellipsoide mit einem mittleren Durchmesser von über 38 µm. Diese vierfache Höhenzunahme kommt direkt dem Längenwachstum zugute.

Mit der Zellhypertrophie übernimmt der Blasenknorpel eine echte Stemmkörperfunktion, der eine beträchtliche osmotische Arbeit zugrundeliegt. Es ist zu erwarten, daß dies auch in der cytoplasmatischen Organisation der Zellen zum Ausdruck kommt. In dieser Hinsicht fällt ein Vergleich des elektronenmikroskopischen Bildes einer proliferierenden und einer hypertrophen Zelle zunächst enttäuschend aus (Abb. 1B und 1D). In dem flüssigkeitsreichen, aufgeblähten Zellkörper scheint die Organellendichte abzunehmen. Angesichts der zehnfachen Volumenzunahme einer Einzelzelle gibt die Berechnung des Gesamtbestandes an Organellen aber ein völlig anderes Bild. So nimmt im Laufe der Zellhypertrophie das Gesamtvolumen der Mitochondrien von rund 40 auf 130 μm^3, also um mehr als das dreifache zu. Dieser Anstieg spiegelt eine massive Zunahme der Energieproduktion wider, der wohl grossenteils in der osmotischen Arbeit, d.h. im Elektrolyt- und Wassertransport begründet ist. Die weiteren cytomorphometrischen Daten zeigen auch für andere Zellorganellen eine parallele Tendenz. So nimmt die Oberfläche des rauhen endoplasmatischen Retikulums von rund 4500 auf 12000 μm^2, diejenige der Golgimembranen von rund 650 auf 3100 μm^2 zu, d.h. um die Faktoren 2.6 bzw. 4.7. Dies deutet auf einen Anstieg der Synthese von Kollagen und Proteoglykanen, und damit auf eine vermehrte Matrixproduktion hin. Tatsächlich läßt sich aus der genauen morphometrischen Analyse berechnen, daß auch das jeder Einzelzelle zugeordnete Matrixvolumen zunimmt, und zwar um den Faktor 2.7. Dieses, auf den ersten Blick überraschende Ergebnis erklärt sich aus der vierfachen Streckung der Knorpelsäulen während der Hypertrophie. Zusammenfassend ist somit festzuhalten, daß sich unser Bild vom Blasenknorpel drastisch geändert hat. Aufgrund der konventionell fixierten Präparate war der Eindruck einer "hydropischen Zelldegeneration" entstanden (Brighton 1978). Die obigen Daten belegen demgegenüber, daß es sich bei den hypertrophen Zellen um höchst aktive Elemente handelt, die bis zur Eröffnung ihrer Lakunen voll funktionstüchtig bleiben. Diese Ansicht konnte neuerdings vor allem durch Beobachtungen an gefriersubstituierten Präparaten erhärtet werden (Hunziker et al. 1984).

Dynamische Aspekte der Knorpelinvasion

Nur kurz soll noch auf die Vorgänge entlang der metaphysären Grenze des Wachstumsknorpels eingegangen werden, deren Intensität präzis auf die Kinetik der Zellproliferation und der Matrixsynthese im Säulen- und Blasenknorpel abgestimmt ist. Die Knorpelmineralisation ist bei den Säugern bekanntlich auf die longitudinalen, intercolumnären Septen beschränkt, oder genauer ausgedrückt, auf das interterritoriale Matrixkompartiment (Eggli et al. 1985). Damit werden die Wände der entstehenden tunnelartigen intertrabekulären Räume versteift, offenbar eine Voraussetzung für ein geordnetes Einsprossen der äußerst dünnwandigen, delikaten Kapillaren (Abb. 3). Die Mineralisationsvorgänge setzen bei der Ratte etwa auf Höhe der zweit- bis drittletzten Blasenknorpelzelle ein und dringen bei einer Wachstumsrate von 330 µm in 24 Stunden um weitere 8 Lakunen epiphysenwärts vor. Die Eröffnung der Lakunen erfolgt durch die Auflösung der unverkalkt gebliebenen Quersepten. An diesem Prozess sind vor allem Makrophagen beteiligt, die als perivaskuläre Zellen die Endothelzellen begleiten, oder auf dieser Höhe direkt durch das Endothel austreten (Schenk et al. 1967). Auch eine Beteiligung der Endothelzellen selbst wird in Betracht gezogen. Innerhalb von 24 Stunden werden 8 Lakunen eröffnet, d.h. alle 3 Stunden wird ein Queerseptum durchbrochen. Schließlich wird auch ein Teil der verkalkten Längssepten durch vielkernige Riesenzellen (Chondroklasten) aufgelöst und damit der Markraum zwischen den Trabekeln der primären Spongiosa erweitert. Die Oberflächen der freigelegten Kalkknorpelsepten werden von Osteoblasten besiedelt und in kurzer Zeit mit Faserknochen bedeckt. Die Tatsache, daß das Strukturgefüge des Wachstumsknorpels trotz der Komplexität dieser Teilvorgänge peinlich genau erhalten bleibt, spricht für eine präzise Regulation der Aktivität aller an diesem Geschehen beteiligten Zellen.

Modulation der Wachstumsrate auf verschiedenen Altersstufen

Alle bis jetzt diskutierten Daten wurden an 35 Tage alten Ratten ermittelt, einer Altersgruppe, die infolge der hohen Wachstumsrate von 330 µm für experimentelle Studien bevorzugt wird. Für eine Modulation der Wachstumsintensität kommen Änderungen im Zellumsatz, im Ausmaß der Zellhypertrophie und im Umfang der Matrixproduktion in Frage. Erste Hinweise auf die Bedeutung dieser Regulationsmechanismen ergibt der Vergleich verschiedener

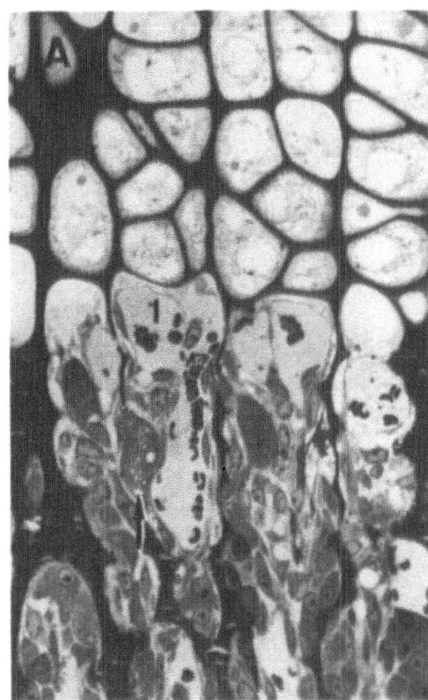

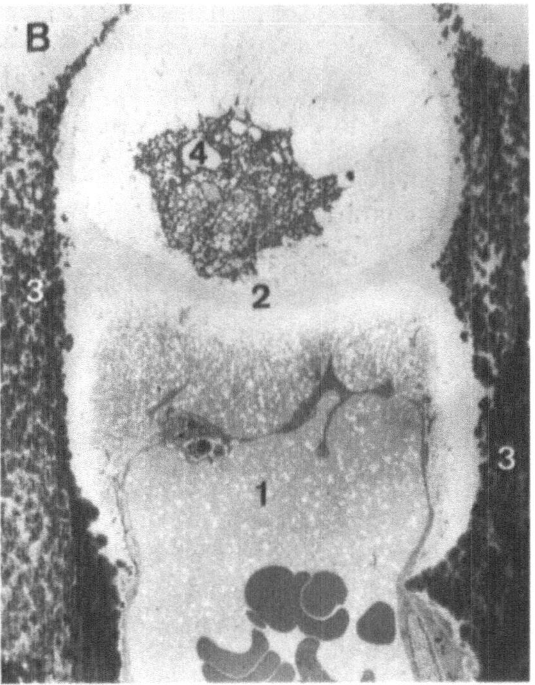

Abb. 3. Resorptionsvorgänge in der Invasionszone. *A* - Semidünnschnitt, 340:1. Unverkalkte, transversale Knorpelsepten werden von den einsprossenden Kapillaren (*1*) aufgelöst, verkalkte Längssepten durch vielkernige Chondroklasten (*Pfeil*) abgebaut. *B* - Im Elektronenmikroskop wird der Unterschied zwischen nicht verkalktem Transversalseptum (*2*) und verkalkten, intercolumnären Längssepten (*3*) klar ersichtlich. *4* = letzter Chondrocyt, *1* = in die eben eröffnete Lakune einsprossende Kapillare. 1520:1

Altersgruppen, die sich in ihren Wachstumsraten unterscheiden (Hunziker 1988, Hunziker und Schenk, in press). Zu diesem Vergleich dienten 3 Altersgruppen. Die Tiere der Gruppe 1 waren 21 Tage alt und wiesen bei einem Körpergewicht von 40 gr ein tägliches Wachstum von 276 µm auf. Als Gruppe 2 werden die bereits besprochenen 35 Tage alten, 120 gr schweren Ratten mit einer Wachstumsrate von 330 µm bezeichnet. Gruppe 3 schließlich umfaßt 80 Tage alte Tiere mit 300 gr Gewicht und einem täglichen Wachstum von 85 µm. Beim Vergleich der Gruppen 1 und 2 zeigt sich, daß die Wachstumsdifferenz ausschließlich auf einem Größenunterschied der hypertrophen Zellen beruht, der Zellumsatz bleibt mit 8 eröffneten Lakunen pro Tag aber gleich. Die Reduktion der Wachstumsrate von 330 µm in der Gruppe 2 auf 85 µm in Gruppe 3 erfolgt dagegen über eine Reduktion im Zellumsatz von 8 auf 4 Chondrozyten unter gleichzeitiger Verminderung der Zellhöhen von 38 auf 18 µm. Auffallend konstant bleibt dagegen die tägliche Matrixproduktion pro Zelle, welche sich in der Proliferationszone aller drei Gruppen jeweils auf etwa 50 μm^3 beläuft.

Der Vergleich verschiedener Altersgruppen gibt so einen Hinweis auf die physiologisch bedingten Wachstumsunterschiede. Zur weiteren Abklärung dieses Zusammenspiels wird es interessant sein, mit der geschilderten Methodik den Einfluß von wachstumshemmenden und wachstumsfördernden Faktoren zu untersuchen. Diesbezügliche Versuche sind bereits angelaufen.

Literatur

1. Brighton CT (1978) Structure and function of the growth plate. Clin Orthop 136:22-32
2. Eggli PS, Herrmann W, Hunziker EB, Schenk RK (1985) Matrix compartments in the growth plate of the proximal tibia of rats. Anat Rec 211:246-257
3. Hunziker EB, Herrmann W, Schenk RK (1983) Improved cartilage fixation by ruthenium hexammine trichloride (RHT). A prerequisite for morphometry in growth cartilage. J Ultrastruc Res 81:1-12
4. Hunziker EB, Herrmann W, Schenk RK, Mueller M, Moor H (1984) Cartilage ultrastructure after high pressure freezing, freeze substitution and low temperature embedding. I. Chondrocyte ultrastructure implications for the theories of mineralization and vascular invasion. J Cell Biol 98:276
5. Hunziker EB, Schenk RK, Cruz-Orive LM (1987) Quantitation of chondrocyte performance in growth-plate cartilage during longitudinal bone growth. J Bone Jt Surg 69:162-173
6. Hunziker EB (1988) Growth plate structure and function. Pathol Immunopathol Res 7:9-13
7. Hunziker EB, Schenk RK (1989) Physiological mechanisms adopted by chondrocytes in regulating longitudinal bone growth. J Physiol (London) 414:55-71
8. Kember NF (1960) Cell division in enchondral ossification. A study of cell proliferation in rat bones by the method of tritiated thymidine autoradiography. J Bone Jt Surg 42-B(4):824-839
9. Schenk RK, Spiro D, Wiener J (1967) Cartilage resorption in the tibial epiphyseal plate of growing rats. J Cell Biol 34:275-291

Mechanische Steuerung des Skelettwachstums

A. Karbowski, H. H. Matthiaß

Klinik und Poliklinik für Allgemeine Orthopädie,
Westfälische Wilhelms-Universität, Albert-Schweitzer-Str. 33,
4400 Münster, FRG

Summary

Mechanical factors control the growth pattern of bone. Epiphyseal growth cartilage especially yields to stress. The Hueter-Volkmann law explains the passive change of direction, when increased pressure parallel to the axis of epiphyseal growth will inhibit growth. The Pauwels law explains the active change by functional adaptation of bone through longitudinal growth if the pressure is exerted excentrically. So spontaneous correction of angular deformity will be mainly caused by growth cartilage. According to the Hueter-Volkmann law physeal growth is able to induce a self limiting pathological compression force by means of external devices. Blount stapling, using the axially induced compression force of the growth plate itself, is considered as a simple method of correcting angular deformities and limb length discrepancies in adolescents. Blount stapling is a good model to investigate histological and biomechanical pressure effects on growth cartilage. Tension may increase epiphyseal growth, but probably not sufficiently to be of clinical significance. Limb lengthening by distraction of the epiphyseal plate is complicated by separation of the epiphysis from the metaphysis and subsequently by impairment of growth. Rotational modelling only occurs at the epiphyseal plate. A substantially increased torsional load may be required to show rotational modelling. It is unlikely that rotational changes are induced by external devices as the laxity of ligamentous structures around the joint prevents the application of a direct force to the growth plate.

Einleitung

Mechanische Belastung modifiziert lokal das normale und pathologische Skelettwachstum. Art und Größe der Belastung bestimmen Form und Ausprägung des genetisch festgelegten Wachstumsmusters. Die mechanische Steuerung des Skelettwachstums beeinflußt Längen-

H.-G. Willert F. H. W. Heuck (Hrsg.)
Neuere Ergebnisse in der Osteologie

und Dickenwachstum. Bestimmend ist der Einfluß auf das Längenwachstum. Nach dem Wolffschen Gesetz bewirkt Druckbelastung beim gesunden Knochen eine Trabekel- bzw. Knochenhypertrophie aber keine Formänderung und Richtungsänderung, dies geschieht vor allem durch die Wachstumsfuge (Arkin und Katz 1956).

Allgemeine Prinzipien des Skelettwachstums

Die Lehrsätze, die die Prinzipien zusammenfassen, nach denen der wachsende Knochen axial auf Belastung reagiert, sind das Hueter-Volkmannsche Gesetz (1862) und das Gesetz der funktionellen Anpassung nach Pauwels (1980). Das Hueter-Volkmannsche Gesetz erklärt das passive Wachstumslenkungsprinzip. Das Gesetz der funktionellen Anpassung des Längenwachstums nach Pauwels definiert die aktive Wachstumsleistung. Nach Mau (1984) ergänzen sich beide Lehrsätze. Nach dem Hueter-Volkmannschen Gesetz bewirkt ein Dauerdruck eine Wachstumsbremsung, ein passives Wachstumsdefizit und damit ein gegensinniges Wachstum zur kontralateralen Seite. Nach dem Gesetz der funktionellen Anpassung gibt der gesunde Knochen einer asymmetrisch vermehrten mechanischen Belastung nicht nach, sondern reagiert mit einer Wachstumsrichtungsänderung zur entgegengesetzten Seite. Damit vermindert der Knochen die Biegebeanspruchung. Physiologischerweise schneidet die Druckrichtung der Resultierenden die Wachstumsscheibe rechtwinklig, so daß die Druckspannungen überall gleich groß sind und die Biegebeanspruchung ausgeschaltet ist. Tritt die Druckspannung exzentrisch auf, kommt auf der stärker beanspruchten Seite eine Biegebeanspruchung hinzu. Die stärker beanspruchte Seite reagiert mit einer keilförmigen Wachstumsstimulierung, bis die Biegebeanspruchung ausgeschaltet ist und sich die Wachstumsfuge wieder rechtwinklig zur Resultierenden gestellt hat.

Der meta- und diaphysäre Knochenumbau, wie er ausschließlich beim Erwachsenen anzutreffen ist, unterstützt diesen Prozeß. Beide Arten der Anpassung, Längenwachstum und appositionelles Wachstum, werden durch Biegebeanspruchung gesteuert. Die Reduzierung der Biegebeanspruchung führt zur Materialersparnis (Pauwels 1975, 1980).

Klinische Belege der allgemeinen Prinzipien des Knochenwachstums

Klinische Beobachtungen belegen die theoretischen Ableitungen von Pauwels (1975): typische Beispiele sind die Selbstaufrichtung des Schenkelhalses nach Varisationsosteotomie und die Umformung des O-Beines in das physiologische X-Bein während der Kindheit. Die klinisch bekannte spontane Achskorrektur wachsenden Knochens geschieht weitgehend nach dem Gesetz der funktionellen Anpassung wie es tierexperimentelle Untersuchungen zeigen. Als Modell dient das Wachstumsverhalten der Epiphysenfuge nach diaphysärer Keilosteotomie (Karaharju et al. 1976). Das Längenwachstum findet sich auf der konkaven Seite des Knochens intensiver. Mindestens die Hälfte der Achskorrektur ist auf eine asymmetrisch gesteigerte Wachstumsrate der Fuge zurückzuführen. Die Fugenleistung bestimmt wesentlich frühpostoperativ die Achskorrektur.

Druckbelastung

Indirekte Beobachtungen belegen, daß für die Wachstumsfuge intermittierende, alternierende Be- und Entlastung stimulierend sind. So führt die Entlastung in einem Suspensorium bereits nach 8 Tagen bei der bipolaren Wachstumsfuge der proximalen Ulna des Hausschweines zu einer Abnahme der Wachstumsrate um ein Drittel (Matthiass et al. 1982). Bei Entlastung ist die Wachstumsrate vermindert, aber nicht aufgehoben. Der Pauwelssche Lehrsatz ist bezüglich Frequenz und Stärke der mechanischen Belastung noch nicht weiter verifiziert worden. Das Hueter-Volkmannsche Gesetz ist näher untersucht worden. Ein zu starker Druck bedingt eine Bremsung des Längenwachstums. Ein pathologisch starker Druck ist seiner Natur nach immer ein Dauerdruck (Mau 1984).

Bei Ausschluß der physiologischen Gewichtsbelastung wurde für die proximale Ulnafuge des Hausschweines der als pathologisch zu bezeichnende externe Dauerdruck mit konsekutivem Wachstumsstop mit 0,4-0,6 N/mm^2 quantifiziert (Matthiass et al. 1982). Hohe Druckeinwirkung über 0,6 N/mm^2 führt zur Epiphyseolyse. Ein kontinuierlich applizierter Dauerdruck führt aber nicht in jedem Fall zu einem Stop des Längenwachstums. Matthiass et al. (1982) beobachteten in ihrem Suspensionsmodell bei einem Druck von 0,3-0,4 N/mm^2 eine Intensivierung des Längenwachstums; das Wachstum erreichte aber keine physiologischen Werte. Ein pathologischer Dauerdruck mit konsekutiver Wachstumsfugenbremsung kann durch das axiale Fugenwachstum nach mechanischer Blockade durch einen bilateralen Fixateur externe selbst aufgebaut werden (Bonnel et al. 1983). Unabhängig von der unterschiedlich vorgegebenen Druckbelastung zeigen endogene Druckkurven einen identischen asymptotischen Verlauf auf 38 N. Tierexperimentell kann die klinische Erwartung belegt werden, daß die Wachstumsfuge auf unterschiedliche Druckbelastung unterschiedlich reagiert. Die axiale Wachstumsrate verhält sich invers proportional zum Ausmaß des kontinuierlich applizierten Druckes. Das Ausmaß der Druckbelastung bestimmt linear das Ausmaß der Wachstumsbremsung (Bonnel et al. 1983).

Die Blountsche Klammerung

Die durch endogenen Druckaufbau induzierte Bremsung des Längenwachstums wird klinisch als Blountsche Klammerung genutzt (Blount und Clarke 1949, Frantz 1971). Die temporäre Epiphyseodese stellt ein einfaches und elegantes Verfahren zur Korrektur von Achsdeformitäten und Beinlängendifferenzen Heranwachsender dar. Einseitig wird zur Korrektur von Achsdeformitäten geklammert, beidseitig zur Korrektur von Beinlängendifferenzen. Klinisch müssen die Patienten wegen möglicher Komplikationen engmaschig kontrolliert werden. Die Wirkung der Blountschen Klammerung ist bei kleinen Laboratoriumstieren systematisch untersucht worden (Siffert 1956, Christensen 1973). Anhand der Blountschen Klammerung läßt sich beispielhaft die morphologische und biochemische Reaktion einer humanen Wachstumsfuge auf einen kontinuierlichen Druckaufbau bzw. eine kontinuierliche Druckapplikation beschreiben (Karbowski und Camps 1985, Herwig et al. 1987, Karbowski et al. 1989a und b). Die mediale Klammerung der proximalen Tibiafuge beim 10 Wochen alten Schwein führt zunächst zu einer auf den klammernden Bereich lokalisierten Wachstumsfugenreaktion. Die Osteogenese ist vor der Chondrogenese beeinträchtigt. Bereits ab dem 4.-5. postoperativen Tag charakterisieren Abknickungen der Knorpelsäulen, zapfenförmige Knorpelhernien und Knorpelinseln in der metaphysären Spongiosa das histologische Bild. Morphometrisch findet sich eine deutliche Abnahme der Wachstumsrate, der Fläche der Eröffnungszellanschnitte, der Oberflächendichte und des Trabekelabstandes der angrenzenden metaphysären Spongiosa. Ab dem 10.-11. Versuchstag ist die Störung der Eröffnungszellen, der Chondrozytendifferenzierung und -proliferation besonders auffällig. Es kommt zu einer signifikanten Abnahme der metaphysären Säulen- und Wachstumsfugenhöhe, der spezifischen Oberflächendichte sowie zu einer Zunahme des Trabekeldurchmessers im Klammerbereich. 55-56 Tage spätpostoperativ folgt die Volumendichte. Die typische Säulenstruktur der Wachstumsfuge löst sich auf. Die vergröberte metaphysäre Spongiosa bildet zunehmend eine plattenförmige Begrenzung des Wachstumsknorpels. Mit zunehmender postoperativer Beobachtungszeit betreffen die Klammereffekte die gesamte Fuge, wobei stets das zentrale und laterale Kompartment weniger stark betroffen sind. Die einseitige Klammerung der Wachstumsfuge führt nach 4monatiger Versuchsdauer zu einer deutlichen Minderung der röntgenologisch bestimmten Epiphysen-, Metaphysen- und Tibiagesamtlänge sowie zu einer ausgeprägten Zunahme des transversalen Fugendurchmessers. Metabolisch läßt sich nach Klammerung eine frühe Phase, 4.-8. Tag postoperativ, von einer späten Phase abgrenzen, die die 2.-12. Woche umfaßt. Die frühen biochemischen Veränderungen sind durch eine Beeinträchtigung der für den Wachstumsknorpel wichtigen Glykolyse und einem parallel verminderten Einbau von Glukose in die Glycosaminoglykane gekennzeichnet. Da der Glykosaminoglykangehalt konstant bleibt und nach Klammerung eine verminderte Synthese lysosomaler Enzyme eintritt (Ehrlich et al. 1972), muß von einer Abnahme des Glycosaminoglykanabbaus ausgegangen werden.

Der bereits in der frühen Phase zu beobachtende Rückgang des ^{3}H-Thymidineinbaus in die Knorpel-DNA (Ehrlich et al. 1972) nimmt in der späten Versuchsphase drastisch zu. Die Glykosaminoglykane weisen einen Abfall der spezifischen Radioaktivität bei unverändertem Gehalt auf. Der relative Keratansulfatgehalt nimmt auf Kosten von Chondroitinsulfat zu.

Zugbelastung

Mechanische Steuerung des Skelettwachstums erfolgt auch durch Zug. Perichondrium und Periost sind für die Entwicklung und mechanische Stabilität der Wachstumsfuge verantwortlich. Durch den Druck, den sie auf die Wachstumsfuge ausüben, sind sie am Längenwachstum beteiligt. Die Wirkung des periostalen Release wird mit der Dekompression der Wachstumsfuge erklärt. Tierexperimentell führt die völlige Zirkumzision des Periostes zu einem gesteigerten Längenwachstum (Crilly 1972, Warell und Taylor 1976). Eine partielle Durchtrennung induziert im Tierexperiment eine Achsfehlstellung langer Röhrenknochen (Houghton und Rooker 1979). Nach ventraler Lösung des Wirbelkörperperiostes wird aus der physiologischen Kyphose der Brustwirbelsäule des Kaninchens eine Lordose (Deacon und Dickson 1985). Die rasche periostale Wundheilung limitiert die experimentell gesetzten Effekte (Van der Sandt 1977).

Die Distraktionsepiphyseolyse

Extern applizierte Spannung bzw. Zug bewirkt eine Wachstumsstimulation. Dies läßt sich mit einfachen Mitteln, z.B. einer Feder, zeigen (Porter 1978). Die Zugkräfte müssen jedoch relativ lang einwirken und in ihrem Ausmaß erheblich sein, um eine klinisch wesentliche Knochenverlängerung zu erreichen (Jani 1975, Porter 1978). Dies ist bei der sogenannten Distraktionsepiphyseolyse mittels Fixateur externe der Fall (Ilizarov und Soibelman 1969, Monticelli und Spinelli 1981).

Tierexperimentell lassen sich sogar Achsfehlstellungen mittels asymmetrischer epiphysärer Distraktion korrigieren (Peltonen et al. 1984). Mit der Distraktionsepiphyseolyse ist eine signifikante Beinverlängerung zu erzielen, im Lauf des Wachstums tritt aber ein deutlicher Korrekturverlust auf, so daß bei Wachstumsabschluß kein bleibender Längenunterschied festzustellen ist (Jani 1975). Die Distraktionsepiphyseolyse weist aber pathomorphologisch häufig als Komplikation eine Epiphysenfraktur vom Typ Salter-Harris 1 auf, die schwere Wachstumsstörungen bzw. einen vorzeitigen Fugenschluß mit Wachstumsstillstand zur Folge hat (Jani 1975, Hähnel 1977, Berchiche und Wittek 1983). Die Distraktionsepiphyseolyse empfiehlt sich klinisch zur Beinverlängerung, somit lediglich kurz vor Wachstumsabschluß (Letts und Meadows 1978). Die schwere Schädigung der Wachstumsfuge wird bei der Distraktionsepiphyseolyse auf die hohen applizierten Kräfte und/oder auf die schnelle Distraktion von 1 mm/Tag zurückgeführt, eine langsamere Distraktion von z.B. 0,25 mm/Tag soll dies vermeiden (Wasserstein und Schewior 1983, De Bastiani et al. 1986). Diese als Chondrodiathase bezeichnete Distraktion führt tierexperimentell zu einer relativen Höhenzunahme der Wachstumsfuge, zu einer beschleunigten Proliferation und Differenzierung der Chondrozyten (De Bastiani et al. 1986). Klinische Untersuchungen weisen darauf hin, daß diese kontinuierliche Wachstumsfugendistraktion zu einem axialen Kraftaufbau führt und es bei 460 N femoral und bei 350 N tibial zur Epiphysenfraktur kommt (Jones et al. 1985).

Torsionsbelastung

Rotationsfehlstellungen der unteren Extremitäten stellen ein kinderorthopädisches Problem dar. Ob die vielfach angewandte orthopädische Schienenversorgung oder Schuhzurichtung nutzt, ist umstritten. Daß beim wachsenden Organismus durch die Einwirkung hinreichend starker und langer passiver Dauerdrehkräfte auch das Torsionsverhalten von Röhrenknochen beeinflußt werden kann, zeigen tierexperimentelle Untersuchungen, bei denen Katzenhinterläufe in der einwärtsdrehenden Lange- und alternativ in der auswärtigen Lorenz-Stellung im Beckenbeingips gehalten wurden (Bernbeck 1949).

Bei welcher Lokalisation und unter welchen Umständen es bei Torsionsbeanspruchung zu einer reaktiven oder aktiven Knochentorsion kommt, ist nicht bekannt.

Nach tierexperimentellen Befunden ist beim wachsenden Knochen lediglich die Wachstumsfuge empfindlich für Scheer- und Torsionskräfte, eine periostale oder kortikale Beteiligung erscheint ausgeschlossen (Moreland 1980). Histologisches Substrat einer bis zu 24stündigen applizierten Drehspannung ist eine Abknickung der Hypertrophiezellsäulen, bei einer darüberhinausgehenden Torsionsdauer kommt es zur Abknickung der primären und sekundären Knochentrabekel (Moreland 1980). Klinisch ist es nicht möglich, relevante Rotationsänderungen der langen Röhrenknochen durch externe mechanische Manipulationen des Längenwachstums zu erzielen. Zum einen ist es wegen der Bandlaxität großer Gelenke kaum möglich, direkt eine Rotationskraft auf die Wachstumsfuge auszuüben, zum anderen ist die Wachstumsrate beim Menschen wohl auch für externe Rotationskräfte zu gering.

Schlußfolgerungen

Mechanische Faktoren modifizieren lokal das Skelettwachstum. Die Literaturübersicht unterstreicht die Bedeutung der Wachstumsfuge in der mechanischen Kontrolle des Skelettwachstums, denn Druck, Zug und Drehspannung setzen hier an. Die Blountsche Klammerung nutzt den endogenen Druckaufbau der Wachstumsfuge zur Wachstumsbremsung und Achskorrektur. Orthopädisch faszinierender ist die mögliche Wachstumsstimulation durch Zugbelastung. Die klinische Anwendung von Zugspannung ist jedoch durch die dabei schnell auftretenden, zu großen Kräfte beeinträchtigt. Torsionskräfte lassen sich z.Zt. klinisch nicht nutzen. Problematisch ist vor allem die Dosierung der mechanischen Belastung. Diese Übersicht zeigt die Notwendigkeit zellbiologischer und weiterer tierexperimenteller Untersuchungen zum besseren Verständnis der Regulationsmechanismen der Wachstumsfuge.

Literatur

Arkin AM, Katz JF (1956) The effects of pressure on epiphyseal growth. J Bone Jt Surg 39-A:1056-1077

Berchiche R, Wittek F (1983) Allongement du squelette jambier par épiphysiolyse-distraction: traitement des inégalites des membres intérieures. Acta Orthop Belg 49:321-331

Bernbeck R (1949) Die pathologische Femurtorsion und Coxa valga. Z Orthop 78:44-47

Blount WP, Clarke GR (1949) Control of bone growth by epiphyseal stapling. J Bone Jt Surg 31-A:464-478

Bonnel F, Peruchon E, Baldet P, Dimeglio A, Rabischong P (1983) Effects of compression on growth plates in the rabbit. Acta Orthop Scand 54:730-733

Christensen NO (1973) Growth arrest by stapling. Acta Orthop Scand 151

Crilly RG (1972) Longitudinal overgrowth of chicken radius. J Anat 112: 11-18

Deacon P, Dickson RA (1985) Vertebral growth and the influence of the periosteum: a radiographic and histological study. J Bone Jt Surg 67-B:844

De Bastiani G, Aldegheri R, Brivio LR, Trivella G (1986) Limb lengthening by distraction of the epiphyseal plate. J Bone Jt Surg 68-B:545-548

Ehrlich MG, Mankin HJ, Treadwell BJ (1972) Biochemical and physiological events during closure of the stapled distal femoral epiphyseal plate in rats. J Bone Jt Surg 54-A:309-322

Frantz CH (1971) Epiphyseal stapling: A comprehensive review. Clin Orthop 77:149-157

Hähnel H (1977) Die Distraktionsepiphyseolyse - erste Erfahrungen bei der operativen Beinverlängerung nach Ilisarow. Beitr Orth Traum 24:594-603

Herwig J, Schmidt A, Matthiass HH, Klemann H, Buddecke E (1987) Biochemical events during stapling of the proximal tibial epiphyseal plate in pigs. Clin Orthop 218:283-289

Houghton GR, Rooker GD (1979) The role of the periosteum in the growth of long bones. J Bone Jt Surg 61-B:218-220

Hueter C (1862) Anatomische Studien an den Extremitätengelenken Neugeborener und Erwachsener. Virchows Arch 25:572-599

Ilizarov GA, Soibelman LM (1969) Some clinical and experimental data concerning bloodless lengthening of lower extremities. Exp Khir Anest 4: 27-32

Jani L (1975) Die Distraktionsepiphyseolyse: Tierexperimentelle Studie zum Problem der Beinverlängerung. Z Orthop 113:189-198

Jones CB, Aichroth PM, Dewar ME (1985) Gradual distraction of the epiphyseal growth plate: a human study of the forces generated and early effects on the growth plate. J Bone Jt Surg 67-B:843-844

Karaharju EO, Ryöppy SA, Mäkinen RJ (1976) Remodelling by asymmetrical epiphyseal growth - an experimental study in dogs. J Bone Jt Surg 58-B: 122-126

Karbowski A, Camps L (1985) Morphologische, morphometrische und stereologische Aspekte einseitiger Blountscher Klammerung der Wachstumsfuge im Tierexperiment. Z Orthop 123:403-408

Karbowski A, Camps L, Matthiass HH (1989a) Histopathological features of unilateral stapling in animal growth plate. Arch Orthop Trauma Surg, im Druck

Karbowski A, Camps L, Matthiass HH (1989b) Metaphyseal aspects of stapling - an experimental study in pigs. Arch Orthop Trauma Surg, im Druck

Letts RM, Meadows L (1978) Epiphyseolysis as a method of limb lengthening. Clin Orthop 133:233-237

Matthiass HH. Oosterhoff D, Klemann H, Fleischer M (1982) Die Wachstumsaktivität der Fuge unter verschiedenen funktionellen Bedingungen. In: Hackenbroch MH, Refior HJ, Jäger M (Hrsg) Osteogenese und Knochenwachstum. Thieme, Stuttgart New York, S 19-25

Mau H (1984) Spezifizierung der korrespondierenden Wachstums-Gesetze von Hueter-Volkmann und Pauwels (Wachstumsdeformitäten) und ihre Beziehung zu den Belastungsdeformitäten. Z Orthop 122:293-298

Monticelli G, Spinelli R (1981) Distraction epiphysiolysis as a method of limb lengthening. III. Clinical applications. Clin Orthop 154:274-285

Moreland MS (1980) Morphological effects of torsion applied to growing bone. J Bone Jt Surg 62-B:230-237

Pauwels F (1975) Eine klinische Beobachtung als Beispiel und Beweis für funktionelle Anpassung des Knochens durch Längenwachstum. Z Orthop 113: 1-5

Pauwels F (1980) Biomechanics of the locomotor apparatus. Springer, Berlin Heidelberg New York

Peltonen JI, Karaharju EO, Alitalo I (1984) Experimental epiphyseal distraction producing and correcting angular deformities. J Bone Jt Surg 66-B: 598-602

Porter RW (1978) The effect of tension across a growing epiphysis. J Bone Jt Surg 60-B:252-255

Siffert RS (1956) The effect of staples and longitudinal wires on epiphyseal growth. J Bone Jt Surg 38-A:1077-1088
Van der Sandt H (1977) The influence of transverse section of the periosteum on the growth of the rabbit femur. Thesis, Catholic University Nijmegen, Netherlands
Volkmann R (1862) Chirurgische Erfahrungen über Knochenverbiegungen und Knochenwachstum. Arch Pathol Anat 24:512-540
Warell E, Taylor JF (1976) The effect of trauma on tibial growth. J Bone Jt Surg 58-B:375
Wasserstein I, Schewior Th (1983) L'allongement des membres inférieurs par épiphysiolyse au moyen d'un fixateur externe. Méd Hyg 41:1629-1634

Normales und pathologisches Wachstum im Skelettsystem

K. J. Münzenberg, B. Verhestraeten, H. Meßler

Orthopädische Universitätsklinik, Sigmund-Freud-Str. 25,
5300 Bonn-Venusberg, FRG

Von unseren Wachstumsberechnungen an Knochen und insbesondere Subsystemen des Knochens wollen wir nur zwei aus Zeitgründen herausgreifen und besprechen: Das Wachstumsverhalten der anorganischen Einzelkristalle und das von Knochensarkom-Metastasen in der Lunge, biologisch also zwei völlig andersartige Populationen.

Mit zunehmendem Alter nimmt der Kalziumgehalt im Knochen, bezogen auf seine organische Phase, langsam zu (Robinson). Wir fragten uns, wie schnell primär Apatitkristalle im lebenden Organismus wachsen und ob dieses Wachstum in eine mathematische Form gebracht werden kann. Zum Vergleich untersuchten wir die Größenzunahme des Apatits, der im Reagenzglas in einer metastabilen Lösung auf einer vorgegebenen Unterlage aufwachsen konnte. Als Unterlage diente präpariertes Rattenschwanzkollagen.

Es zeigte sich, daß im Reagenzglas die Apatitkriställchen gemäß einer einfachen Sättigungskurve wachsen (Kristallgröße ist = $200\ (1-e^{0.46\ t})$) mit einem maximalen Grenzwert, der in der c-Richtung bei 200 Å liegt. 90% der überhaupt möglichen Kristallgröße war nach etwa 5 Tagen erreicht (Abb. 1).

Anders der Kurvenverlauf im lebenden Organismus. Hier wuchsen die Kristalle gemäß einer logistischen sigmoidalen Funktion nach Verhulst-Pearl (Abb. 2). Im Gegensatz zu den in-vitro-Bedingungen erreichten die Kristalle im lebenden Organismus nur eine Maximalgröße von etwa 140 Å in der c-Richtung, und dieser Grenzwert wird erst nach etwa 119 Tagen erreicht, also sehr viel später als unter metastabilen Bedingungen im Reagenzglas.

Diese Untersuchungsergebnisse stehen in einem guten Einklang mit den Angaben von Richelle, der die Massenzunahme von Kalzium in der Diaphyse von langen Rattenröhrenknochen untersuchte und diese Zunahme auch mit einer Sigmoidkurve nach Verhulst-Pearl ausdrücken konnte. Die Interpretation dieser Kurve läßt drei Schlußfolgerungen zu:

H.-G. Willert F. H. W. Heuck (Hrsg.)
Neuere Ergebnisse in der Osteologie

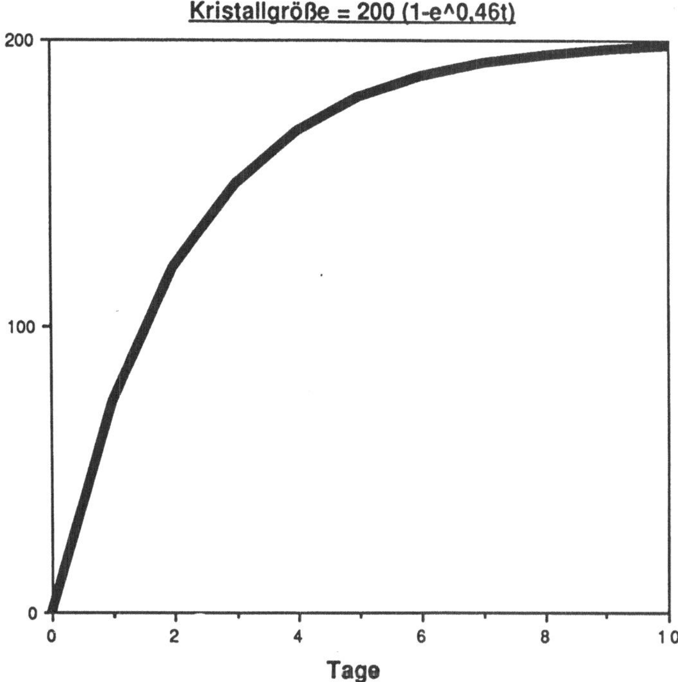

Abb. 1. Größenzunahme der Apatitkristalle im Reagenzglas (Sättigungskurve)

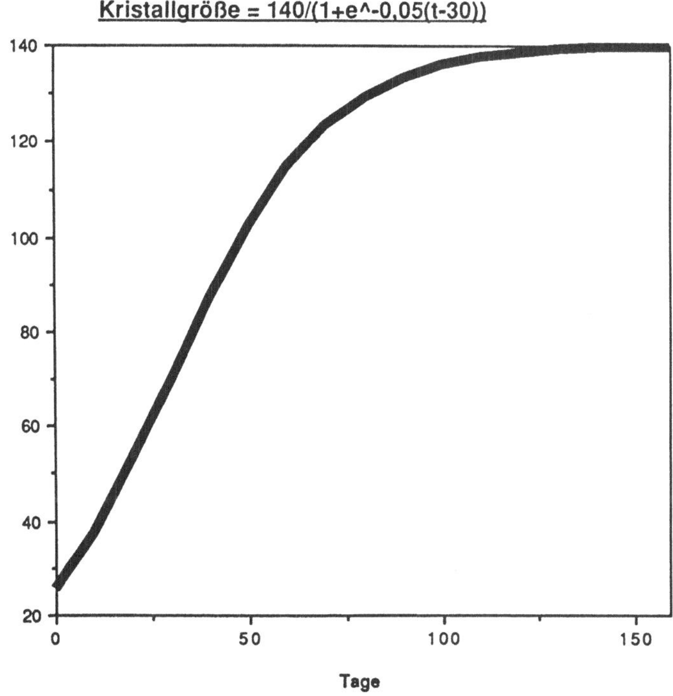

Abb. 2. Größenzunahme der Apatitkristalle im Kallusgewebe vom Schaf (logistische Kurve)

1. Es muß eine Art Wechselwirkung zwischen der Kristallgröße im lebenden Organismus und einer das Wachstum begrenzenden Einflußkomponente bestehen. Wahrscheinlich ist der begrenzende Faktor das Kollagen, welches verhindert, daß die Kristallindividuen eine maximale Größe überschreiten. Ein Aufbrauch der Kalzium-Phosphatressourcen kann hierfür die Ursache nicht sein. Dafür spricht die Äquifinalität der Kristallindividuen und vor allem die deutlich kleinere Endgröße als die im Reagenzglas, wo das Kalzium- und Phosphatreservoir auch nicht unerschöpflich ist.

2. Aus dem Verlauf der Kurve geht auch hervor, daß die Zunahme der anorganischen Knochenkomponente mit dem Alter nicht auf einem Größerwerden der Kristallindividuen beruht, sondern nur mit der Bildung neuer Kristallindividuen erklärt werden kann.

3. Die Art des Kurvenzuges macht außerdem wahrscheinlich, daß auch unter pathologischen Bedingungen und insbesondere unter den Gegebenheiten der Osteoporose die Einzelgröße des Apatitkristalls nicht mehr wächst und wahrscheinlich auch gar nicht wachsen kann. Diese theoretisch ableitbare Folgerung steht zwar im Gegensatz zu den Untersuchungen von Cohen, wird aber durch frühere eigene Untersuchungen an Osteoporoseknochen voll bestätigt. Der Osteoporoseknochen frakturiert also nicht deshalb so leicht, wie Cohen meint, weil er größere und zerbrechlichere Einzelkristalle entwickelt, sondern offenbar aus anderen Gründen.

Unsere Befunde werden im übrigen auch bestätigt durch einen Osteoskleroseknochen. Die verstärkte Knochendichte ist hier zurückzuführen auf einen vermehrten Gehalt an Kalzium und Phosphat, nicht aber auf eine Größenzunahme der Kristallindividuen.

Wir kommen zu den Knochensarkom-Metastasen in der Lunge. Die Größe der Tochtergeschwülste ermittelten wir röntgenologisch und legten 30 Metastasen zugrunde.

Wie Laird 1964 fanden auch wir, daß die Wachstumsverläufe durch eine Gompertz-Funktion (Abb. 3) gut beschrieben werden können. Es handelt sich dabei um eine Exponentialfunktion, deren Exponent selbst wieder eine Exponentialfunktion ist. Sie hat die Form:

$$G(t) = G_0 \cdot e^{A/\alpha(1-e^{-\alpha t})}$$

A und α sind tumorspezifische Konstanten, G (t) die Tumorgröße zur Zeit t und G_0 zur Zeit 0.

Die Kurve der Abbildung 3 zeigt den Verlauf des Metastasenwachstums, wie es sich durch die Gompertz-Analyse der gesamten Meßdaten darstellt. Ein rein exponentielles Wachstum, wie es noch vielfach angenommen wird (Breuer u.a., Collins u.a., Schwartz; Spratt), ist nach unseren Beobachtungen auszuschließen.

Wir können hier nicht auf die Vielfältigkeiten, die sich für die biologische Interpretation der Kurve ergeben, eingehen. Wir beschränken uns deshalb auf die unseres Erachtens beiden wichtigsten Folgerungen (Schramm u. Mitarb.):

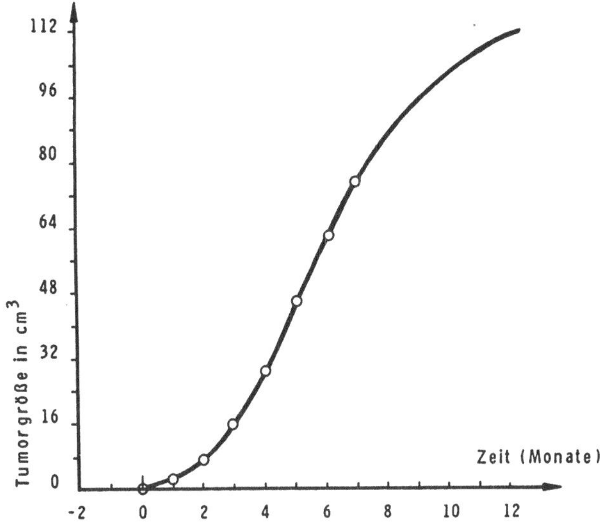

Abb. 3. Wachstum von Osteosarkommetastasen in der Lunge (Gompertzkurve)

1. Eine besteht in der Annahme, daß es ein tumorspezifisches Maximalvolumen gibt, das auch bei unendlich langen Wachstumszeiten nicht überschritten werden kann, vorausgesetzt, der Wirtsorganismus würde seine Tumormetastase so lange tolerieren. Das Gompertz-Modell läßt eine Berechnung dieses theoretischen Maximalvolumens zu. Es gibt dieses theoretische Maximalvolumen durch die Asymptote der Funktion $G_o\ e^{A/\alpha}$ an. Für Lungenmetastasen eines Osteosarkoms berechnet sich dieses Volumen auf etwa 120 cm^3. Das größte beobachtete Volumen und wahrscheinlich dasjenige, welches seinen Wirt schon tötet, liegt zwischen 70 und 80 cm^3, also nicht einmal einen Verdoppelungsschritt unter der theoretischen Wachstumsgrenze.

2. Und ein anderer Gesichtspunkt verdient hervorgehoben zu werden. Durch Umformung der Gompertz-Funktion läßt sich die Zeit ermitteln, die vergeht, bis eine Tumorzelle zu einer röntgenologisch sichtbaren Metastase herangewachsen ist. Es vergehen rund 5 Monate zwischen dem Beginn des Metastasenwachstums und der Manifestation im Röntgenbild. Von Metastase zu Metastase schwankt dieser Wert zwischen ca. 3 und etwas über 10 Monaten.
   Das hat eine praktische Konsequenz. Im Gegensatz zu anderen Berechnungen (Miller) kann man nicht mehr annehmen, daß Knochensarkommetastasen schon lange vor der Einleitung der ersten therapeutischen Maßnahmen angelegt sind. Der Wachstumsbeginn entspricht etwa dem Zeitpunkt, in dem die ersten klinischen Beschwerden auftreten. Und das bedeutet praktisch: Eine verbesserte Frühdiagnostik könnte dazu beitragen, die Prognose der Erkrankung wesentlich zu verbessern.

Literatur

Breur K (1966) Growth rate and radiosensitivity of human tumors. Europ J Cancer 2:157

Cohen L, Laor A, Kitzes R (1983) Bone magnesium, crystallynity index and state of body magnesium in subjects with senile osteoporosis, maturity-onset diabetes and woman treated with contraceptive preparations. Magnesium 2:70

Collins VP, Loeffler PK, Tivey H (1956) Observations on growth rate of human tumors. Am J Roentgenol Radium Ther Nucl Med 76:988

Laird AK (1964) Dynamics of tumor growth. Brit J Cancer 18:490

Miller CW (1976) Growth characteristics of pulmonary metastases from osteosarcoma. Clin Orthop 116:70

Richelle LJ, Onkelinx C, Aubert J-P (1966) Bone mineral metabolism in the rat. In: Fleisch H, Blackwood HJJ, Owen M (eds) Calcified tissue 1965. Springer, Berlin Heidelberg New York

Robinson RA (1960) Chemical analysis and electron microscopy of bone. In: Rodahl K u.a. (eds) Bone as a tissue. McGraw-Hill Book, New York, p 186

Schramm W, Thieler P, Münzenberg KJ (1977) Zur Wachstumscharakteristik menschlicher Knochensarkommetastasen: Mathematische Berechnungen und klinische Konsequenzen. Z Orthop 115:859

Schwartz M (1961) A biomathematical approach to clinical tumor growth. Cancer 14:1272

Spratt JS (1965) The rates of growth of skeletal sarcomas. Cancer 18:14

Morphological and Biochemical Aspects of Fetal Long Bone Development. Compositional Analysis of Bone Tissue in Normal Fetuses and Fetuses with Campomelic Dysplasia and Osteogenesis Imperfecta Type II

A. Nerlich[1], R. E. Brenner[2], H. Lehmann[3], K. Remberger[4], P. K. Müller[3]

[1]Pathologisches Institut, Universität München,
Thalkirchner Str. 36, 8000 München 2, FRG
[2]Abteilung Pädiatrie I, Universität Ulm,
Prittwitzstr. 43, 7900 Ulm, FRG
[3]Institut für Medizinische Molekularbiologie,
Universität Lübeck, Ratzeburger Allee 160, 2400 Lübeck 1, FRG
[4]Pathologisches Institut, Universität Homburg,
6650 Homburg/Saar, FRG

Zusammenfassung

Femurknochengewebe von normalen menschlichen Feten verschiedenen Alters (13. bis 40. Woche) zeigte morphologisch und biochemisch eine zunehmende Ausreifung mit ausgeprägter Zunahme des Kollagengehaltes. Der molekulare Aufbau des Kollagens ließ dabei eine zunehmende Verminderung an Kollagentyp III und eine Reduzierung der Lysylhydroxylierung mit steigendem Alter erkennen. Hieraus leitet sich die Hypothese ab, daß die molekularen Veränderungen des Kollagens Voraussetzung für eine regelrechte Ossifikation sind. Dies wird unterstützt durch die Befunde an je 2 Feten mit Campomeler Dysplasie, einer "hyperostotischen" Skelettdysplasie, und mit Osteogenesis imperfecta Typ II, die mit einer stark verminderten Ossifikation einhergeht.

Introduction

During the period of fetal development the bony mass of the fetus markedly increases. Since collagen is the most abundant protein of bone, making up to 90% of the organic bone mass, the amount and the molecular composition of this protein are presumed to be essential factors for the regular growth of long bones.

The aim of the present study was to emphasize the physiological, age-related changes in the composition of long bones during the growth of fetal bones. We therefore analyzed morphologically and biochemically the structure and composition of human bone tissue from fetuses of different age. To validate our results we compared our findings with the observations in 4 cases of two congenital osteochondrodysplasias, the Campomelic Dysplasia which is characterized by a "premature" hyperostosis of the diaphysis and the Osteogenesis imperfecta Type II which is an extremely osteopenic disease (Sillence et al. 1979).

H.-G. Willert F. H. W. Heuck (Hrsg.)
Neuere Ergebnisse in der Osteologie

Materials and Methods

A total of 45 femora from fetuses between the 13th and the 40th week of gestation were excised and radiologically examined, from which 21 were used for histological examination. In 5 cases immunohistochemical techniques were applied on decalcified frozen sections for the visualization of collagen types I and II (Timpl et al. 1977). Additional 6 cases of different age (Table 1) were analyzed biochemically as described recently (Brenner et al. 1989). Included were only those fetuses without any manifestations of intrauterine growth retardation.

Table 1. Biochemical composition of fetal bone tissue

gestational age (wk.)	mineral (%)	collagen/ d.w.[a]	protein/ d.w.[a]	DNA/ d.w.[a]	Hyl/Hyp	Collagen III (%)
16	65	232	690	31	0.100	9
18	67	250	680	29	0.096	10
23	68	305	664	18	0.086	7
25	74	311	683	14	0.072	7
32	73	320	584	17	0.074	5
40	74	330	560	20	0.069	5
adult (25 y.)	72	500	610	11	0.065	0
Campomelic Dysplasia						
32	74	475	738	4	0.061	3
36	77	486	776	7	0.065	5
Osteogenesis imperfecta						
31	58	127	580	34	0.118	12
40	55	68	620	33	0.159	15

[a]*d.w.*, dry weight (µg/mg); *Hyl*, hydroxylysine; *Hyp*, hydroxyproline.

Two additional fetuses (32nd and 36th week of gestation) showed typical features of Campomelic Dysplasia (Sillence et al. 1979): the long bones were bent with a hyperostotic diaphysis, while the zone of ossification was unremarkable. The resting chondrocytes appeared immature and were spindle-shaped. Additional internal malformations comprised: hydronephrosis, gonadal dysgenesy, heart malformation and hydrocephalus. Two additional fetuses (31st and 40th week) suffered from severe congenital osteogenesis imperfecta (type IIA) with multiple fractures of long bones and ribs, blue sclerae and thin, fragile skin and blood vessels (Sillence et al. 1979).

Results

The radiologically determined length of the osseous femur increased linearly with age from the 13th week (1.4 cm), 20th week (2.8 cm), 31st week (5.6 cm) to the 40th week (7.6 cm). Morphologically, the ossification zone slightly elongated with increasing age. More remarkably, the deposition of osteoid and bone tissue markedly increased with age. Immunohistochemically, collagen type I was detectable in bone tissue and osteoid as well as intracellularly in hypertrophic chondrocytes of the growth zone (Fig. 1). Collagen type II was found extracellularly in the zone of resting and proliferating chondrocytes and in chondroid islands within bone trabeculas (Fig. 2). Biochemically, mineral and collagen contents increased with age, while total protein remained unchanged. The DNA-content decreased. The proportion of collagen type III from total collagen decreased and the degree of lysylhydroxylation diminished with age (Table 1).

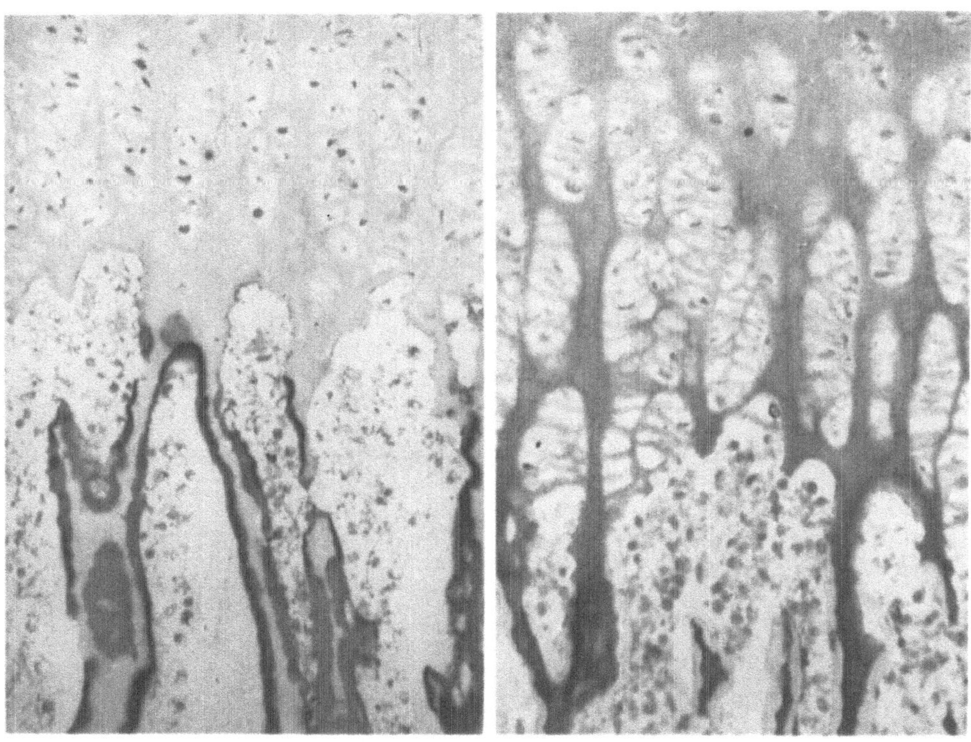

Fig. 1. (left) Distribution of collagen I at the fetal ossification zone (38th week, Anti-collagen I-PAP, original x250). Collagen I is present not only in osteoid bone tissue, but also intracellularly in hypertrophic chondrocytes of the cartilaginous proliferation zone

Fig. 2. (right) Distribution of collagen II at the fetal ossification zone (38th week, Anti-collagen II-PAP, original x250). Note the tongue-like extensions of collagen II containing extracellular matrix into the trabeculas of the primary spongiosa

Discussion

In our present study, we provide circumstantial evidence that fetal bone development coincides not only with a simple increase in collagenous matrix, but also with a molecular "maturation" of the collagen which is characterized by a decrease in collagen type III content and diminishing lysylhydroxylation. Similar findings of an age-related reduction of lysylhydroxylation has already been presented by Kirsch et al. (1981).

The hypothesis that an increase in ossification requires a specific molecular composition of collagen is supported by our observation that the collagen in a congenital "hyperostotic" disease, the Campomelic Dysplasia, resembles that of mature bone tissue, while in another, extremely osteopenic fetal disease, Osteogenesis imperfecta type II, the molecular composition of collagen is comparable to that of fetal bone tissue from very early developmental stage.

Acknowledgements

This study was supported by the BMFT (grant VM 8619/2). The excellent technical assistance of Miss I. Wiest is greatfully acknowledged.

References

1. Brenner RE, Vetter U, Nerlich A, Wörsdorfer O, Teller WM, Müller PK (1989) Osteogenesis imperfecta: Insufficient collagen synthesis in early childhood as evidenced by analysis of compact bone and fibroblast cultures. Eur J Clin Invest 19:159-166
2. Kirsch E, Krieg T, Remberger K, Fendel H, Bruckner P, Müller PK (1981) Disorder of collagen metabolism in a patient with osteogenesis imperfecta (lethal type): increased degree of hydroxylation of lysine in collagen types I and III. Eur J Clin Invest 11:39-47
3. Sillence DO, Horton WA, Rimoin DL (1979) Morphological studies in the skeletal dysplasias.Am J Pathol 96:811-870
4. Timpl R, Wick G, Gay S (1977) Antibodies to distinct types of collagen and procollagens and their application in immunohistology. J Immunol Math 18:165-175

Die Kollagenfasertextur in Epi- und Apophysenfugen als morphologischer Ausdruck der Transformation von Druck- in Zugkräfte und umgekehrt

M. Dallek, N. Meenen, K. F. Möller, K. H. Jungbluth

Abteilung für Unfallchirurgie, Chirurgische Klinik, Universitätskrankenhaus Hamburg-Eppendorf, Martinistr. 52, 2000 Hamburg, FRG

Summary

Polarised light shows the matrix of collagenous fibres of the epiphyseal and apophyseal plates to be of the same histological structure.

In our opinion, the forces working externally on epiphyseal and apophyseal plates do not play such an important role on the orientation of the collagenous fibres as assumed so far. Internal forces within the plates emerging as a result of the growth spurt are absorbed as traction from the stretched periosteal cover, then react again as pressure force on epiphysis and apophysis. That is the reason why the microarchitecture of the plates reflects predominantly internally working pressure effects.

Ergebnisse

In den Epiphysen und Epiphysenfugen langer Röhrenknochen findet man im Bereich des Säulenknorpels kräftige, parallel zur Druckrichtung verlaufende Kollagenfaserzüge, die über eine arkadenartige Textur in der Übergangszone zum Ruheknorpel hin in das dort vorherrschende, *senkrecht zur Druckrichtung* verlaufende Fasersystem einmünden. Die Fasertextur im Bereich des Ruheknorpels bildet ein scherengitterartiges System, das am Epiphysenkern inseriert und über die Arkadenzone mit dem Fasersystem des Säulenknorpels in Verbindung steht. Die zur Druckrichtung hin abgeplatteten Säulenknorpelzellen sind von Kollagenfasern ummantelt, die wiederum mit den kräftigen interkolumnär verlaufenden Kollagenfaserverbänden im Bereich des Säulenknorpels kommunizieren (Abb. 1).

Das Periost ordnet sich mit seinen Fasern in den Kollagenfaserverband der Fuge ein und inseriert zum Teil direkt am Kern,

H.-G. Willert F. H. W. Heuck (Hrsg.)
Neuere Ergebnisse in der Osteologie
© Springer-Verlag · Heidelberg 1989

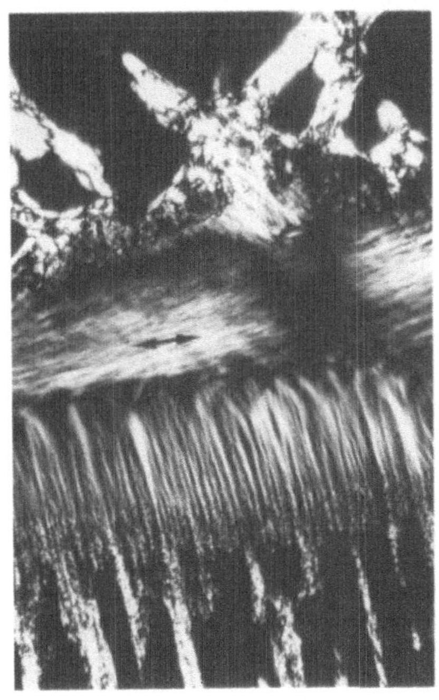

Abb. 1. Polarisationsoptische Übersicht der Epiphysenfuge. Deutlich ist die Querdehnung der Ruheknorpelschicht zu erkennen (*Pfeil*). Prox. Tibia/18 Monate, x 50

stärkere Faserverbände gehen in das Perichondrium des Gelenkknorpels über.

In den von uns untersuchten Apophysen des Trochanter major, des Calcaneus und des Beckenkammes zeigt sich die gleiche Faseranordnung wie in den Epiphysen. Es findet sich ebenfalls eine Säulenknorpelzone mit kräftigen, in den interkolumnären Septen verlaufenden jedoch *parallel zur Zugrichtung* orientierten Kollagenfaserverbänden, die über eine Arkadenzone in den Bereich des Ruheknorpels einmünden und mit dem dort *senkrecht zur Zugrichtung* angeordneten Fasersystem verschmelzen.

Im Bereich des Säulenknorpels sind die Zellen parallel zur Zugrichtung abgeplattet (Abb. 2).

Das kräftige Periost inseriert wie bei den Epiphysen in den Apophysenknorpel hinein und am Kern.

Diskussion

In der anglo-amerikanischen Literatur findet eine Unterscheidung der Wachstumszonen nach den extern auftretenden Kräften statt.

Goff (1960) unterscheidet deshalb "Pressure Epiphysis" von "Traction Epiphysis". Die Mikroarchitektur der Epiphysenfugen müßte demnach der Ausdruck von auftretenden Druckkräften, die der Apophysen von Zugkräften sein (3).

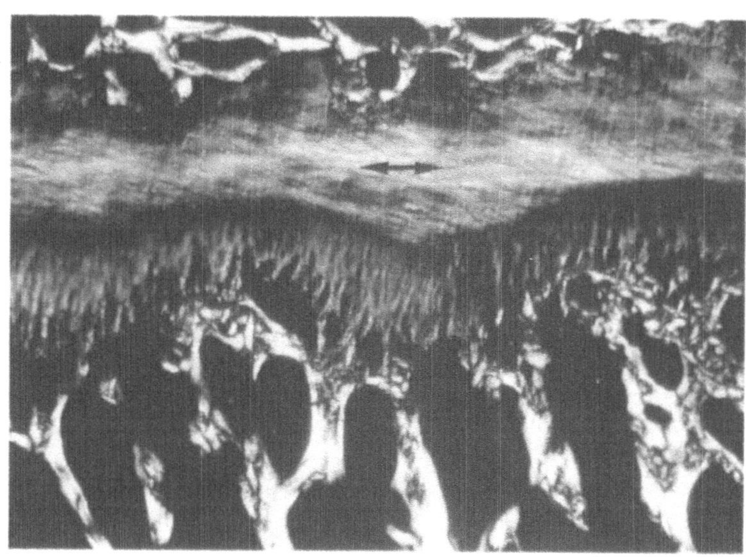

Abb. 2. Polarisationsoptische Übersicht der Apophysenfuge. In der Ruheknorpelschicht ebenfalls deutliche Querdehnung der Fasern (*Pfeil*). Calcaneus/ 12 Jahre, x 50

Wir fanden bei der polarisationsoptischen Untersuchung von Epiphysenfugen, daß sich das Kollagenfasersystem in die Theorie der kausalen Zusammenhänge zwischen mechanischer Beanspruchung und Ausdifferenzierung der Stützgewebe nach Roux, Benninghoff und Pauwels einordnen läßt.

Die auf die Epiphysen einwirkenden Druckkräfte führen zu einer Querdehnung der Ruheknorpelschicht, wobei sich das rautenförmige Kollagenfasergerüst senkrecht zur Druckrichtung abflacht, um so den Druckkräften auszuweichen. Da die parallel zur Druckrichtung verlaufenden Kollagenfaserverbände in der Säulenknorpelzone mit dem Kollagenfaserverband des Ruheknorpels über die Arkadenzone in Verbindung steht, entstehen in der Säulenknorpelzone interkolumnäre Zugkräfte (4). Dieses ist die Erklärung dafür, daß parallel zu Druckrichtung zugkräfteaufnehmende Faserverläufe in dieser Richtung möglich sind. Es wäre paradox, zugfestes Material so in den Körper einzubauen, daß es bei der spezifischen Druckbeanspruchung entspannt wird (1).

Solenius und Videmann (1979) wie auch Rodegerts (1976) fanden in der Apophyse des Trochanter majors ganz eindeutig den gleichen histologischen Aufbau des Fugenknorpels wie bei langen Röhrenknochen. Im polarisationsoptischen Bild kann der Kollagenfaserverlauf von Epiphysen- sowie Apophysenknorpel ebenfalls als identisch beschrieben werden.
Eulert (1980) folgert deshalb aus der histologischen Betrachtungsweise des Apophysenknorpels des Trochanter major, daß die Kraftrichtung auf die Traktionsfuge als unbeantwortet angesehen werden muß.

Eine Deutung dieser Befunde ist aus unserer Sicht jedoch möglich, wenn neben der isolierten Betrachtung der Fasertexturen die Befestigung der Epiphysen und Apophysen berücksichtigt wird.

Das Fasersystem des Periostes ist fest mit der Epiphyse verbunden und hält diese wie eine Zuggurtung auf der Metaphyse fest (5).

Das gleichartige Einstrahlen von starken periostalen Kollagenfaserverbänden in den Apophysenknorpel und den Knochenkern können wir zeigen.

Durch das epiphysäre wie apophysäre Wachstum wird der Periostschlauch gedehnt (Pauwels zit. in Kummer 1959), was sich sekundär in gleicher Weise auf die Epiphyse als auch auf die Apophyse als Druckkraft auswirkt (Abb. 3).

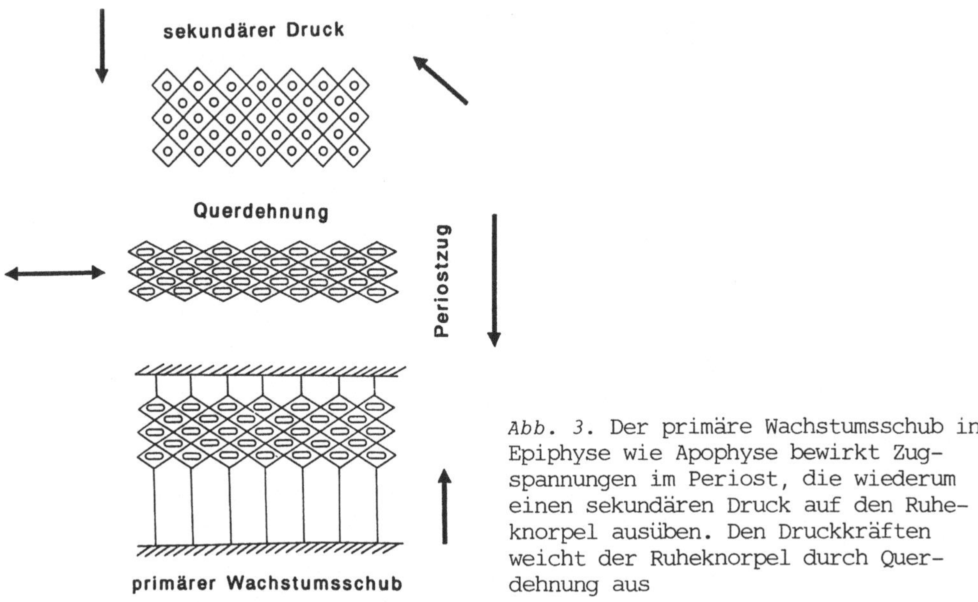

Abb. 3. Der primäre Wachstumsschub in Epiphyse wie Apophyse bewirkt Zugspannungen im Periost, die wiederum einen sekundären Druck auf den Ruheknorpel ausüben. Den Druckkräften weicht der Ruheknorpel durch Querdehnung aus

Offenbar sind die inneren Kräfte, bestehend aus Wachstumsschub und Periostdehnung, stärker als die extern angreifenden Kräfte, so daß wir als Ausdruck dieser Kräfte die gleiche Mikroarchitektur in den Fugen finden.

In diesem System können Druckkräfte transformiert werden und umgekehrt, bedingt durch den vorliegenden Verbundbau zwischen Zellen und Fasern (8).

Literatur

1. Altmann K (1964) Zur kausalen Histogenese des Knorpels. W. Roux's Theorie und die experimentelle Wirklichkeit. Ergebn Anat Entwickl gesch 37:1-167

2. Benninghoff A (1925) Der funktionelle Bau des Hyalinknorpels. Ergebn Anat Entwickl gesch 26:1-54
3. Dallek M, Jungbluth KH, Holstein AF (1983) Studies on the arrangement of the collagenous fibers in infant epiphyseal plates using polarized light and the scanning electron microscope. Arch orthop traumat Surg 101:239-245
4. Dallek M, Jungbluth KH (1984) Biodynamik der Epiphysenfuge. Unfallchirurgie 10:22-25
5. Dallek M, Lorke D, Meyer-Pannwitt U, Jungbluth KH (1988) Die periostale Knochenresorption im metaphysären Bereich des wachsenden Knochens als Wegbereiter von Epiphysenverletzungen. Unfallchirurgie 14:57-63
6. Eulert J, Thomas W (1980) Der partielle Verschluß der Epiphysenfuge. Enke, Stuttgart
7. Goff CW (1980) Surgical treatment of unequal extremities. Thomas, Springfield, Ill.
8. Knese KH, Biermann H (1958) Die Knochenbildung an Sehnen- und Bandansätzen im Bereich ursprünglich chondraler Apophysen. Z Zellforsch 49:142-187
9. Kummer B (1959) Biomechanik des Säugetierskeletts. In: Helmcke, v.Legerken, Starck (Hrsg) Handbuch der Zoologie. de Gruyter & Co
10. Pauwels F (1965) Gesammelte Abhandlungen zur funktionellen Anatomie des Bewegungsapparates. Springer, Berlin Heidelberg New York
11. Rodegerts U (1976) Die Wachstumsfuge. Morphologie, Histomorphometrik, Stoffwechsel und Funktion nach fugennaher Osteotomie. Habilitationsschrift Universität Münster
12. Roux P (1895) Gesammelte Abhandlungen über Entwicklungsmechanik der Organismen, Bd I. Engelmann, Leipzig

Morphologische Untersuchungen bei Skelettdysplasien – Grenzen und Möglichkeiten

H. Stöß

Pathologisches Institut, Universität Erlangen-Nürnberg, Krankenhausstr. 8-10, 8520 Erlangen, FRG

Summary

Skeletal dysplasias are constitutional diseases of the locomotory system.
They are usually genetically determined diseases with a variable genetic transmission. The leading clinical feature is disproportionate dwarfism, which can manifest either intrauterine, immediately after birth, or in the first months or years of life.
Pathomorphologically, the skeletal dysplasias are due to a combined functional-structural disorder of cartilaginous and/or bony tissue.
Suitable material for the morphological investigation are biopsies obtained, for example, from the iliac crest or skin, cells obtained from cell cultures, and whole sections of skeleton in the case of the lethal dysplasias.
In the case of the osteopenias or the spondylo-epiphyseal skeletal dysplasias, the differential diagnosis of the individual clinical entities can be effected on the basis of light and electron-microscopic studies. Biochemically not yet determinable storage diseases can be verified on the basis of morphological studies of biopsies obtained from the relevant target organs, or of cells from cell cultures, by demonstrating the presence of the corresponding storage phenomena.
Light and electron-microscopic studies thus usefully supplement the clinical-radiological diagnostic evaluation in skeletal dysplasias. Not only do they provide information of primary/secondary phenomena and permit a diagnosis, but they also reveal the extent, localization and pathogenesis of the growth disorder presenting.

Skelettdysplasien stellen konstitutionelle Erkrankungen des Skelettsystems mit einer Störung von Knochenwachstum und/oder -dichte dar. Sie können generalisiert oder partiell auftreten bei variablem Erbgang. Nach der "Pariser internationalen Nomen-

H.-G. Willert F. H. W. Heuck (Hrsg.)
Neuere Ergebnisse in der Osteologie

klatur" (1983) werden sie in 6 Hauptgruppen unterteilt. Klinisches Leitsymptom sind ein disproportionierter Minderwuchs unterschiedlichen Ausmaßes sowie Deformierungen an Wirbelsäule und Extremitäten. Die Wachstumsstörung manifestiert sich intrauterin, postpartal oder in den ersten Lebensmonaten bzw. Lebensjahren. Pathomorphologisch liegt den Skelettdysplasien eine kombinierte funktionell-strukturelle Störung von Knorpel- und Knochengewebe zugrunde, die sowohl intra- als auch extrazellulär lokalisiert sein kann (Stöß et al. 1982).

Für die morphologische Untersuchung von Skelettdysplasien geeignet sind Biopsien von Beckenkamm oder Haut, Zellen aus Zellkulturen sowie ganze Skelettabschnitte bei den letalen Skelettdysplasien.

Skelettdysplasien mit spondyloepiphysärer Manifestation (Tabelle 1) und primäre Osteopenien (Tabelle 2) sind durch licht- und elektronenmikroskopische Untersuchungen von Beckenkammbiopsie differentialdiagnostisch gut voneinander abgrenzbar. Den spondyloepiphysären Skelettdysplasien liegt eine enchondrale Wachstumsstörung zugrunde (Rimoin 1975, Sillence et al. 1979). Es finden sich dabei teils pathognomonische, teils spezifische oder uncharakteristische Veränderungen. So sind die "fingerprintartigen" Einschlüsse in den dilatierten Zisternen des rauhen endoplasmatischen Retikulums von Chondrozyten (Abb. 1a) pathognomonisch für die dominante Form der Pseudoachondroplasie. Die pseudozystische Transformation der Knorpelgrundsubstanz und die herdförmige konzentrische Verdichtung von teilweise atypischen Kollagenfibrillen im Bereich von Knorpelhöfen dagegen sind typisch für die diastrophische Dysplasie (Abb. 1b). Auch allen anderen spondyloepiphysären Dysplasien lassen sich mehr oder weniger typische licht- und elektronenmikroskopische Befunde zuordnen, die eine klare differentialdiagnostische Abgrenzung erlauben.

Tabelle 1. Skelettdysplasien mit spondyloepiphysärer Manifestation

1. Dysplasia spondyloepiphysaria congenita
2. Diastrophische Dysplasie
3. Pseudoachondroplasie
4. Morbus Kniest
5. Dyggve-Melchior-Clausen-Syndrom
6. Metatrope Dysplasie
7. Dysplasia spondyloepiphysaria tarda
8. Parastremmatische Dysplasie
9. Dysplasia spondyloepimetaphysaria
10. Sponastrime-Dysplasie
11. Wolcott-Rallison-Syndrom
12. Progressive pseudorheumatoide Chondrodysplasie
13. Mukopolysaccharidosen

Bei den primären Osteopenien ist in erster Linie die Osteogenesis imperfecta differentialdiagnostisch eindeutig aufgrund von 5 in ihrer Gesamtheit pathognomonischen elektronenmikroskopischen Kriterien abzugrenzen (Stöß 1988, Stöß und Spranger 1985). Die Osteoblasten besitzen ein dilatiertes endoplasmatisches Retiku-

Tabelle 2. Primäre Osteopenien

1. Osteogenesis imperfecta mit zahlreichen Subtypen
2. Juvenile idiopathische Osteoporose
3. Osteoporose mit Pseudogliom
4. Hereditäre Hypophosphatasien
5. Nicht klassifizierbare Osteopenien: a) ähnlich der Osteogenesis imperfecta b) ähnlich der juvenilen idiopathischen Osteoporose

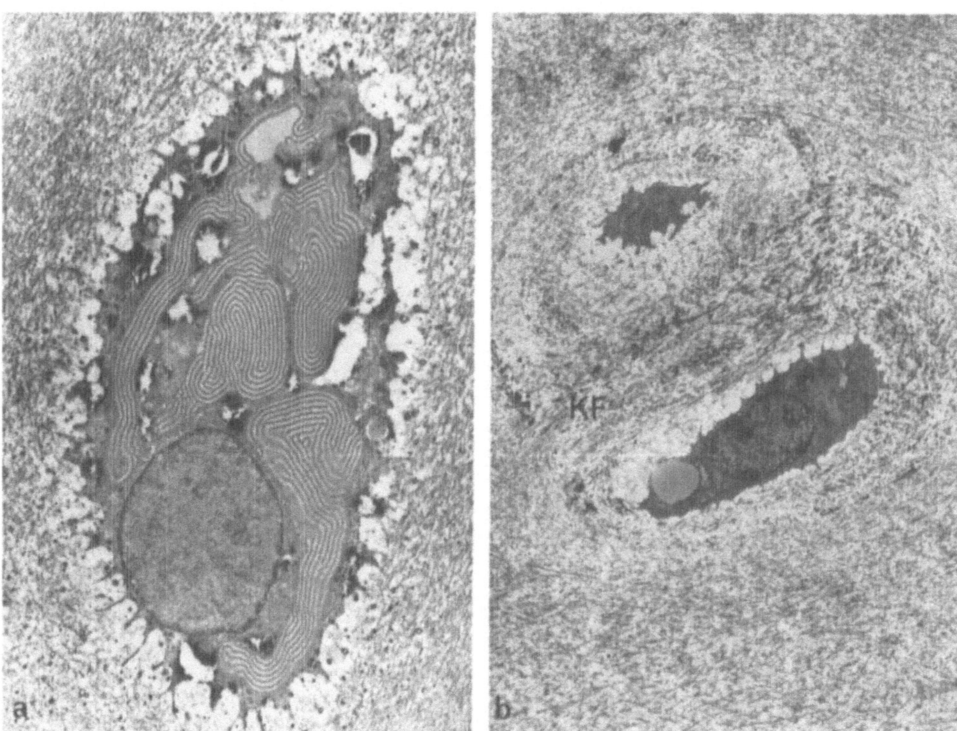

Abb. 1. Spondyloepiphysäre Skelettdysplasien: (*a*) Chondrozyt mit typischen "fingerprintartigen" Einschlüssen im endoplasmatischen Retikulum bei der dominanten Pseudoachondroplasie (EM, x 5000), (*b*) Chondrozyt mit konzentrisch angeordneten, teilweise atypischen Kollagenfibrillen (*KF*) im Bereich der Knorpelhöfe bei diastrophischer Dysplasie (EM, x 4000)

lum, geschwollene Mitochondrien und große Golgiapparate. Das benachbarte Osteoid ist in variablem Ausmaß verschmälert und die Mineralisation teils diffus, teils fleckförmig reduziert. Bei den juvenilen idiopathischen Osteoporosen finden sich neben Knochenveränderungen zumeist zusätzlich degenerativ veränderte Chondrozyten und atypische amianthoidartige Kollagenfibrillen (Stöß et al. 1987).

Hautbiopsien und Zellen von Zellkulturen sind gut geeignet für die Untersuchung von lysosomalen Speicherkrankheiten, auch wenn diese in ihrem biochemischen Defekt noch nicht vollständig aufgeklärt sind. Durch den Nachweis von lysosomalen Speicherungsvakuolen in Fibroblasten aus Haut oder Zellkulturen ist für Mukolipidosen oder Mukopolisaccharidosen (Abb. 2a) eine rasche Diagnostik möglich. Darüberhinaus kann für biochemisch noch nicht eindeutig erfaßbare Speicherkrankheiten durch die morphologische Untersuchung und den Nachweis entsprechender intrazellulärer Speicherphänomene die klinische Verdachtsdiagnose erhärtet werden. So wird z.B. bei der geleophysischen Dysplasie (Spranger et al. 1984) angenommen, daß es sich um eine Speicherkrankheit aus dem Glykoproteinstoffwechsel handelt. Die Kinder sind minderwüchsig mit einer charakteristischen "lächelnden Facies" sowie plumpen Händen und Füßen. In Fibroblasten aus Zellkulturen lassen sich typische Speichervakuolen nachweisen (Abb. 2b) bei klinisch noch nicht vollständig geklärtem Stoffwechseldefekt.

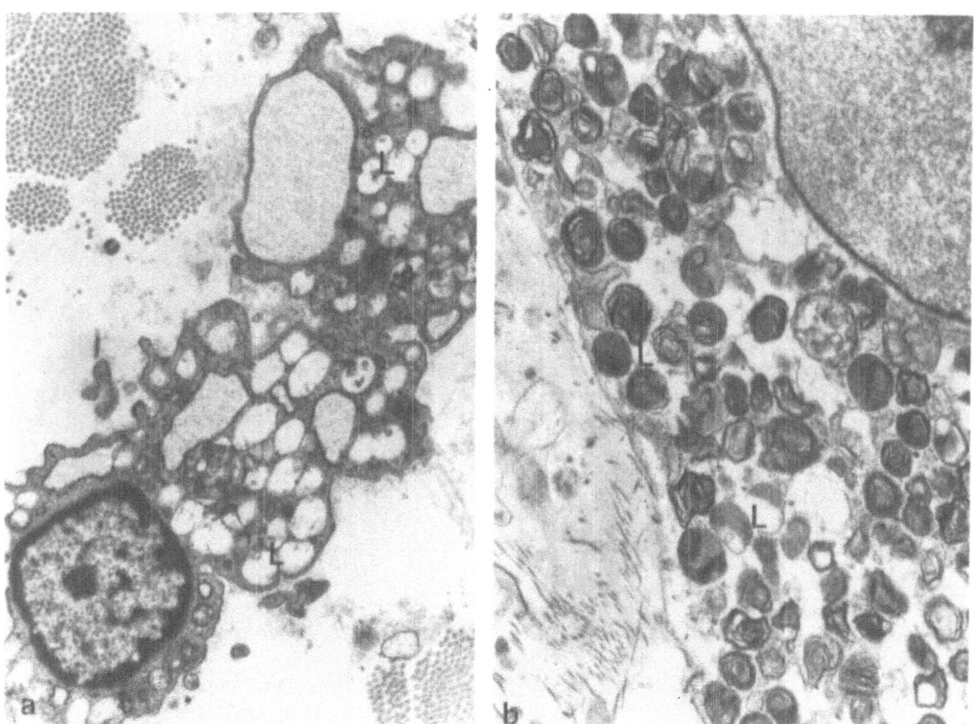

Abb. 2. Speicherkrankheiten: (*a*) Hautfibroblast mit typischen lysosomalen Speichervakuolen (*L*) bei Mukopolysaccharidose Typ VI (EM, x 8000), (*b*) Fibroblast aus Zellkultur mit lysosomalen Speichervakuolen (*L*) bei geleophysischer Dysplasie (EM, x 10000)

Die letalen Skelettdysplasien sterben alle infolge einer mangelhaften Thoraxentwicklung in der respiratorischen Insuffizienz. Sie können dabei einen kurzen Thorax mit querstehenden Rippen besitzen wie die Achrondrogenesis oder eine hochgradige Einengung des Thorax durch eine starke Verkürzung der Rippen wie bei den Short-Rib-Syndromen, bei welchen die Thoraxeinengung durch eine gegenläufige Wachstumsentwicklung der Rippen entsteht. Durch die systamtische Untersuchung ganzer Skelettabschnitte können den einzelnen Krankheitsbildern charakteristische morphologische Befunde zugeordnet werden wie z.B. die "telefonhörerartigen" Verkrümmungen der langen Röhrenknochen bei der thanatophoren Dysplasie oder die knorpelig angelegten primären Knochenbälkchen bei der kongenitalen letalen Hypophosphatasie.

Durch vergleichende Untersuchungen können bei einzelnen Krankheitsbildern gemeinsame oder ähnliche pathogenetische Mechanismen dargestellt werden (Pontz 1988, Spranger 1985) und diese zu "Skelettdysplasiefamilien" zusammengefaßt werden (Spranger 1985). So zeigt die "Familie der kongenitalen spondyepiphysären Dysplasien" zu der die Achondrogenesis Typ II, die Hypochondrogenesis und die SED-congenita gehören, nicht nur radiologisch sondern auch pathomorphologisch ähnliche Merkmale.

In Analogie zu dem klinisch unterschiedlichen Schweregrad dieser Krankheitsgruppe findet sich morphologisch eine unterschiedliche Hypoplasie der proximalen Femurenden. In der Knorpelgrundsubstanz sind entsprechend unterschiedlich stark fibrosierte Knorpelkanälchen nachzuweisen und die Primärspongiosa besitzt in variablem Ausmaß teilweise zellhaltigen Restknorpel. Ultrastrukturell zeigen die Chondrozyten stark dilatierte Zisternen des rauhen endoplasmatischen Retikulums. Die Fibrillen der Grundsubstanz sind bei der "SED-congenita Familie" verschmälert und mengenmäßig vermindert.

Licht- und elektronenmikroskopische Untersuchungen stellen eine wertvolle Ergänzung der klinisch-radiologischen Diagnostik bei Skelettdysplasien dar. Sie erlauben eine eindeutige Differentialdiagnose und geben Hinweise auf Primärschaden und Sekundärphänomene. Zusätzlich sind Rückschlüsse zu Pathogenese, Ausmaß und Lokalisation der Wachstumsstörungen möglich. Durch vergleichende Untersuchungen können weiterhin Gemeinsamkeiten und ähnliche pathogenetische Mechanismen dargestellt werden.

Literatur

1. International nomenclature of constitutional diseases of bone (1983) Ann Radiol 26:457
2. Pontz BF (1988) Genetische Erkrankungen des Skeletts. In: Heuck FHW, Keck E (Hrsg) Fortschritte der Osteologie in Diagnostik und Therapie. Springer, Berlin, S 19
3. Rimoin DL (1975) The chondrodystrophies. In: Harris H, Kirscbrn K (eds) Human genetics 5. Plenum Press, New York London, S 1
4. Sillence DO, Horton WA, Rimoin DL (1979) Morphologic studies in the skeletal dysplasias. Am J Path 99:815
5. Spranger J, Gilbert EF, Arya S, Hoganson GM, Opitz JM (1984) Geleophysic dysplasia. Am J Med Genet 19:487
6. Spranger J (1985) Pattern recognition in bone dysplasias. In: Endocrine genet and genet of growth. Alan R Liss Inc., pp 315-342

7. Stöss H (1988) Pathologische Anatomie der Osteogenesis imperfecta. Licht- und elektronenmikroskopische Untersuchungen am Stützgewebe. Med Klin 83:358
8. Stöss H, Spranger J (1985) Differentialdiagnose primärer konstitutioneller Osteopenien. Licht- und elektronenmikroskopische Befunde. Internist 26:491
9. Stöss H, Pesch H-J, Spranger J (1982) Zur Aussagefähigkeit der Beckenkammbiopsien bei spondyloepiphysären Skelettdysplasien. Licht- und elektronenmikroskopische Befunde am Beckenkamm. Verh Dtsch Ges Path 66: 151
10. Stöss H, Pontz BF, Karbowski A, Pesch H-J (1987) Idiopathic juvenile osteoporosis - Light- and electron microscopic findings in the iliac crest. In: Kuhlencordt F, Dietsch P, Keck E, Kruse H-P (eds) Generalized bone diseases. Springer, Berlin, S 45

Die Apophysen als Indikator für hormonelle Störungen der Skelettreifung

F. H. W. Heuck

Radiologisches Institut im Zentrum Radiologie,
Katharinen-Hospital Stuttgart, Lehrkrankenhaus der Universität
Tübingen, Kriegsbergstr. 60, 7000 Stuttgart 1, FRG

Summary

Retardation or accelerated maturation of bone, and disorders of ossification caused by hormonal dysregulation are described. Bone maturation in infants can be easily determined on radiographs of the hand within the first decade. In the course of puberty the evaluation of the physeal growth plate, the occurrence of apophyseal bone centers, and the fusion of apophyses to the shaft yield important information about completion of skeletal maturation. Partial or complete persistance of growth plates and apophyses in adults may indicate hormonal dysregulation due to hypophyseal insufficiency, hypothyreosis, and hypogonadism or in combined endocrine disorders. The morphology in disorders of apophyseal ossification as seen on x-rays of adults is demonstrated in a number of cases.

Einführung

Das Wachstum des Stützgerüstes beruht auf einer Zunahme der Knorpel- und Knochensubstanz, die durch Hormone gesteuert und von genetischen Faktoren beeinflußt wird. Für die Integration der wachstumsregulierenden Einflüsse ist das hypothalamo-hypophysäre System verantwortlich. Fast alle der endokrinen Störungen während des Wachstums, die in den ersten beiden Lebensjahrzehnten auftreten, können Entwicklung und Wachstum entscheidend beeinflussen. Zum Verständnis des Körperwachstums ist die Betrachtung der Knochenentwicklung von Bedeutung, deren röntgenmorphologischer Ablauf eingehend analysiert worden ist (1, 3, 5, 11). Neben dem Längenwachstum der Knochen sind die Entstehung, Ausbildung und Entwicklung von Knochenkernen sowie deren Verschmelzung mit dem Hauptknochen studiert worden. So läßt sich im Röntgenbild nicht nur eine Abweichung des Wachstums und der Entwicklung von der Norm feststellen, sondern auch der Zeitpunkt des Einsetzens einer Störung erkennen.

H.-G. Willert F. H. W. Heuck (Hrsg.)
Neuere Ergebnisse in der Osteologie

Nach unserem heutigen Kenntnisstand sind die eigentlichen Wachstumshormone solche mit eiweiß-anaboler Wirkung, wie das STH (somatotropes Hormon der Hypophyse) und das Testosteron. Das nicht-anabol wirkende Thyreoideahormon ist zwar für das Wachstum erforderlich, ist jedoch kein Wachstumshormon. Für die gesamte Dauer des Wachstums spielen das hypophysäre Wachstumshormon, die Schilddrüsenhormone und wahrscheinlich auch das Insulin eine entscheidende Rolle, während in der Pubertät die Gonaden und die Nebennierenrindenhormone Wachstum und Knochenentwicklung fördern (6).

In zahlreichen radiologischen Arbeiten, die sich auf große Kollektive stützen, sind die Erscheinungszeiten und die Verschmelzung von Ossifikationszentren des Skelettes erarbeitet worden (3, 10, 11). Der Zeitpunkt des häufigsten Auftretens von Knochenkernen, die Dauer der Nachweisbarkeit dieser Ossifikationszentren und die Verschmelzung der Knochenkerne mit dem Hauptknochen am Ende der Skelettreifung sind bekannt und in Tabellen sowie Skizzen zusammengestellt worden (1, 5). Die normale Reihenfolge des Auftretens der Ossifikationskerne im knorpelig-präformierten Skelett wird von genetischen und hormonalen Faktoren bestimmt. Die Knochenkerne treten beim weiblichen Geschlecht früher auf als beim männlichen und es ist beim weiblichen Geschlecht eine kürzere Zeitspanne zur Anlage aller Knochenkerne erforderlich. *Am Ende der Wachstumsphase* sind akzessorische Ossifikationszentren nachgewiesen worden, die als *Apophysenkerne* in verschiedenen Knochen auftreten. Fundierte Studien über diese Apophysenkerne und deren Verschmelzung mit dem Hauptknochen liegen nur für wenige der insgesamt etwa 38 Apophysen des menschlichen Skelettes vor (1, 4, 5, 9). Soweit bis heute bekannt, beginnt die normale Ossifikation der Apophysen mit einem enchondralen Verknöcherungszentrum, dessen Anlage wahrscheinlich genetisch bestimmt wird. Der Ablauf der Ossifikation der Apophyse unterscheidet sich nicht nur topographisch, sondern auch zeitlich und funktionell von der Epiphysenverknöcherung. Als frühester Beginn der Ossifikation von Apophysen sind beim weiblichen Geschlecht das 8. bis 10. Lebensjahr genannt worden. Hinsichtlich des Abschlusses der Verknöcherung von Apophysen besteht jedoch im Vergleich mit den Epiphysenverknöcherungen ein deutlicher Unterschied, der für die Beurteilung des Abschlusses der Skelettreife im Lebensabschnitt vom 18. bis 20. Lebensjahr bei beiden Geschlechtern und verzögert bis zum 24. Lebensjahr, insbesondere beim männlichen Geschlecht, eine Rolle spielen kann. Es können, auch bei klinisch nicht eindeutig nachweisbarer Störung der Ossifikation, verspätete Verschmelzungen der Apophysen - z.B. an der Crista iliaca oder dem Os ischii des Beckenskelettes - um 4 bis 5 Jahre mit dem Hauptknochen beobachtet werden (4, 7, 12).

Hinsichtlich der funktionellen Aufgabe von Apophysen und Epiphysen ist bekannt, daß die Epiphysenossifikation unter physiologischer *Druckbelastung* abläuft, während die Ossifikation der Apophysen in solchen Skelettregionen erfolgt, an denen starke *Zugkräfte* wirksam sind und Muskelinsertionen liegen (5, 8, 9). Die Epiphysen bilden die Gelenke, so daß deren Bedeutung für das Längenwachstum und die Gestaltung der Gelenke im Vordergrund steht. Die Apophysen finden sich häufig an Ansatzzonen von Sehnen kräftiger Muskeln, so daß eine Arbeitshypothese, die der Apophysenossifikation die Aufgabe zumißt, der Verstärkung dieser Knochenregionen am Ende der Reifungsperiode zu dienen, auch durch anatomische Studien gestützt werden konnte. Es sind Differenzen im morphologischen Erscheinungsbild, Schwankungen des Ossifikationsablaufes und Unterschiede in den Abmessungen der Apophysenfugen festgestellt worden, so daß eine Abgrenzung der "Norm" schwierig erscheint.

Störungen des Epiphysenfugenschlusses können bei hormonaler Dysregulation beobachtet werden, insbesondere bei Hypogonadismus, bei Hypothyreose, Veränderungen der Hypophysenfunktion und pluriglandulären Insuffizienzerscheinungen sowie einigen Formen des Zwergwuchses. Bei einem Hormondefizit sind röntgen-morphologische Veränderungen der Epiphysenkerne, insbesondere starke Unterteilungen der Ossifikationszentren beobachtet worden (7). Als Testregion für eine normale oder gestörte Ossifikation des Skelettes und die Bestimmung des Knochenalters wird bei Kindern im ersten Dezenium das Handskelett herangezogen (Greulich und Pyle 1950 (3); Poznanski 1974 (10); Tanner u. Mitarb. 1975 (11); Fliegel 1986 (2)). Während der Pubertät und in der 3. Lebensdekade sollten der Schluß der Epiphysenfugen sowie das Auftreten und die Verschmelzung der Apophysenkerne mit dem Hauptknochen für die Beurteilung der Reifungsvorgänge Bedeutung gewinnen. Als geeignete Skelettregion zur Kontrolle des normalen Abschlusses der Ossifikation hat Willich (1986 (12)) das Becken und die Hüftregion empfohlen.

Nicht selten können im Erwachsenenalter *persistierende* Epiphysenfugen nachgewiesen und noch vorhandene Apophysen festgestellt werden (4, 7, 9). Eine *Diskrepanz* zwischen der normalen Verknöcherung der Epiphysenfugen einerseits und persistierenden Apophysenfugen andererseits ist kaum bekannt. An einem Krankengut von 86 Patienten mit hormonellen Störungen verschiedener inkretorischer Organe wurden retrospektiv die vorhandenen Röntgenbilder durchgesehen und dabei darauf geachtet, welche Apophysenkerne auch dann noch nachweisbar waren, wenn die Epiphysenossifikation eindeutig zum Abschluß gekommen war. Ferner wurde festgestellt, welche Epiphysenfugen noch nicht vollständig verknöchert waren und wann bereits frühzeitig ein Abschluß der Skelettossifikation festgestellt werden konnte. Die Fehlentwicklungen des Skelettes auf genetischer Basis - also die konstitutionellen Knochenkrankheiten - sind dabei nicht berücksichtigt worden. Eine *retrospektive Auswertung* von Skelettaufnahmen erlaubt nur dann die Feststellung einer Persistenz des Apophysenkernes und der Apophysenfuge, wenn die Aufnahmegeometrie zufällig zu einer ausreichenden Darstellung geführt hat. Wie bereits bei der Beurteilung traumatischer Veränderungen und Ausrisse an Apophysen gefordert, sollten in Zukunft auch bei dem Verdacht auf eine Störung der Apophysenossifikation Spezialaufnahmen angefertigt werden.

Unter den insgesamt 86 Patienten mit innersekretorischen Störungen fanden sich nur 28 Kranke, deren Röntgenbilder gut beurteilt werden konnten. Es handelte sich um Patienten mit Hypogonadismus sowie dem Turner-Syndrom, mit Hypothyreose, dem thyreogenen Zwergwuchs sowie dem sporadischen und endemischen Kretinismus, ferner um Patienten mit Störungen der anabol wirkenden Nebennierenrindenhormone mit dem Bild der Pubertas praecox. Die Einordnung der einzelnen Beobachtungen stützte sich auf die klinische Diagnose, doch sollten *prospektive Studien* eine weitergehende Differenzierung anstreben (4, 12).

An einigen Beispielen soll das röntgen-morphologische Bild von Veränderungen der Apophysen des Skelettes erläutert werden.

Hypophysäre Wachstumsstörungen

Der hypophysäre Zwergwuchs infolge isolierten STH-Mangels weist starke Verzögerungen des Wachstums sowie eine Einschränkung der Knochenentwicklung auf. Das somatotrope Hormon fördert das stetige Wachstum, wobei es nicht direkt, sondern *indirekt* über die Somatomedine die Eiweißsynthese stimuliert. Seine Wirkung ist jedoch nur dann optimal, wenn auch Thyroxin und Insulin in ausreichender Menge vorhanden sind. Das Wachstum der Patienten mit hypophysärem Minderwuchs ist in den ersten 2 Lebensjahren meist normal und verlangsamt sich erst danach zusehends. Auch die Knochenentwicklung ist deutlich verzögert und man findet bei gleichzeitigem TSH-Mangel nicht selten Veränderungen der Epiphyse des Femurkopfes im Sinne eines Morbus Perthes. Ein hypophysärer Minderwuchs mit gleichzeitigem Gonadotropinmangel - also der hypogonadotrope Hypogonadismus - läßt eine eindeutig verzögerte Knochenentwicklung erkennen. Als Beispiel von insgesamt 5 Patienten zeigt der 25 Jahre alte hypophysäre Zwerg noch weit offene Epiphysenfugen am Handskelett und eine kleine Apophysenossifikation im Bereich der Tuberositas tibiae, so daß die Störung von Reifung und Wachstum im Vergleich mit einem gleichaltrigen Mann deutlich wird (Abb. 1).

Wachstumsstörungen bei Hypothyreose

Eine der häufigsten endokrinen Störungen des Wachstums wird durch eine Hypothyreose in ihren verschiedenen Formen hervorgerufen. Neben der körperlichen ist nicht selten auch die geistige Entwicklung bereits im Kindesalter gestört. Bei der Hypothyreose ist ein Wachstumsrückstand im allgemeinen nicht nur auf den Mangel an Schilddrüsenhormon, sondern auch auf einen sekundären STH-Mangel zurückzuführen. Das Knochenalter ist meist stärker verzögert als das Wachstum. Unter insgesamt 11 Patienten seien einige Beispiele ausgewählt. Bei einer 24 Jahre alten Frau waren die Epiphysenfugen noch offen und die Wirbelrandapophysen deutlich anzugrenzen. Auch die Apophysen an der Tuberositas tibiae sind noch stark ausgeprägt.

Bei einer 30 Jahre alten Patientin sind die Epiphysenfugen des Handskelettes geschlossen, während sich im Bereich der Beckenkammapophysen ungewöhnliche Formationen mit mehrschichtigen Verknöcherungsarealen nachweisen lassen (Abb. 2). Auch im Bereich der Sitzbeine sind die Apophysenfugen als schmale Ossifikationszentren nachzuweisen. Die Scham-Sitzbeingrenze zeigt bds. Unregelmäßigkeiten. Die Apophysen des Trochanter major und minor vom Femur sind bds. mit dem Hauptknochen verschmolzen. An den Wirbelrandleisten ist noch eine Apophysenossifikation festzustellen.

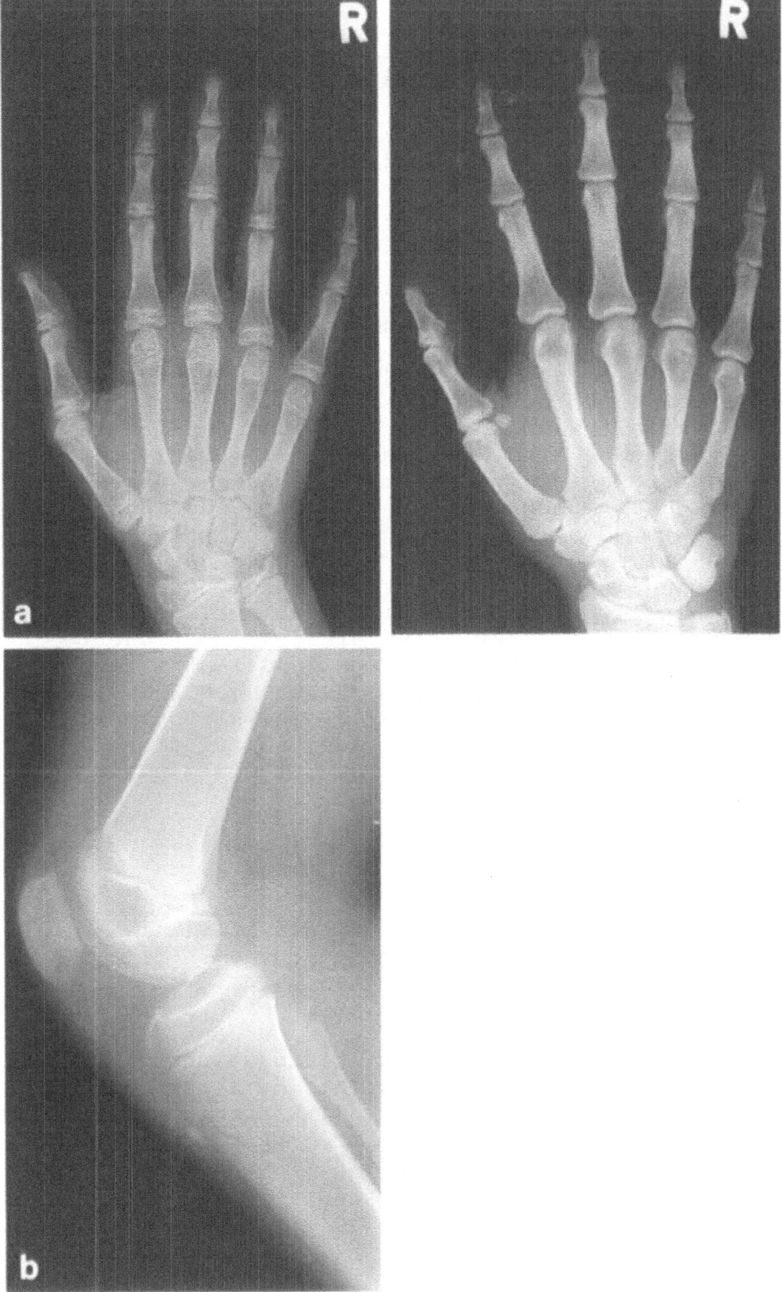

Abb. 1. Die Epiphysenfugen des Handskelettes (*a*) und ein kleiner Ossifikationskern in der Apophyse der Tuberositas tibiae (*b*) sind bei dem 25jährigen Mann noch nachweisbar. Hypophysärer Zwergwuchs

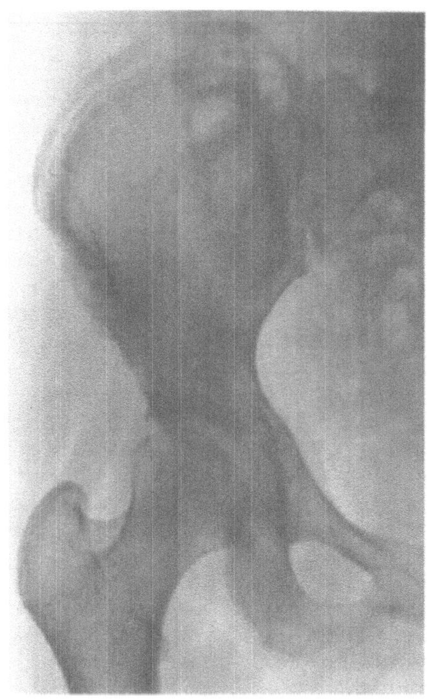

Abb. 2. Breite Apophysenfuge am Beckenkamm bds. mit zerklüftetem, geschichtetem Apophysenkern bei 30jähriger Frau mit Hypothyreose. Die Epiphysenfugen des Handskelettes sind alle geschlossen

Bei einem 48 Jahre alten Patienten mit Hypothyreose finden sich bei geschlossenen Epiphysenfugen des Handskelettes eigenartige Störungen der Ossifikation im Bereich der distalen Epiphyse des Femur, dort wo die Patellagleitfläche liegt. Die Hormonsubstitution läßt nach knapp 2 Jahren die Verschmelzung dieser Ossifikationszentren mit dem Hauptknochen erkennen. Besonders bemerkenswert ist es, daß eine Apophyse des Proc. styloideus ulnae sowie eine Doppelanlage des Os naviculare in dem gleichen Zeitraum die eindeutige Verschmelzung mit dem Hauptknochen erkennen lassen.

Der *endemische Kretinismus* wird nur dann zu einem Kleinwuchs führen, wenn auch eine Hypothyreose vorliegt. Nicht bei allen Kranken mit Kretinismus findet sich eine Hypothyreose, sondern in der Schweiz sind häufig Kranke mit normaler Schilddrüsenfunktion gefunden worden. Im eigenen Krankengut von 6 Patienten zeigen ein 29 Jahre alter Mann und seine 20 Jahre alte Schwester mit Kretinismus noch deutliche Apophysenfugen im Bereich der Beckenschaufeln und des Sitzbeines. Die übrigen Knochen haben eine normale Ossifikation erfahren, die Epiphysenfugen sind geschlossen.

Störungen des Wachstums bei Hypogonadismus

In dem Lebensabschnitt vor der Pubertät produzieren die Gonaden meist wenig Hormone. Während der normalen Pubertät, ebenso wie bei der vorzeitigen oder bei einer nicht eintretenden Pubertät, zeigen Wachstum und Knochenentwicklung charakteristische Merkmale, die mit der endokrinen Gonadenfunktion in Zusammenhang gebracht werden können. Eine fehlende Androgenproduktion der Hoden kann eine Hemmung der Knochenentwicklung, jedoch nicht des Wachstums zur Folge haben. Das Ergebnis ist eine etwas über dem normalen Durchschnitt liegende Körpergröße mit auffallend langen Extremitäten - als "eunuchoider Großwuchs" bekannt geworden. Das androgene Hodenhormon "Testosteron" hat eine starke anabole Wirkung, so daß die Behandlung mit diesem Hormon im Wachstumsalter zu beschleunigtem Wachstum und einer frühzeitigen Ossifikation führt. Unter insgesamt 6 Patienten mit Hypogonadismus ist die Beobachtung eines 24 Jahre alten Mannes von Bedeutung, bei dem sich noch weit offene Epiphysenfugen der Hand neben Apophysenfugen im Bereich des Beckenskelettes und der Wirbelsäule nachweisen ließen. Die Hormonsubstitution führte dann in einem Beobachtungszeitraum von 2 Jahren zu einem Schluß der Wachstumsfugen.

Bei einem 32 Jahre alten Patienten mit Eunuchoidismus sind nicht nur die Epiphysenfugen unregelmäßig gestaltet und noch offen, sondern auch die Apophysen am proximalen Femur, im Bereich der Wirbelkörper und an der Tuberositas tibiae erscheinen mor-

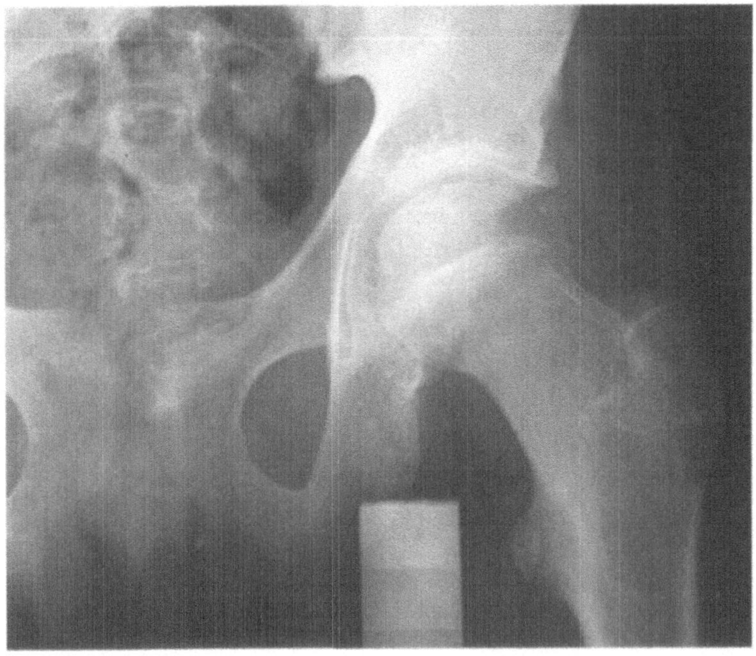

Abb. 3. Die Apophysenfugen des Trochanter major und minor sind noch offen, die Femurkopfepiphyse ist nur partiell verknöchert. 32jähriger Patient mit Eunuchoidismus

phologisch unregelmäßig und deutlich abgrenzbar gegen den Hauptknochen (Abb. 3). Bei diesem Patienten war jedoch auch das Handskelett noch nicht verknöchert, die Epiphysenfugen sind breit offen.

Eine fehlende *Östrogenproduktion* der Ovarien führt - ebenso wie der männliche Eunuchoidismus - zu einer Hemmung der Knochenentwicklung bei ungestörtem Wachstum und damit zum Großwuchs. Im Gegensatz hierzu findet man beim Turner-Syndrom neben einer normalen oder etwas verzögerten Knochenentwicklung meist einen ausgesprochenen Kleinwuchs, der jedoch wahrscheinlich genetischer Ursache ist. Die östrogenen Hormone haben im Gegensatz zum Testosteron und zu den anabolen Steroiden keine eindeutig anabole Wirkung. Auf die Knochenreifung wirken sie beschleunigend. Bei einer 31jährigen Patientin mit Störung der Ovarialfunktion finden sich Reste der Randapophysen im Bereich der Sitzbeine. Etwas auffallend ist ferner eine Strukturauflockerung des normal mineralhaltigen Knochens.

Eine 25jährige Patientin mit *Turner-Syndrom* zeigt Reste der Randapophysen im Bereich der Hals- und Lendenwirbelsäule, angedeutete Keilform einiger Wirbelkörper sowie ausgeprägte Randapophysen im Bereich des Beckenkammes (Abb. 4). Bemerkenswert sind hier auch die noch deutlich offenen Epiphysenfugen des Handskelettes. Der äußere Habitus der Patientin weist eine eigenartige Adipositas auf, die insbesondere am Rumpf stark ausgeprägt ist.

Wachstumsstörungen bei Überproduktion der Nebennierenrindenhormone

Eine *Überproduktion* der anabol wirkenden androgenen Nebennierenrindenhormone hat das "adrenogenitale Syndrom" zur Folge. Sowohl das Wachstum als auch die Knochenentwicklung dieser Kranken sind erheblich *beschleunigt*. Der Epiphysenfugenschluß, also ein Wachstumsstillstand, tritt bereits vor dem Erreichen einer normalen Erwachsenengröße ein. Das adreno-genitale Syndrom führt zur Pseudo-pubertas praecox, während die *echte* Pubertas praecox bei gonadotropinproduzierenden Tumoren oder bei Ovarialtumoren in Erscheinung tritt (6). Es handelt sich um die Folgen komplexer Störungen des hormonellen Gleichgewichtes. Das Skelett zeigt einen beschleunigten Abschluß des Wachstums und die Apophysen treten frühzeitig oder überhaupt nicht in Erscheinung. Bei diesen hormonellen Störungen des Wachstums ist der gegenteilige Wirkungsmechanismus, also eine *Wachstumsbeschleunigung*, festzustellen. Unter insgesamt 4 Kranken fand sich bei einer 15jährigen Patientin mit beidseitiger Nebennierenrindenhyperplasie ein ausgeprägtes adreno-genitales Syndrom mit vollständigem Fugenschluß von Epiphysen und Apophysen bereits in der ersten Hälfte der Pubertät. Auch die Spongiosastruktur war im Gebiet der ehemaligen Wachstumsfugen vollständig durchkonstruiert, so daß die Skelettreifung dem wahren Alter um annähernd 10 Jahre vorausgeeilt war.

Bei einem 7jährigen Jungen mit "Pubertas praecox" unklarer Genese fand sich ein Hypergenitalismus und eine deutliche Beschleunigung

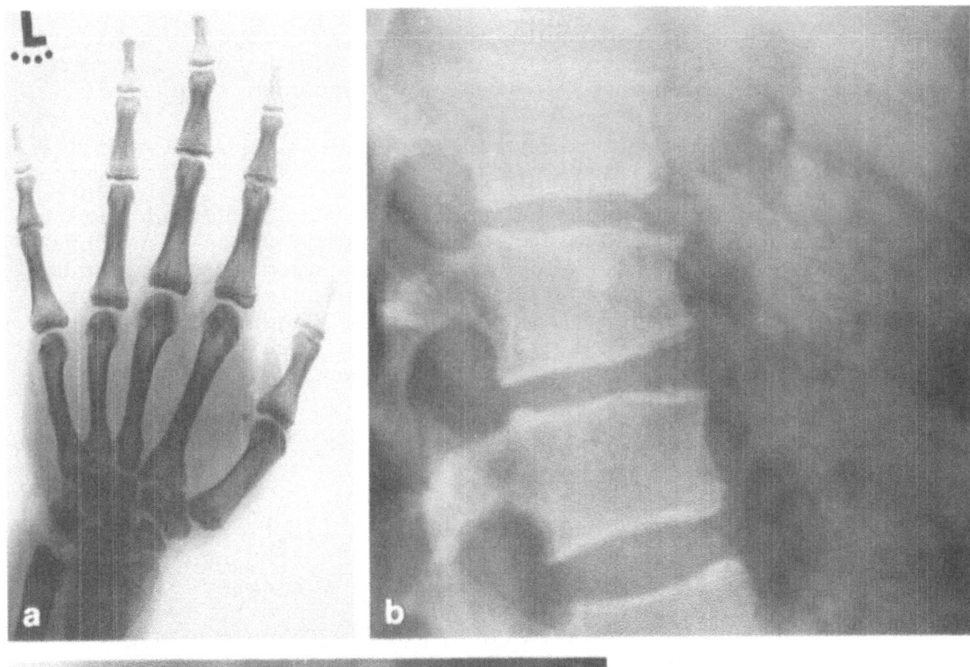

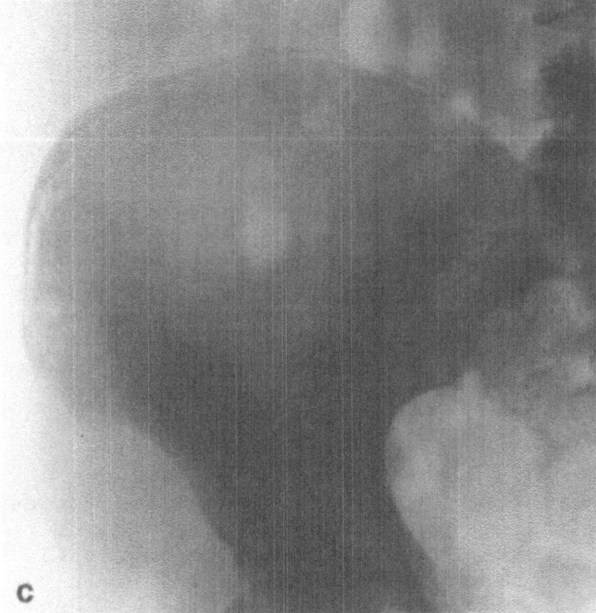

Abb. 4. Alle Wachstumsfugen des Handskelettes (*a*) und die Apophysen der Wirbelkörper (*b*) und des Os ilium (*c*) sind noch nachweisbar. 23jährige Frau mit Ovarial-Aplasie (Turner-Syndrom)

der Ossifikation mit Epiphysenfugenschluß und frühzeitiger Verknöcherung der Apophysen der Crista iliaca und der Wirbelkörperrandleisten. Die Skelettossifikation war dem tatsächlichen Lebensalter um mindestens 6 Jahre voraus.

Mit den demonstrierten Beispielen sollte auf die krankhaften Veränderungen der Ossifikation des Skelettes in der Lebensphase der Pubertät und der 3. Lebensdekade hingewiesen werden. Neben dem Nachweis des Epiphysenfugenschlusses im Bereich des Handskelettes und anderer Skelettabschnitte erscheint es sinnvoll, die Apophysenossifikation zu beachten. Da sich bekanntlich auf Standardübersichten der Skelettabschnitte nicht alle Apophysen gut darstellen, sollte bei Patienten mit endokrinen Störungen gezielt nach dem verzögerten Auftreten der Apophysenkerne und einem retardierten Fugenschluß in diesen Skelettabschnitten gesucht werden.

Die eigenen Beobachtungen atypischer Störungen der Ossifikation im Bereich von Epiphysen und Apophysen legen den Gedanken nahe, daß einige der als Osteochondropathien oder sog. "aseptische Nekrosen" bekannten krankhaften Veränderungen auf hormonale Dysregulationen zurückgeführt werden können. Systematische klinische und röntgen-morphologische Studien in diesem häufig unklaren Bereich von Erkrankungen am Ende des Wachstumsalters erscheinen lohnend.

Zusammenfassung

Die hormonalen Störungen von Wachstum und Ossifikation des Skelettes werden dargelegt. Im Kindesalter des 1. Lebensjahrzehntes kann die Knochenreifung auf Röntgenaufnahmen der Hand gut beurteilt werden. Während der Pubertät sind die Beurteilung des Epiphysenfugenschlusses, das Auftreten von Apophysenkernen und deren Verschmelzung mit dem Hauptknochen bedeutsam für die Information über den Abschluß der Skelettreifung. Die partielle oder vollständige Persistenz von Wachstumsfugen und Apophysenkernen im Erwachsenenalter kann ein Hinweis auf hormonale Dysregulationen bei hypophysärer Insuffizienz, Hypothyreose, Hypogonadismus oder komplexen Störungen sein. An einigen Beispielen wird die Röntgenmorphologie der Störungen der Apophysenossifikation, wie sie im Erwachsenenalter gefunden werden kann, dargelegt.

Literatur

1. Birkner R (1977) Das typische Röntgenbild des Skelettes. Urban und Schwarzenberg, München Wien Baltimore
2. Fliegel CP (1982) Das Röntgenbild der kindlichen Hand als Spiegelbild klinischer Syndrome. Radiologe 22:199-205
3. Greulich WW, Pyle SI (1950) Radiographic atlas of skeletal development of the hand and wrist. Stanford University Press, Stanford, and Oxford University Press, London
4. Heuck F (1983) Röntgenmorphologie von Sportverletzungen der Apophysen des Beckenskelettes. Radiologe 23:404-413
5. Köhler A, Zimmer EA (1982) Grenzen des Normalen und Anfänge des Pathologischen im Röntgenbild des Skelettes. 12. Aufl. Thieme, Stuttgart New York
6. Labhart A (1978) Klinik der inneren Sekretion, 3 Aufl. Springer, Berlin Heidelberg New York
7. Matthiash H-H (1955) Pubertätsverlauf und Störungen der Skelettentwicklung. Zeitschr Orthop 86:410-433

8. Morscher E, Desaulles PA (1964) Die Festigkeit des Wachstumsknorpels in Abhängigkeit von Alter und Geschlecht. Schweiz Med Wschr 94:582
9. Pöschl M (1971) Juvenile Osteo-Chondro-Nekrosen. In: Handbuch der medizinischen Radiologie, Bd. V/4. Springer, Berlin Heidelberg New York
10. Poznanski AK (1974) The hand in radiologic diagnosis. Saunders, Philadelphia
11. Tanner JM, Whitehouse RH, Marshall WA (1975) Assessment of skeletal maturity and prediction of adult height (TW2 method). Academic Press, London New York San Francisco
12. Willich E (1986) Die Skelettaltersbestimmung im Adoleszenzalter und in der 3. Lebensdekade. Radiologe 26:227-229

Bildverarbeitungsverfahren zur Erfassung von Strukturveränderungen bei gestörtem Skelettwachstum

K. Wolschendorf, K. Vanselow

Institut für Angewandte Physik, Universität Kiel,
Olshausenstr. 40, 2300 Kiel 1, FRG

Summary

Not only loss of bone mass but also changes in bone structure are important parameters for the degree of bone disease. In this paper a method is proposed that provides a procedure for quantitative determination of changes in bone structure. X-radiographs of trabecular bone regions are digitized and preprocessed in an image processing system. Subsequent two-dimensional Fast-Fourier-Transformation generates a characteristic gray-scale pattern in the two-dimensional spatial frequency plane. Radial integration for each angular direction then provides characteristic gray-scale distribution that allows quantification of the regularity of bone structure.

Einführung

Systemerkrankungen des Skeletts manifestieren sich nicht nur in einem Verlust an Mineralgehalt, sondern auch in charakteristischen Veränderungen der Knochenstruktur. Während für die Mineralgehaltsbestimmung schon eine Reihe von Standardmethoden, wie beispielsweise die Röntgendensitometrie, die Photonenabsorptionsmethode und die quantitative Computertomographie entwickelt wurden (Heuck 1986), gibt es für die Erfassung von Knochenstrukturveränderungen noch kein allgemeingültiges Verfahren.

Erste Ansätze hierzu wurden u.a. von der Arbeitsgruppe um Heuck geliefert, die mit kohärenzoptischen Methoden das Fourier-Spektrum von Spongiosa-Radiographien untersuchten (Heuck et al. 1980). Ein anderes Verfahren wurde von Wolschendorf und Weigel vorgeschlagen, die durch Segmentation eine quantitative Beschreibung der Struktur vornahmen (Wolschendorf und Weigel 1985), während Trouerbach schließlich den semiquantitativen Begriff der "coarseness" zur Beschreibung von Strukturauflockerungen einführte (Trouerbach et al. 1987).

H.-G. Willert F. H. W. Heuck (Hrsg.)
Neuere Ergebnisse in der Osteologie

In Bezug auf die praktische Anwendung wiesen jedoch diese Methoden noch eine Reihe von Nachteilen auf. Als Weiterentwicklung der vorangehenden Ansätze soll in diesem Beitrag ein Verfahren vorgestellt werden, bei dem die quantitative Beschreibung von Strukturveränderungen mit Hilfe des berechneten zweidimensionalen Ortsfrequenzspektrums erfolgt. Demonstriert wird es dabei an Handskelett-Röntgenaufnahmen, wie in Abb. 1 gezeigt, und zwar im Vergleich zwischen einer Normalperson und einem Dialysepatienten.

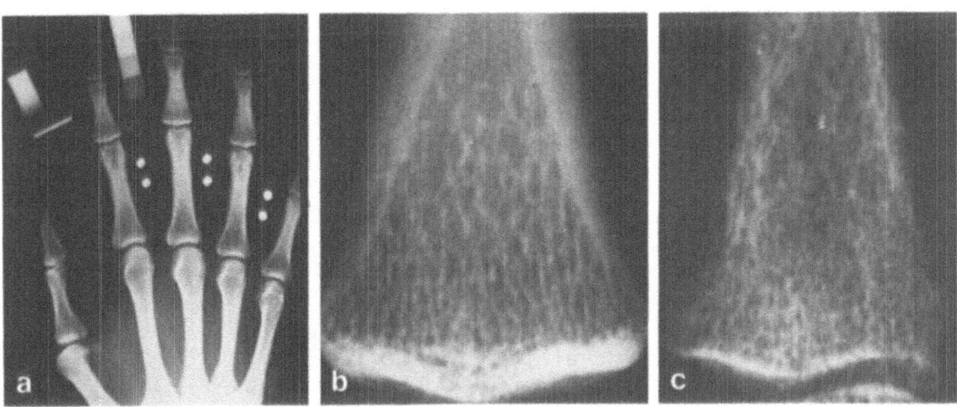

Abb. 1. (*a*) Übersichts-Handskelettröntgenaufnahme, (*b*) vergrößerte Darstellung der 2. Phalanx einer Normalperson und (*c*) eines Dialysepatienten

Bildverarbeitungsanlage und Fouriertransformation

Die benutzte Bildverarbeitungsanlage, deren Funktionsschaltbild in Abb. 2 wiedergegeben ist, verfügt neben einem Halbleiterkamera-Eingang auch über einen Video-Eingang mit einer hochauflösenden Video-Farbkamera vom Typ Panasonic WV-V3E. Die nachfolgende Bilddigitalisierung im Format 512x512 Pixel mit 256 Grauwertstufen erfolgte mit einem Bildverarbeitungssystem auf der Basis eines Eurocom-3 Rechners mit einem 68 000er Prozessor.

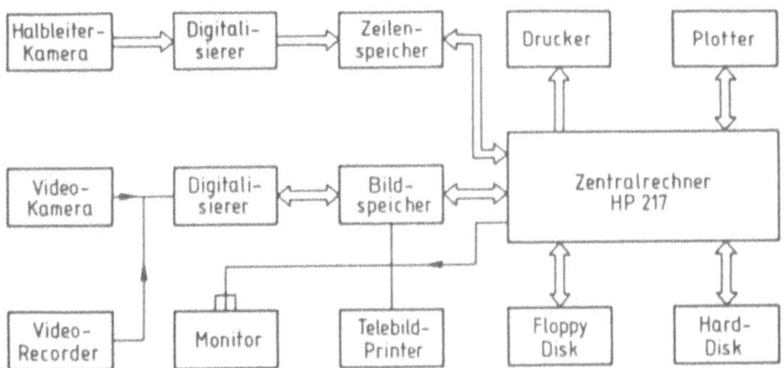

Abb. 2. Funktionsschaltbild der Bildverarbeitungsanlage

Dieser vom Zentralrechner aus gesteuerte VMEbus Rechner ist in der Lage, unter dem Echtzeitbetriebssystem OS-9 zu arbeiten, das sich für die Bildverarbeitung als sehr vorteilhaft erweist.

Als Zentralrechner findet ein Hewlett-Packard HP 217 Computersystem Verwendung, das mit einem Arbeitsspeicher von 2 MB sowie einer 20 MB Festplatte und einer 720 KB Floppy Disk über ausreichende Rechen- und Speicherkapazität verfügt. Ein angeschlossener Drucker und Plotter ermöglichen die Ausgabe von Meßwerten und Kurven. Die verarbeiteten Bilder können auf einem Monitor dargestellt und über einen Teleprinter hardcopymäßig wieder ausgegeben werden.

Für die so beschriebene Bildverarbeitungsanlage wurde ein entsprechend vielseitig verwendbares Software-Paket erstellt, das u.a. eine komfortable Speicherverwaltung, eine flexible Kennlinienmodifikation und Histogrammverarbeitung sowie eine Reihe von Filter-Routinen enthält. Insbesondere für die Bildvorverarbeitung der Radiographien der Knochenspongiosa wurde darüber hinaus eine Medianfilterung und eine Grauwertnormierung nach dem Wallis-Algorithmus vorgesehen, die gleichzeitig eine Betonung der feineren Bilddetails bewirkt. Einen grundlegenden Überblick über die Möglichkeiten der digitalen Bildverarbeitung findet man beispielsweise bei Wahl (Wahl 1984).

Grundsätzlich läßt sich der Inhalt eines Bildes sowohl im Orts- als auch im Ortsfrequenzbereich beschreiben, wobei beide Darstellungen durch die zweidimensionale Fouriertransformation miteinander verknüpft sind. Da die Darstellung von Bildern im Ortsfrequenzbereich vielfach eine anschauliche Durchdringung komplizierter Sachverhalte ermöglicht, sollte im vorliegenden Beitrag untersucht werden, inwieweit die Struktur der Knochenspongiosa sich möglicherweise im Ortsfrequenzbereich besser erfassen läßt. Hierzu wurde ein die Symmetrie und Separierbarkeit ausnutzendes FFT-Programm installiert, das eine hinreichend schnelle Durchführung der Fouriertransformation gewährleistete.

Ergebnisse und Diskussion

Für die vorliegenden Strukturuntersuchungen wurden nun die in Abb. 1 gezeigten vergrößerten Röntgenaufnahmen der Phalangen einer 25jährigen Normalperson und eines 48jährigen Langzeit-Dialysepatienten verwendet. Bei beiden Aufnahmen wurde mit Hilfe der Vergrößerung durch das Kameraobjektiv noch einmal der untere, stärker strukturierte Bildausschnitt ausgewählt, bevor die Abbildungen digitalisiert wurden. Dazu erfolgte außerdem eine Drehung des Phalangenknochens um 45° gegen Y-Achse des Videobildes, um mögliche Richtungstendenzen im Ortfrequenzspektrum nicht mit den immer von einem niederfrequenten Anteil überlagerten Frequenzachsen zusammenfallen zu lassen.

Für beide Bildausschnitte wurde mit dem oben angeführten FFT-Programm das zweidimensionale Ortsfrequenzspektrum berechnet, wobei alle Frequenzen auf die durch die äußeren Kompaktaabmessungen vorgegebene minimale Ortsfrequenz normiert wurden. Dargestellt wurde dann die logarithmische Verteilung der Amplituden in der Ortsfrequenzebene, damit die höheren Frequenzen mit ihren relativ kleinen Intensitäten noch gut sichtbar gemacht werden können.

In der Abb. 3 sind nun die so ermittelten Amplitudenverteilungen der zweidimensionalen Ortsfrequenzspektren bildlich dargestellt. Deutlich erkennt man bei der Normalperson (a) eine ausgeprägte Orientierung mit einer Vorzugsrichtung von 135°, also genau um 90° gegen die Phalangenrichtung gedreht. Bei dem Dialysepatienten (b) ist hingegen eine nahezu rotationssymmetrische Verteilung mit nur sehr geringer Richtungstendenz erkennbar.

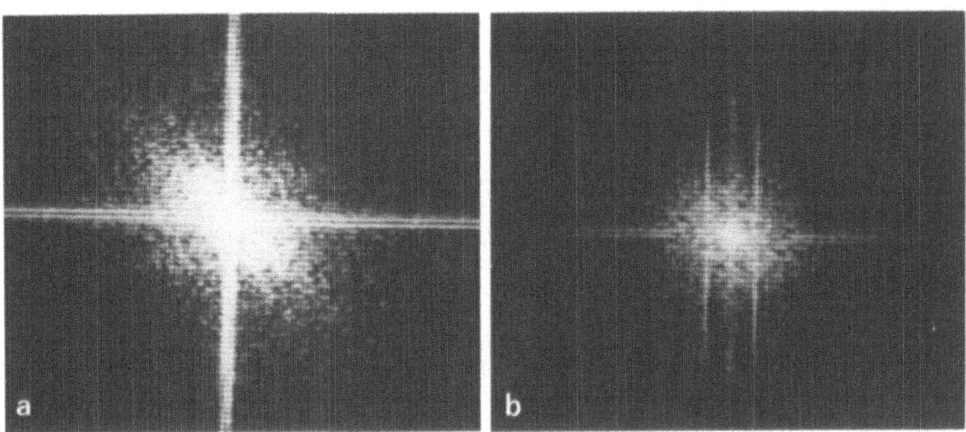

Abb. 3. Berechnetes Ortsfrequenzspektrum von (*a*) Normalperson und (*b*) Dialysepatient

Eine rechnerische Bestimmung der spektralen Dichte als Funktion des Winkels, deren mathematische Erläuterung den Rahmen dieser Abhandlung überschreiten würde, liefert dann auch bei der Normalperson ein signifikantes, schmales Maximum, während sich bei dem Dialysepatienten eine relativ breitbandige Verteilung ergibt. Somit bietet das vorliegende Verfahren eine Möglichkeit, Strukturen bzw. Strukturveränderungen, wie sie häufig bei Erkrankungen des Skelettsystems auftreten, quantitativ zu erfassen und zu beschreiben.

Literatur

1. Heuck FWH, Bloss WH, Saackel LR, Reinhardt ER (1980) Strukturanalyse des Knochens aus Röntgenbildern. Biomed Techn 25:35-42
2. Heuck FWH (1986) Die Meßverfahren zur weiterführenden radiologischen Analyse des Knochens. Radiologe 26:280-289
3. Trouerbach WT, Grashuis JL, Zwamborn AW, Clermonts ECGM, Schouten JA (1987) Microdensitometric analysis of bone structures in X-ray images. Skeletal Radiol 16:190-195
4. Wahl FM (1984) Digitale Bildsignalverarbeitung. Springer, Berlin Heidelberg New York Tokyo
5. Wolschendorf K, Weigel H (1985) Osteoporose-Erkennung mit Hilfe der digitalen Röntgenbildverarbeitung. Med Phys 87:544-549

Entwicklungsstadien der LWS im Röntgenbild

R. Marciniak[1], R. Postument[2], J. Rudy[2], K. Zimmer[3]

[1]Radiologische Klinik, Medizinische Akademie Wroclaw, 50-367 Wroclaw, ul. Sklodowskiej-Curie 66, Poland
[2]Radiologisches Institut, Wojewodzki Krankenhaus, 50-043 Wroclaw, Pl. 1-Maja 8, Poland
[3]Klinik für Unfallchirurgie, Medizinische Akademie Wroclaw, 50-417 Wroclaw, Traugutta 57/59, Poland

Summary

Developmental pattern of the lumbar spine based on 1000 x-ray examinations of healthy adolescents 14 to 20 years of life are presented. Special attention was paid to the developmental deviations, occurring in 16% of cases, resembling Scheuermann's disease and post-traumatic states.

In der Entwicklung der LWS im Alter zwischen 14. und 20. Lebensjahr sind Wachstumsvariationen am häufigsten zu beobachten. Sie stellen Abweichungen im Verlauf der normalen Organentwicklung dar und sind mit den Entwicklungsanomalien nicht zu verwechseln (Diethelm 1974).

Um Entwicklungsnormen und Abweichungen davon festzustellen, wurden RÖ-Bilder der LWS analysiert, die bei 1000 nach dem Zufallsprinzip von 15 000 RÖ-Bildern ausgewählten Probanden in sagittaler Projektion gemacht worden waren. Es waren Kraftsportler im Alter zwischen 14. und 20. Lebensjahr, vorwiegend Männer. Physikalische Untersuchungen der Probanden ließen keine Abweichungen von der Norm erkennen. In 20% der Fälle wurden die RÖ-Bilder je im Abstand von einem Jahr gemacht, was individuelle Entwicklungsabläufe zu verfolgen ermöglichte.

Es wurde bewiesen, daß man bei Probanden im Alter zwischen 14. und 20. Lebensjahr zwei dreijährige Entwicklungsstadien unterscheiden kann (Abb. 1). Die Bestimmung von Entwicklungseigenschaften diente zur Hervorhebung der repräsentativsten Entwicklungsmerkmale, die bei 840 Fällen (84%) festgestellt wurden. Normalzustände der LWS in Entwicklungsstadien bestanden in rechteckigen Wirbelkörperformen, regulären Konturen der Deckplatten und Randleisten sowie regulärer Zwischenwirbelraumgröße ohne Wirbelkörpereindellungen. Mit dem Älterwerden der Probanden stellt man folgendes fest: 1. Abstimmung der Wirbelkörper-

H.-G. Willert F. H. W. Heuck (Hrsg.)
Neuere Ergebnisse in der Osteologie

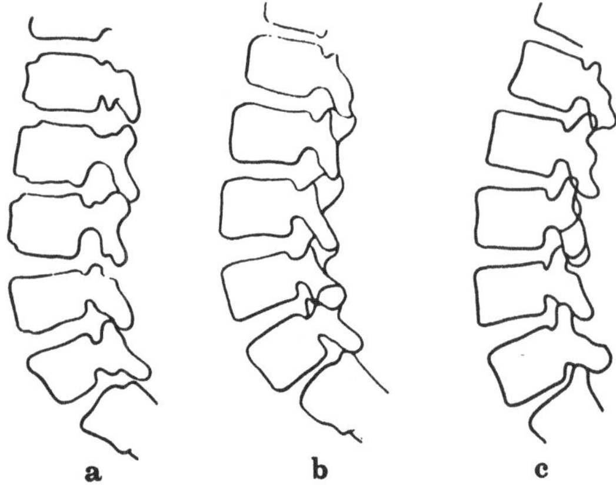

Abb. 1a-c. Normalzustände. (*a,b*) Altersstufe 14.-16. Jahre, (*c*) 17.-20. Jahre

ober- und -unterflächen aufeinander und reguläre Vorderober- und -unterkanten, 2. Verschmälerung der Zwischenwirbelscheiben und 3. Verlust von Wirbelkörpereindellungen.

In den 1000 RÖ-Bildern der LWS wurden 160 Fälle (16%) der Abweichungen im Verlauf der normalen Organentwicklung erkannt (Abb. 2). Sie betreffen: 1. Wirbelkörperform, 2. Deckplatten und Randleisten und 3. Zwischenwirbelscheiben (Abb. 3). Von den 160 Fällen der Abweichungen traten in 113 Fällen (70,6%) Formveränderungen des Wirbelkörpers auf. Darunter waren 70 (44%) Keil- und 43 (27%) bikonkave Wirbelkörper. Formveränderungen der Deckplatten und Randleisten waren in 41 Fällen (25,6%) erkennbar. In 33 Fällen (20%) bestanden sie in Doppelkonturen der Wirbelkörperober- und -unterflächen und in 8 Fällen (5%) in Deckplatten- und Randleistendeformitäten. Veränderungen in Zwischenwirbelscheiben waren in 6 Fällen (4%) sichtbar (Abb. 4). Die Anzahl der Abweichungen geht mit dem Älterwerden einher (Abb. 5), was auf die fortschreitende altersgebundene Entwicklung der Abweichungen hinweist.

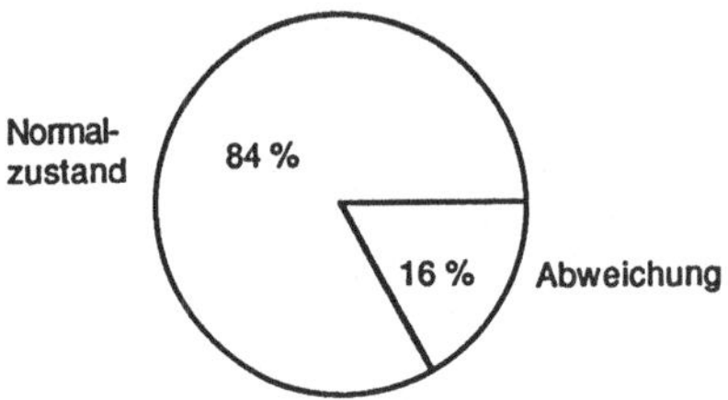

Abb. 2. Abweichungshäufigkeit bei Entwicklungsstadien

Die größten Schwierigkeiten bei der Diagnostik bereitet die Abgrenzung der Abweichungen im Verlauf der normalen Organentwicklung von der Scheuermann'schen Krankheit (Marciniak 1979, Brocher und Willert 1980), die im Auftreten einer Kombination der o.g. Abweichungen und zugleich in ihrer Intensivierung be-

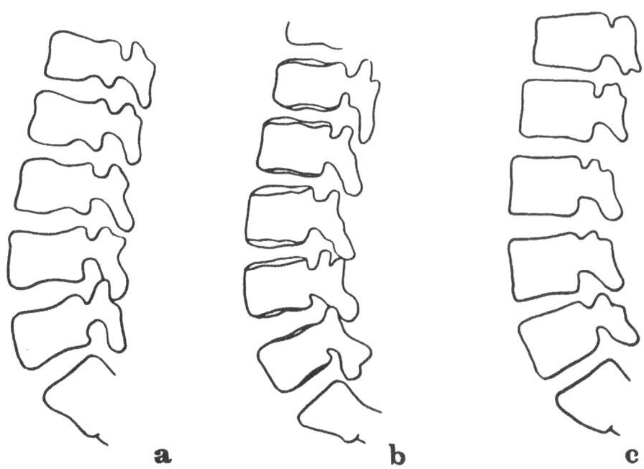

Abb. 3a-c. Abweichungen in: (*a*) Zwischenwirbelscheiben, (*b*) Deckplatten und (*c*) Wirbelkörperform

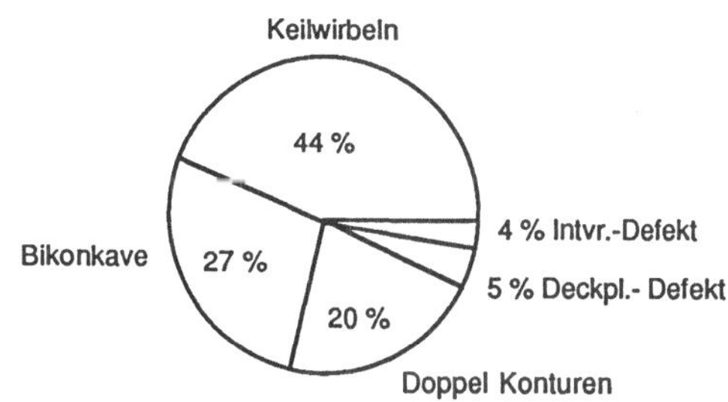

Abb. 4. Häufigkeit der Wachstumsabweichungen

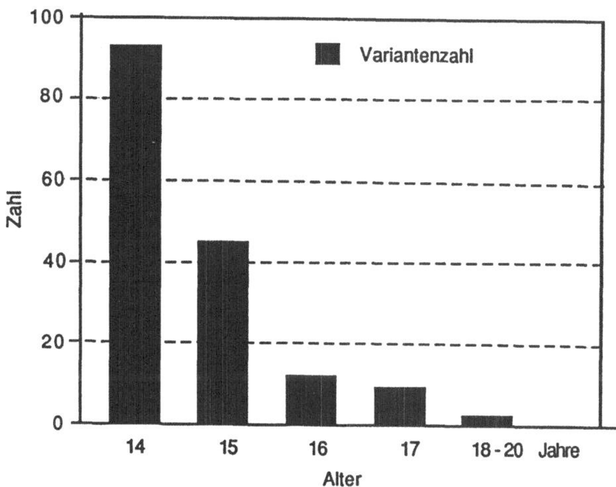

Abb. 5. Häufigkeit der Abweichungen nach Altersstufen

steht (Marciniak 1987). Die Scheuermann'sche Krankheit bezieht sich gewöhnlich auf untere BWS und obere LWS; Formveränderungen weisen einen stark fortgeschrittenen Charakter auf. Mit dem Auftreten von Keilwirbeln verbundene Entwicklungsabweichungen können bei Kompressionsfrakturen der Wirbelkörper zur Verwechslung mit posttraumatischen Zuständen führen.

Schlußfolgerungen

1. Abweichungen von Normalzuständen der LWS im Entwicklungsalter zwischen 14. und 20. Lebensjahr sind oft und treten im Untersuchungsmaterial in 16% der Fälle auf.

2. Ihre Anwesenheit weist auf individuelle organgebundene Unterschiede hin; ihre Kenntnis macht die Abgrenzung von erworbenen Veränderungen, der Scheuermann'schen Krankheit und posttraumatischen Zuständen möglich.

3. Die Anzahl der Entwicklungsabweichungen im Alter zwischen 14. und 20. Lebensjahr nimmt mit dem Älterwerden ab.

4. Die Abweichungen betreffen am häufigsten die Wirbelkörperform, seltener ihre Ober- und Unterflächen sowie Vorderober- und -unterkanten, ganz selten Zwischenwirbelscheiben.

5. Besondere Bedeutung beim Erkennen posttraumatischer Zustände kommt dem Auftreten von einzelnen und doppelten Keilwirbeln zu.

Literatur

1. Brocher J, Willert H-G (1980) Differentialdiagnose der Wirbelsäulenerkrankungen. Thieme, Stuttgart
2. Diethelm L (1974) Fehlbildungen des Corpus vertebrae. In: Diethelm L (Hrsg) Röntgendiagnostik der Wirbelsäule. Springer, Berlin Heidelberg New York, S 190-247
3. Marciniak R (1979) Kyphosis dorsi juvenilis. Ossolineum, Wroclaw
4. Marciniak R (1987) The lumbar form of Scheuermann's disease - Coexistence and topographic distribution of signs. Zbl Rad 134:233

Der verspätete Einsatz einer Hormonsubstitutionstherapie verhindert bei hypogonaden Männern das Erreichen einer maximal möglichen Knochenmasse

U. Cordes, G. Kurz, S. Kapp

Bahnhofsplatz 2, 6500 Mainz, FRG

Summary

Bone density was measured in 18 patients with hypogonadotropic hypogonadism (3x Kallmann syndrome, 15x IHH) and in 16 patients with hypergonadotropic hypergonadism (16x Klinefelter syndrome) which had never been treated with a hormone therapy.

To assess the effect of a treatment with gonadotropic hormones or sexual steroids on the evaluation of bone mass in hypogonadal males, we determined bone density in 13 patients with Klinefelter syndrome on longterm therapy with sexual steroids (mean 11 years: 1-27 years) and 28 male patients with hypogonadotropic hypogonadism (9x Kallmann syndrome, 19x IHH) on longterm therapy (mean 40 months: 12-144 months) with gonadotropic hormones.

In untreated patients with hyper- and hypogonadotropic hypogonadism as well, bone density is significantly lower than in the age matched control group. The deficiency of bone density in comparison to the mean values of the age matched normals correlates highly significantly with the age at the beginning of the substitutional therapy in patients with hypogonadotropic hypogonadism ($p < 0.0001$) and in patients with hypergonadotropic hypogonadism ($p < 0,001$).

The results demonstrate that normal bone density can be reached only when the therapy is started before the 17th year of age. A later beginning of the therapy is not followed by a normalization of bone.

Je höher die maximale, individuell erreichte Knochenmasse ist (peak bone mass), um so größer ist die Wahrscheinlichkeit, daß auch im fortgeschrittenen Alter noch genügend Knochenmasse vorhanden ist, und somit keine vorzeitige Osteoporose auftritt.

H.-G. Willert F. H. W. Heuck (Hrsg.)
Neuere Ergebnisse in der Osteologie

Die Determinaten dieser sog. peak bone mass sind nach wie vor nicht vollständig bekannt (1).
Die Sexualsteroide spielen hierbei zwar eine wichtige Rolle, ihr exakter Wirkungsmechanismus ist aber noch unklar.
Eine Patientengruppe mit Modellcharakter stellen Patienten mit angeborenen Hypogonadismusformen dar, insbesondere wenn bei ihnen eine Substitutionstherapie zu stark unterschiedlichen Zeitpunkten der Entwicklung begonnen wird.

Eine Longitudinalstudie über die Knochenmineralsalzdichteentwicklung bei diesen Patienten kann somit Einblicke in die normale und gestörte sexualsteroidabhängige Entwicklung der Knochenmineralsalzdichte geben.
Diese Untersuchungen haben wir an folgenden Patienten und Probanden durchgeführt:

1. 18 Patienten mit sekundärem Hypogonadismus vor Therapie.
   Bei dieser Gruppe handelt es sich um 3 Patienten mit Kallmann-Syndrom sowie 15 Pat. mit idiopathischem sekundärem hypothalamisch-hypophysärem Hypogonadismus, die ein mittleres Alter von 17 Jahren hatten (13-25 J.). Es wurden nur solche Patienten in die Studie aufgenommen, bei denen sich der Hypogonadismus nach wenigstens 12 Monaten Therapie mit gonadotropen Hormonen in einer Medikamentenauslaßphase von wenigstens 3 Monaten bestätigte.

2. 28 männliche Patienten mit sek. Hypogonadismus unter Therapie.
   Diese Gruppe besteht aus 9 Patienten mit Kallmann-Syndrom sowie 19 Patienten mit idiopathischem sekundärem Hypogonadismus. Auch in diese Gruppe wurden nur solche Pat. aufgenommen, bei denen sich der sekundäre Hypogonadismus nach einer wenigstens 12-monatigen Therapiephase im Auslaßversuch über wenigstens 3 Monate bestätigte. Das mittlere Alter dieser Gruppe lag bei 22 Jahren (15,5-42 J.), die mittlere Therapiedauer mit gonadotropen Hormonen bei 40 Monaten (12-144 Mon.).

3. 16 männliche Patienten mit primärem Hypogonadismus vor Therapie.
   Diese Gruppe besteht aus 16 Patienten mit gesichertem Klinefelter-Syndrom, mittleres Alter 23 Jahre (17-37 J.). Diese Patienten sind vorher nie mit Sexualsteroiden behandelt worden.

4. 13 männliche Patienten mit primärem Hypogonadismus unter Therapie.
   Diese Gruppe besteht aus 13 Patienten, bei denen ebenfalls ein Klinefelter-Syndrom besteht. Das mittlere Alter liegt bei 33 Jahren (16-47 J.), die mittlere Therapiedauer bei 11 Jahren (1-25 J.).

5. Normalkollektiv.
   Zur Erstellung der Normalkurve der Knochendichte dienten 30 Erwachsene zwischen 20-70 Jahren, bei denen eine internistische und endokrinologische Untersuchung keine Auffälligkeiten ergeben hatte. Zusätzlich wurden 42 Knaben und junge Männer im Alter zwischen 9-18 Jahren in die Normalwertkurve mit aufgenommen, sie waren zur Abklärung der Frage vorgestellt

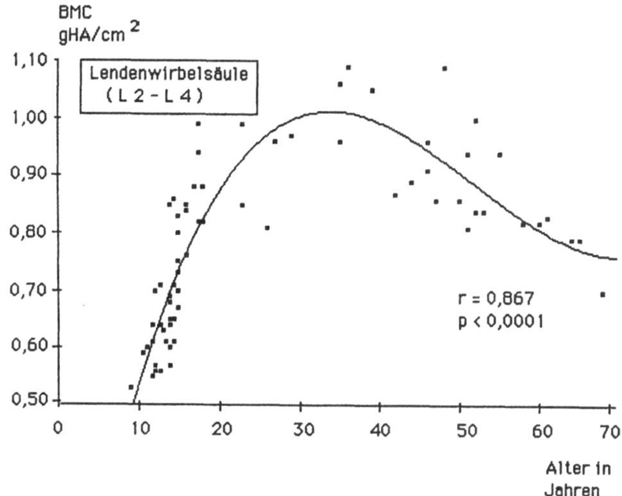

Abb. 1. Normalwerte der Knochenmineralsalzdichte im Bereich der Lendenwirbelsäule bei 72 männlichen Probanden

worden, ob sich evtl. ein Minder- oder Riesenwuchs entwikkeln könnte und bei denen die internistisch-endokrinologische Untersuchung keine Auffälligkeiten ergeben hatte.

In diesem Normalkollektiv wurden bei geschlossenen Epiphysenfugen die Knochenmineralsalzdichtewerte gegen das Lebensalter aufgetragen, bei Jungen mit noch offenen Epiphysenfugen wurden die Knochendichtewerte gegen das röntgenologisch ermittelte Knochenalter aufgetragen, da hier das chronologische und biologische Alter oft sehr stark differgiert. An dieser Mittelwertskurve, die ein Polinom 4. Ordnung darstellt, wurden die für die einzelnen Patienten ermittelten Knochenmineralsalzdichtewerte als positive oder negative Abweichung in gHA/cm^2 ermittelt und für die statistische Berechnung verwendet. Die Knochenmineralsalzdichtewerte wurden mittels eines Zweistrahldensitometers für den Bereich der Lendenwirbelsäule und der Schenkelhälse bestimmt (2).

In der vorliegenden Arbeit wird allerdings nur über die Knochenmineralsalzdichtewerte im Bereich der Lendenwirbelsäule berichtet.

Die Substitutionstherapie wurde bei den Pat. mit sekundärem Hypogonadismus mit HCG und HMG dreimal in der Woche subcutan durchgeführt, wobei sich die HCG-Dosis nach den erreichten Testosteronwerten richtete, HMG wurde kontinuierlich in einer Dosierung von 3x in der Woche 150 IE gegeben. Bei den Pat. mit primärem Hypogonadismus wurde Testosteron-Depot, 250 mg mit einem Injektionsintervall von 3-5 Wochen i.m. gegeben.

Ergebnisse

Bei den 18 Pat. mit sekundärem Hypogonadismus sieht man, daß die Knochenmineralsalzwerte deutlich unter dem Vergleichsbereich

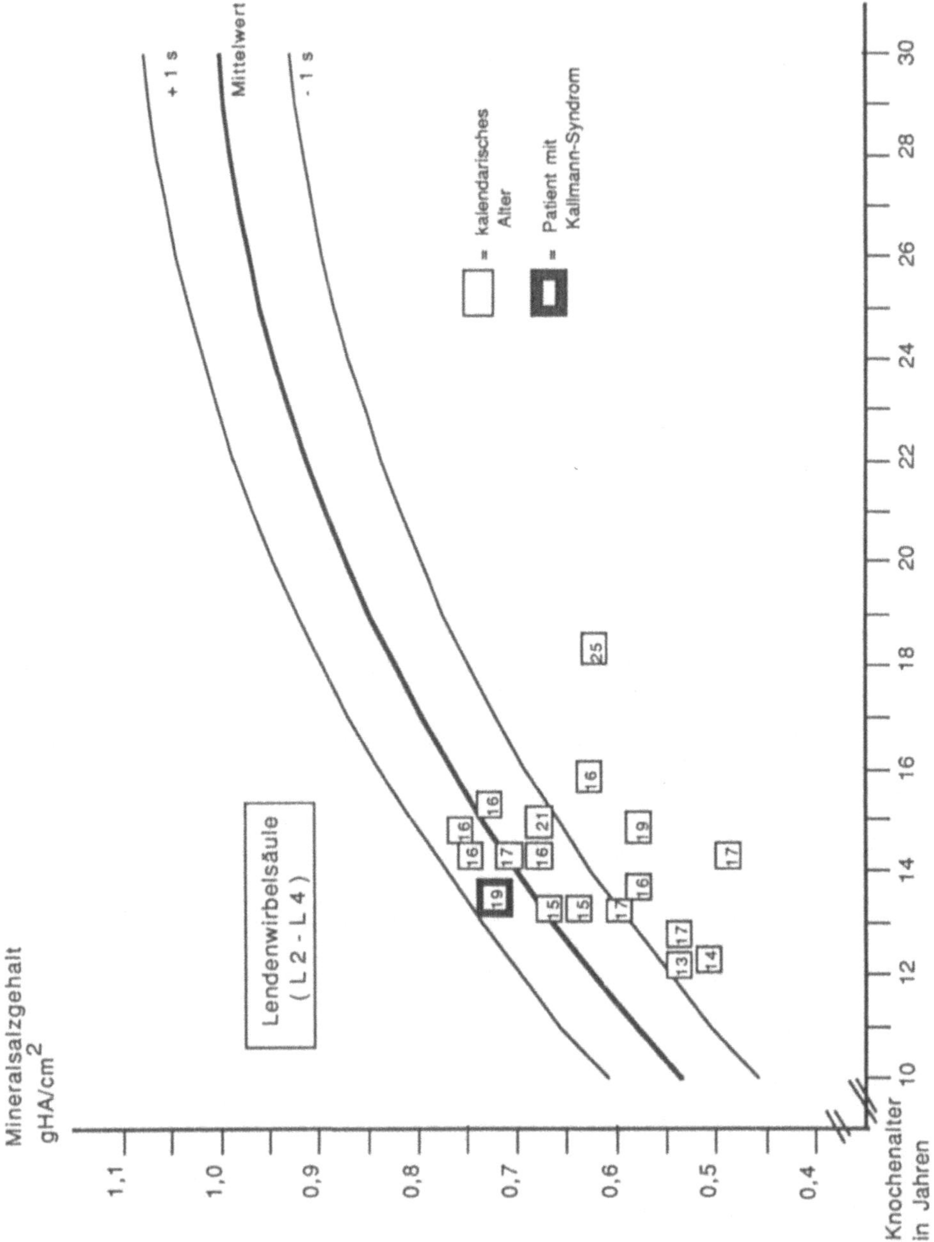

Abb. 2. Die Knochenmineralsalzdichte im Bereich der LWS bei 18 Patienten mit unbehandeltem sekundärem Hypogonadismus (3x Kallmann-Syndrom, 15x ISH)

gesunder Probanden liegen, auch wenn auf das Knochenalter bezogen wird. Bei Bezug auf das chronologische Alter fallen die Differenzen noch wesentlich deutlicher aus.

Betrachtet man die Gruppe der 28 Pat. mit sekundärem Hypogonadismus, die im Mittel bereits 40 Monate mit gonadotropen Hor-

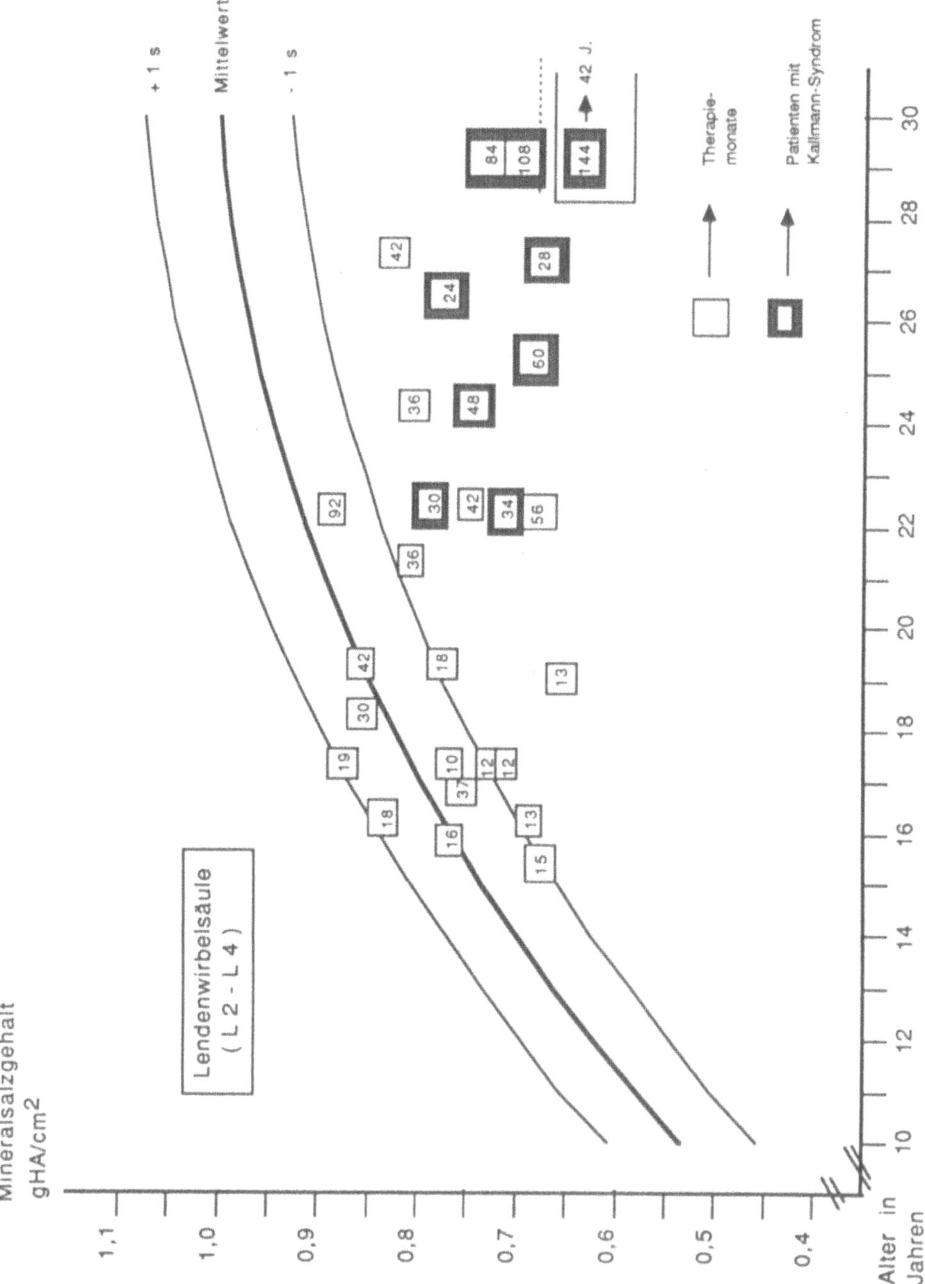

Abb. 3. Die Knochenmineralsalzdichte im Bereiche der LWS bei 28 Patienten mit sekundärem Hypogonadismus (9x Kallmann-Syndrom, 19x ISH), die im Mittel 40 Mon. (12–144) mit gonadotropen Hormonen behandelt wurden

monen behandelt wurde, ergibt sich ein interessantes Bild. Es hat den Anschein, als würde bei diesen Pat. mit zunehmendem Alter trotz einer suffizienten Therapie der Knochenmineralsalzgehalt inadäquat absinken. Betrachtet man aber die Daten genauer, zeigt sich, daß bei den älteren Pat. mit den niedrigen Knochenmineralsalzwerten die Therapie in einem höheren Lebensalter begonnen wurde, während bei den Pat. mir normalem Knochenmineralsalzgehalt die Therapie in jüngeren Jahren einsetzte.

Trägt man von jedem einzelnen dieser Patienten die Differenz des Knochenmineralsalzgehaltes zur Mittelwertskurve in Abhängigkeit vom Alter bei Therapiebeginn auf, so läßt sich ein hochsignifikanter Zusammenhang feststellen.

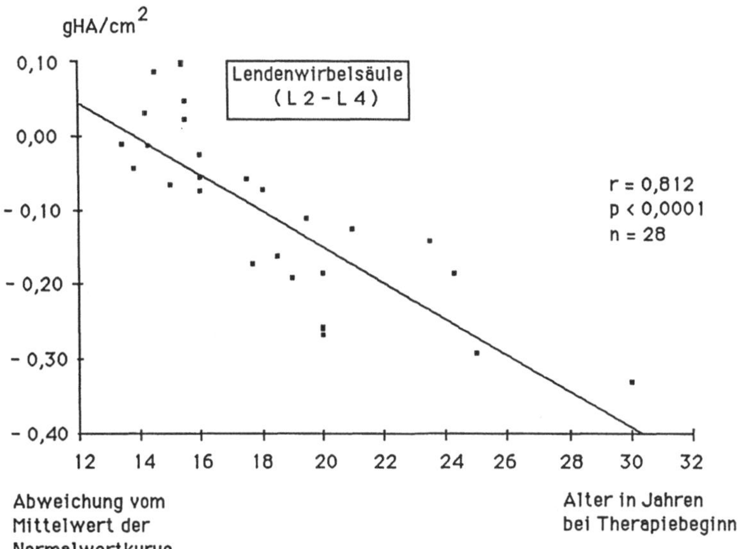

Abb. 4. Die Abhängigkeit der verminderten Knochenmineralsalzdichte vom Alter bei Therapiebeginn bei Patienten mit sekundärem Hypogonadismus

Diese Abbildung zeigt eindeutig, daß um so normalere Knochenmineralsalzwerte erreicht werden, je früher eine Substitutionstherapie einsetzt. Bei spätem Therapiebeginn bleiben die Knochenmineralsalzwerte niedrig, auch eine langfristige Therapie kann dieses Defizit nicht mehr ausgleichen, wie dies die Abbildung 5 zeigt. Ein Therapiebeginn vor dem 17. Lebensjahr (Mittel 14,8 J.) führt zu Knochenmineralsalzwerten, die sich nicht von denen Gesunder unterscheiden. Der Therapiebeginn nach dem 17. Lebensjahr (Mittel 20,8 J.) führt trotz Langzeittherapie (50 Monate) nicht zu einer Normalisierung des Knochenmineralsalzgehaltes.

Das gleiche Bild wie bei den Pat. mit sekundärem Hypogonadismus läßt sich auch bei Pat. mit primärem Hypogonadismus zeigen.

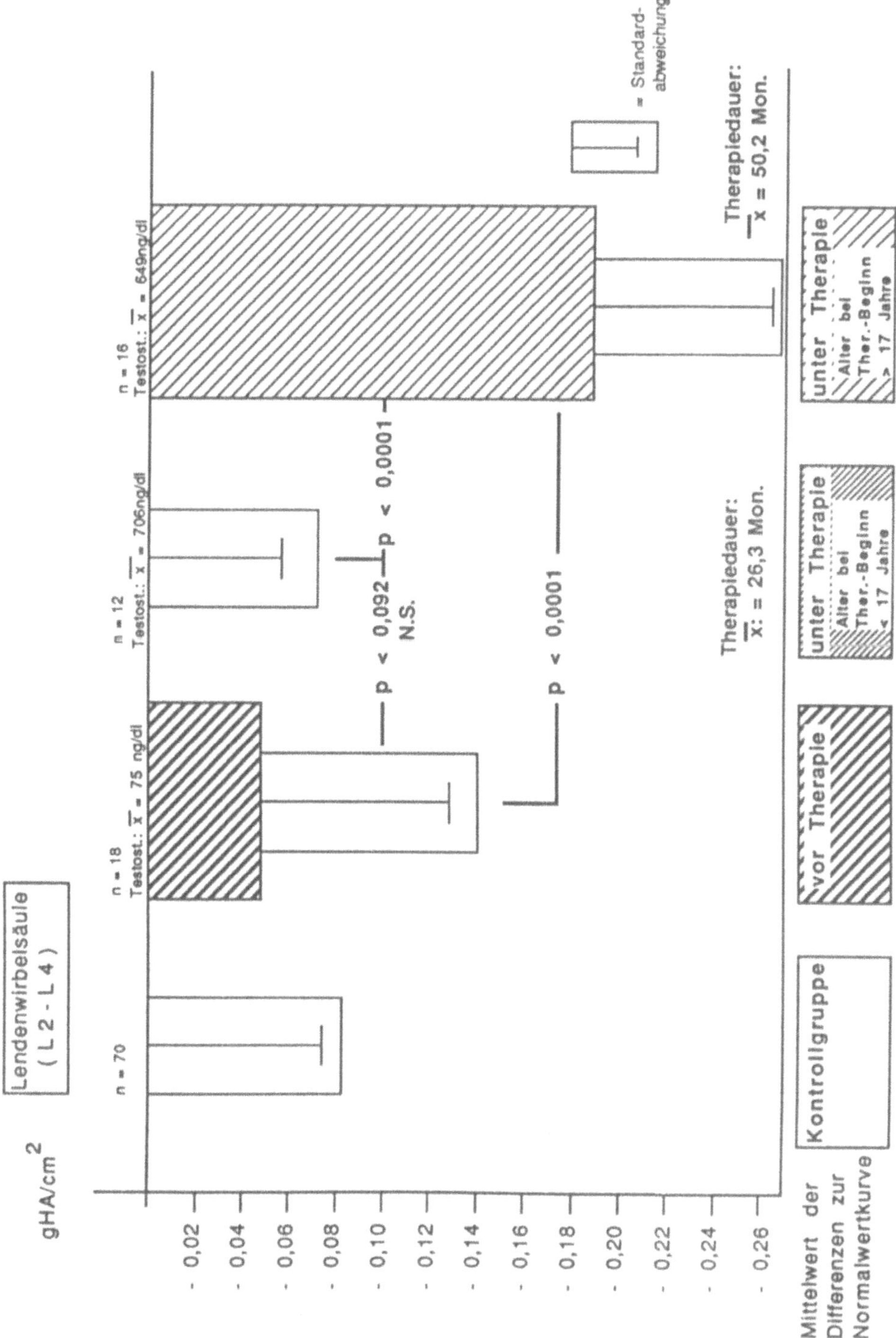

Abb. 5. Der fehlende Effekt einer Langzeitsubstitutionstherapie mit gonadotropen Hormonen auf die Normalisierung der Knochenmineralsalzdichte bei Patienten mit sekundärem Hypogonadismus, wenn die Therapie zu spät (< 17 Jahre) begonnen wird

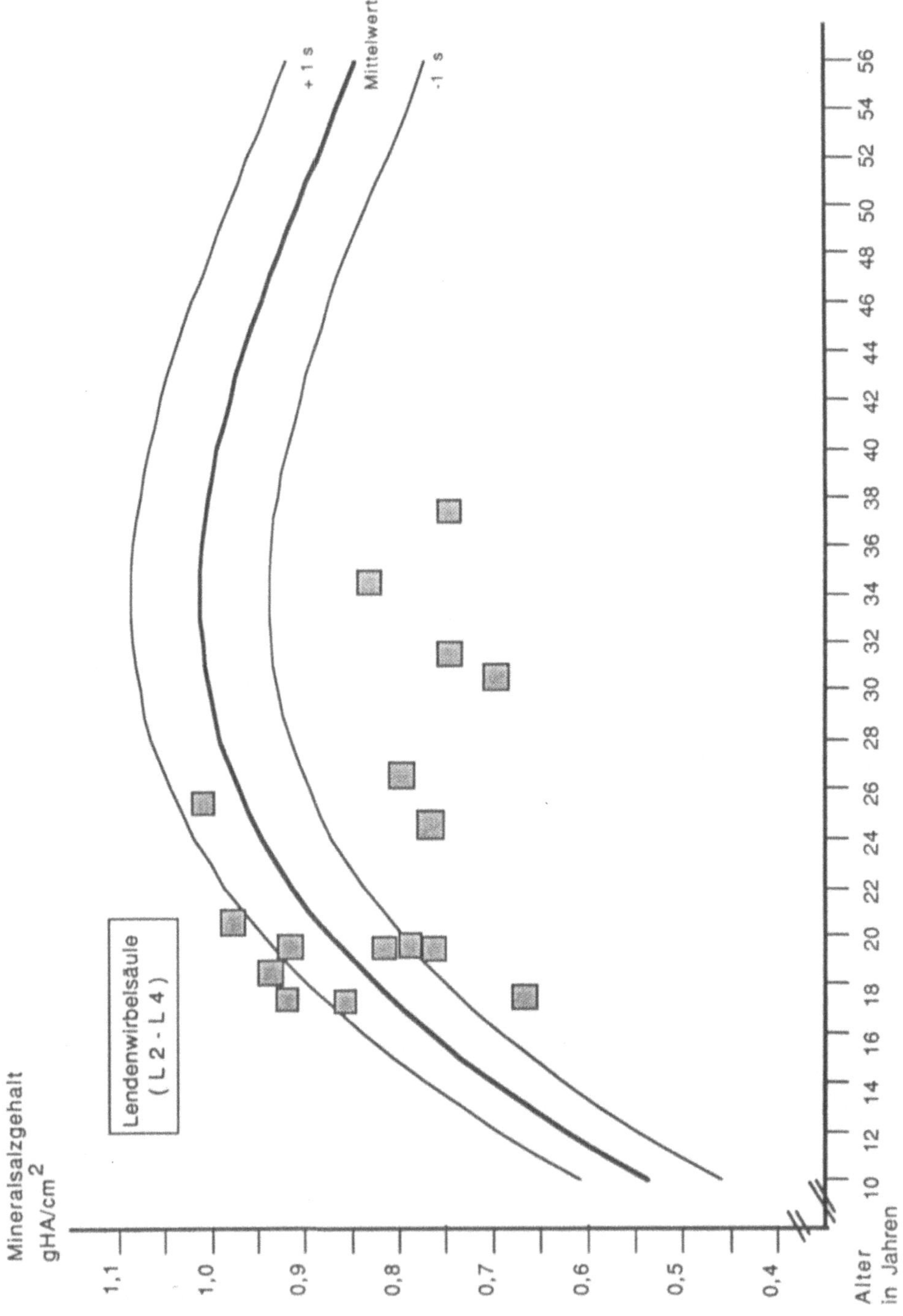

Abb. 6. Die Knochenmineralsalzdichte im Bereich der LWS bei 16 Patienten mit unbehandeltem primärem Hypogonadismus (Klinefelter-Syndrom)

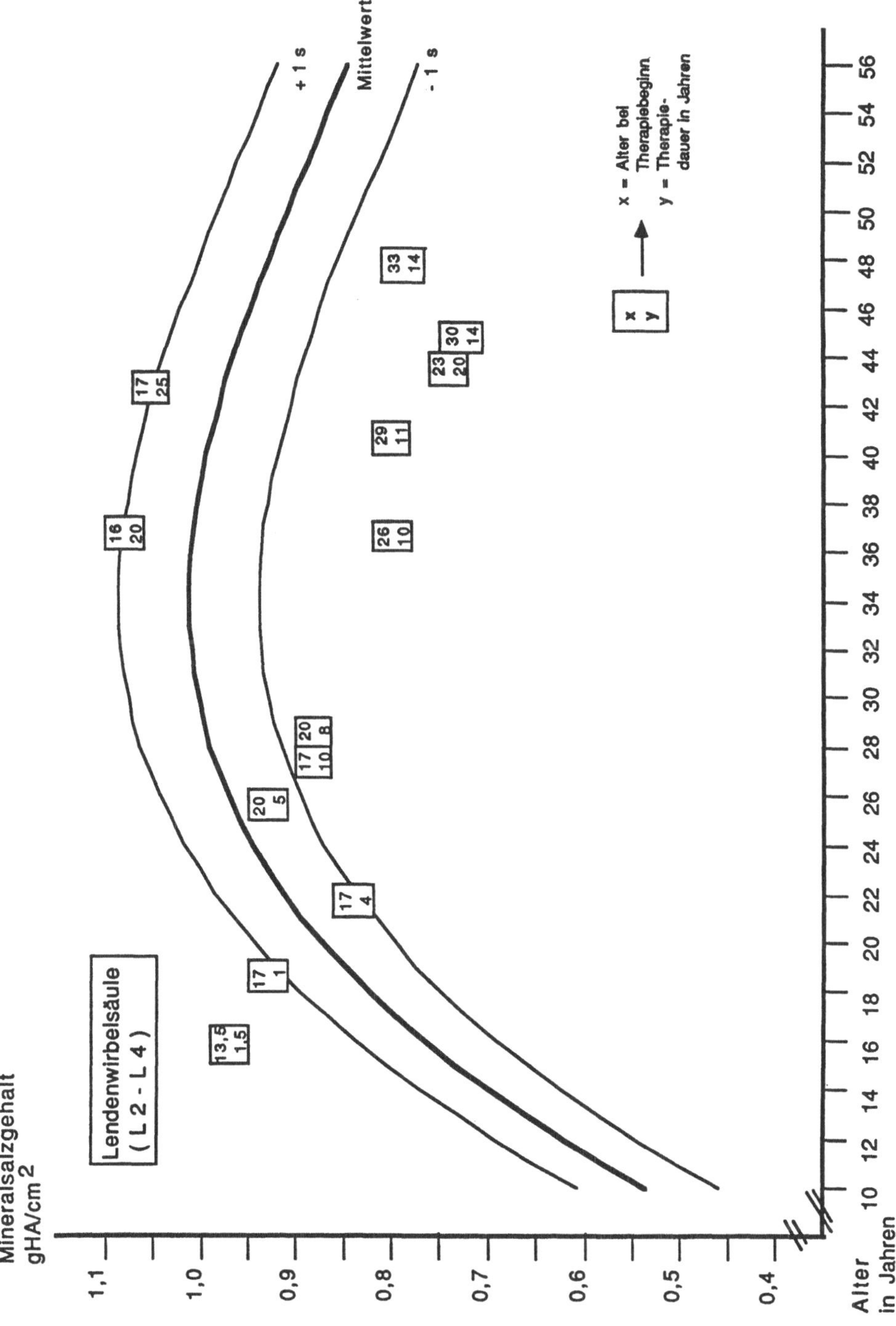

Abb. 7. Die Knochenmineralsalzdichte im Bereich der LWS bei 13 Patienten mit primärem Hypogonadismus (Klinefelter-Syndrom), die im Mittel 11 Jahre (1-25 J.) mit Sexualsteroiden behandelt wurden

Auch bei den 16 Pat. mit Klinefelter-Syndrom, die noch keine Therapie erhalten hatten, liegen die Knochenmineralsalzwerte bei 50% unter der unteren Normgrenze Gesunder. Die wesentlich grössere Streuung im Vergleich zu den Pat. mit sekundärem Hypogonadismus sowie das Vorkommen völlig normaler, ja sogar hochnormaler Knochenmineralsalzwerte bei dieser Gruppe ist darauf zurückzuführen, daß bei einigen Pat. mit Klinefelter-Syndrom völlig normale Plasma-Testsosteronwerte gemessen werden können. Im Mittel liegen die Testosteronwerte bei dieser Gruppe vor Therapie mit 311 ng/dl im unteren Normbereich,während sie bei der Gruppe mit sekundärem Hypogonadismus vor Therapie mit 75 ng/dl wesentlich niedriger liegen. Allerdings ist diese Gruppe mit 17 Jahren auch wesentlich jünger als die der Patienten mit primärem Hypogonadismus vor Therapie, die ein mittleres Alter von 23 Jahren hat.

Auch bei der Gruppe der Pat. mit primärem Hypogonadismus unter Therapie läßt sich zeigen, daß ein verspäteter Therapiebeginn erniedrigte Knochenmineralsalzwerte zur Folge hat.

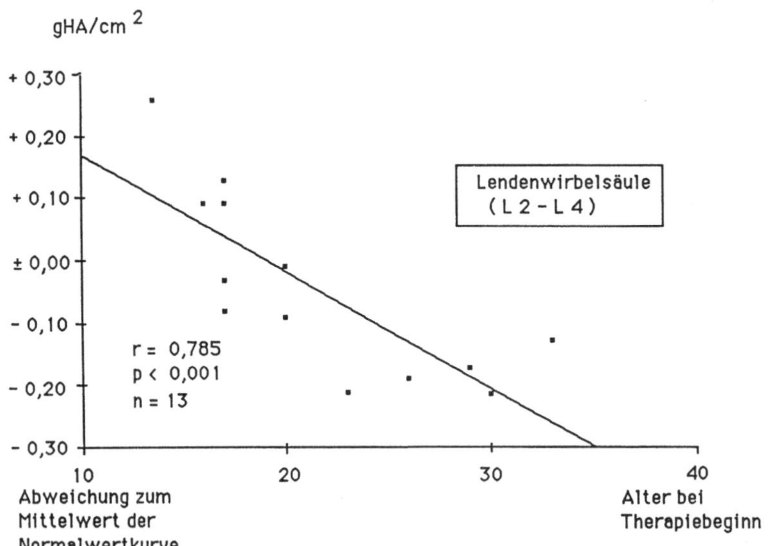

Abb. 8. Die Abhängigkeit der verminderten Knochenmineralsalzdichte vom Alter bei Therapiebeginn bei 13 Patienten mit primärem Hypogonadismus (Klinefelter-Syndrom)

Die Korrelation der Differenz des Knochenmineralsalzgehaltes zur Mittelwertskurve mit dem Alter bei Therapiebeginn zeigt auch bei dieser relativ kleinen Gruppe von Patienten mit primärem Hypogonadismus eine signifikante Korrelation, die allerdings nicht so deutlich ausfällt wie bei den Patienten mit sekundärem Hypogonadismus.

Das späte Einsetzen einer Substitutionstherapie führt auch bei den Patienten mit primärem Hypogonadismus zu einer ausgeprägten

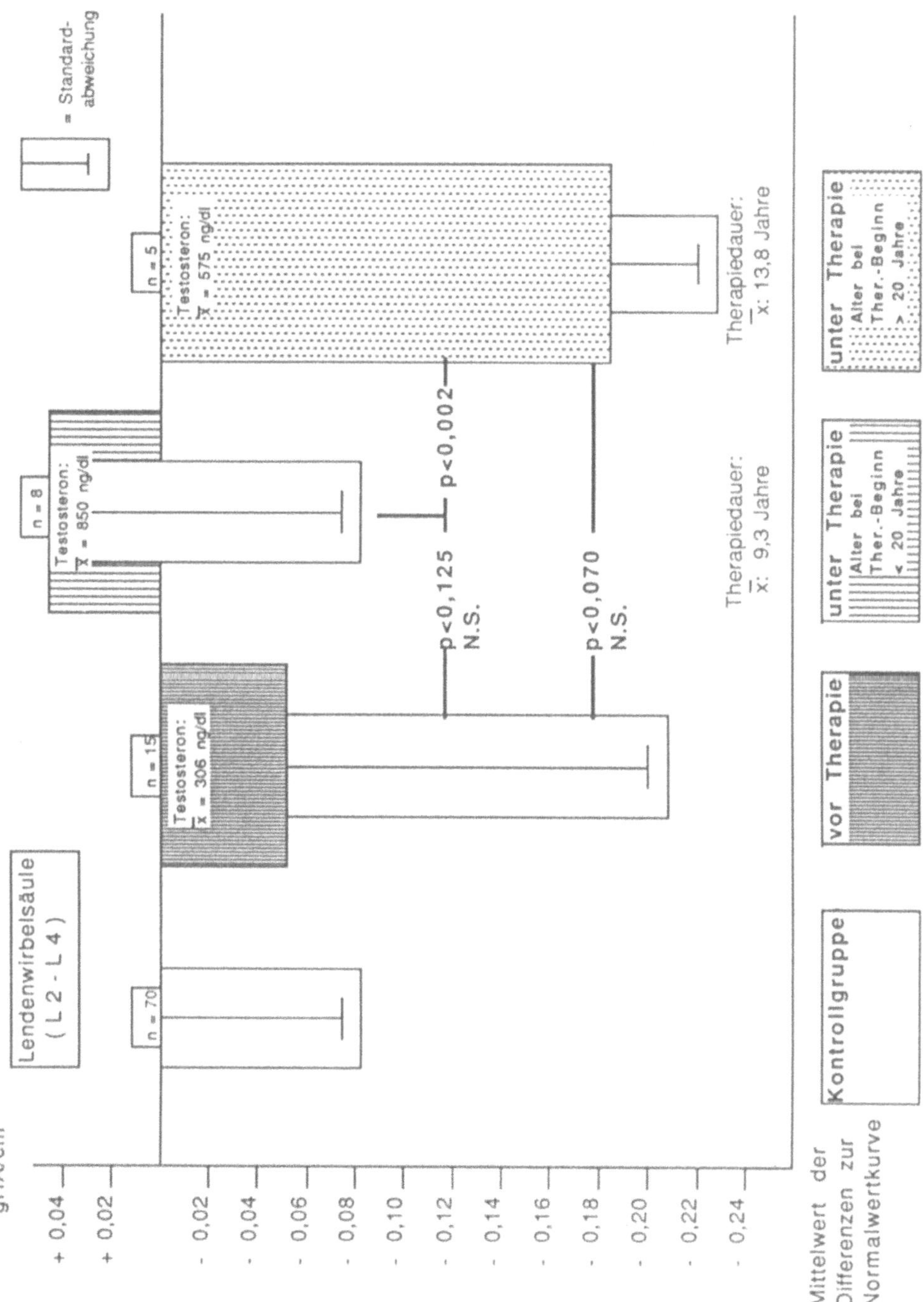

Abb. 9. Der fehlende Effekt einer Langzeitsubstitutionstherapie mit Sexualsteroiden auf die Normalisierung der Knochenmineralsalzdichte bei Patienten mit primärem Hypogonadismus (Klinefelter-Syndrom), wenn die Therapie zu spät (< 20 Jahre) begonnen wird

Osteopenie, die auch durch eine Langzeittherapie (hier 13,8 Jahre) nicht behoben werden kann, während der frühzeitige Einsatz der Substitutionstherapie bei diesem Patientenkollektiv zu normalen Knochenmineralsalzdichtewerten führt.

Zusammenfassung

Die vorliegenden Ergebnisse bestätigen wieder die entscheidende Rolle der Sexualsteroide bei der Ausbildung einer normalen peak bone mass. Der rechtzeitige Therapiebeginn mit Sexualsteroiden bei Patienten mit primärem Hypogonadismus bzw. mit gonadotropen Hormonen bei Patienten mit sekundärem Hypogonadismus führt bei diesen Patienten zu einer normalen Knochenmineralsalzdichte. Wird die Therapie zu spät begonnen, lassen sich normale Knochenmineralsalzwerte nicht mehr erreichen, unabhängig davon, wie lange eine solche Therapie durchgeführt wird.

Die Feststellung, daß bei hypogonaden Jungen zwischen dem 14. und 16. Lebensjahr die Knochenmineralsalzdichte deutlich unter der liegt, die für das Knochenalter zu erwarten ist, sollte einem die Entscheidung, frühzeitig mit einer Substitutionstherapie zu beginnen, erleichtern, zumal kürzlich von Richman und Mitarbeitern (3) gezeigt werden konnte, daß eine Therapie mit Androgenen bei minderwüchsigen Knaben mit verspäteter Pubertät nicht zu einer Verminderung des prospektiven Längenwachstums führt.

Literatur

1. Johnson CC et al (1985) Some determinants of peak bone mass and subsequent rates of bone loss. Osteoporosis: Proceedings of the Copenhagen international Symposium on Osteoporosis, pp 263-268
2. Kapp S (1986) Messung des Knochenmineralsalzgehaltes mit der Zweistrahl-Photonenabsorptionsmethode zur Quantifizierung der Osteoporose. Ärzteblatt Rheinland-Pfalz 11:585-594
3. Richman AR, Kirch LR (1988) Testosterone treatment in adolescent boys with constitutional delay in growth and development. N Engl J Med 320: 1563-1567

Wachstumsstörungen bei Osteogenesis imperfecta

M. L. Ternes[1], B. F. Pontz[1], C. R. Paterson[2]

[1]Kinderklinik und Poliklinik, Technische Universität München, Kölner Platz 1, 8000 München 40, FRG
[2]Biochemical Department, Ninewells Hospital and Medical School, Dundee DD1 9SY, Scotland

Summary

One of the facultative symptoms of osteogenesis imperfecta is short stature. In determining whether the many fractures are responsible for this observation, we measured hand length from X-rays of 67 osteogenesis imperfecta patients and related them to the corresponding body size. Patients with the type I disorder had mostly a normal, well-proportioned body size. Only the older ones revealed hand lengths greater than would have been expected. All type III patients had small stature, mostly unproportioned. Also the predicted stature calculated from hand length showed pathological values. Type IV patients showed great variation. The majority had normal, proportioned body size, although tended to be below the 50th percentile.

Our results indicate that measurement of both hand length and body size may be helpful in identifying patients according to the Sillence classification. Moreover, in osteogenesis imperfecta, fractures cannot be the sole reason for small stature.

Einführung

Unter Osteogenesis imperfecta (O.i.) faßt man eine Gruppe angeborener Störungen des Bindegewebes zusammen. Die heute gebräuchliche Einteilung ist die Klassifikation nach Sillence et al. (1979), die aufgrund unterschiedlicher klinischer und genetischer Merkmale vier Gruppen differenziert.

Das hervorstechendste gemeinsame Merkmal der Erkrankung ist eine erhöhte Knochenbrüchigkeit. Ein fakultatives Symptom ist ein mehr oder weniger stark ausgeprägter Minderwuchs. Viele Autoren führen die Wachstumsstörungen auf die häufigen Frakturen zurück. Das würde bedeuten, daß die Betroffenen ohne die

H.-G. Willert F. H. W. Heuck (Hrsg.)
Neuere Ergebnisse in der Osteologie

Frakturen im Bereich der unteren Extremitäten und ohne die häufig anzutreffenden Wirbelsäulenverbiegungen normalwüchsig wären.

Dies herauszufinden schien möglich durch einen Proportionsvergleich von Körperabschnitten, die keinen oder nur selten Frakturen ausgesetzt sind, mit der Gesamtkörperlänge - davon ausgehend, daß es beim Gesunden eine Korrelation zwischen dem Wachstum einzelner Skelettabschnitte und der Gesamtkörperlänge gibt.

Da in der Literatur immer wieder darauf hingewiesen wird, daß die Hände von O.i. Betroffenen so gut wie nie Frakturen erleiden, bot sich die Handlänge als Vergleichsgröße zur aktuellen Körpergröße und Grundlage zur Berechnung einer fiktiven Körperlänge an. Vergleichsdaten der Handlänge : Körperlänge-Relation von gesunden Kindern sind anhand größerer Kollektive von Schmid und Hoffmann (1958), sowie Markuske (1978) erstellt worden.

Material und Methoden

Die Literaturdaten gesunder Kinder wurden graphisch dargestellt und dienten als "Normalwerte". In diese Abbildung wurden die Werte unserer O.i. Patienten eingetragen. Die Messungen erfolgten, wie in der Literatur beschrieben, im Röntgenbild. Das Ausmaß der bestehenden Minderwüchsigkeit wurde in der Körpergröße : Alterrelation dargestellt. Als Normalwerte dienten hier die Daten von Tanner et al. (1966). Als Minderwuchs ist eine Körpergröße definiert, die um mehr als -2 Standardabweichungen von der Norm abweicht. Da das Knochenalter zur Körpergröße eine bessere Korrelation zeigt als das chronologische Alter, wurde es bei allen betroffenen Kindern, soweit möglich, bestimmt und als Bezugsgröße verwendet.

Insgesamt wurden Röntgenbilder und Daten von 67 O.i. Patienten ausgewertet. Erfaßt wurden die O.i. Typen I, III und IV nach Sillence et al.. Patienten, die nicht sicher zugeordnet werden konnten und solche des letalen Typs II wurden ausgeschlossen.

Ergebnisse

O.i. Typ I. Von den 35 Patienten war die überwiegende Anzahl proportioniert normalwüchsig. Lediglich bei den älteren Patienten fiel ein Minderwuchs auf, bei dem die Hände unproportioniert lang waren. Trägt man die zu den jeweiligen Handlängen zu erwartenden Körpergrößen auf, resultiert auch hier eine normale Körpergröße (Abb. 1a-c).

O.i. Typ III. Alle 9 Patienten wiesen einen erheblichen Minderwuchs auf, bei vier Patienten (alle älteren eingeschlossen) war das Wachstum dysproportioniert. Auch die aus den Handlängen jeweils fiktiv berechenbaren Körpergrößen lagen bis auf eine Ausnahme im Bereich der Minderwüchsigkeit (Abb. 2a-c).

O.i. Typ IV. Unter den 23 Patienten gab es eine große Variabilität. Der Großteil vor allem der jüngeren Patienten wies einen proportionierten Normalwuchs auf, wobei auffiel, daß bis auf

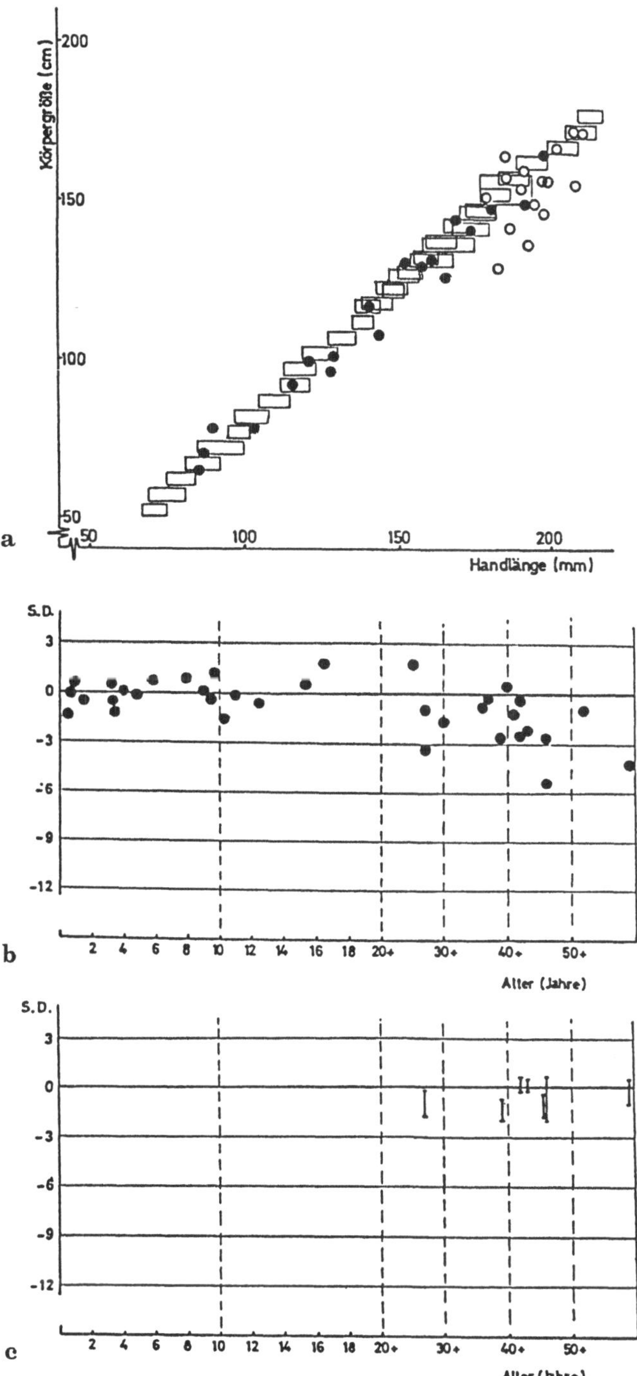

Abb. 1a-c. Patienten mit Osteogenesis imperfecta Typ I. Handlänge : Körperlänge-Relation (● < 18 Jahre, o > 18 Jahre) (*a*); Körpergrößen (*b*); aus den Handlängen theoretisch ermittelte Körpergrößen der minderwüchsigen Patienten. Angegeben ist die Streubreite (*c*). (*S.D.*, Standarddeviation)

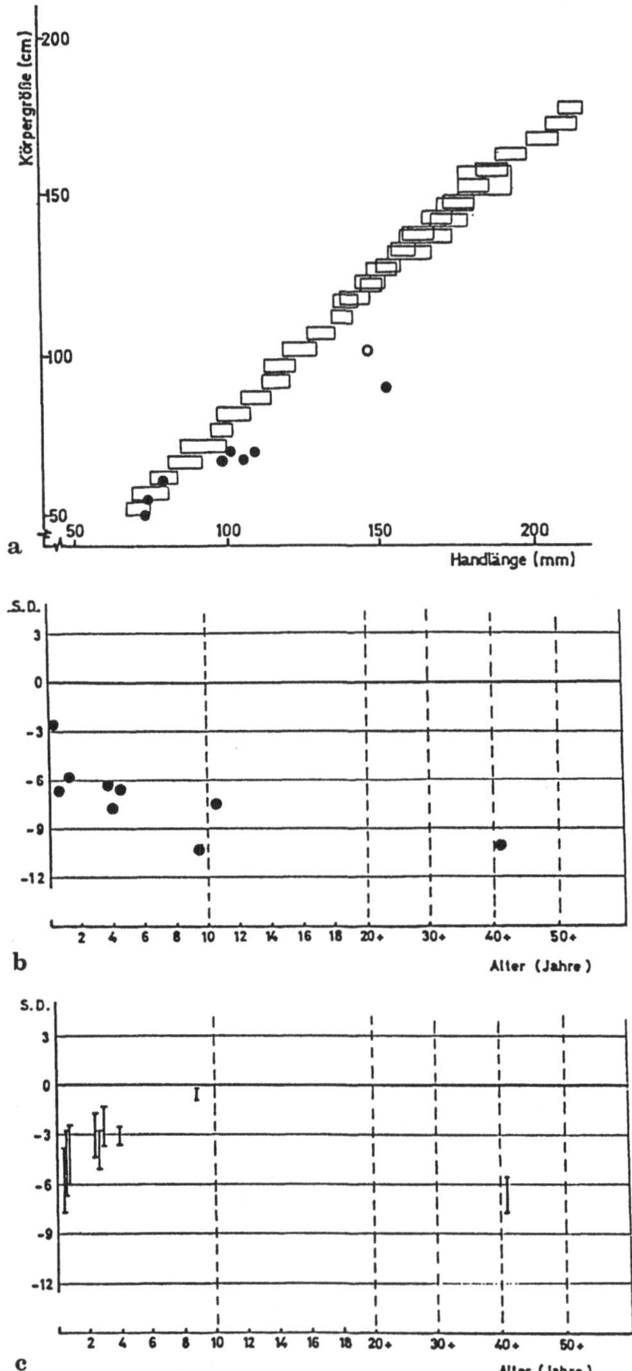

Abb. 2a-c. Patienten mit Osteogenesis imperfecta Typ III. Handlänge : Körperlänge-Relation (● < 18 Jahre, o > 18 Jahre) (*a*); Körpergrößen (*b*); aus den Handlängen theoretisch ermittelte Körpergrößen. Angegeben ist die Streubreite (*c*). (*S.D.*, Standarddeviation)

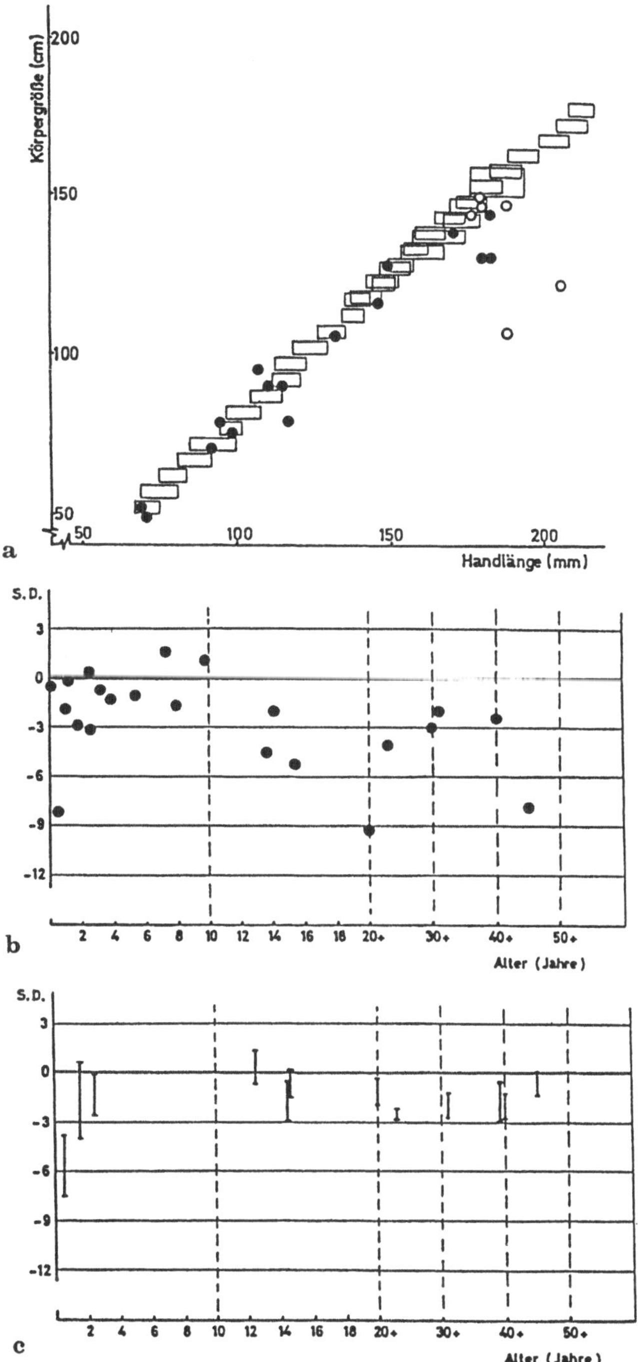

Abb. 3a-c. Patienten mit Osteogenesis imperfecta Typ IV. Handlänge : Körperlänge-Relation (● < 18 Jahre, o > 18 Jahre) (*a*); Körpergrößen (*b*); aus den Handlängen theoretisch ermittelte Körpergrößen der minderwüchsigen Patienten. Angegeben ist die Streubreite (*c*). (*S.D.*, Standarddeviation)

drei Ausnahmen alle unter der 50. Wachstumspercentile lagen. Wie bei Typ I waren auch hier besonders bei den Erwachsenen größere Abweichungen von der Norm zu verzeichnen (Abb. 3a-c).

Knochenalter. Im Gesamtkollektiv fielen mehrere Patienten durch Knochenalterabweichungen (Retardation), häufig dissoziiert, und Anomalien der Handwurzelknochen auf. Die Typ III Patienten waren hiervon besonders oft betroffen.

Diskussion

Minderwuchs ist, wie auch an unserem Patientengut dargestellt, ein fakultatives Symptom der O.i., wobei die einzelnen Typen unterschiedlich stark betroffen sind. Die vorgestellten Messungen der Handlänge : Körpergröße-Relation können bei der Einteilung in die Sillence'sche Klassifikation hilfreich sein, vor allem, wenn es um die oft schwierige Differenzierung älterer Patienten der Typen III und IV geht.

Aus der Literatur ist bekannt, daß gerade ältere Patienten stärker von Minderwüchsigkeit betroffen sind (Wynne-Davies und Gormley 1981). Möglicherweise sind die orthopädischen und orthopädietechnischen Fortschritte der letzten Jahre verantwortlich für verbesserte Wachstumsbedingungen.

Ebenfalls aus der Literatur bekannt und in unserem Patientengut nachgewiesen, sind Abweichungen des Knochenalters und strukturelle Anomalien der Handwurzelknochen (Schmid und Moll 1960). Insgesamt war es aufgrund der osteopenischen Knochen oft schwierig, das Knochenalter exakt zu bestimmen. Daß aber auch bei deutlich retardiertem Knochenalter kein nachfolgender Längenschub zu erwarten ist, belegen die Körpergrößen der erwachsenen Patienten.

Unsere Ergebnisse widersprechen der Vorstellung, daß Minderwüchsigkeit bei O.i. durch eine frakturbedingte Pseudomikromelie entsteht. Die Ursachen für die Wachstumsstörungen dürften in erster Linie in einem gestörten Knochen-/Knorpelstoffwechsel zu finden sein. Diese Vermutung wird gestützt durch neuere histologische und ultrastrukturelle Untersuchungen (Stöß 1985).

Literatur

1. Markuske H (1978) Beziehungen zwischen Handlänge und Körperhöhe. Eine röntgenologische Studie an 300 gesunden Schulkindern. Ärztl Jugendkd 69: 18-21
2. Tanner JM, Whitehouse RH, Takaishi M (1966) Standards from birth to maturity for height, weight, height velocity, and weight velocity: British children, 1965. Arch Dis Child 41:613-635
3. Schmid F, Hoffmann E (1958) Die metrische Beurteilung der Handlänge. Fortschr Röntgenstr 88:450-452
4. Schmid F, Moll H (1960) Atlas der normalen und pathologischen Handskelettentwicklung. Springer, Berlin Heidelberg New York
5. Sillence DO, Senn A, Danks DM (1979) Genetic heterogeneity in osteogenesis imperfecta. J Med Genet 16:101-116

6. Stöß H (1985) Cartilaginous changes in osteogenesis imperfecta. In: Papadatos CJ, Bartsocas CS (Eds) Endocrine genetics and genetics of growth. Alan R Liss Inc, pp 343-353
7. Wynne-Davies R, Gormley J (1981) Clinical and genetic patterns in osteogenesis imperfecta. Clin Orthop 159:26-35

Wachstumsstörungen bei multiplen cartilaginären Exostosen

P. Wuisman[1], A. Härle[1], B. Nommensen[1], R. Erlemann[2], A. Bosse[3], A. Roessner[3]

[1]Abteilung für Orthopädie, Orthopädische Klinik und Poliklinik;
[2]Institut für klinische Radiologie, Universität Münster, Albert Schweitzer Str. 33, 4400 Münster, FRG
[3]Gerhard-Domagk-Institut für Pathologie, Universität Münster, Domagkstr. 17, 4400 Münster, FRG

Abstract

We reviewed the cases of 65 patients with multiple cartilaginous exostoses. The main clinical features were identical to those mentioned in literatur; retarded skeletal mature with a short disproportionated stature in males, bowing of the forearm with deformities of the distal and proximal radioulnar joints. In addition, the bony pelvic structures showed narrowing of small pelvis entrance, thickening of the pubic and tuberal bones and dysplacia of the acetabulum. In the lower extremities, coxa-, tibia- and calcaneous valga was observed in many cases. Malignant transformation was observed in three cases.

Einleitung

Bei den multiplen cartilaginären Exostosen handelt es sich um zahlreiche, bevorzugt in der Nähe von Epiphysen auftretende, metaphysäre, überschießende Knorpelneubildungen. Diese unterschiedlich großen Exostosen finden sich an fast allen Stellen des Skeletts, bevorzugt aber an den langen Röhrenknochen. Die expansive Ausbreitung der Neubildungen kann durch Verdrängung oder Deformierung von Wachstumsfugen zu einem Fehlwachstum des betroffenen Skelettabschnittes führen und somit die Funktion und die Biomechanik nachteilig beeinträchtigen.

Material

Die den Ergebnissen zugrunde liegenden Daten dieser Arbeit wurden von einem Patientenkollektiv erhoben, das 65 Patienten umfaßte, von denen 49 an einer ambulanten Untersuchung teilgenommen haben. Bei den übrigen 16 Patienten wurden die Daten von den vorhandenen Krankenakten gewonnen. Von den 65 Patienten waren 39 (60%) männlichen und 26 (40%) weiblichen Geschlechts.,31 Patienten waren älter als 18 Jahre, 29 zwischen 6 und 18 Jahre und 5 jünger als 6 Jahre.

H.-G. Willert F. H. W. Heuck (Hrsg.)
Neuere Ergebnisse in der Osteologie

Ergebnisse

Körperlängen- und Stammlängenmessungen

Von 26 Patienten konnte das Skelettalter nach der Tabelle von Greulich (1959) bestimmt werden. Von den 26 Patienten lagen nur 10 Patienten bezüglich des Skelettalters im Normbereich oder darüber. Bei fünf der 10 Patienten verkehrte sich dieser Zustand später ins Gegenteil. Umgekehrt gab es unter den restlichen 16 Fällen, die bezüglich der Skelettreife in Relation zum numerischen Alter unterhalb der Norm lagen, nur zwei, die im Laufe des Wachstums den Rückstand in der Skelettreife aufholen konnten. Zwei andere holten ein wenig auf, blieben aber noch unter der Norm. Die Körper- und Stammlänge wurde ebenfalls bestimmt. Das Längenwachstum der weiblichen Exostosenträger lag im Normbereich. Bei den männlichen Trägern hingegen zeigte sich eine Tendenz zur Kleinwüchsigkeit. Nur ein Wert lag oberhalb der 75% Perzentile, die restlichen Werte waren kleiner oder gleich dem 50% Perzentil. Die bei den Mädchen ermittelten Stammlängen liessen keine Verschiebung in den unteren Normbereich erkennen. Bei den heranwachsenden Knaben bestand aber eine deutliche Verschiebung der Meßgröße in den unteren Normbereich.

Die Proportion von Stammlänge zu Körperlänge zeigte bei den Knaben, daß die untere Extremität im Vergleich zur Gesamtlänge ein zu geringes Längenwachstum aufwies. Bei den Mädchen stand die Stammlänge mit der Länge der unteren Extremität in einem harmonischen Verhältnis.

Ähnliche Ergebnisse bezüglich der Körper- und Stammlänge konnten wir bei den erwachsenen männlichen und weiblichen Patienten feststellen. So zeigten männliche Patienten im Unterschied zu weiblichen Patienten eine ausgeprägte Tendenz zur Kleinwüchsigkeit und disharmonischen Proportionen.

Fehlwachstum und Fehlstellung der oberen Extremität

Bei der Untersuchung der Extremitäten zeigten sich im Bereich der oberen Extremitäten durch Fehlwachstum (Tabelle 1) Einschränkungen der Beweglichkeit und Fehlstellungen der Gelenke. Im Handskelett fanden sich in Analogie zur Ulnaverkürzung verkürzte Metakarpalknochen, sowie Zapfenepiphysen an den Fingern. Die Ulna war in fast 50% der Fälle kleiner oder gleichlang dem Radius, wobei diese Verkürzung zu Lasten des distalen Ulnaendes ging (Abb. 1). Neben den Längenunterschieden zeigte sich in etwa 80% der Fälle eine konvexe Krümmung der Ulna (rechts bei 16 von 20 und links bei 22 von 26 ermittelten Fällen). Für die Radiuskrümmung fanden wir folgende Ergebnisse: rechts bei 20 von 20 (100%) und links bei 25 von 26 (96%) ermittelten Fällen (Abb. 1).

Tabelle 1. Multiple cartilaginäre Exostosen

Fehlwachstum obere Extremität	- Brachymetakarpie - Zapfenepiphysen der Phalangen - Verkürzte Metakarpalknochen - Verkürzung des distalen Ulnaendes - Konvexe Krümmung der Ulna und des Radius - Usurierung der benachbarten Knochen

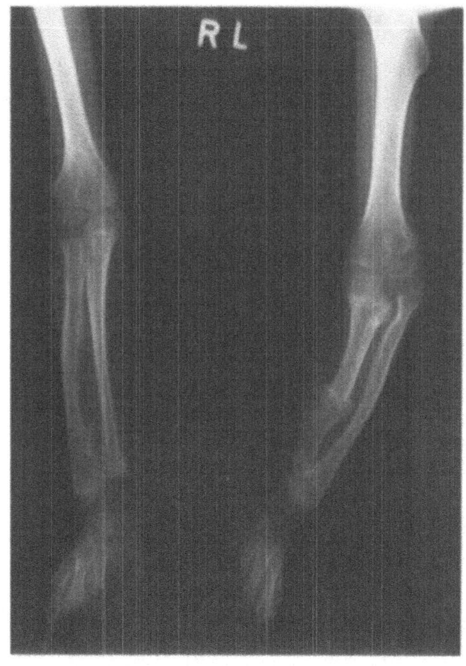

Abb. 1. Rechter und linker Unterarm bei 13,2 Jahre altem Knaben. Links: Verkürzung und Auftreibung der distalen Ulna, beginnende Verdrängung des Radiusköpfchens, konvexe Krümmung der Ulna und des Radius

Im Bereich des Humerus fanden wir keine bedeutende Verkürzung oder Verkrümmung. Am proximalen Radioulnargelenk ließ sich bei zwei Patienten eine Luxation des Radiusköpfchens feststellen, zweimal lag eine Subluxation vor (Abb. 1). Am distalen Radioulnargelenk lagen in 54% (rechts 16 von 25 und links 17 von 33 Radioulnargelenken) Fehlbildungen des Gelenkes vor, deren Ursache ausschließlich eine Verkürzung der Ulna war. In einem Fall lag eine Luxation vor. Eine Fehlstellung im Valgussinne des Ellenbogengelenkes konnte beidseits bei 35% der Patienten beobachtet werden, ein Cubitus Varus nur bei 7% der Patienten. Die Deformierungen der Hand- und Ellenbogengelenke führten meistens zu einer Einschränkung der Pro- und Supination, der Radial- und Ulnarabduktion und zu einem Streckdefizit im Ellenbogengelenk. Das Humerusgelenk war in seinem Bewegungsumfang nur selten eingeschränkt.

Fehlwachstum des Beckens

Im Bereich des Beckens sind vor allem die Dysplasie des Acetabulums und die Einengung des Eingangs zum kleinen Becken von Bedeutung (Tabelle 2). Bei neun (22,5%) von 40 Patienten ließ sich eine Kartenherzform des Einganges zum kleinen Becken feststellen (Abb. 2). Bei 7 weiteren Patienten bestand eine Einengung durch exostotische Veränderungen. Dysplastische Veränderungen im Bereich des Acetabulum wurden bei 38 von 75 (50,7%) ermittelten Hüftgelenken festgestellt (Abb. 2).

Fehlwachstum und Fehlstellung der unteren Extremität

An den proximalen Femora führte die Metaphysenstörung nicht selten zu einer Coxa valga (Abb. 2). Bei 25 Patienten konnten wir einen projizierten CCD-Winkel größer als 130 Grad feststel-

Tabelle 2. Multiple cartilaginäre Exostosen

Fehlwachstum des Beckens	- Kartenherzform des Beckens - Dysplasie des Acetabulum
Fehlwachstum untere Extremität	- Aufrichtung des Schenkelhalses - Valgisierung der Tibia-Metaphyse - Fehlwachstum der distalen Tibia-Epiphyse - Brachymetatarsie - Zapfenepiphysen der Phalangen - Usurierung der benachbarten Knochen

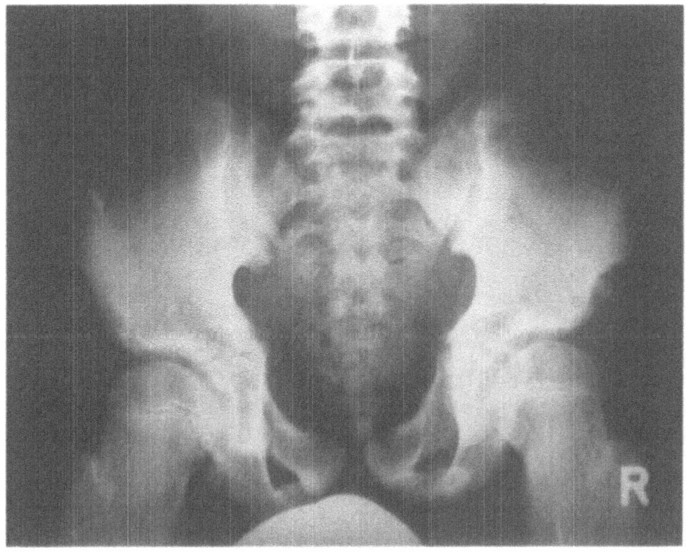

Abb. 2. Beckenübersicht bei 11,3 Jahre altem Knaben. Kartenherzform des Beckens, Verplumpung der Rami ossis pubis, Hypoplasie des Acetabulums mit Coxa valga der Femora

len. Zu bemerken ist, daß nur a.p.-Aufnahmen ausgewertet wurden. In welchem Maße die Steilstellung durch vermehrte Antetorsion bedingt ist, läßt sich nur mit Spezialaufnahmen feststellen. In einem Fall fand sich eine Subluxation des Femurkopfes, die bedingt wurde durch eine voluminöse Exostose im medialen Schenkelhals-Bereich.

Ein weiteres wichtiges Problem stellt die Achsenabweichung der Tibia dar, die sich am Übergang von der Metaphyse zur Diaphyse manifestiert (Abb. 3). So wiesen von 52 Patienten rechts nur 17 (38,5%) keine Achsenabweichung der Tibia auf, bei 32 (61,5%) lag dagegen eine Valgisierung (von denen 15 (47%) größer als 8 Grad) und bei 5 (5,8%) eine Varisierung der Tibia vor. Linksseitig sind die Zahlen: Normalstellung 23 (43,4%), Valgusstellung 28 (51,4%, von denen 8 (29%) größer als 8 Grad), und Varusstellung 2 (4,2%) Patienten.

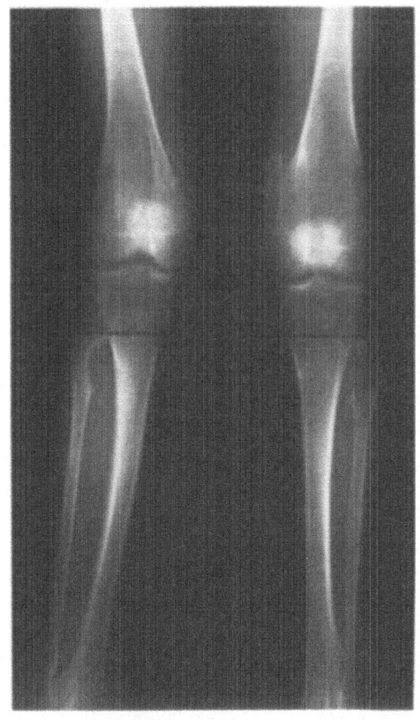

Abb. 3. Standaufnahmen der unteren Extremitäten bei 13,8 Jahre altem Knaben. Tibia valga im metadiaphysären Bereich von 20 Grad

Die gravierendsten Fehlstellungen im Bereich der unteren Extremitäten wurden am oberen Sprunggelenk festgestellt (Abb. 4). Betrachtet man die Calcaneusachse größer als 6 Grad als Fehlstellung im Valgussinne, so fand sich rechtsseitig bei 32 von 46 Patienten (69,6%) eine Valgusfehlstellung des Rückfußes, linksseitig bei 35 von 47 Patienten (74,5%). Eine Varusfehlstellung wurde bei 3 Patienten festgestellt. Die Valgusfehlstellung des Rückfußes kommt durch ein Fehlwachstum der Malleolengabeln und/ oder der distalen Tibia-Epiphyse zustande (Shapiro 1979). Es zeigte sich, daß nur bei etwa einem Drittel der Patienten bezüglich der Stellung der beiden Malleoli eine normale Konfiguration, wie von Shapiro (1979) beschrieben, vorlag. Die Verhältnisse an der Tibia-Epiphyse wiesen ähnliche Ergebnisse auf. Bei 25-30% der Fälle lagen schwerste Deformierungen der Epiphyse vor.

Die maligne Entartung ist selten: in unserem Kollektiv wurde eine Entartung in drei Fällen beobachtet.

Diskussion

Die Ergebnisse der vorliegenden Arbeit und ihre Interpretation decken sich mit der gängigen Literatur. Zu dem Phänomen der Skelettretardierung bei Patienten mit multiplen cartilaginären Exostosen vertritt Shapiro (1979) eine gleiche Meinung. Die Kleinwüchsigkeit wird offenkundig, wenn das Ende der Wachstumsperiode erreicht ist. Männer, als Gruppe betrachtet, zeigen eine stärkere Retardierung als Frauen. Dieses könnte durch die Tatsache erklärt werden, daß bei Mädchen das Wachstumsende früher als bei Knaben erreicht wird und somit die Auswirkungen der Erkrankung mit multiplen cartilaginären Exostosen auf das Wachs-

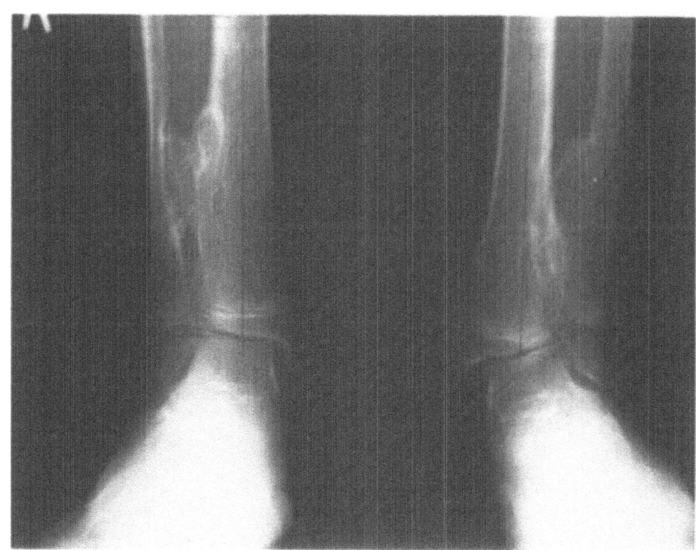

Abb. 4. Obere Sprunggelenksaufnahmen bei 10,8 Jahre altem Mädchen. Beidseits Typ 1 Fehlwachstum der Malleoli, rechts Typ 1 und links Typ 2 Fehlwachstum der Tibia Epiphyse mit Valgusfehlstellung der beiden Calcanei

tum eine beträchtlich längere Zeit in der letzteren Gruppe andauern (Solomon 1961, Sauer 1979). Die festgestellten asymmetrischen Verkürzungen und Deformitäten im Bereich der oberen Extremitäten wurde auch von mehreren Autoren festgestellt (Bethge 1963, Mordeja 1955). Eine parallele Verkrümmung der Ulna und des Radius, die wir häufig bei unseren Patienten fanden, wird aber in der Literatur nicht beschrieben. Die von Sauer (1979) dargestellten Veränderungen am Becken (Kartenherzform, Verplumpung von Sitz- und Schambein) haben auch wir feststellen können. Das Auftreten einer Dysplasie des Acetabulums wird allerdings unterschiedlich dargestellt. Nur Shapiro (1979) erwähnt den Zusammenhang zwischen der Hüftdysplasie und der Coxa valga. Die Auswirkungen des Fehlwachstums im Bereich der unteren Extremitäten entsprachen in etwa den Ergebnissen von Weiner (1978), Sauer (1979), Shapiro (1979) u.a. Abzuwarten bleibt, ob aufgrund vorhandener schwerer Gelenkdeformitäten eine frühzeitige Arthrose auftritt. Zur Frage der malignen Entartung werden in der Literatur Häufigkeitsangaben von 2-20% gemacht (Ochsner 1978). Dieser Zusammenhang ist schwierig einzuschätzen, da die Zahl der Krankheitsträger nicht bekannt ist (Ellis 1951). Eine regelmäßige Selbstbeobachtung durch den Patienten auf Veränderungen des Exostosen, insbesondere auch nach Wachstumsabschluß, ist aber in jedem Fall zu fordern.

Literatur

1. Ellis VH et al. (1951) Diaphysical aclasis. J Bone Joint Surg 33B: 100-105
2. Bethge JF (1963) Hereditäre, multiple Exostosen und ihre pathogenetische Bedeutung. Arch Orthop Unfall-Chir 54:667-669

3. Greulich WW et al. (1959) Radiographic atlas of skeletal development of the hand and wrist. Stanford University Press, Stanford
4. Mordeja J (1955) Über Exostosen, unter besonderer Berücksichtigung kongenitaler Skelettdeformitäten bei multiplen kartilaginären Exostosen. Z Orthop 85:606-618
5. Ochsner PE (1978) Zum Problem der neoplastischen Entartung bei multiplen cartilaginären Exostosen. Z Orthop 116 (3):369-378
6. Sauer S et al. (1979) Multiple cartilaginäre Exostosen. Arch Orthop Traumat Surg 94:107-117
7. Shapiro F et al. (1979) Hereditary multiple exostoses. Arthropometric, roentgenographic and clinical aspects. J Bone Joint Surg 61A:815-824
8. Solomon L (1961) Bone growth in diaphyseal aclasis. J Bone Joint Surg 43B:700-716
9. Weiner DS et al. (1978) The development of the upper end of the femur in multiple hereditary exostoses. Clin Orthop 137:187-190

Normales und gestörtes Skelettwachstum nach hämatogener Osteomyelitis im Neugeborenen- und Säuglingsalter

A. Kirgis[1], W. Noack[1], A. Weckbecker[2], F. Schindera[3]

[1] Abteilung für Orthopädie, Evangelisches Waldkrankenhaus Spandau, Akademisches Lehrkrankenhaus, Freie Universität Berlin, Stadtrandstr. 555-561, 1000 Berlin 20, FRG

[2] Kernmattstr. 22, 4102 Binningen, Switzerland

[3] Kinderklinik der Stadt Karlsruhe, Akademisches Lehrkrankenhaus, Universität Freiburg, Karl-Wilhelm-Str. 1, 7500 Karlsruhe, FRG

Summary

50 patients - 8 premature infants, 13 neonatals (1 to 28 days of age) and 29 infants (1 to 12 months of age) were reviewed over a twelve-year period. Thus persistent functional deficit and/or deformity were found in 9 of 42 patients, 4 to 15 years after onset of disease. Deformity and impaired function were present in 6 of 17 premature babies and neonatals (35%), but only in 3 of 25 infants (12%). An exchange of antibiotics during therapy increased the rate of complications to 38%, as did persistently elevated sedimentation rate at the end of intravenous chemotherapy (deficits in 50% of the cases). A two weeks delay in diagnosis was followed by a significant increase of deficits (60% of the cases). Deformity and impaired function was detected in 9 patients with infection of long bones, 7 of whom (78%) had joint involvement. Therefore joints being afflicted by hematogenous osteomyelitis should be evacuated immediately by means of puncture, drainage or arthrotomy.

Zusammenfassung

Bei 9 von 42 Patienten (21%), die an einer akuten hämatogenen Osteomyelitis im Frühgeborenen-, Neugeborenen- oder Säuglingsalter erkrankt waren, wurden nach 4 bis 15 Jahren Spätschäden am Skelettsystem festgestellt. Erkrankungsbeginn im Frühgeborenen- und Neugeborenenalter erhöhte die Defektheilungsrate auf 35%. Auch andere Faktoren gingen vermehrt mit Spätschäden einher, und zwar Antibiotikawechsel während der Behandlung in 38%, eine erhöhte BSG nach Beendigung der parenteralen Antibiotikagabe in 50%, eine Verzögerung der Diagnosestellung in 60% der Fälle. Hatte die Osteomyelitis neben der Metaphyse der langen Röhrenknochen auch das benachbarte Gelenk erfaßt, so entwickelten sich bei 78% der Patienten Spätschäden. Daher sollte ein betroffenes Gelenk rasch durch Punktion, Drainage oder Arthrotomie entlastet werden.

H.-G. Willert F. H. W. Heuck (Hrsg.)
Neuere Ergebnisse in der Osteologie

Das Risiko irreversibler Spätschäden nach hämatogener Osteomyelitis im Sinne von Wachstumsstörungen und/oder Funktionseinbußen der Gelenke wird im Schrifttum mit einer Häufigkeit zwischen 12 und 59% angegeben (Borgwardt und Gdanietz 1986, Edwards et al. 1978, Fox und Sprunt 1978, Klewar 1978, Lindblad et al. 1965, Prevot et al. 1986, Spohr et al. 1981, Weissberg et al. 1974).

Krankengut und Behandlung

Von 1969 bis 1980 wurden an der Universitätskinderklinik Freiburg 8 Frühgeborene, 13 Neugeborene und 29 Säuglinge - insgesamt 50 Patienten im 1. Lebensjahr - mit einer akuten hämatogenen Osteomyelitis behandelt (Weckbecker 1984). Der Erregernachweis gelang bei 30 der 50 Patienten. Staphylokokkus aureus konnte 24mal isoliert werden (80%), gefolgt von gramnegativen Bakterien (4 = 13%) und hämolysierenden Streptokokken der Gruppe B (2 = 7%).

Eine Antibiotikatherapie wurde sofort parenteral in einer Zweierkombination eingeleitet, noch bevor das Ergebnis der Erregerisolierung und -resistenzbestimmung vorlag. In der Regel wurde als Erstkombination ein Breitspektrumpenicillin (Ampicillin, Carbenicillin, Mezlocillin) zusammen mit einem penicillinasefesten Penicillin (Oxacillin) verabreicht. Bei gramnegativen Infektionen wurden zusätzlich Aminoglycoside gegeben.

Parallel zur Antibiotikatherapie wurde bei 30 Patienten die erkrankte Extremität im Gipsverband über einen Zeitraum von 1 bis 2 Wochen, im Mittel zwischen 4 und 8 Wochen, ruhiggestellt. In keinem Fall wurde chirurgisch interveniert.

4 bis 15 Jahre nach Erkrankungsbeginn - der mittlere Kontrollzeitraum betrug 6,5 Jahre - konnten 42 Patienten zur Beurteilung von Spätschäden herangezogen werden. In 18 Fällen ging der Verlauf aus den Krankenunterlagen hervor, über Fragebögen konnten weitere 24 Patienten evaluiert werden.

Folgende Fragen wurden von den Eltern der Patienten beantwortet:

1. Steht Ihr Kind wegen der durchgemachten Knochenmarksentzündung heute noch in ärztlicher Behandlung?
2. Besteht eine Verkürzung oder Verlängerung des betroffenen Gliedes?
3. Besteht eine eingeschränkte Beweglichkeit eines Gelenkes?
4. Besteht eine Fehlform oder Fehlstellung des betroffenen Körperabschnittes?

Spätfolgen

Defektheilungen hatten sich bei 9 von 42 Patienten (21%) eingestellt, im Sinne einer Verkürzung der Extremität bei 4, einer eingeschränkten Gelenkbeweglichkeit bei 1, einer Verkürzung und Bewegungseinschränkung bei 4 Patienten. Diese Veränderungen betrafen ausschließlich die langen Röhrenknochen Femur, Tibia und Humerus (Tabelle 1).

Tabelle 1. Defektheilung (9/42 = 21%)

Femur/Hüfte	6/17 (35%)
Tibia	2/6 (33%)
Humerus	1/5 (20%)

Die Spätfolgen im einzelnen

Hüftgelenke: 4 Defektheilungen

Dysmorphien des Hüftgelenkes hatten sich als Coxa vara (Abb. 1a und b) und Coxa valga in je einem Fall entwickelt. Bei 2 Patienten war das Hüftgelenk erheblich destruiert. Die untere Extremität war bei allen 4 Patienten verkürzt, und zwar zwischen 2 und 9 cm.

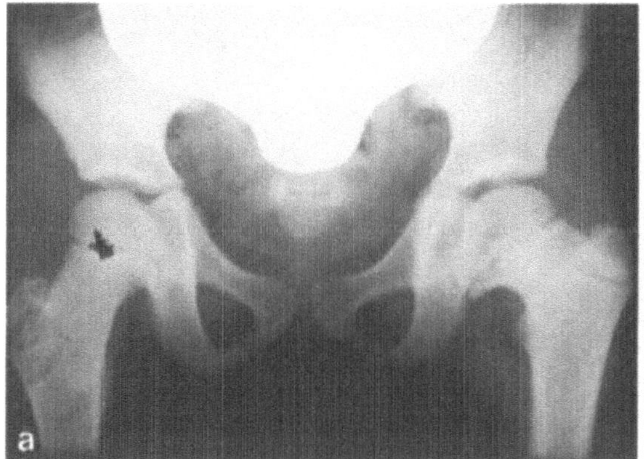

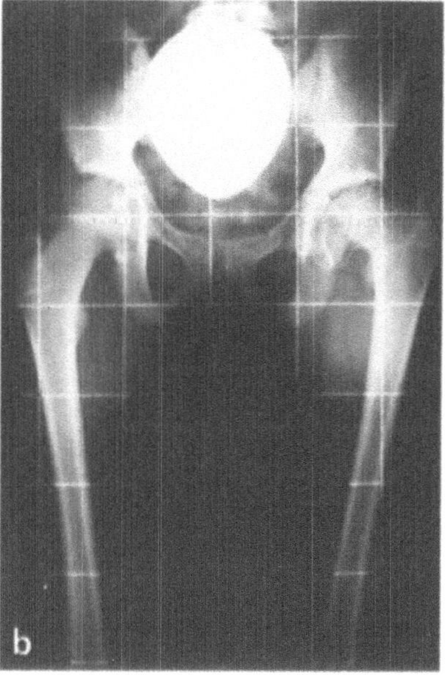

Abb. 1a,b. F.M., weiblich. Zustand nach hämatogener Osteomyelitis linkes proximales Femur und linkes Hüftgelenk im Säuglingsalter. Die Beckenübersichtsaufnahme zeigt eine Coxa vara links bei guter Gelenkkongruenz im Alter von 9 Jahren (*a*) und 12 Jahren (*b*). Beinverkürzung links 3 cm (*b*)

Kniegelenke: 4 Defektheilungen

Genua vara und Genua valga in je 2 Fällen. Bei 3 Patienten konnte röntgenologisch eine partielle Epiphyseodese als Ursache erkannt werden. Bei einem fünfjährigen Patienten mit Genu varum von 30 Grad lag der Achsknick im Bereich der distalen Femurmetaphyse, eine Epiphyseodese war nicht erkennbar. Bei 3 Patienten war die untere Extremität zwischen 1 und 4 cm verkürzt.

Humerus: 1 Defektheilung
8 Jahre nach Säuglingsosteomyelitis der proximalen Humerusmetaphyse mit Gelenkbeteiligung war der betroffene Arm - nach Angaben der Eltern - um 3 cm verkürzt, die Schultergelenkbeweglichkeit "leicht eingeschränkt".

Bei einem Großteil der Patienten (33 von 42 = 78%) zog die hämatogene Osteomyelitis keine Funktionseinbußen nach sich. Insbes. Lokalisationen im Bereich kleiner Knochen (9 mal) heilten folgenlos ab (Abb 2a und b).

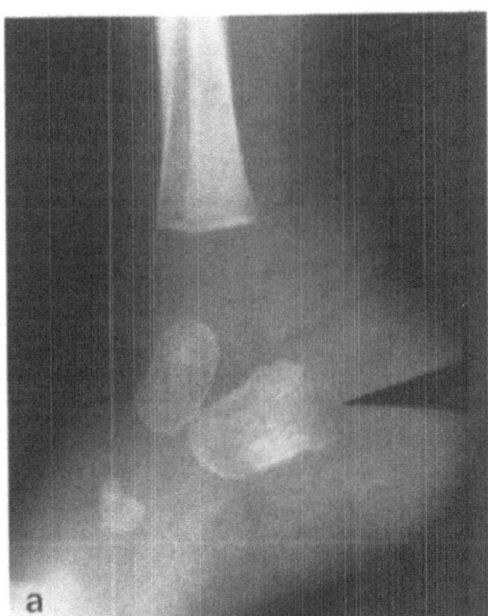

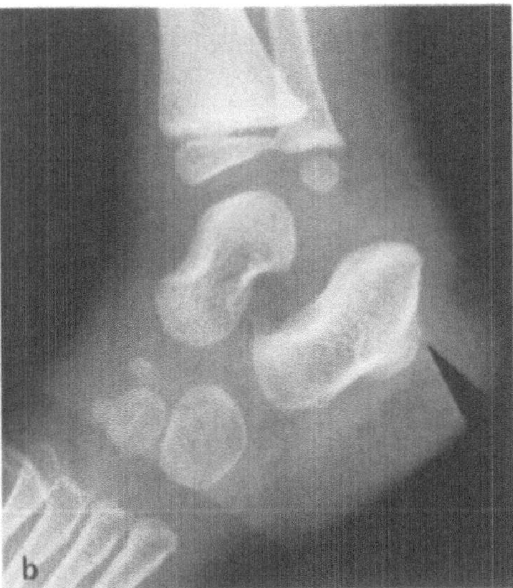

Abb. 2a,b. B.L., männlich. 5 Tage nach der Geburt: Osteolyse linker Calcaneus, Weichteilverdichtung in Knochennähe und periostale Saumbildung auf der Plantarseite des Calcaneus (*a*). (*b*) Ausheilungsergebnis im Alter von 4 Jahren

Prognostisch relevante Faktoren

Spätschäden wurden bei Früh- und Neugeborenen (6 von 17 = 35%) dreimal häufiger festgestellt als bei Säuglingen (3 von 25 = 12%).

Die Diagnose wurde bei 37 Patienten innerhalb von 14 Tagen nach Auftreten der ersten Symptome korrekt gestellt und behandelt. In dieser Gruppe kam es 6 mal zu Defektheilungen (16%). Eine verzögerte Diagnosestellung nach diesem Zeitraum hatte in 60% der Fälle (3 von 5) Spätschäden zur Folge, eine Beobachtung, die auch von Prevot et al. (1986) mitgeteilt wird.

Ein Wechsel des Antibiotikaregimes, vorgenommen wegen Therapieresistenz, hatte eine erhöhte Komplikationsrate von 38% (5 von 13) zur Folge. Gleichbleibende Antibiotikagabe mit einer Defektheilungsrate von nur 14% (4 von 29) war Ausdruck des Ansprechens der klinischen Symptome.

In gleicher Weise kann die Normalisierung der BSG (34 Patienten) als Ausdruck des Behandlungserfolges gewertet werden (5 Defektheilungen = 15%). Hingegen mußten 50% der Patienten (4 von 8) Spätschäden in Kauf nehmen, wenn die Blutsenkungsgeschwindigkeit nach Absetzen der parenteralen Antibiotikagabe noch über 20 mm n.W. in der 1. Stunde lag.
Wurde die Extremität im Gips ruhiggestellt, so wirkte sich dies günstig auf die Komplikationsrate aus (5 von 26 = 19%), in der Gruppe ohne Gipsfixierung lag diese bei 40% (4 von 10). Defektheilungen waren ausschließlich an den Befall der langen Röhrenknochen gebunden (9 von 28 = 32%), wobei in 7 von 9 Fällen (78%) das benachbarte Gelenk betroffen war.

Ansätze zur Kritik der rein konservativen Behandlung ergeben sich aus der hohen Rate der Defektheilungen bei Befall langer Röhrenknochen mit Gelenkbeteiligung. Als Konsequenz dieser Ergebnisse sollte die von Facchini et al. (1986), Graf und v. Laer (1986), Preier und Hochberger (1986) und Prevot et al. (1986) empfohlene konsequente Entlastung des Gelenkes angestrebt werden, sei es durch Punktion und Spülung, Drainage oder durch Arthrotomie. Davon abgesehen ist die akute hämatogene Osteomyelitis im Neugeborenen- und Säuglingsalter eine Domäne der konservativen Behandlung. Unser Therapiekonzept setzt sich zusammen aus initialer Gipsruhigstellung und hochdosierter Antibiotikagabe.

Literatur

1. Borgwardt G, Gdanietz K (1986) Endresultate nach Osteomyelitis im ersten Trimenon. In: Sauer H, Ritter G Graz (Hrsg) Osteomyelitis und Osteitis im Kindesalter. Fischer, Stuttgart New York, S 99-100
2. Edwards MS, Baker CJ, Wagner ML, Taber LH, Barett FF (1978) An etiologic shift in infantile osteomyelitis: The emergence of group B streptococcus. J Pediat 93:578-583
3. Facchini R, Denti M, Peretti G (1986) Die septische Osteoarthritis des Neugeborenen. In: Sauer H, Ritter G Graz (Hrsg) Osteomyelitis und Osteitis im Kindesalter. Fischer, Stuttgart New York, S 77-78
4. Fox L, Sprunt K (1978) Neonatal osteomyelitis. Pediatrics 62:535-542
5. Graf R, v Laer L (1986) Die Indikation zur operativen Behandlung der akuten hämatogenen Osteomyelitis. In: Sauer H, Ritter G Graz (Hrsg) Osteomyelitis und Osteitis im Kindesalter. Fischer, Stuttgart New York, S 63-64
6. Klewar U (1978) Osteomyelitis im Säuglings- und Kindesalter. Inaugural-Dissertation, München
7. Lindblad B, Ekengren K, Aurelius G (1965) The prognosis of acute haematogenous osteomyelitis and its complications during early infancy after the advent of antibiotics. Acta Paediat Scand 54:24-32
8. Preier L, Hochberger G (1986) Die Osteomyelitis der Säuglingshüfte und deren Spätfolgen. In: Sauer H, Ritter G Graz (Hrsg) Osteomyelitis und Osteitis im Kindesalter. Fischer, Stuttgart New York, S 97
9. Prevot J, Lascombes P, Mainard D, Ligier JN (1986) Die Säuglingsosteoarthritiden - Folgen und therapeutische Aspekte. In: Sauer H, Ritter G Graz (Hrsg) Osteomyelitis und Osteitis im Kindesalter. Fischer, Stuttgart New York, S 79-82
10. Spohr HL, Gadner H, Waldschmidt J (1981) Die akute Osteomyelitis im Kindesalter. Paediat Prax 25:303-315

11. Weckbecker A (1984) Akute hämatogene Osteomyelitis bei Frühgeborenen, Neugeborenen und Säuglingen unter besonderer Berücksichtigung der Spätschäden. Inaugural-Dissertation, Freiburg
12. Weissberg ED, Smith AL, Smith DH (1974) Clinical features of neonatal osteomyelitis. Pediatrics 53:505-510

Erscheinungsbild und knöcherne Veränderungen beim Trichorhinophalangealen Syndrom

J. Grifka, A. Hedtmann, H. Fett

Orthopädische Universitätsklinik, St. Josef-Hospital,
Gudrunstr. 45, 4630 Bochum, FRG

Summary

The Tricho-Rhino-Phalangeal Syndrome describes a rarely found complex of symptoms, which characterise a typical phenotype. From a family, in which three members are concerned, a girl with distinct symptoms was observed for 2 1/2 years. At an osteotomy of the proximal tibia of this girl in the age of 16 the corticalis of the metaphyseal area turns out as firlmy whilst this of the diaphyseal fibula was extremely voluminous. The histological examination was without any pathological findings.

Zusammenfassung

Mit der Bezeichnung Tricho-Rhino-Phalangeales Syndrom wird ein relativ seltener Symptomenkomplex mit auffälligen Veränderungen des äußeren Erscheinungsbildes beschrieben. Bei einer Familie mit drei Merkmalsträgern wurde ein Mädchen mit ausgeprägtem Phänotypus über 2 1/2 Jahre klinisch kontrolliert. Bei einer Tibiakopfumstellung der Betroffenen im 16. Lebensjahr zeigte sich makroskopisch eine eierschalendünne Corticalis im Metaphysenbereich bei massiver Corticalisverdickung im Bereich der Fibuladiaphyse mit unauffälligem histologischen Bild.

Erscheinungsbild

Die Auffälligkeit des äußeren Erscheinungsbildes wurde erstmals 1956 von Klingmüller in einer Falldarstellung bei zwei Schwestern beschrieben. Er charakterisiert damit bereits in Grundzügen das äußere Erscheinungsbild, das die Betroffenen kennzeichnet:

- hohe Stirn mit schütterem Haar (Hypotrichose)
- spärliche Augenbrauen im lateralen Teil (Hertoghe-Zeichen)

H.-G. Willert F. H. W. Heuck (Hrsg.)
Neuere Ergebnisse in der Osteologie

- breiter Abstand des inneren Lidwinkels
- breite Nasenwurzel mit birnenförmiger Verbreiterung zur Spitze
- hohes Philtrum
- lang-ovale Kopfform
- zentrale Gesichtsblässe
- Fingerdeviationen im PIP mit deutlicher Verplumpung
- Koilonychie bei Daumenendgliedverkürzung
- Senkfüße
- Großzehenverkürzung
- ausladender Becken-Hüftbereich bei schmalem Oberkörper

Den von Klingmüller erstmals beschriebenen Symptomenkomplex faßten Giedion et al. (1973) als TRP-Syndrom I zusammen und unterschieden davon einen Typ II (Giedion-Langer-Syndrom), der zusätzlich multiple kartilaginäre Exostosen der langen Röhrenknochen aufweist. Beim Typ II ist außerdem eine geistige Retardierung zu beobachten und Zabel und Baumann (1982) stellten bei diesem Typ eine chromosomale Aberation fest.

Die von Klingmüller (1956) noch als unspezifische Veränderungen eingeordneten winkelförmigen Epiphysenveränderungen im Finger- und Zehenbereich wurden von Giedion (1968) mit den peripheren Dysostosen von Brailford (1953) in Zusammenhang gebracht. Die von Giedion unterschiedenen Typen der phalangealen Zapfenepiphysen sind Ausdruck einer enchondralen Wachstumsstörung bei angeborenen Skelettveränderungen.

Als gehäuft vorkommende Auffälligkeit des Phänotypus können außerdem

- Minderwuchs
- brüchige Nägel

herausgestellt werden (Wiedemann et al. 1982).

Felman und Frias (1977) fanden bei einer Untersuchung von 16 Patienten einer Familie auch

- Perthesähnliche Hüftveränderungen mit Coxa plana und kurzer, verbreiterter Schenkelhalsmetaphyse.

Als Grund hierfür wird am ehesten eine Reifestörung der Epiphysen angenommen.

Eigene Beobachtungen

Eine 13-jährige mit dem typischen Erscheinungsbild des TRP-Syndroms wurde über 2 1/2 Jahre bis zum 16. Lebensjahr beobachtet (Abb. 1). Grund für die orthopädische Behandlung war ein Genu varum mit Innenrotationsfehlstellung des rechten Beines. Die Mutter und der einzige Bruder der Patientin wiesen in weniger ausgeprägter Form ebenfalls Symptome des TRP-Syndroms auf. Das äußere Erscheinungsbild wurde auch beim Großvater geschildert, der mit 57 Jahren an einem Herzinfarkt verstarb, sowie bei der einzigen Schwester der Mutter, die ein Kind mit ausgeprägten Veränderungen des Tricho-Rhino-Phalangealen Syndroms hat, das auch einen Zwergenwuchs und eine gestige Retardierung aufweist. Über die übrigen Kinder der Schwester ist nichts bekannt.

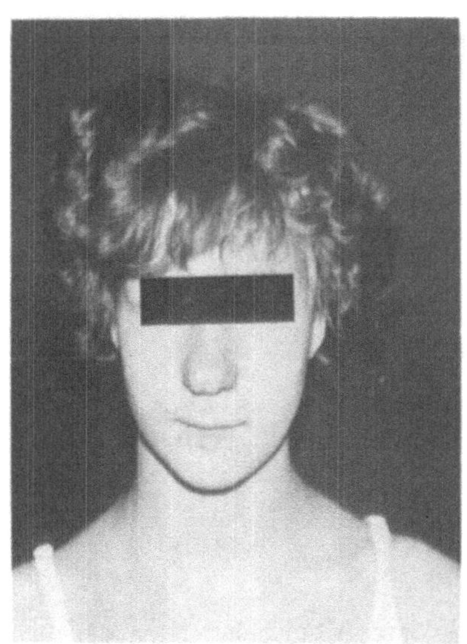

Abb. 1. Typische Gesichtsausprägung beim TRP-Syndrom. Birnenförmige Nasenverbreiterung, breite Nasenwurzel, breiter Abstand des inneren Lidwinkels, spärliche Augenbrauen im lateralen Anteil, hohes Philtrum

Das Auftreten des Erscheinungsbildes in dieser Familie stützt die These der autosomal-dominanten Vererbung mit unterschiedlicher Penetranz und wechselnder Expressivität (Wiedemann et al. 1982). Es kann nicht geklärt werden, ob es sich bei der Tochter der Schwester um eine Übergangsform vom TRP-Syndrom Typ I zum Typ II handelt.

Bei der klinischen Untersuchung findet sich bei der Schwester, Bruder und Mutter eine allgemeine Bandlaxidität mit Überstreckbarkeit der Finger-, Hand- und Ellbogengelenke sowie der Kniegelenke.

Die Tochter ist als Kleinkind an einem Nabelbruch operiert worden, der Sohn im Kindesalter an einem Leistenbruch. Die Menarche hat bei Mutter wie Tochter im 15. Lebensjahr eingesetzt. Die Mensis wird hinsichtlich Dauer und Schmerz als unauffällig geschildert. Bei einer Körpergröße des nicht betroffenen Vaters von 192 cm und der Mutter von 160 cm hat die Tochter nach Schluß der Wachstumsfugen eine Körpergröße von 160 cm, der Sohn von 172 cm.

Röntgenbefunde

Die röntgenologischen Veränderungen finden sich bei der Tochter in ausgeprägter Form. Linksseitig besteht eine Brachimetacarpie II bis V, rechtsseitig IV und V. Beiderseits zeigen sich typische Zapfenepiphysen des PIP (Abb. 2a, 2b). An den Füßen ist eine Verkürzung des I., IV. und V. Strahles jeweils auf eine Verkürzung der Metatarsalia zurückzuführen. Bei insgesamt verbreiterter Beckenform weisen die Hüftköpfe eine Abflachung auf mit Verkürzung und Verbreiterung des Schenkelhalses. Die Varus-Fehlstellung des rechten Beines beruht auf einer Achsabweichung im Tibiakopfbereich (Abb. 3).

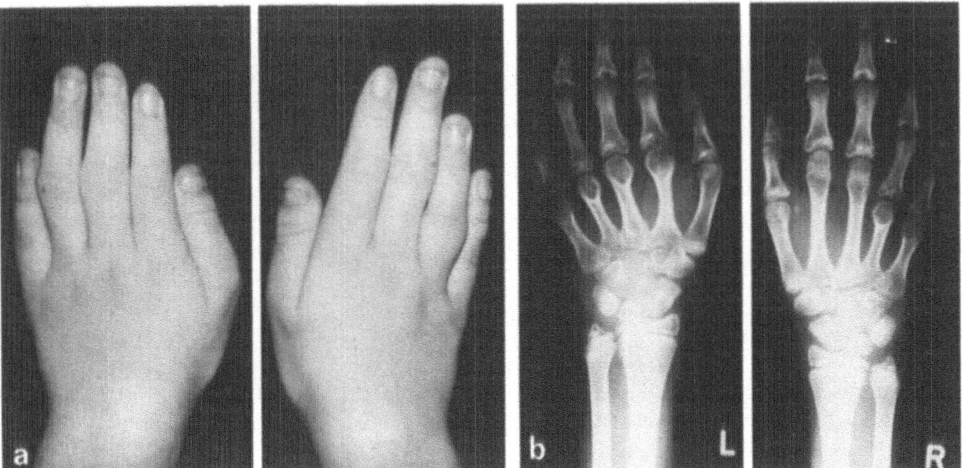

Abb. 2. Ossäre Veränderungen des Handskeletts. (*a*) Verkürzung der Mittelhand, Verplumpung und Achsabweichung im PIP, Daumenendgliedverkürzung, (*b*) Brachimetacarpie, Zapfenepiphysen PIP

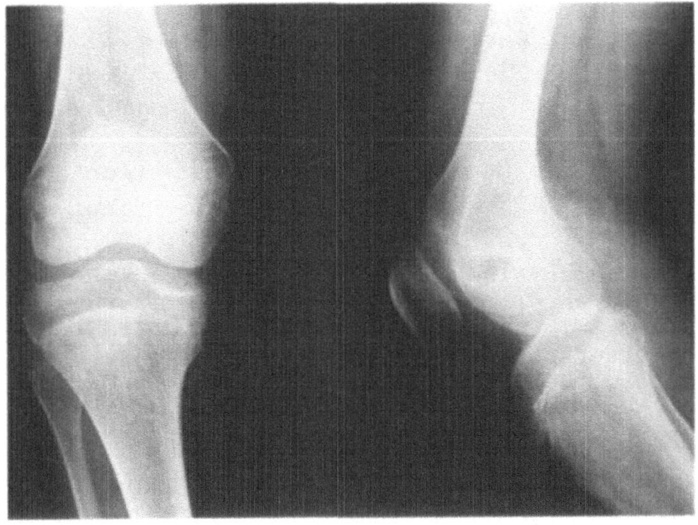

Abb. 3. Varusfehlform durch Achsabweichung im Tibiakopfbereich bei metaphysärer Kortikalisveränderung

OP-Befund und Verlauf

Nach Schluß der Wachstumsfugen konnte im 16. Lebensjahr eine Tibiakopfosteotomie zur Achskorrektur durchgeführt werden. Wie schon röntgenologisch dargestellt, zeigte sich intraoperativ eine extrem dünne Kortikalis im Metaphysenbereich des Tibiakopfes (Abb. 4a). Die Spongiosa war makroskopisch unauffällig.

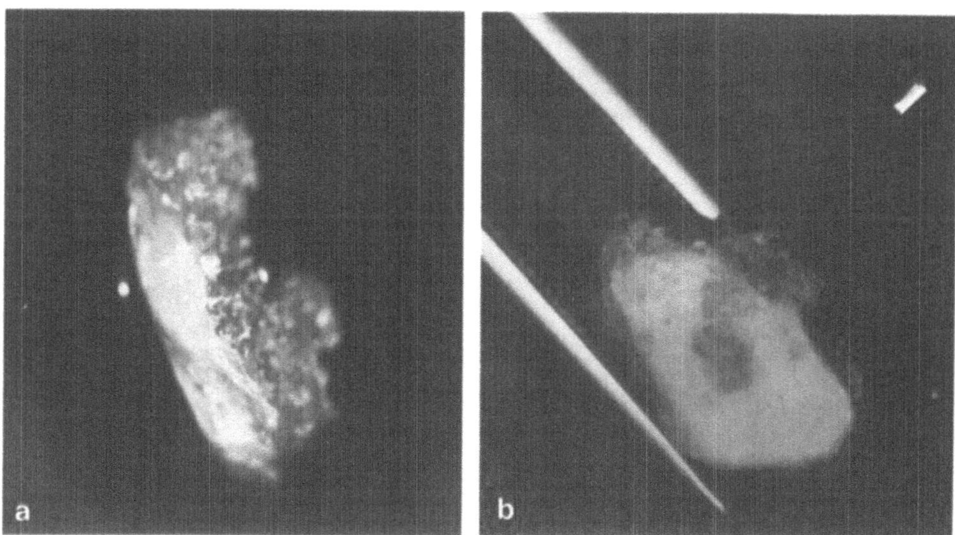

Abb. 4. Makroskopische Knochenveränderung. (*a*) Eierschalendünne Kortikalis der Tibiakopfmetaphyse, (*b*) massive Kortikalisverdickung der Fibuladiaphyse bei minimalem Markraum

Aufgrund der dünnen Kortikalis war die Verankerung der Blount-Klammern nachgiebiger. Die Fibuladiaphyse wies dagegen eine massive Kortikalis mit minimalem Markraum auf (Abb. 4b). Die histologische Aufarbeitung der Knochenpräparate sowie von Muskelpräparaten aus dem Peroneus ergab bis auf eine osteoporoseartige Rarifizierung der Bälkchenstruktur einen unauffälligen Befund.

Die knöcherne Heilung war völlig komplikationslos. Angesichts des Verlaufes kann davon ausgegangen werden, daß der Knochen biologisch nicht minderwertig ist.

Labor und Differentialdiagnose

Bei der Kontrolle der Blutwerte zeigte sich im Verlauf über 2 1/2 Jahre eine zeitweise Hypokalzämie. Sämtliche übrigen Blutwerte auch für Phosphat und Kortisol sowie die 17-Ketosteroide im Urin waren unauffällig.

Differentialdiagnostisch sind grundsätzlich eine Hypothyreose, ein Hypoparathyreoidismus sowie Pseudo-Hypoparathyreoidismus und eine Chondrodystrophie abzuklären. Im vorliegenden Fall sind diese Diagnosen aufgrund der Summe der erhobenen Befunde abgegrenzt.

Konsequenz

Das auffällige Erscheinungsbild mit den typischen klinischen und röntgenologischen Veränderungen sollte bei Patienten, die wegen lokaler Beschwerdesymptomatik die orthopädische Behandlung aufsuchen, an das Tricho-Rhino-Phalangeale Syndrom denken lassen. Die unauffälligen Befunde bei der histologischen Untersuchung helfen nicht für eine Spezifizierung. Die verminderte Kortikalis im Metaphysenbereich ist bei konservativer wie operativer Behandlung zu bedenken.

Literatur

1. Brailfords JF (1953) The radiology of bones and joints. Churchill, London
2. Felman AH, Frias JL (1977) The Trichorhinophaleangeal Syndrome: Study of 16 patients in one family. Am J Roentgenol 129:631-638
3. Giedion A (1968) Zapfenepiphysen. In: Glauner R, Rüttimann A, Thurn P, Vogler E (Hrsg) Ergebnisse der medizinischen Radiologie. Thieme, Stuttgart, S 59-124
4. Giedion A, Burdea M, Fruchter Z, Meloni T, Trosc V (1973) Autosomal-dominant transmission of the tricho-rhino-phalangeal syndrome. Helv paediat Acta 28:249-259
5. Klingmüller G (1956) Über eigentümliche Konstitutionsanomalien bei zwei Schwestern und ihre Beziehung zu neueren entwicklungspathologischen Befunden. Der Hautarzt 7:105-113
6. Wiedemann HR, Grosse FR, Dibbern H (1982) Das charakteristische Syndrom. Schattauer, Stuttgart New York
7. Zabel BU, Baumann WA (1982) Langer-Giedion Syndrome with Interstitial 89 - Delection 11:353-358

Spontanfrakturen im Säuglingsalter durch Kupfermangel

J. Herwig[1], B. F. Pontz[2], I. Greinacher[1], C. R. Paterson[3]

[1]Kinderklinik und Poliklinik, Universität Mainz, Langenbeckstr. 1, 6500 Mainz, FRG
[2]Kinderklinik und Poliklinik, Technische Universität München, Kölner Platz 1, 8000 München 40, FRG
[3]Biochemical Department, Ninewells Hospital and Medical School, Dundee DD1 9SY, Scotland

Summary

A preterm infant of 25 weeks' gestation developed at 4 months of age an "impressed" fracture of the right femur. In another preterm infant of 27 weeks' gestation, multiple fractures of the radius and metacarpalia were observed at age 5 months. Also a full term twin showed multiple rib fractures. Additional radiological findings were: generalized skeletal osteopenia, cupping and fraying of the metaphyses of the long bones, and subperiosteal new bone formation. Further symptoms were repeated apnoic attacks, anemia, neutropenia, and low serum levels of both copper and coeruloplasmin. Alimentary copper deficiency was diagnosed and oral copper substitution ($CuCl_2$ 1,2-2,0 μmol/kg/d) initiated. This resulted in complete healing of the fractures and a prompt improvement in other symptoms.

Einleitung

Das Spurenelement Kupfer (Cu) ist als Co-Faktor verschiedener Metalloenzyme von Bedeutung. Unter anderen benötigt die Lysinoxidase Cu als Co-Faktor für die Quervernetzung des Kollagens. Ein Cu-Mangel ist im pädiatrischen Bereich ein seit langem bekanntes, allerdings seltenes Krankheitsbild (Sturgeon und Brubaker 1956), dessen schwerwiegendste Komplikation Spontanfrakturen sind. Drei Säuglinge mit dem Krankheitsbild des Cu-Mangels und Spontanfrakturen werden vorgestellt.

Fallbeschreibungen

Fall 1

Ein Frühgeborenes der 25. SSW mit einem Geburtsgewicht von 750 g wurde unter Intensivbedingungen versorgt und aufgezogen. Der orale Nahrungsaufbau wurde am 5. Lebenstag begonnen und war nach

H.-G. Willert F. H. W. Heuck (Hrsg.)
Neuere Ergebnisse in der Osteologie

3 Wochen abgeschlossen. Das Kind fiel klinisch durch Hyperexzitabilität, Apnoen und rezidivierende Krampfanfälle bei sonographisch nachgewiesener Hirnblutung Grad II auf. Laborchemisch fiel ein progredienter Anstieg der alkalischen Phosphatase (AP) bis 1390 U/l im Alter von 16 Wochen auf. Zu dieser Zeit erlitt das Kind eine Stauchungsfraktur des rechten proximalen Femurs.

Weitere radiologische Befunde waren eine generalisierte Osteopenie, becherförmige Metaphysen mit sichelförmigen Ausziehungen sowie periostale Knochenneubildungen (Abb. 1). Die Verdachtsdiagnose eines Cu-Mangels konnte durch niedrige Serumwerte für Cu mit 12 µg/dl (Normbereich 40-100 µg/dl) und Coeruloplasmin mit 6,3 µg/dl (Normbereich 15-60 µg/dl) gesichert werden. Ausserdem bestand eine ausgeprägte Anämie, die wiederholt Transfusionen mit Erythrozyten-Konzentrat erforderlich machte, und eine deutliche Neutropenie mit 9% Neutrophilen bei 8.300 Leukozyten/µl. Die Laborwerte für Calcium, anorganisches Phosphat, Eisen, Zink, Selen und 1,25-Dihydroxy-Cholecalciferol lagen im Normbereich. Unter oraler Substitution mit $CuCl_2$ in einer Dosierung von 1,2 µmol/kg/d wurde ein prompter Therapieerfolg beobachtet.

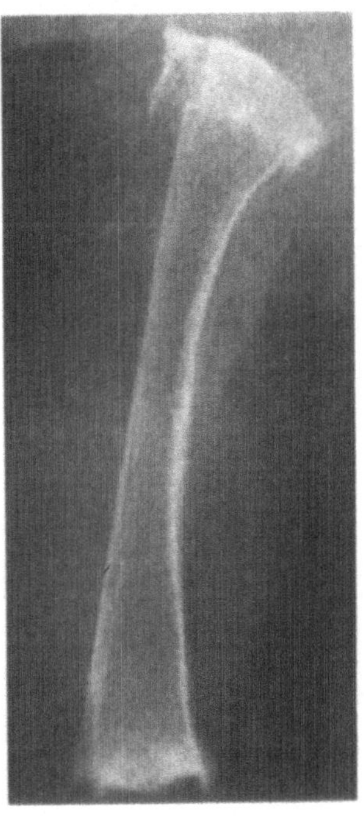

Abb. 1. Röntgenaufnahme des rechten Oberschenkels des ehemaligen Frühgeborenen der 25. SSW im Alter von 16 Wochen. Es fallen proximale Stauchungsfraktur, ausgeprägte Osteopenie und becherförmige Metaphysen mit spornartigen Ausziehungen auf

Fall 2

Die 2. Patientin ist das 2. Kind einer Vierlingsfrühgeburt der 27. SSW, das Geburtsgewicht betrug 780 g. Neben der intensivmedizinischen Versorgung mit Langzeitbeatmung erfolgte der orale Nahrungsaufbau von der 4. bis zur 11. Lebenswoche. Trotz unauffälliger Schädelsonographie zeigte dieses Kind gleichfalls Hyperexzitabilität, Apnoen und rezidivierende Krampfanfälle. Im

Alter von 6 Wochen waren radiologisch erstmals metaphysäre Infraktionen bei ausgeprägter Osteopenie nachweisbar. Laborchemisch bestanden als Hinweis auf einen Cu-Mangel eine wiederholt transfusionspflichtige Anämie, eine Neutropenie mit 16% Neutrophilen bei 3.400 Leukozyten/µl, sowie ein erniedrigter Cu- und Coeruloplasmin-Serumspiegel (15 bzw. 7 µg/dl). Die AP war auf 1237 U/l erhöht, die übrigen Laborparameter waren unauffällig. Eine eingeleitete Cu-Substitution mit 2,0 µmol/kg/d wurde bereits nach 4 Wochen bei normalen Serum-Cu-Spiegeln beendet. Eine Kontrolluntersuchung im Alter von 19 Wochen ergab wiederum Cu-Mangelerscheinungen mit zwischenzeitlichem Anstieg der AP auf 3210 U/l, allerdings bei Cu-Spiegeln im unteren Normbereich. Radiologisch stellte sich das Skelett nur noch schemenhaft dar, Radius und Metacarpalia waren nach wiederholten Frakturen deformiert. Außerdem waren eine mottenfraßähnliche Osteopenie mit Arrosion der Kortikalis sowie metaphysäre Impressionen mit Verdichtungslinien und spornartigen Ausziehungen als Zeichen des Cu-Mangels sichtbar. Durch erneute Cu-Substitution über 2 Monate konnte eine wesentliche Besserung der Symptomatik erreicht werden.

Fall 3

Bei einem Zwillingsgeborenen der 39. SSW wurde nach rezidivierenden Diarrhoen im Alter von 6 Wochen laborchemisch und radiologisch ein Cu-Mangel diagnostiziert. Es wurden mehrere ältere Rippenfrakturen nachgewiesen, während des stationären Aufenthaltes traten weitere Rippenspontanfrakturen auf.

Diskussion

Risikofaktoren für die Entwicklung eines Cu-Mangels

Für die Entwicklung eines Cu-Mangels sind bisher mehrere Risikofaktoren bekannt geworden. Während die intrauterine Versorgung mit Cu als ausreichend angesehen werden kann und die Cu-Speicher des Feten vor allem im letzten Trimenon aufgefüllt werden, kommen besonders Früh- und Mangelgeborene postpartal bis zu 6 Wochen in eine negative Cu-Bilanz (Shaw 1988). Als weitere mögliche Auslöser eines Cu-Mangels gelten Eiweißverlust (enteraler Eiweißverlust, nephrotisches Syndrom), Malabsorption, Eiweißmangelernährung und langzeitige parenterale Ernährung (Paterson und Burns 1988). Das Vorhandensein zumindest eines Risikofaktors wird für die Diagnose eines Cu-Mangels gefordert (Shaw 1988). Unsere 3 Patienten wiesen jeweils 2 prädisponierende Faktoren auf.

Ein weiterer wichtiger Faktor ist zweifelsfrei der Cu-Gehalt der Frühgeborenen- und Säuglingsmilchen und des für die Zubereitung verwendeten Wassers. Das Wasser in der Mainzer Universitäts-Kinderklinik hat einen sehr geringen Cu-Gehalt von weniger als 20 µg/l. Die handelsüblichen Milchnahrungen haben sehr unterschiedliche Cu-Gehalte, speziell die Frühgeborenennahrungen (2,6 bis 30 µg/100 ml). Nur ein Produkt entspricht mit einem Gehalt von 63 µg/100 ml dem erhöhten Bedarf der Früh- und Mangelgeborenen. Andererseits wird für einige Produkte der Cu-Gehalt überhaupt nicht angegeben. Für das Säuglingsalter wird von der

WHO eine Cu-Zufuhr von 50 µg/100 ml, von der ESPGAN (1987) von 65-85 µg/100 ml empfohlen.

Symptomatik und Diagnostik

Klinisch sind Spontanfrakturen, wie sie auch bei unseren Patienten auftraten, ein Spätsymptom. Von mehr als 60 bisher beschriebenen Patienten mit erworbenem Cu-Mangel (Sutton et al. 1985) zeigten nur 16 durch Cu-Mangel bedingte Spontanfrakturen (Paterson und Burns 1988; Shaw 1988). Radiologisch finden sich außer Frakturen becherförmige Metaphysen mit sichelförmigen Spornbildungen, subperiostale Knochenneubildungen und Osteopenie. Diese Befunde treten symmetrisch auf. Häufig ist das Knochenalter retardiert.

Diese Skelettveränderungen lassen sich pathobiochemisch durch die mangelhafte Aktivität der Lysinoxidase erklären. Dieses Cu-haltige Metalloenzym gilt als Schlüsselenzym für die Quervernetzung des Strukturproteins Kollagen. Es katalysiert die Desaminierung der ε-Aminogruppen von Lysin und Hydroxylysin zu Aldehyden mit anschließender spontaner Quervernetzung der Kollagenfibrillen (Schiff'sche Basen-Reaktion und Amadori-Umlagerung). Durch einen Cu-Mangel kommt es somit zu einer Störung im Syntheseablauf des Kollagens mit vermindert quervernetzten Kollagenfibrillen. Dadurch werden sekundär die Mineralisation und die biomechanischen Eigenschaften des Bindegewebes - Kollagen macht etwa 96% der nicht mineralisierten Knochenmatrix aus - verschlechtert.

Klinische Hinweise auf einen Cu-Mangel im Säuglingsalter sind Gedeihstörungen, Apnoen, Ödemneigung und Hypopigmentierung von Haut und Haaren. Eine ausgeprägte Neutropenie (Cordano et al. 1966) und eine therapieresistente hypochrome mikrozytäre Anämie sollten den Verdacht auf einen möglichen Cu-Mangel lenken. Als beweisend gilt ein erniedrigter Serumspiegel von Cu und Coeruloplasmin. Wie bei unserer 2. Patientin kann ein Cu-Mangel im Gewebe trotz Serum-Spiegeln im unteren Normbereich bestehen, weil der Serum-Cu-Spiegel nur einen kleinen Teil vom Gesamt-Cu-Gehalt des Organismus repräsentiert.

Radiologische Differentialdiagnostik

Ähnliche Veränderungen sind bei anderen Mangelerkrankungen wie Vitamin C- oder D-Mangel und beim Menkes-Syndrom zu finden. Das Menkes-Syndrom ist eine X-chromosomal rezessive Erkrankung mit mangelhafter Cu-Resorption aus dem Darm mit Auswirkungen auf das Skelett und Gefäßsystem. Die Osteochondritis luica als Manifestation einer intrauterinen Infektion oder eine Aluminium-Intoxikation sind zu berücksichtigen. Die Kindesmißhandlung dürfte die häufigste Diagnose bei Frakturen im Säuglingsalter sein, allerdings sind diese Veränderungen üblicherweise nicht symmetrisch (Resnick 1988).

Literatur

1. Cordano A, Placko RP, Graham GG (1966) Hypocupremia and neutropenia in copper deficiency. Blood 28:280-282

2. ESPGAN Committee on Nutrition of the Preterm Infant (1987) Nutrition and feeding of preterm infants. Acta Paediatr Scand Suppl 336:1-14
3. Paterson CR, Burns J (1988) Copper deficiency in infancy. J Clin Biochem Nutr: im Druck
4. Resnick D (1988) Heavy metal poisoning and deficiency. In: Resnick D, Niwayama G (eds) Diagnosis of bone and joint disorders, 2. Auflage. WB Saunders, Philadelphia London Toronto Montreal Sydney Tokyo, S 3102-3114
5. Shaw JCL (1988) Copper deficiency and non-accidental injury. Arch Dis Child 63:448-455
6. Sturgeon P, Brubaker C (1956) Copper deficiency in infants. Am J Dis Child 92:254-265
7. Sutton AM, Harvie A, Cockburn F, Fraquharson J, Logan RW (1985) Copper deficiency in preterm infant of very low birthweight. Arch Dis Child 60: 644-651

Korrektur von Wachstumsstörungen durch Distraktionsepiphyseolyse oder Kortikotomie nach Ilizarov

J. Franke[1], G. Hein[2], M. Simon[3], St. Hauch[3]

[1]Klinik und Poliklinik für Orthopädie, Medizinische Akademie Erfurt, Regierungsstr. 42a, 5010 Erfurt, GDR
[2]Klinik und Poliklinik für Orthopädie, Martin-Luther-Universität Halle, Johann-Andreas-Segner-Straße, 4020 Halle (Saale), GDR
[3]Klinik und Poliklinik für Orthopädie, Medizinische Akademie Erfurt, Regierungsstr. 42a, 5010 Erfurt, GDR

Summary

In treatment of congenital and acquired growth disturbances we used the Ilizarov-device. Since 1977 20 patients (22 legs) have been treated by epiphyseolysis. Since 1983 we use Ilizarov's new technique corticotomy in 26 patients on 30 legs. In 5 patients with achondroplasia we lengthened both tibiae (in the range from 10 to 12 cm). The average lengthening received by epiphyseolysis was 8.5 cm (4-18 cm) and by corticotomy 7.5 cm (2.5-18 cm). We report on the indication for both methods, complications and problems.

In limb lengthening both epiphyseolysis and corticotomy are practicable procedures however physicians and physiotherapists need many experiences in this treatment avoiding complications. Some histological findings in sheep and humans in the process of bone healing will be demonstrated.

1. Klinische Ergebnisse

a) Distraktionsepiphyseolyse

Nach einem Studienaufenthalt in der Sowjetunion 1977 wandten wir die Distraktionsepiphyseolyse nach Ilizarov an (Ilizarov u. Soybelman 1969). 22 Beinverlängerungen bei 20 Patienten wurden damit durchgeführt. Die durchschnittliche Beinverkürzung lag bei 6,5 cm (Minimum 4 cm, Maximum 13,5 cm), das mittlere Alter der Patienten betrug 11,5 Jahre (Minimum 4, Maximum 15 Jahre). Die Ursachen der Beinverkürzungen zeigt die Tabelle 1.

Technik

Wir verlängerten gewöhnlich die Epiphysenfuge der proximalen Tibia, nur zweimal die der distalen Tibia bzw. einmal des distalen Femurs.

H.-G. Willert F. H. W. Heuck (Hrsg.)
Neuere Ergebnisse in der Osteologie

Tabelle 1. Ursachen der Beinverkürzung

1. Hypoplasie des ganzen Beines	4	
2. Hypoplasie des Femur	1	
3. partieller Riesenwuchs	4	
4. Hypoplasie der Fibula	3	
5. Aplasie der Fibula	2	
6. Femur varum congenitum	2	
7. Verkürzung der Tibia nach infantiler Osteomyelitis	1	
8. Achondroplasie	3	(5 Beine)
Patienten	20	(Extremitäten 22)
	Femur 1, Tibia 21	

Nach einer Resektion der Fibula von ca. 1 cm im mittleren Drittel, um Valgusabweichungen während der Distraktion vorzubeugen, wurden jeweils 2 gekreuzte Kirschnerdrähte in die proximale Tibiaepiphyse und in das distale Tibiadrittel, hier mit Fixation der Fibula, eingebracht, um eine Zerreißung der distalen tibiofibularen Syndesmose zu vermeiden. Dies erfolgte unter Bildwandlerkontrolle. Dann wurde der Ilizarov-Apparat montiert. Am 2. postoperativen Tag wurde mit intensiven Bewegungsübungen und Teilbelastung des operierten Beines begonnen. Um eine Spitzfußstellung des Fußes zu vermeiden, fertigten wir eine spezielle Sandale mit Korksohle und Längenausgleich für jeden Patienten an.

Täglich erfolgte eine Verlängerung von 4x1/4 mm, ältere Kinder konnten das nach Anleitung selbständig durchführen.
Die Epiphysenruptur trat im Mittel nach 12 Tagen auf (6-21 Tage).
Die durchschnittlich erreichte Verlängerung war 8,5 cm (4-18 cm).
Die Tabelle 2 zeigt die durchschnittlichen Werte für Distraktions- und Fixationszeit und die Gesamtdauer der Behandlung.

Tabelle 2

Verlängerung		
3-5 cm (n=5)	6-9,5 cm (n=9)	10 cm und > 10 cm (n=8)
durchschnittliche Distraktionszeit		
3 Monate	3,1 Monate	6,2 Monate
durchschnittliche Zeit bis zur Abnahme des Apparates		
5,7 Monate	6,1 Monate	11,4 Monate
durchschnittliche Zeit bis zur vollen Belastung		
7,8 Monate	9,5 Monate	18,7 Monate

Bei unkompliziertem Behandlungsverlauf gestatteten wir Wochenendurlaub während der Distraktion, nach Epiphysenruptur ist auch eine regelmäßige ambulante Betreuung bei kooperablen Patienten möglich. In der Tabelle 3 werden die Komplikationen aufgezeigt.

Tabelle 3. Komplikationen bei Distraktionsepiphyseolyse

Erysipel	1
Bohrdrahtosteomyelitis	1
dorsaler Tibiaplateauabfall	4
passagere Valgusabweichung	8
Frakturen/Verbiegungen im Gips	3
Frakturen nach Gipsentfernung	3
Kniesubluxation	3
Kniegelenkteilversteifungen	
(1 mal Femur)	4
danach Arthrolysen notwendig	3
erfolgreich davon	2
Dauerschäden:	
Knieversteifung	1
Knieteilversteifung	1
Valgusabknickung (Fibulaaplasie)	2

Oberflächliche Drahtinfektionen in der Distraktionsphase sind nicht selten. Durch lokale antiseptische bzw. antibiotische Behandlung können sie schnell behandelt werden. Es gab nur einen Fall einer Bohrdrahtosteomyelitis, welche nach Entfernung des Drahtes abklang. Ein Tibiaplateauabfall kann durch regelmäßige Röntgenkontrollen (4-wöchentlich) erkannt und korrigiert werden. Bevor wir die Fibularesektion durchführten, beobachteten wir wiederholt ein laterales Durchschneiden der Drähte durch die Epiphyse mit Valgusabweichung des Unterschenkels. Bei den 3 Fibulaaplasien kam es zu Subluxationen des Kniegelenkes. In solchen Fällen sollte das Kniegelenk rechtzeitig fixiert werden.

Anfangs hatten wir einige Schwierigkeiten in der Beurteilung der Belastungsfähigkeit des neugebildeten Knochens. So sahen wir Frakturen nach Apparatabnahme.

Die Erfahrungen mit der Distraktion der distalen Femurepiphyse waren unbefriedigend. Unser einziger Fall führte zu einer Kniestreckkontraktur. Nach einer Payr-Plastik konnte die Kniebeweglichkeit jedoch wieder hergestellt werden.

Beispiele

- Bei einem 8 Jahre alten Jungen mit einer Fibulaaplasie und einer Beinverkürzung von 13 cm konnten wir die Tibia um 18 cm durch proximale und distale Distraktionsepiphyseolyse der Tibia verlängern.
- Bei einem 4 Jahre alten Mädchen mit Tibia vara und Beinverkürzung von 3,5 cm nach kindlicher Osteomyelitis korrigierten wir zunächst die Varusstellung durch eine Osteotomie der Tibia, dann erfolgte die distale Epiphysendistraktion und Korrektur der Sprunggelenkgabel. Die erreichte Verlängerung betrug 5,6 cm, das Bein war begradigt.

- 113 cm großer, 14 Jahre alter Junge mit Achondroplasie. Nach bilateraler Verlängerung der Unterschenkel von 11,5 cm und mit einer Endgröße von 125 cm ist der Patient in der Lage, den Fahrstuhl zu bedienen, er wird am öffentlichen Schalter bzw. am Verkaufsstand gesehen und kann öffentliche Toiletten allein benutzen.

b) Kortikotomie

Seit Ende 1983 haben wir eine neue Methode von Ilizarov verwendet, die partielle Kortikotomie oder Kompaktotomie (Ilizarov et al. 1982, Lee et al. 1983, Ilizarov et al. 1983, Monticelli und Spinelli 1983).
Bis jetzt haben wir bei 26 Patienten 30 Kortikotomien durchgeführt; in 6 Fällen wurde das Femur verlängert, 24 mal die Tibia. Das mittlere Alter der Patienten betrug 13,9 Jahre (4-30 Jahre), die durchschnittliche Beinverkürzung 6,7 cm (4-13 cm).
Die Ursachen der Beinverkürzung waren folgende (Tabelle 4):

Tabelle 4. Ursachen der Beinverkürzungen bei Kortikotomie

Hypoplasie des ganzen Beines	6	
Morbus Ollier	1	
Neurofibromatose	1	
Zustand nach Nicolao-Syndrom	2	
posttraumatische Femurverkürzung	2	
Zustand nach infantiler Osteomyelitis des Femurs	2	
Fibulahypoplasie	3	
Fibulaaplasie	2	
angeborene Tibiapseudoarthrose	2	
Achondroplasie/Minderwuchs	5	(9 Extremitäten)
Patienten	26	(30 Extremitäten)
Femur: 6,	Tibia: 24	

Technik

Nachdem der Ilizarov-Apparat angelegt wurde, erfolgte von einer kurzen Hautinzision aus eine Durchmeißelung der ventromedialen und -lateralen Kortikalis im metadiaphysären Übergang. Dabei sollten durch Verwendung eines schmalen Meißels die periostale und endostale Durchblutung geschont werden. Die dorsale Kortikalis wird dann durch Rotation frakturiert. Nach 7-14 Tagen wurde mit der Distraktion von täglich 4x1/4 mm begonnen.

Das weitere Vorgehen erfolgt analog dem bei der Distraktionsepiphyseolyse. Die durchschnittliche Verlängerung betrug 7,5 cm (4-15 cm).
Dauer der Distraktion, Fixation und Gesamtbehandlungszeit sind in Tabelle 5 aufgeführt.

Tabelle 5. Durchschnittliche Zeiten der Distraktion bis zur Apparatentnahme und bis zur vollen Belastung bei Kortikotomie

Verlängerung		
4-5 cm (n=4)	5,5-9,5 cm (n=17)	10 cm und > 10 cm (n=9)
Distraktionszeit		
2,9 Monate	3,9 Monate	6,1 Monate
durchschnittliche Zeit bis zur Apparatentnahme		
6,7 Monate	8,8 Monate	10,4 Monate
durchschnittliche Zeit bis zur vollen Belastung		
10 Monate	13,2 Monate	14,3 Monate

Einige Intervalle sind länger als bei der Distraktionsepiphyseolyse. Das ist sowohl durch Komplikationen wie Frakturen nach Apparatabnahme als auch durch das Patientenalter bedingt. Besonders bei Patienten, die älter als 20 Jahre sind, muß mit einer verzögerten Knochenneubildung gerechnet werden. Die Tabelle 6 zeigt die Komplikationen.

Tabelle 6. Komplikationen bei Kortikotomie

tiefe Infektionen am Draht	1
dorsaler Tibiaplateauabfall	2
passagere Valgusabweichungen	10
davon Korrekturosteotomien notwendig	2
Frakturen nach Apparatabnahme	
ohne Trauma	4
mit Trauma	2
vor Apparatentnahme am nichtverlängerten Knochen	5
Kniesubluxation (Femur)	1
Kniegelenkteilversteifungen (Femurverlängerung)	3
danach Arthrolyse (erfolgreich)	3
verzögerte Verknöcherung	3
vorzeitige Verknöcherung (meist Fibula)	7
passagere Nervenlähmung (N. fibularis)	4
Kompartmentsyndrom (Doppelkortikotomie US)	1
Dauerschäden:	
Hüftankylose	1
Korrekturverlust	2
Tib. anterior-Schwäche nach Kompartmentsyndrom	1

Auch bei der Kortikotomie kamen anfangs Abkippungen des Tibiaplateaus vor, die wir durch Verwendung eines stabileren Doppelringsystems vermeiden konnten. Hauptsächlich bei den Doppelkortikotomien der Tibia (proximal und distal) beobachteten wir Fragmentabweichungen. Die Frakturen, z.T. durch Stürze bedingt, verlängerten die Fixationszeit erheblich, in einem Fall trat sogar eine Reverkürzung von 5,5 cm ein.

Die 3 Kniestreckkontrakturen beobachteten wir nach Femurverlängerungen, sie erforderten eine Judet- oder Payr-Plastik. Ein

Patient mit einem Zustand nach pertrochantärer Fraktur und Femurkopfnekrose mit Coxa vara entwickelte eine Ankylose des Hüftgelenkes nach der Verlängerung von 7,5 cm. Die passageren Läsionen traten direkt nach der Operation auf, entweder durch die Osteotomie verursacht (Hämatombildung) oder durch die Drahtlage bedingt. Sie verschwanden im Verlauf der Behandlung, zweimal wurde der verdächtige Draht entfernt.

Beispiele

- Bei einer 22 Jahre alten Frau mit einer Hypoplasie der Fibula lag eine Beinverkürzung von 10 cm bei extremer Spitzfußstellung des Fußes vor. Zuerst korrigierten wir die Spitzfußstellung durch eine dorsale Arthrolyse. Ein halbes Jahr später verlängerten wir den Unterschenkel um 9 cm.
- Nach einer Femurfraktur lag bei einem 15 Jahre alten Mädchen eine Femurverkürzung von 8,5 cm vor. Das Femur wurde um 9,5 cm verlängert. Eine aufgetretene Einschränkung der Kniebeweglichkeit (Flexion nur bis 40° möglich) konnte durch eine Payr-Plastik und Arthrolyse beseitigt werden.
- Wir verlängerten beide Unterschenkel bei einem 23 Jahre alten Patienten mit einer Größe von 164 cm. Es lag ein hypophysärer Minderwuchs vor. Der Patient hatte schwere psychische Probleme. Die Verlängerung von 10 cm wurde durch Doppelkortikotomie beider Unterschenkel erreicht. Die Endgröße lag bei 175 cm. Nach 1 Jahr war volle Belastbarkeit erreicht, die psychischen Probleme waren beseitigt.

2. Histologische Untersuchungen

An 4 Schafen führten wir Verlängerungen der Tibia um 10 mm durch. Am 4. postoperativen Tag nach der Kortikotomie wurde mit der Distraktion begonnen. Histologische Untersuchungen erfolgten nach 6 und 12 Wochen. Wir stellten unentkalkte Knochenschnitte her, die nach Goldner, Movat und Kossa oder mit Toluidinblau gefärbt wurden. Nach 6 Wochen war ein primitiver Faserknochen vorhanden, die Trabekel zeigten eine Längsorientierung entsprechend der Distraktionsrichtung. Insgesamt ist ein lebhafter Knochenumbau zu sehen mit Osteoblastensäumen und parallel dazu Osteoklasten, die den Faserknochen resorbieren. Die Transformation des Faserknochens in Lamellenknochen mit Bildung von Havers'schen Systemen läßt sich gut verfolgen. Dieser Prozeß ist nach 12 Wochen weitgehend abgeschlossen. Es findet sich fast ausschließlich Lamellenknochen. Falls der Fixateur nicht stabil genug ist, beobachteten wir auch sekundäre, verzögerte Knochenneubildung.

Die 6 am Menschen anläßlich von Korrektureingriffen bei Kortikotomien gewonnenen Knochenproben zeigen Parallelen zu obengenannten Ergebnissen, obwohl die Knochenheilung beim Schaf wesentlich schneller abläuft. In der Frühphase der Verlängerung findet sich kollagenes Bindegewebe mit umgebendem Faserknochen und hochaktiven Osteoblasten. Der Faserknochen wird in der Fixationsphase (nach Abschluß der Distraktion) in Lamellenknochen umgewandelt.

Diskussion

Nach unseren Erfahrungen haben beide Verfahren (Distraktionsepiphyseolyse und Kortikotomie) Vor- und Nachteile. Bei der Distraktionsepiphyseolyse erfolgt die Ossifikation des Regenerates schneller, die Anzahl der Komplikationen war etwas geringer. Diese Methode sollte auf das Alter kurz vor Schluß der Epiphysenfugen (13.-16. Lebensjahr) begrenzt bleiben, weil Wachstumsstörungen bei jüngeren Kindern vorkommen können, wie Monticelli und Spinelli (1981) experimentell nachwiesen.

Die Vorteile der Kortikotomie sind die größere Distanz zwischen Drähten und Gelenk, daher reduzierte Gefahr der Gelenkinfektion, besonders am Femur. Weiterhin ist die Anwendung weitgehend unabhängig vom Alter des Patienten. Als Limit sehen wir 30 Jahre an. Femurverlängerungen verursachen mehr Komplikationen als Tibiaverlängerungen, auch die von Ilizarov empfohlene Doppelkortikotomie brachte einige Probleme. Dem Vorteil der kürzeren Behandlungszeit durch schnellere Ossifikation steht der Nachteil der Möglichkeit der Fragmentdeviation gegenüber.

Vor einer Verlängerung sollten Fußfehlstellungen wie Pes equinovarus korrigiert werden bzw. eine Fixation der Ferse mit einem Halbring erfolgen. Verlängerungen von mehr als 10 cm sind besonders reich an Komplikationen. Eine Belastung des verlängerten Beines nach Abnahme des Apparates darf erst nach röntgenologischer Ausbildung einer Kortikalis erfolgen, da sonst die Frakturgefahr zu hoch ist.

Beide Techniken sind zur Beinverlängerung geeignet. Es ist jedoch eine große Erfahrung sowohl des behandelnden Arztes als auch der Schwestern und Physiotherapeuten erforderlich, um Komplikationen zu vermeiden.

Literatur

1. Ilizarov GA, Gracheva VI, Vasiljev BN (1987) Treatment of deformities of the knee joint according to Ilizarov with formation of a wedge-shaped bone regenerate (russ.). Methodologic recommendations of the ministry of health of the RSFSR. Kurgan
2. Ilizarov GA, Shreiner AA, Imerlishvili IA, Bakhlykov YN, Chirkova AM, Martel II (1983) On the problem of osteogenesis improvement conditions in limb lengthening. Abstracts of the All-Union Symposium "Experimental theoretical and clinical aspects of the transosseous osteosynthesis method developed in Kurgan scientific research institute of experimental and clinical orthopaedics and traumatology". Kurgan, Sept 20-22; pp 23-24
3. Ilizarov GA, Soybelman CM (1969) Some clinical and experimental data concerning bloodless lengthening of lower extremities (russ.). Eksp Khir Anestkeziol 4:27-32
4. Lee AD, Popkov AV, Gracheva VI, Kalyankina VI (1983) Possibilities of the transosseous osteosynthesis after Ilizarov in the elimination of limb shortening in children and adults. Abstracts of the All-Union Symposium "Experimental theoreticsl and clinical aspects of the transosseous osteosynthesis method developed in Kurgan scientific research institute of experimental and clinical orthopaedics and traumatology". Kurgan, Sept 20-22, p 87

5. Monticelli G, Spinelli R (1981a) Distraction epiphysiolysis as a method of limb lengthening. I. Experimental study. Clin Orthop 154:254-261
6. Monticelli G, Spinelli R (1981b) Distraction epiphysiolysis as a method of limb lengthening. III. Clinical applications. Clin Orthop 154:274-285
7. Monticelli G, Spinelli R (1983) Leg lengthening by metaphyseal corticotomy. Ital J Orthop Traumatol 11:139-150

Collagen Metabolism in Childhood: A Study on Compact Bone and Fibroblast Cultures

R. E. Brenner[1], A. Nerlich[2], U. Vetter[1], M. Bodo[3], W. M. Teller[1], P. K. Müller[3]

[1]Abteilung Pädiatrie I, Universität Ulm, Prittwitzstr. 43, 7900 Ulm, FRG
[2]Pathologisches Institut, Universität München, Thalkirchner Str. 36, 8000 München 2, FRG
[3]Institut für Medizinische Molekularbiologie, Universität Lübeck, Ratzeburger Allee 160, 2400 Lübeck 1, FRG

Zusammenfassung

Während des Kindesalters ist neben dem Wachstum auch eine Stabilisierung der Bindegewebssysteme notwendig. Wir konnten zeigen, daß in der Knochenkompakta des Femur der Kollagengehalt pro Zelle zwischen der 33. Schwangerschaftswoche und dem Alter von 12 Jahren stark ansteigt. Auch der Gehalt an nichtkollagenen Proteinen pro Zelle nimmt in diesem Zeitraum zu. Der Modifizierungsgrad des Kollagens fällt vom fetalen zum postnatalen Knochen schnell ab. Während der Fetalzeit findet sich in der Knochenkompakta neben Kollagen I und V auch Kollagen III, das dort postnatal physiologischerweise nicht mehr vorkommt. Die in vitro Kollagensynthese von Hautfibroblasten zeigte ebenfalls eine Altersabhängigkeit mit einem deutlichen Maximum zwischen 2 und 9 Jahren.

Die gefundenen altersabhängigen Veränderungen im Kollagenstoffwechsel stellen sicher einen wesentlichen Faktor für Wachstum und Stabilisierung der Bindegewebssysteme dar.

Introduction

The composition of the extracellular matrix mainly determines the functional properties of the connective tissues. During childhood age dependent changes in the molecular organization can be expected. Collagen I as the most important structural protein of the bone, tendon and skin may play a central role in these maturation processes. We therefore determined age dependent changes in several parameters of collagen metabolism in bone compacta and collagen biosynthesis of skin fibroblasts during childhood.

H.-G. Willert F. H. W. Heuck (Hrsg.)
Neuere Ergebnisse in der Osteologie

Materials and Methods

Normal bone tissue of the femur was obtained at autopsy from a fetus of the 33rd week of gestation and from 6 children between birth and 12 years of life who died from non-related diseases.

Control fibroblasts were grown from skin biopsies or foreskin of 12 normal individuals covering the age of 1-45 years. All cells were cultivated in Dulbecco's modified Eagle's medium supplemented with 10% fetal calf serum, ascorbate (50 µg/ml), penicillin (400 U/ml), streptomycin (50 µg/ml) and glutamine (2 mM).

The biochemical analysis of compact bone and the cell culture studies concerning collagen biosynthesis were performed as described previously (1).

Results

In bone compacta there were no major changes in the ratio between the mineral and organic matter during childhood. The content of collagen per cell however increased rapidly from the 33rd week of gestation (44 mg/mg DNA) to the age of 12 years (522 mg/mg DNA). During the same period of time the content of non-collagenous proteins per cell increased from 35 mg/mg DNA to 327 mg/mg DNA (Fig. 1).

The ratio of hydroxylysine to hydroxyproline which indicates the level of posttranslational modification of collagen decreased from the fetal to the postnatal period (Fig. 1). The relative amounts of the collagens I, III and V in pepsin extracted material from demineralized bone compacta were estimated by densitometry after electrophoresis of the samples. In postnatal bone collagen I and V were detected (collagen I: 85,0 $\pm$ 1,6%, collagen V: 15,0 $\pm$ 1,6%, n = 6, M $\pm$ SEM). In the fetal control additionally significant amounts of collagen III could be extracted (collagen I: 74%, collagen III: 5%, collagen V: 21%).

In fibroblast cultures a maximum of collagen synthesis between 2 and 9 years of donor's ages was observed. During this period of time the relative amount of collagen out of total protein was also increased, indicating a preferential stimulation of the collagen biosynthesis. The degree of in vitro degradation of collagen did not show major age dependent changes (Fig. 2).

Discussion

The rapid increase of non-collagenous and collagenous proteins per cell in bone compacta of the femur during the first years of life indicates an active extracellular matrix synthesis of the osteoblasts. Especially until the age of 1 year there is a very rapid accumulation of collagen per cell. Possibly this represents the adaptation of the skeleton to the increasing postural demands.

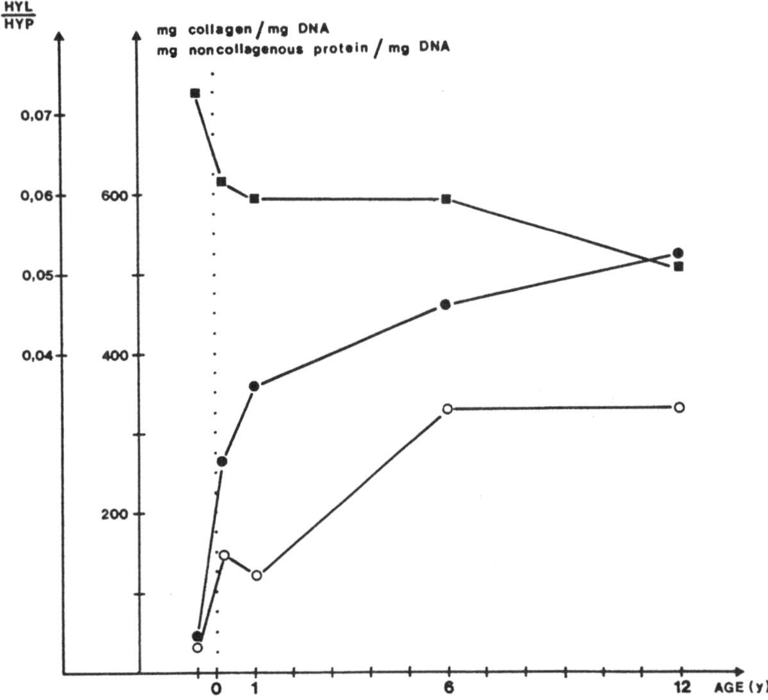

Fig. 1. Age dependent content of total non-collagenous (○—○) and collagenous (●—●) proteins/cell and ratio of hydroxylysine to hydroxyproline (■—■) in compact bone from the 33rd gestational week up to 12 years of age

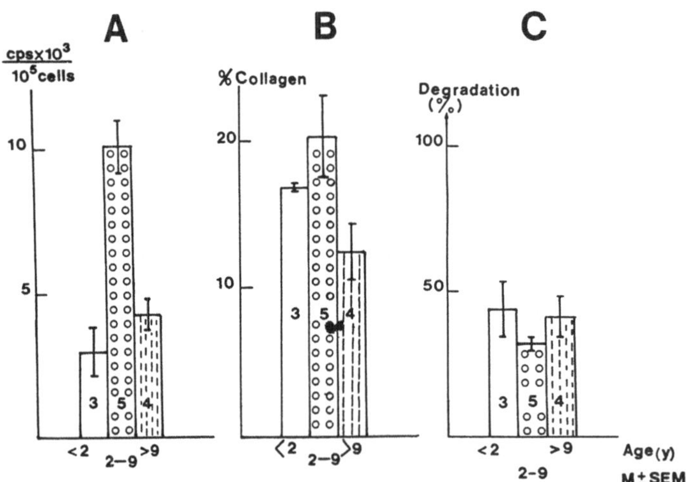

Fig. 2. Collagen synthesis (*A*), collagen as a fraction of total protein (*B*) and degradation of collagen (*C*) in skin fibroblast cultures of 3 different age groups (the numbers in the bars represent the numbers of investigated samples)

The decrease in the posttranslational modification of collagen from the fetal to the postnatal period may be important for collagen fibrillogenesis and the progressing mineralization. A similar age dependent decrease in lysyl hydroxylation has previously been described for human fetal bone (2) and the rabbit achilles tendon (3).

The age dependent changes in total collagen biosynthesis, in the expression of different collagen types and in the degree of posttranslational modification of collagen indicate that different regulatory mechanisms are involved. We assume that an undisturbed function of these mechanisms is essential for normal growth and stabilization of connective tissues.

References

1. Brenner RE, Vetter U, Nerlich A, Wörsdörfer O, Teller WM, Müller PK (1989) Osteogenesis imperfecta: Insufficient collagen synthesis in early childhood as evidenced by analysis of compact bone and fibroblast cultures. Europ J Clin Invest 19:159-166
2. Kirsch E, Krieg T, Remberger K, Fendel H, Bruckner P, Müller PK (1981) Disorder of collagen metabolism in a patient with osteogenesis imperfecta (lethal type): increased degree of hydroxylation of lysine in collagen types I and III. Europ J Clin Invest 11:39-47
3. Cetta G, Tenni R, Zanaboni G, De Luca G, Ippolito E, De Martino C, Castellani A (1982) Biochemical and morphological modifications in rabbit achilles tendon during maturation and ageing. Biochem J 204:61-67

In-vitro Proteoglykansynthese in redifferenzierten Chondrozyten

M. Beck[1], A. Aulthouse[2], W. A. Horton[2]

[1]Kinderklinik, Johannes Gutenberg-Universität, Langenbeckstr. 1, 6500 Mainz, FRG
[2]Department of Pediatrics, University of Texas, PO Box 20708, Houston, TX 77225, USA

Summary

Human chondrocytes growing in monolayer cultures de-differentiate and produce type I collagen. They re-differentiate and resume their in-vivo characteristics (including the production of type II collagen) when cultured in an agarose-gel. To characterize the modulated cells in more detail, biochemical studies were performed in chondrocytes suspended in agarose for 1 to 3 weeks.

Glycosaminoglycan (GAG) composition, electrophoretic mobility and hydrodynamic size of proteoglycans were identical in tissue and in cultured cells. These findings suggest that cartilage cells fully regain their functional identity in agarose gel cultures.

Einleitung

Die Subkultivierung von Chondrozyten führt zum Verlust des charakteristischen Phänotyps; die Zellen verlieren die Fähigkeit zur Synthese spezifischer Proteine (Typ II-Kollagen, Proteoglykane u.a.). Diese Entdifferenzierung (oder Modulation) läßt sich durch Faktoren wie z.B. Viren, Vitamin A oder cAMP-Analoge beeinflussen. Wenn ent-differenzierte Knorpelzellen in eine Umgebung gebracht werden, die eine Zell-Adhäsion verhindert (Agarose- oder Kollagen-Gel), exprimieren sie wieder ihren ursprünglichen Phänotyp (Benya und Shaffer 1982).

Um zu untersuchen, welchen Einfluß der Differenzierungsgrad der Chondrozyten auf die in-vitro Synthese der Proteoglykane hat, wurden biochemische Analysen an menschlichen Knorpelzellen durchgeführt.

H.-G. Willert F. H. W. Heuck (Hrsg.)
Neuere Ergebnisse in der Osteologie

Methodik

Anläßlich einer Autopsie wurde aus dem Beckenkamm eines Neugeborenen eine Knorpelbiopsie entnommen, die Chondrozyten wurden über mehrere Passagen sub-kultiviert. Anschließend wurden die Zellen in eine Agarose-Matrix gebracht. Nach verschiedenen Zeit-Intervallen (1-3 Wochen) wurden die neu-synthetisierten Proteoglykane mit ^{3}H-Glucosamin bzw. ^{35}S-Sulfat markiert und in 4 M Guanidiniumchlorid aus der Agarose extrahiert. Das Molekulargewicht wurde mittels Säulen-Chomatographie (Sepharose 2B-CL) gemessen. Durch Alkali-Behandlung können die Glykosaminoglykane vom Core-Protein abgetrennt und gelchromatographisch (Sephacryl S-300) analysiert werden.

Nach Abtrennung der Hyaluronsäure in 0,5% SDS wurde die elektrophoretische Wanderungsgeschwindigkeit der Proteoglykan-Monomere bestimmt (Agarose-Polyacrylamid-Gel).

Zur Kollagen-Analyse wurden die Zellen mit ^{3}H-Prolin markiert, die Kollagen wurden mittels SDS-Elektrophorese aufgetrennt und fluorographisch dargestellt.

Ergebnisse

Ent-differenzierte (Fibroblasten-ähnliche) Knorpelzellen synthetisieren zwei Proteoglykan-Populationen, die sich hinsichtlich ihres Molekulargewichtes und ihrer Glykosaminoglykan-Zusammensetzung unterscheiden (Abb. 1). Die erste Fraktion entspricht dem Proteoglykan des nativen Knorpels, die niedermolekulare Fraktion stellt ein Syntheseprodukt ent-differenzierter Knorpelzellen dar.

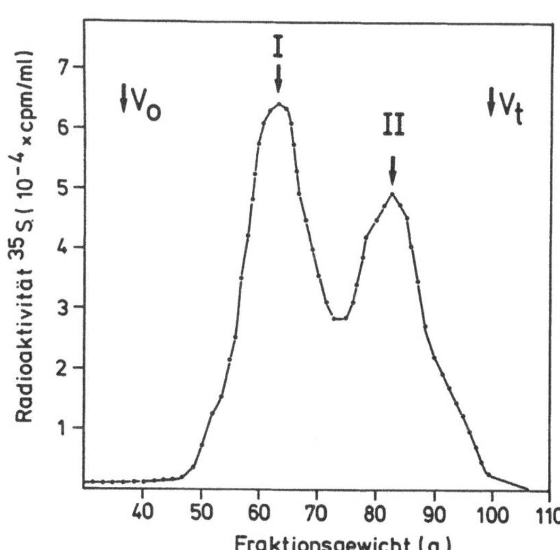

Abb. 1. Gel-Filtration (Sepharose CL-2B) ^{35}S-markierter Proteoglykane (Chondrozyten in Monolayer-Kultur)

Während ent-differenzierte Chondrozyten vorwiegend Typ I-Kollagen sezernieren, läßt sich nach zweiwöchiger Kultivierung in Agarose lediglich Typ II-, jedoch kein Typ I-Kollagen mehr nachweisen (Abb. 2).

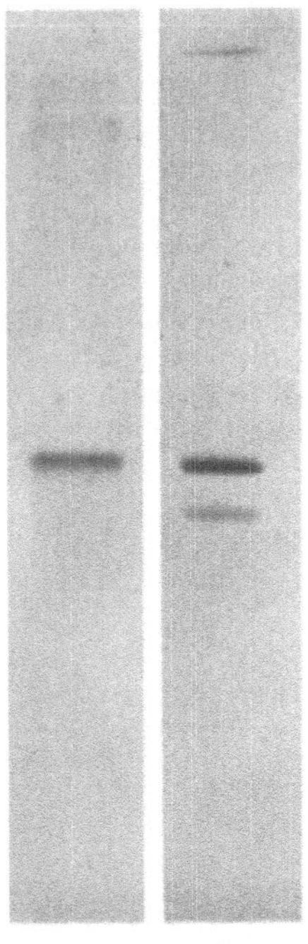

Abb. 2. SDS-Gelelektrophorese (^{3}H-Prolin markiertes Kollagen). (*a*) Chondrozyten in Agarose (Kollagen Typ II), (*b*) Chondrozyten in Monolayer (Kollagen Typ I)

Bei gel-chromatographischer Auftrennung von Proteoglykanen, die von re-differenzierten Chondrozyten (Kultivierung in Agarose über 1-3 Wochen) synthetisiert wurden, stellt sich eine Peak-Fraktion mit einem K_{av}-Wert von 0,4 dar. Bei gleichzeitiger gel-chromatographischer Auftrennung markierter und unmarkierter Proteoglykane (Guanidinium-Extrakt einer Knorpelbiopsie) weisen beide ein identisches Elutionsprofil auf (Abb. 3).

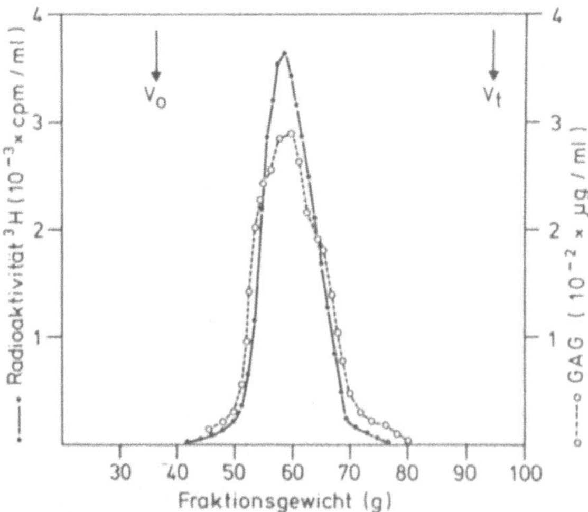

Abb. 3. Gelfiltration (Sepharose CL-2B). •——•, In-vitro synthetisierte Proteoglykane (Markierung mit ^{3}H-Glucosamin); o··o··o, Proteoglykane des nativen Knorpels

Auch die elektrophoretische Wanderungsgeschwindigkeit der in-vitro synthetisierten Proteoglykane ist mit den Analysewerten des nativen Knorpels identisch (Abb. 4).

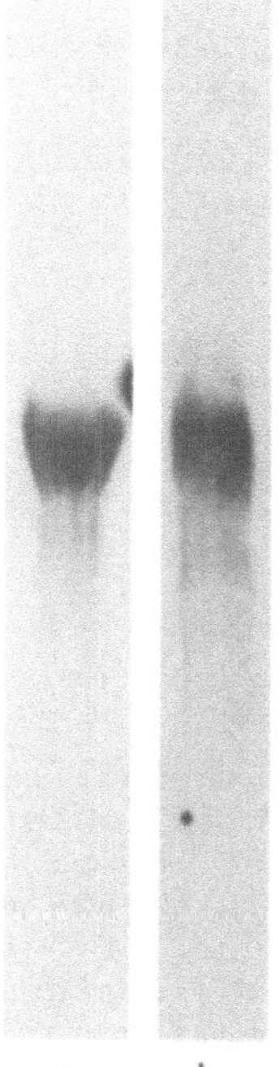

Abb. 4. Agarose-Polyacrylamid-Gelelektrophorese. (*a*) Proteoglykane des nativen Knorpels (Toluidinblau-Färbung), (*b*) In-vitro synthetisierte, ^{35}S-markierte Proteoglykane (Fluorographie)

Zur Bestimmung der Kettenlänge wurden die Sulfat-markierten Glykosaminoglykane durch ß-Elimination vom Core-Protein abgetrennt und gel-chromatographisch analysiert: Die von re-differenzierten Knorpelzellen produzierten Chondroitinsulfat-Ketten weisen das gleiche Molekulargewicht auf wie die Glykosaminoglykane des Knorpelgewebes.

Erwartungsgemäß konnte kein radioaktiv markiertes Keratansulfat nachgewiesen werden, da der relative Gehalt an Keratansulfat in der Altersgruppe der Neugeborenen sehr gering ist.

Die Kultivierung menschlicher Knorpelzellen in einem dreidimensionalen Agarose-Gel ermöglicht die Re-Differenzierung der Chondrozyten zum ursprünglichen Phänotyp, sie bietet die Voraussetzungen dafür, morphologische und metabolische Veränderungen an pathologischen Zellinien (z.B. von Osteodysplasien) aufdecken zu können.

Literatur

Benya PD, Shaffer JD (1982) Dedifferentiated chondrocytes reexpress the differentiated collagen phenotype when cultured in agarose gel. Cell 30:215-224

*Enzymatische und cytokine Steuerung des Knorpelumbaus – Hinweise für einen autokrinen Anteil der Regulation**

J. J. Neidel, B. V. Treadwell*

Orthopädische Universitätsklinik, Joseph-Stelzmann-Str. 9,
5000 Köln 41, FRG

Summary

Interleukin-1-like factors, synthesized by synovial tissue, are known to increase degradative enzyme-activity in synovial joints. One of the pathways involved is the stimulation of chondrocytes to synthetize a protease on which purified collagenase is dependent for activity. In the present report we provide evidence for the synthesis of IL-1-bioactivity by articular chondrocytes, suggesting a partially autocrine regulation of cartilage matrix turnover.

Einleitung

Der Umbau der Gelenkknorpelmatrix erfordert die Anwesenheit degradativer Enzyme, welche von Chondrocyten und den Zellen des Synovialgewebes synthetisiert und in inaktiver Form an die Umgebung abgegeben werden.

Eine besondere Rolle bei den erforderlichen Abbauprozessen spielt die Collagenase, da sie als einziges beteiligtes Enzym in der Lage ist, natives Collagen abzubauen. Auch die Collagenase wird in inaktiver Form synthetisiert. Zur Erlangung von Aktivität ist die auf ein weiteres, von Chondrocyten synthetisiertes Enzym, das Collagenase Aktivator Protein (CAP) angewiesen (Treadwell, Neidel et al. 1986). CAP ist eine neutrale Protease, kann also neben seiner Collagenase-Aktivierungs-Funktion auch selbst Knorpel-Proteine abbauen.

Die zentrale Steuerung dieser Vorgänge erfolgt über ein synoviales Peptid mit Interleukin-1-artigen Eigenschaften (IL-1-LF),

*Eine Studie aus den Orthopädischen Forschungslabors der Harvard Medical School, Boston, MA (Leiter: B.V. Treadwell, Ph.D.)

H.-G. Willert F. H. W. Heuck (Hrsg.)
Neuere Ergebnisse in der Osteologie

welches, wie auch extern zugeführtes IL-1, eine mehrfache Steigerung der CAP-Synthese der Chondrocyten bewirkt (Treadwell, Towle et al. 1986). Ein deutlicher Anstieg der Collagenase- und neutralen Proteasen-Aktivität im Gelenk mit entsprechend beschleunigtem Knorpelabbau ist die Folge.

Die Synthese von Interleukin-1-artigen Peptiden war in synovialen Gelenken bisher nur für das Synovialgewebe beschrieben worden. In der vorliegenden Arbeit weisen wir nach, daß auch der Gelenkknorpel IL-1-Bioaktivität produziert. Dies ist ein Hinweis, daß der Knorpelumbau zumindest zum Teil einer autokrinen Kontrolle unterliegt.

Material und Methoden

Synovialgewebe gewannen wir aus den Carpo-Metacarpalgelenken 7-11 Tage alter Kälber. Das Gewebe wurde in DMEM bei 37°C inkubiert, das Medium alle 2 Tage gewechselt. Verbrauchtes Medium wurde bei -40°C gelagert; die Proteinausbeute betrug etwa 2,5 mg/g Gewebe/Tag. Knorpelkonditioniertes Medium gewannen wir nach einer nahezu identischen Methode, wie bereits beschrieben (Treadwell, Neidel et al. 1986).

Die Reinigung des IL-1-LF erfolgte in zwei Schritten. Zunächst führten wir eine Ionen-Austausch-Chromatographie über 3 h mit DEAE-Sephadex A-50 bei einer Salzkonzentration von 200 mM und 0,02% NaN_3 durch. Der Überstand wurde durch eine Amicon YM-2-Membran ultrafiltriert und anschließend gegen PBS mit 50% Glycerin und 0,02% NaN_3 dialysiert (Spectrapore 3500).

Es folgte eine Gel-Filtration mit einer Sephacryl S-200 Säule. 2 ml-Fraktionen wurden entnommen und auf Stimulierung von Caseinase-Aktivität bei Knorpel-Explantaten getestet, wie früher beschrieben (Treadwell, Neidel et al. 1986). Die Fraktionen, welche Aktivität enthielten, wurden gepoolt und erneut ultrafiltriert.

Den von Chondrocyten synthetisierten IL-1-artigen Faktor gewannen wir aus Knorpel-konditioniertem Medium, entsprechend dem Verfahren zur Reinigung des synovialen Faktors.

Zur Bestimmung der Proteasen-Aktivität im konditionierten Medium IL-1-stimulierter Knorpel-Explantate wurde Casein mit ^{14}C Essigsäure-Anhydrid nach der Methode von Cawston et al. (1981) markiert. Die zu untersuchenden Proben wurden in Dreiergruppen in Teströhrchen pipettiert, welche 100 µg markiertes Casein, 0,02% NaN_3 und 1 mM APMA in einem Endvolumen von 100 µl Dulbecco's Minimal ESsential Medium enthielten. Nach 18-stündiger Inkubation bei 37°C wurde 100 µl 6%ige Trichloressigsäure zugegeben und mit Eis gekühlt. Das Präzipitat wurde durch Zentrifugation abgetrennt, und die Radioaktivität im Überstand mit einem Szintillationszähler bestimmt.

Der Lymphocyten-Aktivationsfaktor-Test (LAF-Assay) erfolgte nach der Methode von Gery et al. (1972).

Die Wirkung von IL-1-LF auf die CAP-Synthese von Knorpel-Explantaten maßen wir durch Autoradiographie und Densitometrie von SDS-Gels, auf denen wir das Knorpel-konditionierte Medium aufgetrennt hatten. Dabei wurde der Anteil von CAP an der von den Chondrocyten synthetisierten Gesamtproteinmenge bestimmt (Treadwell, Neidel et al. 1986).

Ergebnisse

Sowohl im Synovialis- als auch im Knorpel-konditionierten Medium war IL-1-Aktivität im Lymphocyten-Aktivationsfaktor-Test nachweisbar. Beide Präparationen induzierten zudem eine Mehrsynthese von CAP, wenn sie mit articulären Knorpel-Explantaten inkubiert wurden, was ebenfalls eine bekannte IL-1-artige Wirkung darstellt (Treadwell, Towle et al. 1986). Die aktiven Fraktionen eluierten jeweils im Molekulargewichtsbereich zwischen 18 und 25 kD von der S-200 Säule. Diese Werte stimmen gut mit den bereits bekannten Daten für den synovialen Faktor überein (Treadwell, Towle et al. 1986). Da keine abschließende präparative SDS-Gel-Elektrophorese durchgeführt wurde, war die spezifische Aktivität erwartungsgemäß niedriger als bei einer höher gereinigten Vergleichspräparation, in diesem Falle rekombinantem Maus IL-1 (Abb. 1).

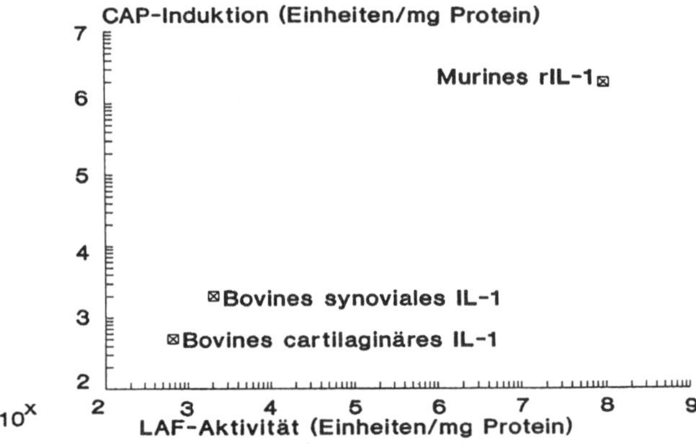

Abb. 1. Spezifische Aktivität unserer synovialen und cartilaginären IL-1 Präparationen im Vergleich zu rekombinantem Maus IL-1 in zwei verschiedenen Testverfahren (Angaben jeweils in Einheiten/mg Protein). *CAP* (Collagenase Activator Protein)-Induktion: Eine Einheit entspricht der Menge IL-1, die erforderlich ist, um die CAP-Synthese von oberflächlichem Gelenkknorpel gegenüber dem Kontrollwert zu verdoppeln. *LAF* (Lymphocyten Aktivationsfaktor)-Aktivität: Bestimmt nach der Methode von Gery et al.

Wurde Gelenkknorpel mit der synovialen oder der cartilaginären Faktorpräparation inkubiert, so stieg der Anteil von CAP am insgesamt von den Chondrocyten synthetisierten Protein auf etwa den dreifachen Wert an. Dies entspricht dem mit murinem rIL-1 gemessenen Vergleichswert (von jeder Präparation wurden 50 LAF-Einheiten verwendet; Abb. 2). Daß es sich bei dem 56/57 kD

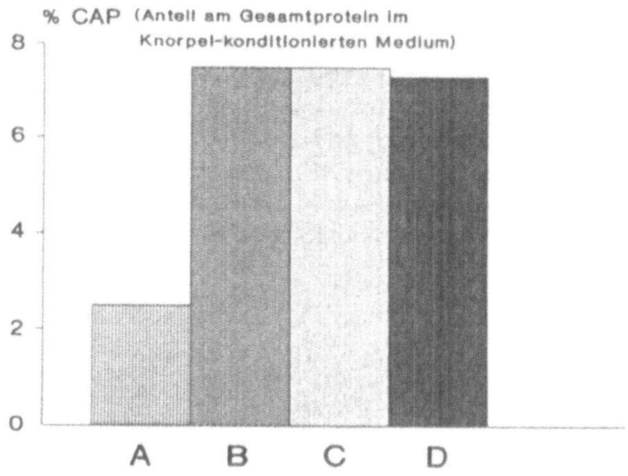

Abb. 2. Stimulation der Synthese von Collagenase Aktivator Protein (CAP) in oberflächlichem Gelenkknorpel durch unsere IL-1 Präparationen im Vergleich zu rekombinantem Maus IL-1; Bestimmung wie unter Material und Methoden beschrieben. Angaben in Prozent CAP (Anteil von CAP am Gesamtprotein im Knorpel-konditionierten Medium). *A*: unstimulierter Knorpel; *B*: plus 50 LAF Einheiten murines rIL-1; *C*: plus 50 LAF-Einheiten bovines synoviales IL-1; *D*: plus 50 LAF-Einheiten bovines cartilaginäres IL-1

Protein, welches hier stimuliert wird, tatsächlich um CAP handelt, wurde bereits an anderer Stelle mit einer zweidimensionalen SDS-Gel-Elektrophorese nachgewiesen (Treadwell, Towle et al. 1986).

Diskussion

Interleukin-1, einer der zentralen Faktoren der immunologischen Akutphase, wird von einer Vielzahl von Zellen hergestellt. Seine Wirkung reicht von der Schlafinduktion bis hin zur Aktivierung von knorpelabbauenden Enzymen (Dinarello 1984 a,b).

In der vorliegenden Arbeit berichten wir über die in vitro Synthese von Interleukin-1 Aktivität nicht nur durch normales Synovialgewebe, sondern auch durch normalen Gelenkknorpel 7 bis 11 Tage alter Kälber.

Unsere Daten weisen darauf hin, daß der Knorpelum- und -abbau nicht nur durch synoviales IL-1, sondern auf dem Wege einer autokrinen Regulation auch durch cartilaginäres IL-1 gesteuert wird.

Dies ist bei der Beurteilung des Knorpelstoffwechsels unter normalen wie pathologischen Bedingungen von Bedeutung.

So ist unter physiologischen Bedingungen in vivo ein erhöhter Bedarf an IL-1 in der Phase des Wachstums zu diskutieren, da während dieser Zeit ein besonders ausgeprägter Knorpelumbau zu erfolgen hat, um laufend eine optimale Gelenkkongruenz zu gewährleisten. Nach den jetzt vorliegenden Erkenntnissen müßte ein Teil des IL-1 dabei vom Knorpel synthetisiert werden. Wie die IL-1 Synthese im Gelenk, und hier wiederum besonders diejenige des Gelenkknorpels, allerdings gesteuert wird, ist gegenwärtig noch unklar. Eine mögliche biomechanische Regulierung über auf den Knorpel einwirkende Druckkräfte ist denkbar, eine experimentelle Prüfung dieser Hypothese jedoch schwierig.

Was den pathophysiologischen Aspekt betrifft, so sind erhöhte IL-1-Spiegel in der Synovialflüssigkeit von Patienten mit entzündlichen oder degenerativen Gelenkerkrankungen bekannt (Mizel et al. 1981, Fontana et al. 1982, Ise et al. 1982, Wood et al. 1983). Unbekannt ist bisher aber, welcher Anteil des IL-1 dabei Knorpel oder Synovialgewebe entstammt, oder ob nennenswerte Mengen über den Blutstrom ins Gelenk gelangen. Über erste Versuche einer pharmakologischen IL-1-Synthesehemmung als therapeutischer Ansatz bei der chronischen Polyarthritis wurde kürzlich berichtet (McDonald et al. 1988, Otterness et al. 1988). Künftige Untersuchungen dieser Art müssen auch die Synthese von IL-1 durch den Gelenkknorpel in die zugrundeliegenden Überlegungen einbeziehen.

Abkürzungen

APMA, Aminophenyl-Quecksilber-Acetat; *CAP*, Collagenase Aktivator Protein; *DMEM*, Dulbecco's Modified Eagles Medium; *IL-1*, Interleukin 1; *IL-1-LF*, IL-1 artiger Faktor; *LAF*, Lymphocyten-Aktivationsfaktor[-Test]; *PBS*, Phosphatgepufferte Kochsalzlösung; *rIL-1*, rekombinantes IL-1; *SDS*, Natrium-Dodecyl-Sulfat

Literatur

1. Cawston TE, Galloway WA, Mercer E (1981) Purification of rabbit bone inhibitor of collagenase. Biochem J 195:159-165
2. Dinarello CA (1984) Interleukin-1. Rev Infect Dis 6:51-95
3. Dinarello CA (1984) Interleukin-1 and the pathogenesis of the acute-phase response. N Engl J Med 311:1413-1418
4. Fontana A, Hengartner H, Weber E, Fehr K, Grob PJ, Cohen G,(1982) Interleukin-1 activity in the synovial fluid of patients with rheumatoid arthritis. Arthritis Rheum 25:49-53
5. Gery I, Gershon RK, Waksman BH (1972) Potentiation of the T-lymphocyte response to mitogens. The responding cell. J Exp Med 136:128-142
6. Ise K, Nakamura S, Okawara S (1982) DNA synthesis potentiating activity on mouse thymocytes of synovial fluid from rheumatoid arthritic patients. Acta Pathol Jpn 32:491-503
7. McDonald B, Rosenwasser LJ, Loose LD (1988) Synovial fluid IL-1 in RA patients receiving a novel arachidonate inhibitor. (Abstract) 52nd Meeting of the American Rheumatism Association, Houston TX, Mai 1988
8. Mizel SB, Dayer JM, Krane SM, Mergenhagen SE (1981) Stimulation of rheumatoid synovial cell collagenase and prostaglandin production by partially purified lymphocyte-activating factor (Interleukin-1). Proc Natl Acad Sci U.S.A. 78:2474-2477
9. Otterness IG, Bliven ML, Downs JT, Hanson DC (1988) Effects of CP 66,248 on IL-1 synthesis by murine peritoneal macrophages. 52nd Meeting of the American Rheumatism Association, Houston TX, Mai 1988
10. Treadwell BV, Neidel J, Pavia M, Towle CA, Trice ME, Mankin HJ (1986) Purification and characterisation of collagenase activator protein synthesized by articular cartilage. Arch Biochem Biophys 251:715-723

11. Treadwell BV, Towle CA, Ishizue K, Mankin KP, Pavia M, Ollivierre M, Gray DH (1986) Stimulation of the synthesis of collagenase activator protein in cartilage by a factor present in synovial-conditioned medium. Arch Biochem Biophys 251:724-731
12. Wood DD, Ihrie EJ, Dinarello CA (1983) Isolation of an interleukin-1-like factor from human joint effusions. Arthritis Rheum 26:1225-1230

Experimentell induzierte enchondrale Ossifikation in der thymusplastischen Nacktmaus nach Xenotransplantation von Epiphysenknorpel

P. Quint[1], K.-D. Richter[2], J. Althoff[1], J. J. Höhling[1]

[1]Institut für Medizinische Physik, Universität Münster, Hüfferstr. 68, 4400 Münster, FRG
[2]Zentrale Tierexperimentelle Einrichtung, Medizinische Fakultät, Universität Münster, Domagkstr. 15a, 4400 Münster, FRG

Summary

Cartilage from the epiphyseal growth plate of the proximal ulna in piglets was implanted to athymic nude mice (nu/nu) and maintained subcutaneously up to 140 days. In defined intervals, the transplants were removed and examined by histological, chemo-microanalytical and biochemical methods. All transplants were found viable. As of week 4, the specimens showed newly formed bone tissue with progressing ossification. The well-oriented growth of bone tissue is interpreted in favor of pressure-independent, rather genetic determination. The addition of certain trace elements (e.g. Al, Pb or Se) in subtoxic concentrations to the drinking water of nu/nu mice with transplants of epiphyseal cartilage suggested a possible inductive influence of Al and Pb on the differentiation of osteo(chondro)clasts. Bone formation was accelerated and resulted in a higher grade of mineralization with thicker trabeculae. Selenium supplementation somewhat inhibited cellular activities in the transplants with subsequent poorer ossification. The presently unexplained mechanism of carcinogenesis inhibition by Se may be mentioned in this context.

Einleitung

Die Osteogenese im Bereich der Wachstumsfuge ist ein sehr komplexer Vorgang. Teilaspekte, z.B. die Frage der Ossifikation von Kollagenmatrix nach intramuskulärer Implantation in Kaninchen, lassen sich gut verfolgen (Urist et al. 1970), aber bei der Transplantation von vitalen Epiphysenknorpel würde dieses Modell versagen, weil es zu Immunreaktionen im Wirtsorganismus kommt. Für derartige Fragestellungen ist jedoch die thymusaplastische Nacktmaus (nu/nu) ein ideales Empfängertier, da diese Spezies kein spezifisches Immunabwehrsystem besitzt (Reed and Manning 1978). Mit diesem Tiermodell sollte geklärt werden, ob es durch

H.-G. Willert F. H. W. Heuck (Hrsg.)
Neuere Ergebnisse in der Osteologie

Xenotransplantation von Epiphysenknorpel des Schweins zu einer reproduzierbaren Osteogenese in der Subkutis kommt. Ferner sollte die Frage beantwortet werden, ob eine Osteogenese unter diesen Bedingungen radial oder nur in einer Richtung erfolgt. Da generell der wachsende Organismus besonders sensibel auf metabolische Beeinflussungen reagiert, sollte weiterhin geprüft werden, ob Aluminium (Al), Blei (Pb) oder Selen (Se) die Ossifikationsprozesse der Wachstumsfugen der Schweine nach der Transplantation beeinflussen, wobei es nicht um die Frage höherer Konzentrationen mit Induzierung toxischer Schäden geht. Würde man versuchen, diese o.g. Fragestellungen am Original - in diesem Falle dem Schwein - zu prüfen, könnten lediglich Absatzläufer herangezogen werden. Die wichtige postpartale Phase würde nicht erfaßt werden und darüberhinaus wäre die praktische Versuchsdurchführung um ein Vielfaches aufwendiger und kostenintensiver.

Material und Methoden

Die Transplantation des Epiphysenknorpels erfolgte in 6 Wochen alten Nacktmäusen (CD-1 (nu/nu)-Maus, Hagemann GmbH, Externtal). Die Knorpelpräparate wurden aus proximalen Wachstumsfugen der Ulna von einer Woche alten Ferkeln direkt nach Tötung der Tiere entnommen. Ca. 2 mm lange Stücke wurden nach Lagerung in Ham's F10 in subkutane Taschen hinter den Schulterblättern bilateral implantiert. Die Gruppeneinteilung der Wirtstiere erfolgte in unbehandelte (60) und Kontrolltiere (30) sowie in Behandlungsgruppen zu je 15 Tieren, die mit dem Trinkwasser nach der Transplantation 5 mg/l Pb (Pb-Acetat-Komplex) bzw. nach 18 Tagen 10 mg/l Al (Al-Citrat-Komplex) bzw. 10 mg/l Se (Na-Selenit) erhielten. Nach definierten Zeitabständen bis zu 140 Tagen wurden jeweils 5 Mäuse pro Gruppe getötet, die Transplantate präpariert und histologisch (Färbungen: HE, Goldner, Ladewig, PAS und Azan) und mikrochemisch (entsprechend Quint et al. 1987b) untersucht. Für die statistische Auswertung wurde der Wilcoxon-Test mit $p \leq 0,05$ gewählt.

Ergebnisse

Klinischer Verlauf und formale Pathogenese

Die Wundheilung war 5 Tage nach der Transplantation abgeschlossen. Nach 14 Tagen waren die Transplantate von einer bindegewebigen Kapsel umgeben, in welche das Einwachsen zahlreicher Kapillaren und eines zentralen größten Gefäßes erfolgte. Nach 21 Tagen zeigte sich eine beginnende Hypertrophie der Chondrozyten bei fortlaufender Proliferation der Knorpelzellen. Nach 28 Tagen erfolgte eine beginnende Primärcalcifizierung in der Zone der hypertrophen Chondrozyten, in der Weise, wie in früheren Studien an der Wachstumsfuge des Originals beobachtet wurde (Quint et al. 1982). Diese Mineralbildung erfolgte bis zur 5. Woche. In der 6. Woche begann der Umbau der Primärspongiosa. In den folgenden Wochen bildete sich trabekulärer Knochen mit Markgewebe. Nach 140 Tagen hatte sich ein neues knochenähnliches Transplantat entwickelt, welches neben weiterhin proliferierendem Knorpel, trabekulären Knochen und an der Grenze zur Kapsel auch lamellären Knochen enthielt. Wurde Knorpel aus der distalen und proximalen Seite der Germinativzone transplantiert, entwickelte sich ein bipolarer Knochen, wie er sich in der Abbildung 1a andeutet. Wurden Knorpelzellen aus der proximalen bzw. distalen Zone transplantiert, kam es zur Entwicklung eines unipolaren knochenähnlichen Gebildes.

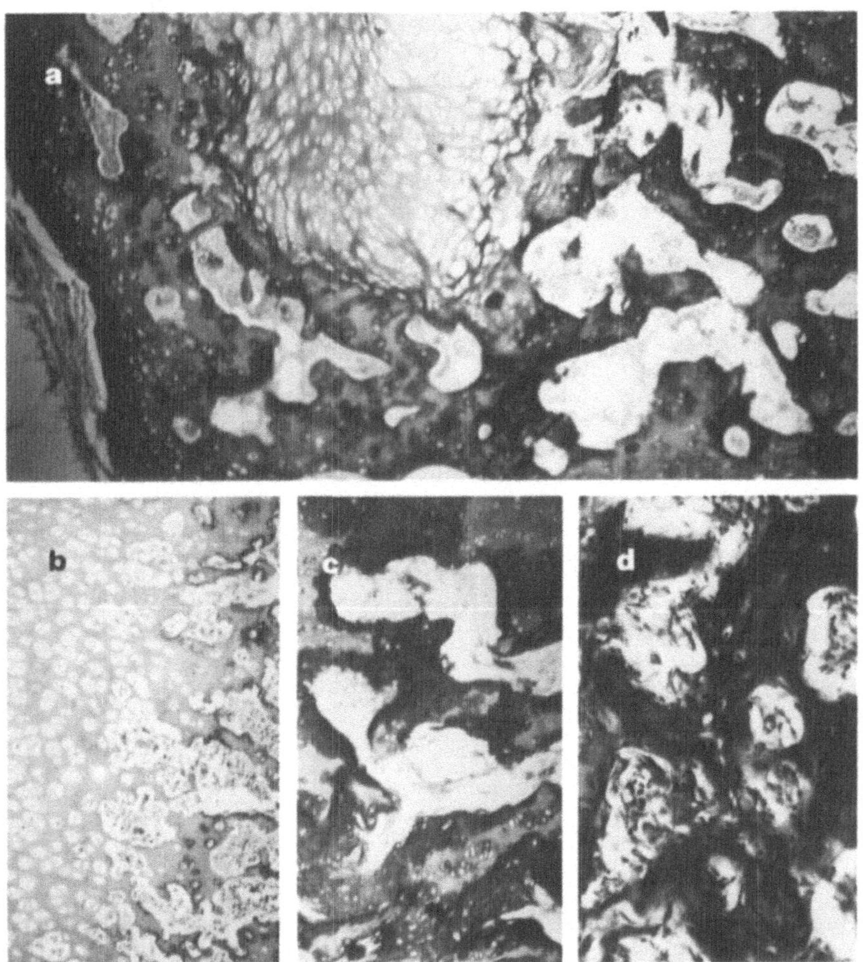

Abb. 1a-d. Xenotransplantate von Epiphysenknorpel. (*a*) Kontrolle nach 73 Tagen mit allen Stadien der Spongiosabildung (Azan, x70), (*b*) nach 73 Tagen und 55 tägiger Se-Supplementation mit einer mäßigen Calcifizierung (Azan, x70), (*c*) nach 73 Tagen und 55 tägiger Al-Supplementation mit einem hohen Mineralisierungsgrad (Azan, x70), (*d*) nach 27 Tagen und 27 tägiger Pb-Supplementation mit einer ausgereiften Primärspongiosa (Azan, x160)

Einfluß von Aluminium, Blei und Selen auf die Osteogenese

Die orale Gabe subtoxischer Mengen von Al führt zu einer intensiveren Mineralisierung der Transplantate (Abb. 1c) verglichen mit denen der Kontrolltiere (Abb. 1a). Ein bipolares knochenähnliches Transplantat bildet sich bereits nach 73 Tagen (Kontrollen: ca. 140 Tage).

Die Blei-Supplementation führt noch früher als die Al-Gabe zu einem ähnlichen Erscheinungsbild. Nach drei Wochen erfolgt eine massive Aktivierung der Chondro- bzw. Osteoklasten, was zu einer früheren Entwicklung der Spongiosa am 27. Tag im Vergleich mit den entsprechenden Kontrollen führt (Abb. 1d). Die Knorpelzellen sind zu diesem Zeitpunkt bei den Blei-behandelten Tieren als schmales Band vorhanden. Nach 58 Tagen erfolgt eine Art Wachstumsfugenschluß.

Bei Zugabe einer subtoxischen Konzentration von Se zum Trinkwasser findet ein mäßiger Knochenaufbau statt. Nach 73 Tagen dominieren noch Knorpelzellen mit einem Anteil von ca. 60% im Transplantat. Die Zellen zeichnen sich durch inaktive Kerne aus (Abb. 1b). Diese Transplantate enthalten trotz der Se-Zufuhr nicht mehr Se als die der Kontrollen (Tabelle 1), sind aber durch eine signifikante Abnahme der Pb-Konzentrationen (Faktor: ca. 15) gekennzeichnet. Diese Konzentrationen liegen weit unter denen, wie sie bei der physiologisch ablaufenden Osteogenese gefunden wurden (vgl. Quint et al. 1987a).

Tabelle 1. Spurenelementkonzentrationen (µmol/kg F.M. ± s) in Xenotransplantaten von Wachstumsfugenknorpel nach Spurenelementsupplementation

	Kontrollen	+ 10 µg/l Al	+ 5 µg/l Pb	+ 10 µg/l Se
Al	85 ± 8,8	244 ± 35	203 ± 27	137 ± 28
Pb	14 ± 0,9	1,4 ± 0,66	27 ± 3,2	0,8 ± 0,53
Se	29 ± 2,5	18 ± 2,3	14 ± 0,8	30 ± 2,4
Zell- und Calcifizierungsaktivitäten		hoch	hoch	gering

Tage nach der Transplantation (Supplementation): Kontrollen 73 (0), Al 73 (55), Se 73 (55) und Pb 27 (27)

Die orale Gabe von Pb hingegen führt zu einer signifikanten Se-Abnahme und einer erheblichen Zunahme der Al-Konzentrationen (Tabelle 1). Letztere Interaktionen wurden im Schrifttum bisher noch nicht beschrieben. Insgesamt ist der Pb-Status dieser Gruppe doppelt so hoch wie bei den Kontrollen, liegt aber noch in der Größenordnung, wie er bei bestimmten Stadien der enchondralen Ossifikation früher gefunden wurde (Quint et al. 1987a). Al-Supplementation führt zu einer signifikanten Zunahme der Al-Konzentrationen in den Transplantaten, aber auch zu einer signifikanten, bisher nicht beschriebenen, Pb- und Se-Konzentrationsabnahme. Somit zeichnen sich folgende Zusammenhänge ab: eine Erhöhung der Al und/oder der Pb-Konzentrationen induziert einen Se-Mangel im Transplantat und führt zu einer schnelleren Knochenbildung. Se-Supplementation löst eine verzögerte Knochenbildung aus.

Diskussion

Diese Ergebnisse zeigen, daß Knorpelzellen aus der Wachstumsfuge von Schweinen in der Subkutis von (nu/nu)-Mäusen nicht nur angehen, sondern darüberhinaus, ihre osteogenetische Potenz beibehalten. Verwendet man bei dem gleichen Tiermodell avitale Knorpelzellen (Althoff et al. 1988b) oder demineralisierte Knochenmatrix von Schweinen mit einer erblichen Vitamin-D_3-Mangelrachitis (Althoff et al. 1988a), kommt es zu keiner entsprechenden Osteogenese. Es wäre denkbar, mit Hilfe dieses Modells neue Substanzen zu testen, die das Gleichgewicht zwischen Assimilation und Dissimilation beeinflussen und so das Wachstum, auch eines humanen, sich neubildenden Röhrenknochens hemmen oder anregen können.

Die Entwicklung knochenähnlicher Gebilde in der lockeren Subkutis erlaubt die Schlußfolgerung, daß ein gerichtetes Knochenwachstum weitgehend druckunabhängig, d.h. vielmehr genetisch determiniert ist. Diese Befunde stehen nicht im Einklang mit dem Pauwels-Konzept der kausalen Histiogenese (Pauwels 1960).

Über die Rolle des Spurenelemente Al und Pb gibt es zahlreiche Untersuchungen, auch im Hinblick auf toxische Wirkungen am Knochen, z.B. Induktion einer Osteomalazie durch Al. In diesem Zusammenhang sei darauf hingewiesen, daß z.B. im Falle einer Niereninsuffizienz mit einem Ca-Mangel, als Folge ein Al-Phosphat-Einbau im Knochen, besonders nach erhöhter Al-Aufnahme, zu erwarten ist. So fanden Quarles et al. 1985 bei Vitamin-D-Mangel, daß Al-Supplementation zu Knochenschädigungen führte, die durch anschließende Vitamin-D-Zufuhr behoben wurden. Bei gesunden Hunden kam es unter den gleichen Bedingungen zu keinen Knochenläsionen. In der vorliegenden Versuchsanordnung zeigte sich sogar eine schnellere Ossifikation nach Gabe subtoxischer Al-Konzentrationen. Entsprechendes gilt für die Pb-Supplementation, was gegen den in der Literatur diskutierten Zusammenhang (Silbergeld et al. 1988) zwischen einer kausalen Rolle von Pb und der Entstehung einer Osteoporose spricht.

Die eigenen Versuchsergebnisse mit Se-Supplementation führten zur Entwicklung eines qualitativ schlechten Knochens, d.h. einer Hemmung der Organogenese im Transplantat. Nach Yu et al. (1988) führt Se zu einer Inhibierung des Tumorwachstums. Aus beiden Tatsachen läßt sich die hypothetische Schlußfolgerung ableiten, daß eine Se-Supplementation, wie sie gelegentlich im Zusammenhang mit der Arteriosklerose diskutiert wird, nicht unproblematisch ist, weil auch eine unerwünschte Hemmwirkung auf die gesunde Zelle, gerade bei älteren Patienten, nicht auszuschließen ist.

Literatur

1. Althoff J, Quint P, Richter K-D, Jones DB (1988a) Osteoblasten- und Knochenorgankulturen unter "in-vivo"-Bedingungen. Z Zahnärztl Implantol IV:282-285
2. Althoff J, Richter K-D, Quint P (1988b) Xenotransplantation von Knochenmatrix auf die nu/nu-Maus: Kausale Abhängigkeit der Ossifikation vom pathophysiologischen Zustand des bioptischen Knochengewebes. In: Hackenbroch MH, Refior HJ, Wirth CJ (Hrsg) Knorpeltransplantation. Thieme, Stuttgart New York, S 37-43
3. Pauwels F (1960) Eine neue Theorie über den Einfluß mechanischer Reize auf die Differenzierung des Stützgewebes. Z Anat Entwickl-Gesch 121:478-515

4. Quarles LD, Dennis VW, Gitelman HJ, Harrelson JM, Drezner MK (1985) Aluminium deposition at the osteoid-bone interface. An epiphenomenon of the osteomalacic state in vitamin D-deficient dogs. J Clin Invest 75: 1441-1447
5. Quint P, Althoff J, Höhling HJ (1982) Untersuchung von regulierenden Komponenten bei der primären Mineral- und Knochenbildung im Bereich der Wachstumsfuge. In: Hackenbroch MH, Refior HJ, Jäger M (Hrsg) Osteogenese und Knochenwachstum. Thieme, Stuttgart New York, S 7-13
6. Quint P, Althoff J, Harmeyer I, Richter K-D, Höhling HJ (1987a) Concentration profiles of zinc and lead along the epiphyseal growth plate of normal and rachitis piglets as related to activities of esterases. In: Kuhlencordt F, Dietsch P, Keck E, Kruse H-P (eds) Generalized bone diseases. Springer, Berlin Heidelberg New York, S 181-189
7. Quint P, Althoff J, Richter K-D, Zumkley H (1987b) Beziehungen zwischen dem Selen-Status und unterschiedlicher Cadmium-Diät am Beispiel der Nieren hypertoner Ratten. In: Welz B (Hrsg) 4. Colloquium Atomspektrometrische Spurenanalytik. Bodenseewerk Perkin-Elmer, Überlingen, S 559-568
8. Reed N, Manning DD (1978) Present status of xeno-transplantation of nonmalignant tissue to the nude mouse. In: Fogh J, Giovanella BC (eds) The nude mouse in experimental and clinical research. Academic Press, New York San Francisco London, pp 167-185
9. Silbergeld EK, Schwartz J, Mahaffey K (1988) Lead and osteoporosis: Mobilization of lead from bone in postmenopausal women. Environment Res 47:79-94
10. Urist MR, Jurist JM, Dubuc FL, Strates BS (1970) Quantitation of new bone formation in intramuscular implants of bone matrix in rabbits. Clin Orthop 68:279-293
11. Yu SY, Chu YJ, Li WG (1988) Selenium chemoprevention of liver cancer in animals and possible human applications. Biol Trace Element Res 15:231-241

Vergleichende biomathematische Untersuchungen an Osteonen

G. Steveling[1], Th. Stuhler[2]

[1]Mund-, Zahn- und Kieferklinik, Universität Würzburg, Pleicherwall 2, 8700 Würzburg, FRG
[2]Orthopädische Abteilung, Stiftung Kliniken Dr. Erler, Kontumazgarten 4-18, 8500 Nürnberg 80, FRG

Summary

Lightmicroscopical and UV-microscopical examinations at osteons of rats, rabbits, beagle-dogs and sheep are introduced.
In rats there are only implied osteosimilar structures possible to be proved.
The diameter of the osteons increases from the rabbits over the beagle-dog to the sheep. The same is valid for the length of the osteons.

The osteons are always lying more isolated at the animals with a smaller weight. Between the fore and behind legs there are found out no differences for the osteon diameter.
The calculations of the relative increasing factors show that the surface increase with the sheep is smaller than with the beagle-dogs.

There are discussed possible static legalities between quantity and dimension of the osteons in relationship to the weight of body.

Zusammenfassung

Es werden lichtmikroskopische und UV-auflichtmikroskopische Untersuchungen an Osteonen von Ratten, Kaninchen, Beagle-Hunden und Schafen vorgestellt.

In Ratten sind nur angedeutet osteonähnliche Strukturen nachweisbar. Der Osteondurchmesser nimmt von den Kaninchen über die Beagle-Hunde zu den Schafen zu. Gleiches gilt für die Länge der Osteone.

Die Osteone liegen bei den Tieren mit geringerem Gewicht immer isolierter. Zwischen Vorder- und Hinterläufen werden für den Osteondurchmesser keine Unterschiede festgestellt.

H.-G. Willert F. H. W. Heuck (Hrsg.)
Neuere Ergebnisse in der Osteologie

Die Berechnungen des relativen Wachstumsfaktors ergeben, daß der Osteon-Flächenzuwachs bei den Schafen geringer ist, als bei den Beagle-Hunden.

Es werden mögliche statische Gesetzmäßigkeiten zwischen Anzahl und Größe der Osteone in Relation zum Körpergewicht diskutiert.

Einleitung

Gelten der allgemeine Aufbau des Knochens und seine mikroskopische Struktur als weitgehend bekannt, so sind in der Literatur doch nur verhältnismäßig wenige Angaben über Größe, Länge und Wachstumsverhalten der Osteone zu finden.

Ziel der vorliegenden Untersuchungen ist es, bei verschiedenen Tierspezies mit unterschiedlichem Körpergewicht Vergleiche der Osteonenzahl, Größe und Länge zu ziehen sowie Aktivität und Wachstumstendenzen statistisch zu erfassen.

Problemstellung

Folgende Fragen werden bearbeitet:

1. Osteondurchmesser
2. Länge der Osteone
3. Anzahl der Haver'schen Kanäle pro Fläche
4. Anteil der Schaltlamellen
5. Vergleiche unterschiedlicher Entnahmestellen
6. Wachstumsfaktor der Osteone
7. Eventuelle Gesetzmäßigkeiten bezüglich Osteon-Anzahl, Fläche und Körpergewicht
8. Mögliche näherungsweise Berechnungen der Osteon-Fläche, der Osteonlänge oder des Körpergewichts für verschiedene Tierspezies.
9. Osteon-Aktivität
10. Denkbare Gesetzmäßigkeiten der Osteon-Aktivität

Technik

Zur Untersuchung herangezogen wurden 10 Schafe, Alter 1-2 Jahre, etwa 50 kg schwer; 10 Beagle-Hunde, 8-12 Monate alt, ca. 10 kg schwer; 5 Kaninchen, 6-7 Monate alt, etwa 2,5 kg schwer; 6 Ratten, 4 Monate alt, durchschnittlich 200g schwer.

Überwiegend handelt es sich um Kontrolltiere aus früheren Versuchen.
Die entnommenen Knochenblöcke wurden entwässert und fixiert: Aufsteigende Alkoholreihe, Lagerung in Xylol. Durchtränkung mit Methylmetacrylatester, Einbettung in einer Mischung von Methylmetacrylat, Polyaethylenglykol und Benzoylperoxid.

Nach dem Aushärten wurden die Knochenmetacrylatblöcke mit dem Leitz-Säge-Mikrotom nach Eichler (Innenlochsäge) geschnitten. Schnittdicke 55 bis 65 µ. Ausmessen der Osteone im Durchlicht-

mikroskop, Untersuchung der Fluoreszenzaktivität im UV-Auflichtmikroskop.
An Schafen, Hunden und Kaninchen wurden an Vorder- und Hinterläufen pro Tier jeweils 20 Osteone vermessen. Berechnung der Osteonfläche. Zusätzlich wurde die Knochenquerschnittsfläche mit einem ASM-Leitz-Bildanalysegerät ausgemessen.

Mehrere Tiere entstammen früheren Versuchen mit elektromagnetischer Stimulation. Hier erfolgten Fluoreszenzmarkierungen nach einem definierten Schema. Vermessen der Kontrollbeine, die keinerlei Magnetfeldexposition ausgesetzt waren, erfolgten vergleichende Berechnungen zum Wachstumsverhalten der Osteone. Es werden Relativwerte bezüglich des Flächenzuwachses der Osteone ermittelt. Es wurden die relativen Größen berechnet. Ermittelt wurde der Quotient f:F (Fläche im Außenring zu Fläche im Innenring) (Stuhler). Nach Schlachetzki ist mit diesen Werten die größte Genauigkeit für Vergleiche zu ermitteln. Entsprechend den Fluoreszenzbanden wurde der Flächenzuwachs über ein Bildanalysegerät ermittelt.

Für die sogenannte Osteon-Aktivität wurden die markierten Osteone pro Knochenquerschnitt ausgezählt und verglichen. Weiterführende Analyse mit Histogrammen und statistischen Vergleichen (Wilcoxon-Rank-Test).

Osteon-Durchmesser

Die Ermittlung des Osteon-Durchmessers wurde durchgeführt, um die Werte der verschiedenen Tiergruppen miteinander vergleichen zu können. Bei den Schafen liegen die Durchmesser zwischen 113,3 µ und 240 µ. Der Mittelwert des Durchmessers wurde mit 164,5 µ berechnet. Die Grundfläche für ein Osteon beträgt 0,0212 mm^2. Die Messungen bei den Beagle-Hunden ergeben Werte zwischen 73,3 µ und 173,3 µ. Der Mittelwert des Durchmessers liegt bei 127,8 µ. Die Grundfläche pro Osteon beträgt damit 0,0128 mm^2.

Für die Kaninchen werden Durchmesser zwischen 50 µ und 140 µ ermittelt. Als Mittelwert werden 76,6 µ errechnet.

Bei der mikroskopischen Untersuchung der Rattenpräparate im Durchlicht sind nur ganz vereinzelt osteonähnliche Strukturen, d.h. Osteozytenkumulationen erkennbar. Eindeutige Osteone sind bei Ratten offensichtlich nicht nachweisbar.

Länge der Osteone

Das längste bei den Schafen gefundene Osteon erstreckt sich über eine Distanz von 4,4 mm. Bei den Hunden wurden 3,05 mm als größte Strecke festgestellt. Das längste Osteon der Kaninchen war 1,89 mm lang.

Da die dreidimensionale Struktur des Osteons nicht exakt berücksichtigt werden kann, sind die Messungen unter Vorbehalt anzunehmen. Die Schwierigkeit einer exakten Bestimmung spiegelt sich auch in der Literatur wider (Frost, Bucher).

Anzahl der Haver'schen Kanäle pro Fläche

Bei der Auszählung der Haver'schen Kanäle in einer definierten Fläche von 0,08905 mm^4 ergibt sich bei den 3 Tiergruppen ein jeweils einheitliches Bild.

Die Anzahl der Haver'schen Kanäle bei den Schafen liegt zwischen 3 und 6, durchschnittlich werden 4,37 Osteone pro definierter Fläche errechnet. Die Fläche der zwischen den Osteonen liegenden Schaltlamellen ist relativ gering.

Die Auszählung bei den Beagle-Hunden ergibt eine Kanalzahl zwischen 2 und 5 in der definierten Fläche. Als Durchschnittswert werden 3,64 Kanäle pro definierter Fläche errechnet. Die Zahlen bestätigen den optischen Eindruck, daß die Osteone der Beagle-Hunde weiter auseinanderliegen als bei den Schafen und die Fläche der Schaltlamellen entsprechend größer ist.

Die Werte bei der Auszählung der Kanäle der Kaninchen liegen zwischen 5 und 12. Die durchschnittliche Anzahl beträgt 8,6 Kanäle pro 0,0805 mm^2.

Die Durchschnittswerte für die Osteonflächen werden mit der ermittelten Durchschnittszahl der Haver'schen Kanäle multipliziert und von der definierten Fläche subtrahiert. Hierbei ergibt sich, daß die von Schaltlamellen eingenommene Fläche von den Schafen bis hin zu den Kaninchen steigt. Die Osteone liegen entsprechend immer isolierter.

Mit zunehmendem Gewicht steigt somit erwartungsgemäß der durchschnittliche Osteondurchmesser, während gleichzeitig die von den Schaltlamellen eingenommene Fläche sinkt.

Die Präparate der Ratten konnten aufgrund ihrer strukturellen Eigenschaften mit fehlenden Osteonen für die vorliegenden Untersuchungen nicht verwendet werden.

Osteondurchmesser. Anzahl der Osteone im Knochenquerschnitt

Versucht man, die Meßdaten der durchschnittlichen Osteonflächen sowie das zugehörige Gewicht der Tiere in X-Y-Koordinaten einzutragen, so ist scheinbar eine statische Gesetzmäßigkeit erkennbar, die näherungsweise einer Geraden entspricht: (y Durchmesser) = 2,8 x (Gewicht) + 70. Hier lassen sich gleichfalls die von Frost berechneten Osteondurchmesser des Menschen einreihen. (Durchmesser 270 µ).

Wachstumsfaktor

An den fluoreszenzmarkierten Osteonen werden planimetrisch die markierten Flächen ermittelt und über die Differenz die Zuwachsfläche errechnet. Nach der Formel

$$\frac{\text{gewachsene Fläche}}{\text{Gesamtfläche}} = \frac{x}{100}$$

Wird der Wachstumsfaktor bestimmt.

Es wurden jeweils 10 Tiere in die Auswertung einbezogen.

Die ermittelten Werte des Wachstumsfaktors werden in Histogramme eingetragen. Der Vergleich der Histogramme zeigt eine große Übereinstimmung in Bezug auf die Wachstumstendenz.
Es erfolgt eine weiterführende statistische Analyse mit dem Wilcoxon-Rank-Test. Im Wachstumsverhalten der Schafosteone sind weder signifikante noch auffällige Unterschiede festzustellen.

Die Erhebungen erfolgen analog für Schafe und Hunde.

Auch im Wachstumsverhalten der Beagle-Osteone sind weder signifikante noch auffällige Unterschiede festzustellen.
Osteone in Vorder- und Hinterläufen wachsen gleich schnell.

Pro Zeiteinheit ist der Flächenzuwachs des Osteons bei den Schafen geringer als bei den Beagle-Hunden.

Markierte Kaninchenosteone waren nicht für die Auswertung geeignet.

Osteonaktivität

Werden die voll fluoreszenzmarkierten Osteone (9-fach markierte Osteone der Schafe sowie 5-fach bzw. 6-fach markierte Osteone der Beagle-Hunde) miteinander verglichen, so ist nachzuweisen, daß innerhalb eines Knochens deutliche Unterschiede bestehen. D.h. es wechseln Zonen,in denen kaum markierte Osteone zu finden sind mit Knochenflächen anderer Entnahmestellen,in denen zahlreiche Osteone im Umbau stehen.

Ob hier Abhängigkeiten zur Beanspruchung des Knochens, die Nähe evtl. Muskelansätze oder andererseits eine dia- bzw. epiphysäre Lokalisation mit von Bedeutung sind, kann nicht sicher entschieden werden.
Offensichtlich besteht aber eine Korrelation zwischen Entnahmestelle und Osteonaktivität.

Diskussion

Die ermittelten Meßwerte beleuchten offensichtlich Gesetzmäßigkeiten der Statik, die vermutet werden müssen und dennoch unseres Wissens bisher in dieser Form nicht untersucht wurden.

Zwischen Gewicht und Osteondurchmesser bzw. Länge bestehen Wechselbeziehungen, die scheinbar eine Gesetzmäßigkeit aufweisen.

Osteone sind in Kleintieren (Ratten) nicht nachweisbar.
Der Osteondurchmesser sowie die Osteonlänge nehmen mit steigendem Körpergewicht zu. Zwischen Vorder- und Hinterläufen bestehen keine auffälligen Unterschiede.

Mit zunehmendem Körpergewicht wächst nicht nur der Osteondurchmesser, sondern die Osteone liegen immer dichter.

Diese Untersuchungen stellen zur Diskussion, daß in schwergewichtigen Tieren großflächigere und längere Osteone nachweisbar sind. Hypothetisch ist denkbar, daß bei weiterführenden Berechnungen an bekannten Tieren biomathematisch von ermittelten Osteonflächen näherungsweise auf deren mögliches Körpergewicht oder umgekehrt geschlossen werden kann. Denkbar sind hier Untersuchungen von Knochen z.B. auch ausgestorbener Tiere.

Aufgrund der Gewichtsrelationen muß aber auch angenommen werden, daß gewisse Unterschiede des Osteondurchmessers für tragende und nichttragende Knochen bestehen. Seitengleiche gesunde Muskelverhältnisse werden jeweils vorausgesetzt.

Der ermittelte relative Wachstumsfaktor zeigt, daß der Flächenzuwachs der Osteone bei den Schafen niedriger ist, als bei den Beagle-Hunden. Auch hier liegt offensichtlich eine gewichtsorientierte Abhängigkeit vor.
Die Anzahl markierter Osteone (Osteonaktivität) weist Unterschiede auf, die in Abhängigkeit zur Knochenentnahmestelle stehen. Eine eindeutige Begründung ist hier nicht ableitbar.

Alle hier vorgestellten Untersuchungen, die sich auf kleinere Zahlenerhebungen stützen, sind vorbehaltlich zu werten. Dennoch implizieren sie eindeutige Hinweise für weiterführende Untersuchungen.

Literatur

Bucher O : Zytologie, Histologie und mikroskopische Anatomie des Menschen. Medizinischer Verlag Hans Huber, 7. Auflage, 186-189

Frost HM (1963a) Measurements of human bone formation by means of tetracyclin labeling. Can J Biochem 41:31-42

Frost HM (1963) Bone remodeling dynamics. Charles C. Thomas, Springfield, Illinois

Schlachetzki K (1966) Heparin und Knochenneubildung. Medizinische Habilitationsschrift

Steveling HG (1983) Vergleichende Messungen an Osteonen. Dissertation Würzburg

Stuhler Th, Kaiser G, Meffert O, Stracher ChD (1978) Der Einfluß des niederfrequenten Wechselstromsystems Kraus-Lechner auf das Knochenwachstum. Arch Orthop Traumat Surg 91:297-303

Knochen-, Gelenk- und Epiphysenknorpelveränderungen bei Ratten nach experimenteller Osteofluorose

M. Bély

Nationalinstitut für Rheumatologie, Budapest, 114.Pf.54., 1525, Hungary

Summary

There is agreement in the literature, that in osteofluorosis the whole bone mass, the osteoid surface and the osteoid volume become enlarged, the mineralisation of osteoid is delayed and irregular, due to the effect of fluoride.

There is no general agreement concerning the pathogenesis of the alteration of bone. It is not proven whether the enlargement of the whole bone mass is due to increased bone formation and/or decreased bone resorption, increased activity, number of life span of osteoblasts and/or decreased number, activity and life span of osteoclasts.

The enhanced enchondral ossification of rat femur and vertebrae caused by daily intraperitoneal administration of 0.5 mg and 5 mg sodium fluoride for 3 months were investigated. The enlargement of residual chondroid tissue is a part of complex disturbances of the fluorotic bone explained by the inhibition of bone resorption as a toxic effect of fluoride.

Einleitung

In der Literatur ist die, die Vermehrung der Knochenmasse verursachende Wirkung der Natrium-Fluoride (NaF) generell erkannt (Conrozier und Meunier 1985, Boivin et al 1986). Die Vermehrung der Knochenmasse wurde an intakten, gesunden Knochen (industrielle, endemische Fluorose) sowie an osteoporotischen Knochen (therapeutische Fluorose) beobachtet.

Die Vermehrung der Knochenmasse kann theoretisch durch vermehrte Knochenbildung und/oder durch verminderten Knochenabbau vorkommen.

H.-G. Willert F. H. W. Heuck (Hrsg.)
Neuere Ergebnisse in der Osteologie

Die gesteigerte Knochenbildung kann durch die Zunahme der Zahl, der Aktivität (Dambacher et al 1977, Schulz et al 1984, Selby 1984) oder der aktiven Lebensdauer der Osteoblasten verursacht werden.
Der verminderte Knochenabbau kann die Folge der Verminderung der Zahl, der Aktivität oder der aktiven Lebensdauer der Osteoklasten sein.

Bei der Osteofluorose ist - neben den quantitativen Veränderungen der Knochenmasse - auch mit qualitativen Veränderungen zu rechnen.
Das Osteoid wird massenhafter (Krook und Maylin 1979), seine Verkalkung ist verspätet (mehr als 14 Tage) und irregulär (Malkolm und Storey 1971), bzw. vermehrt (Baylink und Bernstein 1967, Larsen und Thorsen 1984).
Die osteofluorotischen Knochen sind also massenhafter, jedoch rigider, fragiler (Baylink und Bernstein 1967). Die qualitative Veränderung des Knochengewebes ist nicht nur auf die Vermehrung der Proportion des neugebildeten Knochengewebes, bzw. auf die Veränderung seiner Qualität zurückzuführen. Die NaF verursacht Veränderungen selbst an dem präexistierenden Knochengewebe. Dies scheint mit der Wirkung des Fluor an den Osteozyten in Zusammenhang zu stehen (Bély et al 1988).

In den vergangenen Jahren haben wir mehrere Experimente mit Fluor an Ratten durchgeführt. In dieser Arbeit wurde den Gewebsveränderungen nachgegangen, die eine resorptionshemmende Wirkung des Fluor andeuten.

Material und Methode

Die Experimente wurden in 3 Gruppen, insgesamt an 75 Ratten (weiblich, Gewicht 200 g) vorgenommen. 25 Ratten wurden 3 Monate lang täglich 0,5 mg, 25 Ratten 5 mg NaF intraperitoneal injiziert. Der Kontrollgruppe - 25 Ratten - wurde physiologische Kochsalzlösung injiziert. Histologisch wurden beide Kniegelenke (Femur - Tibia), bzw. der III-V. Lendenwirbel der Tiere aufgearbeitet.

Die Gewebsproben wurden in 8%igem Formalin fixiert, decalciniert (Zusammensetzung der decalcinierenden Flüssigkeit: 34 ml 85%ige Aminosäure, 50 ml 35%ige Salzsäure, 126 ml destilliertes Wasser), und in Paraffin eingebettet. Die davon gefertigten Serienschnitte wurden mit Haematoxylin-Eosin (HE) und Pikrosirius red (Sweat et al 1964) gefärbt.

Die Menge des,eine gehemmte enchondrale Ossifikation andeutende, residualen Knorpelgewebes wurde mit einem 10x10 mm Quadratgitter (im Okular) bestätigt.
Es wurde die Breite der Tibia, bzw. der Wirbel gemessen (Zahl der Quadratgitter). Die Zahl der das Knorpelgewebe deckenden Schnittpunkte wurde mit der gesamten Knochenbreite verglichen und in Prozent ausgedrückt.

Das residuale Knochengewebe wurde bei den Wirbeln in der Deckplatte, bei der Tibia in einer mit dem Epiphysenknorpel parallelen Linie in der primären Spongiosa untersucht.

Ergebnisse

Nach der NaF-Behandlung wurde der Epiphysen-Knorpel verbreitert, seine reguläre Zonalität verwaschen; die Einordnung der Zellen in reguläre Linien verminderte sich. Die Zellen der proliferativen Zone wurden in Gruppen orientiert. Die degenerative Zone wurde unregelmäßig verbreitert (gegenüber der Kontroll-Gruppe).

In der Resorptionszone blieb die Knorpelachse der primären Spongiosa massenhafter (proportional mit der Dosis der NaF). In der sekundären Spongiosa, bzw. Kortikalis, blieben in einigen Fällen Knorpelinseln zurück (Abb. 1a,b).

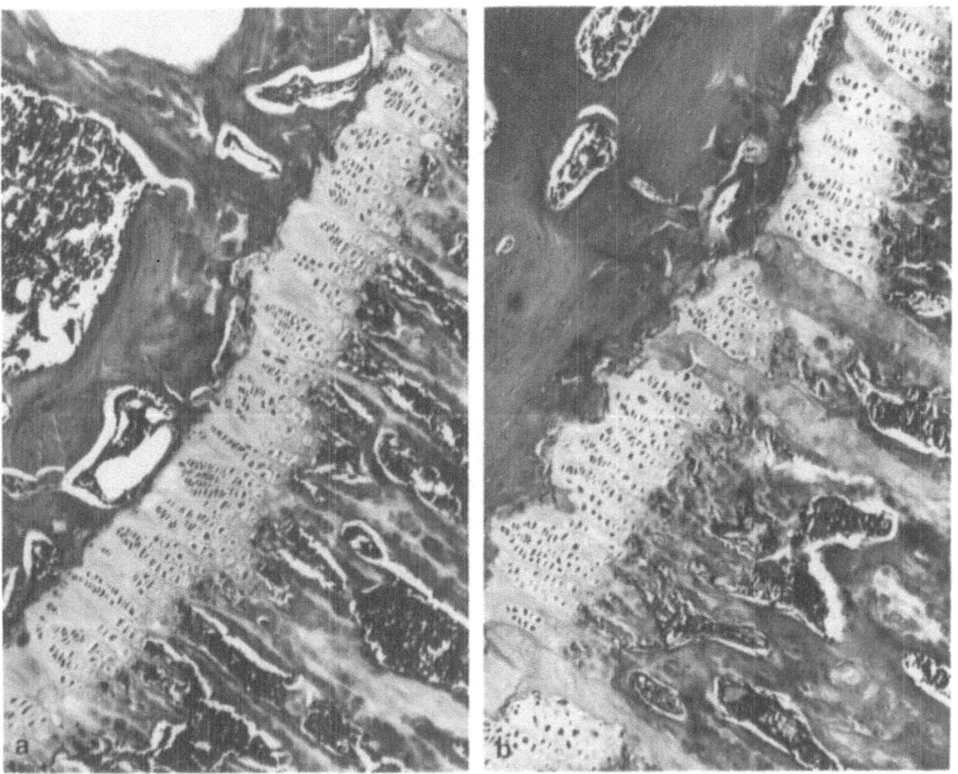

Abb. 1a,b. Epiphysenknorpel der Tibia. (*a*) Kontrolle, (*b*) 5 mg NaF täglich. Nach der Fluor-Behandlung ist im Epiphysen-Knorpel eine irreguläre, fokale Verkalkung zu beobachten. Das Knochengewebe oberhalb des Epiphysen-Knorpels ist massenhafter, die Markhöhlen sind eingeengt. HE, Originalvergrößerung x120

Bei den Wirbeln wurde die Knochenstruktur mäßiger, die residualen Knorpelinseln vermehrten sich (Abb. 2a-c).

Die Meßdaten der residualen Knorpelinsel der Tibia und der Wirbel wurden in Tabelle 1 zusammengefaßt.

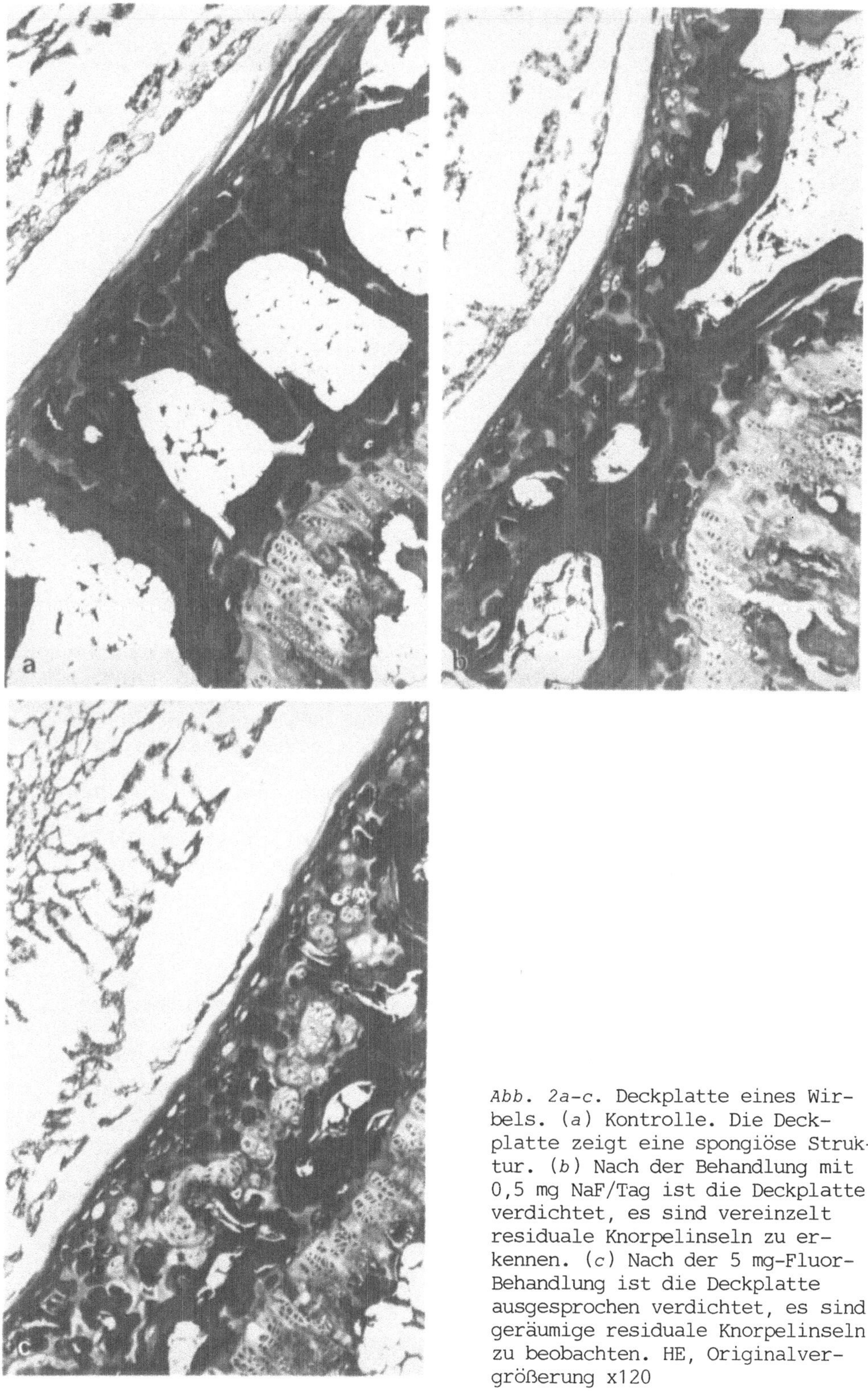

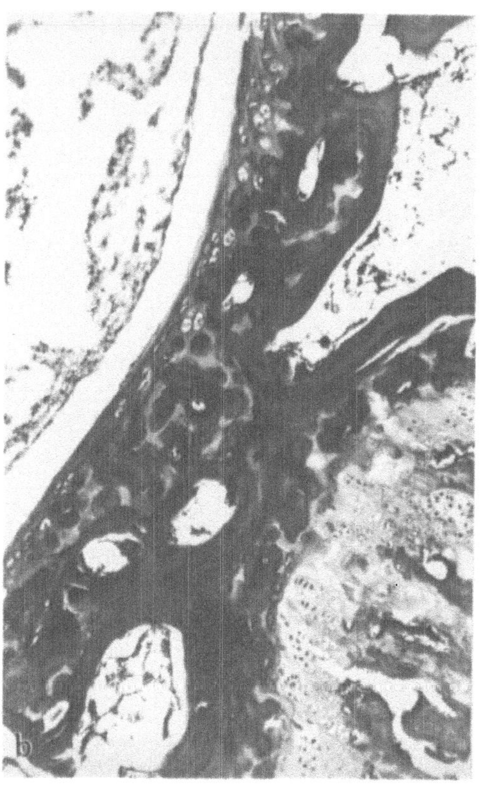

Abb. 2a-c. Deckplatte eines Wirbels. (*a*) Kontrolle. Die Deckplatte zeigt eine spongiöse Struktur. (*b*) Nach der Behandlung mit 0,5 mg NaF/Tag ist die Deckplatte verdichtet, es sind vereinzelt residuale Knorpelinseln zu erkennen. (*c*) Nach der 5 mg-Fluor-Behandlung ist die Deckplatte ausgesprochen verdichtet, es sind geräumige residuale Knorpelinseln zu beobachten. HE, Originalvergrößerung x120

Tabelle 1. Meßdaten, entsprechend der Quantität des residualen Knorpelgewebes

	Residuales Knorpelgewebe	
	Tibia	Wirbel
Kontrolle	4,7%	9,5%
0,5 mg NaF	8,6%	13,0%
5 mg NaF	24,0%	24,0%

Die dreimonatige, tägliche, intraperitoneale 0,5 bzw. 5 mg NaF Behandlung verursachte eine signifikante Zunahme des residualen Knorpelgewebes (gegenüber der Kontrollgruppe).

Diskussion

Die literarischen Daten stimmen überein, daß sich die Knochenmenge bei Osteofluorose vermehrt. Es gibt aber kein Einverständnis, ob dies das Ereignis eines gesteigerten Knochenabbaus sei. Man kann also ebenso eine stimulierende Wirkung sowie eine toxische Wirkung vermuten.
Diese Frage können wir auch nicht endgültig beantworten. Wir sehen doch einen indirekten Beweis der verminderten Knochenabbaus, weil sich die residualen Knorpelinseln nach der Fluor-Behandlung vermehrten (der verminderte Knochenabbau kann natürlich nicht die einzige Ursache der Vermehrung der Knochenmasse sein). Mit Rücksicht darauf, daß der Knorpel- und Knochenabbau durch dieselben mehrkernigen Zellen (Chondroklasten - Osteoklasten) zustande kommt, kann man vermuten, daß in Osteofluorose nicht nur der Abbau des Knorpelgewebes, sondern auch der des Knochengewebes gehemmt ist.
Die Vermehrung der Knochenmenge könnte also nicht unbedingt das Ereignis eines vermehrten Knochenaufbaus, sondern auch das Ereignis eines gehemmten Knochenabbaus sein.

Literatur

1. Baylink DJ, Bernstein DS (1967) The effects of fluoride therapy on metabolic bone disease. Clin Orthop Rel Res 55:51-85
2. Bély M, Pintér T, Sándorfi N, Ratkó I (1988) Changes in the collagen structure of bone tissue in experimental fluorosis. Fluoride 21:28-31
3. Boivin G, Chavassieux P, Chapuy MC, Baud CA, Meunier PJ (1986) Profil histomorphométique de la fluorose osseuse induit par l'ingestion prolongée d'eau de Vichy Saint-Yorre. Comparaison avec le taux de fluor osseux. Pathologie Biologie 34:33-39
4. Conrozier T, Meunier PJ (1985) Traitement de l'ostéoporose cortisonique par le fluorure de sodium. Effects cliniques et données histomorphométriques. Ann Endocrin 46:369-370
5. Dambacher MA, Haas HG, Laufenburger Th, Olah AJ (1977) Die medikamentöse Therapie der Osteoporose. Therapeutische Umschau 34:655-662
6. Krook L, Maylin GA (1979) Industrial fluoride pollution. Chronic fluoride poisoning in Cornwall island cattle. The Cornell Veterinarian 69:7-70

7. Larsen MJ, Thorsen A (1984) A comparison of some effects of fluoride on apatite formation in vitro and in vivo. Calcif Tiss Int 36:690-696
8. Malcolm AS, Storey E (1971) Osteofluorosis in the rabbit: microradiographic studies. Pathology 3:39-51
9. Schulz EE, Libonati CR, Farley SM, Kirk GA, Bajlink DJ (1984) Sceletal scintigraphic changes in osteoporosis treated with sodium fluoride. Concise communication. J Nucl Med 25:651-655
10. Selby J (1984) New evidence for sodium fluoride in osteoporosis. J Nucl Med 25:720-722
11. Sweat F, Puchtler M, Rosenthal SI (1964) Sirius red F3BA as a stain for connective tissue. Arch Pathol 78:69-72

Das Verhalten der proximalen Tibiawachstumsfuge nach Traumatisierung der Tibia bei der Ratte

A. Enderle

Orthopädische Klinik, Universität Göttingen,
Robert-Koch-Str. 40, 3400 Göttingen, FRG

Summary

Twenty days after injury of the tibia - periosteal stripping or fracture - in the rat the reaction of the proximal growth plate of the same bone was investigated by histomorphometry. No change could be found either in the width of the growth plate and the amount of cells in the different parts of the growth plate or in the growth rate, determined by fluorescence microscopy. From the data in the literature it can be assumed that growth temporarily accelerates in the first 9 days after injury and is normalized again by the 20th day after injury.

Zusammenfassung

Bei der Ratte wurde die Wirkung von Verletzungsfolgen der Tibia auf die proximale Wachstumsfuge desselben Knochens histomorphometrisch 20 Tage nach Verletzung untersucht. Als Verletzungsart wurde einmal die Abschabung des Periosts an der vorderen Tibiakante und zum anderen eine Tibiafraktur gewählt. Weder die Gesamtbreite der Wachstumsfuge und die Zellzahl in den einzelnen Wachstumsfugenabschnitten noch die fluoreszenzoptisch gemessene Wachstumsrate zeigten gegenüber den unverletzten Kontrolltieren eine Abweichung. Aufgrund von Angaben in der Literatur ist anzunehmen, daß ein Wachstumsschub nach Trauma in den ersten 9 Tagen abläuft und sich das Wachstum am 20. Tag nach dem Trauma bereits wieder normalisiert hat.

Einleitung

Bereits vor 130 Jahren hat Ollier klinisch und experimentell beobachtet, daß die Irritation eines Röhrenknochens zu überschießendem Wachstum führen kann (Ollier 1859). Truesdell hat 1921 zum ersten Mal bei Kindern über eine Beinlängendifferenz

H.-G. Willert F. H. W. Heuck (Hrsg.)
Neuere Ergebnisse in der Osteologie

nach Frakturen berichtet. Weitere namhafte Kliniker haben dies bestätigt und sich damit auseinandergesetzt (Levander 1929, Compere 1937, Aitken 1940, Blount 1952, Trueta 1957, Wiberg 1964, Taillard und Morscher 1965).

Die Durchsicht neuerer Literatur läßt jedoch erkennen, daß auch heute noch keine einheitlichen Angaben über klinische Zusammenhänge gemacht werden können (Tabelle 1). Nicht in jedem Fall tritt nach Fraktur eines Röhrenknochens ein verstärktes Wachstum desselben auf, wobei das "Warum" aus den klinischen Daten nicht abgeleitet werden kann. Ist ein Mehrwachstum nachgewiesen, wird die Größe am Femur durchschnittlich zwischen 0,8 und 1,4 cm und an der Tibia zwischen 0,2 und 1,5 cm angegeben. Uneinheitlich sind Beobachtungen über Wachstumsschübe am gleichseitigen Nachbarknochen, über Alters- und Geschlechtsabhängigkeit oder über Abhängigkeit von der Frakturart, z.B. Schräg- oder Querfraktur. In Abhängigkeit vom Ausmaß einer Knochenfragmentüberlappung kann es nach einigen Autoren zu verstärktem und nach anderen zu vermindertem Wachstum kommen. Ein weiterer interessanter Aspekt ist die Korrelation einer Rechts- oder Linkshändigkeit mit dem Ausmaß des Wachstumsschubes nach Fraktur, was aber auch nicht von allen Autoren, die sich mit dieser Frage beschäftigt haben, bestätigt wird. Die Angaben über die Dauer eines solchen Wachstumsreizes sind ebenfalls uneinheitlich. Das Mehrwachstum wird mit abnehmender Tendenz während der ganzen Frakturheilung, aber auch darüber hinaus bis zu 5 Jahren in einzelnen Fällen beobachtet. Nirgends findet sich eine klare Antwort darauf, ob eine anfänglich vorhandene Beinlängendifferenz sich im Laufe der Zeit wieder ausgleicht. In wenigen Fällen scheint dies der Fall zu sein (Martin - Ferrero und Sanchez - Martin 1988). Wilde und Baker (1987) haben die zirkumferentielle Periostinzision als Behandlungsmethode zur Beinverlängerung bei Kindern angegeben und eine direkte Abhängigkeit des Erfolges vom Alter festgestellt, in dem kleinere Kinder einen größeren Zuwachs aufweisen.

In zahlreichen tierexperimentellen Untersuchungen wurde versucht, diese z.T. widersprüchlichen klinischen Beobachtungen weiter aufzuklären. Dabei wurden unterschiedliche Verletzungen wie z.B. Periostinzisionen, Kortikalinzisionen und Frakturen unterschiedlicher Lokalisation vorgenommen. In der Erforschung der causalen Pathogenese des Wachstumsreizes wurde immer wieder auf die Durchblutungsstörung, die durch das Trauma hervorgerufen wird, sowohl im arteriellen (Trueta 1957, Yabsley und Harris 1965, Hansson et al 1968), als auch im venösen Schenkel (Kèry et al 1980) hingewiesen. Ein solcher Mechanismus wird aber auch bestritten (Kaya Alpar 1986). Weder beim Tier noch beim Menschen ist geklärt, in welchem zeitlichen Abstand nach einer Verletzung eines Röhrenknochens der Wachstumsstimulus auftritt und wie lange er anhält. Man muß davon ausgehen, daß dies bei den einzelnen Spezies unterschiedlich ist. In den vorliegenden Untersuchungen wurde versucht, bei der Ratte zu dieser Frage Stellung zu nehmen.

Material und Methode

Bei Sprague-Dawley-Ratten mit einem Gewicht zwischen 180 und 200 g wurden jeweils an der re. hinteren Tibia zwei verschiedene Ver-

Tabelle 1. Klinische Daten aus der Literatur

		Verlängerg. ipsilat. Femur	Verlängerg. ipsilat. Tibia	Abhängig vom Alter	Abhängig vom Geschl.	Abhängig von Frakturart	Abhängig von Frakturüberlappung	Abhängig von Rechts-Linkshändigkeit	Dauer des überschieß. Wachstums
Greville und Ivins (1957)	Femurfrakturen	+ 0,8 cm Ø	+ 0,3 cm Ø	+	Ø	+			
Edvardsen u. Syversen (1976)	Femurfrakturen	+ 1 cm Ø	Ø	Ø		+	+ >		während Frakturheilung
Reismann (1978)	Femurfrakturen	+ 1,3 cm		Ø		Ø			
Meals (1979)	Femurfrakturen	+ 0,8 – 1,4 cm	+ 0,2 cm	Ø		Ø	+ <	+	
Reynolds (1981)	Femurfrakturen	+ 0,8 cm	+	Ø	Ø	Ø	+ >	Ø	Maximum 3 -6 Mon.,Ende n. 2 Jahren
Clement und Colton (1986)	Femurfrakturen	+ 0,8 cm		Ø	+ ♂ > ♀	Ø	+ >	+ ♀	
Martin-Ferrero u.Sanchez-Martin (1986)	Femurfrakturen	+ 0,86 cm	+ 0,2 cm Ø	+		+	+ <		Maximum 1. Jahr bis zu 5 Jahren
Marti (1978)	Tibiafrakturen		+ 0,2 – 1,3 cm	+		+			
Reismann (1978)	Tibiafrakturen		+ 1,5 cm	Ø		Ø			
Reynolds (1981)	Tibiafrakturen	Ø	+ 0,4 cm Ø	Ø	Ø	Ø	+ >	Ø	

letzungen gesetzt, einmal die Abschabung des Periosts an der vorderen Tibiakante unterhalb der Wachstumsfuge und eine geschlossene Fraktur in Schaftmitte. Dies ergab einschließlich der Kontrolltiere 3 Versuchsgruppen zu je 8 Tieren.

Am 20. Tag nach Verletzung der Tibia wurden die Tiere getötet. Am 16. und 18. Tag wurde Tetrazyklin bzw. Calcein intraperitoneal verabreicht, die proximale Hälfte der entnommenen Tibia wurde sagittal gespalten und beide Hälften in Methylmethacrylat eingebettet. Davon wurden auf dem K-Mikrotom (Fa. Jung) unentkalkte 5 µm dicke Schnitte hergestellt. Die Schnitte wurden mit Pentachrom und Safranin 0 gefärbt. Jeweils 1 Schnitt wurde ungefärbt für die Fluorescenzmikroskopie im UV-Licht verwendet. An der Wachstumsfuge der proximalen Tibia wurden folgende histomorphometrischen Messungen durchgeführt (Abb. 1):

Gesamtbreite der Wachstumsfuge, Zellzahl in den einzelnen Abschnitten der Wachstumsfuge und fluoreszenzoptische Messung der Wachstumsrate zwischen dem 16. und 18. Tag. Diese Werte wurden jeweils im ventralen, mittleren und dorsalen Abschnitt der sagittal dargestellten Wachstumsfuge ermittelt.

Ergebnisse

Die morphometrisch ermittelten Einzelwerte sind in den Abbildungen 2-4 geplottet aufgetragen und der jeweilige Medianwert ermittelt.

1. Gesamtbreite der Wachstumsfuge (Abb. 2):

Die Breite der Wachstumsfuge ist in Skalenwerten auf der Ordinate angegeben. Der Vergleich zwischen Kontrolltieren (III) und den Tieren mit Periostirritation (II) zeigt eine annähernd gleiche Verteilung der Medianwerte im vorderen, mittleren und hinteren Abschnitt der Wachstumsfuge, bis auf einen trendmäßig etwas niedrigeren Wert des mittleren Fugenabschnittes bei der Gruppe III. Die Tiere mit Fraktur (I) weisen trendmäßig durchweg einen etwas niedrigeren Wert auf.

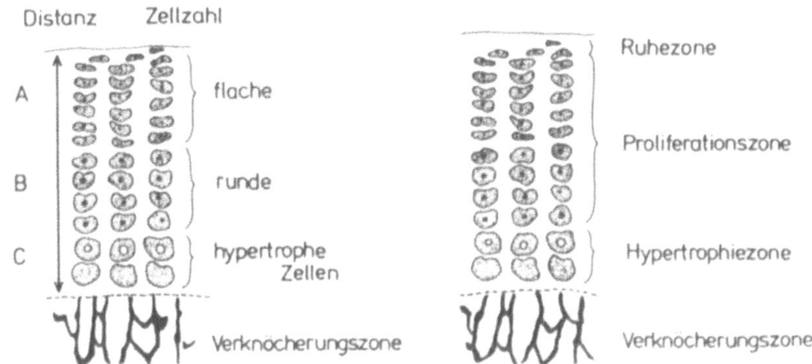

Abb. 1. Wachstumsfuge. *Links:* Topogramm der morphometrischen Stellen; *rechts:* Anatomische Gliederung zum Vergleich

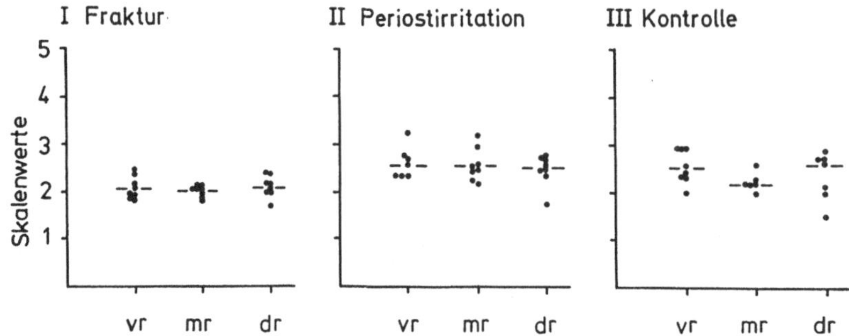

Abb. 2. Geplottete Einzelwerte und Medianwert der Wachstumsfugenhöhe *v*, ventral; *m*, medial; *d*, dorsal; *r*, rechts, operierte Seite

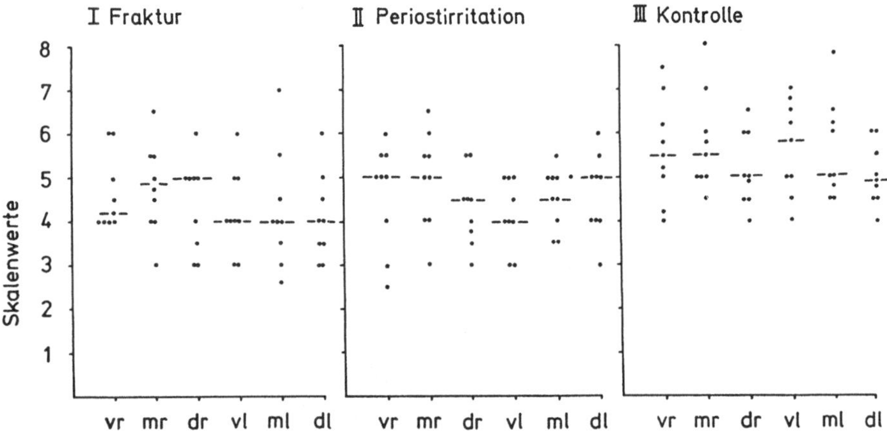

Abb. 3. Geplottete Einzelwerte und Medianwert der Wachstumsrate per Zeiteinheit. *v*, ventral; *m*, medial; *d*, dorsal; *r*, rechts, operiertes Bein, *l*, links, nicht operiertes Bein

2. Fluoreszenzoptisch ermittelte Wachstumsrate zwischen dem 16. u. 18. Tag (Abb. 3):

Die Wachstumsrate ist auf der Ordinate angegeben und entspricht dem Abstand der beiden Fluoreszenzmarker Tetrazyklin und Calcein in Skalenteilen. Neben den Werten der rechten operierten Seite sind vergleichsweise auch die Werte der Wachstumsfuge der linken Tibia angegeben.

Beim Vergleich der Medianwerte der einzelnen Fugenabschnitte (ventral, medial, dorsal) auf der rechten Seite läßt vor allem der ventrale Abschnitt nach Periostirritation (II) und etwas stärker noch nach Fraktur (I) einen trendmäßig niedrigeren Wert als bei den Kontrolltieren (III) erkennen. Im dorsalen Abschnitt liegt der Wert der Gruppe II etwas niedriger als bei der Gruppe I und III. Die Werte der linken Seite zeigen im Vergleich zu rechts trendmäßig geringe unregelmäßige Schwankungen nach oben und unten.

3. Zellzahl der einzelnen Wachstumsfugenabschnitte (Abb. 4):

Bei der numerischen Ermittlung der Zellzahl der einzelnen Fugenabschnitte wurden die Zellen danach eingeteilt, wie sie ihrer

Form nach optisch gut abgrenzbar sind, also in flache, runde und hypertrophe Zellen. Dies entspricht nicht der üblichen anatomischen Einteilung in Ruhe-, Proliferations- und Hypertrophiezone (Abb. 1). Die ermittelte Zellzahl ist als Absolutwert auf der jeweiligen Ordinate geplottet dargestellt. Verglichen werden lediglich Kontrolltiere und Tiere mit Fraktur in den einzelnen Wachstumsfugenabschnitten (ventral, medial, dorsal) der rechten Tibia. Bei den frakturierten Tibiae ist die Zahl der flachen und runden Zellen trendmäßig etwas höher als bei den Kontrolltieren. Die hypertrophen Zellen zeigen keinen Unterschied in den beiden Gruppen. Damit wäre also eine geringe trendmäßige Erhöhung der Zellen in der Proliferationszone nach Fraktur nachweisbar. Bei sämtlichen 3 Meßparametern (1.-3.) sind die Schwankungen der Medianwerte zwischen den einzelnen Gruppen sehr gering und lassen sich aus den Grafiken nur trendmäßig ablesen. Da eine Signifikanz aus dieser Darstellung nicht zu erwarten ist, wurde auf eine solche Berechnung verzichtet.

Diskussion

Nach den vorliegenden Ergebnissen ist 20 Tage nach Schaftfraktur der Tibia bzw. Periostirritation der vorderen Tibiakante an der proximalen Wachstumsfuge der Ratte kein sicheres verstärktes Wachstum nachweisbar. Obwohl trendmäßig bei den frakturierten Tieren in der Proliferationszone die Zellzahl etwas höher ist, findet sich bei der fluoreszenzoptisch ermittelten Wachstumsrate zwischen dem 16. und 18. Tag postop. bei den operierten Tieren eher ein etwas niedrigerer Wert im Vergleich mit den Kontrolltieren. Dieser Trend erweist sich auch bei der Wachstumsfugenbreite. Obwohl man bei der normalen Wachstumsfuge annehmen kann, daß Fugenbreite und Wachstumsrate einander direkt entsprechen (Kèry 1972, Seinsheimer u. Sledge 1981, Enderle 1988) besteht

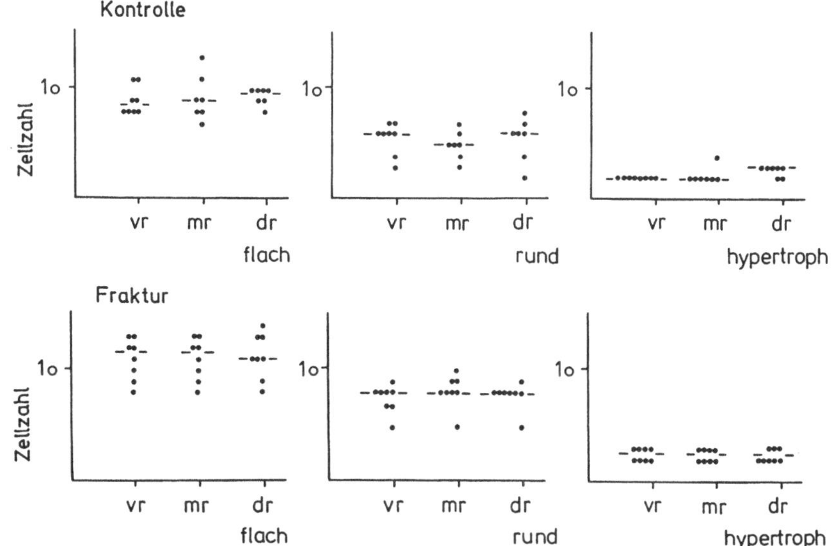

Abb. 4. Geplottete Einzelwerte und Medianwert der Zellzahl einzelner Knorpelsäulen. *v*, ventral; *m*, medial; *d*, dorsal; *r*, rechts, operiertes Bein

Tabelle 2. Experimentelle Daten aus der Literatur an der Ratte. *Dicker Pfeil*, deutlicher Wachstumsschub; *dünner Pfeil*, geringerer Wachstumsschub

Autor Jahr	Procedere	Auswertungs-methode	Zeit des max. Wachstums	operierter Knochen	ipsilater. Nachbarknochen	contralater. Knochen
Taylor et al. (1987)	Osteotomie prox. Tibia	Radioaktive Markierung kalkulierte Wachstumsrate	9. Tag	↑		⬆
	dist. Tibia		9. Tag	⬆		↑
Kaya Alpar (1986)	Fraktur Tibia	Autoradio-graphie	2. Tag	⬆		
Taylor et al. (1987)	Periost-incision dist. Tibia	Radioaktive Markierung	9. Tag	⬆		⬆
Wray u. Goodman (1961)	Fraktur Tibia	Längenmessung Gefäßausguß	9.-15. Tag	⬆	⬆	↑
Hansson et al. (1976)	Fraktur Femur	Tetracyklin-markierung Wachstumsrate	1.-10. Tag		⬆ Tibia	↑ Tibia
	Tibia-Fibula		5.-10. Tag	⬆		↑
	Metatarsale		1.-10. Tag	Tibia	Tibia ⬆	Tibia ↑

darin hier eine gewisse Diskrepanz, die bei der Ratte aber im Gegensatz zum Kaninchen auch von anderen Autoren beobachtet worden ist (Kember 1972).

Die Wachstumsrate zwischen der operierten rechten Tibia und der nicht operierten linken Seite weist geringe, nicht signifikante Schwankungen auf, die keine Gesetzmäßigkeit erkennen lassen. Damit ist in unseren Versuchen eine Reaktion der Wachstumsfuge auf der Gegenseite des traumatisierten Beines, so wie andere Autoren dies beobachten konnten (Tabelle 2), nicht nachweisbar.

Wie weit die beiden Traumen, Fraktur und Periostirritation, eine unterschiedliche Wirkung auf die Wachstumsfuge haben, läßt sich aus unseren Ergebnissen allenfalls wieder nur trendmäßig an den fluoreszenzoptisch ermittelten Werten ableiten. Danach würde die Periostirritation an der vorderen Tibiakante im Gegensatz zu der den ganzen Knochenquerschnitt erfassenden Fraktur im ventralen Wachstumsfugenabschnitt ein etwas stärkeres Wachstum induzieren als in den dorsalen Abschnitten. Dieser Trend ist jedoch auch in der Kontrollgruppe sichtbar und somit kaum zu verwerten.
Wenden wir uns nun der Hauptfrage zu, warum wir im Gegensatz zu anderen Autoren (Tabelle 2) an der verletzten Tibia kein sicheres Mehrwachstum beobachten konnten. Dies ist damit zu beantworten, daß sich bei der Ratte ein Mehrwachstum nach Trauma z.Zt. unserer ermittelten Wachstumsrate (16.-18. Tag) und unserer morphometrischen Messungen (20. Tag) wahrscheinlich schon wieder normalisiert hat, was aus den Literaturangaben hervorgeht (Tabelle 2). Danach kann man bei der Ratte das Maximum des Wachstumsschubes bis etwa zum 9. Tag postoperativ festlegen, Kaya Alpar konnte anhand seiner autoradiographischen Untersuchungen sogar nachweisen, daß die 18 Tage anhaltende mitotische Aktivität in der Germinativ- und Proliferationszone ihr Maximum bereits nach 48 Stunden aufweist. Beim Kaninchen hingegen ist bis zum Auftreten eines Wachstumsschubes mit 1 Woche Latenzzeit zu rechnen (Kèry 1972).

Demnach verhält sich der Wachstumsschub bei der Ratte bezüglich seines Beginns und zeitlichen Verlaufes nach Traumatisierung des betreffenden Röhrenknochens anders als beim Kaninchen und beim Menschen. Der konstant zu beobachtende Wachstumsreiz bei der Ratte ist 18 Tage nach dem Trauma beendet, obwohl die Frakturheilung nach 40 Tagen noch nicht abgeschlossen ist (Enderle 1988). Beim Menschen hingegen ist ein solcher Wachstumsreiz inkonstant zu beobachten und scheint während der gesamten Frakturheilung mit abnehmender Intensität vorhanden zu sein.

Literatur

1. Aitken AP (1940) Overgrowth of femoral shaft following fracture in children. Am J Surg 49:147-148
2. Blount WP, Zeier F (1952) Control of bone length. J Amer Med Ass 148: 451-457
3. Clement DA, Colton CL (1986) Overgrowth of the femur after fracture in childhood. J Bone Jt Surg 68-B:534-536
4. Compere EL, Adams CO (1937) Studies of longitudinal growth of long bones; influence of trauma to diaphysis. J Bone Jt Surg 19:922-936
5. Edvardsen P, Syversen SM (1976) Overgrowth of the femur after fracture of the shaft in childhood. J Bone Jt Surg 58-B:339-342

6. Enderle A (1988) Die desmale Knochenheilung und ihre hormonelle Beeinflussung durch Hypophyse und männliche Gonaden. Habilitationsschrift, Göttingen
7. Greville NR, Ivins JC (1957) Fractures of the femur in children. Am J Surg 93:376-384
8. Hansson LI, Sundèn G, Wiberg G (1968) Neue Aspekte über den Längenwuchs der Röhrenknochen. Z Orthop 104:457-471
9. Hansson LI, Stenström A, Thorngren KG (1976) Effect of fracture on longitudinal bone growth in rats. Acta Orthop Scand 47:600-606
10. Kaya Alpar E (1986) Growth plate stimulation by diaphyseal fracture. Acta Orthop Scand 57:135-137
11. Kember NF (1972) Comparative patterns of cell division in epiphyseal cartilage plates in the rat, J Anat 111:137-142
12. Kèry L (1972) Effect of periosteal stripping and incision of cortical bone on the longitudinal growth of long bones. Acta Chir Acad Sci Hung 13:133-140
13. Kèry L, Lenart G, Szasz I (1980) Effect of diaphyseal injury on the proximal growth zone of the tibia in rabbits. Acta Orthop Scand 51:743-753
14. Levander G (1929) Über die Behandlung von Brüchen des Oberschenkelschaftes; nebst Beitrag zur Kenntnis des gesteigerten Längenwachstums der Röhrenknochen der unteren Extremitäten nach Bruch derselben. Acta Chir Scand 65 (Suppl 12):5-237
15. Marti R (1978) Unterschenkelfrakturen. In: Weber BG et al (Hrsg) Die Frakturenbehandlung bei Kindern und Jugendlichen. Springer, Berlin Heidelberg New York
16. Martin-Ferrero MA, Sanchez-Martin MM (1986) Prediction of overgrowth in femoral shaft fractures in children. Int Orthop (SICOT) 10:89-93
17. Meals RA (1979) Overgrowth of the femur following fractures in children: Influence of handedness. J Bone Jt Surg 61-A:381-384
18. Ollier LXEL (1859) Recherches expérimentales sur la production artificielle des os. Brown-Séquard J Physiol 2:1-30 und 169-186
19. Reismann B (1978) Auswirkung von Frakturen auf die kindliche Wachstumsfuge. Fortschr Med 96:2164-2168
20. Reynolds DA (1981) Growth changes in fractured long-bones. A study of 126 children. J Bone Jt Surg 63-B:83-88
21. Seinsheimer F, Sledge CB (1981) Parameters of longitudinal growth rate in rabbit epiphyseal growth plates. J Bone Jt Surg 63-A:627-630
22. Taillard W, Morscher E (1965) Die Beinlängenunterschiede. Karger, Basel New York
23. Taylor JF, Warrell E, Evans A (1987) The response of the rat tibial growth plates to distal periosteal division. J Anat 151:221-231
24. Taylor JF, Warrell E, Evans RA (1987) Response of the growth plates to tibial osteotomy in rats. J Bone Jt Surg 69-B:664-669
25. Truesdell ED (1921) Inequality of the lower extremities following fractures of the shaft of the femur in children. Ann Surg 74:498-500
26. Trueta J (1957) Trauma and bone growth. 7. Congres SICOT, Barcelona
27. Wiberg G (1964) Morphologische Studien des Epiphysenknorpels (Epiphysenscheiben) an Kaninchen in Zusammenhang mit metaphysärem Operationstrauma. Arch Orthop Unfall-Chir 56:404-411
28. Wilde GP, Baker GCW (1987) Circumferential periosteal release in the treatment of children with leg-length inequality. J Bone Jt Surg 69-B: 817-821
29. Wray JB, Goodman HO (1961) Post-fracture vascular phenomena and long-bone overgrowth in the immature skeleton of the rat. J Bone Jt Surg 43-A:1047-1055
30. Yabsley RH, Harris WR (1965) The effect of shaft fractures and periosteal stripping on the vascular supply to epiphyseal plates. J Bone Jt Surg 47-A:551-566

II. Osteologisches Forum

Die Osteopenie – ein differentialdiagnostisches Programm

K. Abendroth

Rheumatologische und Osteologische Abteilung,
Klinik für Innere Medizin, Friedrich-Schiller-Universität Jena,
Karl-Marx-Allee 101, 6902 Jena-Lobeda/Ost, GDR

Summary

For all findings from back pain and roentgenologically proven lack of mineral salts of the skeleton, we at first propose the disease group term "osteopenia". A differential diagnostic programme consisting of special laboratory tests, extended diagnostic radiology and histologic-histomorphometric analysis of a bone biopsy in hardsection technique then will allow the safe differentiation of osteomalacia, hyperparathyroidism and the different forms of the osteoporosis syndrom. In the discussion the term osteopenia is demarcated from "simple osteoporosis" as proposed by Nordin. Osteopenia as an entity of osteology is presented as a challenge to differential diagnosis and not as a treatable disease.

Ausgangspunkt

Muskel- und Knochenschmerzen, Rückenschmerzen und auch Schmerzen im Bereich großer Gelenke sind in der Praxis häufig Anlaß zur Röntgendiagnostik der betroffenen Region mit der Frage nach dem Vorliegen einer Osteoporose.

Die Antwort des Radiologen besteht dann einmal aus der Beschreibung des subjektiven Eindruckes der Demineralisierung des Knochens und zum anderen in der Formulierung der "Röntgendiagnose Osteoporose". Dieses röntgendiagnostische Symptom Osteoporose wird allzuoft vom behandelnden Arzt übernommen und zur klinischen Diagnose erklärt, da häufig genug andere diagnostische Bemühungen nur wenig Informationen ergaben.

Entscheidender Fehler

in der Praxis ist die Verwendung der Röntgendiagnose/des Röntgenbefundes "Osteoporose" als klinische Diagnose, da sie Aus-

H.-G. Willert F. H. W. Heuck (Hrsg.)
Neuere Ergebnisse in der Osteologie

druck einer Osteomalazie, eines Hyperparathyreoidismus oder einer gemischten Osteopathie aus beiden Entitäten bei renalen oder intestinalen Krankheiten sowie eines sogenannten Osteoporose-Syndroms sein können. Eine krankheitsspezifische Diagnose mit therapeutischer Konsequenz ist röntgenologisch allein nicht zu stellen!

Gleiches gilt auch für die quantitative Mineralgehaltsanalyse durch Computertomographie oder Photonenabsorption. Auch damit ist nur eine Demineralisierung zu beschreiben, eine Differenzierung der verschiedenen Entitäten wie z.B. Osteoporose und Osteomalazie ist nicht möglich.

Gefahren

dieser bei uns nicht seltenen Fehler in der Praxis sind eine inadäquate Behandlungsstrategie mit Ineffektivität der eingesetzten Therapie und Progredienz der Demineralisierung sowie toxische Nebenwirkungen einer ungerechtfertigten Therapie z.B. mit Fluor oder Anabolika im Falle einer Osteomalazie oder einer gemischten Osteopathie.

Der Ausweg

Rücken- und allgemeine Gelenkschmerzen sowie Muskel- und Knochenschmerzen erlauben selbst in Verbindung mit dem Röntgenbefund "Demineralisierung des Skeletts" nur die Krankheitsgruppendiagnose Osteopenie. Der Begriff der Osteopenie beschreibt genau das, was bisher diagnostisch erarbeitet wurde. Diese Feststellung von Dymling von 1964 gilt heute noch genauso, auch nach der Einführung der quantitativen Mineralgehaltsanalyse des Knochens. Nach unserer Auffassung (Abendroth 1979) beinhaltet der Begriff der Osteopenie aber noch mehr, er stellt eine Aufforderung zur Differentialdiagnose dar und erlaubt so keine therapeutische Konsequenz.

Der Begriff "Osteopenie" ist dem der Anämie vergleichbar, die erst nach Klärung des "warum" und "woher" pathogenetisch oder ätiopathogenetisch orientiert behandelt wird. Jeder Patient mit einer Osteopenie, der klinisch behandlungsbedürftig erscheint und auch behandlungsfähig ist - eine effektive Osteoporosebehandlung z.B. dauert mindestens 2-4 Jahre - sollte einer differentialdiagnostischen Abklärung unterzogen werden.

Die Osteopenie

stellt nach unserer Auffassung die Bezeichnung einer Krankheitsentität dar, die alle jene Erkrankungen einschließt, die zu wenig mineralisierten Knochen haben.

Der Nachweis einer Fraktur ist nicht Bedingung für die Zuordnung einer Erkrankung.

Abb. 1 nennt die häufigsten Erkrankungen, die der Entität Osteopenie zugerechnet werden. Sicher sind auch hier genetisch fixierte Formen der Osteopenie zu subsummieren wie die Osteogenesis imperfecta.

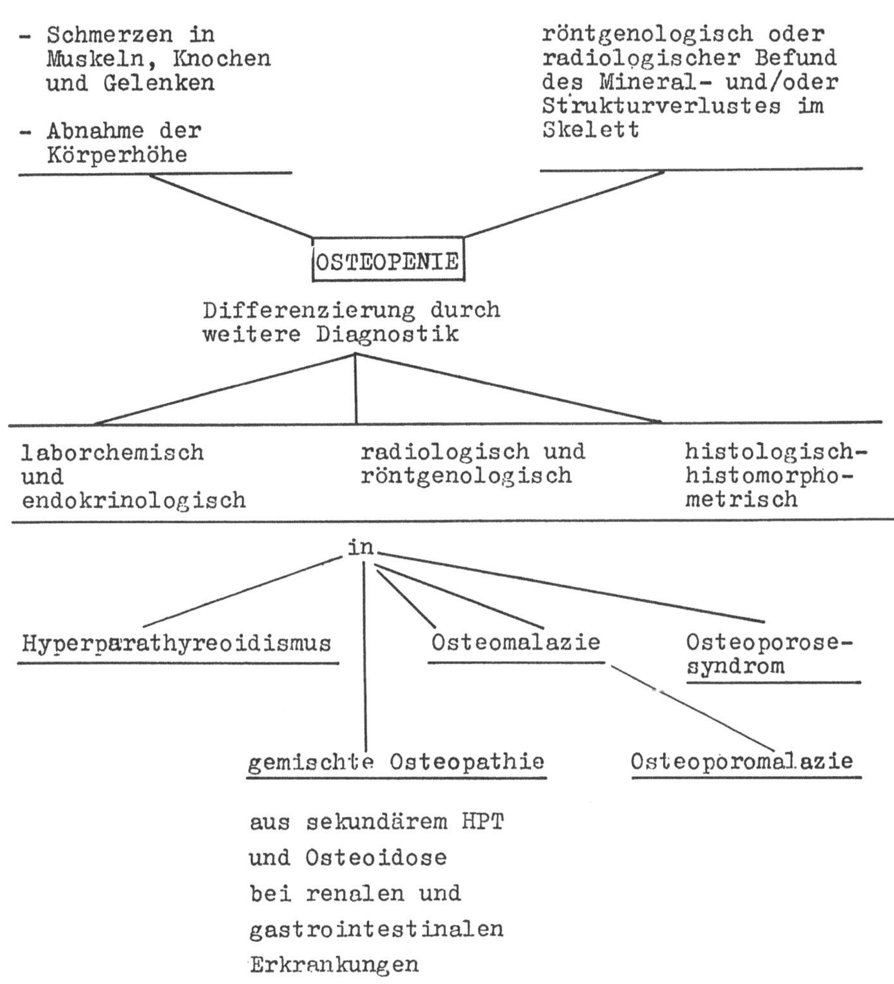

Abb. 1. Osteopenie als differentialdiagnostisches Programm

Die Osteoporose an sich bezeichnen wir solange als Syndrom, bis wir eine pathogenetische oder gar ätiologische Zuordnung zu definierten Formen der Osteoporose wie postmenopausale, inaktivitätsbedingte, kortisonoidbedingte, tumorbedingte oder entzündungsbedingte, vaskulärbedingte Osteoporose treffen können. Ob es eine Altersosteoporose per definitionem gibt, bezweifeln wir, da die Osteoporose nach unserer Auffassung immer eine Krankheit sein sollte, das normale Alter aber nicht mit einer Krankheit gleichzusetzen ist. Zumindest sollte man die im Alter häufiger zu beobachtende Osteoporose nicht als physiologisch bezeichnen.

Unser differentialdiagnostisches Programm

Neben einer subtilen klinischen Diagnostik stützt sich die moderne Differentialdiagnostik der Osteopenie auf Befunde der Labordiagnostik, der radiologischen und der histologischen Diagnostik. Neben morphologisch beschreibenden Analysen und biochemischen Befunden aus verschiedenen Kompartimenten des Mineralhaushaltes und des Knochens spielt die Erfassung endokrinologischer und zytokinetischer Regulatoren und Regulationsmechanismen ebenso eine zunehmende Rolle wie die Bestimmung dynamischer Vorgänge im Knochen.

Im einzelnen stützen wir uns auf:

1. Eine gezielte Labordiagnostik mit der Bestimmung von Kalzium, Phosphat und alkalischer Phosphatase im Serum, der Kalzium-Ausscheidung im Urin sowie auf die Prüfung der Digestion und Absorption im Magen-Darmtrakt, der Ausscheidungsfunktion der Nieren sowie Analysen der osteogen wirksamen Hormone (T_3, TSH_{basal}, 25 OH D_3 und PTH) soweit das in der Praxis möglich ist.

2. Die radiologische Krankheitsdiagnostik, die auch heute noch in erster Linie aus einem Röntgenstandardprogramm besteht (BWS-LWS seitlich, Becken tiefer eingestellt - Zentralstrahl auf die Hüftgelenke und Innenrotation der Füße zur optimalen Beurteilung der Schenkelhalsarchitektur sowie Feinstrukturanalyse des Handskeletts in Mammographietechnik), muß Auskunft geben über Deformierungen von Knochen, Strukturveränderungen im Spongiosabereich sowie über Frakturen oder Umbauzonen.
   Die semiquantitative Röntgenmorphometrie (Singh Index, Spine deformity Index nach Kleerekoper und Minne) ist als Verlaufsparameter von Strukturmerkmalen ebenso sinnvoll wie Mineralgehaltsanalysen durch quantitative Computertomographie oder Dualphotonenabsorption.
   Analysen von Struktur und Mineralgehalt ergänzen sich dabei sehr gut, können einander aber nicht ersetzen!

3. Eine histologisch-histomorphometrische Zustandsanalyse des Knochens aus einem optimalen Beckenkammbioptat, aufgearbeitet mit der Hartschnittechnik zur Differenzierung von Osteoid und mineralisiertem Knochen, ist für uns integraler Bestandteil einer exakten Differentialdiagnostik der Osteopenie. Die Beurteilung von low und high turnover Osteoporosen, von coupling und uncoupling des Remodellingprozesses sind auch ebenso wie Osteoidvolumen- und -oberflächenanteile nur durch die Histomorphometrie exakt zu treffen.
   Erst die Histomorphometrie statischer und dynamischer Parameter erlaubt uns aber zusammen mit biochemischen und endokrinologischen Befunden eine relativ zuverlässige Aussage zur Pathogenese der Skeletterkrankung und dadurch zur optimalsten Form der Therapie.

Erst wenn man die Möglichkeiten aller drei Säulen der Differentialdiagnostik voll ausschöpft, ist auch eine bessere Beurteilung der Effektivität der uns heute zur Verfügung stehenden Medikamente möglich.

Zahlreiche in der Literatur beschriebene Therapieversager oder Nonresponder sind entweder auf eine unzureichende initiale Diagnostik oder auf eine insuffiziente Therapieerfolgsbeurteilung zurückzuführen.

Osteopenie versus Osteoporose

In der Literatur lassen sich immer wieder Beispiele nachweisen, in denen die Autoren von Osteopenie sprechen, aber Osteoporose meinen (Hahn 1979, Orwoll 1987). Auch das zeigt, wie notwendig eine Klärung und Zuordnung der Begriffe ist. Ein weiteres ganz entscheidendes Problem der Diagnostik und der Krankheitsdefinition für die Osteoporose ist die Frage nach der Fraktur. Ist sie Voraussetzung für die Diagnose Osteoporose, wie es bisher international angegeben wird, so ergeben sich kaum Möglichkeiten der Früherkennung und der Prävention. Nordin (1987) hat deshalb die Begriffe "simple osteoporosis" und "accelerated osteoporosis" vorgeschlagen, wobei die einfache Osteoporose den Zustand vor der Fraktur beschreibt. Minne (1987) und Ziegler (1987) empfehlen für den Befund der Demineralisation ohne Fraktur den Begriff Osteopenie einzusetzen und erst das Hinzutreten einer Fraktur erlaubt dann die Diagnose Osteoporose. Dieses Vorgehen vernachlässigt unterschiedliche pathogenetische Mechanismen, die zur Osteopenie führen können.

Nordin's Vorschläge erscheinen sinnvoller, da sie in jedem Falle eine definitive Osteoporose voraussetzen - also eine Reduktion des Knochenvolumens bei normaler Mineralisation und weitgehend normalen biochemischen und endokrinologischen Befunden. Auch bei unserer Definition der Osteopenie haben wir die Suche nach einer Fraktur erst als Aufgabe der weiteren Differentialdiagnostik auf dem Gebiet der Radiologie eingeordnet.

Erwähnt seien abschließend noch Bemerkungen von Jesserer (1986) zur Osteopeniediskussion. Er empfiehlt statt Osteopenie oder besser als Oberbegriff Hypotose, um deutlich zu machen, daß nicht in jedem Falle eine Demineralisierung bzw. ein Mineralverlust entscheidend ist, sondern daß auch primär der genetisch zu wenig angelegte Knochen die Ursache sein kann z.B. bei der Osteogenesis imperfecta.

Ganz gleich, wie der einzelne sich bei der Wahl seiner Nomenklatur nun entscheidet, wichtig ist, daß die Zuordnung der Befunde zu einer definierten Erkrankung erst nach exakter Diagnostik erfolgt. Nur so können wir Ärzte dazu beitragen, die international mißliche Situation der Osteoporosetherapie zu verbessern.

Literatur

1. Abendroth K, Wessel G (1979) Wesen und Bedeutung der Osteopenie. Z ges inn Med 34:630-636
2. Dymling JF (1964) Calcium kinetics in osteopenia and parathyroid disease. Acta med Scand Suppl 408:1-64
3. Hahn TJ, Halstead LR, Teitelbaum SL, Hahn HD (1979) Altered mineral metabolism in glucocorticoid-induced osteopenia: effect of 25-OH-D-administration. J clin Invest 64:655-665
4. Jesserer H (1986) Paperdiskussion in Tertium Colloquium Osteologicum Jenense
5. Minne HW, Wüster C, Ziegler R (1987) Pathogenesis, diagnosis, and therapy of osteoporosis in the elderly. Nuc Kompakt 18:3-6

6. Nordin BED (1987) The definition and diagnosis of osteoporosis. Calcif Tissue Int 40:57-58
7. Orwoll ED, Weigel RM, Oviatt SK, Meier DE, McClung MR (1987) Serum protein concentrations and bone mineral content in aging normal men. Amer J Clin Nutr 46:614-622
8. Ziegler R, Minne HW (1987) Osteoporose 1987 - im Wandel? Münch med Wschr 129:642-646

Quantifizierung der Biomineralisation – Gewebekultur und Mikroanalyse

A. Niemann[1], A. von Bohlen[2], R. Klockenkämper[2], E. Keck[3]

[1]Medizinische Klinik C, Universität Düsseldorf, Moorenstr. 5, 4000 Düsseldorf 1, FRG
[2]Institut für Spektrochemie und angewandte Spektroskopie, Bunsen-Kirchhoff-Str. 11, 4600 Dortmund 1, FRG
[3]Rheumaklinik II, Leibnizstr. 23, 6200 Wiesbaden, FRG

Summary

An in vitro culture system was combined with analytical methods to achieve quantitative investigation of biomineralization. A scanning electron microscope with energy-dispersive X-ray detector (SEM-EDX) was applied to show the distribution of Ca, P, and trace elements in histological samples. Ca and P were concentrated in the zone of mineralized matrix. Sr was distributed similar to Ca. Zn was distributed equally in tissue and mineralized matrix. Total-reflection X-ray fluorescence (TXRF) was used for quantification of mineralization. Iodine in high concentrations reduces mineralization. Incubation with Mg (1.7 mM) or Zn (0.1 mM) reduces Ca content of samples by 38% or 67% respectively, on the 8th day of incubation compared to control.

Einleitung

Die Biomineralisation, d.h. die Mineralisation von Knochengrundgewebe, wurde bisher nicht ausreichend quantitativ untersucht. Die gewonnenen Ergebnisse lassen sich oft nicht miteinander vergleichen.

Aus diesem Grunde wurde ein in-vitro Mineralisationsmodell aufgebaut, das durch die Kombination von histologischen und analytischen Methoden Biomineralisationsvorgänge quantifizierbar macht. Die Einflüsse von Hormonen und Spurenelementen auf die Mineralisation können gemessen und miteinander verglichen werden.

Methodik

1. Histologische Methoden

Kalvarien von 17 Tage alten Kükenembryonen werden präpariert, das Periost abgetrennt, halbiert und gefaltet. Die osteogenen

H.-G. Willert F. H. W. Heuck (Hrsg.)
Neuere Ergebnisse in der Osteologie

Zellen liegen gegeneinander (Nijweide 1975, Technik teilweise modifiziert). Die Kultur erfolgt in einem serumfreien Medium (Tenenbaum und Heersche 1985). Dieses enthält die für die Mineralisation wichtigen Ionen in folgenden Konzentrationen: Kalzium 2,0 mM, Phosphor 0,7 mM, Magnesium 0,7 mM. Mit diesem Standardmedium wird jeweils eine gefaltete Periosthälfte inkubiert, die andere erhält das Versuchsmedium. Inkubiert wird mit Spurenelementen und Hormonen.

Da ein serumfreies Medium verwendet wird, können, neben der Einflußgröße, die verändert werden soll, alle anderen Parameter konstant gehalten werden. Nach Aufbereitung werden die Proben in Glykolmethacrylat eingebettet.

2. Rasterelektronenmikroskop mit energiedispersivem Röntgendetektor (REM-EDX)

5 µm dicke histologische Schnitte werden auf Graphitplättchen aufgezogen. Eichung erfolgt mit einem Schnittdickenmikroskop.

Der Elektronenstrahl des REM trifft die Probe und erzeugt eine elementspezifische Röntgenstrahlung. Ortsaufgelöste Bestimmung der Elementverteilung bis auf Zelldimension ist möglich. Verteilungsquotienten können bestimmt werden, z.B. das Ca/P-Verhältnis an jedem Ort. Außerdem läßt sich ermitteln, wo Fremdionen, die in die Mineralisation eingreifen, eingelagert werden.

Die Intensität der elementspezifischen Röntgenstrahlung kann man über der gesamten Probenfläche (Flächenprofile) messen. Aus Anschauungsgründen wurden jedoch Linienprofile gewählt. Diese werden durch Messung quer über einen histologischen Schnitt gewonnen.

3. Totalreflexions-Röntgenfluoreszenzanalyse (TRFA)

Ein Röntgenstrahl trifft streifend unter einem sehr kleinen Winkel auf die speziell aufbereitete Probe und erzeugt elementspezifische, sekundäre Röntgenstrahlung. Bis zu 60 verschiedene Elemente können quantitativ bestimmt werden, bis zu 20 Elemente simultan. Die Empfindlichkeit der Messungen reicht bis in den Pikogramm-Bereich (Übersicht: v. Bohlen et al. 1988). Es wurde eine Technik entwickelt, die Methode für das Mineralisationsmodell nutzbar zu machen. Die Messungen sind Absolutmessungen über die ganze Probe. Eichung erfolgt über einen internen Galliumstandard.

Abbildung 1 zeigt jeweils ein TRFA-Spektrum von Kalvarienknochen und Periost nach sechs Tagen Inkubation. Das Spektrum enthält neben Kalzium und Phosphor alle anderen meßbaren Elemente, die sich in Knochen bzw. inkubiertem Periost befinden.

Ergebnisse

1. Histologische Ergebnisse

Nach 1-2 Tagen Inkubation proliferierten Osteoprogenitorzellen zu Osteoblasten. Nach 2-3 Tagen bildet sich osteoidähnliche Substanz, diese ist doppelbrechend und zeigt ein Färbeverhalten wie Osteoid. Nach 2-4 Tagen entsteht eine Mineralisationszone.

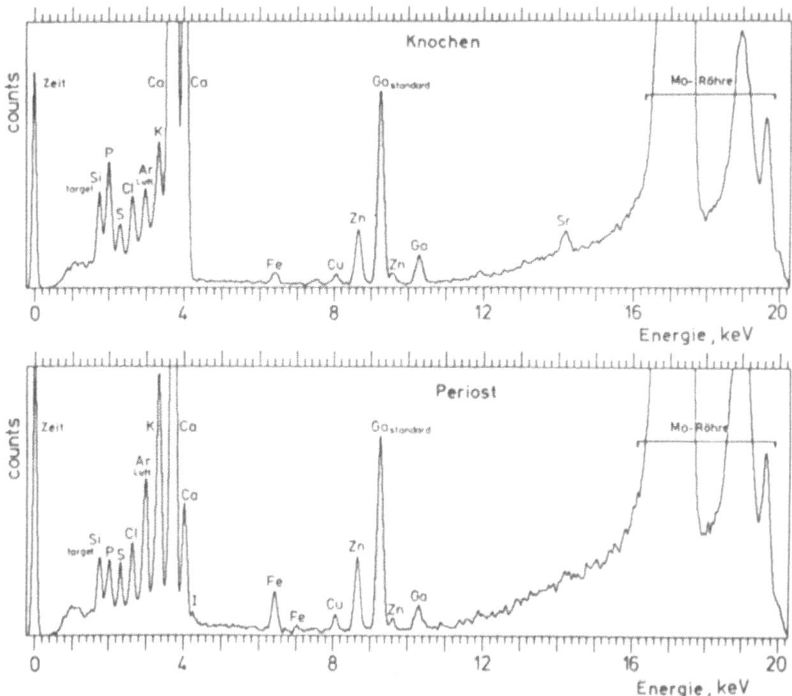

Abb. 1. TRFA-Spektren von Knochen (*oben*) und von Periost (*unten*) nach 6 Tagen Inkubation

Diese wird mit zunehmender Inkubationsdauer breiter. Abbildung 2 zeigt einen Schnitt durch das gefaltete Periost nach 4 Tagen Inkubation. Man erkennt die Ränder der Faltungslinie sowie die Mineralisationszone, schwarz angefärbt.

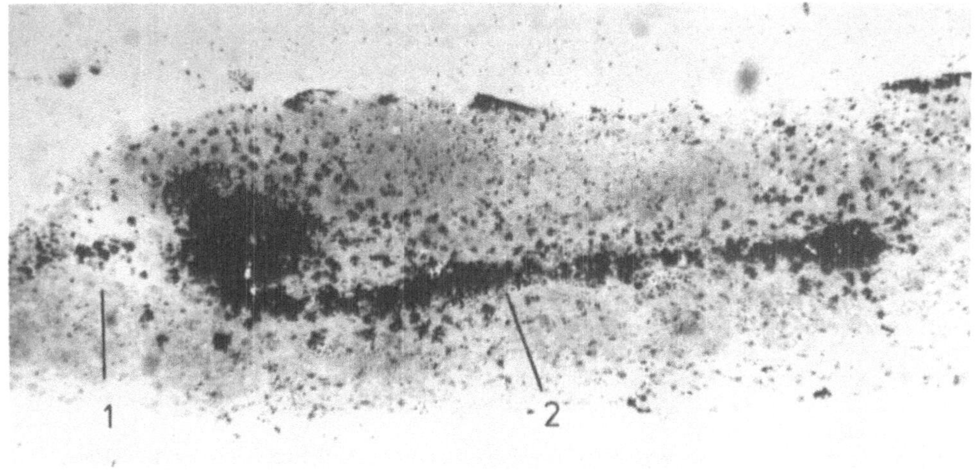

Abb. 2. Schnitt durch das gefaltete Periost, Inkubation 4 Tage. Umschlag der Faltung (*1*), Mineralisationszone (*2*), Lichtmikroskop 180x

2. Ergebnisse mit REM-EDX

Abbildung 3 zeigt Linienprofile von Kalzium, Phosphor, Strontium und Zink, die quer über einen histologischen Schnitt gemessen wurden. Der Signalanstieg in der Mitte (1) kennzeichnet den Hauptteil der Mineralisationszone. Links und rechts davon (2) befindet sich die Basislinie für das Signal im Periostgewebe. Außen befinden sich noch Mineralisationsherde (3) im Periost. Man sieht, daß Ca- und P-Verteilung übereinstimmen. Die Proben wurden zusätzlich zum Normalmedium mit Strontium und Zink, je 0,1 mM, inkubiert. Strontium wird anstelle von Kalzium in Apatit eingelagert, die Sr-Verteilung korreliert mit der Ca-Verteilung. Anders verhält sich die Verteilung von Zink. Zink wird gleichmäßig eingelagert, es erfolgt keine Bevorzugung der Mineralisationszone.

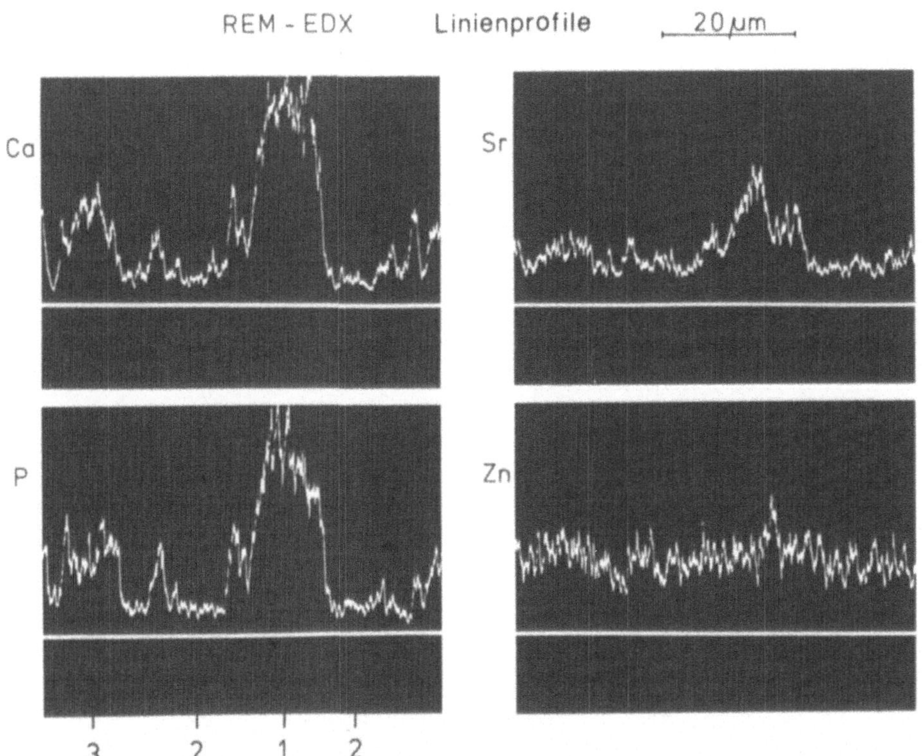

Abb. 3. REM-EDX Linienprofile. Mineralisationszone (*1*), Basislinie-Periost (*2*), Mineralisationsherd (*3*)

Das Ca/P-Verhältnis beträgt in der Mineralisationszone 1,65; für Kalvarienknochen wurde ein Wert von 1,7 ermittelt. Ergänzend wurden Röntgenstrukturanalysen durchgeführt, welche zeigten, daß in der Mineralisationszone Apatit gebildet wurde.

3. Ergebnisse mit TRFA

Abbildung 4 zeigt die zeitabhängige Standardinkubation mit dem Normalmedium. Nach einer Adaptationsphase von etwa einem Tag

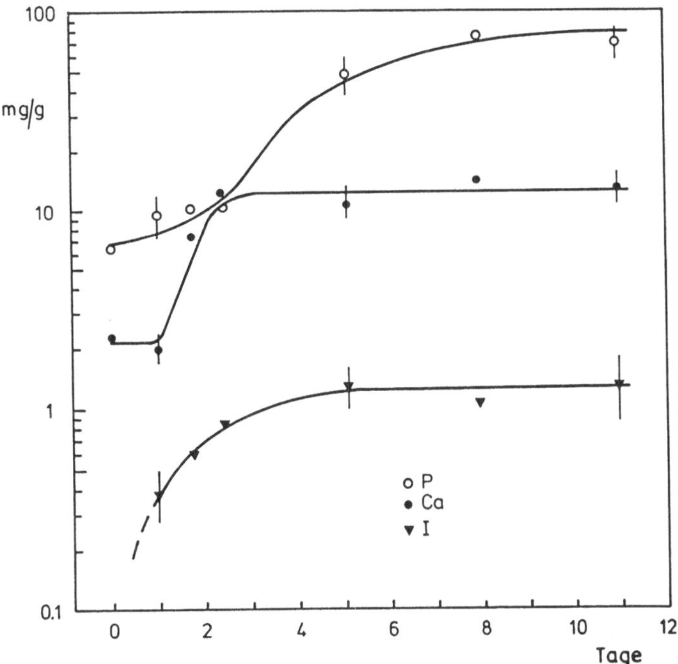

Abb. 4. Inkubation mit Normalmedium mit Konzentrationen: Ca 2,0 mM, P 0,7 mM, Mg 0,7 mM. Ca, P, I wurden in mg pro Gramm Trockengewicht gemessen

steigt die Ca-Aufnahme zunächst wesentlich stärker an als die P-Aufnahme, um nach 2 1/2 Tagen ein Plateau zu erreichen. Nach etwa 8 Tagen erreicht die P-Aufnahme ihr Maximum. Die Jod-Aufnahme in die Proben steigt gleichfalls nach der Adaptationsphase stark an und erreicht zeitlich parallel zur Ca-Aufnahme ein Plateau. Das Kulturmedium enthält Jod in Form von Thyroxin. Die Methode TRFA kann nicht zwischen metallischem, ionisiertem oder gebundenem Jod unterscheiden.

Abbildung 5 zeigt eine Inkubation mit Magnesium von 1,8 mM gegen 0,7 mM im Standardmedium. Gemessen am 8. Tag zeigt sich gegenüber der Standardinkubation ein 38% geringerer Ca-Gehalt. Der P-Gehalt liegt um 53% niedriger.

Abbildung 6 zeigt eine Inkubation mit Zink, 0,1 mM. Die Proben haben am 8. Tag einen insgesamt 67% geringeren Ca-Gehalt. Der P-Gehalt liegt um 82% niedriger. Der Anstieg von Zink in der Probe erfolgt gleichmäßig.

Diskussion

Das Ca/P-Verhältnis von 1,65 für die Mineralisationszone gegenüber 1,7 für Kalvarienknochen zeigt die Ähnlichkeit des Mineralisationsmodells mit den Bedingungen in vivo. Dies wird außerdem durch die vergleichbaren TRFA-Spektren von Knochen und inkubiertem Periost deutlich (Abb. 1).

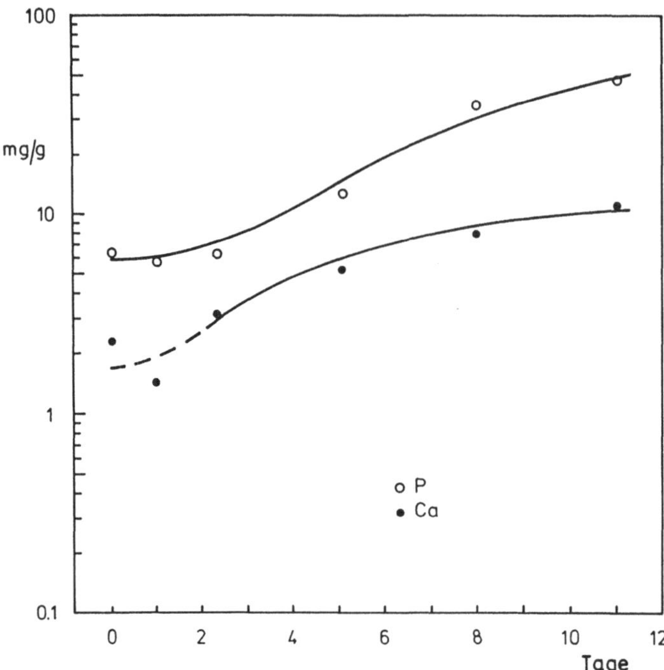

Abb. 5. Inkubation mit Mg 1,8 mM

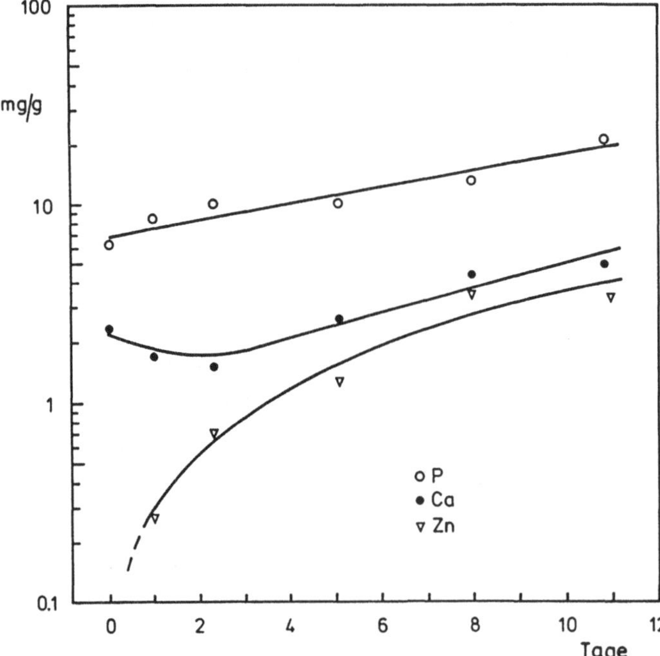

Abb. 6. Inkubation mit Zn 0,1 mM

Eine relative Mehraufnahme von Kalzium gegenüber Phosphor liegt in den ersten 1 1/2 Tagen nach der Adaptationsphase vor (Abb. 4). Durch Einsatz von REM-EDX soll geklärt werden, ob sich eine entsprechende Anreicherung von Kalzium an definierten Stellen im Gewebe oder in der Mineralisationszone befindet.

Auffällig ist das frühe Persistieren der Ca-Aufnahme, welches mit der hohen Anreicherung von Jod in den Proben zu korrelieren scheint. Da im Knochen eine I-Konzentration von 10-15 µg/g ermittelt wurde (Iyengar et al. 1978), erscheint eine Konzentration von rund 1300 µg/g, wie sie hier vorliegt, als viel zu hoch. Eventuell hemmt Jod in höherer Konzentration die Ca-Aufnahme bzw. das Zellwachstum allgemein. Dem Medium wurde Jod in Form von Thyroxin in einer Konzentration von 1×10^{-5} M zugesetzt. Dies entspricht den Angaben in der Literatur (Tenenbaum und Heersche 1985). Eventuell muß die Konzentration von Thyroxin bei künftigen Inkubationsversuchen reduziert werden.

Magnesium in einer Konzentration von 1,8 mM hemmt die Ca- und P-Aufnahme in vitro. Ähnliche Befunde wurden in vivo und in vitro bereits ermittelt (Prasad 1982).

Zink in einer Konzentration von 0,1 mM wirkt stark hemmend auf die Ca- und P-Aufnahme in vitro. Die Rolle von Zink im Rahmen der Mineralisation wurde bisher nicht eindeutig geklärt (Übersichten: Prasad 1982, Zumkley 1983). Die Effekte sind wahrscheinlich konzentrations- und ortsabhängig. Beispielsweise wird Zink in verschiedenen Bereichen der Wachstumsfuge unterschiedlich konzentriert; ein Zn-Maximum findet sich im gesamten Bereich der Primärspongiosa (Quint 1984). Inkubationen mit unterschiedlichen Zn-Konzentrationen stehen noch aus.

Schlußfolgerung

Histologie, REM-EDX und TRFA stellen sich ergänzende Methoden zur Erforschung der Biomineralisation dar, die in dieser Form bisher nicht angewendet worden sind. Man kann die gewonnenen Ergebnisse quantifizieren und miteinander vergleichen. In Kombination werden diese Methoden neue Einblicke in die Biomineralisation liefern.

Literatur

Bohlen Av, Klockenkämper R, Tölg G, Wiecken B (1988) Microtome sections of biomaterials for trace analyses by TXRF. Fresenius Z Anal Chem 331:454-8

Iyengar GV, Kollmer WE, Bowen HJM (1978) The elemental composition of human tissues and body fluids. Verlag Chemie, Weinheim New York, p 28

Nijweide PJ (1975) Embryonic chicken periosteum in tissue culture. Proc Kon Ned Akad Wet c78:410-7

Prasad AS (1982) (Ed) Clinical, biochemical and nutritional aspects of trace elements. Alan R Liss, New York

Quint P, Laabs WA, Richter KD, Althoff J, Höhling HJ (1984) Lokale Anreicherung von Cadmium und Zink bei der Knochenheilung: eine tierexperimentelle Studie an Großtieren. In: Zumkley H (Hrsg) Spurenelemente in der inneren Medizin unter besonderer Berücksichtigung von Zink. Innovations-Verlags-Gesellschaft, Seeheim-Jugenheim, S 96-110

Tenenbaum HC, Heersche JNM (1985) Dexamethasone stimulates osteogenesis in chick periosteum in vitro. Endocrinology 117,5:2211-17
Zumkley H (1983) Spurenelemente, Grundlagen, Ätiologie, Diagnose, Therapie. Thieme, Stuttgart New York

Aspekte der Physiotherapie bei Osteoporosesyndrom

C. Uhlemann[1], R. Callies[1], K. Abendroth[2]

[1]Institut für Physiotherapie, Friedrich-Schiller-Universität Jena, Kollegiengasse 9, 6902 Jena, GDR
[2]Rheumatologische und Osteologische Abteilung, Klinik für Innere Medizin, Friedrich-Schiller-Universität Jena, Karl-Marx-Allee 101, 6902 Jena-Lobeda/Ost, GDR

Summary

It is necessary to employ differentiated physiotherapy for the osteoporosis syndrome.
There are a topical physiotherapy and a whole-body physiotherapy.
Isometrics (moving therapy) is of main significance. The stability of the moving system has to be maintained and advanced by activating the muscles.
The home-exercise-programme is a long-term therapy in the rehabilitation of osteoporosis patients.

Zusammenfassung

Zu dem Krankheitsbild Osteoporosesyndrom muß die Physiotherapie differenziert zugeordnet werden. Es gilt eine regionale Physiotherapie von einer Physiotherapie, die den gesamten Körper einbezieht, zu unterscheiden.

Das isometrische Spannen (Bewegungstherapie) hat eine zentrale Bedeutung. Über die Muskelaktivierung soll die Stabilität des Skeletts erhalten und gefördert werden. Als Langzeittherapie ist das Hausübungeprogramm ein wesentlicher rehabilitativer Bestandteil.

Einleitung

Die Physiotherapie ist im Therapiekonzept des Osteoporosesyndromes ein notwendiger Faktor. Pathogenetisch orientierende Aspekte stellen beim Einsatz der Physiotherapie die Muskulatur bei dem Krankheitsbild des gestörten Knochenumbaus (remodelling) in den Mittelpunkt.

H.-G. Willert F. H. W. Heuck (Hrsg.)
Neuere Ergebnisse in der Osteologie

Muskel und Knochen sind aus der Sicht der Blutversorgung und -entsorgung eine Funktionseinheit. Über die sogenannte "Muskelpumpe" wird der Abstrom des Blutes aus dem gemeinsamen Gefäßsystem von Markparenchym und Spongiosa gewährleistet.

Über diesen Mechanismus ist der Knochenstoffwechsel direkt beeinflußbar, wobei die Störung des Knochenstoffwechsels mit negativer Bilanz durch eine Stase und damit Azidose unterhalten wird.

Physiotherapieziele

Ziel der pathogenetisch orientierten Physiotherapie muß sein, über eine Muskelaktivierung die Stabilität des Skeletts wieder herzustellen.

3 Physiotherapieziele sind für das Osteoporosesyndrom zu akzentuieren:

- Schmerzlinderung
- Muskelaktivierung
- Knochenstoffwechselanregung

Die Schmerzlinderung zielt hauptsächlich auf die Schmerzen der extraossären Strukturen (Band, Muskel, Sehne, Periost) ab, wobei die Periostalgien dominieren.

Erst wenn die Schmerzen gelindert sind, kann bei einem, Patienten mit einem Osteoporosesyndrom die Muskulatur effektiv aktiviert werden. Die Muskelaktivierung hat die zentrale Bedeutung. Der adäquate Reiz für die Kräftigung und Verbesserung der Durchblutung der Muskulatur ist die *isometrische Spannung*. Mittels isometrischen Spannens verbessert man über die Kräftigung der Muskulatur die *Stabilität* des Bewegungsapparates. Gleichzeitig werden damit Muskeldysbalancen abgebaut und somit wird die *Motilität* verbessert.

Letztlich wirkt die "Muskelpumpe" als Druck- und Zugkraft am Knochen. Diese mechanischen Reize sind für die piezoelektrische Eigenschaft des Knochens der adäquate, formative Reiz.

Somit besteht ein Einfluß auf Erhaltung und Förderung des Gleichgewichtes zwischen Knochenan- und Knochenabbau.

Physiotherapiemittel

Das wirkungsphysiologisch adäquate Physiotherapiemittel wird nach Intensität, Zeit, Applikationsfrequenz und Seriendauer dosiert.
Unter kurativer Zielstellung ist die Applikationsfrequenz mit (5) - 6 pro Woche und die Seriendauer mit 3 Wochen anzugeben. Unter rehabilitativer Zielstellung, deren Akzent die Bewegungstherapie sein muß, ist das Hausübungsprogramm als Langzeittherapie indiziert.

Die Physiotherapie gliedert sich beim Einsatz für die Behandlung des Osteoporosesyndromes in eine *regionale* Physiotherapie und in eine Physiotherapie, die den *gesamten Körper* einbezieht.

Regionale Physiotherapie: (Behandlung der 3 schmerzhaftesten Regionen)

- Mischstrom (diadynamisch), Stromform DF
  Physiotherapieziel: Schmerzlinderung
  Dosierungsrichtlinien: Intensität = mittleres Stromempfinden
  Zeit = 6 min pro Region
- Ultraschall (pulsiert)
  Physiotherapieziel: Knochenstoffwechselanregung
  Dosierungsrichtlinien: Intensität = 0,2 W/cm^2
  Zeit = 6 min pro Region
- Impulsstrom (Neofaradisch geschwellt)
  Physiotherapieziel: Muskelaktivierung
  Dosierungsrichtlinien: Intensität = Schwellperiodendauer 4 s (15 Schwellungen pro Minute)
  Zeit = maximal 10 min pro Region

Gesamtkörper-Physiotherapie:

- Isometrische Spannungsübungen
  Physiotherapieziel: Muskelaktivierung
  Dosierungsrichtlinien: Intensität = max. Kraft
  Zeit = 3 s (Einzelspannung)
- Hydroelektrisches Vollbad (Stangerbad)
  Physiotherapieziel: Schmerzlinderung
  Dosierungsrichtlinien: Intensität = 200 mA
  Zeit = 18 min

Hausübungsprogramm - Osteoporosesyndrom

Das Hausübungsprogramm ist bei diesem Krankheitsbild wesentlich. Folgende Akzente müssen gesetzt werden: Im Vordergrund steht die Muskelschwäche des Rückens, insbesondere die Schulterblattfixatorenmuskulatur und der Musculus erector trunci. Flexionsübungen der Brustwirbelsäule müssen wegen Gefahr der Wirbelkörperkompressionsfrakturen unbedingt vermieden werden.

Das Übungsprogramm soll nicht mehr als 10 Übungen beinhalten. Die isometrische Spannung muß mit einer Maximalkraft und 3 s Einzelspannungszeit (eine Übungseinheit beinhaltet 3-5 Einzelspannungen, 2-3 mal täglich) durchgeführt werden. Notwendig ist eine monatliche Übungskontrolle zur Verlaufsbeurteilung und Korrektur.

Schlußfolgerung

Die Physiotherapie muß bei dem Krankheitsbild Osteoporosesyndrom differenziert angegeben werden. Über die interdisziplinäre Absprache (Osteologe und Physiotherapeut) der Physiotherapiezielstellung muß das wirkungsphysiologisch adäquate Physiotherapiemittel dosiert zugeordnet werden.

Die zentrale Rolle hat die Bewegungstherapie, unter kurativer Zielstellung seriell angewandt, unter rehabilitativer Zielstellung als Langzeittherapie in Form des Hausübungsprogrammes praktiziert.

*Neue Untersuchungen zur Mikroarchitektur der Spongiosa bei Osteopathien im Vergleich zu altersbedingten Veränderungen**

M. Pompesius-Kempa, M. Hahn, M. Vogel, G. Delling

Abteilung für Osteopathologie, Institut für Pathologie,
Universitätsklinikum Eppendorf, Martinistr. 52,
2000 Hamburg 20, FRG

Einleitung

Die trabekuläre Knochenstruktur läßt sich mit Hilfe von Meßverfahren und bei Anwendung optimaler Techniken gut beschreiben. Die damit üblichen morphologischen Struktur-Parameter zur Bestimmung der menschlichen Spongiosastruktur sind Bone Volume (BV/TV), Trabecular Numbers (Tb.N.), Trabecular Thickness (Tb.Th.) und Trabecular Separation (Tb.Sp.). Mit keinem dieser Parameter lassen sich Veränderungen der Mikroarchitektur der Spongiosa beschreiben. Compston et al. (1987) versuchten mit der Messung von Verknüpfungspunkten die Vernetzung einer Struktur zu erfassen. Auch durch die Bestimmung des Knochenvolumens (BV/TV) und der Berechnung der Anzahl an Platten (Tb.N.) (Parffitt et al 1983) ist eine Veränderung der Spongiosastruktur erst im fortgeschrittenen Stadium nachweisbar. Frühveränderungen der Spongiosastruktur durch sogenannte Perforationen können nicht erfaßt werden.

Als Perforationen bezeichnet man die vollständige Durchtrennung von Trabekeln bzw. Platten. Um diese Perforation und somit auch den Grad der Vernetzung der Spongiosa zu erfassen, wurde ein neues Meßverfahren entwickelt. Mit diesem rechnergestützten Verfahren bietet sich erstmals die Möglichkeit, Frühveränderungen der Spongiosa bei Knochenmassenverlustsyndromen quantitativ und automatisch zu erfassen.

Material und Methoden

1. Patienten

Ausgewertet wurden Beckenkammbiopsien von:

---

*Mit Unterstützung der Deutschen Forschungsgemeinschaft.

H.-G. Willert F. H. W. Heuck (Hrsg.)
Neuere Ergebnisse in der Osteologie

1.1. Skelettgesunden. Beckenkammbiopsien von 95 Männern und 97 Frauen wurden ausgewertet. Das mittlere Alter der Männer beträgt 47,9 ± 19,8 Jahre und das der Frauen 50,2 ± 21,3 Jahre.

1.2. Osteoporose-Kollektiv. Das Kollektiv der an Osteoporose Erkrankten setzt sich aus 11 Männern, mittleres Alter 63,6 ± 9,0 Jahre und 37 Frauen, mittleres Alter 65,0 ± 8,0 Jahre zusammen.

1.3. Primärer Hyperparathyreoidismus. Bei den untersuchten Fällen handelt es sich um operativ gesicherte Fälle mit primärem Hyperparathyreoidismus, davon 13 Männer, mit einem mittleren Alter von 59,9 ± 8,8 Jahren und 23 Frauen, mit einem mittleren Alter von 61,0 ± 5,5 Jahren.

Um einen statistischen Vergleich bei ausreichendem Stichprobenumfang zu erhalten, wurden bei den Fällen mit Osteoporose und primärem Hyperparathyreoidismus nur Patienten älter als 50 Jahre ausgewertet.

Nach Dehydrierung und unentkalkter Einbettung der Biopsien in Methymethacrylat, erfolgte eine Färbung nach Kossa.

2. Methoden

Die Auswertung erfolgte mit einem automatisch gesteuerten Bildanalysegerät IBAS 2000 (Kontron). Gemessen wurden das prozentuale Knochenvolumen (BV/TV) und die Vernetzung der Spongiosa als Trabecular Bone Pattern Factor (TBPf). Das Knochenvolumen (BV/TV) ist der prozentuale Anteil von Knochengewebe pro Gesamtgewebe. Der TBPf beschreibt die Verknüpfung der Trabekel untereinander. Die Trabekelstruktur wird mit einem Mikroskop und einer Videokamera aufgenommen und digitalisiert. In einem ersten Meßvorgang werden automatisch die Fläche (A) und der Umfang (U) der Struktur gemessen. Nach einer vom Rechner simulierten Dilatation erfolgt die nochmalige Messung der beiden Parameter A und U. Der Quotient der Differenzen ergibt den TBPf; TBPf = $\Delta U/\Delta A$. Der Faktor beschreibt das Verhältnis aller konkaven und konvexen Strukturen. Viele konkave Strukturen sprechen für eine gute Verknüpfung und viele konvexe Elemente für eine schlechte.

Schematisierte Modelluntersuchungen haben gezeigt, daß bereits kleine Perforationen in Trabekeln zu einer Veränderung des TBPf führen. Hingegen bleibt das prozentuale Knochenvolumen bei den gleichen Perforationen weitgehend konstant.

Größere Werte von TBPf entsprechen einer großen Zahl frei liegender Trabekelenden und wenig Knotenpunkten, während niedrige Werte von TBPf auf zahlreiche Knotenpunkte und wenig freiliegende Trabekelenden schließen lassen (Abb. 1).

Ergebnisse

Das Knochenvolumen (BV/TV) nimmt wie zu erwarten bei Männern und Frauen im Laufe des Alters in annähernd gleicher Weise ab (Abb. 2). Es besteht kein signifikanter Unterschied zwischen Männern und Frauen.

KONKAVE STRUKTUR

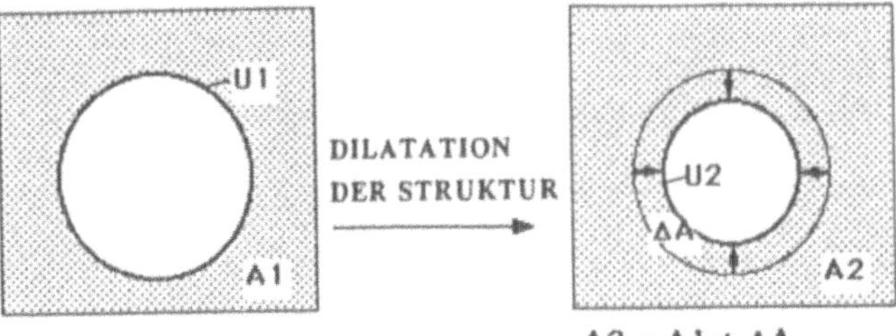

KONVEXE STRUKTUR

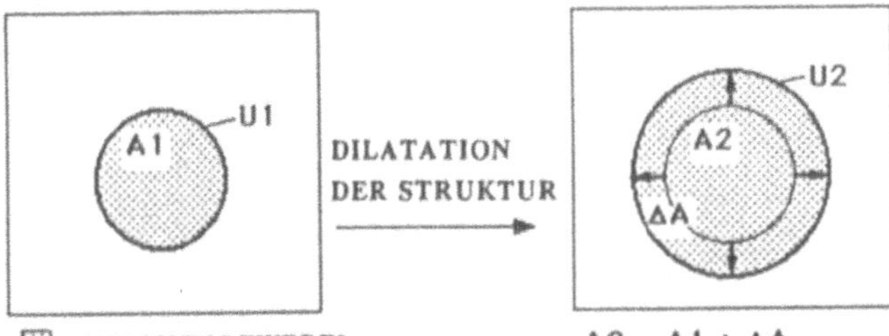

Abb. 1. Theoretische Grundlagen zur Bestimmung des Trabecular Bone Pattern factors (TBPf)

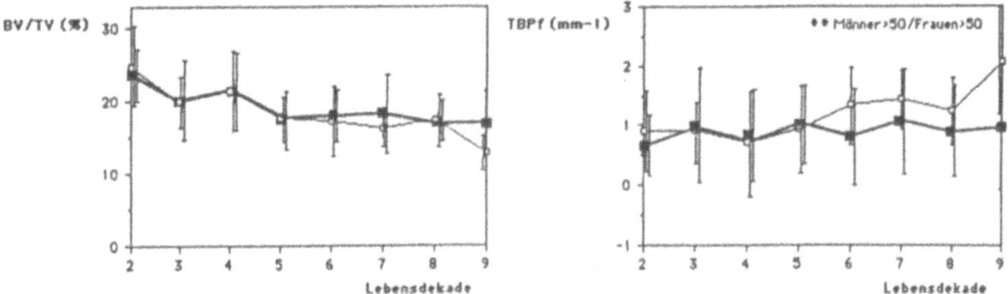

Abb. 2. Trabekuläres Knochenvolumen und trabekuläre Verknüpfung in Abhängigkeit vom Alter bei Skelettgesunden Männern und Frauen. ■ Männer (n = 95); ○ Frauen (n = 97)

Die intertrabekuläre Verknüpfung ist bei Frauen unmittelbar nach der Menopause (> 50 Jahre) deutlich reduziert ($p < 0,0005$). Bei Männern bleibt die Vernetzung der Spongiosa unverändert. Der Unterschied der Vernetzung der Spongiosa bei Männern und Frauen, älter als 50 Jahre, ist signifikant ($p < 0,0025$) (Abb. 2).

Beim Krankheitsbild der klinisch manifesten Osteoporose kommt es weit mehr zu einem Verlust der trabekulären Knochenstruktur, als die Abnahme des Knochenvolumens erwarten ließe. Wie Abb. 3 zeigt, ist die Vernetzung bei Männern und Frauen mit Osteoporose (TBPf = 3,5 mm^{-1}) erheblich geringer, als die der Vergleichswerte von Skelettgesunden (TBPf = 1,5 mm^{-1}) gleichen Alters ($p < 0,0005$).

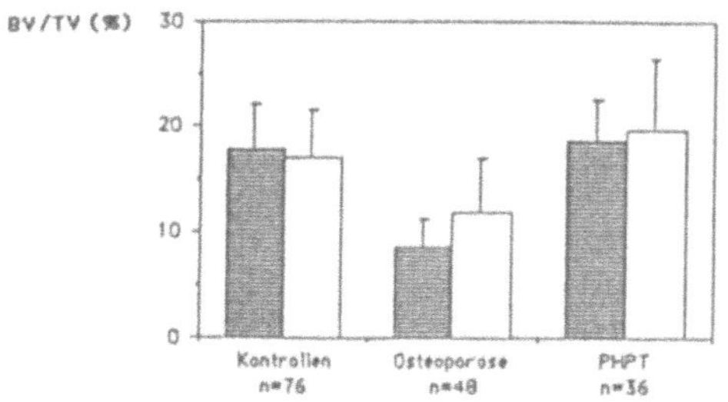

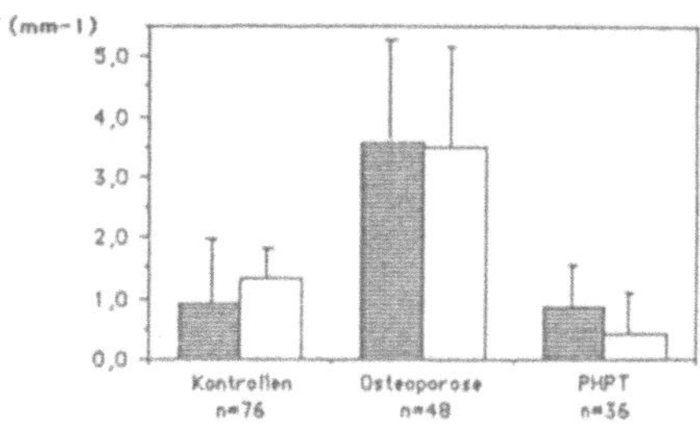

Abb. 3. Trabekuläres Knochenvolumen und trabekuläre Vernetzung bei Osteoporose und pHPT im Vergleich zu altersentsprechenden Skelettgesunden. ▤ Männer; ☐ Frauen

Beim primären Hyperparathyreoidismus ist das prozentuale Knochenvolumen gegenüber gleichaltrigen Skelettgesunden leicht erhöht.

Bei Frauen mit pHPT und einem Alter von über 50 Jahren ergibt sich eine deutlich bessere trabekuläre Vernetzung als bei Skelettgesunden gleichen Alters. Die Vernetzung der Spongiosa bei Männern mit pHPT bleibt unverändert.

Diskussion

Mit zunehmendem Alter kommt es bei Männern und Frauen zu einer kontinuierlichen Abnahme der Knochenmasse. Bestimmt man diese in Beckenkammbiopsien, so war bisher kein signifikanter Unterschied zwischen Männern und Frauen nachzuweisen. Trotzdem sind Frakturen (z.B. Wirbelkörperkompressionsfrakturen oder Schenkelhalsfrakturen) bei Frauen nach der Menopause wesentlich häufiger als bei Männern vergleichbaren Alters.

Offensichtlich spielen andere Faktoren als nur die Knochenmasse allein eine entscheidende Rolle für die Stabilität und Belastbarkeit des Knochens (Kortikalis, Sprödigkeit, Trabekelstruktur).

Wie Compston et al. (1987) durch die Bestimmung von Trabekeltypen bereits festgestellt haben, verändert sich die Struktur des Knochens mit zunehmendem Alter. Perforationen stellen einen der grundlegenden Mechanismen des altersbedingten Knochenmassenverlustes dar. Diese Perforationen führen primär zu keiner wesentlichen Veränderung der Knochenmasse und können durch die alleinige Bestimmung der Knotenpunkte nicht erfaßt werden.

Parfitt et al. (1983) konnten zeigen, daß bei Frauen in der Postmenopause die Frequenz an Perforationen drastisch zunimmt. Dies führt konsekutiv zu einer Reduktion der intertrabekulären Verknüpfung (Zunahme TBPf!). Da es bei Männern zu keiner altersbedingten Veränderung des TBPf kommt, ist offensichtlich der Knochenmassenverlust bei Männern weit mehr durch eine Verschmälerung der bestehenden Trabekel bedingt, die primär zu keiner Destruktion tragender Strukturen führt. Diese Überlegungen werden durch Berechnungen des mittleren Trabekeldurchmessers (Weinstein und Hudson 1987) bestätigt.

Die Bestimmung der Spongiosavernetzung bei Patienten mit einer Osteoporose zeigt, daß bei diesem Krankheitsbild die Veränderungen der Spongiosastruktur stärker ausgeprägt sind, als die Abnahme der Knochenmasse. Dies ist zumindest eine Erklärung dafür, daß bei Patienten mit Osteoporose Kompressionsfrakturen in Wirbelkörpern auftreten, während Skelettgesunde selbst mit der gleichen Knochenmasse keine Frakturen erleiden.

Die erhaltene oder sogar verbesserte Vernetzung der Spongiosa bei pHPT konnte von Vogel et al. (1989) als Hemmung der Perforationsfrequenz durch Parathormon geklärt werden.

Literatur

1. Compston JE, Mellish RWE, Garrahan NJ (1987) Trabecular bone structure in idiopathic and secondary osteoporosis. In: Christiansen C, Johansen J, Riss BJ (Hrsg) Osteoporosis. Osteopress ApS, Kopenhagen, pp 344-346
2. Compston JE, Mellish RWE, Garrahan NJ (1987) Age-related change in iliac crest trabecular microanatomic bone structure in man. Bone 8:289-292
3. Parfitt AM, Mathews AR, Villanueva M, Kleerekoper M, Frame B, Rao DS (1983) Relationship between surface, volume, and thickness of trabecular bone in aging and in osteoporosis. J Clin Invest 72:1396-1409
4. Parfitt AM (1987) Trabecular bone architecture in the pathogenesis and prevention of fracture. Am J Med 82 (suppl 1B):68-72
5. Vogel M, Hahn M, Delling G (1989) Increased trabecular bone volume and improved trabecular bone microarchitecture in patients with primary hyperparathyreoidism (pHPT). J Clin Invest (submitted)
6. Weinstein RS, Hutson MS (1987) Decreased trabecular width and increased trabecular spacing contribute to bone loss with aging. Bone 8:137-142

Die Entwicklung ektoper Ossifikationen im Tierexperiment unter Einfluß von Diphosphonaten

W. Rüther[1], D. Kindermann[2], D. Hültenschmidt[1], M. Gebhardt[3], K. J. Münzenberg[1]

[1]Orthopädische Klinik; [2]Institut für Pathologie; [3]Institut für Mineralogie und Petrologie, Friedrich-Wilhelm-Universität, 5300 Bonn-Venusberg, FRG

Summary

The most prominent effect of diphosphonates on the matrix induced ectopic bone in rat revealed to be a dose dependent inhibition of osteogenesis in the early phases of development. The delay was seen as a consequence of osteoprogenitor cell inhibition. Additionally later phases of bone maturation were disturbed by interferences with the mineralization and remodeling processes. But direct effects on the calcium phosphates of bone are suggested to be only of additional value which remains of lower importance in comparison to the cellular impairment. After withdrawal of diphosphonates the effects nearly completely remitted.

Zusammenfassung

Als vorrangiger Effekt der Diphosphonate auf die matrixinduzierte, ektope Knochenneubildung bei der Ratte zeigte sich eine Entwicklungshemmung in den Frühstadien der Osteogenese, nämlich in den Phasen der Rekrutierung, Proliferation und Differenzierung osteoblastärer Progenitorzellen. Als Ursache für die Entwicklungshemmung war am ehesten eine Zellwirkung anzusehen, die unabhängig von einem Effekt am Knochenmineral zustandekam. Daneben trat in den späten Stadien der Osteogenese eine Beeinträchtigung des Knochenumbaues auf, die bezogen auf die Gesamtentwicklung des ektopen Knochens nur als ein zusätzliches, wenig ins Gewicht fallendes Moment einzuschätzen war. Die Effekte erwiesen sich als nahezu vollständig reversibel nach Absetzen der Medikation.

Einleitung

In den letzten Jahren haben Diphosphonate weite Verbreitung gefunden in der Therapie und Prophylaxe ektoper Ossifikationen.

H.-G. Willert F. H. W. Heuck (Hrsg.)
Neuere Ergebnisse in der Osteologie

Nicht nur unsere eigenen Beobachtungen lassen annehmen, daß EHDP die Ossifikationen nach endoprothetischem Hüftgelenksersatz nicht verhindern, sondern nur zeitlich verzögern kann. So ist trotz zahlreicher Studien bis heute nicht klar, ob das Medikament das Ausmaß der ektopen Knochenbildungen nachhaltig zu senken in der Lage ist. Eine der hervorstechendsten Eigenschaften der Diphosphonate ist ihre hohe Affinität zu Calcium-Phosphat-Mineralen. Will man ektope Ossifikationen in therapeutischer Absicht beeinflussen, kommt aber gerade den Anfangsstadien, d.h. der Rekrutierung ossärer Progenitorzellen und der initialen Matrixsynthese besondere Bedeutung zu. Ob Diphosphonate in dieser Hinsicht eine Wirkung entfalten, ist eine offene Frage.

Methoden

Ektope Ossifikationen wurden durch Implantation homologer Knochenmatrix in die paravertebrale Muskulatur männlicher Wistarratten (150 g) induziert, wobei die Implantate nach Urist et al. (1970) gewonnen und aufbereitet wurden. Mit der Implantation begann eine sechswöchige Medikation mit täglicher subcutaner Injektion. Gruppe A: Kontrollgruppe. Gruppe B: Medikation mit 1-hydroxyaethan-1,1-diphosphonat EHDP (0,5; 2,0; 20,0 mg/kg KG/Tag). Gruppe C: Medikation mit Propan-2,2-diphosphonat PDP (2,0; 20,0; 200,0 mg/kg KG/Tag). Gruppe D: Medikation mit Dichlormethylen-diphosphonat Cl_2MDP (2,0; 20,0 mg/kg KG/Tag). Die Tiere wurden vier, sechs und zwölf Wochen nach Implantation getötet, die Explantate zum Teil histologisch aufgearbeitet, zum Teil in einem Muffelofen bei 900° über 8 Std verascht.

Ergebnisse

Histologische Entwicklung der ektopen Knochenformierung

Mit dem experimentellen Modell der matrixinduzierten Osteogenese können ektope Ossifikationen konsistent produziert werden. Die Knochenneubildung entwickelt sich zum einen nach dem Schema der enchondralen Ossifikation in einem avaskulären, zentralen Bereich und zum anderen im Sinne der intramembranösen Ossifikation in einem gefäßreichen, peripheren Bereich. Beide Prozesse sind etwa bis zum Ende der vierten Woche örtlich voneinander getrennt zu verfolgen, gehen dann ineinander über und lassen sich nicht mehr voneinander abgrenzen. Am Ende der Umwandlung des devitalen Knochenmatriximplantates steht ein ektopes Ossikel aus reifem, teils lamellärem, teils geflechtigem Knochen, Periost und Knochenmark.

Unter Medikationsbedingungen finden sich histologische Mischbilder, in denen typische Merkmale ganz unterschiedlicher Entwicklungsstufen nebeneinander auftreten, und teils auch Phänomene, die bei der unbeeinträchtigten Osteogenese nicht zu beobachten sind. Unter PDP-Medikation finden sich vier und sechs Wochen nach Implantation die markantesten Veränderungen unter der hohen Dosierung (200 mg/kg). Die implantierte Knochenmatrix liegt zu einem weit überwiegenden Teil unverändert in einemreizlosen Gewebelager, das zeitgerecht eine schmale, periostartige Kapsel entwickelt hat. Die ehemalige Markhöhle wird von einem zellarmen, mesenchymalen Stroma ausgefüllt. Eine Invasion der vorbestehenden Haversschen Knochenkanälchen durch Fibroblasten findet sich an einigen Stellen in der Implantatperipherie. Resorptive Aktivitäten, die ohne Medikation zu einer ausgedehnten Lakunenbildung führen, bestehen nur in Ansätzen. Nur an sehr wenigen, umschriebenen Stellen sind Inseln aus neuem Knorpel- und Knochengewebe zu beobachten. In diesen Bereichen ist die Entwicklung nahezu stadiengerecht vorangeschritten. Es bestehen kurze Osteoblastensäume in der Nähe von Geflechtknochen, kleine verkalkte Knorpelspindeln und Fettmark.

Die histologische Entwicklung unter niedrigen Dosierungen (PDP 20 mg/kg) unterscheidet sich hiervon nur graduell, grundsätzlich andere histopathologische Phänomene werden nicht deutlich. Das Verhältnis der Menge neuen Knochengewebes zur Menge unerschlossenen Implantatmaterials verändert sich bei geringerer Dosierung zugunsten der Osteogenese.

Unter EHDP- und Cl_2MDP-Medikation bestehen bis auf graduelle Abstufungen keine grundsätzlichen Unterschiede zu den Beobachtungen unter PDP-Gabe. Dosisabhängig bleiben weite Bereiche des Implantates zellulär gänzlich unerschlossen. Dennoch ist auch hier die Knochenbildung stellenweise in Gang gekommen. Sie läßt dann die grundliegenden Phänomene einer unbeeinträchtigten Osteogenese nicht vermissen.

Nach insgesamt zwölf Wochen, d.h. sechs Wochen nach Beendigung der Medikation, hat sich unabhängig von dem applizierten Diphosphonat und seiner Dosierung aus allen Implantaten ein Gebilde entwickelt, das den morphologischen Charakteristika eines Ossikels der Kontrollgruppe entspricht. Lediglich in folgenden Aspekten bestehen Unterschiede zwischen der Kontrollgruppe und den Medikationsgruppen: Resorptionslakunen mit aktiven Osteoklasten sind in jeder Diphosphonatgruppe in deutlich geringerer Zahl anzutreffen als in der Kontrollgruppe, Kittlinien als Zeichen eines stattgehabten Knochenumbaues finden sich nach Medikation stets nur spärlich, und umso spärlicher, je höherdosiert die Medikation gewesen war. Daß dennoch osteoklastäre Aktivität vorhanden ist, zeigt die Präsenz lamellären Knochens.

Untersuchungen des Knochenminerals

Nach Temperung des Explantatmaterials fallen die Beugungsreflexe erwartungsgemäß klar abgrenzbar aus, sie entsprechen ausschließlich einem Gemenge aus Apatit und Whitlockit.

Ohne Medikation findet man eine Zunahme des Ca/P-Quotienten mit der Zeit. Diese Daten stehen im Einklang mit den Untersuchungen von Urist et al. (1970) und spiegeln eine altersabhängige Reifung des Knochenminerals wider. Unter Medikation lassen sich erniedrigte Ca/P-Quotienten nachweisen, die in den höheren Dosierungen signifikant ($p < 0,05$; Mann-Whitney-Wilcoxon-Test) unterhalb des Normwertes liegen. Sechs Wochen nach Beendigung der Medikation bestehen keine Abweichungen zur Kontrollgruppe mehr.

Der Mineralgehalt der Explantate ist ein zuverlässiger Parameter für das Ausmaß der Mineralisation in den Regionen neu gebildeten Knochens (Firschein und Urist 1972). Da der Mineralgehalt des Ossikels von der Menge an implantierter Knochenmatrix abhängig ist (Urist et al. 1970, 1983), wird die Mineralausbeute als Quotient Aschegewicht/Implantatgewicht betrachtet.

In der Kontrollgruppe findet man eine Zunahme des Mineralgehaltes mit der Zeit, die parallel verläuft mit dem Anstieg des Ca/P-Quotienten und ebenso wie dieser als Ausdruck einer zunehmenden Ossikelreifung anzusehen ist. Solange die Diphosphonatmedikation beibehalten wird, findet sich unter den höheren Dosierungen eine signifikante Minderung der Mineralmenge. Sechs Wochen nach Beendigung der Medikation bestehen keine Unterschiede mehr zwischen der Kontrollgruppe und den Therapiegruppen (Abb. 1).

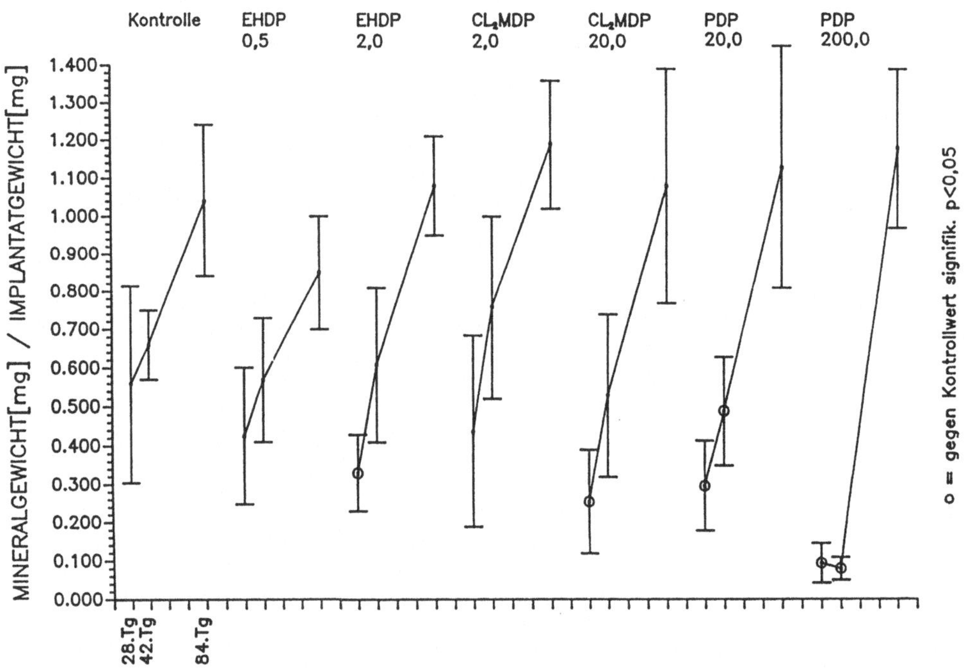

Abb. 1. Die durchschnittliche Mineralmenge pro Explantat (Mineralgewicht/Implantatgewicht) unter Medikation mit Diphosphonaten (28. und 42. Tag) und unter sechswöchiger Medikationspause (84. Tag)

Diskussion

Bei der Analyse der Knochenminerale betraf der auffälligste Effekt die Mengenminderung des abgeschiedenen Minerals und die Erniedrigung des molaren Ca/P-Verhältnisses. Diese Beobachtungen lassen allein nicht den Schluß zu, daß eine unmittelbare Einwirkung der Diphosphonate auf die anorganische Knochensubstanz stattgefunden hat. Denn sowohl die mit dem Alter des Ossikels steigende Mineralmenge als auch der steigende Ca/P-Quotient sind Erscheinungen einer normalen Ossifikationsreifung. Die Veränderungen unter Diphosphonateinfluß können so nicht nur Ausdruck direkter Einflüsse auf das Mineral sein, sondern auch einer allgemeinen Reifungsverzögerung der Osteogenese, in deren Rahmen dann eine verminderte Mineralmenge und eine verzögerte Mineralreifung mit erniedrigtem Ca/P-Quotienten gesehen wird.

Die histologischen Befunde weisen darauf hin, daß eine vorrangige Wirkung der Diphosphonate in einer Entwicklungshemmung der intramembranösen und der enchondralen Ossifikation zu sehen ist.

Unter Diphosphonatmedikation traten innerhalb eines Implantates nebeneinander teils extrem diskrepante Entwicklungen auf insofern, als auf der einen Seite weite Bereiche des Implantates zellulär so gut wie unerschlossen blieben, d.h. unverändert fibrös eingescheidet wurden, und auf der anderen Seite osteoneogenetische Prozesse induziert wurden, die dann in einer nahezu zeitgerechten Entwicklung vor sich gingen. Es kam - zumindest war dies die augenfälligste Erscheinung - zu einer morphogenetischen Antwort, die am ehesten als Alles-oder-Nichts-Reaktion zu umschreiben ist. Die Entwicklung erreichte innerhalb von sechs Wochen dosisabhängig an einigen Stellen nur die Stufe einer beginnenden fibroblastischen Erschließung des Implantates ohne Zeichen einer Osteogenese, schritt aber andernorts bis zur Reifung lamellären Knochens fort. Die Zwischenstufen der Osteogenese fehlten zu diesem Zeitpunkt fast vollständig.

Am ehesten können die histologischen Befunde in Einklang gebracht werden mit der Vorstellung, daß die Diphosphonate ihre entscheidende Wirkung im Stadium der Progenitorenproliferation und -differenzierung entfalteten. Ob es sich dabei um direkte Wirkungen auf die unspezifische Mesenchymzelle oder ihre folgenden Proliferationsstufen handelte, oder ob eine Beeinträchtigung ausdifferenzierter Chondro- oder Osteoblasten mit einer regulativen Proliferationshemmung der Progenitoren (Jee et al. 1982) eine Rolle spielte, bleibt unentschieden.

Neben der Beeinträchtigung der Frühphasen der Osteogenese ist eine zusätzliche Hemmung der Knochenneubildung über eine Beeinflussung später Stadien möglich. Ähnlich wie für direkte Mineraleffekte der Diphosphonate läßt sich aber annehmen, daß sie nur als ein zusätzliches Moment einzuschätzen ist. Ihre Folgen prägen das histologische Bild wenig und dürften in bezug auf den Mineralgehalt eines Ossikels wenig ins Gewicht fallen.

Insgesamt stehen diese Befunde in einem klaren Gegensatz zu den Vorstellungen, die u.a. von Bijvoet et al. (1974), Stover et al. (1976), Finerman und Stover (1977) und Thomas und Amstutz (1985) im Zusammenhang mit der EHDP-Wirkung auf die Entwicklung ektoper Ossifikationen beim Menschen formuliert wurden. Die Autoren nahmen an, daß sich während EHDP-Medikation an der ektopen Stelle eine zwar mineralisationsbereite, aber mineralisationsgehemmte Knochenmatrix bilde, die unmineralisiert im Röntgenbild nicht sichtbar werde und einen Therapieerfolg vortäusche. Nach Absetzen der Therapie kalzifiziere die osteoidale Matrix im Nachhinein. Voraussetzung für diese Vorstellungen ist die Entwicklung eines der Osteoidose entsprechenden histologischen Bildes, das in den vorliegenden Untersuchungen unter keinem der eingesetzten Diphosphonate nachzuweisen war.

Die Reversibilität von Diphosphonatwirkungen ist anhand von Experimenten unter in vitro.Bedingungen und an vorbestehendem Knochen vielfach dokumentiert. Daneben weisen die klinischen Erfahrungen eindrücklich auf die Reversibilität der Diphosphonatwirkungen hin. Die vorliegenden Ergebnisse zeigen eine vollständige bzw. nahezu vollständige Remission der Diphosphonatwirkungen auf die Knochenzellen und das Knochenmineral. Mit einer Diphosphonatmedikation ließen sich über den Applikationszeitraum hinaus keine nachhaltigen Beeinträchtigungen der Knochenneubildung nachweisen. Die Aufnahme zellulärer Aktivitäten nach Medikationsende ist als die ausschlaggebende Ursache einzuschätzen für die Remission der diphosphonatbedingten Entwicklungshemmung ektopen Knochens. Dagegen scheint die nachträgliche Mineralisierung zwischenzeitlich gebildeten, aber mineralisationsgehemmten Osteoids von untergeordneter Bedeutung zu sein.

Literatur

1. Bijvoet OLM, Nollen AJG, Sloof TJJH, Feith R (1974) Effect of a diphosphonate in paraarticular ossification after total hip replacement. Acta orthop scand 45:926
2. Finerman GAM, Stover SL (1981) Heterotopic ossification following hip replacement or spinal cord injury. Two clinical studies with EHDP. Metab Bone Dis Rel Res 4&5:337
3. Firschein HE, Urist MR (1972) Enzyme induction, accumulation of collagen and calcification in implants of bone matrix . Clin Orthop 84:263
4. Jee WSS, Miller SC, Black HE (1982) The effects of diphosphonates on bone resorption and corticoid-induced bone loss. In: Donath A, Courvoisier B (eds) Diphosphonates and bone. Editions Médicine et Hygiène, Genève
5. Stover SL, Hahn HR, Miller JM (1976) Disodium etidronate in the prevention of heterotopic ossification following spinal cord injury. Paraplegia 14:146
6. Thomas BJ, Amstutz HC (1985) Results of the administration of diphosphonate for the prevention of heterotopic ossification after total hip arthroplasty. J Bone Jt Surg 67A:400
7. Urist MR, Jurist JM, Dubuc FL, Strates BS (1970) Quantitation of new bone formation in intramuscular implants of bone matrix in rabbits. Clin Orthop 78:279
8. Urist MR, DeLange RJ, Finerman RJ (1983) Bone cell differentiation and growth factors. Science 220:680

Die Beziehung zwischen Osteocalcin und der Mineralisationsrate des Skeletts

E. Werner[1], U. Ewald[1], P. Roth[1], F. L. Degner[2], E. Keck[3]

[1]Gesellschaft für Strahlen- und Umweltforschung, Institut für Biophysikalische Strahlenforschung, Paul-Ehrlich-Str. 20, 6000 Frankfurt am Main 70, FRG
[2]Medizinische Klinik C und Poliklinik, Universität Düsseldorf, Moorenstr. 5, 4000 Düsseldorf 1, FRG
[3]Rheumaklinik Wiesbaden II, Leibnizstr. 23, 6200 Wiesbaden, FRG

Summary

Measuring bone turnover by noninvasive methods is rather difficult in osteoporosis. Thus, in patients with osteoporosis the differentiation into "low turnover" and "high turnover" osteoporosis often remains a problem. The protein osteocalcin is thought to be a marker of bone turnover. It was the aim of the present study to investigate the relation between the osteocalcin concentration in serum and the mineralization rate of skeleton derived from tracerkinetic measurements. A total of 55 calcium kinetic investigations were performed in 47 patients suffering from various bone diseases e.g. osteoporosis, Paget's disease, primary hyperparathyroidism, hypoparathyroidism, and renal osteodystrophy. A trace amount of calcium tagged by 0.2 MBq ^{47}Ca was intravenously injected. Subsequently the specific activity of ^{47}Ca in serum was measured in blood samples drawn up to 1 week and whole body retention of ^{47}Ca employing a total body counter was followed up to 4 weeks after injection. Applying a catenary four compartmental model the accretion rate of calcium in the skeleton was calculated. Osteocalcin in serum was measured by a radioimmuno assay. In patients without renal failure a significant linear correlation was observed between osteocalcin and calcium accretion rate. By contrast, in patients on regular dialysis treatment disproportionally high and low values of osteocalcin were found. These data show the feasibility of osteocalcin as marker of bone formation in patients without renal failure. The influence of other metabolic factors on the relation between osteocalcin and bone turnover still remains to be investigated in more detail.

Einleitung

Die Bestimmung der Knochenumbaurate ist von wesentlicher diagnostischer bzw. differentialdiagnostischer Bedeutung für die

H.-G. Willert F. H. W. Heuck (Hrsg.)
Neuere Ergebnisse in der Osteologie

Diagnose und Behandlung von Erkrankungen dieses Organs. Die direkte Messung gelingt nur durch aufwendige Verfahren, z.B. aus Knochenbiopsien nach Tetrazyklin-Doppelmarkierung (Frost 1963) oder mittels tracerkinetischer Untersuchungen als Akkretionsrate von Kalzium am mineralisierten Skelett (Jung 1982). Deshalb besteht Bedarf an der Entwicklung von nichtinvasiven Methoden, also vorzugsweise in vitro-Parametern, die mit dem Knochenumbau korreliert sind. Osteocalcin ist ein Protein, das wahrscheinlich in den Osteoblasten synthetisiert wird (Delmas 1988) und in der Knochenmatrix enthalten ist. Ein Teil des neugebildeten Osteocalcins gelangt in das Blut. Seine Konzentration kann im Serum mittels Radioimmunoassay bestimmt werden (Price et al. 1980). Sie korreliert signifikant mit den mikromorphometrischen Parametern des Knochenumbaus (Delmas 1988). In dieser Studie sollte untersucht werden, inwieweit sie auch zu der tracerkinetisch ermittelten Gesamt-Mineralisationsrate des Skeletts in Beziehung steht.

Patienten und Methoden

In die Studie wurden insgesamt 47 Patienten (19 f/28 m) im Alter von 24 bis 78 Jahren einbezogen. Von diesen hatten 12 Patienten Osteoporose/Osteomalazie, 5 Patienten Hyper- bzw. Hypoparathyreoidismus, 7 Patienten M. Paget und 23 Patienten terminale Niereninsuffizienz mit Dialysebehandlung. Insgesamt wurden 55 Untersuchungen durchgeführt.

Für die Messung der Akkretionsrate erhielten die Patienten 0,2 MBq ^{47}Ca in isotonischer Kochsalzlösung als Tracermenge Kalzium (< 1 µg Ca) intravenös injiziert. In den folgenden 24 Stunden wurden insgesamt 7 Blutproben sowie eine weitere nach 7 Tagen entnommen und die spezifische Aktivität im Blutplasma durch Messung der ^{47}Ca-Aktivität mittels Gammastrahlenspektrometrie in einem Bohrloch-Szintillationszähler und der Kalziumkonzentration im Plasma mittels Atomabsorptionsspektrometrie bestimmt. Die Gesamtkörper-Retention des applizierten ^{47}Ca wurde mit einem Ganzkörperzähler über insgesamt 4 Wochen gemessen. Aus diesen Daten wurde unter Zugrundelegung eines katenären Compartmentmodells mit drei austauschbaren, einem nicht-austauschbaren Compartment (Kalzium im mineralisierten Knochen) und den Ausscheidungspfaden die Mineralisationsrate des Skeletts als Übergangsrate zwischen dem austauschbaren Compartment Nr. 3 und dem nichtaustauschbaren Compartment (Roth et al. 1989) ermittelt.

Osteocalcin im Serum wurde am ersten Tag der Untersuchung mit einem Radioimmunoassay (Osteocalcin RIA, Incstar Corp.) gemessen.

Ergebnisse

Die ermittelten Werte sowohl der Akkretionsrate von Kalzium am Skelett wie des Osteocalcins variieren in einem weiten Bereich. In Abb. 1 sind sie für die 31 Untersuchungen bei Patienten ohne Niereninsuffizienz aufgetragen. Unter Annahme einer linearen Beziehung ergibt sich eine hochsignifikante Korrelation ($p < 0{,}001$).

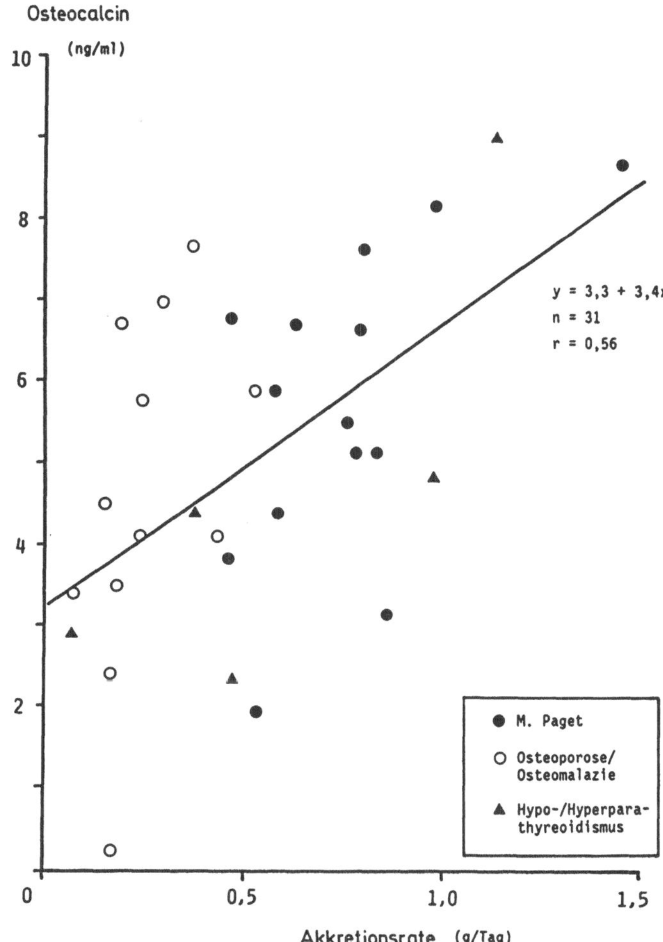

Abb. 1. Beziehung zwischen der Akkretionsrate von Kalzium am Skelett und der Konzentration von Osteocalcin im Serum bei 31 Patienten ohne Niereninsuffizienz

Wie aus der Abbildung zu ersehen ist, streuen die Einzelwerte jedoch erheblich um die Regressionsgerade. Für die einzelnen, hier willkürlich differenzierten Patientengruppen ergeben sich deutlich unterschiedliche Steigungsmaße der Regressionsgeraden. Für eine eingehendere Analyse ist die Zahl der Personen pro Gruppe und der Wertebereich noch zu gering. In Abb. 2 sind die Werte von Osteocalcin und Mineralisationsrate bei drei Patienten mit M. Paget eingetragen, bei denen vor bzw. im Verlauf einer Behandlung mit Calcitonin drei Bestimmungen durchgeführt werden konnten. Dabei zeigt sich, daß auch im Einzelfall beide Parameter miteinander korreliert sind, jedoch mit großer interindividueller Streuung.

In Abb. 3 sind die Ergebnisse bei Patienten mit chronischer Niereninsuffizienz und Dialysebehandlung aufgetragen. Zusätzlich

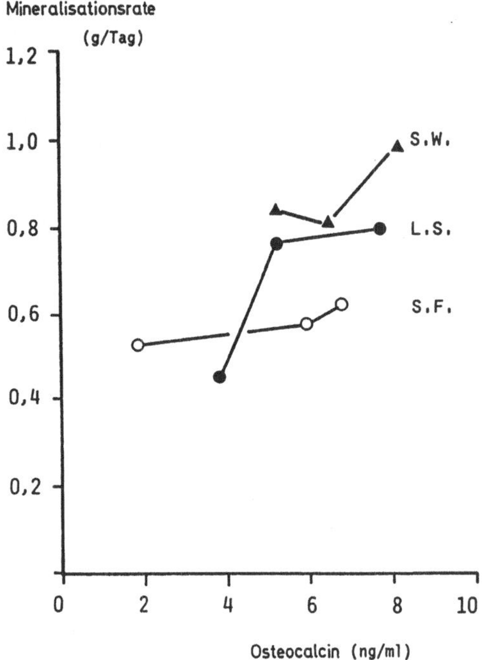

Abb. 2. Beziehung zwischen Osteocalcinkonzentration im Serum und Mineralisationsrate bei 3 Patienten mit M. Paget, bei denen drei Bestimmungen vor, während bzw. nach einer dreimonatigen Behandlung mit Calcitonin vorgenommen wurden

ist die Regressionsgerade für die Patienten ohne Niereninsuffizienz eingetragen. Aus der Abbildung ist die enorme Streuung der Osteocalcinwerte bei Dialysepatienten ersichtlich. Auffällig ist dabei, daß nicht nur überproportional erhöhte Werte, sondern auch deutlich verminderte Osteocalcinkonzentrationen im Serum bei wesentlich vermehrtem Knochenumbau auftreten.

Diskussion

Die physiologische Bedeutung des Osteocalcins ist noch weitgehend unbekannt (Delmas 1988). Der Anteil von Osteocalcin, der nach der Bildung in das Serum freigesetzt wird, wird zwischen 15% und 70% angegeben (Parfitt und Kleerekoper 1984, Delmas 1988). Mit der radioimmunologischen Messung im Serum (Price et al. 1980) wird nur das neusynthetisierte intakte Osteocalcin erfaßt, nicht jedoch bei der Knochenresorption wieder freigesetztes Osteocalcin (Delmas 1986). Dementsprechend sind bei Erkrankungen, die einen gesteigerten Knochenumbau zur Folge haben, wie primärer Hyperparathyreoidismus oder M. Paget erhöhte Werte gefunden worden (Gunberg et al. 1985, Price et al. 1980, Slovik et al. 1984), bei Hypoparathyreoidismus dagegen verminderte Werte (Price et al. 1980, Delmas et al. 1983). Diese Befunde werden durch die in dieser Studie gewonnenen Daten belegt. Für die Pa-

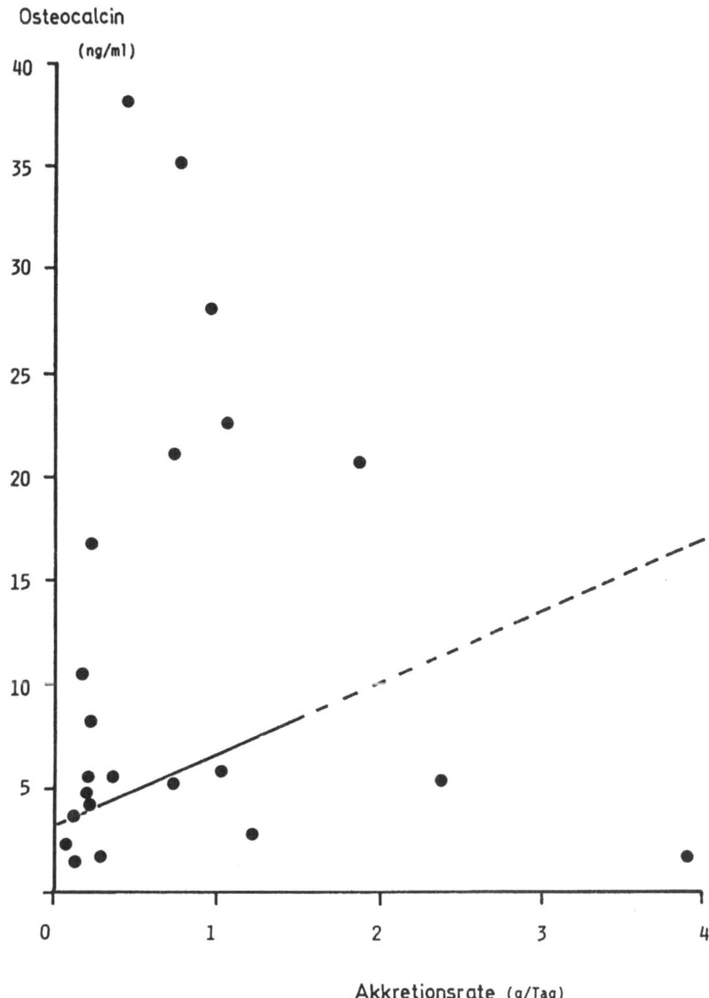

Abb. 3. Beziehung zwischen Akkretionsrate von Kalzium am Skelett und Osteocalcinkonzentration im Serum bei 23 Dialysepatienten. Zusätzlich ist die für Personen ohne Niereninsuffizienz berechnete Regressionsgerade eingezeichnet

tienten ohne Niereninsuffizienz ergibt sich eine hochsignifikante Korrelation zwischen der Osteocalcinkonzentration im Serum und der Akkretionsrate von Kalzium am Skelett. Allerdings ist die Streuung der Einzelwerte so groß, daß die Mineralisationsrate aus einem gemessenen Osteocalcinwert im Einzelfall nicht mit ausreichender Genauigkeit quantitativ ermittelt werden kann. Dabei ist jedoch zu berücksichtigen, daß die Art der Erkrankung Einfluß auf die Beziehung zwischen Knochenumbau und Serumosteocalcin haben kann. Nach Delmas et al. (1986) stellt Osteocalcin bei Patienten mit M. Paget keinen geeigneten Parameter für die Erfassung des Knochenumbaus dar. Dagegen ergibt sich in dieser Studie bei 14 Messungen, bei Annahme einer linearen Beziehung eine immerhin signifikante Korrelation. Allerdings weicht die Beziehung deutlich von der bei Patienten mit Osteoporose gefundenen Relation ab. Bei den Patienten mit Osteoporose zeigt sich in dem hier erfaßten Bereich ein steiler Anstieg des Osteocalcins mit zunehmender Mineralisationsrate. Wie sich auch beim Vergleich mit den mikromorphometrischen Parametern des Knochenanbaus gezeigt hat (Delmas 1988), kann aus deutlich verminderten bzw. erhöhten Osteocalcinwerten auf eine "low turnover"- bzw. "high turnover"-Osteoporose geschlossen werden. Probleme der Einordnung und damit der adäquaten Therapie stellen die immer beobachteten Patienten mit normaler Mineralisationsrate dar.

Das im Plasma vorhandene Osteocalcin wird daraus nahezu vollständig durch renale Filtration eliminiert (Price et al. 1981). Dementsprechend ist bei erheblicher Einschränkung der glomerulären Filtrationsrate ein Anstieg der Osteocalcinkonzentration im Serum zu erwarten und wurde bestätigt (Delmas et al. 1983). Bei terminal Niereninsuffizienten mit Dialysebehandlung konnten auch wesentlich erhöhte Osteocalcinwerte beobachtet werden (Abb. 3). Auffällig ist aber, daß bei hohen Knochenumbauraten zum Teil dysproportional niedrige Osteocalcinwerte auftreten können. Es tritt also nicht nur eine Änderung im Verhältnis von Osteocalcin zur Mineralisationsrate ein, sondern bei diesen Patienten kann aus der Osteocalcinkonzentration im Serum nicht auf die Größe des Knochenumbaus geschlossen werden.

Die vorliegenden Befunde legen nahe, daß die Beziehung von Osteocalcin im Serum zur Mineralisationsrate bei verschiedenen Erkrankungen des Skeletts noch eingehender untersucht werden müssen. Bei dem größten Teil der Patienten mit Osteoporose ohne erhebliche Einschränkung der Nierenfunktion gelingt anhand dieses Parameters die Differenzierung in "low turnover"- und "high turnover"-Osteoporose.

Die Autoren danken Frau U. Tacke, Frau A. Ruppert, Frau B. Ries für ausgezeichnete technische Mitarbeit.

Literatur

Delmas PD (1986) Bone gla-protein (osteocalcin): a specific marker for the study of metabolic bone disease. In: Cecchettin G, Segre G (Hrsg) Fifth International Congress on Calciotropic Hormones and Calcium Metabolism. Elsevier Science, Amsterdam, S 99-128

Delmas PD, Demiaux B, Malacal L, Chapuy MC, Meunier PJ (1986) Serum bone gla-protein is not a sensitive marker of bone turnover in Paget's disease of bone. Calcif Tissue Int 38:60-61

Delmas PD, Wahner HW, Mann KG, Riggs BL (1983) Assessment of bone turnover in postmenopausal osteoporosis by measurement of serum bone gla-protein. J Lab Clin Med 102:470-476

Delmas PD (1988) Biochemical markers of bone turnover in osteoporosus. In: Riggs BL, Meltin III LJ (Hrsg) Osteoporosis. Etiology, diagnosis and management. Raven Press, New York, S 297-316

Frost HM (1963) Bone remodelling dynamics. CC Thomas, Springfield

Gunberg CM, Lian JM, Gallop PM, Steinberg JJ (1983) Urinary gamma-carboxyglutamic acid and serum osteocalcin as bone markers: studies in osteoporosis and Paget's disease. J Clin Endocrinol Metab 57:1221-1225

Jung A (1982) Methods for analyzing calcium kinetics. In: Anghileri LJ, Tuffet-Anghileri AM (Hrsg) The role of calcium in biological systems, vol 1. CRC Press, Boca Raton, Florida, S 107-118

Parfitt AM, Kleerekoper M (1984) Diagnostic value of bone histomorphometry and comparison of histologic measurements and biochemical indices of bone remodelling. In: Christiansen C, Arnaud CD, Nordin BEC, Parfitt AM, Peck WA, Riggs BL (Hrsg) Osteoporosis. Aalborg Stiftsbogtrykkeri, Glostrup, Denmark, S 111-120

Price PA, Parthemore JG, Deftos LJ (1980) New biochemical marker for bone metabolism. J Clin Invest 66:878-883

Price PA, Williamsin MK, Lothringer JW (1981) Origin of the vitamin K-dependent bone protein found in plasma and its clearance by kidney and bone. J Biol Chem 256:12760-12766

Roth P, Werner E, Ewald U, Kurz P, Tsobanelis T, Vlachojannis J (1989) Differences in calcium kinetics in patients under CAPD and haemodialysis treatment. Calcif Tissue Int (in press)

Verminderte Serumosteokalzinspiegel und verminderte periphere Knochendichte bei Patienten mit Leberzirrhose

H. Resch[1], P. Pietschmann[2], W. Woloszczuk[3], R. Willvonseder[1]

[1]Medizinische Abteilung, Krankenhaus der Barmherzigen Brüder, Große Mohrengasse 9, 1020 Wien, Austria
[2]II. Medizinische Universitätsklinik, Alserstr. 4, 1090 Wien, Austria
[3]Ludwig Boltzmann-Institut für Klinische Endokrinologie, Alserstr. 4, 1090 Wien, Austria

Summary

Patients with chronic liver disease are at increased risk to develop metabolic bone disease (Atkinson et al. 1955, Dibble et al. 1982, Summerskill und Kelly 1963, Paterson und Losowske 1967). The etiology of the osteopathy of patients with chronic liver disease has not been clarified until now; among other causes vitamin D deficiency, steatorrhoea and calcium malabsorption have been suggested as possible pathogenetic factors (Bengoa et al. 1984). Serum levels of osteocalcin (OC) have been found to be a specific biochemical parameter of bone formation. We measured serum levels of osteocalcin, parathyroid hormone (PTH) and 25 hydroxyvitamin D (25 OH Vit D) in 49 patients with liver cirrhosis, who are known to habe an increased prevalence of metabolic bone disease, and a matched control group (n = 35). Serum levels of OC were significantly decreased in the patients with liver cirrhosis when compared to control subjects ($p < 0.001$). Serum levels of 25 OH Vit D were decreased ($p < 0.001$) whereas no statistical difference was found between the serum levels of PTH in the patients with liver cirrhosis and those of the controls. In a subgroup of 23 patients with cirrhosis of the liver and 34 control subjects the bone mineral content (BMC) of the non-dominant forearm was determined by single photon absorptiometry. BMC was significantly lower in the patient with liver cirrhosis than the control subjects ($p < 0.04$). Our data demonstrate vitamin D deficiency, decreased bone formation and a decreased BMC in patients with liver cirrhosis.

Einleitung

Die hepatogene Osteopathie ist begrifflich und pathophysiologisch bisher nur ungenau definiert. Die Bedeutung dieses Begriffes als klinisches Syndrom wächst mit der Verlaufsdauer des Leberleidens und wird vor allem vom Charakter der zugrunde lie-

H.-G. Willert F. H. W. Heuck (Hrsg.)
Neuere Ergebnisse in der Osteologie

genden Lebererkrankung bestimmt. Neuere Untersuchungen beschreiben die hepatische Osteopathie bei primär-biliärer Zirrhose, zum einen mehr als Osteoporose (Matloff et al. 1982), zum anderen mehr als Osteomalazie (Compston et al. 1979). Bei alkoholisch bedingten Zirrhosen werden Knochenveränderungen eher im Sinne einer Osteoporose gefunden, ohne daß der ursächliche Zusammenhang als gesichert gelten kann (Kuhlencordt und Kruse 1980). Inwieweit es sich bei dieser Erkrankung um eine vielleicht eigenständige Osteopathie handelt, konnte bisher noch nicht geklärt werden.

Pathogenese

Eine Vielzahl radiologischer und histologischer Studien berichtet vor allem über eine erhöhte Osteoporoseinzidenz bei chronischen Lebererkrankungen (Atkinson et al. 1955, Dibble et al. 1982, Summerskill und Helly 1963, Paterson und Losowske 1967), wobei die Veränderungen der Knochenstruktur und des Knochenstoffwechsels bei chronischen Hepatopathien von vielen Autoren als hepatische Osteodystrophie bezeichnet werden.

Eine wichtige Rolle im Pathomechanismus zur Entstehung dieser Form der Osteopenie spielt vermutlich ein gestörter Vitamin-D-Metabolismus. Zahlreiche Studien, wie auch eigene Ergebnisse lassen signifikant verminderte Serumspiegel von 25 Hydroxy-Vitamin D nachweisen (Bengoa et al. 1984, Hepner et al. 1976, Long et al. 1977). Mögliche Ursachen dieses Vitamin D-Mangels bei Leberzirrhose könnten eine verminderte Sonnenexposition und eine vermehrte Aufnahme von Vitamin D mit der Nahrung, eine Malabsorption oder eine gestörte Hydroxylierung von Vitamin D in der Leber sein. Da in vitro die Osteoblastentätigkeit durch 1,25-Hydroxy-Vitamin D gesteigert werden kann (Price und Baukol 1980), könnte der Vitamin D-Mangel bei Patienten mit Leberzirrhose zu einer Verminderung der Knochenneubildung beitragen. Als weitere wichtige Faktoren in der Krankheitsentstehung gelten eine direkt toxische Wirkung von Alkohol auf den Knochen (Rico et al. 1987), Störungen im Gallensäurestoffwechsel durch Cholestase (Summerskill und Kelly 1963), eine verminderte Vitamin K-abhängige Osteokalzinsynthese (Lien und Friedman 1978), sowie Störungen im Parathormonmetabolismus. So zeigen Untersuchungen an primär-biliärer Zirrhose mit zusätzlicher Osteoporose eine erhöhte Konzentration von intaktem Parathormon (Fonseca et al. 1987). Das intakte Parathormon wird bereits in der Parathyreoidea selbst fragmentiert, aber auch von verschiedenen peripheren Organen, wie den Kupffer'schen Sternzellen der Leber. Es wird vermutet, daß die Fragmentierung von PTH in der Leber ein notwendiger Prozeß in der Bildung osteoaktiver PTH-Peptide darstellt. Eine gestörte Fragmentierung könnte somit einen Mangel an knochenaktiven PTH-Peptiden in der multizellulären Basiseinheit verursachen und könnte dadurch die gekoppelte Aktion von Osteoblasten und Osteoklasten beeinträchtigen. Die Kupffer'schen Sternzellen scheinen vornehmlich an der Generation biologisch aktiver und N-terminaler PTH-Fragmente und auch inaktiver Spaltprodukte beteiligt zu sein (Tabelle 1).

Ziel unserer Studie war es, die Osteokalzinspiegel, sowie den peripheren Knochenmineralgehalt mittels Monophotonenabsorptions-

Tabelle 1. Pathogenese

Direkt toxischer Effekt von Alkohol auf den Knochen
Störung der Gallesekretion
Verminderte intestinale Kalziumabsorption
Vitamin D-Mangel
Gestörter Vitamin D_3 Metabolismus
Störung des Proteinstoffwechsels
Störung des Parathormonmetabolismus
Verminderte Osteokalzinsynthese

densitometrie bei Patienten mit Leberzirrhose zu bestimmen. Wir untersuchten 49 Patienten mit Leberzirrhose (33 Männer, 16 Frauen, mittleres Alter 57 ± 2 Jahre; Serumbilirubin: 3,4 ± 0,5 mg/dl; alkalische Phosphatase 246 ± 16 U/l; GOT: 48 ± 10 U/l; GPT: 27 ± 4 U/l; Gamma-GT: 167 ± 28 U/l; Prothrombinzeit: 62 ± 2 %) und 35 Kontrollpersonen (mittleres Alter 53 ± 2 Jahre). Bei allen Patienten und Kontrollpersonen bestimmten wir die Serumosteokalzinspiegel mittels Radioimmunoassay (CIS International, Gif sur Yvette, Frankreich). Bei 23 Patienten (12 Männer, 11 Frauen, mittleres Alter 57 ± 2 Jahre) wurde die periphere Knochendichte mittels Monophotonenabsorptionsdensitometrie (Novo Osteodensitometer GT 35) mit Jod^{125} am distalen nicht dominanten Unterarm bestimmt.

Ergebnisse

Die Serumosteokalzinspiegel waren bei Patienten mit Leberzirrhose im Vergleich zum Kontrollkollektiv signifikant erniedrigt (4,6 ± 0,4 ng/ml versus 7,0 ± 0,4 ng/ml; $p < 0,0001$). Zusätzlich fand sich densitometrisch sowohl am Gesamtkollektiv als auch in den geschlechtsspezifischen Subgruppen ein hoch signifikant verminderter Knochenmineragehalt im Vergleich zum altersentsprechenden Kontrollkollektiv. (BMC: 39,6 ± 2,5 U versus 49,5 ± 2,3 U, $p < 0,04$). Diese Ergebnisse sprechen somit für das Vorliegen einer Verminderung der Knochenneubildung bei Patienten mit Leberzirrhose.

Literatur

1. Atkinson M, Nordin BEC, Sherloc S (1955) Malabsorption and bone disease in prolonged obstructive jandice. Qart J Med 99:229-312
2. Bengoa JM, Sitrin MD, Meredith S, Kelly SE, Shah N, Baker AL, Rosenberg IH (1984) Intestinal calcium absorption and vitamin D status in chronic cholestatic liver disease. Hepatology 4:261-265
3. Compston JE, Horton LEL, Thompson RPH (1979) Treatment of osteomalacia associated with primary biliary cirrhosis with parenteral vitamin D 2 or oral 25-hydroxyvitamin D 3. Gut 20:133-136
4. Dibble JB, Sheridan P, Hampshire R, et al. (1982) Osteomalacia, vitamin D deficiency and cholestasis in chronic liver disease. Qart J Med 51: 89-103

5. Fonseca V, Epstein O, Gill DS et al. (1987) Hyperparathyreoidism and low serum osteocalcin despite vitamin D replacement in primary biliary cirrhosis. J Clin Endocrinol Metab 64:873-877
6. Hepner GW, Roginsky M, Fai Moo M (1976) Abnormal vitamin D metabolism in patients with cirrhosis. Dig Dis 21:527-532
7. Lian JB, Friedman PA (1978) The vitamin K-dependent synthesis of gamma-carboxyglutamic acid and by bone microsomes. The Journal of Biological Chemistry 19:6623-6626
8. Long RG, Wills MR, Skinner RK et al. (1977) Serum 25-hydroxyvitamin D in alcoholics with varying degrees of liver affection. Acta Med Scand 202: 221-224
9. Matloff DS, Kaplan MM, Neer RM, Goldberg MJ, Bittmann W, Wolfe HJ (1982) Osteoporosis in primary biliary cirrhosis: effects of 25-hydroxy-vitamin D 3 treatment. Gastroenterology 83:97-102
10. Paterson CR, Losowske MS (1967) The bones in chronic liver disease. Scand J Gastroenterol 2:293-300
11. Price PA, Bauko SA (1980) 1,25 dihydroxy vitamin D 3 increases synthesis of the vitamin K dependent bone protein by osteosarcoma cells. J Biol Chem Commun 255:11660
12. Rico H, Cabranes JA, Cabella J, Gomez-Castresana F, Hernandez ER (1987) Low serum osteocalcin in acute alcoholic intoxication: a direct toxic effect of alcohol on osteoblasts. Bone and Mineral 2:221-225
13. Summerskill WHJ, Kelly PJ (1963) Osteoporosis with fractures in anicteric cirrhosis: observations supplemented by microradiographic evaluation of bone. Proc Mayo Clin 38:162-174

Effects of Immunosuppressive Therapy on Bone Metabolism Following Renal Transplantation

H. Schmidt[1], W. Fassbinder[2], W. Schoeppe[1]

[1]Abteilung für Nephrologie, Zentrum für Innere Medizin, Johann-Wolfgang-Goethe-Universität, Theodor-Stern-Kai 7, 6000 Frankfurt Main 70, FRG
[2]Medizinische Klinik III, Städtische Kliniken Fulda, 6400 Fulda, FRG

Zusammenfassung

Nach Nierentransplantation beeinflussen sowohl die wiedereinsetzende Nierenfunktion als auch die Immunsuppression den Knochenstoffwechsel. Um diese Effekte auf die urämische Osteopathie zu charakterisieren, untersuchten wir 37 Patienten über 12 Monate nach Nierentransplantation. Vor Transplantation waren die Osteokalzin- und Parathormonwerte stark erhöht. Bereits 3 Tage nach Nierentransplantation lagen die Werte signifikant niedriger. Nach einem weiteren signifikanten Abfall 3 Monate nach Transplantation stiegen die Osteokalzinwerte jedoch nach 6 und 12 Monaten erneut an. Die Parathormonwerte zeigten bei den meisten Patienten eine Tendenz zur Normalisierung. 12 Monate nach Transplantation hatten jedoch nur 16 der 37 Patienten Werte im Normbereich. Zwischen der alkalischen Phosphatase und Osteokalzin bestand zu allen Meßzeitpunkten eine signifikante Korrelation.

Summary

Improvement of renal function and immunosuppressive therapy influence renal osteodystrophy after renal transplantation. We therefore investigated osteocalcin, parathyroid hormone and alk. phosphatase in 37 patients prior to and for 12 months after renal transplantation. Osteocalcin and parathyroid hormone levels, which were significantly elevated prior to renal transplantation, decreased within 3 days following renal transplantation and further declined after one month. 6 and 12 months following renal transplantation mean osteocalcin levels increased. Similar tendency was observed with parathyroid hormone, which fell in the first 6 months. However only 16 of 37 patients had values in the normal range 12 months after renal transplantation. Alkaline phosphatase levels correlated significantly with osteocalcin at all intervals.

H.-G. Willert F. H. W. Heuck (Hrsg.)
Neuere Ergebnisse in der Osteologie

Introduction

A combination of either azathioprine with steroid or ciclosporine A and steroid is the standard immunosuppressive treatment after renal transplantation. Some effects of steroid on bone metabolism are known. Long time effects of ciclosporine A are subjects of current investigations. Known complications of steroid therapy are osteonecrosis and osteopenia (2, 3, 4). Whereas osteopenia is a frequent finding in renal transplant recipients (1), osteonecrosis is of relevance for up to 40% of transplanted patients (5). Although there is no clear dose dependent relationship between steroid and osteonecrosis (7), the prevalence of osteonecrosis decreased with introduction of ciclosporine A as an immunosuppressive agent (6). This may be due to reduced mean steroid dosage, given in combination with ciclosporine A compared to azathioprine. To investigate the influence of improved renal function and of immunosuppressive therapy on bone metabolism we followed 37 consecutive patients after renal transplantation.

Patients and Methods

37 patients with end-stage-renal-disease (25 males and 12 females) were evaluated during 12 months after renal transplantation. These patients were (mean ± SD) 40.81 ± 10.6 years old (range: 20-57 years). The mean duration on hemodialysis treatment was 57.08 ± 41.3 months (range: 9-157 months). The primary kidney diseases were glomerulonephritis in 21 patients, pyelonephritis/interstitial nephritis in 11 patients and 5 patients had adult polycystic kidney disease. Blood samples were taken immediately before, 3 days, 1 month, 6 months and 12 months after renal transplantation.

Osteocalcin was evaluated by a radioimmunoassay (Immuno Nuclear Corporation). The intraassay variation coefficient was 3.5%, the interassay variation coefficient was 16.6%. The normal range of healthy subjects is 4.1 ± 1.4 ng/ml (range: 2.7-5.5 ng/ml).

Parathyroid hormone was determined by a "Mid-Molecule" radioimmunoassay (Immuno Nuclear Corporation). The normal range of healthy subjects is 57 ± 28 pmol/l (range: 29-85 pmol/l).

Serum calcium, inorganic phosphorus, creatinine, urea and alkaline phosphatase were determined with a SMAC-II-autoanalyzer of Technicon Corporation.

Statistical methods: The results are expressed as mean ± standard deviation or median ± SMD. Student's t-test, Wilcoxon test, linear regression and Spearman-rank-correlation were used in respect to distribution analysis.

Results

Osteocalcin (OC) serum levels were significantly elevated prior to renal transplantation ($\bar{X} \pm s$: 23.4 ± 12.8 ng/ml). 3 days after transplantation (TX) osteocalcin serum levels decreased significantly ($p < 0.0001$, 9.4 ± 8.9 ng/ml). 12 patients had values below the normal range. A further significant decline was observed 1 month after TX ($p < 0.0001$, 7.1 ± 7.8). Mean OC serum level increased however after 6 (8.3 ± 5.7) and 12 months (12.1 ± 15.4). At 6 months 11 and at 12 months only 6 of 37 patients had OC serum levels in the normal range. In all patients parathyroid hormone (PTH) serum levels were elevated before TX (1463 ± 1779pmol/l) and fell significantly after transplantation. Serum activity of alkaline phosphatase (AP) decreased after TX and 6 patients had levels below the normal range. But similar to OC AP increased 6 months after renal TX. 12 months after TX 22 out of 37 patients had normal serum AP activity. OC serum levels correlated significantly with PTH and AP, whereas no significant correlation was observed between OC and creatinine (Fig. 1).

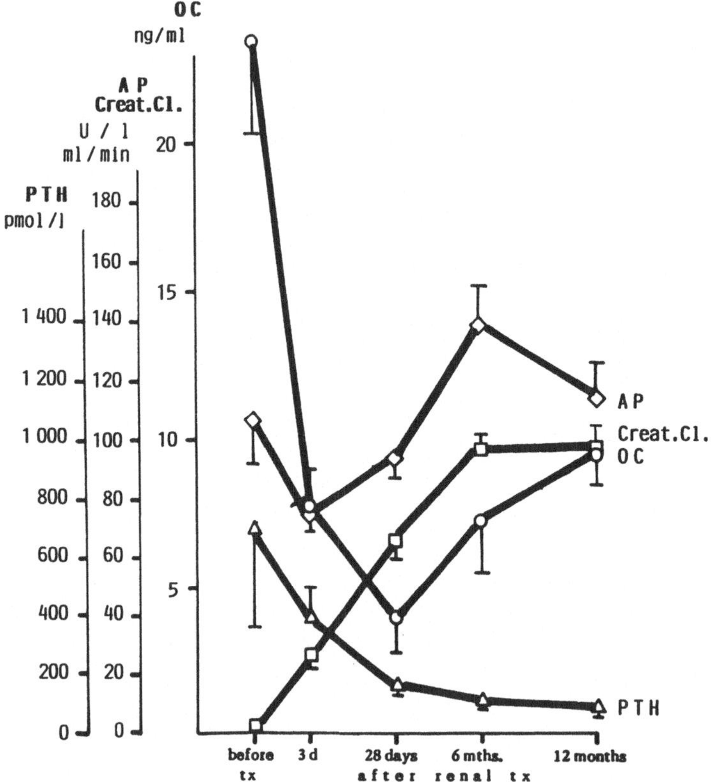

Fig. 1. Osteocalcin (*OC*), alkaline phosphatase (*AP*), parathyroid hormone (*PTH*) serum levels and creatinine clearances before and after renal transplantation (*tx*) in 37 patients. (Median ± SMD)

Hyperparathyroidism

24 of the 37 patients under investigation had normal creatinine clearances (> 80 ml/min) 6 and 12 months following TX. 9 of

these 24 patients had hyperparathyroidism (HPT) prior to TX (defined as PTH > 1000 pmol/l) and 15 had no clinical signs of HPT and PTH < 1000 pmol/l. Prior to TX in patients with HPT mean-PTH-levels were 2615 ± 1425 pmol/l and 380 ± 151 pmol/l in patients without HPT. Correspondingly AP activity was higher in patients with HPT (207 ± 140 U/l) compared to the patients without HPT (120 ± 58 U/l). OC serum levels differed significantly between these groups (35.2 ± 8.9 : 17.2 ± 10.2 ng/ml). Calcium (2.63 ± 0.2 : 2.55 ± 0.15 mmol/l) and inorganic phosphorus (5.9 ± 1.2 : 5.1 ± 1.1) was slightly higher in patients with HPT. 12 months after TX patients of both groups had creatinine clearances in the normal range for at least 6 months (109 ± 15 : 125 ± 49 ml/min). However PTH levels were still significantly higher in patients with previous HPT (166 ± 75 : 73 ± 25 pmol/l). Only 1/9 patient with HPT history had normalized PTH level 12 months after TX. Osteocalcin serum levels were still higher in the HPT group (10.8 ± 4.3 : 7.9 ± 2.9 ng/ml) as well as AP (163 ± 51 : 127 ± 43 U/l) 12 months after TX (Fig. 2).

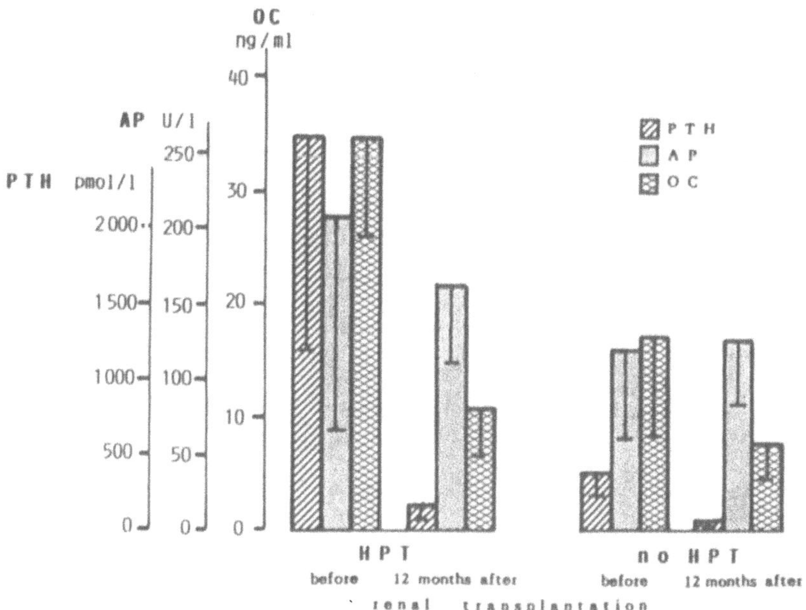

Fig. 2. Osteocalcin (*OC*), alkaline phosphatase (*AP*), and parathyroid hormone (*PTH*) levels in 24 patients with and without hyperparathyroidism (*HPT*) and restored renal function (creatinine clearance > 80 ml/min) before and 12 months after renal transplantation. (Mean ± SD)

Immunosuppressive regimen

To exclude a possible effect of renal insufficiency on bone metabolism in these transplanted patients we studied in 23 patients which had normal renal function for at least 6 months (creatinine clearance > 80 ml/min) the influence of immunosuppressive therapy. 14 of these 23 patients were treated with ciclosporine A (CSA) and steroid and 9 patients with azathioprine/steroid (AZA). Mean creatinine clearance levels were slightly higher in the AZA treated group without a significant difference between both groups. However there was a significant difference between the mean steroid dosage and osteocalcin serum levels of both treatment groups 6 months after TX. The patients with AZA and higher steroid dosage (20 mg/day) had lower osteocalcin serum levels (5 ng/ml) compared with these under CSA treatment (14 mg/d / 9 ng/ml). However 12 months after renal transplantation despite significantly different steroid dosage (14 : 10 mg/day) no differences were calculated between mean osteocalcin serum levels. At both intervals PTH-, AP- and inorganic phosphat-levels were higher in the CSA treated group, but these differences did not reach the level of significance (Table 1).

Table 1. Bone parameters in 23 patients 6 and 12 months after renal transplantation. All patients had creatinine clearances above 80 ml/min and were treated with a combination of either azathioprine/steroid (AZA) or ciclosporine A/steroid (CSA). (Mean ± SD)

	6 months			12 months		
	AZA (n=9)		CSA (n=14)	AZA (n=9)		CSA (n=14)
Osteocalcin ng/ml	5.1± 2.9	p<0.05	9.0± 4.0	8.5± 2.2		9.7± 4.4
Parathyroid hormone pmol/l	94.6±44.9		151.5±170.2	82.8±49.0		120.6±70.2
Alk. phosphatase U/l	127.3±58.6		177.5±79.0	121.7±44.6		147.5±51.1
Creat.-clearance ml/min	130.3±41.9		114.1±24.3	135.9±44.3		116.7±50.2
Steroid mg/day	20.0± 8.3	p<0.05	13.9± 5.5	13.6± 4.2	p<0.05	10.0± 4.2
Calcium mmol/l	2.56±0.18		2.56±0.11	2.38±0.15		2.5±0.21
Inorg. phosphat mg/dl	3.49±0.91		3.60±1.09	3.33±0.57		3.44±0.76

Conclusion

Within 3 days and during the first month after renal transplantation a rapid decline of osteocalcin, parathyroid hormone and alkaline phosphatase serum levels appeared in our patients. This may be partly due to renal elimination of PTH-fragments and osteocalcin. At the same time high dose steroid medication may suppress osteoblast activity reducing osteocalcin and AP serum levels. 6 months after renal transplantation with reduced steroid dosage alkaline phosphatase and osteocalcin levels increased. Although they showed a constant tendency to normalize, PTH-levels were above the normal range in most patients with preexisting hyperparathyroidism 12 months after renal transplantation. This despite restored renal function. Therefore 12 months after renal transplantation elevated PTH and OC levels seem to indicate the persistence of hyperparathyroidism. Whereas patients without preexisting HPT had normalized PTH levels 12 months following renal transplantation, but also increased OC levels, which may be interpreted as increased bone formation.

The comparison of the two small treatment groups with normalized renal function suggests a critical role of steroids (20 mg), which seems to be sufficient to suppress the osteoblast activity as shown by relative low osteocalcin serum levels. Although the PTH- and AP-levels in the CSA treated group were higher in respect to different steroid dosage, a specific effect of ciclosporine A on bone metabolism could not be discriminated in these patients.

References

1. Aird EGA, Pierides AN (1977) Photon-absorptiometry of bone after successful renal transplantation. British J Radiol 50:350-356
2. Avioli LV (1984) Effects of chronic corticosteroid therapy on mineral metabolism and calcium absorption. In: Avioli LV, Genari C, Imbimbo B (eds) Glucocorticoid effects and their biological consequences. Plenum Press, New York, pp 111-120
3. Fisher DE, Bickel WH (1971) Corticosteroid-induced avascular necrosis. J Bone Joint Surg 53-A:859-865
4. Ibels LS, Alfrey AC, Huffer WE, Weil R (1978) Aseptic necrosis of bone following renal transplantation. Medicine 57:25-57
5. Landmann J, Renner N, Gächter A, Thiel G, Harder F (1987) CSA and osteonecrosis on the femoral head. J Bone Joint Surg 69-A:1226-1228
6. McGeown MF, Douglas JF, Brown WA, Donaldson RA, Kennedy JA, Loughridge WG, Mehta S, Hill CM (1979) Low dose steroid from the day following transplantation. Proc Europ Dial Transplant Assoc 16:399
7. Nielsen HE, Melsen F, Christensen MS (1979) Spontaneous fractures following renal transplantation. Mineral Electrolyte Metab 2:323-330

Hochgradige Osteomalazie mit Hypophosphatämie im Erwachsenenalter

A. Voss[1], H.-P. Kruse[1], G. Delling[2]

[1]I. Medizinische Klinik; [2]Abteilung für Osteopathologie, Institut für Pathologie, Universitätsklinikum Eppendorf, Martinistr. 52, 2000 Hamburg 20, FRG

Summary

We present the case of a 44 year old patient with severe pain, especially in the left foot, both knees, and the lower spine, the onset was three years ago. Histology of the bone shows osteomalacia, x-ray findings are generalized increased radiolucency of the skeleton and besides that local decalcification in the right calcaneus, both femurs close to the knee joints, and several ribs. Szintigraphy of the bone shows increased isotope uptake in those regions. High alcaline phosphatase (422 U/l) and low phosphate (0.45 mmol/l) are the only significant laboratory findings. After high intake of antacids we considered deposition of aluminium in the bone as a possible cause of osteomalacia, however, the specific staining was negative. A phosphate diabetes was proven by nomographic determination of the renal threshold phosphate concentration, which was 0.5 mmol/l (normal 0.8-1.35 mmol/l). The affection of the ribs and the late onset suggest this is a case of spontaneous phosphate diabetes.

Anamnese

Der heute 44jährige Patient leidet seit drei Jahren an zunehmenden Knochenschmerzen. Besonders betroffen sind die linke Ferse, die Knie und Hüften, Rippen und Schultergürtel. Histologisch wurde in einer auswärtigen Klinik vor einem Jahr im Material einer Beckenkammbiopsie eine Mineralisationsstörung im Sinne einer Osteomalazie nachgewiesen. Dennoch wurde die Diagnose einer Ostitis deformans Paget gestellt und eine Therapie mit Calcitonin und Diphosphonat eingeleitet. Nach vorübergehend geringfügiger Besserung wurde bei Beschwerdezunahme und weiterhin stark erhöhter alkalischer Phosphatase vor zehn Monaten die Dosis von Diphosphonat auf 1200 mg/d, und die von Calcitonin auf 200 IU/d erhöht. Zusätzlich besteht bei dem Patienten seit fünf

H.-G. Willert F.H.W. Heuck (Hrsg.)
Neuere Ergebnisse in der Osteologie

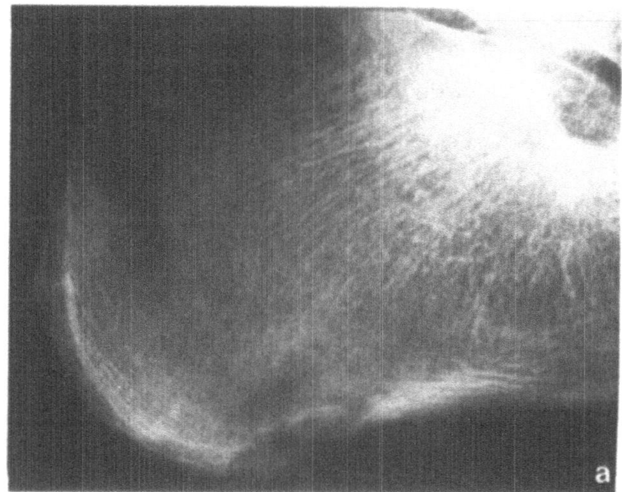

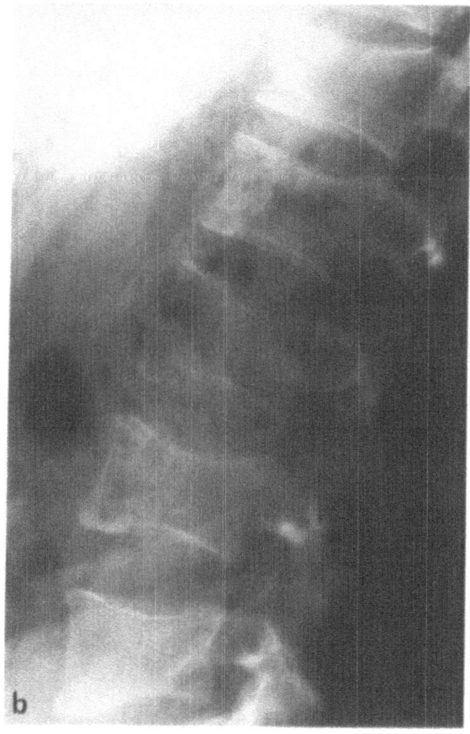

Abb. 1. (*a*) Rechter Calcaneus mit pathologischer Fraktur und Looser'scher Umbauzone, (*b*) seitliche Aufnahme der Lendenwirbelsäule mit beginnender Ballonierung der Intervertebralräume, erhöhter Strahlentransparenz der Wirbelkörper und verwaschener Spongiosazeichnung

Jahren eine Refluxösophagitis, die mit bis zu 20 ml Maaloxan täglich behandelt wurde. Vor sechs Monaten stellte sich der Patient erstmals in unserer Klinik vor.

Befunde

Der Patient zeigt eine ausgeprägte Muskelschwäche, Trendelenburg-Zeichen beidseits positiv, Gehen ist nur noch mühsam an zwei Unterarmstützen möglich. Laborchemie: Serumcalcium 2,25 mmol/l (2,13-2,63 mmol/l), anorgan. Phosphor 0,45 mmol/l (0,77-

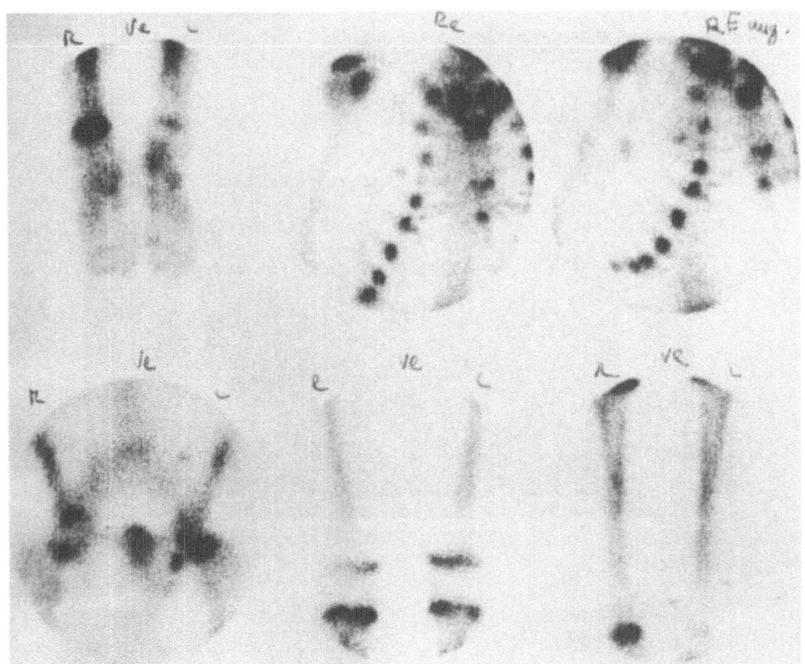

Abb. 2. Skelettszintigramm mit lokalisierten Mehrbelegungen

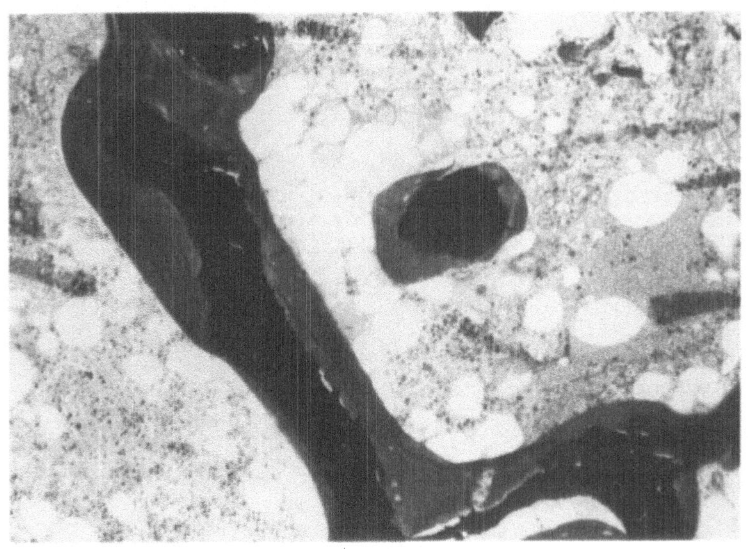

Abb. 3. Knochenhistologisches Bild der Beckenkammbiopsie

1,50 mmol/l), alkalische Phosphatase 422 U/l (40-90 U/l), Kreatinin 1,3 mg/dl (0,6-1,4 mg/dl), 25-Hydroxycholecalciferol 38 ng/ml (16-70 ng/ml), Parathormon 4,3 pmol/l (< 5 pmol/l), Calcium im Urin 7,4 mmol/d (3-5 mmol/d) und Phosphat im Urin 20 mmol/d (10-32 mmol/d). Röntgenologisch fallen eine generalisierte Kalksalzminderung, bandförmige Aufhellungen in Höhe der Epiphysenfugen beider Knie und der distalen rechten Tibia, eine pathologische Fraktur des rechten Calcaneus und Looser'sche Umbauzonen im Bereich mehrerer Rippen auf (Abb. 1). Szintigraphisch fanden sich lokalisierte Mehrbelegungen in Projektion auf die Rippen, die Epiphysenfugen beider Knie, den linken Calcaneus und den Bereich der distalen rechten Tibia (Abb. 2). Der osteodensitometrisch festgestellte Kalksalzgehalt der Unterarmknochen lag bei 94% der Norm. In der von uns erneut durchgeführten Beckenkammbiopsie fand sich wiederum eine hochgradige Osteomalazie, keine Zeichen eines gesteigerten Knochenumbaus (Abb. 3). Die 24stündige pH-Messung im Ösophagus ergab häufige alkalische Refluxperioden, gastroskopisch wurde keine Stenose nachgewiesen.

Diskussion

Bei dem Patienten liegt eine bioptisch gesicherte Osteomalazie vor. Für die früher gestellte Diagnose einer Ostitis deformans Paget fanden sich keine beweisenden Befunde. Die Hypophosphatämie ließ differentialdiagnostisch an die folgenden Möglichkeiten denken: Zum einen könnte es sich um einen Phosphatdiabetes handeln, zum anderen könnte es sich um eine Hypophosphatämie als Folge einer langjährigen Antazidatherapie handeln. Außerdem war unklar, welchen Einfluß die hochdosierte Diphosphonattherapie auf Laborchemie und Knochenhistologie hatte. Zur Klärung der Diagnose setzten wir zunächst die Therapie ab und kontrollierten die Befunde nach zwei Monaten. Es fand sich unverändert eine Hypophosphatämie von 0,49 mmol/l bei weiterhin stark erhöhter alkalischer Phosphatase. Eine nachträglich angefertigte Aluminiumfärbung der ersten Knochenbiopsie war negativ, sodaß ein ursächlicher Einfluß der Antazidatherapie auf die Osteomalazieentwicklung ausgeschlossen werden konnte. Zur Diagnosesicherung eines Phosphatdiabetes berechneten wir die tubuläre Phosphatrückresorption in Relation zur glomerulären Filtrationsrate (Tm_{PO4}/GFR) (Walton und Bijvoet 1975). Dabei ergab sich eine TRP von 78%, während die Tm_{PO4}/GFR 0,5 mmol/l betrug (normal 0,80-1,35 mmol/l). Aufgrund der relativ späten Manifestation bei leerer Familienanamnese, der sehr niedrigen Phosphatkonzentration und der relativ hohen alkalischen Phosphatase handelt es sich am ehesten um eine erworbene, sporadische Form eines Phosphatdiabetes. Dafür spricht auch der Befall der Rippen, der bei einer Untersuchung von 15 Patienten mit Phosphatdiabetes bei allen Patienten mit der erworbenen Form vorkam (Kruse et al 1988). Dieser Fall zeigt, daß bei Entstehung einer Osteomalazie im Erwachsenenalter differentialdiagnostisch immer auch an das seltene Krankheitsbild eines erworbenen Phosphatdiabetes gedacht werden muß.

Literatur

Kruse H-P, Vorkefeld M, Woggan KJ (1988) Untersuchungen zum Phosphatdiabetes im Erwachsenenalter. In: Heuck FW, Keck E (Hrsg) Fortschritte der Osteologie. Springer, Berlin Heidelberg New York Tokyo, S 64-68

Walton RJ, Bijvoet OLM (1975) Nomogram for derivation of renal threshold phosphate concentration. Lancet II:309-310

Effekt einer Langzeitkombinationstherapie auf den Knochenmineralgehalt bei Postmenopauseosteoporose

E. Keck[1], F. L. Degner[2], G. Bremer[2]

[1]Rheumaklinik II, Leibnizstr. 23, 6200 Wiesbaden, FRG
[2]Medizinische Klinik C und Poliklinik, Universität Düsseldorf, Moorenstr. 5, 4000 Düsseldorf 1, FRG

Summary

A group of 61 postmenopausal women suffering from osteoporosis (mean age 60 years, ranging from 38 to 93) was treated with a combination therapy consisting of NaF (80 mg/day), vitamin D_3 (1000 IU/day), calcium (1 g/day) and estrogens (0.3 mg/day). In addition, the patients started a physical training program with a special osteoporosis gymnastic (20 min/day) and swimming in warm water twice a week.

Bone density of lumbar spine (vertebrae 2-4) was measured using a Dual Photon Densitometer before and after every 3 months of treatment up to a maximum of 21 months.

After 1 year of treatment bone density of the patient group was increased by 14% to a maximum of 20% after 21 months. A subgroup of patients (n=20, mean age 72 years, ranging from 67 to 93) showed a similar increase in bone density reaching 12% after 1 year and 16% after 18 months of treatment.

These data indicate that the combination therapy and physical exercises are effective in the treatment of postmenopausal osteoporosis, even in women of old age.

Zusammenfassung

61 Frauen mit einer Postmenopausenosteoporose (Durchschnittsalter 60 Jahre, Bereich 38 bis 93 Jahre) erhielten eine Kombinationstherapie aus NaF (80 mg/Tag), Vitamin D_3 (1000 IU/Tag), Calcium (1 g/Tag) und Östrogene (0,3 mg/Tag). Zusätzlich führten sie eine spezielle Osteoporosegymnastik täglich 20 min durch und gingen zweimal pro Woche Schwimmen in warmem Wasser.
Der Knochenmineralgehalt der LWK 2-4 wurde mit einer dualen Photonenabsorptionsphotometrie alle 3 Monate für einen Zeitraum von 21 Monaten gemessen.

H.-G. Willert F. H. W. Heuck (Hrsg.)
Neuere Ergebnisse in der Osteologie

1 Jahr nach Beginn der Therapie war der Knochenmineralgehalt der Patientengruppe um 14% angestiegen und nach 21 Monaten um 20%. Eine Untergruppe (n=20, Durchschnittsalter 72 Jahre, Bereich 67 bis 93 Jahre) zeigte einen ähnlichen Anstieg des Knochenmineralgehaltes (Zunahme um 12% nach 1 Jahr und um 16% nach 18 Monaten). Diese Daten zeigen, daß die Kombinationstherapie und gleichzeitige Osteoporosegymnastik effektiv sind in der Behandlung der Postmenopauseosteoporose, sogar in höherem Alter.

Einleitung

Eine einheitliche Therapie der Postmenopauseosteoporose (PO) hat sich bisher nicht durchsetzen können. Eine Ursache hierfür liegt darin, daß die Pathoätiologie der PO nicht ausreichend bekannt ist. In Düsseldorf und jetzt in Wiesbaden wird seit 1978 eine unveränderte Therapie der PO durchgeführt, über deren Ergebnisse - allerdings noch gemessen mit einer single Photonenabsorptionsphotometrie - berichtet wurde (2). In der vorliegenden Publikation wird der Erfolg der gleichen Therapie durch Messung des Knochenmineralgehaltes der LWK 2-4 mit Hilfe einer dualen Photonenabsorptionsphotometrie in einem Zeitraum von 21 Monaten dokumentiert.

Patienten und Methodik

61 Patientinnen mit einem Knochenmineralgehalt unterhalb des 2S-Bereiches alters- und geschlechtsspezifischer Kontrollen (2) (mittleres Alter 60,3 Jahre, Bereich 38 bis 93 Jahre) erhielten eine Kombinationstherapie aus NaF (80 mg/Tag), Vitamin D_3 (1000 IU/Tag), Calcium (1 g/Tag) und Östrogenen (0,3 mg/Tag). Zusätzlich erlernten die Patientinnen eine spezielle Osteoporosegymnastik, die täglich 20 min lang durchgeführt werden mußte, und einmal pro Woche gingen sie Schwimmen für etwa 1 h.

Der Knochenmineralgehalt wurde mittels dualer Photonenabsorptionsphotometrie (NOVO BMC-LAB 22a), die freundlicherweise von Robapharm, Basel, zur Verfügung gestellt wurde, gemessen (Sensitivität 3%, Reproduzierbarkeit 1-3%).

Ergebnisse

Die Zunahme des Knochenmineralgehaltes aller 61 Patientinnen betrug nach 1 Jahr durchschnittlich 3,12 g und nach 21 Monaten 5,01 g Hydroxylapatit (HA) (Abb. 1). Die prozentuale Zunahme des Knochenmineralgehaltes betrug nach 1 Jahr 13,6% und nach 21 Monaten 20% (Abb. 2).

Eine Untergruppe (20 Patientinnen, Durchschnittsalter 72,4 Jahre, Bereich 67 bis 93 Jahre) zeigte eine Zunahme des Knochenmineralgehaltes um 3,02 g HA nach 1 Jahr und um 4,35% HA nach 18 Monaten (Abb. 3). In dieser Gruppe betrug die durchschnittliche Zunahme des Knochenmineralgehaltes 12,5% nach 1 Jahr.

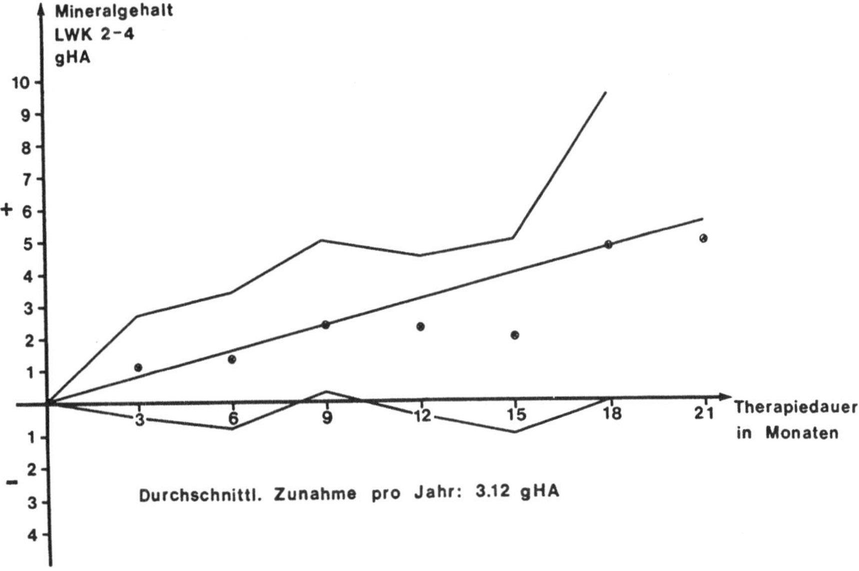

Abb. 1. Zunahme des Knochenmineralgehaltes unter Viererkombinationstherapie nach 21 Monaten (n=61, mittleres Alter 60,3 Jahre (38-93))

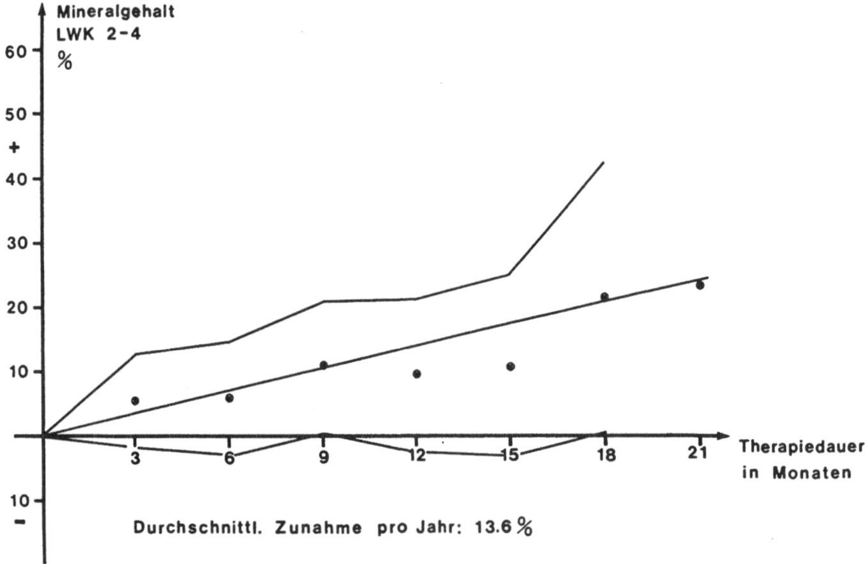

Abb. 2. Prozentuale Zunahme des Knochenmineralgehaltes unter Viererkombinationstherapie (n=61, mittleres Alter 60,3 Jahre (38-93))

Diskussion

Nach Entwicklung von quantitativen Verfahren zur Bestimmung des Knochenmineralgehaltes ist es möglich geworden, den Verlauf der

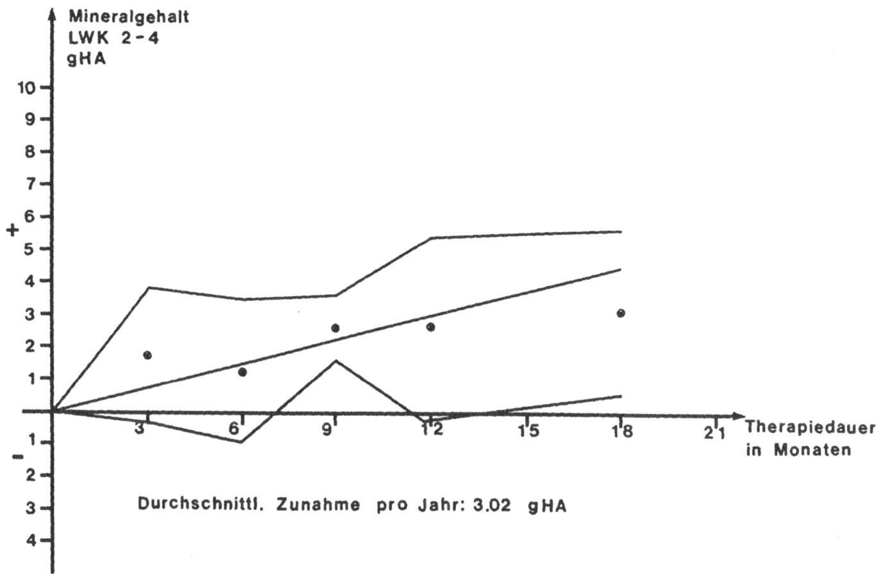

Abb. 3. Zunahme des Knochenmineralgehaltes unter Viererkombinationstherapie der Untergruppe nach 18 Monaten (n=20, mittleres Alter 72,4 Jahre (67-93))

Knochendichten unter verschiedenen therapeutischen Maßnahmen zu verfolgen. Nachdem schon Messungen mit der single Photonenabsorptionsphotometrie gezeigt hatten, daß die von uns vorgeschlagene Kombinationstherapie der PO die Dichte des Radius am unteren Drittelpunkt erhöht (1), wird in dieser Publikation von der Zunahme des Knochenmineralgehaltes der LWK 2-4, gemessen mit einer dualen Photonenabsorptionsphotometrie, berichtet. Die gleichzeitige medikamentöse und krankengymnastische Therapie führte zu einer Zunahme des Knochenmineralgehaltes bei allen Patientinnen um durchschnittlich 20% nach 21 Monaten. Erfreulicherweise zeigte eine Untergruppe der Patientinnen in höherem Alter eine ähnlich hohe Zunahme des Knochenmineralgehaltes. Unsere Ergebnisse scheinen zwei weit verbreitete Meinungen zu widerlegen. Östrogene können auch in höherem Alter sinnvoll eingesetzt werden, und das höhere Alter der Patientinnen ist kein Hinderungsgrund für eine umfassende Therapie der PO.

Literatur

1. Dequeker J Europäische Normwerte des Knochenmineralgehaltes. Novo BMC-LAB 22a Handbuch
2. Keck E, van Valen F (1988) Zunahme der Knochendichte bei Langzeittherapie der Postmenopause-Osteoporose. Intern Welt 6:167-171

Knochenveränderungen bei Akromegalie

G. Schulz, J. Beyer, H. Bohnen, U. Krause, U. Cordes

III. Medizinische Klinik, Innere Medizin und Endokrinologie, Klinikum der Johannes Gutenberg-Universität, Langenbeckstr. 1, 6500 Mainz, FRG

Summary

The bone density of the proximal (mainly compact substance) and distal (mainly spongy substance) was measured by single-beam photon absorptiometry in 27 women and 11 men suffering from acromegaly. The bone density of the proximal forearm did not differ significantly from a normal collective, but the bone density of the distal forearm was significantly higher than the bone density we found in a normal collective ($p < 0.001$). The density of the spongy substance of the vertebral column (measurement by quantitative computer tomography) was significantly lower than we expected in a normal collective. We found increased values for the hydroxyproline excreation in urine (parameter of the activity of osteoclasts) and an inverse correlation to osteocalcin (parameter of the activity of osteoblasts.

Zusammenfassung

An 27 Frauen und 11 Männern mit Akromegalie wurde die Knochendichte in Single-Photonenabsorptionstechnik am proximalen (überwiegend Kompakta) und distalen (überwiegend Spongiosa) Meßpunkt des Unterarms untersucht. Die Knochendichte lag dabei am proximalen Meßpunkt im zu erwartenden Altersnormbereich, am distalen Meßpunkt war sie deutlich erhöht ($p < 0,001$). Die mit quantitativer Computertomographie gemessene Spongiosa der Lendenwirbelsäule fanden wir über das Alter hinaus vermindert. Als Ausdruck eines gesteigerten Knochenabbaus fanden wir das Hydroxyprolin im Urin erhöht, während sich das Osteocalcin als Marker der Osteoblastenaktivität invers dazu verhielt.

Einleitung

Knochenveränderungen auf Grund eines vermehrten enchondralen und appositionellen Knochenwachstums sind bei der Akromegalie be-

H.-G. Willert F. H. W. Heuck (Hrsg.)
Neuere Ergebnisse in der Osteologie

kannt. Erdheim wies bereits 1931 erstmals auf Wirbelsäulenveränderungen mit Kantenanbauten bei akromegalen Patienten hin. Daneben aber werden auch Zeichen der Mineralsalzminderung bis hin zur Osteoporose beschrieben. Laborchemisch ist die verschiedentlich beschriebene negative Calciumbilanz bei aktiver Akromegalie als ein Hinweis auf eine mit ihr verbundene Osteoporose gedeutet worden. Radiologisch sind häufig bei einem Patienten die Zeichen der Hyperostose *und* Osteoporose zu finden (Tabelle 1).

Tabelle 1. Röntgensymptomatologie des Knochens bei Akromegalie

Hyperostosen	
Hände	
Phalangen und Metakarpalia verdickt (Kortikalisvermehrung	10%
Anker- und Spatenform der Nagelkränze (Spongiosavermehrung)	9%
Schädel	
verdickte Kalotte	2%
Wirbelkörper	
Ventralverlängerung der Wirbelkörper	5%
Rippen	
Dickenzunahme	4%
Osteoporose	
Wirbelkörper	
Rahmenstruktur, vergröberte Knochenstruktur	8%
Höhenminderung	2%

Unklar bleibt, ob die Osteoporose ein Bestandteil der Akromegalie per se ist oder aber nur eine Sekundärerscheinung darstellt, etwa infolge eines sekundären Hypogonadismus bei Hypophysenadenom oder postoperativ. Auch das Verteilungsmuster der Osteoporose und/oder Hyperostose am Skelett ist nicht geklärt.

Ziel

Ziel unserer Arbeit war es, mit nicht invasiven quantitativen Methoden (Single-Photonenabsorptionstechnik, quantitative Computertomographie) Knochenveränderungen bei Akromegalie zu erfassen. Die meisten bisherigen Publikationen zu diesem Themenkomplex beruhen auf knochenhistologischen Befunden oder aber auf konventionellen Röntgenbefunden, können damit Veränderungen der Knochendichte nicht unbedingt quantitativ angeben. Zusätzlich zu diesen radiologischen Untersuchungen sollten neben dem Wachstumshormon und dem Somatomedin C Laborparameter, die den Knochenstoffwechsel widerspiegeln, etwa Osteocalcin, alkalische Phosphatase, Hydroxyprolin unter kollagenfreier Kost im Urin sowie Calcium im Serum und Urin einschließlich der Nierenfunktion bestimmt werden. Die Sexualhormonspiegel wurden ebenfalls kontrolliert.

Patienten und Methodik

27 Frauen und 11 Männer (mittleres Alter 50 Jahre, Altersspanne von 22-77 Jahren) mit einer durchschnittlichen Krankheitsdauer von 5 Jahren (Spanne von 1-15 Jahren) wurden in die Untersuchung aufgenommen. Alle Patienten wurden postoperativ nach Entfernung des wachstumshormonproduzierenden Hypophysenadenoms untersucht.

Teilweise bestanden jedoch noch aktive Adenomreste.
Bei allen Patienten wurde eine Knochendichtemessung am Unterarm (nicht dominierende Hand) am proximalen (überwiegend Kompakta) und am distalen (überwiegend Spongiosa) Untersuchungspunkt durchgeführt, dies jeweils bezogen distal und proximal auf einen 8-mm-Abstandspunkt zwischen Radius und Ulna. Bei 9 Frauen und 4 Männern konnte die Lendenwirbelsäule mit quantitativer Computertomographie untersucht werden.

Ergebnisse

Das Wachstumshormon lag insgesamt mit etwa 4 ng/ml im Normbereich, bei 2 Patienten jedoch über unserem oberen Normwert von 8 ng/ml. Das Somatomedin C lag mit 1,1 E/ml ebenfalls im Mittel im Normbereich, zeigte jedoch für 5 Patienten noch Werte über 2,2 E/ml und damit eine Restaktivität des Hypophysenadenoms an. Osteocalcin als Parameter der Osteoblastenaktivität war normal. Es korrelierte invers mit dem im Urin gemessenen Hydroxyprolin ($p < 0,01$), das insgesamt erhöht war (Abb. 1). Die übrigen Laborparameter einschließlich der Calciumexkretion waren normal.

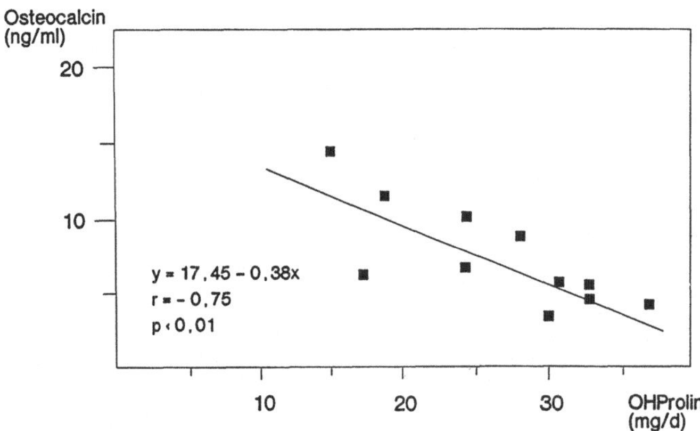

Abb. 1. Osteocalcin in Abhängigkeit von Hydroxyprolin (Bestimmung im Urin) bei Akromegalie

Die Knochendichte am distalen Unterarm lag deutlich oberhalb des Vergleichskollektivs ($p < 0,001$) (Abb. 2). Die Knochendichte am proximalen Unterarm entsprach der eines Altersnormkollektivs (Abb. 3). Eine Abhängigkeit der Knochendichte von der anamnestischen Dauer der Akromegalie oder der Höhe des Wachs-

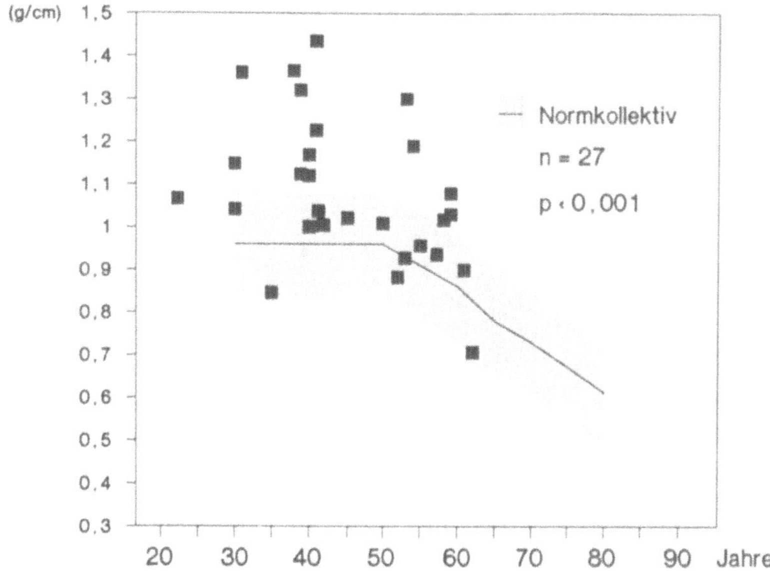

Abb. 2. Knochendichte am distalen Meßpunkt des Unterarms bei akromegalen Frauen in Vergleich zu einem Normalkollektiv (Single-Photonenabsorptionstechnik)

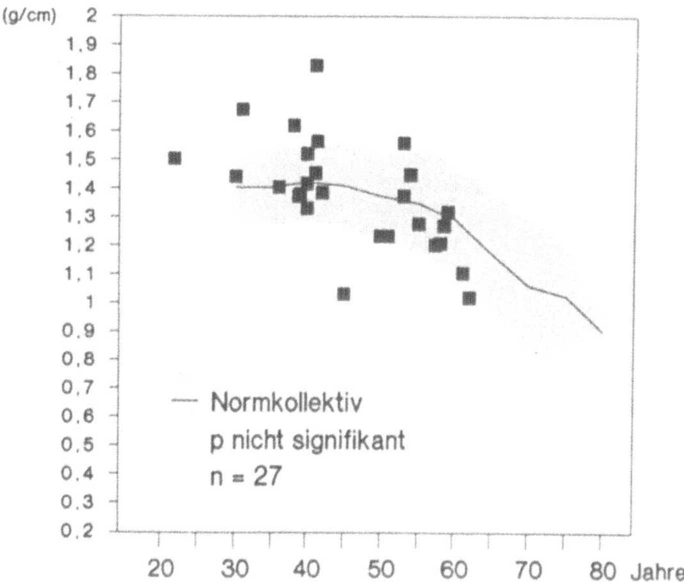

Abb. 3. Knochendichte am proximalen Meßpunkt des Unterarms bei akromegalen Frauen im Vergleich zu einem Normalkollektiv (Single-Photonenabsorptionstechnik)

tumshormons fand sich weder für den proximalen noch für den distalen Meßpunkt. Ebenfalls fand sich keine Abhängigkeit zum Sexualhormonspiegel bzw. zur Substitution mit Sexualhormonen (Abb. 4). Die Werte streuten willkürlich.

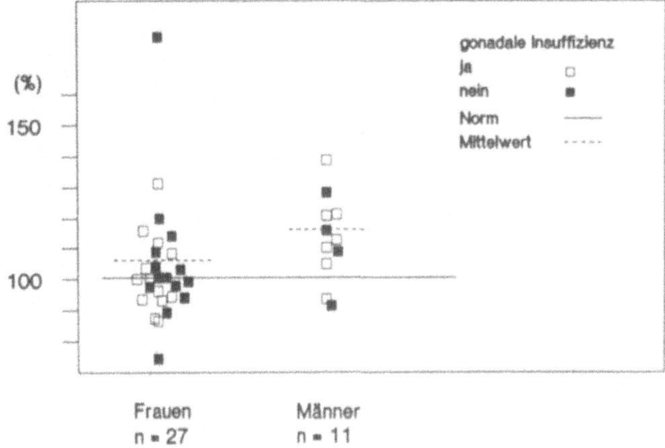

Abb. 4. Knochendichte am proximalen Meßpunkt des Unterarms, aufgeschlüsselt nach gonadaler Insuffizienz bei Akromegalie-Patienten (Single-Photonenabsorptionstechnik)

Die an der Wirbelsäule gemessene Spongiosa zeigte einen deutlich stärkeren Abfall bezogen auf das Patientenalter als bei einem Normalkollektiv (p < 0,001) (Abb. 5).

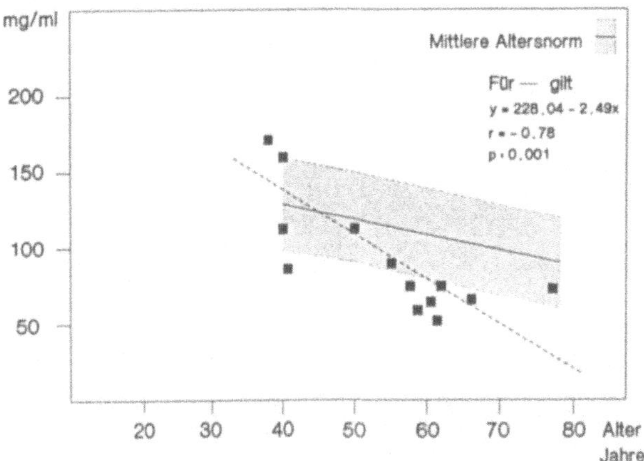

Abb. 5. Knochendichte der Lendenwirbelsäulenspongiosa im Vergleich zu einem Normalkollektiv (quantitative Computertomographie)

Diskussion

Dequeker et al. wiesen 1978 darauf hin, daß bei der röntgenologischen Auswertung von Handröntgenaufnahmen ein verbreiterter Durchmesser der Phalangen und ein verdickter Weichteilmantel zu finden sind. Ringe hatte bereits 1982 an einem kleineren Kollektiv von akromegalen Patienten mit Single-Photonenabsorptionstechnik nachweisen können, daß neben einer Zunahme des Knochendurchmessers des Radius am distalen Meßpunkt eine erhöhte Knochendichte besteht, sie hingegen am proximalen Meßpunkt normal ist. Hiermit decken sich unsere Befunde, die jetzt an einem größeren Patientenkollektiv erhoben wurden.

Die Knochendichte der Lendenwirbelsäule zeigt eine deutlich frühere Tendenz zur Mineralsalzminderung als ein entsprechendes Altersnormkollektiv. Einen Zusammenhang zum Hypogonadismus, wie er häufig postuliert wird, fanden wir jedoch nicht. Allerdings war unsere Fallzahl für diese Untersuchung noch recht klein.

Auffällig war die inverse Korrelation von Osteocalcin und Hydroxyprolin im Urin. Dies legt einen normalen Knochenaufbau bei gesteigertem Knochenabbau nahe. Damit besteht eine interessante Parallele zu Untersuchungen von Delling (1975), der am Beckenkamm bei 6 Fällen von Akromegalie 1/2 Jahr nach Hypophysenoperation mit Entfernung des Adenoms knochenhistologisch eine deutlich gesteigerte Knochenabbaurate bei normalem Knochenaufbau fand.

Diese vorläufigen Ergebnisse legen nahe, daß der Effekt des Wachstumshormons sich zum einen in Hyperostosen mit Vermehrung der Spongiosastruktur, hier an den gelenknahen "akralen" Knochenstrukturen, äußert, zum anderen aber auch in einer Mineralsalzminderung des Achsenskelettes der Lendenwirbelsäule. Da alle Untersuchungen erst etliche Zeit postoperativ durchgeführt wurden, ein Zusammenhang zum Sexualhormonmangel nicht aufzuzeigen war, könnte hierfür auch die postoperativ normale, aber in ihrem Muster gestörte Wachstumshormonsekretion verantwortlich gemacht werden. Hier wäre dann die Osteoporose Ausdruck der unzureichenden anabol wirksamen Wachstumshormonsekretion. Untersuchungen von Bennett et al. (1984) lassen einen Schluß in diese Richtung zu, denn diese Autoren fanden umgekehrt bei Osteoporose bisweilen eine verminderte Wachstumshormonsekretion. Die Somatomedinspiegel waren dabei nicht verändert. Wenn sich dies bewahrheiten sollte, so wäre die Hyperostose bei Akromegalie als Ausdruck des erhöhten Wachstumshormonspiegels erklärt, gleichzeitig aber auch die Osteopenie/Osteoporose als Folge der Adenomentfernung.

Literatur

1. Bennett A, Chen T, Feldman T, Hintz RL, Rosenfeld RG (1984) Characterization of insulin-like growth factor I receptors on cultured rat bone cells: Regulation of receptor concentration by glucocorticoids. Endocrinology 115:1577-1583
2. Erdheim J (1931) Über die Wirbelsäulenveränderungen bei Akromegalie. Virchows Arch 281:197-296
3. Delling G (1975) Endokrine Osteopathien. In: Büngeler W, Eder M, Lennert K, Peters G, Sandritter W, Seifert G (Hrsg) Veröffentlichungen aus der Pathologie. Gustav Fischer Verlag, Stuttgart, Heft 98
4. Dequeker J, Geussens P, De Proft G, Nijs J (1978) Bone-mass and soft tissue measurements in acromegaly. Amer J Roentgenol 131:543
5. Ringe JD (1982) Die klinische Bedeutung der direkten Messung des Knochenmineralgehaltes. Urban & Schwarzenberg, Wien München Baltimore

1,25-Dihydroxyvitamin D_3 induziert Carboanhydrase in Knochenmarkmakrophagen

P. Dietsch, G. Rossi

Institut für Molekularbiologie und Biochemie,
Freie Universität Berlin, Arnimallee 22, 1000 Berlin 33, FRG

Summary

Besides other bone cells only osteoclasts (OC) contain the enzyme carbonic anhydrase (CA) which is needed for acid production. OC may be derived from monocytes and/or macrophages which tend to fuse under the influence of 1,25-dihydroxyvitamin D_3 (1,25$(OH)_2D_3$). To examine whether these multinucleated cells are OC, bone marrow macrophages were incubated in the presence of 10^{-8} to 10^{-6} moles/l 1,25$(OH)_2D_3$ and CA and acid phosphatase activity were determined. Macrophages already contain some phosphatase but no CA. After 96 hours of incubation a two to three fold increase in acid phosphatase activity and CA activity of $5 \cdot 10^{-4}$ U/cell were found. These cells therefore developed a property typical for OC.

Einleitung

Während des Wachstums und dauernden Umbaus von Knochen muß die Matrix von Osteoklasten (OC) resorbiert werden. OC sind große, vielkernige Zellen, die sich durch Fusion von einkernigen Vorläuferzellen bilden. Es wird heute allgemein angenommen, daß sie aus hämatopoetischen Stammzellen entstehen (Burger et al. 1982, Takahashi et al. 1988) und vermutlich als periphere Monozyten und/oder Makrophagen über die Blutgefäße in den Knochen einwandern. Hier fusionieren und differenzieren sie zu OC (Abb. 1).

Die exakte Identität dieser Vorläuferzellen ist jedoch umstritten, ebenso wie der Nachweis, daß es sich bei in vitro fusionierten Zellen um OC handelt.

Im Gegensatz zu allen anderen Knochenzellen exprimieren OC das Enzym Carboanhydrase (CA), was von uns (Pochhammer et al. 1979) und anderen (Gay und Mueller 1974) histochemisch nachgewiesen

H.-G. Willert F. H. W. Heuck (Hrsg.)
Neuere Ergebnisse in der Osteologie

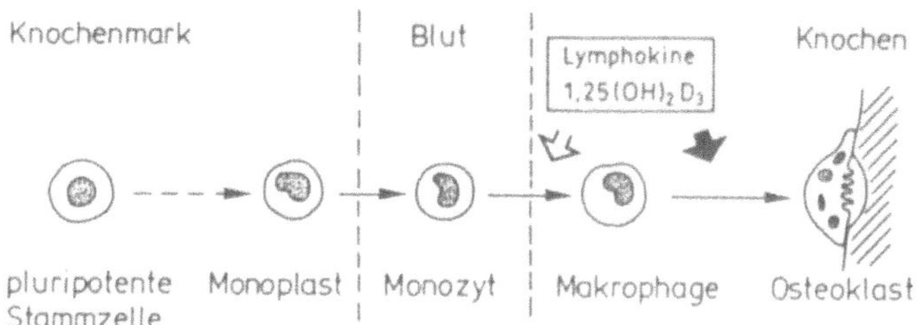

Abb. 1. Mögliche Beteiligung von 1,25$(OH)_2D_3$ an der Differenzierung von hämatopoetischen Stammzellen zu vielkernigen Osteoklasten

wurde. CA dient den OC zur Bereitstellung von Protonen, die zur Auflösung des Knochenminerals benötigt werden. Das Auftreten von CA ist demnach eine typische Eigenschaft von OC, während saure Phosphatase auch in Makrophagen gefunden wird.

Als auslösende Faktoren für die Fusion und Differenzierung zu OC werden vor allem 1,25-Dihydroxyvitamin D_3 (1,25$(OH)_2D_3$), Parathyrin und den Interleukinen verwandte Mediatoren abgesehen.

Wir haben daher untersucht, ob sich in durch 1,25$(OH)_2D_3$ zur Fusion stimulierten Knochenmarksmakrophagen von Hühnchen CA nachweisen läßt.

Methoden

Sofort nach Dekapitation eines ca. 6 Wochen alten Hühnchens unter Nembutal-Narkose wurden die Röhrenknochen präpariert, von Knochenhaut befreit und die Enden abgeschnitten. Mit Hilfe einer Spritze und Kanüle wurde das Knochenmark mit Medium herausgespült (RPMI 1640-Medium, das Antibiotika und 10% Hühnerserum enthielt). Die Zellsuspension wurde 10 Minuten bei 400g zentrifugiert, das Pellet wurde in ca. 15 ml Medium aufgenommen, jeweils 2 ml wurden auf kleine Plastik-Kulturschalen verteilt und bei 37°C, 5% CO_2 für 24 Stunden inkubiert. Der Überstand wurde erneut auf Kulturschalen übertragen und die während der folgenden 24 Stunden adhärierenden Zellen wurden für die Versuche benutzt. Sie wurden 96 Stunden lang in Medium gehalten, das 10^{-8} bis 10^{-6} mol/l 1,25$(OH)_2D_3$ enthielt, wobei das Medium einmal gewechselt wurde. Kontrollen enthielten nur Medium.

Danach wurden die Zellen mit phosphatgepufferter Natriumchlorid-Lösung gewaschen und entweder mit 2,5% Formaldehyd fixiert und mit May-Grünwald/Giemsa gefärbt, oder abgelöst, zentrifugiert in Wasser aufgenommen und mit Ultraschall lysiert.

Im Überstand wurden die Aktivität der sauren Phosphatase und der CA bestimmt. Zur Messung der CO_2-Hydratisierung durch CA wird die Zeit gestoppt, die benötigt wird, um die Kapazität eines Puffers zu erschöpfen (Dietsch 1987). Die Aktivität der sauren Phosphatase wurde durch 5 minütige Inkubation mit 20 mmol/l p-Nitrophenylphosphat in Citratpuffer, pH 5,6, Zugabe von NaOH und Photometrie bei 405 nm bestimmt.

Ergebnisse und Diskussion

Unter dem Einfluß von 1,25$(OH)_2D_3$ tendieren Makrophagen, die aus dem Knochenmark von jungen Hühnchen gewonnen wurden, dazu zu fusionieren. In unserem System finden sich nach 96 Stunden etwa 25% fusionierter Zellen. In den Abbildungen 2a und 2b sind Zellen gegenübergestellt, die in Gegenwart von 10^{-8} mol/l sowie ohne 1,25$(OH)_2D_3$ inkubiert wurden. Es ist deutlich zu sehen, daß die vitaminbehandelten Zellen größer erscheinen - vermutlich weil sie stärker adhärieren - und es lassen sich verschiedene Stadien des Zusammenfließens erkennen.

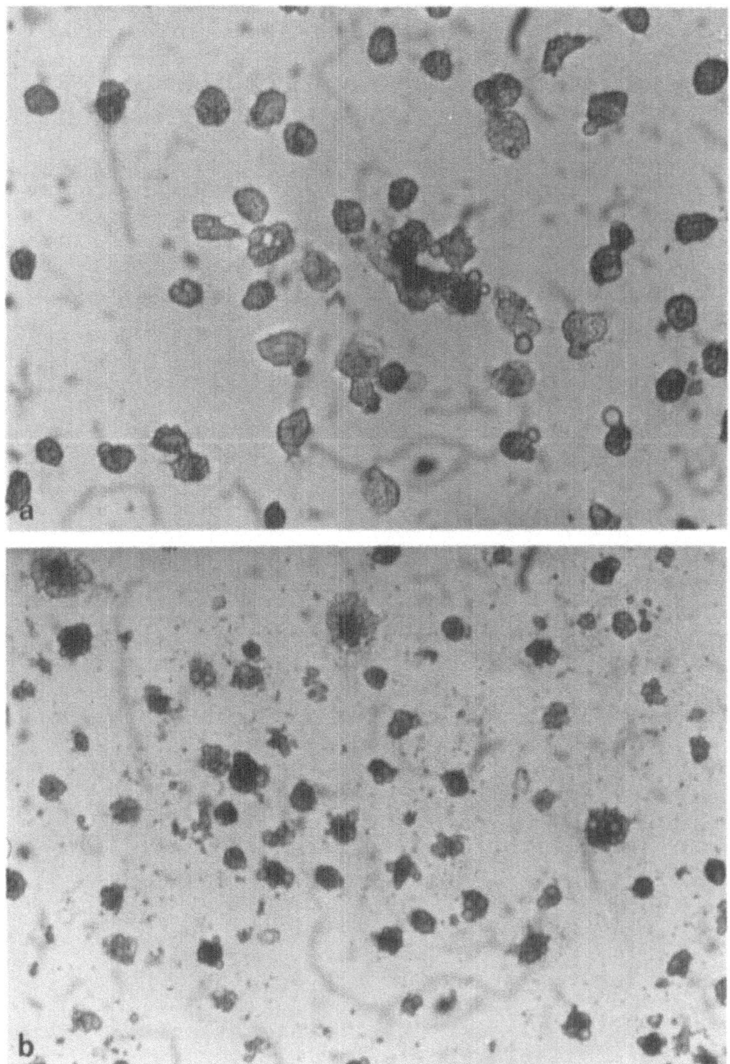

Abb. 2 a,b. (*a*) Knochenmarksmakrophagen, die 96 Stunden in Gegenwart von 10^{-8} mol/l 1,25$(OH)_2D_3$ inkubiert wurden; x 100. (*b*) Knochenmarksmakrophagen, die 96 Stunden ohne 1,25$(OH)_2D_3$ inkubiert wurden; x 100

Neben diesen mikroskopischen Befunden lassen sich biochemische Veränderungen nachweisen, wie sie in den Abbildungen 3 und 4 dargestellt sind. Sie geben die Induktion von Enzymen wieder, die für OC typisch sind, wie CA, die sich in Makrophagen nicht findet, und saure Phosphatase, die in Makrophagen in geringerer Konzentration auftritt. Der Gehalt an CA liegt eine Zehnerpotenz unter der von Erythrozyten, die wir zu $6 \cdot 10^{-3}$ pro Zelle bestimmten. Es ist dabei aber zu bedenken, daß rote Blutzellen im Vergleich mit anderen CA enthaltenden Zellen die höchsten Aktivitäten haben, und daß in unserem Versuch vermutlich nur ein Teil der inkubierten Makrophagen das Enzym exprimieren, die Aktivität aber auf die Gesamtzellzahl bezogen ist.

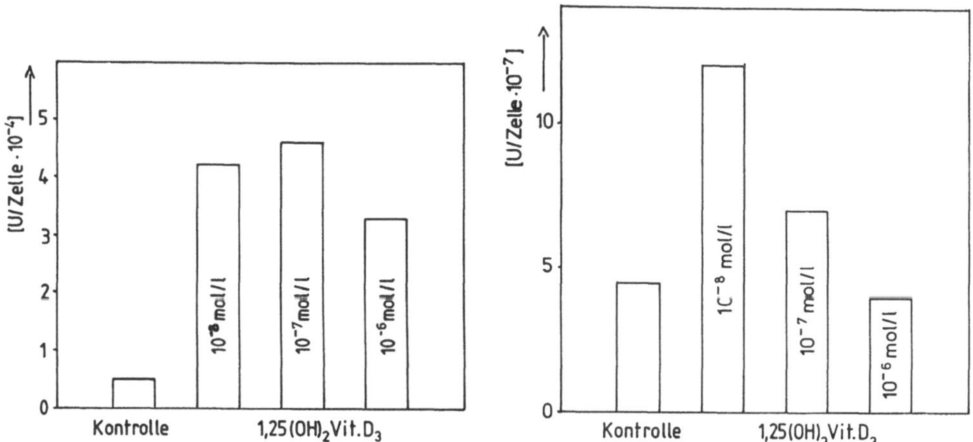

Abb. 3 (links). Carboanhydrase-Aktivität in Knochenmarksmakrophagen nach Inkubation mit $1,25(OH)_2D_3$

Abb. 4 (rechts). Aktivität der sauren Phosphatase in Knochenmarksmakrophagen nach Inkubation mit $1,25(OH)_2D_3$

Unsere Versuche dienten dazu, durch Bestimmung der CA Aktivität einen eindeutigeren Marker als typische Eigenschaft von OC zu beschreiben. Die Bestimmung der sauren Phosphatase, die bisher häufig zu deren Charakterisierung diente, scheint uns weniger eindeutig zu sein, da das Enzym auch von Makrophagen gebildet wird.

Wir konnten zeigen, daß CA von Knochenmarksmakrophagen synthetisiert wird, wenn man sie mit $1,25(OH)_2D_3$ inkubiert. Dabei ist eine Konzentration von 10^{-8} bis 10^{-7} mol/l am wirksamsten, was mit Befunden anderer Autoren im Einklang ist. Unsere Ergebnisse können als weitere Bestätigung dafür angesehen werden, daß OC sich von Makrophagen ableiten und aus diesen durch Fusion und Differenzierung unter dem Einfluß calciotroper Hormone und Mediatoren entstehen.

Literatur

Burger EH, Van der Meer JWH, van de Gevel JS, Gribuan JC, Thesingh CW, van Furth R (1982) In vitro formation of osteoclasts from long-term cultures of bone marrow mononuclear phagocytes. J Exp Med 156:1604-1614

Dietsch P (1987) Parathyroid hormone, carbonic anhydrase and calcium homeostasis. In: Kuhlencordt F, Dietsch P, Keck E, Kruse H-P (Hrsg) Generalized bone diseases. Springer, Berlin Heidelberg New York

Gay CV, Mueller WJ (1974) Carbonic anhydrase and osteoclasts: Localization by labeled inhibitor autoradiography. Science 183:432-434

Pochhammer C, Dietsch P, Siegmund PR (1979) Histochemical detection of carbonic anhydrase with dimethylaminonaphthalene-5-sulfonamide. J Histochem Cytochem 27:1103-1107

Takahashi N, Yamana H, Yoshiki S, Roodman GD, Mundy GR, Jones JJ, Boyde A, Suda T (1988) Osteoclast-like cell formation and its regulation by osteotropic hormones in mouse bone marrow cultures. Endocrinology 122: 1373-1382

Vaes G (1988) Cellular biology and biochemical mechanism of bone resorption. Clin Orthop 231:239-271

Osteopenie bei Ratten mit arzneimittelbedingter Mucopolysaccharidose

A. Peters

Anatomisches Institut, Universität Kiel, Olshausenstr. 40,
2300 Kiel, FRG

Summary

Tilorone, a drug with immunostimulatory activities, interferes with the lysosomal degradation of sulfated glycosaminoglycans (sGAG) in rats and causes osteopenia reminiscent of that occuring in patients with inherited mucopolysaccharidosis (MPS). While osteopenia in such patients is thought to result from impaired enchondral ossification, in rats it appears to be due to accelerated resorption of the primary spongiosa.

Einleitung

Tiloron, ein Medikament mit immunstimulatorischer Wirkung, das nicht in den Handel gekommen ist, verursacht bei Ratten eine generalisierte MPS (Lüllmann-Rauch 1983, Lüllmann-Rauch et al. 1988). Sie entsteht dadurch, daß das Medikament den lysosomalen Abbau von sGAG hemmt (Gupta et al. 1984).

Bei den erblichen MPS des Menschen kommt es zu einer generalisierten intralysosomalen Speicherung von sGAG. Neben den parenchymatösen Organen ist das Skelettsystem betroffen und zeigt das klinische Bild der Dysostosis multiplex mit abnorm geformten Knochen und Zwergwuchs (Spranger et al. 1974).

Es erhob sich die Frage, ob die durch Tiloron bedingte MPS ebenfalls mit Veränderungen am Skelettsystem einhergeht.

Methoden

Junge weibliche Ratten erhielten von der 5. Lebenswoche an Tiloron (60-90 mg/kg Körpergewicht) als Beimengung zum Futter. Gleichaltrige Kontrolltiere wurden unter identischen Bedingungen gehalten. Am Ende der Behandlung (12 bis 27 Wochen) wurden die

H.-G. Willert F. H. W. Heuck (Hrsg.)
Neuere Ergebnisse in der Osteologie

Tiere durch Perfusionsfixierung getötet. Die Tibia wurde zunächst geröntgt und dann für die licht- und elektronenmikroskopische Untersuchung der proximalen Metaphyse aufbereitet.

Befunde

Nach chronischer Behandlung mit Tiloron war die Tibia der behandelten Ratten kleiner als die von Kontrolltieren, jedoch war sie wohlproportioniert. Röntgenologisch zeigte sie eine wesentlich geringere Strahlendichte. Die Trabekel erschienen kurz und plump und waren zahlenmäßig deutlich verringert. Die Kompakta war verschmälert.

Die knorpelige Wachstumsplatte war lichtmikroskopisch bezüglich ihrer Dicke und histologischen Gliederung mit der von gleichaltrigen Kontrolltieren vergleichbar. Die Säulenanordnung der Knorpelzellen war gut zu erkennen. Auch die Eröffnungszone und Bildung der primären Knochenbälkchen entsprach dem Bild bei Kontrolltieren.

Die Knochenbälkchen der Metaphyse von behandelten Tieren zeigten jedoch deutliche Unterschiede gegenüber den Kontrolltieren. Die Länge der metaphysären Spongiosabälkchen wurde mit zunehmender Behandlungsdauer geringer. Unterhalb der Knorpeleröffnungszone waren lediglich kurze Stummel von Knochenbälkchen sichtbar, deren distale Enden wie abgeschnitten erschienen. Hier lagen zahlreiche große Osteoklasten, die Vakuolen aufwiesen und ihrem Aussehen nach aktiv erschienen.

Elektronenmikroskopisch fielen Osteoklasten mit ausgedehnten "ruffled borders" und großen physiologischen Vakuolen auf. Zusätzlich waren sowohl in den Osteoklasten als auch in Osteozyten, Osteoblasten und perivaskulären Makrophagen der Knorpeleröffnungszone abnorme Vakuolen zu erkennen. Diese Vakuolen entsprechen den an Knorpelzellen sowie parenchymatösen Organen beschriebenen Veränderungen und sind als Korrelat der lysosomalen Speicherung von sGAG anzusehen (Lüllmann-Rauch 1983, Lüllmann-Rauch et al. 1988).

Diskussion

Die generalisierte MPS ist biochemisch nachgewiesen worden. Leber, Milz und Niere sowie der Urin von Tiloron-behandelten Ratten enthielten stark vermehrt Dermatansulfat und Chondroitinsulfat (Prokopek 1989).

Die röntgenologischen Skelettveränderungen von Tiloron-behandelten Ratten zeigen ähnlich den Röntgenbefunden bei MPS-Patienten das Bild einer Osteoporose mit Rarefizierung der Knochensubstanz, plumpen Trabekeln und einer verschmälerten Kompakta (Schenk und Haggerty 1964, Spranger et al. 1974). Abweichend von der erblichen MPS hatten die Knochen der Ratten eine normale Form. Es erhebt sich hier die Frage, ob die Entstehungsart der Knochenveränderungen bei Tiloron-behandelten Ratten und bei Patienten mit erblicher MPS ähnlich ist.

Lichtmikroskopisch sind an Knochen von MPS-Patienten schwere Veränderungen der knorpeligen Wachstumsplatte beschrieben worden. Die Knorpelzellen sind nicht in Säulen geordnet, sondern liegen in Nestern zusammen; hypertrophe Knorpelzellen sind vermindert oder fehlen ganz, die Eröffnung des Knorpels durch Kapillarschlingen vom Markraum her findet mangelhaft statt. Die Bildung von längsorientierten primären Knochenbälkchen ist ungenügend oder unterbleibt ganz (Dawson 1954, Anderson et al. 1962, Schenk und Haggerty 1964).

Bei den Tiloron-behandelten Ratten waren derartige Veränderungen an der knorpeligen Wachstumsplatte nicht zu beobachten. Die Bildung der primären Trabekel unmittelbar unterhalb der Epiphysenplatte schien ungestört zu sein. Jedoch lagen zahlreiche aktive Osteoklasten an den freien Enden der Trabekel. Es ist zu vermuten, daß die Osteoklasten die zunächst regelrecht gebildeten primären Knochenbälkchen beschleunigt abbauen, so daß diese kurz bleiben. Im Gegensatz zu den erblichen MPS scheint also das daraus entstehende Bild der Osteopenie eine unterschiedliche Pathogenese zu haben.

Zur Zeit ist unklar, ob und wie ein kausaler Zusammenhang zwischen der Tiloron-induzierten MPS und den Knochenveränderungen besteht. Denkbar wäre, daß eine erhöhte Konzentration von sGAG im Serum zu der Osteoporose Anlaß gibt, ähnlich der aus der Klinik bekannten Osteoporose nach Langzeitbehandlung mit Heparin (Aarskog et al. 1980).

Literatur

1. Aarskog D, Aksnes L, Lehmann V (1980) Low 1,25-dihydroxyvitamin D in heparin-induced osteopenia. Lancet 2:650
2. Anderson CE, Crane JT, Harper HA, Hunter TW (1962) Morquio's disease and dysplasia epiphysalis multiplex. J Bone Joint Surg 44A:295-306
3. Dawson IMP (1954) The histology and histochemistry of gargoylism. J Path Bact 67:587-604
4. Gupta DK, Gieselmann V, Hasilik A, v Figura K (1984) Tilorone acts as a lysosomotropic agent in fibroblasts. Hoppe-Seyler's Z Physiol Chem 365: 859-866
5. Lüllmann-Rauch R (1983) Tilorone-induced lysosomal storage mimicking the features of mucopolysaccharidosis and lipidosis in rat liver. Virchows Arch (Cell Pathol) 44:355-368
6. Lüllmann-Rauch R, Michel G, Peters A (1988) Mucopolysaccharidosis-like cellular alterations in chondrocytes of rats treated with tilorone. Exp Molec Pathol 49:279-289
7. Prokopek M (1989) Drug-induced mucopolysaccharidosis in rats. Naunyn-Schmiedeberg's Arch Pharmacol 339:R8
8. Schenk EA, Haggerty J (1964) Morquio's disease: A radiologic and morphologic study. Pediatrics 34:839-850
9. Spranger JW, Langer LE, Wiedemann H-R (1974) Bone dysplasias. In: An atlas of constitutional disorders of skeletal development. Gustav Fischer Verlag, Stuttgart, 143-183

Beeinflußt Calcitriol die orale Toxizität von Aluminium?

T. H. Ittel, T. A. Bock, H. G. Sieberth

Abteilung Innere Medizin II, R.W.T.H.
Pauwelsstraße, 5100 Aachen, FRG

Summary

The gastrointestinal absorption of aluminium has been shown to be markedly enhanced in uraemic rats. However, the precise mechanisms underlying this phenomenon have as yet not been elucidated. The present study examines the effect of vitamin D on the intestinal absorption of aluminium in both rats with chronic renal failure and rats with intact kidneys. When vitamin D-deficient rats with normal renal function and vitamin D-replete controls were studied with a single oral dose of 11 mg aluminium, the latter excreted a significantly greater amount of the oral dose of aluminium in their urine (19.63 ± 9.75 vs 9.69 ± 3.78 µg Al/5d; $P < 0.02$). Furthermore, the post-load increase in the serum aluminium concentration was more pronounced in the vitamin D-replete animals. Aluminium administered i.v. resulted in similar urinary aluminium excretion rates in both groups indicating that vitamin D did not affect tissue binding and/or renal excretion of aluminium. In uraemic rats, regardless of their vitamin D status, administration of $1,25(OH)_2D_3$ had no effect on the amount of urinary aluminium excretion after oral i.v. loads. These findings suggest that although in rats with normal renal function aluminium absorption appears to be partly vitamin D dependent, $1,25(OH)_2D_3$ does not further augment the enhanced gastrointestinal absorption of aluminium in uraemia.

Einleitung

Die Akkumulation von Aluminium bei Patienten mit dialysepflichtig eingeschränkter Nierenfunktion ist für das Auftreten von Enzephalopathien, mikrozytären Anämien und Vitamin D-resisten-

*Mit Unterstützung der Deutschen Forschungsgemeinschaft (It 3/1-1).

H.-G. Willert F. H. W. Heuck (Hrsg.)
Neuere Ergebnisse in der Osteologie

ten Subtypen der renalen Osteopathie verantwortlich. Bei der ersten Beschreibung des Syndroms der Dialyseenzephalopathie durch Alfrey et al. 1972 war die Kontamination des Dialysewassers die entscheidende Expositionsquelle für die Entstehung einer Aluminiumintoxikation. Beobachtungen über das Auftreten aluminiuminduzierter Erkrankungen bei Patienten im Prädialysestadium durch Kaye (1983) und andere Autoren lenkten erst später die Aufmerksamkeit auf die Bedeutung der gastrointestinalen Resorption von Aluminium aus aluminiumhaltigen Phosphatbindern. Tierexperimentell konnte zudem demonstriert werden, daß bei chronischer Niereninsuffizienz eine pathologisch gesteigerte Aluminiumresorption besteht (Ittel et al. 1987). Obwohl damit gesichert ist, daß der Magen-Darm-Trakt als alternative Route der Aluminiumakkumulation in Betracht kommt, sind die genauen Mechanismen der Aluminiumresorption und insbesondere die Ursachen der Mehrresorption in der Urämie weitgehend ungeklärt. Adler und Berlyne (1985) berichteten, daß *in vitro* bei Ratten mit intakten Nieren Aluminium in Gegenwart von Vitamin D-Metaboliten im Duodenum vermehrt resorbiert wird und von Demontis et al. (1986) wurde aus erhöhten Aluminiumplasmakonzentrationen bei Dialysepatienten unter Therapie mit Vitamin D-Metaboliten geschlossen, daß diese Therapieform einen Anstieg der Aluminiumresorption auch beim Menschen verursachen könnte.

Diese Studie untersuchte daher tierexperimentell, ob *in vivo* der Vitamin D-Status die Aluminiumresorption beeinflußt und ob sich hieraus Konsequenzen für die gesteigerte Resorption bei der Niereninsuffizienz ergeben.

Material und Methoden

Männliche Sprague-Dawley Ratten (80 g; Han:SPRD) wurden durch Verfüttern einer nicht-rachitogenen Vitamin D-defizienten Diät (C 1017, Altromin, Lage, FRG) und Abschirmung von ultravioletter Strahlung innerhalb von 16 Wochen in einen ausgeprägten Vitamin D-Mangelzustand überführt (-D; Serum-25(OH)D_3 < 5 nM). Ein Teil der Tiere wurde durch tägliche s.c. Gabe von 1,3 nmol Vitamin D_3 über 10 Tage Vitamin D-repletiert (+D). Bei beiden Gruppen, -D und +D, wurde die Aluminiumresorption durch eine zweizeitige indirekte Methode (Ittel et al. 1987) untersucht: Über einen Zeitraum von 5 Tagen wird die Aluminiumausscheidung im Urin nach einer einmaligen oralen Dosis von 11 mg Aluminium, appliziert als $AlCl_3$, und nach einer i.v. Dosis von 20 µg Aluminium bestimmt, wobei zwischen beiden Schritten eine Auswaschphase von 3 Wochen zwischengeschaltet ist. Vor Aluminiumexposition erfolgt zweimalig die Messung der basalen renalen Aluminiumexkretionsrate im 24 h Sammelurin, ergänzend werden vor, sowie 5 h und 24 h nach Aluminiumgabe Serumproben gewonnen.

In separaten Experimenten wurden -D Ratten 5/6 nephrektomiert und zum Teil durch Gabe von Cholecalciferol Vitamin D-repletiert. Niereninsuffiziente Ratten, -D und +D, wurden 14 d nach Nephrektomie mit Calcitriol in normo- oder hypercalcämischen Dosen (25 pmol/d oder 120 pmol/d) 10 Tage behandelt und ebenso wie Kontrollen mit Aluminium oral oder i.v. belastet. Die Analyse der Aluminiumkonzentrationen in Serum und Urin erfolgte mit flammenloser Atomabsorptionsspektrometrie. Zur statistischen

Signifikanzbeurteilung diente der t Test für unverbundene und verbundene Stichproben. Die Ergebnisse sind als Mittelwert ± Standardabweichung aufgeführt.

Ergebnisse

Unabhängig vom Vitamin D-Status war bei Ratten mit intakten Nieren die basale renale Aluminiumexkretion ähnlich. Gegenüber den -D-Kontrollen verursachte jedoch die Gabe von Cholecalciferol bei diesen Tieren nach oraler Aluminiumexposition eine signifikant höhere renale Aluminiumausscheidung sowohl innerhalb der ersten 24 Stunden als auch während des gesamten Beobachtungszeitraumes von 5 Tagen (Tabelle 1). Die kumulative Aluminiumexkretion der +D Tiere übertraf die Ausscheidungsrate der -D Gruppe um mehr als das Doppelte. Dieser Effekt einer Vitamin D-Gabe ließ sich auch durch die Messung der Serumkonzentrationen von Aluminium demonstrieren (Tabelle 2): Vor der oralen Aluminiumapplikation waren die Serumkonzentrationen bei -D und +D Tieren vergleichbar, 5 Stunden nach Aluminiumgabe beobachteten wir einen signifikanten Anstieg in beiden Gruppen, der jedoch bei den Vitamin D-repletierten Tieren höher ausfiel. Die renale Aluminiumexkretion selbst wurde durch die Vitamin D-Gabe nicht in erkennbarem Ausmaß beeinflußt: Nach i.v. Aluminiuminjektion war die Wiederentdeckungsrate im Sammelurin innerhalb von 24 Stunden (8,34 ± 2,57 µg vs 8,40 ± 3,46 µg) und über einen Zeitraum von 5 Tagen (11,61 ± 2,19 µg vs 12,20 ± 4,16 µg) bei -D und +D Ratten vergleichbar hoch. Die Ergebnisse der Wirkung von Calcitriol auf die Aluminiumresorption bei niereninsuffizienten Ratten sind in Tabelle 3 zusammengefaßt. Die Ausscheidungsraten von Aluminium nach oraler Belastung waren bei allen urämischen Gruppen höher als bei nierenintakten -D Tieren. Weder die Gabe von normocalcämischen Dosen noch die Gabe von hypercalcämischen Dosen von Calcitriol führte jedoch zu einer weiteren Steigerung der Aluminiumexkretion. Dabei blieb auch eine vorangehende zusätzliche Cholecalciferolinjektion ohne Einfluß. Auch nach i.v. Aluminiumzufuhr blieb die Calcitriolgabe ohne Effekt auf die renale Al miniumexkretion.

Tabelle 1. Renale Exkretion von Aluminium (Al) nach oraler Gabe von 11 mg Al bei -D und +D Ratten mit normaler Nierenfunktion

		Aluminiumausscheidung µg/d		
Gruppe	n	Basal	Post Al 1. Tag	Post Al - kumulative Exkretion 5 Tage
-D	8	0,30 ± 0,11	4,19 ± 2,46	9,69 ± 3,78
+D	8	0,19 ± 0,11	8,64 ± 3,73[a]	19,63 ± 9,75[a]

[a] $p < 0,02$ vs -D.

Tabelle 2. Serumaluminiumkonzentrationen (Al) vor und nach oraler Gabe von 11 mg Al bei -D und +D Ratten mit normaler Nierenfunktion

		Serumaluminiumkonzentration µg/l		
Gruppe	n	Basal	Post Al (5 h)	Post Al (24 h)
-D	8	5 ± 1	13 ± 3^{a}	9 ± 5
+D	8	4 ± 1	$19 \pm 4^{a,b}$	8 ± 4

$^{a}p < 0,005$ vs Basalwert, $^{b}p < 0,05$ vs -D post Al (5 h).

Tabelle 3. Renale Exkretion von Aluminium (Al) nach oraler Gabe von 11 mg Al bei niereninsuffizienten Ratten, -D und +D, 10 Tage behandelt mit Calcitriol

		Aluminiumausscheidung µg/d		
Gruppe	n	Basal	Post Al 1. Tag	Post Al - kumulative Exkretion 5 Tage
-D				
Kontrolle	7	$0,30 \pm 0,16$	$7,16 \pm 3,08$	$19,76 \pm 8,02$
120 pmol/d $1,25(OH)_2D_3$	10	$0,41 \pm 0,19$	$9,13 \pm 6,86$	$24,35 \pm 10,34$
+D				
Kontrolle	7	$0,86 \pm 0,32$	$9,69 \pm 4,78$	$25,30 \pm 9,26$
25 pmol/d $1,25(OH)_2D_3$	9	$0,73 \pm 0,43$	$10,61 \pm 2,24$	$25,35 \pm 6,99$
120 pmol/d $1,25(OH)_2D_3$	5	$0,65 \pm 0,51$	$5,48 \pm 2,65$	$17,79 \pm 5,78$

Diskussion

Aufgrund von Experimenten unter *in vitro* Bedingungen und von Bestimmungen der Aluminiumkonzentration in verschiedenen Geweben nach Gabe von Calcitriol (Burnatowska-Hledin et al. 1986) war vermutet worden, daß Vitamin D-Metaboliten zu einer Steigerung der intestinalen Aluminiumresorption führen können. Die Daten dieser Studie demonstrieren, daß im Tiermodell die Resorption von Aluminium *in vivo* bei intakter Nierenfunktion partiell Vitamin D-abhängig ist. Dieser Effekt einer Vitamin D-Gabe wird wahrscheinlich durch den biologisch aktiven Metaboliten $1,25(OH)_2D_3$ (Calcitriol) vermittelt, jedoch bleibt die definitive Bestätigung dieser Annahme weiteren Untersuchungen vorbehalten. Ebenso wenig kann auf der Grundlage der hier mitgeteilten Daten entschieden werden, ob die Zunahme der Aluminiumresorption unter Vitamin D in Analogie zu der bekannten Wirkung von Calcitriol auf die intestinale Calciumresorption mit der Synthese von Vitamin D-abhängigen, calciumbindenden Proteinen in Verbindung steht. Im Gegensatz zu den Ergebnissen bei nierenintakten Tieren führt die Behandlung niereninsuffizienter Ratten mit Calcitriol unabhängig vom zusätzlichen Vorliegen eines Cholecalciferolmangels nicht zu einer weiteren Zunahme der in der Urämie bereits pathologisch gesteigerten intestinalen Resorption von Aluminium. Damit scheint die von uns bereits früher beschriebene Alteration der Aluminiumresorption nicht im Zusammenhang mit dem bei Niereninsuffizienz gestörten Metabolismus von Vitamin D zu stehen. Diese Befunde sind von besonderem Interesse, da die gleichzeitige Gabe von aluminiumhaltigen Phosphatbindern und Calcitriol eine häufig geübte Therapiemodalität zur Kontrolle des renalen sekundären Hyperparathyreoidismus darstellt. Vorläufige Beobachtungen am 5/6 Nephrektomiemodell der Ratte deuten vielmehr darauf hin, daß die Gabe von Calcitriol bei parenteraler Aluminiumexposition die Aluminiumdeposition im Knochen reduziert und möglicherweise einen toxizitätsmindernden Effekt besitzt (Ittel et al. 1988). In Anbetracht dieser Daten sind Anstiege der Aluminiumplasmakonzentration bei Dialysepatienten unter Therapie mit Vitamin D Metaboliten nicht auf eine vermehrte Aluminiumresorption zurückzuführen, sondern sind möglicherweise als Folge einer Freisetzung von Aluminium aus verschiedenen Gewebekompartimenten zu interpretieren.

Literatur

1. Adler AJ, Berlyne GM (1985) Duodenal aluminium absorption in the rat: effect of vitamin D. Am J Physiol 249:G209-G213
2. Alfrey AG, Mishell MM, Burks J, Contiguglia SR, Rudolph H, Lewin E, Holmes JH (1972) Syndrome of dyspraxia and multifocal seizures associated with chronic hemodialysis. Trans Am Soc Artif Intern Organs 18:257-261
3. Burnatowska-Hledin MA, Doyle TM, Eadie MJ, Mayor GH (1986) 1,25-Dihydroxyvitamin D_3 increases serum and tissue accumulation of aluminum in rats. J Lab Clin Med 108:96-102
4. Demontis R, Leflon A, Fournier A, Tahiri Y, Herve M, Moriniere P, Abdull-Massih Z, Atik H, Belbrik S, Renaud H, Plaquet R (1986) 1α(OH)vitamin D_3 increases plasma aluminum in hemodialized patients taking $Al(OH)_3$. Clin Nephrol 26:146-149
5. Ittel TH, Buddington B, Miller NL, Alfrey AC (1987) Enhanced gastrointestinal absorption of aluminum in uremic rats. Kidney Int 32:821-826
6. Ittel TH, Plückelmann HG, Hofstädter F, Sieberth HG (1988) Effect of $1,25(OH)_2D_3$ and $24R,25(OH)_2D_3$ on the accumulation of aluminum in bone in rats with renal failure. In: Norman AW, Schaefer K, Grigoleit HG, Herrath D v (eds) Vitamin D. Molecular, Cellular and Clinical Endocrinology. De Gruyter, Berlin New York, p 791-792
7. Kaye M (1983) Oral aluminum toxicity in a non-dialyzed patient with renal failure. Clin Nephrol 20:208-211

Die nichtkollagenen ossären Strukturproteine in der Differentialdiagnose des Osteosarkoms

A. Bosse, A. Roessner, E. Vollmer, L. Garcia, D. B. Jones, P. Wuisman, A. Härle

Gerhard-Domagk-Institut für Pathologie und Orthopädische Klinik der Universität Münster, 4400 Münster, FRG

Summary

In a comparative immunohistochemical study, polyclonal antibodies directed against non-collagenous osseous structure proteins were employed in osteosarcomas, fibrosarcomas, chondrosarcomas, liposarcomas, and malignant fibrous histiocytomas. Osteonectin, osteocalcin and the bone sialoproteins I and II showed marked positive immunoreactions in all osteosarcomas at different levels of differentiation. In fibrosarcomas as well as in chondrosarcomas a slight immunoreaction was found, whereas it was negative in all other soft tissue tumors. Thus, due to their high bone specifity, the demonstration of non-collagenous osseous structure proteins is of high value in the differential diagnostic differentiation from other non-osteoblastic malignant bone tumors, most of all in cases where osteoid could not be demonstrated in the small bioptic specimens.

Einleitung

Die nicht kollagenen ossären Strukturproteine haben einen wesentlichen Einfluß auf den Mineralisations- und Reifungsprozeß und auf die Stabilisation der knöchernen kollagenen Matrix. Osteonektin (ON), Osteokalzin (OC), Bone Sialoprotein I und II (BSP I und II) stellen die wichtigsten Vertreter dieser insgesamt nur 10% umfassenden Proteingruppe im Knochen dar (Fischer et al. 1987). Da sie offenbar im Gegensatz zu den Kollagenen eine hohe Spezifität zur knöchernen Matrix aufweisen, eröffnet ihre immunhistochemische Anwendung insbesondere im Bereich der Osteosarkome die Möglichkeit der subtilen Differentialdiagnose. Gerade hier ist bei fehlender Osteoidbildung und ausgeprägter fibroblastischer und anaplastischer Komponente die Abgrenzung gegenüber nicht-osteoblastischen malignen Knochentumoren sehr schwer, zumal, wenn nur kleine Biopsien vorliegen. Erste Untersuchungen mit Antikörpern gegen das Osteonektin konnten nicht

H.-G. Willert F. H. W. Heuck (Hrsg.)
Neuere Ergebnisse in der Osteologie

nur in gutartigen Knochenveränderungen (Jundt et al. 1987), sondern auch in anaplastischen und fibroblastischen Osteosarkomen eine positive Immunreaktion belegen (Schulz et al. 1988).

Material und Methode

In einer vergleichenden immunhistochemischen Studie haben wir zusätzlich zu dem ON das OC, das BSP I und das BSP II zur Differentialdiagnose des Osteosarkoms überprüft. Dabei wurden jeweils polyklonale Antikörper in einer modifizierten APAAP-Methode an schonend entkalkten und in Paraffin eingebetteten Osteosarkomen unterschiedlichen Differenzierungsgrades eingesetzt. Im Vergleich dazu auch an Fibrosarkomen, Liposarkomen, Chondrosarkomen und an malignen fibrösen Histiozytomen (MFH).

Ergebnisse

Es fand sich eine deutlich positive Immunreaktion sämtlicher ossärer Strukturproteine im Bereich der Osteosarkome in Abhängigkeit vom Differenzierungsgrad des Tumors. In hochdifferenzierten typischen osteoblastischen Osteosarkomen zeigte sich eine positive intrazytoplasmatische Markierung mit polarer Akzentuierung vornehmlich in Nachbarschaft der neugebildeten Knochenbälkchen, in der Intermediärzone fanden sich immer wieder auch negative atypische Zellformationen (Abb. 1).

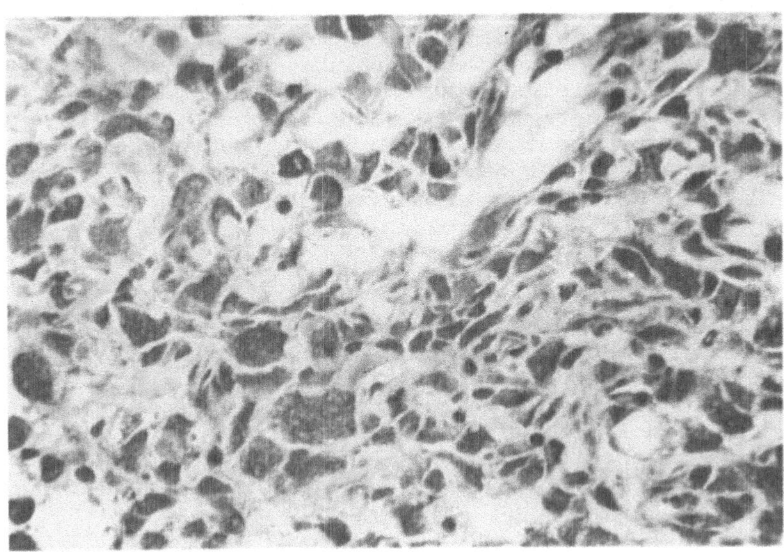

Abb. 1. Osteoblastisches Osteosarkom mit starker Immunexpression für das Osteonektin in den Tumorzellen (Osteonektin, APPAP, x550)

Im Gegensatz dazu wies das BSP I und deutlich stärker noch das BSP II ein eher gleichmäßiges Verteilungsmuster ohne topographische Schwerpunkte auf. Auch die fibroblastischen und anaplastischen Osteosarkome reagierten mit allen Antikörpern stark positiv. So fand sich ein homogenes diffuses Verteilungsspektrum sowohl in anaplastischen Riesenzellen als auch in spindelförmigen fibroblastischen Zellformationen. Die chondroblastischen Osteosarkome zeigten eine hohe Affinität für sämtliche Antikörper in den Randpartien der Knorpelareale. Hier existierte eine kappenartige positive Immunreaktion unter Einbeziehung benachbarter fibroblastischer Tumorareale. In den Zentren der Knorpelareale war dagegen die Immunreaktion für alle Marker oftmals erheblich abgeschwächt (Abb. 2).

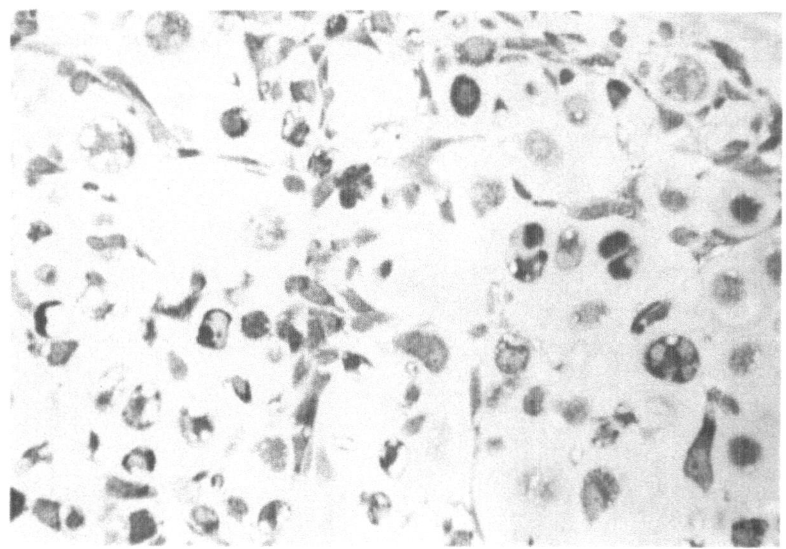

Abb. 2. Chondroblastisches Osteosarkom mit unterschiedlicher, teil starker Immunexpression in den chondroiden Tumorzellen; kein Osteoidnachweis (BSP I, APAAP, x350)

In malignen fibrösen Histiozytomen und in Liposarkomen ließ sich keine positive Immunreaktion belegen, dagegen fanden sich sowohl in Chondrosarkomen als auch in Fibrosarkomen vereinzelt positive Zellen, diese zeigten jedoch eine insgesamt wesentlich schwächere Intensität als bei den Osteosarkomen und ließen sich insbesondere in Nachbarschaft von angrenzenden knöchernen Strukturen nachweisen.

Die vorliegende Untersuchung konnte zeigen, daß nicht nur das Osteonektin, sondern ebenso das Osteokalzin und das BSP I und II eine hohe Knochenspezifität aufweisen und sich auch in niedrig differenzierten Osteosarkomen ohne faßbare Osteoidbildung sowohl in fibroblastisch als auch in chondroblastisch differenzierten Tumorarealen nachweisen lassen. Auch wenn sich die nicht-kollagenen ossären Strukturproteine vereinzelt und in geringgradiger Intensität sowohl in Fibrosarkomen als auch in Chondrosarkomen darstellen, erlaubt ihr Einsatz eine wertvolle

Hilfe in der oftmals schweren differentialdiagnostischen Abgrenzung gegenüber anderen nicht-osteoblastischen malignen Knochentumoren.

Literatur

Fisher LW, Hawkins LR, Tuross N, Termine JD (1987) Purification and partial characterization of small proteoglycane I and II, bone sialoproteins I and II, and osteonectin from the mineral department of developing human bone. J Biol Chem 262:9702-9708

Jundt G, Berghäuser KH, Termine JD, Schulz A (1987) Osteonectin - a differentiation marker of bone cells. Cell Tissue Res 248:409-415

Schultz A, Jundt G, Berghäuser KH, Gehron-Robey P, Termine JD (1988) Immunohistochemical study of osteonectin in various types of osteosarcoma. Am J Pathol 132:233-238

III. Osteologie und Endoprothetik

Die Bedeutung der Osteoporose für die Knochenresistenz und Lockerung von Kunstgelenken

N. Gschwend[1], P. Rüegsegger[2], J. Löhr[3], K. Larsson[4]

[1]Orthopädische Klinik Wilhelm-Schultess, Neumünsterallee 3, 8230 Zürich, Switzerland
[2]Institut für Biomedizinische Technik und Medizinische Informatik, Moussonstr. 18, 8044 Zürich, Switzerland
[3]17 Bayswater Place, Ottawa, Ontario Kly 2E1, Canada
[4]Department of Orthopaedic Surgery, Oestersund Hospital, 831 83 Oestersund, Sweden

Seit dem Aufkommen des modernen Hüft-Totalersatzes sind ganze Bände der Bedeutung des Designs einer Prothese, der verwendeten Werkstoffe und der Operationstechnik gewidmet worden. Nicht daß dem Knochen, als dem natürlichen Partner des Implantats, nicht auch eine gewisse Beachtung geschenkt worden wäre: Man interessierte sich auf vielfältigste Weise für dessen Reaktion auf die neuartigen Kräfte, die auf ihn einwirkten und fast noch mehr für sein Verhalten gegenüber den verschiedenen Werkstoffen. Weit im Hintergrund stand dagegen die Frage, ob unterschiedliche Knochenqualitäten das Langzeitverhalten gegenüber dem Implantat wesentlich mitbestimmen können. Dies ist eigentlich umso erstaunlicher, als mit der rasch fortschreitenden Überalterung unserer Bevölkerung die sozialmedizinische Bedeutung der Schenkelhalsfrakturen weltweit nicht nur diskutiert wird, sondern mit wachsendem Nachdruck präventive medikamentöse Maßnahmen mindestens für die Risikogruppen gefordert werden. Wenn aber der Knochen, insbesondere der älter werdenden Frau, auf die natürlichen auf uns Menschen einwirkenden Kräfte, wie die Schwerkraft und den banalen Sturz, so pathologisch reagiert, wie sollte er in derselben anatomischen Region sich toleranter erweisen können gegenüber einer doch völlig unphysiologischen Krafteinwirkung, wie sie der Kunstgelenkersatz im Grunde genommen darstellt. Denn wer wollte soweit gehen und behaupten, der liebe Gott hätte in weiser Voraussicht den Markraum offen gehalten, damit wir ihn mit Implantaten füllen können?

Wie sehr aber eine unterschiedliche Knochenqualität das Verhalten gegenüber unphysiologischen Krafteinwirkungen bestimmen kann, sollen folgende Beispiele demonstrieren: (Aus Platzgründen mußte auf die Wiedergabe der sehr eindrücklichen Röntgenbilder der im Folgenden geschilderten Fälle verzichtet werden.)

Bei einer vorzeitig gealterten Frau führte die vor rund 20 Jahren vorgenommene Implantation eines starren Metall-Metall-Scharniergelenkes (Shiers-Knieprothese) nach wenigen Jahren zu

H.-G. Willert F. H. W. Heuck (Hrsg.)
Neuere Ergebnisse in der Osteologie

multiplen Spontanfrakturen des Femurs, und nur der aus internistischen Gründen eingetretene vorzeitige Tod verhinderte die Amputation. Etwa zur gleichen Zeit, vor 20 Jahren, hatten wir bei einem 36jährigen und einem 50jährigen Mann mit Destruktion beider Hüft- und Kniegelenke auf der Basis einer juvenilen Polyarthritis, wo der Fahrstuhl die einzige Alternative war, beide Hüft- und Kniegelenke endoprothetisch versorgt. 20 Jahre später scheinen dieselben unphysiologischen Metallscharnierprothesen so fest zu sitzen wie am ersten Tag. Nirgends finden sich Ermüdungserscheinungen des Knochens. Auch Enthusiasten der zementfreien Prothesen würden wohl einige Mühe bekunden,bei diesen zementierten Prothesen eine "radiolucent line" zu finden und den Nachweis für die so oft zitierte Schädigung des Knochens durch Temperatur und Monomertoxizität zu erbringen. Beide Männer blieben beruflich, wenn auch in vorwiegend sitzenden Berufen, voll aktiv und können sogar ohne Stock gehen. Der Schluß ist naheliegend, daß in diesen Fällen die Qualität des Knochens das Langzeitverhalten wesentlich mitbestimmt hat. Wo aber liegt der pathologische Grenzwert, der den Knochen eindeutig zum Hauptschuldigen für den Fehlschlag eines Kunstgelenkersatzes macht?

In einem Falle von übersehenem *Hyperparathyreoidismus* bei Adenom der Nebenschilddrüse mußten wir die schon nach 2 Jahren aufgetretene massive Lockerung einer Endlerprothese in erster Linie dem Fehlverhalten des Knochens und weniger der Reaktion auf den Polyäthylenabrieb zuschreiben. Nicht anders lagen die Verhältnisse bei einem weiteren Fall mit auffälliger Spongiosierung des Knochens, wo die zementfrei eingesetzte Zweymüller-Prothese schon 2 Jahre nach Implantation locker wurde.

Welche Rolle aber spielt die *physiologische Alterung des Knochens?* Inwieweit hat die mit der chronischen Polyarthritis einhergehende Osteoporose eine Bedeutung? Bestimmen beim jüngeren Kunstgelenkträger die bessere Knochenqualität oder aber die grösseren Ansprüche an die Belastung das Endergebnis im Vergleich zu weniger aktiven älteren Menschen?

Eine frühere vergleichende Studie bei gelockerten Hüftprothesen von *Arthrotikern* und *Polyarthritikern* hatte ergeben, daß bei gleichen Prothesentypen die Polyarthritiker ungleich *mehr Pfannenlockerungen* als Femurlockerungen (12:1) aufwiesen, wohingegen bei den Arthrotikern dieses Verhältnis nahezu ausgeglichen war (1). Da die verminderte Knochenresistenz bei Polyarthritikern das Becken und den Pfannenbereich besonders betrifft (Spontanfrakturen Ischium, Pubis, Pfannenfraktur, Protrusion), ist die Schlußfolgerung, daß das massive Überwiegen der Pfannenlockerungen damit zusammenhängt, naheliegend, In der gleichen Richtung deutet auch die Häufung isolierter Pfannenwechsel bei Frauen im Vergleich zu den im gleichen Zeitraum vorgenommenen Prothesenwechseln bei Männern (Tabelle 1).

Vergleichende *Überlebenskurven* (Survivorship-Studien) von *Hüft- und Kniekunstgelenken* bei Arthrotikern und Polyarthritikern (2), bei jüngeren und älteren Hüftprothesenträgern sowie bei Männern und Frauen müßten uns eigentlich mehr Auskunft geben können, inwieweit die unterschiedliche Knochenresistenz das Langzeitverhalten von Kunstgelenken zu beeinflussen vermag.

Tabelle 1. Hüftprothesenwechsel in den Jahren 1986 und 1987 (n=84)

Pfannenkomponentenwechsel isoliert			37
Femurkomponentenwechsel isoliert			16
Totalprothesenwechsel			31
Verhältnis Frauen:Männer	♀	♂	Total
Pfannenwechsel isoliert	29	8	37
Femurkomponente isoliert	7	9	16
TP-Wechsel	10	21	31
			84

Bei den *Kniekunstgelenken* unserer Klinik ergab eine erste Studie über 700 GSB-Gelenke unter Einschluß der heute nicht mehr verwendeten GSB 1 Prothese (2) einen *statistisch signifikanten Unterschied zwischen Arthrose und cP*. Der Prozentsatz der noch in situ verbleibenden Prothesen nach 13 Jahren war bei chronischer Polyarthritis deutlich höher als bei Arthrotikern (3). Dieser Unterschied im Langzeitverhalten von Knieprothesen zwischen cP und Arthrose ist auch ersichtlich in einer Survivorship-Studie, bei der wir 457 der jüngeren Generation der GSB Prothesen (GSBIII) (2), über die ersten 8 Jahre verfolgten. Wenn keine statistische Signifikanz mehr besteht, so deshalb, weil die Versagerquote bei diesem verbesserten Prothesentyp nach 7-8 Jahren wesentlich kleiner war, sowohl für Polyarthritiker wie Arthrotiker. Ob eine längere Beobachtung den Unterschied wieder **deutlicher** werden läßt, muß abgewartet werden. Daß dieser Unterschied nicht zu-

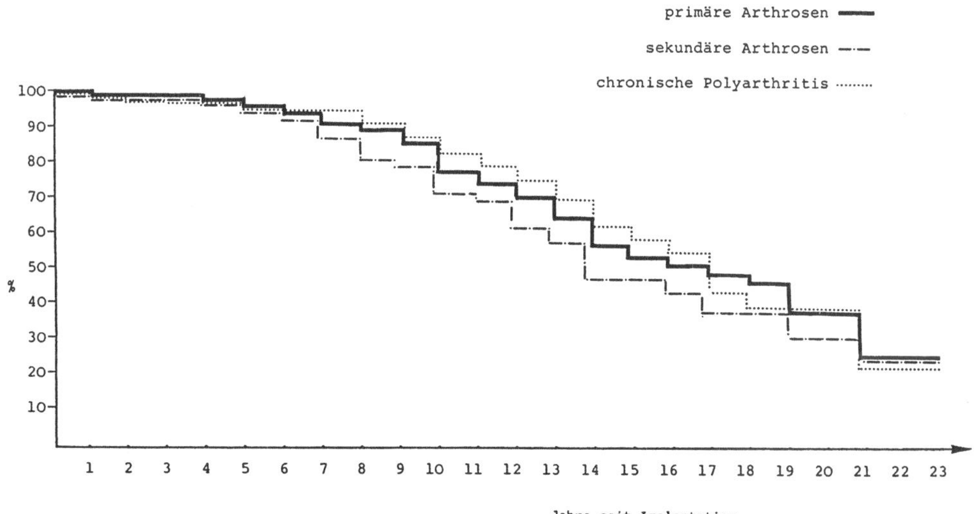

Abb. 1. Überlebenskurve der Charnley-Müller Hüfttotalprothese. Prothese in situ

fällig ist, beweist auch die Survival-Studie bei nahezu 2000 Hüftkunstgelenken (4) (Abb. 1-3). Graphisch und zahlenmäßig besteht schon eine Differenz zwischen Polyarthritis und primärer Arthrose, statistisch signifikant aber ist sie erst gegenüber den Sekundärarthrosen, wo wir deutlich jüngere Patienten mit Kunstgelenken versorgen mußten.

Da "in situ" bleibend nur bedingt gleichbedeutend ist mit "nicht gelockert", muß auch die Schlußfolgerung vorsichtig formuliert werden:
Es macht den Eindruck, daß *bei nicht allzu großen Knochenqualitätsunterschieden diese das Ergebnis weniger negativ beeinflussen als das Ausmaß der Belastung.* Diese aber sind beim Arthrotiker, der i.A. höhere Ansprüche an die Belastung stellt, grösser.

Die bei der älter werdenden Frau eindeutig höhere Frakturhäufigkeit im Vergleich zum gleichaltrigen Mann hängt unbestrittenermaßen mit der Häufigkeit der *postklimakterischen Osteoporose* zusammen. Wie sehen die Vergleichszahlen in unserer *Hüft-Survivorship-Studie* aus? Betrachtet man Femur- und Pfannenlockerungen für Mann und Frau (Abb. 2) nicht getrennt, so ist kein statistisch signifikanter Unterschied auszumachen. Trennt man aber Femur- und Pfannenlockerungen (Abb. 3), so besteht bei der Frau eine statistisch signifikant höhere Lockerungsquote der Hüftpfanne ab 12 J, also jener Komponente, die besonders empfindlich auf eine stärkere Osteoporose reagiert, wie wir bei der Polyarthritis gesehen haben. Die Protrusionshüfte weist ja nicht nur beim Paget, sondern auch bei der fortgeschrittenen idiopathischen Osteoporose auf die besondere Schwäche dieser Region hin. In der gleichen Richtung deutet auch die bereits erwähnte Analyse der in den Jahren 86 und 87 vorgenommenen Hüftprothesenwechsel hin (Tabelle 1). All diese vorgestellten Arbeiten sind aber nicht mehr als Hinweise, daß die verminderte Knochenresistenz nur einer der das Langzeitverhalten von Implantaten mitbestimmenden Faktoren ist.

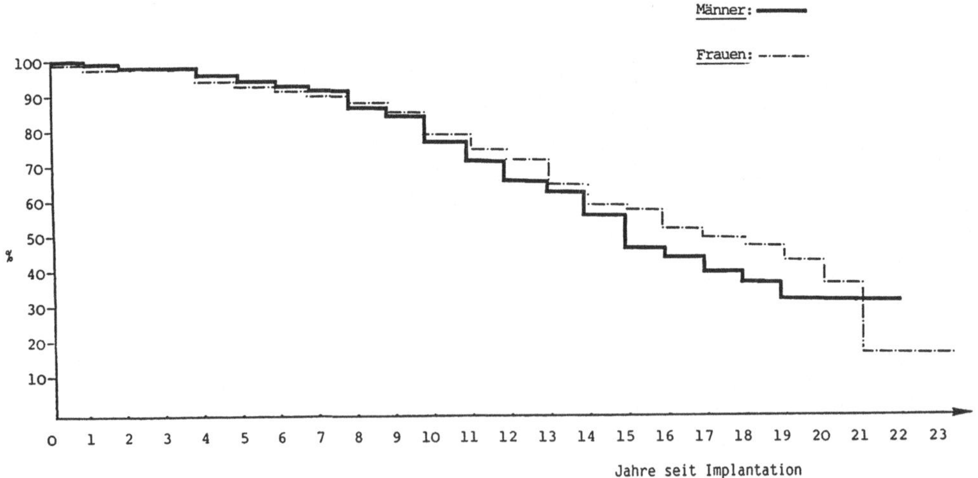

Abb. 2. Überlebenskurve der Charnley-Müller Hüfttotalprothese. Prothese in situ

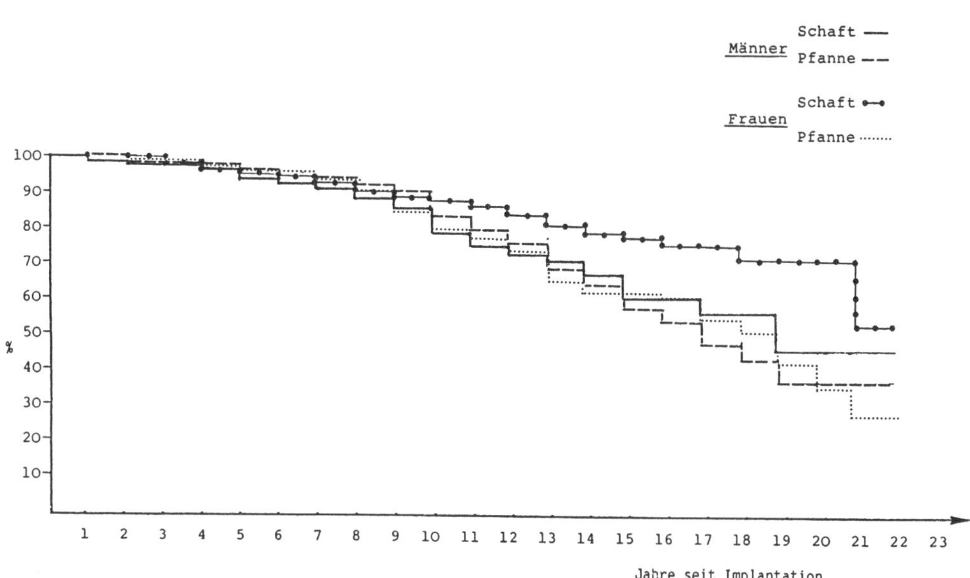

Abb. 3. Überlebenskurve der Charnley-Müller Hüfttotalprothese. Prothese in situ

Wissenschaftlich exakter wären Vergleichsstudien, die sich der modernen quantifizierenden Knochendichtemessung bedienen. Eine solche Methode ist die *Computerdensitometrie*. Zusammen mit P. Ruegsegger und seinen Mitarbeitern vom biomedizinischen Institut der Eidgen. Technischen Hochschule in Zürich haben wir 3 Studien durchgeführt:

In einer ersten Studie wurden mit einer modifizierten Technik der quantitativen Computertomographie Querschnittsbilder der Tibia rund um den Markraumstift der Tibiakomponente einer GSB Knieprothese rekonstruiert (5). Ziel war das Studium des Knochenverhaltens in der Zeit nach Implantation eines Kniekunstgelenks. Dabei zeigte sich, daß die Knochendichte bei allen 19 untersuchten Knieprothesenträgern in den ersten Wochen um einen Betrag von 0,4%-3,6% pro Monat abnahm.

1 Jahr nach der Operation hatte sich die Knochendichte wieder stabilisiert und nur unwesentliche Veränderungen waren noch nachzuweisen. Dies deutet darauf hin, daß ein im Prinzip normaler Knochen zweckmäßig auf die Implantation einer Knieprothese reagiert, wobei in der Frühphase eine vernünftige Entlastung des operierten Gelenks mit Krückstöcken angezeigt ist.

In einer 2. Arbeit (6) untersuchten wir mit denselben Autoren in einer Längsschnittstudie den Grad der Osteoporose vor und nach der Implantation einer Hüfttotalprothese. Als Untersuchungsort dienten die beiden Tibiae aller untersuchten Patienten. Dabei beobachteten wir präoperativ einen signifikanten Unterschied zwischen rechts und links, welcher der Entlastung des erkrankten Beins zugeschrieben wurde. Postoperativ fand sich ein leichter aber signifikanter Knochenverlust in beiden Beinen, den wir auf

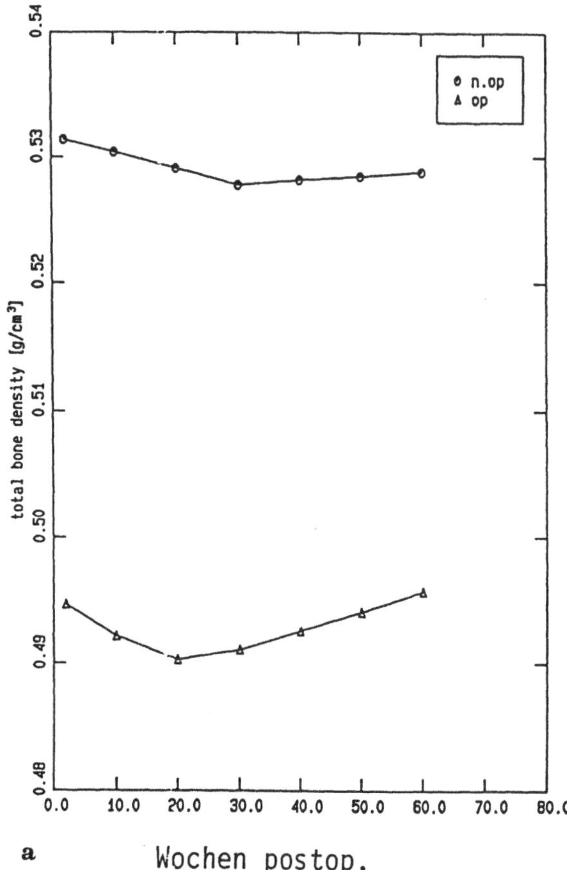

Abb. 4. Durchschnittswerte der erfolgreich operierten Patienten. Dargestellt sind die Verläufe für die trabekuläre und totale Knochendichte auf der nicht operierten (*a*) und operierten (*b*) Seite. In den ersten 6 Monaten verminderte sich die Knochendichte um nahezu 1%, danach erholt sich die Knochendichte

die Ruhigstellung und verminderte Aktivität in den ersten 6 Monaten zurückführten (Abb. 4). Führt der Eingriff zum Erfolg, so ist dieser Verlust temporär (Abb. 5). Bei 1 Patient, bei dem der Knochenverlust fortschritt, zeigten sich 1 Jahr nach Operation Zeichen der Prothesenlockerung (Abb. 5, H2). Die Schwierigkeit besteht nun in der Definition, was primär und was sekundär ist. Schritt die Rarefikation des Knochens fort, weil schmerzhafte Frühzeichen einer Prothesenlockerung eine relative Inaktivität erzwangen, oder war die Lockerung die Folge einer fortschreitenden Resistenzverminderung des Knochens? Da ein ähnliches Verhalten auch auf der nicht operierten Seite beobachtet werden konnte, ist die Annahme einer verminderten Knochenresistenz wahrscheinlicher.

In unserer 3. Studie stellten wir 2 Kollektive von Patientinnen annähernd gleichen Alters mit Hüft-Totalprothesen und einer Beobachtungszeit von 10-15 Jahren einander gegenüber. Die erste Gruppe A zeigte radiologisch und klinisch keine Lockerung, während die zweite Gruppe B in diesen Kriterien positiv war. Beide Gruppen wurden klinisch (inkl. Laborwerte für Ca, P, alkal. Phosphatase) nachuntersucht und bei beiden wurden Röntgenaufnahmen der betroffenen Hüfte und der Lendenwirbelsäule angefertigt. Die Computer-Tomographie erfaßte densitometrisch die distale Radius-Metaphyse und Tibiadiaphyse.

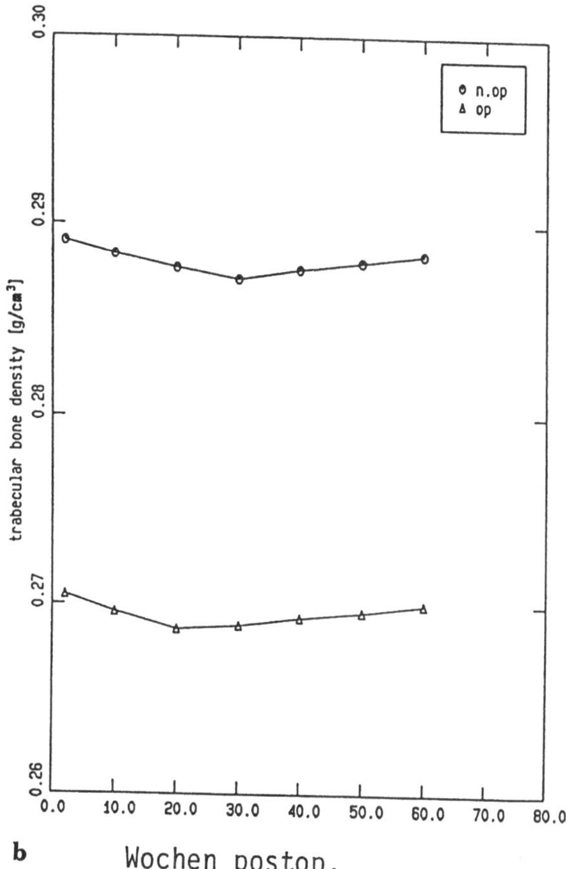

Abb. 4.b. Legende s. S. 272 **b**

Diese Knochendichtemessungen ergaben das gleiche Bild in beiden Kollektiven. Die Radiuswerte sind für die Gruppe A und B identisch, die Knochendichtewerte der Tibia lagen in der Gruppe B (gelockerte Fälle) etwas tiefer als bei der Gruppe A, was aber bei der relativ kleinen Zahl von Untersuchten (18 Patienten in Gruppe A und 16 in Gruppe B) noch keine statistische Signifikanz ergab. Werden die Spongiosadichten sämtlicher Patienten gemittelt, so stellt man fest, daß dieser Mittelwert mit demjenigen eines normalen Kollektivs altersgleicher Frauen übereinstimmt. Auffällig ist allerdings die Verteilung der Spongiosadichten im Vergleich zum normalen Kollektiv: Es finden sich sehr viele sehr hohe und sehr tiefe Werte. Je 1/3 der Patienten liegen im Osteoporosebereich bzw. oberhalb der 90ten Perzentile.

Versuchen wir das Ergebnis der präsentierten Studien zusammenzufassen, so fehlt es nicht an Hinweisen, die eine verminderte Knochenresistenz im Rahmen des physiologischen Alterungsprozesses als Ursache für eine Prothesenlockerung in Betracht ziehen lassen. Die statistische Signifikanz muß allerdings aufgrund größerer Untersuchungsserien zuerst erhärtet werden. Auch tut eine präzisere Differenzierung, was primär und sekundär ist, not. Prothesendesign und Implantationstechnik sind vorläufig die leichter faßbaren und korrigierbaren Faktoren, die das Langzeitverhalten von Kunstgelenken beeinflussen.

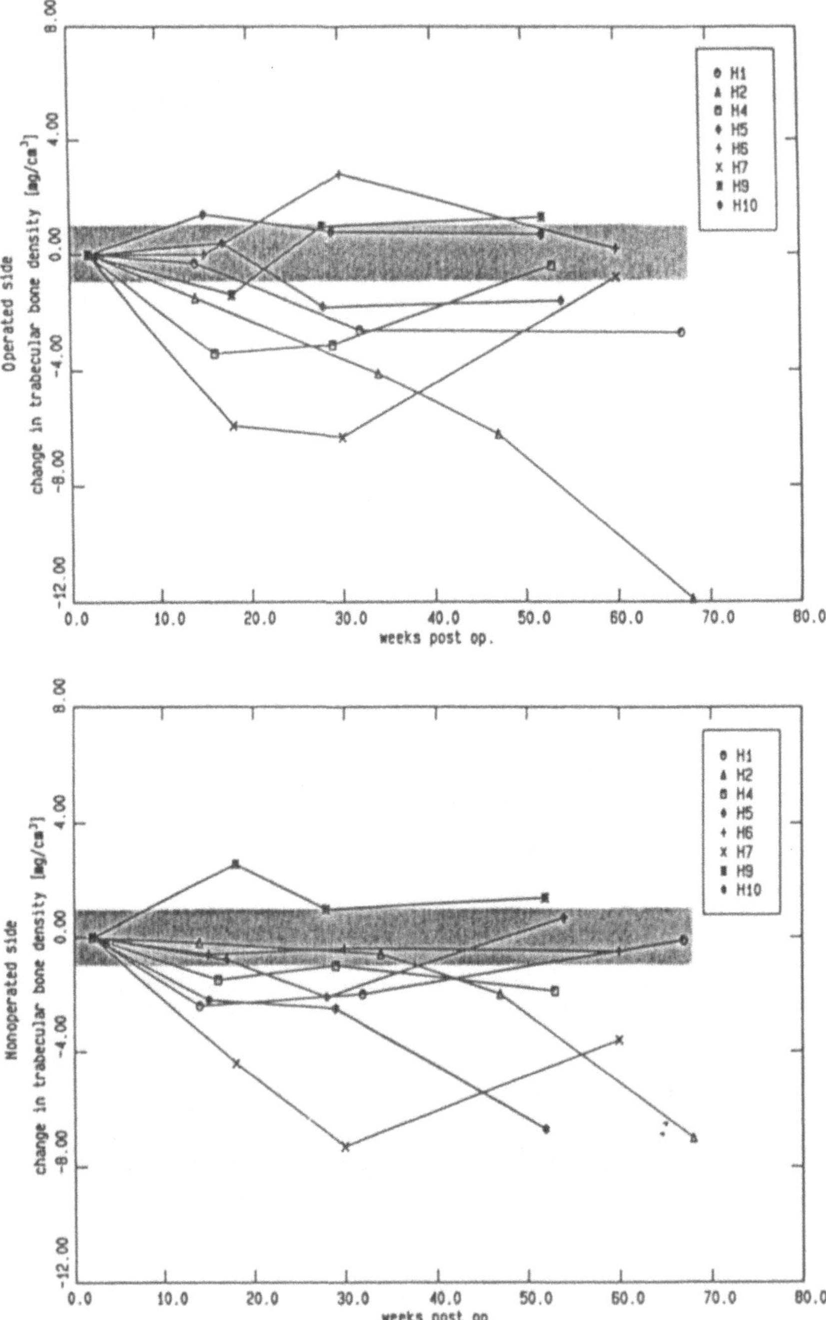

Abb. 5. Verlauf der individuellen Veränderungen der trabekulären Knochendichte im Verlauf der Nachuntersuchungsperiode von 1 J auf der operierten und nicht operierten Seite. Alle Patienten außer H2 waren erfolgreich operiert worden. Lediglich H2 ist vorgemerkt für Reimplantation der Prothese wegen Lockerung. Pat. H10 ist für die Gegenseite vorgesehen

Literatur

1. Gschwend N (1984) Sonderprobleme bei der Totalprothesenversorgung der polyarthritischen Hüfte. Akt Rheumatol 9:110-112
2. Gschwend N, Ivosevic-Radovanovic D (1988) Proven and nonproven facts in knee arthroplasty. Results with the semiconstrained GSB-prosthesis. Arch Orthop Trauma Surg 107:140-147
3. Gschwend N, Drobny T, Ivosevic-Radovanivic D (1988) GSB - 14 years of experience with total knee arthroplasty. In: Niva, Paul, Yamamoto (eds) Total knee replacement - Proceedings of the International Symposium on Total Knee Replacement, May 1987 Nagoya/Japan. Springer, Tokyo
4. Gschwend N, Ivosevic-Radovanovic D, Siegrist H (1988) Langzeitergebnisse von Totalhüftendoprothesen. Vortrag am SGO-Kongreß 1988 in Crans-Montana Publikation in Vorbereitung
5. Seitz P, Rüegsegger P, Gschwend N, Dubs L (1987) Changes in local bone density after knee arthroplasty. J Bone Jt Surg 69-B:407-411
6. Rüegsegger P, Seitz P, Gschwend N, Dubs L (1986) Disuse osteoporosis in patients with total hip prostheses. Arch Orthop Trauma Surg 105:268-273

Alloplastischer Hüftgelenkersatz bei Ossifikationsstörungen des Skeletts

E. Schmitt, J. Heisel, H.-J. Hesselschwerdt

Orthopädische Universitätsklinik und Poliklinik,
6650 Homburg/Saar, FRG

Summary

THR in case of disturbances of ossification of skeleton
Report on 13 cases of THR in case of disturbances of ossification which means 0.3% of the whole casuistry of our hospital (1969-1986). 10 cases (young active patients) with coxarthritis following multiple enchondral dysplasia didn't show any integration problems of cementless alloplasty; good middle-term results. THR in a 48 year old lady with M. Morquio was problematic due to anatomical situation. Only one patient with THR in case of M. Paget (60 year old lady).

Zusammenfassung

Bericht über 13 Fälle von endoprothetischem Hüftgelenksersatz bei Ossifikationsstörungen des Skelettes, was insgesamt 0,3% des Gesamtkrankengutes unserer Klinik der Jahre 1969 bis 1986 ausmacht. Bei 10 Fällen jugendlicher Patienten mit Coxarthrose bei multipler enchondraler Dysplasie ergaben sich keinerlei Integrationsprobleme der zementfreien Alloplastik bei guten mittelfristigen Ergebnissen. Bei einer 48jährigen Patientin mit M. Morquio war die Prothesenimplantation durch enge anatomische Verhältnisse kompliziert. Nur 1 Fall eines künstlichen Hüftgelenksersatzes bei M. Paget (60jährige Patientin).

Einleitende Vorbemerkungen

Ossifikationsstörungen des Skeletts führen nicht selten zu degenerativen Aufbrauchserscheinungen gelenkbildender Strukturen, vor allem der belasteten unteren Extremität. Dies trifft insbesondere für die sogenannten *epiphysären Dysplasien* zu, bei der es schon im jugendlichen Alter zu erheblichen Gelenkdestruktionen kommen kann, die ein gelenkerhaltendes Vorgehen wenig er-

H.-G. Willert F. H. W. Heuck (Hrsg.)
Neuere Ergebnisse in der Osteologie

folgversprechend erscheinen lassen. Während in früheren Jahren derartige Fälle aufgrund hochgradiger klinischer Schmerzbilder der Hüftarthrodese überantwortet wurden, bietet sich heute mit den erheblichen Fortschritten des totalen Hüftgelenksersatzes in den letzten Jahren die Möglichkeit eines *funktionserhaltenden Vorgehens*.

Die vorliegende katamnestische Studie beschäftigt sich mit dem Krankengut der orthopädischen Universitätsklinik Homburg/Saar der Jahre 1965-1986, welche insgesamt 156 Verlaufsbeobachtungen operativ behandelter Fälle mit Ossifikationsstörungen des Skeletts unter Ausklammerung der Osteoporose zusammenfaßt (Hesselschwerdt 1989). In den Jahren 1969 bis 1986 wurden an unserer Klinik insgesamt *3555 totale Hüftendoprothesen* implantiert. Während in den Jahren 1969 bis 1974 ausschließlich auf die zementierten Alloplastiken vom Typ Charnley-Müller bzw. Daubenspeck zurückgegriffen wurde (insgesamt 1199 Fälle), kamen seit 1974 nahezu ausschließlich Keramik-Hüftendoprothesen vom Typ Autophor (zementfrei) bzw. Xenophor (zementiert) zur Anwendung. Bis Ende 1986 wurden insgesamt 2356 Keramik-Hüftendoprothesen implantiert (Heisel u. Schmitt 1987). Mit Stand vom 31.12.1987 wurden bezüglich der Keramik-Schraubpfanne insgesamt nur 1% aseptische Lockerungen verzeichnet, 21% aseptische Lockerungen beim Stieltyp I (lediglich horizontale Rippung, Verwendung 1974 bis 1976), 8% beim Stieltyp II (Wabenprofil, Verwendung 1976 bis 1984) sowie nur 1% bei dem zusätzlich mikroprofilierten Stieltyp 900 S (in Gebrauch seit 1984) (Heisel u. Schmitt 1986; Mittelmeier et al. 1987) (s. Tabelle 1). Die *Hauptindikation* zur primären Hüftgelenkstotalalloarthroplastik bestand bei idiopathischen Coxarthrosen älterer Patienten (36%), Dysplasie-Coxarthrosen (25%) u.a. Nur in 13 Fällen (0,3%) handelte es sich um einen Hüftgelenksersatz bei Entwicklungsstörungen des Skelettes (Tabelle 2).

Tabelle 1. Gesamtkasuistik Hüftendoprothetik, Orthopädische Univ.-Klinik Homburg/Saar

3.555 Hüftendoprothesen von 1969-1986	
1969-1974	
Endoprothesen vom Typ	
- Charnley-Müller (zementiert)	
- Daubenspeck (zementiert)	
(bis 1974: 1.199 Fälle)	
ab 1974	
Keramikendoprothesen vom Typ	
- Autophor (zementfrei)	
- Xenophor (zementiert)	
(bis 1986: 2.356 Fälle)	
Aseptische Fehlschläge mit Keramik-Hüftendoprothesen	
(Stand 31.12.1987)	
Keramik-Schraubpfanne	1%
Stieltyp I (1974-1976)	21%
Stieltyp II (1976-1984)	8%
Stieltyp 900 S (seit 1984)	1%

Tabelle 2. Hauptindikation zur primären Hüftgelenkstotalalloarthroplastik

Idiopathische Coxarthrose	36%
Dysplasiecoxarthrose	25%
Idiopathische Hüftkopfnekrose	11%
Posttraumatische Coxarthrose	10%
Rheumatische Coxarthrose	7%
Coxarthrose nach Epiphyseolyse/Perthes	6%
Sonstige	5%
13 Fälle von totalem Hüftgelenksersatz bei Entwicklungsstörungen des Skeletts	= 0,3%
Multiple Epiphysäre Dysplasie	10 TEP's bei 5 Patienten
M. Morquio	2 TEP's bei 1 Patient
M. Paget	1 TEP bei 1 Patient
M. Jaffé-Lichtenstein	-
M. Ollier	-
M. Recklinghausen	-
Osteogenesis imperfecta	-
Rachitis	-

Eigene Verlaufsbeobachtungen

Bei Vorliegen einer *multiplen epiphysären Dysplasie* (M. Ribbing) wurden insgesamt 5 Patienten mit schwerwiegender Coxarthrose bilateral (zweizeitiges Vorgehen) mit einer zementfreien Hüftendoprothese versorgt. 9 mal wurde hierbei auf den nur makroprofilierten Stieltyp II, 1 mal auf den zusätzlich oberflächensubstrukturierten Stieltyp 900 S zurückgegriffen. Das Operationsalter der 5 Patienten lag jeweils zwischen dem 22. und 34. Lebensjahr. Auffällig war, daß es sich um 2 Geschwisterpaare mit ähnlichem klinischem und röntgenologischem Erscheinungsbild handelte; die Körpergröße lag bei allen Patienten zwischen 144 und 156 cm.

Wesentliche intraoperative Komplikationen bei Implantation der Alloplastik ergaben sich nicht. Die postoperativen Verlaufsbeobachtungen erstrecken sich auf 1 bis 7 Jahre. Die erreichten mittelfristigen klinisch-funktionellen Ergebnisse dieser jungen, alle aktiv im Berufsleben stehenden Patienten waren durchweg sehr zufriedenstellend. Bei jeweils völliger Schmerzfreiheit war ein freies Gehen ohne Stockhilfe unbegrenzt möglich, nur enggradig-konzentrisch eingeschränkte Hüftfunktion. Röntgenologisch (s. Abb. 1 bis 3) zeigte sich jeweils eine feste Integration der zementfreien Keramik-Alloplastik ohne Hinweis für aseptische Auslockerung.

Bei einer 48jährigen, minderwüchsigen Patientin (Körpergröße 120 cm) mit der Grunderkrankung einer *Mucopolysaccharidose IV (M. Morquio)* lag eine schwerste Coxarthrose mit hochgradigem klinischen Schmerzbild und ausgeprägter Funktionsstörung vor. Im Rahmen eines zweizeitigen Vorgehens wurde zunächst 1982 rechtsseitig eine zementierte Hüftendoprothese vom Typ Xenophor implantiert. Intraoperativ kam es zur Stielperforation des Femur nach dorsal, sodaß einige Tage später eine Stielaustauschopera-

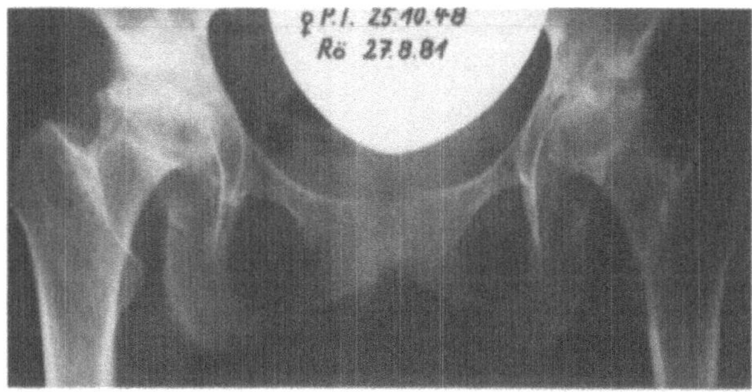

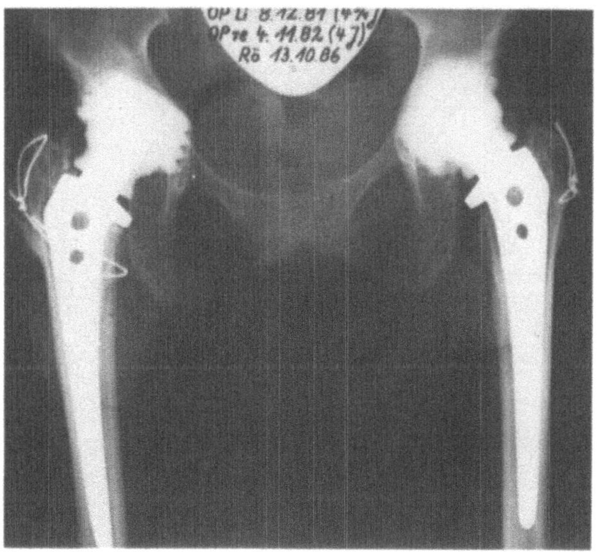

Abb. 1. Röntgenfallbeispiel 1
P.E., weiblich, *1948. *Oben*, präoperativer Ausgangsbefund mit schwerstgradiger Coxarthrose beidseits. *Unten*, Zustand 4 3/4 Jahre (links) bzw. 4 Jahre (rechts) nach alloarthroplastischem Hüftgelenksersatz beidseits mit zementfreier Hüftendoprothese. Subjektiv beschwerdefrei, Wegstrecke unbegrenzt, enggradige Funktionsbehinderung der Hüften

tion (zementfreier Stiel) vorgenommen werden mußte. Nahezu 4 Jahre nach dem Eingriff hatte sich dieser Stiel aseptisch ausgelockert, weswegen ein erneuter Schaftwechsel wiederum mit Implantation eines zementierten Stieles durchgeführt werden mußte. Zwischenzeitlich war auch das linke Hüftgelenk mit einer zementierten Keramikprothese versorgt worden (1984).Bei der letzten klinischen Untersuchung im Sommer 1988 war ein zufriedenstellendes Gangbild ohne Gehhilfe möglich, die Beinverkürzung links von 2 cm war durch Absatzausgleich ausgeglichen; nur enggradige Funktionsbehinderung beider Hüftgelenke. Röntgenologisch kein eindeutiger Hinweis für Implantatlockerung (s. Abb. 4).

Schließlich bleibt eine Patientin zu erwähnen, bei der eine rechtsseitige Hüftgelenksdestruktion durch einen gelenknahen

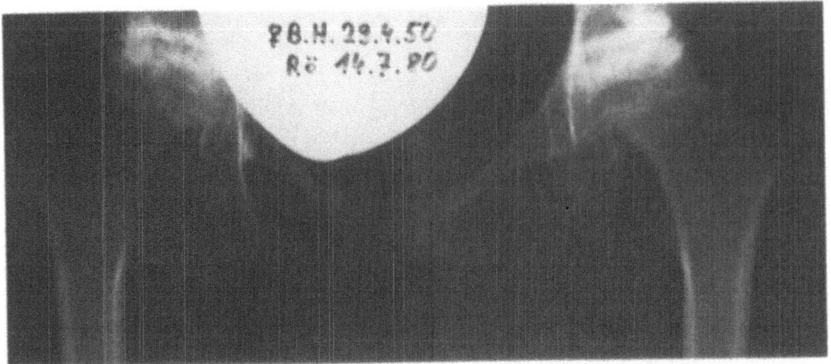

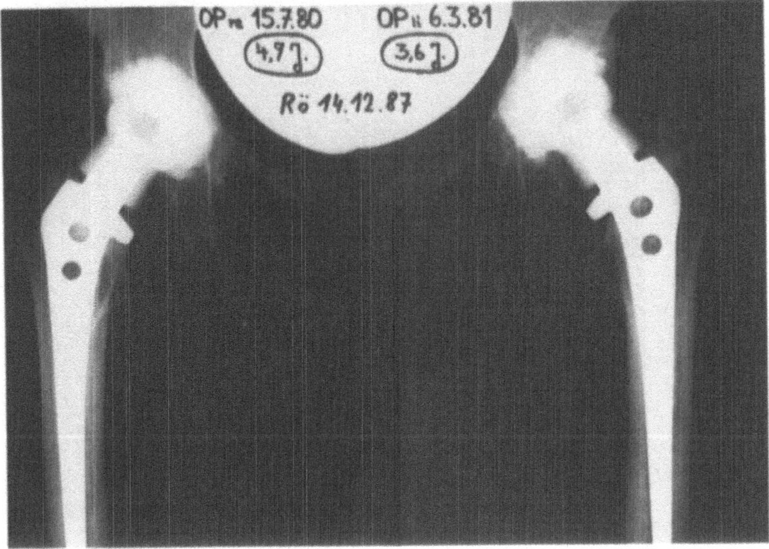

Abb. 2. Röntgenfallbeispiel 2
B.H., weiblich, *1950. *Oben*, präoperativer Ausgangsbefund mit schwerstgradiger bilateraler Coxarthrose. *Unten*, Zustand 4,9 Jahre (rechts) bzw. 3,6 Jahre (links) nach bilateralem Hüftgelenksersatz mit zementfreier Hüftendoprothese. Hervorragende Integration der Alloplastik ohne Lockerungszeichen. Patient beschwerdefrei, Wegstrecke unbegrenzt, enggradige Funktionsbehinderung der Hüften

M. Paget vorlag. Die Indikation zur zementfreien Alloplastik wurde ebenfalls wegen konservativ therapieresistenter Beschwerdebilder gestellt. Die zum Zeitpunkt der Operation 60 Jahre alte Frau wurde im Jahre 1973 mit einer zementierten Totalendoprothese von Typ Charnley-Müller versorgt. Hierdurch konnte Beschwerdefreiheit mit zufriedenstellender Funktion und Gangbild erzielt werden. Die postoperative Verlaufsbeobachtung erstreckt sich jedoch hier nur über 1 Jahr, sodaß über das Spätergebnis keine Aussage getroffen werden kann.

Ein alloarthroplastischer Gelenkersatz bei Grunderkrankung eines *M. Jaffé-Lichtenstein*, eines *M. Ollier*, eines *M. Reckling-*

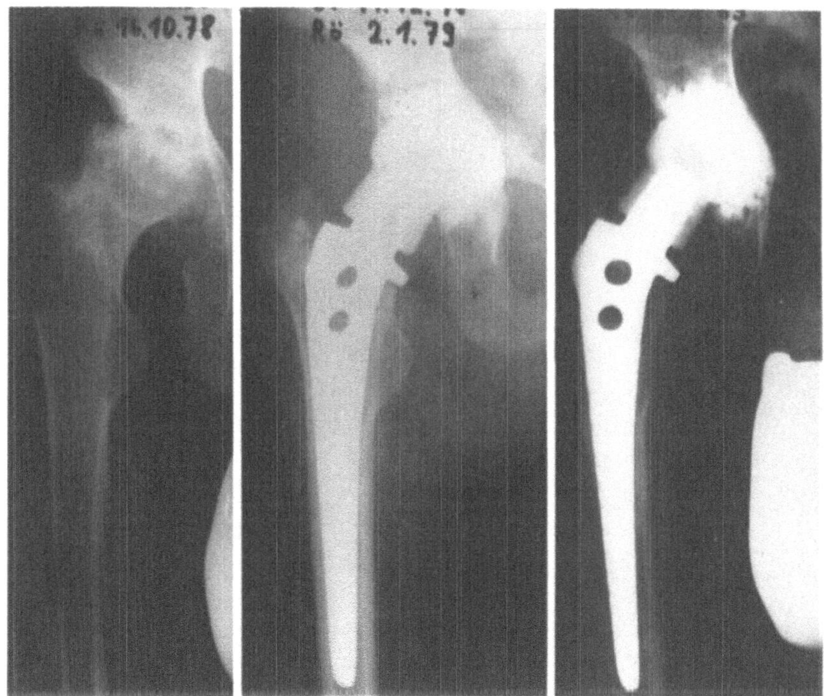

Abb. 3. Röntgenfallbeispiel 3
P.W., männlich, *1950. *Links,* präoperativer Ausgangsbefund mit schwerstgradiger Coxarthrose rechts und Subluxationsstellung. *Mitte,* 3 Wochen nach Hüftgelenksersatz mit zementfreuer Keramikprothese. *Rechts,* 6 1/2 Jahre nach Primäralloarthroplastik rechts. Unveränderter Prothesensitz mit knöchern fester Integration. Patient beschwerdefrei, unbegrenzte Wegstrecke, enggradig eingeschränkte Hüftfunktion

hausen, einer *Osteogenesis imperfecta* bzw. einer *Rachitis* war im überblickten Beobachtungszeitraum bisher an unserer Klinik nicht durchgeführt worden.

Schlußfolgerungen

Epiphysäre Dysplasien führen teilweise bereits im jungen Erwachsenenalter zu erheblichen coxarthrotischen Veränderungen, die dann einen alloarthroplastischen Gelenkersatz kaum umgehen lassen. Die Versorgung derart destruierter Hüften mit *zementierten* Endoprothesen erscheint im Hinblick auf die begrenzte Haltbarkeit (mangelnde Dauerschwingfestigkeit des Knochenzementes, unzureichende Abriebfestigkeit der Metall-Polyaethylen-Paarung) nicht wünschenswert. Unter Rückgriff auf die zementfreie Implantation mit der hochverschleißfesten Keramik-Keramik-Paarung lassen sich jedoch zumindest zufriedenstellende Langzeitergebnisse erhoffen. In dem nur kleinen Krankengut unserer Klinik mit insgesamt 10 Fällen waren die erreichten mittelfristigen Ergebnisse durchweg zufriedenstellend, aseptische Auslockerungen wurden bisher nicht verzeichnet. Wesentliche Komplikationen

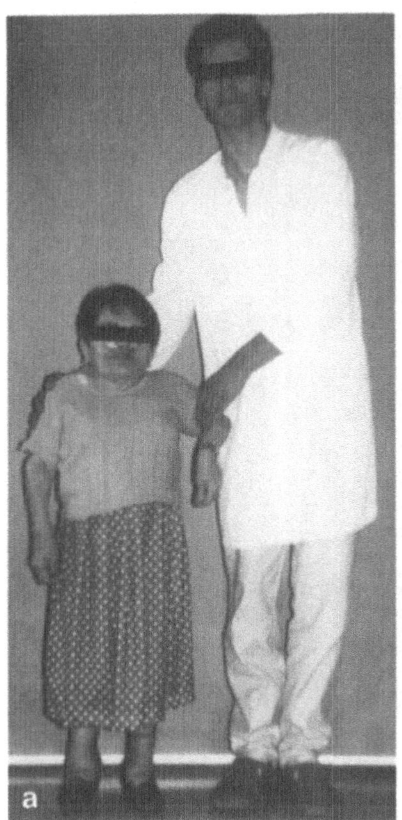

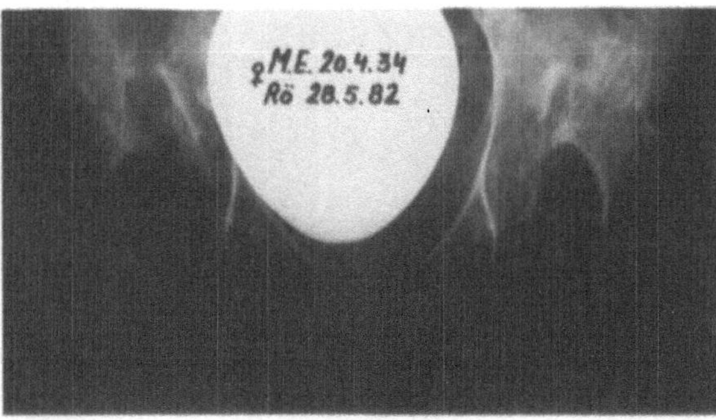

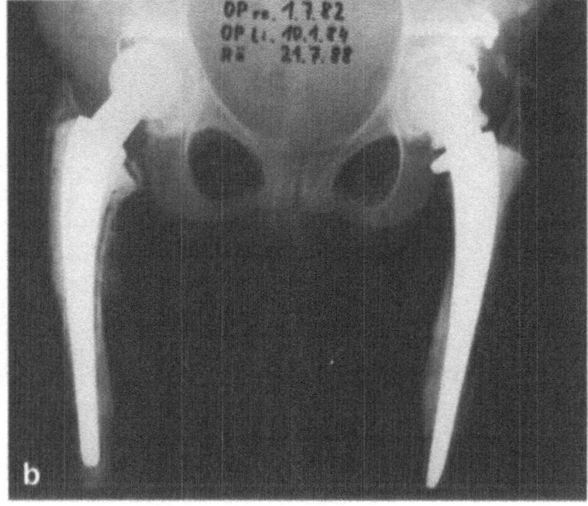

Abb. 4. Klinisches und röntgenologisches Fallbeispiel
M.E., weiblich, *1934. (*a*) Klinisches Bild der Patientin mit M. Morquio im Jahre 1988 nach bilateralem Hüftgelenksersatz beidseits. (*b*) *Oben*, präoperative Ausgangssituation mit schwerster Luxationscoxarthrose beidseits. *Unten*, 6 Jahre bzw. 4,5 Jahre nach bilateralem Hüftgelenksersatz beidseits mit zementierter Keramik-Hüftendoprothese. Patientin beschwerdefrei, Gangbild ohne Stock begrenzt auf 2.000 m, mittelgradig eingeschränkte Hüftfunktion

durch die engen anatomischen Verhältnisse der minderwüchsigen Patienten wurden nicht gesehen.

Bei dem sehr seltenen Sonderfall eines *M. Morquio* mit bilateraler Hüftdestruktion ergaben sich sowohl bei der Implantation der Prothese aufgrund enger anatomischer Verhältnisse Komplikationen, darüberhinaus wurde bei osteoporotischer Knochenstruktur eine aseptische Stielauslockerung verzeichnet, die schließlich zur Revision mit Schaftwechsel zwang.

Aufgrund der nur kleinen Fallzahl kann eine statistische Aussage nicht getroffen werden. Der *alloarthroplastische Hüftgelenksersatz* unter Verwendung zementfreier Keramik-Prothesen erscheint jedoch auch bei coxarthrotischen Veränderungen infolge gelenknaher Ossifikationsstörungen trotz schwieriger anatomischer Verhältnisse gerechtfertigt.

Literatur

1. Heisel J, Schmitt E (1986) 10-Jahres-Ergebnisse mit der zementfreien Autophor-Hüftendoprothese bei primärer Alloplastik. In: Mittelmeier H, Heisel J (Hrsg) 10 Jahre Erfahrungen mit Keramik-Hüftendoprothesen. ML-Verlag, Uelzen, S 33
2. Heisel J, Schmitt E (1987) Implantatbrüche bei Keramik-Hüftendoprothesen. Z Orthop 125:480
3. Hesselschwerdt HJ (1989) Operative Behandlungsmaßnahmen bei Ossifikationsstörungen des Skeletts. Inaug Diss Homburg/Saar
4. Mittelmeier H, Heisel J, Schmitt E (1987) Keramik-Endoprothese. In: Refior HJ (Hrsg) Zementfreie Implantation von Hüftgelenksendoprothesen. Standortbestimmung und Tendenzen. Thieme, Stuttgart New York, S 52

Renale Osteopathie und Endoprothetik

L. Zichner

Orthopädische Klinik, Städtisches Krankenhaus, Gotenstr. 6-8,
6000 Frankfurt am Main 80, FRG

Summary

The renal osteoarthroplasty in patients with chronic renal disease undergoing hemodialysis is characterized by increased bone turnover. This is the consequence of secondary hyperparathyroidism and leads to fibro-osteoclasia and osteomalacia. Mineralization of the atypical bone fibers is diminished and the collagen texture is altered. The biomechanical properties of such bone are reduced, which means that the incidence of fractures is increased and fracture healing seems to be disturbed. Therapy given for renal failure leads to segmental necrosis of the epiphyses. Treatment of fractures and necroses is therefore often necessary by means of artificial joint replacements. Observations recorded in 13 patients (aged 36-67 years) with chronic renal insufficiency who underwent 17 surgical interventions and were followed up for 8 years have led to formulation of the following general recommendation. When joint replacements are inserted because of segmental necrosis and fractures the course is almost the same as in patients without renal osteoarthropathy when bone cement is used for fixation.

Key words: Renal osteodystrophy, fractures, epiphysical necrosis, endoprosthetic replacement.

Die renale Osteodystrophie (oder Osteopathie) tritt im Verlauf der terminalen Niereninsuffizienz auf und ist Folge eines renal bedingten sekundären (oder tertiären) Hyperparathyreoidismus (Ziegler 1987). Die Ursache dieser chronisch regulativen oder reaktiven Überfunktion wird extraparathyreoidal durch die chronische Niereninsuffizienz verursacht. Diese stimuliert durch die chronische Hypokalzämie die Epithelkörperchen dauernd und unterhält deren gesteigerte Aktivität. Die Epithelkörperchen sezernieren vermehrt Parathormon, das durch Osteolyse am Knochen die Calciumdefizite auszugleichen versucht.

H.-G. Willert F. H. W. Heuck (Hrsg.)
Neuere Ergebnisse in der Osteologie

Die renale Osteodystrophie

Am Knochen tritt eine gesteigerte Osteoklastentätigkeit ein mit einer Fibrosierung des Markes; durch den Vitamin-D-Mangel bleiben die Osteoidsäume unverkalkt: Der Knochen zeigt osteomalazieartige Veränderungen. Beide Komponenten: die Osteoidose und die dissezierende Fibroosteoklasie ergeben das Vollbild der renalen Osteopathie, also der alleinigen Knochenveränderungen.

Die Dialysearthropathie

Bei Dialysepflicht kommt es in Verbindung mit den Folgen der chronischen Nierenentzündung zur Beeinträchtigung der Gelenke; in Gelenkkapseln, Sehnen und Sehnenscheiden wie auch in Fascien und Membranen lagern sich neben Amyloid (β-Microglobulin) (Drown et al. 1986) große Mengen von Hämosiderin ein, so daß das histologische Bild denen von Blutergelenken ähnelt. Je länger die Dialysezeit ist, desto mehr dieser Komplikationen treten auf.

Schließlich führen die begleitenden medikamentösen Gaben von Nebennierenrindenpräparaten (Cortison) und Immunsuppressiva (Imurek) zur Beeinträchtigung der Zirkulation in den Epiphysen und führen hier zu den charakteristischen Veränderungen im Sinne der Osteochondronekrosen mit besonderer Beteiligung von Hüftkopf, Femurcondylen und Humeruskopf.

Es besteht ein erhöhtes Frakturrisiko, pathologische Frakturen ereignen sich bei Minimaltraumata und schleichende Frakturen sind häufig.

Zur Therapie

Als aktuelle Probleme am Skelett stellen sich uns Frakturen als Folge der Knochenveränderungen, Arthropatien als Dialysefolgen und Osteochondronekrosen als medikamentöse Therapieschäden sowie Weichteilläsionen dar.

Patientengut

In dem uns zur Verfügung stehenden Krankengut zur Auswertung der Haltbarkeit von Endoprothesen finden sich 13 Fälle. 10 Frauen und 3 Männer waren im Alter von 36 bis 67 Jahren betroffen mit einem Durchschnittsalter von 56,5 Jahren. Alle Patienten waren dialysepflichtig; die Dialysedauer belief sich auf 1 bis 15 Jahre, im Schnitt auf 6,5 Jahre (Tabelle 1).

Tabelle 1. Patientengut

♂	3
♀	10
Alter b. Operation	38-67a (Ø 56,5a)
Dialysedauer	1-15a (Ø 6,5a)

Überwiegend war die Nierenerkrankung entzündlicher Genese; 2 Patienten hatten ein Nierentransplantat erhalten, bei diesen lagen die Laborparameter im Normbereich; alle anderen zeigten Hyperphosphatämie, Hypocalcämie, erhöhte alkalische Phosphatase und Erhöhung des Parathormons. Weiter waren Harnstoff und Kreatinin mit Werten über 100 bzw. 10 mg% sowie Kalium mit über 5 mval deutlich erhöht. Eine Patientin wies einen tertiären Hyperparathyreoidismus auf; bei 3 Patienten waren die Epithelkörperchen operativ entfernt worden.

Die operativen Eingriffe am Skelett waren wegen Hüftkopfnekrosen bzw. zystisch-nekrotischen Arthrosen der Hüften 7x und wegen Frakturen des Schenkelhalses 6x Anlaß zur operativen Intervention.

Alle Brüche wurden mit Endoprothesen versorgt. Eine Hüftprothese wurde zementfrei eingesetzt. Ein adäquates Trauma lag bei keiner der Frakturen vor. Im Bereich der Kniegelenke wurden Schlittenprothesen dreimal wegen 1-Kompartment-Arthrosen bei M. Ahlbeck implantiert (Tabelle 2), einmal ein Scharniergelenk. Die Verlaufsbeobachtungen erstreckten sich über 5 bis 8 Jahre, im Mittel über 6,1 Jahre.

Tabelle 2. Art der Endoprothesen

Zementfrei	1
Hardtop (z)	2
TEP (Hüfte) (z)	10
Schlitten (Knie) (z)	3
TEP (Knie) (z)	1

Ergebnisse

Die Endoprothesenoperationen gestalteten sich überwiegend komplikationslos. Der Blutverlust betrug zwischen 300 und 1000 ml, durchschnittlich 550 ml. Bei bzw. nach 4 Operationen waren Bluttransfusionen notwendig, die allerdings auch durch die nierenbedingte Ausgangslage erforderlich waren.

Wir bevorzugen in aller Regel die Implantation mit Zement. Dies gestattet den Patienten einmal eine rasche Mobilisierung, zum anderen ist jedoch die Verankerung im osteopenischen Knochen mit Zement sicherer, wie unsere Erfahrungen mit der sog. hardtop-(Duokopf-)Endoprothese bei der Versorgung von Schenkelhalsfrakturen bei osteoporotischen Patienten zeigen (Zichner u. Maronna 1986). Bis zu einem Zeitraum von 6 Jahren (Abb. 1, 2) ist in unserem Krankengut eine Lockerungstendenz bei keiner der Endoprothesen zu erkennen, auch nicht bei der zementfrei implantierten JUDET-Prothese (Abb. 3). Auch deutliche Prothesensinterungen deuten sich nicht an.

Diskussion

Bei der renalen Osteopathie ist das Knochengewebe im Sinne des sekundären Hyperparathyreoidismus mit Fibroosteoklasie und

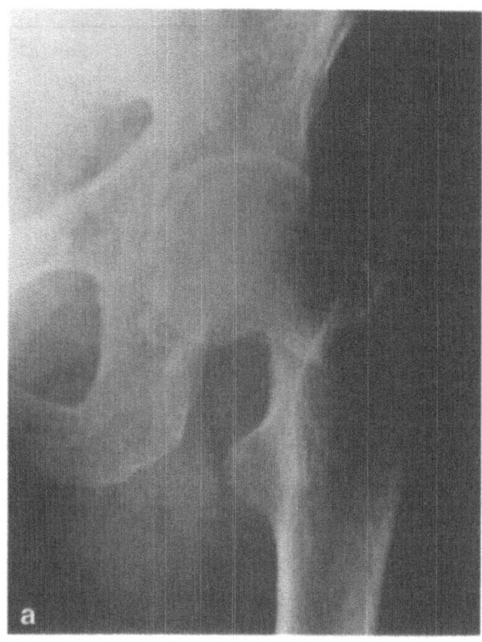

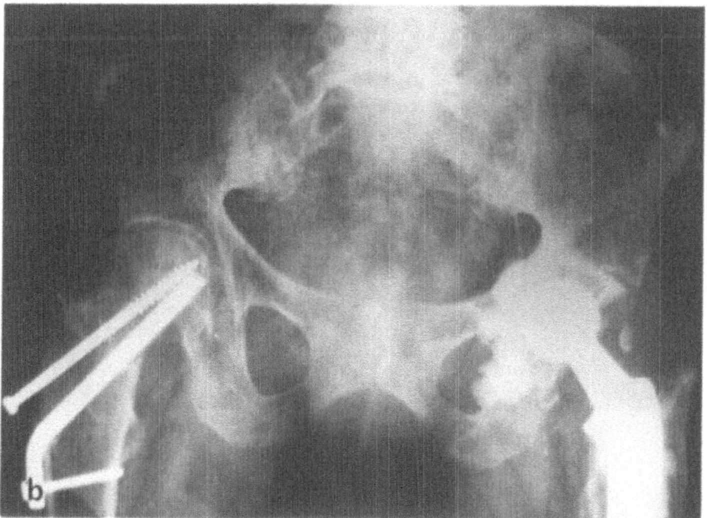

Abb. 1 a,b. Renals Osteodystrophie bei 15jähriger Dialyse: Schenkelhalsfrakturen ohne Trauma bds., links 1979, rechts 1982. (*a*) Schenkelhalsfraktur links bei osteolytischer Rarefizierung der Schenkelhalsstruktur. (*b*) Zustand nach Totalendoprothese links 1979 und Schenkelhalsverplattung rechts 1982; Schenkelhalsfraktur ist knöchern verheilt (Patient O.H., 67jährig)

Osteomalazie verändert. Dies bestätigte sich bei zahlreichen der hier dokumentierten Fälle histologisch. Dadurch ist das Skelett osteopenisch strukturiert und unterliegt einem gesteigerten Umbau. Lamellärer Knochen wird allmählich durch atypi-

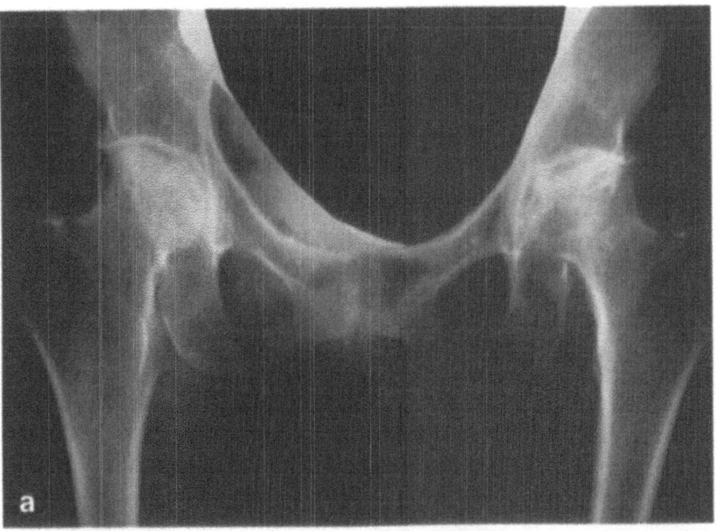

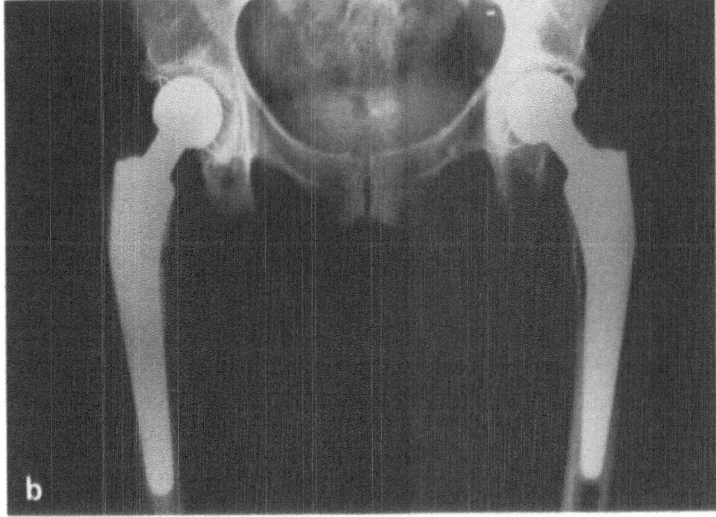

Abb. 2 a,b. Renale Osteodystrophie mit therapiebedingten Hüftkopfnekrosen bds. bei 13jähriger Dialysepflicht. (*a*) Präoperatives Röntgenbild. (*b*) Zustand nach Endoprothesenversorgung bds., rechts vor 5 Jahren, links vor 3 Jahren; bei festem Prothesensitz ist eine Rarefizierung der Corticalis im Schaftbereich zu erkennen (Patientin G.R., 55jährig)

schen Faserknochen ersetzt. Diese primitive Knochenart weist deutlich schlechtere biophysikalische Eigenschaften auf als lamellär gebauter Knochen. Mikrohärte und Biegebruchfestigkeit sind gegenüber skelettgesunden Kontrollen entscheidend reduziert (Krempien et al. 1973). Auch die Anordnung der Kollagenfasern in der Knochenmatrix und die Mineraldichte sind alteriert (Jowsey et al. 1969) und schwächen zusätzlich die biomechanischen Eigenschaften. Der erhöhte Knochenumbau führt zu einer ständigen Umstrukturierung der Knochenarchitektur.

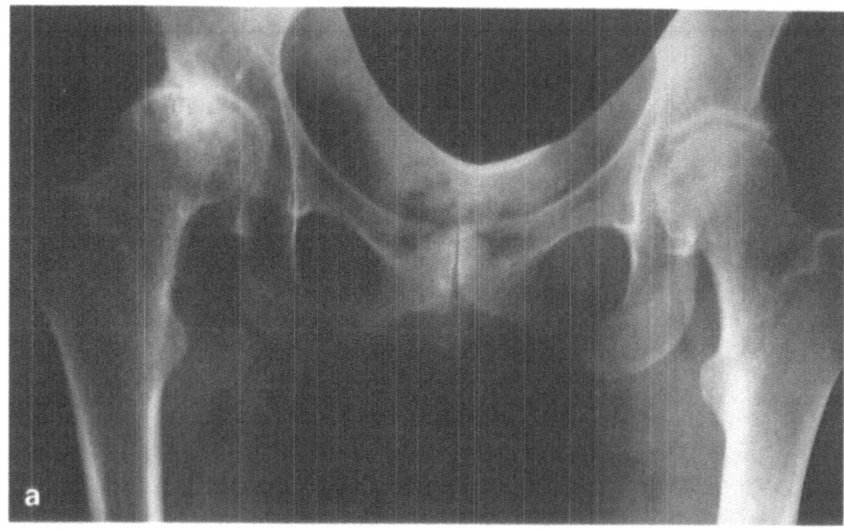

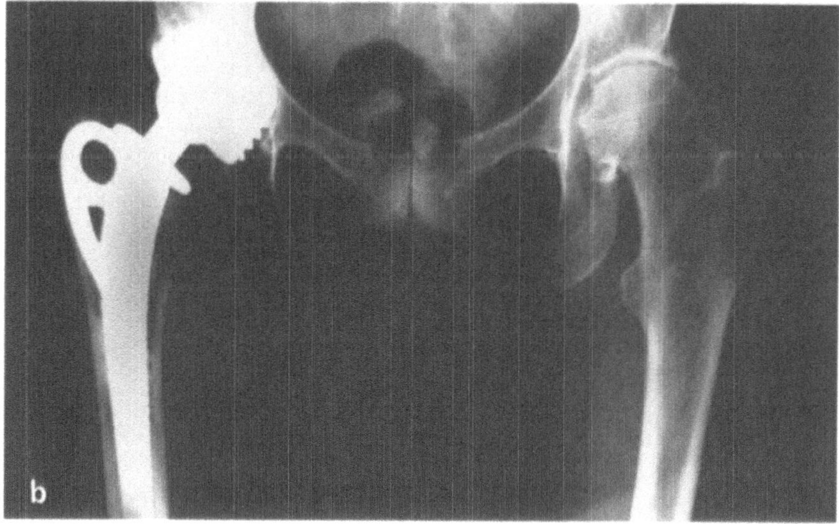

Abb. 3 a,b. Renale Osteopathie mit Hüftkopfnekrose rechts bei 4jähriger Dialysepflicht. (*a*) Präoperatives Bild mit Hüftkopfnekrose und Gelenkspaltaufhebung. (*b*) Zustand nach Implantation einer zementfrei verankerten Endoprothese (PM-Schraubpfanne und JUDET-Schaft); die Prothese sitzt 4 Jahre nach Implantation fest ein, die Corticalis des Schaftes zeigt wenig strähnige Spongiosierungszeichen (Patient B.W., 55jährig)

Diese Veränderungen des Knochens legen die Deutung nahe, daß das Knochengewebe in seiner Reaktionsform auf operative Eingriffe, seien es Osteotomien oder Prothesenimplantationen, abweichend reagiert. Eine latente Versagensbereitschaft wird von Griss et al. (1974) unterstellt. Er empfiehlt bei manifester Osteopathie die Indikation zur Totalendoprothesenoperation mit Zurückhaltung zu stellen.

Die veränderte Reaktionsform des Knochens läßt daher die Indikation zu operativen Eingriffen sehr differenziert betrachten. Eine Zurückhaltung bei der Implantation der Endoprothesen ist allerdings kaum durchführbar. Epiphysäre Nekrosen und Schenkelhalsfrakturen lassen in der Regel keine andere Versorgungsart zu als den künstlichen Gelenkersatz. Die Verankerung sollte hierbei bevorzugt mit Knochenzement erfolgen, wie es auch bei anderen osteopenischen Erkrankungen gehandhabt wird. Bei einer Verlaufsbeobachtung von bis zu 8 Jahren wurden bisher keine Abweichungen von den Verläufen skelettgesunder Patienten gesehen. Lockerungen sind bisher nicht eingetreten; Rarefizierungen der Corticalis beobachteten wir in vergleichbarem Ausmaß wie bei Arthrosepatienten ohne renale Knochenstoffwechselstörung.

Würdigt man diese, wenn auch nicht repräsentative Fallzahl, die auch nur retrospektiv ausgewertet werden konnte, so lassen sich unter Kenntnis des Pathomechanismus, unter Zugrundelegung der Pathomorphe und in Abwägung der Lebenserwartung folgende Tendenzen ableiten:
Die endoprothetische Versorgung von Hüftkopfnekrosen und Schenkelhalsfrakturen, zu der es außer der Resektionsarthroplastik (Girdlestone-Hüfte) kaum eine Alternative gibt, kann angeraten werden. Lockerungen waren im Beobachtungszeitraum nicht häufiger als im Normalkollektiv. Allerdings ist der zementierten Form sicherlich der Vorzug zu geben.

Der begleitenden internistischen Überwachung und Therapie gebührt ein hoher Stellenwert. Hierdurch muß versucht werden, die umbauaktiven Vorgänge, die lockerungsbegünstigend wirken, einzugrenzen. Die orthopädische Weiterbehandlung nach den operativen Eingriffen unterliegt keinen Änderungen.

Literatur

1. Brown EA, Arnold IR, Gower PE (1986) Dialysis arthropathy: complication of long term treatment with haemodialysis. Br Med J 292:163-166
2. Griss P, Krempien B, Andrian-Werbung vH (1974) Urämische Osteopathie als Ursache einer zweizeitigen Hüftendoprothesenlockerung. Z Orthop 112:1157-1161
3. Jowsey J, Massry SG, Coburn JW, Kleeman ChR (1969) Microradiographic studies of bone in renal osteodystrophy. Arch Intern Med 124:539
4. Krempien B; Ritz E, Becker U, Keilbach H (1972) Osteopathy in maintenance haemodialysis. Micromorphometric and microradiographic studies with correlations to parathyreoid hormone and calcitonin levels. Virchows Arch 357:257-268
5. Zichner L, Maronna U (1986) Die Duokopfprothese - ein zementfreier und fixationsfreier Pfannenersatz? In: Refior J, Hackenbroch M, Wirth C (Hrsg) Der alloplastische Ersatz der Hüftpfanne. Thieme, Stuttgart
6. Zichner L (1988) Therapie von Knochen- und Gelenkveränderungen bei renaler Osteodystrophie im Erwachsenenalter. Orthopäde 17:440-446
7. Ziegler R (1987) Der Calcium-Stoffwechsel. Edition Medizin, Heppenheim

Osteologische Typen der Koxarthrose und deren mögliche Konsequenzen für die Alloarthroplastik

R. Oettmeier[1], K. Abendroth[2], G. Langer[3]

[1]Bezirksfachkrankenhaus für Orthopädie, Lehrstuhl für Orthopädie, Friedrich-Schiller-Universität Jena, Rudolf-Elle-Krankenhaus, W.-Pieck-Straße, 6520 Eisenberg, GDR
[2]Rheumatologische und Osteologische Abteilung, Klinik für Innere Medizin, Friedrich-Schiller-Universität Jena, Karl-Marx-Allee 101, 6902 Jena-Lobeda/Ost, GDR

Summary

Volume, structure and reactivity of epi- and metaphyseal bone, also serving as a biological abutment for prosthesis are important factors which can influence indication and success of hip arthroplasty. In this study femoral heads of patients with primary coxarthrosis could be differentiated regarding the bone parameters into 3 osteologic types using histomorphometry: (1) the osteosclerotic type (in 77%), (2) the hyperostotic type with excessive neogenesis of bone all over the proximal joint head and increased formation of osteophytes (in 10%) and (3) the osteopenic type with reduced bone mass and parameters of bone remodelling, greater occurrence of pseudocysts and small osteophytes (in 8%). The consequences for alloarthroplasty are supported by the hypothesis that the potency of subchondral bone to react to cartilage destruction is fairly similar to the reaction of the bone adjacent to the implanted prosthesis.

Einleitung

Der epi- und metaphysäre Knochen beeinflußt im Arthroseprozeß durch die Ausbildung von Osteosklerose, Osteophyten und Geröllzysten wesentlich den Verlauf und die Klinik der Erkrankung. Andererseits bildet er in der operativen Therapie entzündlicher und degenerativer Gelenkerkrankungen das biologische Widerlager künstlicher Materialien. Zu einer kritischen und fundierten Indikationsstellung zum künstlichen Gelenkersatz gehört auch die Einschätzung der Belastbarkeit und des Reaktionsvermögens des Knochens. Auch die Auswahl der Art der Endoprothesenverankerung kann von diesen Faktoren abhängen (Gschwend 1988, Poss 1987). Erfolgversprechend sind deshalb Versuche zur Objektivierung dieser knöchernen Faktoren unter Nutzung moderner osteologischer Verfahren.

H.-G. Willert F. H. W. Heuck (Hrsg.)
Neuere Ergebnisse in der Osteologie

In dieser Studie wurden anhand von Knochenparametern osteologische Typen der primären Koxarthrose (pKA) abgegrenzt und die möglichen Konsequenzen dieser Einteilung für die Alloarthroplastik abgeleitet.

Material und Methode

Insgesamt wurden 83 Femurköpfe aufgearbeitet. 76 wurden im Rahmen einer Endoprothesenimplantation reseziert (68 pKA, 8 Schenkelhalsfraktur). Als Kontrollgruppe dienten 7 autoptisch gewonnene Gelenkköpfe ohne Arthrosezeichen. Aus der median-saggitalen Zirkumferenz des Femurkopfes wurden Proben der belasteten und nicht belasteten Zone entnommen und unentkalkt präpariert. Neben der histologischen Beurteilung erfolgte die Histomorphometrie des subchondralen Knochens mit dem Zählnetz nach Merz (1967). Die methodischen Details sind bei Oettmeier und Abendroth (1989) beschrieben. Durch Berechnung des folgenden Index C wurden der Einfluß des Alters und Geschlechts auf die Knochenparameter des Femurkopfes eliminiert:

$$\text{Index C} = \frac{\text{Meßparameter des Femurkopfes}}{\text{entsprechender Normalwert des Beckenkammes}} .$$

Zusätzlich erfolgte die Analyse des präoperativen Röntgenbildes und eine umfangreiche klinische Datenerfassung der untersuchten Patienten.

Resultate

Als Substrat der Osteosklerose fanden wir in der Belastungszone des arthrotischen Femurkopfes meist eine deutliche subchondrale Knochenzunahme bei aktiviertem Umbau. Mehrmals wurde eine kortikalisähnliche Knochenverdichtung unterhalb von Knorpelresten bei überschießend erscheinender Knochenreaktion beobachtet. In einigen Präparaten blieb die subchondrale ossäre Reaktion nahezu aus trotz völliger Knorpeldegeneration. Die Spongiosa erschien reduziert und inaktiv (Abb. 3 oben).

Die optischen Unterschiede konnten histomorphometrisch gesichert werden (Abb. 1). Für die pKA wurde besonders in der Belastungszone eine hohe Streubreite der Volumendichte deutlich. Es war somit sinnvoll, 3 osteologische Typen der pKA zu unterscheiden:

(1) den *osteosklerotischen Typ* mit Index C = 2 bis 3 (in 77%),
(2) den *hyperostotischen Typ* mit Index C über 3 (in 10%) und
(3) den *osteopenischen Typ* mit Index C unter 1 (in 8%).

6 Patienten konnten in keine der definierten Typen eingeordnet werden. Bei Gelenkgesunden stimmte das Knochenvolumen der nicht belasteten Zone mit dem des Beckenkammes überein.

Die gekennzeichneten Volumenunterschiede der osteologischen Typen spiegelten sich auch beim Osteoidvolumen wider.
Für die osteologischen Typen der pKA und die Vergleicgsgruppen kommen in Abbildung 2 die Meßwerte der Gesamtumbauoberflächen und des aktiven, zellulären Umbaus der Spongiosa zur Darstellung. Unter Einbeziehung der Unterschiede im Knochenvolumen waren eine

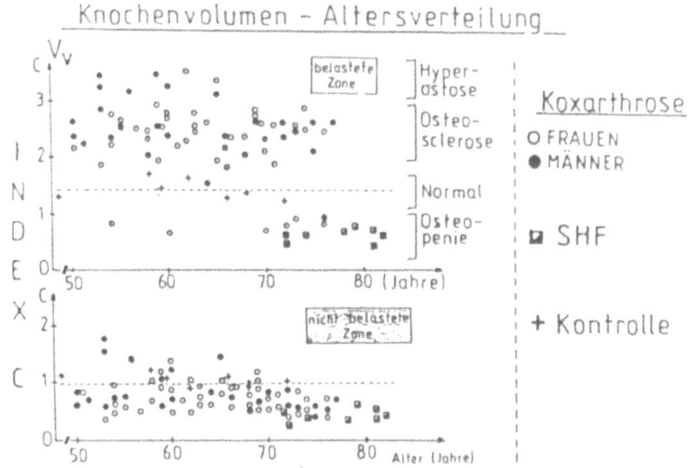

Abb. 1. Histomorphometrisch ermitteltes subchondrales Knochenvolumen des Femurkopfes bei pKA, Schenkelhalsfraktur (*SHF*) und Kontrollpersonen. In der Belastungszone ist die Einteilung in den osteosklerotischen, hyperostotischen und osteopenischen Typ der pKA möglich

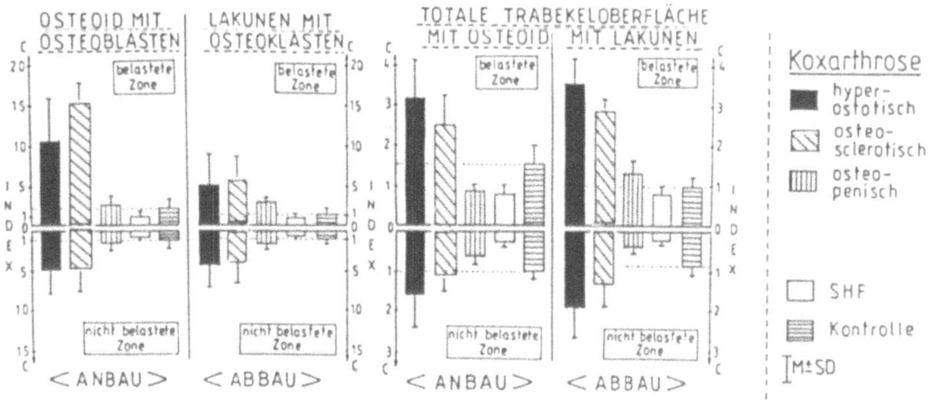

Abb. 2. Gesamtumbauoberflächen und zelluläre Umbauparameter des subchondralen Knochens der Typen der pKA, Schenkelhalsfraktur (*SHF*) und bei Kontrollpersonen. Beachte die Umbausteigerung des osteosklerotischen und insbesondere hyperostotischen Types bei gleichzeitiger osteogener Insuffizienz des osteopenischen Types der pKA

exzessive Osteoneogenese bei gesteigertem Umbau Kennzeichen des hyperostotischen Types. Insbesondere die Verminderung der Anbauparameter muß beim osteopenischen Typ als Zeichen knochenreparativer Insuffizienz gewertet werden. Alle Parameter zeigten erhebliche Unterschiede zwischen den Belastungszonen.

In der präoperativen Beckenübersichtsaufnahme wurde die überschießende knöcherne Reaktion durch ausgeprägte subchondrale Osteosklerose bis hin zur Harris'schen Linie und Entlastungszone und starke Osteophytenbildung gekennzeichnet. Charakteristisch für den osteopenischen Typ waren eine nur oberflächliche Sklerose in der Belastungszone und die hochgradige Osteopenie der Entlastungszone. Bei geringer Osteophytenbildung traten bei diesem Typ vermehrt Geröllzysten auf. Klinisch zeigten die Typen der pKA kaum Unterschiede. Der hyperostotische Typ trat vermehrt bei Männern, Übergewichtigen und Patienten der 5. und 6. Lebensdekade auf, wohingegen der osteopenische Typ Frauen, Normalgewichtige und ältere Patienten bevorzugte. In drei Fällen des osteosklerotischen und zwei des hyperostotischen Types erfolgte die zementlose Implantation der Endoprothese. Nach 2 Jahren wurden in allen Fällen keine Lockerungszeichen beobachtet.

Diskussion

Grundkonzept der stabilen Verankerung von Endoprothesen ist der formschlüssige Kontakt zwischen Implantat, Zement und Knochen, welcher bei der gegenseitigen Kraftübertragung und Induktion der Knochenbildung sehr wichtig ist (Trepte und Gauer 1986). Wesentlich für die initiale Fixation ist nach Johanson et al. (1987) die Zementintrusion, welche direkt proportional zur Knochenporosität ist. Unter Belastung können sowohl zu dünne Zementintrusionen (bei kortikalem Knochen) als auch schmale Knochenbälkchen (bei osteopenischer Spongiosa) frakturieren und die mechanische Phase der Implantatlockerung einleiten.

Aldinger und Mitzkat (1986) sehen in der Stabilität der knöchernen Verankerung und insbesondere der Qualität des Knochens einen entscheidenden Faktor für den Erfolg der Hüftendoprothetik. Die Analyse von resezierten Endoprothesen nach Lockerung bzw. von Verstorbenen zeigt erhebliche Unterschiede in der Knochenreaktion. Die Spanne reicht von Knochenatrophie über Ausbildung einer sekundären Markhöhle bis zu echter Umwachsung des Implantates (Feith 1975, Müller 1984, Engh und Bobyn 1985, Revell 1982). Nach Bertin et al. (1985) bildet sich auch bei zementlosen Endoprothesen eine bindegewebige Membran zwischen Knochen und Implantat. Innerhalb dieser Schicht werden von den Autoren in der Belastungszone teilweise metaplastischer Knorpel und eine enchondrale Ossifikation mit Anschluß zum Knochenbett beschrieben.

Diese Reaktionen fehlen aber teilweise und sind Hinweis auf individuelle Unterschiede im Knochenumbau und in der Knochenreaktivität. Diese Faktoren sind jedoch entscheidend für die biologische Phase der Implantatfixation (bone ingrowth) und können andererseits die biologische (späte) Implantatlockerung begünstigen. Die mögliche Bedeutung der osteologischen Typen der pKA für die Alloarthroplastik ergibt sich aus der Vorstellung, daß die Knochenreaktion in der Lastzone gewichtstragender Gelenke nach Knorpeldegeneration ähnlich der knöchernen Antwort gegenüber zementierten und zementfreien Implantaten sein kann.

Es ergeben sich daraus folgende Schlußfolgerungen:

1. Der Knochen besitzt bei Koxarthrose meist eine hohe reparative Potenz, womit gute Voraussetzungen für alloarthroplasti-

sche Eingriffe gegeben sind. Das Verhältnis von Zementintrusion und Knocheneinzapfung scheint beim osteosklerotischen Typ am optimalsten zu sein (Abb. 3a).
2. Die geringe osteogene Potenz des osteopenischen Types schließt die zementfreie Verankerung für diesen Typ nahezu aus und läßt auf Grund der zu geringen Knochenintrusion eine erhöhte aseptische Lockerungsrate vermuten (Abb. 3b). Die Diagnostik und möglicherweise präoperative Therapie der Osteopenie sollte bei diesem Typ angestrebt werden und eine generalisierte Knochenstoffwechselstörung ausgeschlossen werden. Die noch in Entwicklung begriffene Osteoinduktion in der Endoprothetik wäre beim osteopenischen Typ besonders sinnvoll.
3. Die ungenügende Zementintrusion könnte beim hyperostotischen Typ für Frühlockerungen verantwortlich sein (Abb. 3c). Die vermehrte Fähigkeit des hyperostotischen Types zur Knochenbildung und dessen Neigung zur Vermehrung der Knochenmasse könnte hier den vermehrten Einsatz zementloser Endoprothesen begründen (Abb. 3d).

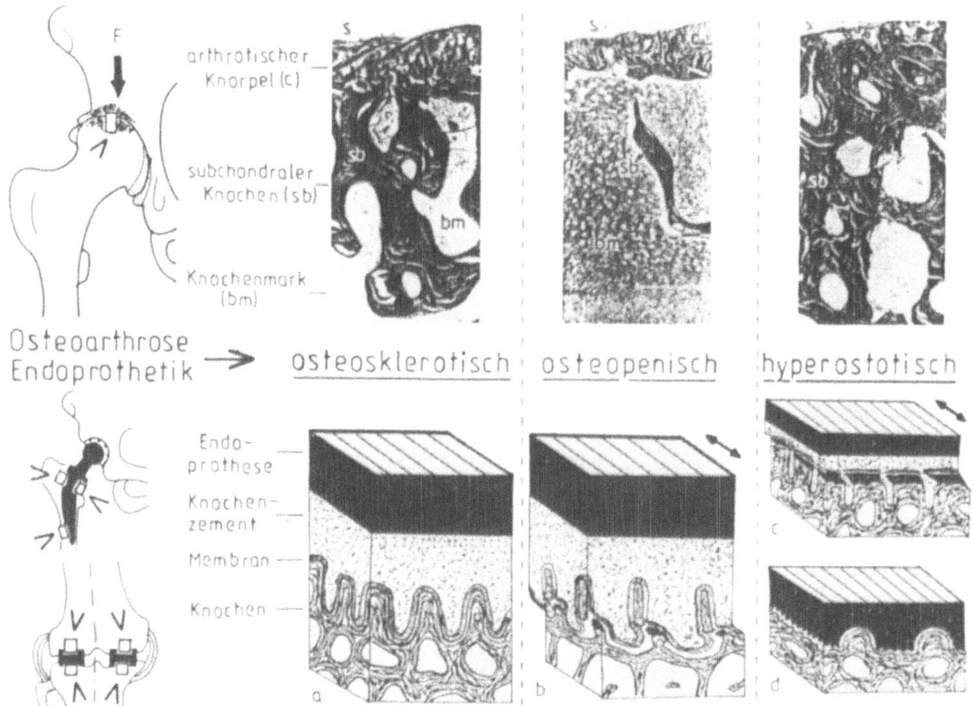

Abb. 3. Histologisches Erscheinungsbild der osteologischen Typen der Koxarthrose (*oben*) und deren mögliche Bedeutung für die Endoprothetik entsprechend dem Modell des Knochen-Zement-Verbundes von Johanson et al. (1987). Die Knochen-Zement-Intrusion gestaltet sich beim osteosklerotischen Typ am optimalsten (*a*). Sowohl zu geringe Knocheneinzapfung (*b*) als auch reduzierte Zementintrusion (*c*) kann zur Verbundlockerung führen. Die hohe reparative Potenz des hyperostotischen Knochentypes könnte die zementfreie Implantation günstig beeinflussen (*d*)

Die Untersuchung des bei der Erstoperation gewonnenen Materials wird besonders sinnvoll in den Fällen, wo eine Wechseloperation oder die Implantation einer Endoprothese auf der Gegenseite angezeigt ist.

Weitere Untersuchungen sind notwendig, um diese Thesen sicherer zu machen und um damit auch praktisch nutzbare Konsequenzen ziehen zu können. Die Anwendbarkeit der osteologischen Typen sollte auch für die sekundäre Koxarthrose und andere Gelenkregionen geprüft werden.

Literatur

1. Aldinger G, Mitzkat K (1986) Der Einfluß der Alterung auf die Endoprothetik. Z Orthop 124:392-395
2. Engh ChA, Bobyn JD (1985) Biological fixation in total hip arthroplasty. Slack Thoro Gare, New York
3. Feith R (1975) Side effects of acrylic cement implanted into bone. Acta Orthop Scand Suppl 161
4. Gschwend N (1988) Zementierte und unzementierte Implantate. 34. Tagung der Gesellschaft für Orthopädie der DDR. Beitr Orthop Traumatol 35:532
5. Johanson NA, Bullough PG, Wilson PD, Salvati EA, Ranavat CS (1987) The microscopic anatomy of the bone-cement-interface in failed total hip arthroplasties. Clin Orthop Rel Res 218:123-135
6. Merz WA (1967) Die Streckenmessung an gerichteten Strukturen im Mikroskop und ihre Anwendung zur Bestimmung von Oberflächen-Volumenparametern im Knochengewebe. Mikroskopie 22:132-142
7. Müller ME (1984) Heutiger Stand der Totalprothesen der Hüfte. In: Rahmazahdeh Faensen RM (Hrsg) Hüftendoprothetik. Springer, Berlin Heidelberg New York Tokyo, S 29-41
8. Oettmeier R, Abendroth K (1989) Osteoarthritis and bone: osteologic types of osteoarthritis of the hip. Skeletal Radiol 18:165-174
9. Poss R (1987) Current status of total joint arthroplasty: observations and projections. J Rheumatol 15:40-44
10. Revell PA (1982) Tissue reactions in joint prostheses and the products of wear and corrosion. In: Berry CL (Hrsg) Bone and joint disease. Current topics in pathology. Springer, Berlin Heidelberg New York Tokyo, S 87-109
11. Trepte CT, Gauer EF (1986) Erste Erfahrungen mit der zementfreien PM-Endoprothese. Z Orthop 124:636-642

Einjahresergebnisse der zementfreien Alloarthroplastik des Hüftgelenkes unter besonderer Berücksichtigung der präoperativen Knochendichtemessung mittels DPA

L. Eckart[1], J. Semler[2], M. Müller[2]

[1]Orthopädische Abteilung, [2]I. Innere Abteilung,
Rudolf Virchow-Klinikum, Freie Universität Berlin,
Standort Wedding, Augustenburger Platz 1, 1000 Berlin 65, FRG

Summary

The bone mineral density of the spine and the femoral neck in 100 patients undergoing cementless hip arthroplasty was measured. One year after operation 90 patients were radiologically and clinically examinated. There was no correlation found between radiological findings, clinical results and loosening of the arthroplasty on one side and bone mineral density on the other side. Although there seems to be more ectopic ossifications in patients with higher bone density in the femoral neck a final conclusion is not possible yet because of the few patients with pathological diminished bone density measurements.

Einleitung

Trotz verbesserter Kenntnisse über die Biomechanik des Hüftgelenkes und erheblicher Fortschritte auf dem Gebiet der Werkstoffkunde und des Prothesendesigns zeigt das Ergebnis der zementfreien Alloarthroplastik des Hüftgelenkes häufig noch schwer erklärbare Mißerfolge durch persistierende Schmerzen und Frühlokkerungen auch ohne das Vorliegen technischer Schwierigkeiten oder Komplikationen. Dies ist auch darauf zurückzuführen, daß zwar über die Form des knöchernen Endoprothesenlagers ausreichende Kenntnisse erlangt werden können, die biologische Qualität und die Reaktionsfähigkeit des Knochens jedoch weitgehend unberücksichtigt bleiben müssen, da in der Regel lediglich unsichere, indirekte Hinweise auf die biologische Potenz des Knochens vorliegen. Hieraus ergab sich für uns die Frage, ob durch die präoperative Messung der Knochendichte unter Einsatz der Doppelphotonenabsorption (DPA) bei routinemäßigem Einsatz die Mißerfolgsquote verringert werden kann.

H.-G. Willert F. H. W. Heuck (Hrsg.)
Neuere Ergebnisse in der Osteologie

Material und Methoden

Dazu wurden im III./IV. Quartal 1986 100 Patienten, bei denen eine Totalendoprothese (TEP) des Hüftgelenkes vorgesehen war, präoperativ der Knochendichtemessung mittels DPA unterzogen. Danach erfolgte die Implantation einer zementfreien TEP unter Verwendung einer Polyäthylen-Schraubpfanne nach Endler und einer Titanium-Gradschaftes nach Zweymüller. Die Nachbehandlung folgte einem standardisierten Schema mit zunehmender Belastung bereits ab dem 1. postoperativen Tag und mit Erreichen der Vollbelastung während der 2. postoperativen Woche.

Ergebnisse

Durchschnittlich 14,4 Monate nach Implantation konnten 90 Patienten klinisch und radiologisch nachuntersucht werden. Die Alters- und Geschlechtsverteilung ergibt sich aus Abb. 1. Erwartungsgemäß überwiegen die weiblichen Patienten mit einem Verhältnis von ca. 2:1 bei einem Altersgipfel zwischen 65 und 70 Jahren. Die präoperativ ermittelten Meßwerte der DPA im Bereich der LWS und des Schenkelhalses ergeben sich aus Abb. 2. Dabei lagen die meisten Werte innerhalb der einfachen Standardabweichung und knapp 25% oberhalb der doppelten Standardabweichung, was in erster Linie auf degenerative Veränderungen vor allem der LWS zurückzuführen ist. Insgesamt fanden sich nur bei 12 Patienten Werte unterhalb der einfachen und nur bei einer Patientin ein Wert unterhalb der doppelten Standardabweichung, welcher als krankhaft erniedrigt eingestuft werden muß.

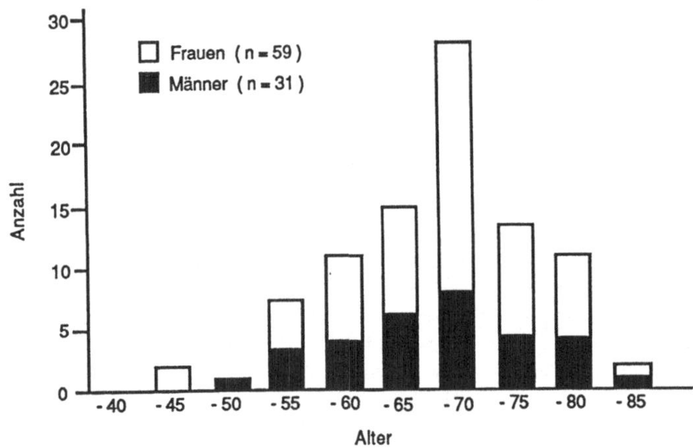

Abb. 1. Altersverteilung

Dabei erfolgte die Messung in der Regel im Bereich des rechten Schenkelhalses, unabhängig von der Seite der vorliegenden Coxarthrose. Der Vergleich zwischen Messungen auf der zur Operation vorgesehenen Seite und der nicht zu versorgenden Hüfte ergab keinen signifikanten Unterschied.

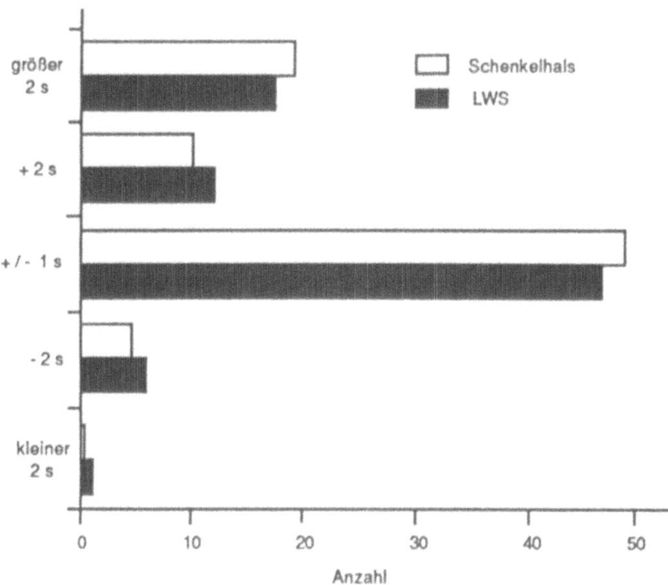

Abb. 2. Verteilung der Knochendichtemeßwerte bezogen auf das arithmetische Mittel (*s*, Standardabweichung)

Die Serumcalcium-, Serumphosphat- und Kreatininwerte lagen bei allen Patienten innerhalb des Normbereiches. Die alkalische Phosphatase zeigte in einigen Fällen eine gering erhöhte Aktivität, die jedoch 220 U/l nicht überstieg.

Zur Einteilung der klinischen Ergebnisse wurde das Stufenschema nach Merle d'Aubigne und Postel angewandt. Die jeweiligen Ergebnisse für postoperative Schmerzen, Gehfähigkeit und Beweglichkeit sind in Abb. 3 wiedergegeben.

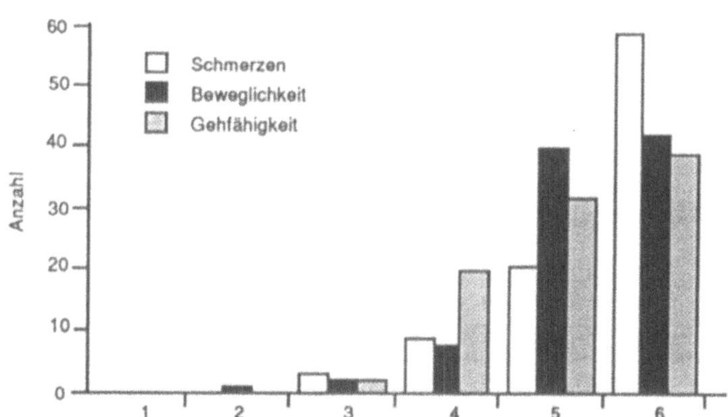

Abb. 3. Klinische Ergebnisse (nach M. d'Aubigne)

Dabei ist zu erwähnen, daß bei der Beurteilung der Gehfähigkeit naturgemäß erhebliche Einschränkungen auch durch operationsunabhängige Beschwerden vorliegen können. So war bei allen Patienten in der Klasse 3 und bei 9 von 19 Patienten in der Klasse 4 die verminderte Gehleistung nicht auf das mit einer TEP versorgte Hüftgelenk zurückzuführen. Bei der Beweglichkeitsbeurteilung zeigten 7 von 10 Patienten, die in den Gruppen 2, 3 und 4 eingestuft wurden, erhebliche paraartikuläre Verkalkungen der Klassen 2 und 3 nach Arcq (1980).

Bei der radiologischen Betrachtung wurden bei der Beurteilung der knöchernen Reaktion zunächst rein deskriptive Kriterien verwandt. Neben der Erfassung paraartikulärer Ossifikationen (Einteilung n. Arcq) wurden Lageveränderungen und Atrophien/Verdichtungen im Bereich des Pfannenlagers sowie Verdickungen, Saumbildung und Atrophien im Schaftbereich bewertet. Die jeweiligen Häufigkeiten ergeben sich aus Tabelle 1 und Abb. 4. Auch hier zeigt sich ein relativ hoher Anteil von Verknöcherungen, wie sie auch von anderen Autoren bei zementfrei implantierten Hüft-TEPs beschrieben wurden. Sichere Lockerungen der Pfanne fanden sich bei 3 Patientinnen, in zwei weiteren Fällen wurde bei zunächst unauffälligem Ergebnis im Rahmen dieser Nachuntersuchung im weiteren Verlauf eine Pfannen- und eine Schaftlockerung beobachtet. Alle Pfannenlockerungen wiesen das typische Bild einer erheblichen Zerstörung der Polyäthylenpfanne mit von Polyäthylenpartikeln durchsetztem Granulationsgewebe auf.

Tabelle 1. Ektope paraartikuläre Ossifikationen (n. Arcq)

	Gr. 0	Gr. 1	Gr. 2	Gr. 3
Männer	8	14	8	1
Frauen	19	26	11	3
Gesamt (%)	30,0	44,4	21,1	4,4

Beurteilung

Bei Betrachtung der mittels DPA ermittelten Knochendichtewerte ergibt sich für die Pfannenlockerungen kein typischer Befund, die Patienten lagen alle im Bereich der einfachen Standardabweichung. Eine meßbar veränderte Stoffwechsellage des Knochens ist in diesen Fällen also nicht als mögliche Ursache verifizierbar. Für die übrigen radiologisch zu beobachtenden Phänomene ergibt sich eine weitgehende gleichmäßige Verteilung der unterschiedlichen Knochendichtemeßwerte auf die einzelnen Veränderungen, lediglich bei den paraartikulären Verkalkungen zeigt sich eine bevorzugte Ausbildung bei den Patienten mit erhöhter Knochendichte im Bereich des Schenkelhalses. Allerdings zeigte im Gegensatz auch die einzige Patientin mit pathologisch erniedrigter Knochendichte eine drittgradige Verkalkung, sodaß eine Prognose im Einzelfall nicht sinnvoll erscheint. Hier muß eine weitergehende Untersuchung mit erhöhten Fallzahlen noch Klärung bringen.

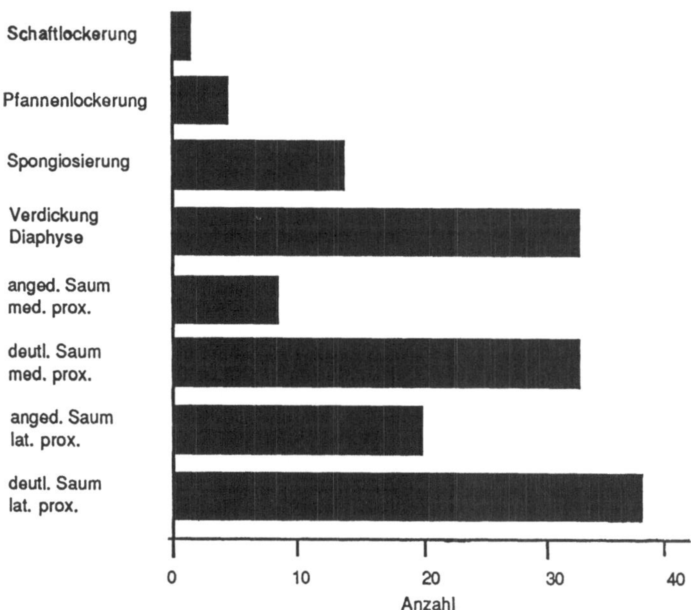

Abb. 4. Radiologische Veränderungen

Betrachtet man umgekehrt gesondert die Patienten mit einer deutlich abweichenden Knochendichte, interessiert vor allem das Ergebnis bei erniedrigtem Mineralgehalt, da ein erhöhter Mineralgehalt häufig durch ausgeprägte degenerative Veränderungen nur von sehr eingeschränkter Aussagekraft ist. Bei den Nachuntersuchungsergebnissen zeigen alle Patienten mit Meßwerten unterhalb der einfachen Standardabweichung weder klinisch noch radiologisch Auffälligkeiten. Aufgrund des sehr kleinen Anteils von Patienten mit erniedrigter Knochendichte kann jedoch keine abschließende Beurteilung abgegeben werden.

Zusammenfassung

Naturgemäß ist der Zeitraum von gut einem Jahr nach Prothesenimplantation relativ kurz und nur von begrenzter Aussagekraft. Jedoch kann davon ausgegangen werden, das eine für die zementfreie Implantation nicht ausreichende biologische Potenz des knöchernen Lagers schon in diesem kurzen Beobachtungszeitraum klinische oder radiologische Korrelate aufweisen müßte. Die Knochendichtemessung mittels DPA konnte in dem von uns untersuchten Krankengut keine sicheren Hinweise auf das mögliche Ergebnis der zementfreien Alloarthroplastik geben. Allerdings können die Auswirkungen einer verminderten Knochendichte aufgrund des geringen Anteils innerhalb des Patientenkollektivs noch nicht abschließend beurteilt werden. Ein routinemäßiger Einsatz vor geplanter zementfreier Alloarthroplastik kann daher zur Zeit nicht als notwendig angesehen werden, wobei ihr Einsatz im Einzelfall sinnvoll sein kann und durch die relativ geringe Belastung des Patienten und die kostengünstige Durchführung erleichtert wird.

Literatur

1. Arcq M (1980) Die paraartikulären Ossifikationen - eine Komplikation des Hüftgelenkes. Arch Orthop Unfallchir 77:108f
2. D'Aubigne M, Postel R (1954) Functional results of hip arthroplasty. J Bone Joint Surg 36-A:451-475
3. Endler M, Endler F, Plenk H (1983) Experimentelle Aspekte und klinische Früherfassung einer zementlosen Hüftgelenkspfanne aus UHMW-Polyäthylen. In: Morscher E (Hrsg) Die zementlose Fixation von Hüftendoprothesen. Springer, Berlin Heidelberg New York Tokyo, S 196-204
4. Zweymüller K (1984) Konzept und klinische Erfahrungen mit einer zementfreien Baukasten-Femurhüftendoprothese mit Ti6Al-4V-Schmiedeschaft und Al2O3-Keramikkugel. In: Bauer R, Kerschbaumer F (Hrsg) Die Coxarthrose. ML-Verlag, Ülzen, S 203-207

*Veränderungen des proximalen Femurs als Reaktion auf implantierte Hüftendoprothesen – Eine quantitative Studie**

M. Hahn, M. Vogel, M. Pompesius-Kempa, G. Delling

Abteilung für Osteopathologie, Institut für Pathologie, Universitätsklinikum Eppendorf, Martinistr. 52, 2000 Hamburg 20, FRG

Einleitung

Trotz beachtlicher Fortschritte im Bereich des Gelenkersatzes in den letzten 30 Jahren ist die Stabilität derzeit implantierter Endoprothesensysteme nach wie vor zeitlich limitiert.

Neben dem Design und dem Material der Prothesen, der Methode der Fixierung, dem Verschleiß und der Qualität der Implantation scheint die Reaktion des angrenzenden, tragenden Knochengewebes eine der Hauptursachen für Lockerungen zu sein. So zeigt sich beispielsweise schon nach wenigen Jahren eine Auflockerung der Knochenstruktur im Bereich des Implantates.

Aus vorangegangenen Studien an bioptisch gewonnenem Material bei festsitzenden zementierten Hüftendoprothesen ist bekannt, daß Knochenzement Fremdkörperreaktionen hervorruft.

Die Quantifizierung der Phänomene an der Knochen-Zementgrenze zeigt jedoch, daß sie keinen entscheidenden Einfluß auf die Langzeitstabilität haben (Delling et al. 1983). Da sich bei festsitzendem Implantat die Hauptveränderungen des Knochengewebes auch nicht an der unmittelbaren Grenzschicht zum Zement abspielen, ist es für eine exakte Analyse der Knochenreaktionen unumgänglich, den gesamten Knochen im Bereich der Prothese zu untersuchen. Im folgenden werden die ersten qualitativen und quantitativen Ergebnisse einer Untersuchung an der Femurkortikalis nach 4,5 und 12jähriger Implantationsdauer mitgeteilt.

---

*Mit Unterstützung der Deutschen Forschungsgemeinschaft, De 198/7-2.

H.-G. Willert F. H. W. Heuck (Hrsg.)
Neuere Ergebnisse in der Osteologie

Material und Methoden

In der vorliegenden Studie wurden als Zufallsbefund beobachtete Hüftgelenksendoprothesen von Autopsiefällen des Instituts für Pathologie der Universität Hamburg untersucht. Bisher konnten 4 Femora mit 4,5 Jahren und 2 Femora mit 12 Jahren Implantationszeit, sowie 8 altersentsprechende Kontrollfemora ohne Endoprothese aufgearbeitet werden. Generalisierte Skeletterkrankungen wurden durch die Entnahme von Spongiosa aus dem Beckenkamm ausgeschlossen. Fälle mit langer Immobilisation wurden ebenfalls nicht untersucht.

Die proximalen 2/3 des Femurs werden unter Einschluß der Hüftgelenksendoprothese entnommen, auf festen Sitz des Implantates überprüft und in toto fixiert. Nach einigen Tagen erfolgt das Auftrennen der Präparate mit speziellen, diamantbeschichteten Sägebändern nach einem definierten Schema. Es ergeben sich 4-5 Horizontalscheiben und 12-16 Längssegmente. Die gewählte Schnittführung erlaubt eine gute Rekonstruktion des knöchernen Implantatlagers (Abb. 1). Die 4 mm dicken Knochenscheiben werden ge-

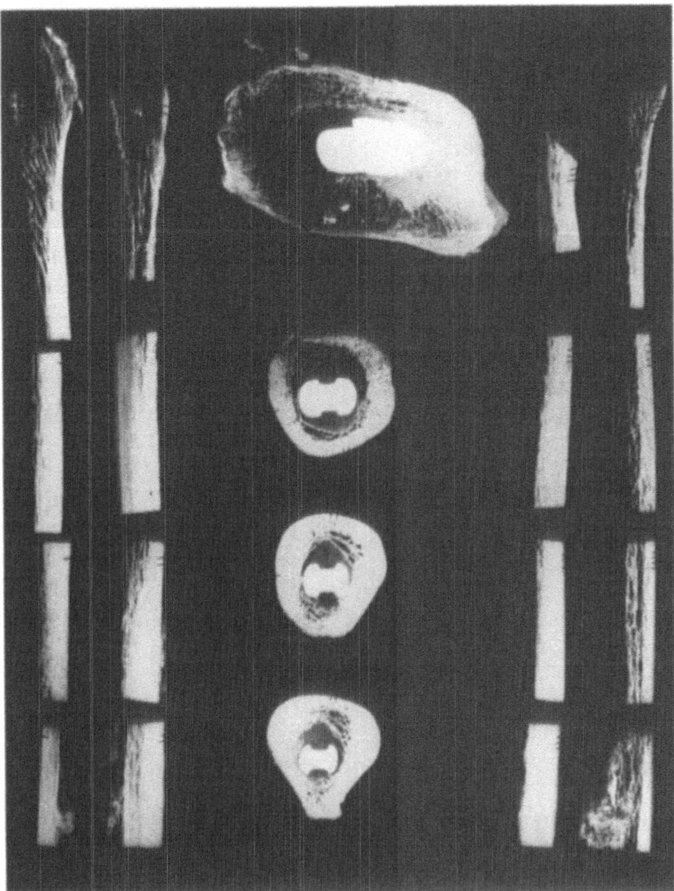

Abb. 1. Darstellung der Femurhorizontalscheiben und Längssegmente im Röntgenbild. Die gewählte Schnittführung erlaubt eine gute Rekonstruktion des Knochengewebes im Bereich des Implantates

röntgt, zur Dokumentation photographiert und anschließend in einen Spezialkunststoff eingebettet. Nach der Polymerisation erfolgt die Herstellung von ultradünnen Sägeschliffen (Donath und Breuner, 1980). Die Schliffpräparate sind artefaktfrei und auf Grund ihrer geringen Dicke von ca. 10 µm besonders gut zur automatischen, quantitativen Auswertung (Hahn et al. 1988) der morphometrischen Parameter geeignet (Abb. 2). Zusätzlich wurden zur qualitativen Auswertung oberflächengefärbte Blockpräparate angefertigt. Sie erlauben die simultane 2- und 3-dimensionale Betrachtung; so zum Beispiel die Vaskularisierung an der Knochen-Zementgrenze. Die Anfärbung der Präparate erfolgt mit Toluidinblau bzw. einer speziellen Versilberungsmethode, um unterschiedliche Mineralisationszonen und Anbauvorgänge zu erfassen. Die Auswertung der Resorptionsprozesse (Porosität der Kortikalis) wurde mit einem computergesteuerten Bildanalysegerät (IBAS 2000) vorgenommen. Dabei wurde die Kortikalis in den Dünnschliffen der Horizontalscheiben in 8 Meßsektoren in der äußeren Hälfte und in 8 in der inneren Hälfte getrennt ausgewertet. So ist es möglich, Knochenveränderungen der Compacta über die gesamte Länge des Prothesenschaftes in ihrer Topographie aufzuzeigen.

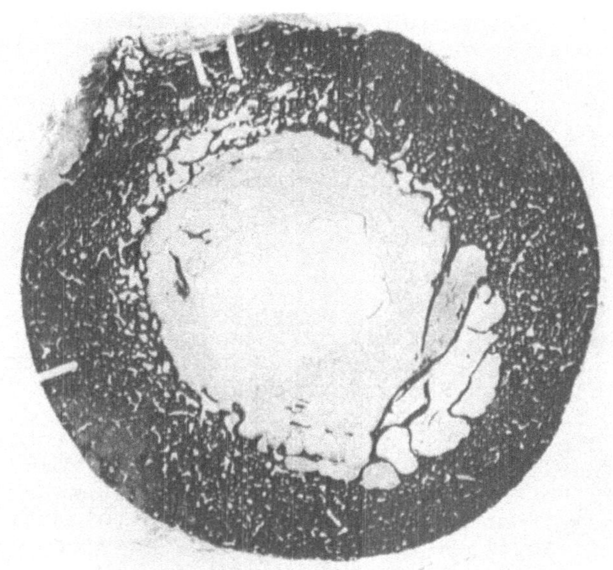

Abb. 2. Toluidinblau gefärbter, 10 µm dicker Ultradünnschliff zur quantitativen Analyse der Resorptionsphänomene

Ergebnisse

Generell zeigen alle untersuchten Femora eine erhöhte Porosität der Kortikalis im Bereich der Implantates im Gegensatz zu den Kontrollen. Wenige Zentimeter unterhalb der Prothesenspitze findet man aber eine nahezu unveränderte Knochenstruktur. Der Verlust an Knochensubstanz ist in verschiedenen Arealen des proximalen Femurs unterschiedlich stark ausgeprägt. Es zeigen sich Gebiete mit bis zu 40% weniger Knochenvolumen nach 4,5 Jahren Implantationszeit und welche mit 60% Verlust nach 12 Jahren. Weiter finden sich Abschnitte mit einem um 25% erhöhten Knochenvolumen (Abb. 3). Die Lokalisation dieser unterschiedlichen Veränderungen zeigt auffällige Übereinstimmungen mit der Be- bzw. Entlastungssituation (Abb. 4).

Nach der Implantation der Endoprothese kommt es in den entlasteten Abschnitten zu einer gesteigerten Umbauaktivität in der mittleren und inneren Zone der Kortikalis. Die Entwicklung einer verstärkten osteoklastären Aktivität führt zur Ausbildung übernatürlich großer Resorptionskanäle. Einzelne Resorptionskanäle konfluieren miteinander und bilden so Resorptionsdefekte, die die Größe normaler Osteone um das Mehrfache überschreiten. Ab einer bestimmten Größe werden diese Defekte nicht mehr zirkulär mit neuem Knochen angefüllt. Die Osteoblasten bilden lediglich halbmondartige, trabekuläre Knochenpakete. In einem fortgeschritteneren Stadium formen sich als Produkt dieser Resorptionsphänomene regelrechte Trabekel in der Kortikalis. Es kommt zur Spongiosierung der Kortikalis.

In den Bereichen mit hohem mechanischen Stress ist eine nahezu unveränderte Osteonenstruktur und ein normales Knochenvolumen zu beobachten.

Die direkten Knochen-Zementkontakte liegen unter 10% und sind fast ausschließlich in Bereichen ohne mechanischen Stress zu finden.

Diskussion

Die Phänomene an der Knochen-Zementgrenze können prinzipiell in mehrere Phasen unterteilt werden (Willert et al. 1974). Sie reichen von einer thermischen Schädigung in der Frühphase bis hin zur zellulären Resorption des Zementes. Im Verbund mit der Hüftendoprothese induziert der Zement eindeutig Fremdkörperreaktionen, die sich in ihrer Ausprägung aber stabilisieren, solange es nicht zur Lockerung des Implantates kommt (Delling et al. 1983). Da Knochenzement, der isoliert im Knochengewebe vorliegt, das heißt ohne Belastung durch ein Implantat, fast keine Fremdkörperreaktionen hervorruft, scheint sich erst die Belastung und die damit verbundene Mikrobewegung bzw. der damit verbundene Verschleiß negativ auf die Umgebung auszuwirken. Dies stimmt auch mit der dramatischen Verschlechterung der Situation bei gelockertem Implantat überein.

Parallel kommt es zu einem allmählichen Knochenmassenverlust, der sich deutlich von dem altersphysiologischen Verlust unter-

Abb. 3. Knochenvolumenverteilung (BV/TV) in den einzelnen Horizontalscheiben des proximalen Femurs mit und ohne Implantat. Auffällig ist das erhöhte Knochenvolumen in der ersten Querscheibe in Zementnähe nach 4,5 (n=4) und 12 Jahren Implantationszeit (n=2) gegenüber den altersentsprechenden Kontrollen (n=8) ►

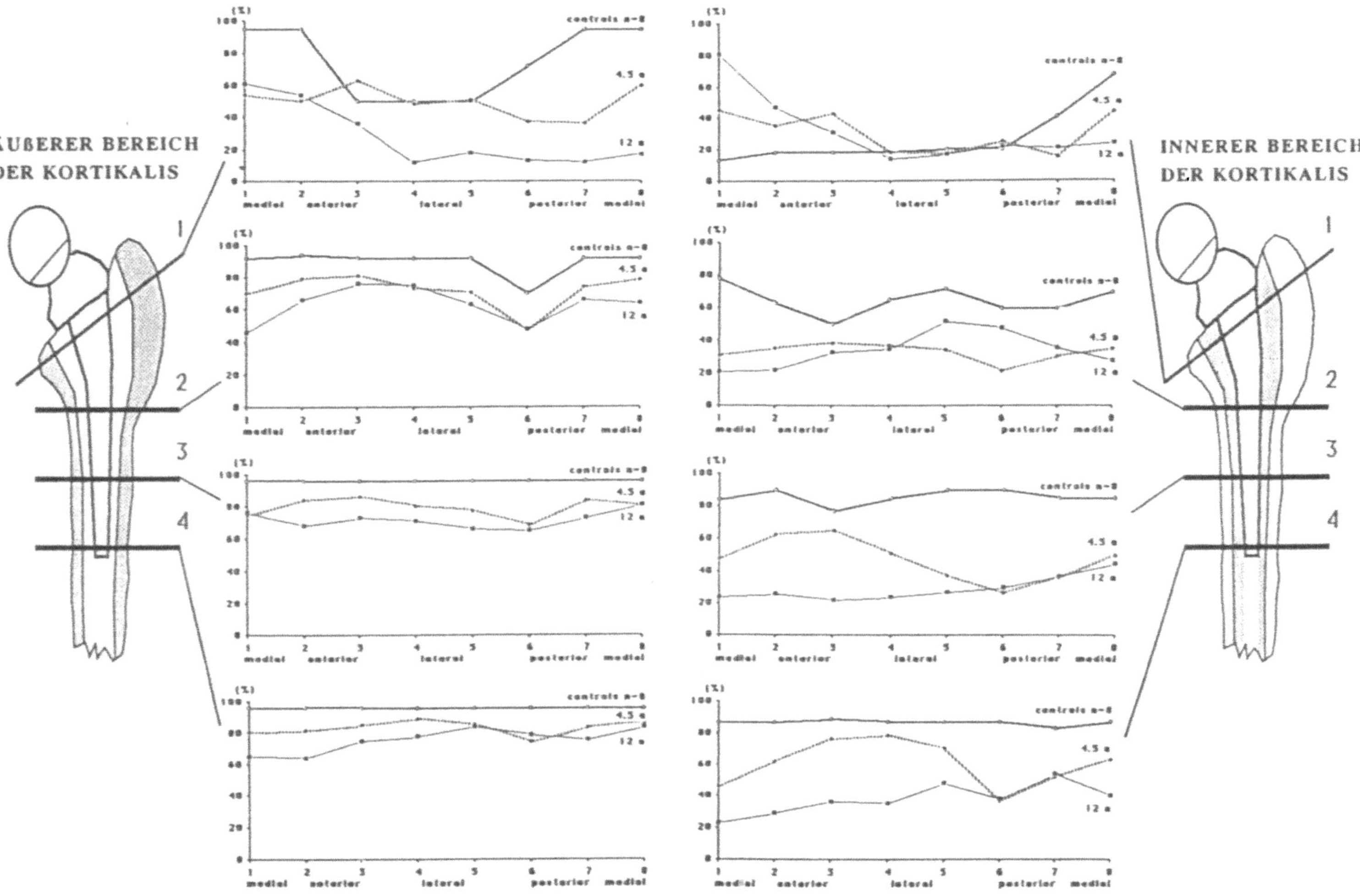
ÄUßERER BEREICH
DER KORTIKALIS
1
2
3
4
INNERER BEREICH
DER KORTIKALIS
1
2
3
4

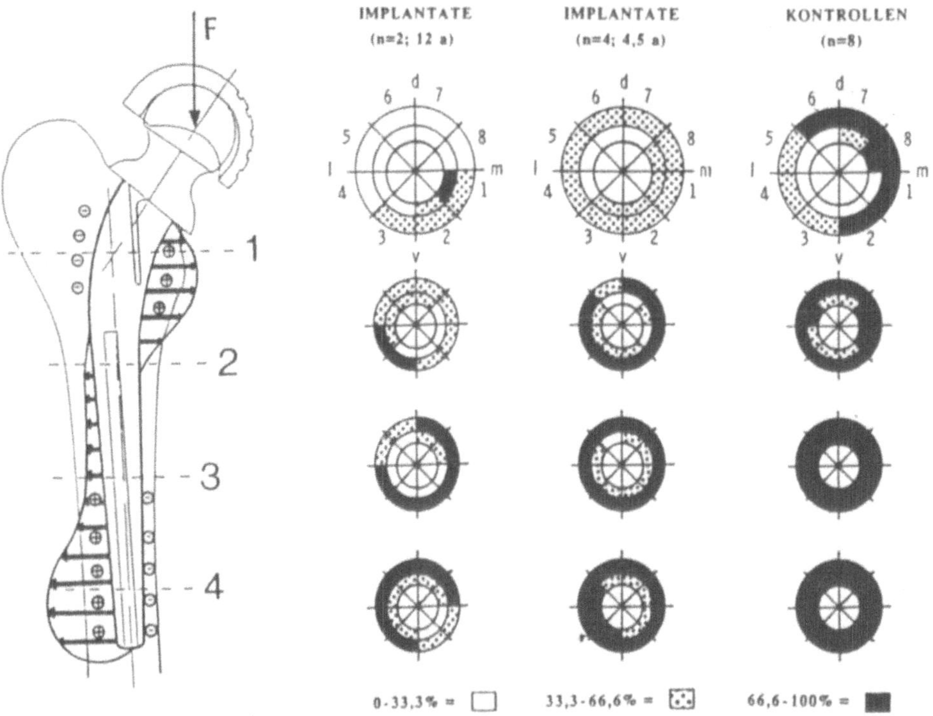

Abb. 4. Vergleich der Porosität des knöchernen Prothesenlagers mit der schematischen Darstellung der Bereiche mit hoher (+) und niedriger (-) Flächenpressung. Zu erkennen ist die enge Beziehung zwischen den auftretenden Kräften und der Spongiosierung der Kortikalis

scheidet. Durch eine gesteigerte osteoklastäre Resorption bilden sich vergrößerte Osteonenkanäle, die zur Spongiosierung der Kortikalis führen. Unklar ist, wie die Osteoklasten stimuliert werden (Carter et al. 1987; Frost 1987; Martin und Burr 1988). Diese Umstrukturierung der Kortikalis erfolgt nicht wahllos, sondern es entsteht eine orientierte Spongiosastruktur, die auch im Mikrobereich Merkmale originärer Spongiosa zeigt, aber noch ihren kortikalen Ursprung erkennen läßt. Die Orientierung der neu entstandenen Trabekel entspricht der in anderen Skelettabschnitten, wie z.B. der Kniescheibe oder der Wirbelkörper. In diesen Abschnitten ist eine den dort wirkenden Kräften entsprechende Ausrichtung der Spongiosa leicht zu erkennen. Nicht nur die Ausrichtung der Trabekel in Implantatnähe spricht für eine biomechanische Ursache des beobachteten Umstrukturierungsprozesses, sondern auch die unterschiedlich starke Ausprägung in verschiedenen Lokalisationen zum Prothesenstiel. Die quantitative Auswertung der Porosität der Kortikalis ergibt eine Übereinstimmung zwischen dem Ausmaß der Spongiosierung (oder Resorption) und der neuen Belastungssituation. Betrachtet man die durch das Implantat wirkenden Flächenpressungen zwischen Schaft der Endoprothese und dem umgebenden Knochen (Engelbrecht et al. 1980), läßt sich erkennen, daß sich in Regionen mit hohen Pressungen (mechanischer Stress) kaum Veränderungen der Kortikalis, oder sogar ein leicht erhöhtes Knochenvolumen (BV/TV) ergeben. Dagegen sind in stark entlasteten Abschnitten des proximalen Femurs Areale zu finden, die die höchsten Knochensubstanzverluste von bis zu 60% nach 12 Jahren aufweisen.

Die Veränderungen des knöchernen Lagers sind theoretisch mit einer Immobilisationsosteoporose im Bereich des Implantates vergleichbar. Offenbar besteht ein Anpassungsprozeß mit Entwicklung eines Minimums an knöcherner Struktur, deren Belastbarkeit dann bei Spitzenbeanspruchungen überschritten wird, so daß es zu Einrissen und Frakturen im Knochen bzw. Lockerung des Implantates kommt. Es bleibt abzuwarten, ob sich diese Befunde ebenfalls an zementfrei implantierten Endoprothesen zeigen.

Literatur

1. Carter DJ, Orr TE, Fyhrie DP, Whalen RT, Schurman DJ (1987) Mechanical stress and skeletal morphogenesis, maintenance, and degeneration. Vortrag 33rd Annual Meeting, Orthopaedic Research Society, San Francisco
2. Delling G, Krumme G, Engelbrecht E, Heise U, Kotz R (1983) Reaction of bone tissue after longterm implantation of total joint arthroplasty: A morphological study. In: Kotz R (Hrsg) Proceedings, 2nd International workshop on the design and application of tumor prostheses for bone and joint reconstruction. Egermann, Wien
3. Donath K, Breuner G (1980) A method for the study of undecalcified bones and teeth with attached soft tissue - the "Säge-Schliff" (sawing and grinding) technique. J Oral Pathol 11:318
4. Engelbrecht E, Nieder E, Strickle E, Keller A (1980) Experimentelle Untersuchungen zur Optimierung der Hüftendoprothese. Chirurg 51:677
5. Frost HM (1987) The mechanostat: Proposed pathogenic mechanism of osteoporoses and the bone mass effects of mechanical and nonmechanical agents. Bone Mineral 2:73
6. Hahn M, Vogel M, Eckstein F, Pompesius-Kempa M, Delling G (1988) Knochenstrukturveränderungen nach mehrjähriger Hüftgelenks-Endoprothesen-Implantation. Chirurg 59:782-787
7. Martin B, Burr D (1988) Mechanical adaptive responses of bone. Bone Biology Workshop, 1987, Sun Valley, Idaho (im Druck)
8. Willert HG, Ludwig J, Semlitsch M (1974) Reactions of bone to methacrylate after hip arthroplasty. J Bone Joint Surg (Am.) 56:1368

Zum Verhalten des Calcar femoris nach Implantation einer Prothese mit und ohne Kragen

M. Menge[1], Chr. Storck[2]

[1]Orthopädische Klinik, St. Marienkrankenhaus, Salzburger Str. 15, 6700 Ludwigshafen, FRG
[2]Medizinische Abteilung, Herz Jesu-Krankenhaus, Friedrich-Wilhelm-Str. 29, 5500 Trier, FRG

Einleitung

Durch die Implantation einer Hüftgelenksendoprothese werden die Bedingungen der Lasteinleitung in das proximale Femur entscheidend verändert. Entsprechend den Wolff'schen Gesetzen müssen daher neben dem physiologischen und alterstypischen Gestaltswandel zusätzliche Veränderungen der knöchernen Strukturen auftreten, die auf lange Sicht am Gelingen oder am Scheitern des Gelenkersatzes entscheidend mitwirken können.

Die Bedingungen der Lastübertragung über eine Hüftendoprothese hängen unter anderem von der Größe und der Richtung der Gelenkresultierenden, der Lagerung und der Positionierung der Endoprothese im Knochen und der Gestalt und Art der Kontaktfläche zwischen Implantat und Knochen ab (Kummer 1988). Die Frage nach dem Sinn und nach der Auswirkung eines Prothesenkragens auf das proximale Femur ist daher ein wichtiger Teilbereich für die Weiterentwicklung der Hüftendoprothetik (Lit. s. Kummer 1985, 1988, Menge 1988).

In der Literatur wird der Kragen extrem widersprüchlich beurteilt. Entsprechend den Arbeiten von Wolff und Pauwels (s. Kummer 1985) kann durch eine vermehrte Druckbelastung die Toleranzgrenze des Knochens überschritten und damit eine "paradoxe" Resorption eingeleitet werden. Aus diesem (und anderen) Gründen lehnen Fagan und Lee (1986), Huggler und Mitarb. (1978) sowie Perren (1983) und andere Autoren einen Prothesenkragen ab.

Auf der anderen Seite stellt der *Calcar femoris* eine der kräftigsten Knochenstrukturen des menschlichen Skeletts dar, so daß eine paradoxe Resorption eher als weniger wahrscheinlich eingeschätzt werden muß. Der häufig postoperativ zu beobachtende Verlust knöcherner Strukturen (Abb. 1) könnte, ebenfalls durch das Wolff'sche Gesetz begründet, als Inaktivitätsatrophie bei fehlender Beanspruchung gedeutet werden. Im Bereich der zement-

H.-G. Willert F. H. W. Heuck (Hrsg.)
Neuere Ergebnisse in der Osteologie

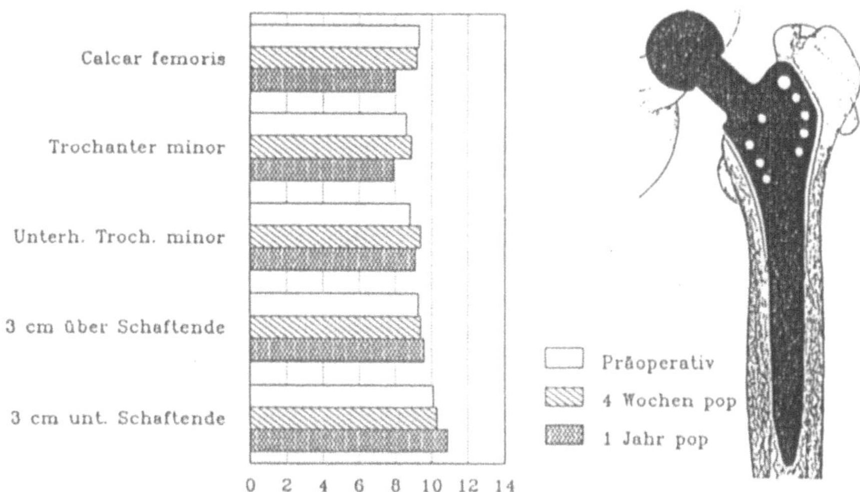

Abb. 1. Gemessene und auf einen "Aluminiumstandard" umgerechnete Dichtewerte an fünf Meßpunkten der medialen Corticalis nach Implantation einer zementfreien *Zweymüller*-Prothese. Die Röntgenskizze rechts (2 Jahre postoperativ) entspricht den gemessenen Mittelwerten bei 20 Patienten mit Atrophie der proximalen Corticalis und Hypertrophie des Femur im Bereich der Prothesenspitze (s. Text)

freien Endoprothetik ist diese Form des Strukturwandels als sog. Lastschattenphänomen ausführlich beschrieben worden (Heimke et al. 1983).

Aus rein mechanischen Gründen fordern Henssge (1985), Markolf et al. (1980), Oh und Harris (1978) u.a. den Kragen und den stabilen Kragenaufsitz auf den *Calcar femoris* zur Stabilisierung der Schaftprothese im Markkanal. Mikrobewegungen könnten durch den Kragen vermindert und damit die Langzeitstabilität verbessert werden.

Da weder biomechanische Berechnungen noch Analysen einzelner Fälle bisher eine sichere Entscheidung des Problems ermöglichten, sollte durch diese klinische Untersuchung versucht werden, den Effekt der Lasteinleitung in das proximale Femur über den Kragen und den *Calcar femoris* qualitativ und quantitativ abzuschätzen.

Material und Methode

Verschiedene Hersteller liefern Prothesenschäfte sonst gleicher Geometrie mit und ohne Kragen, so daß bei klinisch einheitlichen Bedingungen vergleichbare Kollektive gewonnen werden können.

Eine weitere Möglichkeit bietet die Verlaufsbeobachtung nach Implantation von Schäften mit Kragen, da erwartungsgemäß nicht immer ein guter primärer Kontakt zwischen Kragen und *Calcar femoris* erreicht werden kann. Hier können Vergleichsgruppen mit und ohne "guten" Aufsitz des Kragens im Röntgenbild gebildet werden. Problematisch wird die Zuordnung zu einer der beiden Gruppen durch die Unsicherheit einer tatsächlichen Lastübertragung. Wahrscheinlich erklärt sich die unterschiedliche Reaktion in den einzelnen Gruppen aus dieser Unsicherheit über den tatsächlichen Kraftfluß.

In dieser klinischen Studie wurden zum einen Hüftprothesenschäfte des Modells *Landos* verglichen, die sowohl mit (Modell "A" = *avec*) wie auch ohne Kragen (Modell "S" = *sans*) erhältlich sind.

Zur zweiten Gruppe gehörten zementierte und zementfreie Prothesen der Modelle *Orthoplant SF* und *SKT*. Für die zementierte *SF*-Prothese fehlt im Instrumentarium eine Stirnfräse, die die exakte Anpassung der Resektionsebene an den Prothesenkragen erlaubt. Für die zementfreie *SKT*-Prothese wird ein proximaler (metaphysärer) Preßsitz angestrebt. Bei der Implantation ist wegen des großen Schaftvolumens trotz entsprechenden Aufraspelns der Markhöhle ein vollständiges Eintreiben des Prothesenstiels wegen dieses angestrebten proximalen Preßsitzes oft nicht möglich, so daß der Kragen gelegentlich nicht auf den *Calcar* zu liegen kommt. Zusätzlich haben wir als zementfreie kragenlose Prothese den *Zweymüller*-Schaft in die vergleichende Untersuchung miteinbezogen.

Die Beurteilung der Strukturveränderungen des *Calcar femoris* kann subjektiv bzw. qualitativ erfolgen, etwa in Form einer Beschreibung der Formveränderungen, wie der Rundung der medialen Schnittkante. Zu einer quantitativen Auswertung sind jedoch reproduzierbare Messungen notwendig. Direkte Materialuntersuchungen sind in der Klinik verständlicherweise nicht möglich. Bei Revisionen dagegen können nur Daten von manifest gescheiterten Gelenkersatzoperationen gewonnen werden, die keinen direkten Rückschluß auf die Verhältnisse bei funktionierender Endoprothese zulassen.

Bei intakten Implantaten kann daher nur durch nichtinvasive und durch den Patienten zumutbare Untersuchungsmethoden versucht werden, die Auswirkungen des Implantat-Designs auf das Implantatlager abzuschätzen. Dazu bieten sich densitometrische Messungen an Röntgenaufnahmen an.

Die vergleichende Schwärzungsmessung am Röntgenfilm beruht auf der quantitativen Messung der Extinktion einer Lichtquelle durch einen umschriebenen, möglichst kleinen und gut zu definierenden Bildbereich mittels einer Fotodiode. Aufgrund der unterschiedlichen Belichtung jeder einzelnen Aufnahme werden Korrekturen notwendig, die einmal durch Messung von Referenzpunkten auf der gleichen Aufnahme (Femur der Gegenseite) und weiterhin durch die Umrechnung der Meßwerte auf ein Referenzsystem erhalten werden können. Als Referenzsystem verwendeten wir die Schwärzungskurve einer Aluminiumtreppe bei sechs unterschiedlichen Belichtungen, die auf der verwendeten Röntgenanlage unter klinischen Bedingungen gewonnen wurde und die auch die Kennlinie des verwendeten Filmes mit einschließt. Die derart normierten Werte der postoperativen Aufnahmen verglichen wir mit dem ebenfalls über den Vergleichskörper umgerechneten Werten der präoperativen

Aufnahme. Die Differenzen zwischen der präoperativen Aufnahme einerseits und den Entlassungsaufnahmen (vier Wochen postoperativ) bzw. den Jahreskontrollen andererseits wurden so ermittelt und graphisch dargestellt (Abb. 1-6). Wegen der relativ großen Fehlerbreite der densitometrischen Messungen aus Röntgenbildern erfolgte eine Differenzbildung aus den gemittelten Meßwerten des oberen gegen die des unteren Schaftbereiches (Vanselow und Heuck 1968, Vanselow 1973). Die Ergebnisse dieser sehr fehlertoleranten Methoden bestätigten die Einzelmessungen, so daß hier nicht näher auf die Resultate der Differenzmessungen eingegangen werden muß (s. Storck 1988). Insgesamt wurden 85 Implantate über einen Zeitraum von bis zu 24 Monaten nach der Operation ausgewertet.

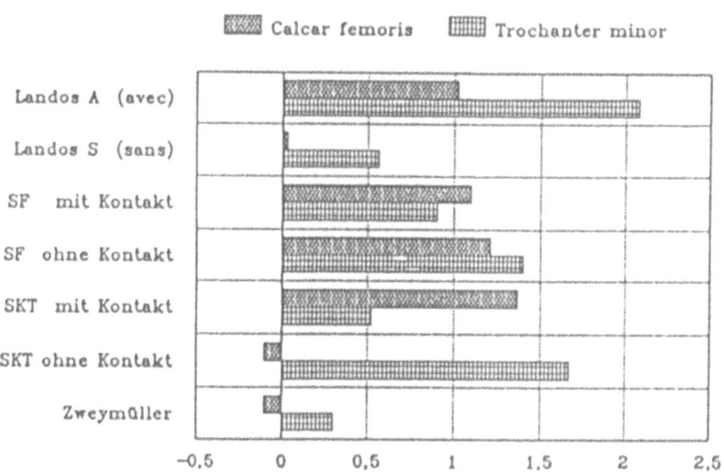

Abb. 2. Dichteänderungen des *Calcar femoris* vier Wochen nach der Implantation: Sowohl die zementierten wie auch die zementfreien Schaftprothesen weisen eine Verdichtung der proximalen medialen Corticalis auf

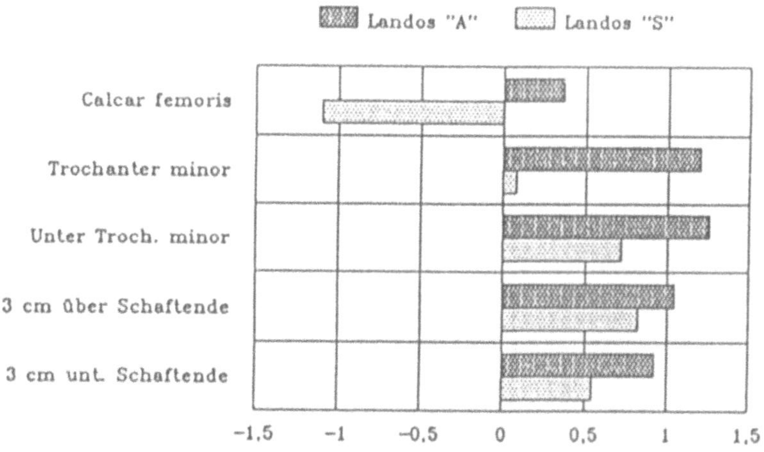

Abb. 3. Dichteänderungen der medialen Corticalis ein Jahr nach der Implantation: Vergleich der zementierten Endoprothesen *Landos A* und *Landos S*

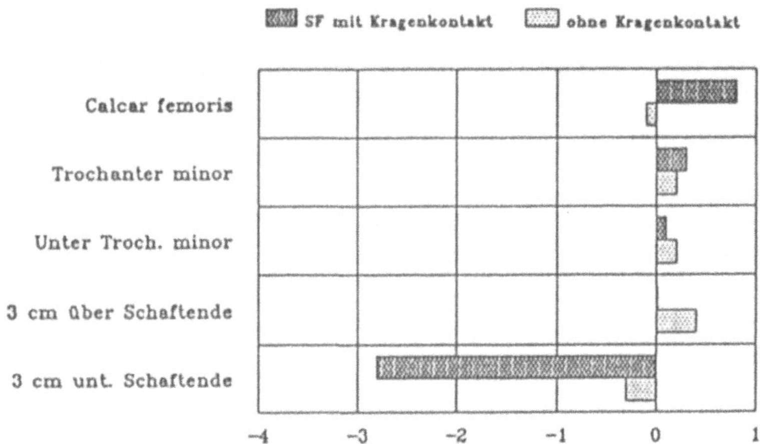

Abb. 4. Dichteänderungen der medialen Corticalis ein Jahr nach der Implantation: Vergleich der Implantate *Orthoplant SF* mit und ohne Kontakt des Kragens zum *Calcar femoris*

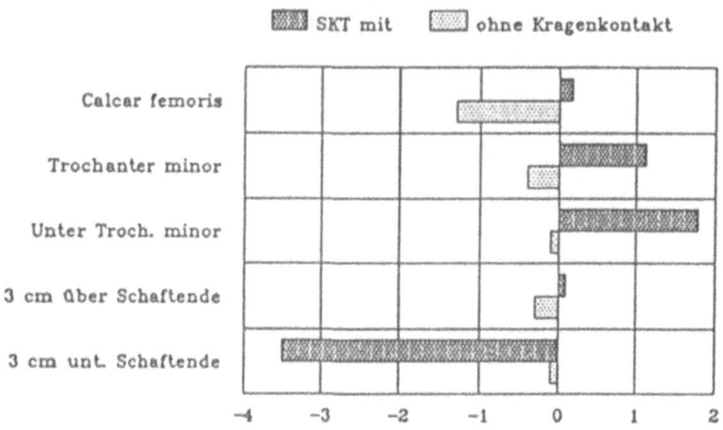

Abb. 5. Dichteänderungen der medialen Corticalis ein Jahr nach der Implantation: Vergleich der zementfreien Implantate *Orthoplant SKT* mit und ohne Kontakt des Kragens zum *Calcar*

Zur statistischen Absicherung der Ergebnisse wurde eine Signifikanzbestimmung mit dem *t-Test* durchgeführt.

Ergebnisse

Abbildung 1 zeigt ein typisches postoperatives Röntgenbild einer kragenlosen Prothese (*Zweymüller*-Schaft zwei Jahre postoperativ) und die über den Aluminiumwert normierten Knochendichten der medialen Corticalis an fünf Meßpunkten aus einem Kollektiv von 20 Patienten: Die densitometrischen Messungen bestätigen deutlich die atrophen Veränderungen am proximalen Femur und die Verdichtungen der Corticalis im distalen Bereich der Prothese.

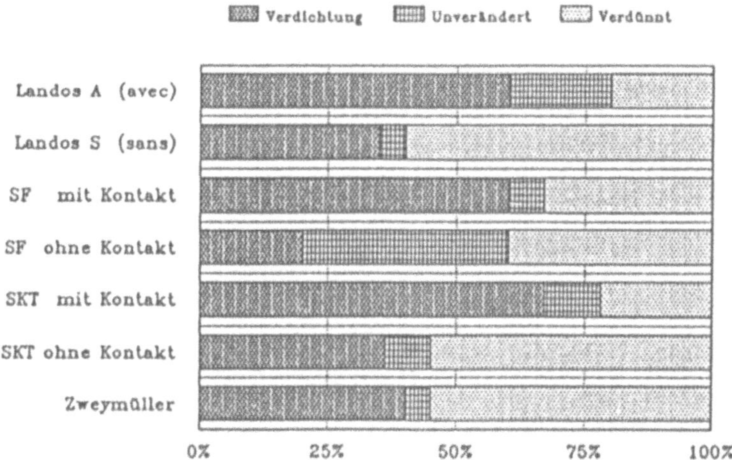

Abb. 6. Innerhalb der nach Konstruktion bzw. optischer Beurteilung des postoperativen Röntgenbildes gebildeten Gruppen ("mit" und "ohne" Kontakt) zeigt sich eine breite Streuung. Offensichtlich führt ein nach radiologischer Beurteilung bestehender Kontakt zwischen Kragen und *Calcar* nicht immer auch zu einer "ausreichenden" Lasteinleitung. Auf der anderen Seite läßt sich bei kragenlosen Prothesen nicht regelmäßig eine Atrophie nachweisen

Die Frühaufnahmen hier wie auch bei den meisten anderen Gruppen zeigten in den meisten Fällen im Bereich des *Calcar femoris* und des *Trochanter minor* Verdichtungen, die noch nicht auf aktive Umbauvorgänge zurückgeführt werden können (Abb. 2). Da auch die zementfreien Prothesen vom Typ *SKT* (mit Kragenaufsitz) diese Veränderungen ausweisen, kann es sich nicht nur um Einpressungen von Knochenzement in die spongiösen Räume handeln. Wahrscheinlich wird bei den verwendeten Prothesen (die alle auf Preßsitz eingeschlagen werden) die Spongiosa passiv derart verdichtet, daß eine Verminderung der Strahlentransparenz resultiert.

Die Mittelwerte der Messungen nach einem Jahr ergaben in den sieben Gruppen charakteristische Verläufe (Abbildungen 1, 3 bis 5): Der *Calcar femoris* zeigte bei der *Zweymüller*-Prothese, dem zementierten kragenlosen Schaft *Landos S* sowie bei den anderen Prothesen ohne direkten Kontakt des Kragens zum *Calcar* neben den charakteristischen Formveränderungen eine vermehrte Strahlentransparenz, die als Atrophie gewertet wurde. Bei exaktem Kragenaufsitz dagegen konnte diese Atrophie in einem hohen Prozentsatz vermieden und eher eine Verdichtung der knöchernen Strukturen gemessen werden.

Alle Prothesen mit Kragenaufsitz, gleichgültig ob zementfrei oder zementiert, wiesen im Mittel einen Erhalt der knöchernen Strukturen des *Calcar femoris* auf, während bei fehlendem Kontakt eine vermehrte Strahlentransparenz nachzuweisen war.

Aus dem Röntgenbild kann nur eine Nachbarschaft, nicht aber eine tatsächliche Lasteinleitung abgelesen werden. Möglicherweise wirkte sich daher ein im Röntgenbild "guter" Kragenaufsitz nicht immer positiv auf die densitometrischen Ergebnisse aus. So kam es in mehreren Fällen trotz projiziertem Kragenkontakt zu atrophen Veränderungen, während bei kragenlosem Prothesen und auch bei Kragenprothesen ohne Kontakt der *Calcar* häufiger keine vermehrte Strahlentransparenz zeigte. Abbildung 6 zeigt die prozentuale Verteilung von Verdichtung, Erhalt und Verminderung der Strukturen am *Calcar femoris* ein Jahr nach der Implantation.

Die Differenzen innerhalb der einzelnen Gruppen führten zwangsläufig zu großen Streuungen und erschwerten dadurch den statistischen Beweis der Unterschiede zwischen den sieben Gruppen. Bei einem Signifikanzniveau von 5% ließen sich signifikante Unterschiede nur in den Paarungen "*SKT* mit Kragenaufsitz" und "*SF* mit Kragenaufsitz" gegen *Zweymüller* und *Landos-S* zeigen. Innerhalb der einzelnen Modellgruppen (mit und ohne exakten Kragenaufsitz) waren nur bei einer Irrtumswahrscheinlichkeit von 20% signifikante Unterschiede nachzuweisen (Abb. 7).

Signifikanzniveau	Stichprobe 1	Stichprobe 2
5%	SKT mit Kontakt	Zweymüller
	SKT mit Kontakt	Landos S
	SF mit Kontakt	Zweymüller
	SF mit Kontakt	Landos S
20%	SKT mit Kontakt	SKT ohne Kontakt
	SKT mit Kontakt	SF ohne Kontakt
	SF mit Kontakt	SF ohne Kontakt
	Landos A	Zweymüller
	Landos A	Landos S

Abb. 7. Signifikanzberechnung der Dichteänderungen der projizierten Corticalis am *Calcar femoris*: Aufgrund der hohen Streuungen innerhalb der einzelnen Gruppen (s. Text) und der jeweils kleinen Fallzahl sind Signifikanznachweise mit akzeptablem Unterscheidungsniveau (Irrtumswahrscheinlichkeit unter 20%) nicht in den direkten Vergleichsgruppen zu erhalten

Diskussion

Die vorliegenden Untersuchungen zur Knochenstruktur des *Calcar femoris* nach Implantation von Prothesen mit und ohne Kragen zeigen bei intakten und gut funktionierenden Implantaten eher einen günstigen Effekt des Kragens auf den Erhalt des proximalen Femur: Atrophie und Verlust von tragfähigem Knochen kann in einem hohen Prozentsatz der Fälle durch einen gut positionierten Kragen vermieden oder aufgehalten werden (Abb. 8). Damit bleibt bei zementierten Prothesen der Zementmantel in diesem Bereich knöchern gestützt, eine frühe Zementzerrüttung mit folgender Granulationsgewebsbildung und ein vorzeitiges Scheitern der Endoprothese kann möglicherweise vermieden werden. Ein schlecht funktionierender Kragen, d.h. ein Kragen, der offensichtlich eine für den Strukturerhalt ausreichende Lastübertragung auf den *Calcar* nicht erlaubt, hat dagegen, soweit aus dieser Studie zu beurteilen ist, keine Nachteile.

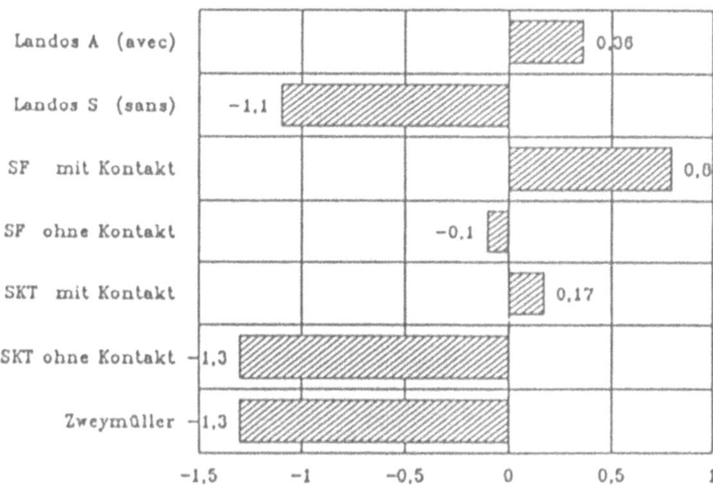

Abb. 8. Dichteänderungen des *Calcar femoris* ein Jahr nach der Implantation der untersuchten Schaftprothesen: Kragenlose Prothesenschäfte und Implantate ohne Kontakt des Kragens zum *Calcar* zeigen konstant eine Abnahme der Dichte der Corticalis, während ein korrekt aufsitzender Kragen atrophe Veränderungen verhindert

Die Frage des Kragens umfaßt in der Gestaltung des Endoprotheseschaftes allerdings nur ein Teilproblem. Weitere klinische Beobachtungen von Endoprothesen mit unterschiedlichem Design sind notwendig.

Wir versuchen in unserem Tätigkeitsbereich, regelmäßige Röntgenkontrollen der operierten Patienten zu erreichen. Da die Struktur unseres Gesundheitssystems dem Operateur eine regelmäßige Kontrolle zunehmend unmöglich macht, kann diese notwendige und sinnvolle Effizienzkontrolle der endoprothetischen Versorgung nur in Zusammenarbeit mit den niedergelassenen Fachärzten erfolgen. Seit einem Jahr geben wir daher jedem Patienten einen sog. "Prothesenpass" mit, in dem auf die Notwendigkeit der technischen Überprüfung des Implantates hingewiesen wird. Möglicherweise gelingt es uns damit, das Schicksal der Endoprothese und des Implantatlagers über den gesamten Funktionszeitraum zu verfolgen und so weitere Hinweise auf die Bedeutung der Form der Prothese und die Art der Gestaltung der Kontaktfläche zum Implantatlager zu gewinnen.

Zusammenfassung

In einer klinischen densitometrischen Studie nach Implantation von Prothesenschäften mit und ohne Kragen konnte gezeigt werden, daß durch die Verwendung eines Implantates mit Kragenaufsitz auf den *Calcar femoris* ein besserer Erhalt der Knochenstruktur zumindest in der frühen postoperativen Phase zu erreichen ist. Bei kragenlosen Prothesen können dagegen bereits innerhalb des ersten Jahres atrophe Veränderungen gemessen werden. Da ein Kragen ohne Kontakt zum *Calcar femoris* außer der mangelnden Lasteinleitung keine negativen Eigenschaften aufweist, halten wir es generell für günstiger, eine Prothese mit Kragen zu verwenden.

Literatur

Fagan MJ, Lee AJC (1986) Role of collar on the femoral stem of cemented total hip replacement. II. Biomed Eng 8:295-304

Heimke G (1983) Oxidkeramik in der Medizin. Industrie Diamanten Rundschau 17, Nr 1

Henssge EJ et al (1985) Die anatomisch angepaßte Endoprothese des proximalen Femurendes. Z Orthop 123:821-828

Huggler AH, Jacobs HAC, Schreiber A (1978) Biomechanische Analyse der Lockerung von Femurprothesen. Arch Orthop Traumat Surg 92:261-272

Kummer B (1985) Kraftfluß Prothese - Femur: Anpassungs- und Überlastungsreaktionen des Knochens. In: Maaz B, Menge M (Hrsg) Aktueller Stand der zementfreien Hüftendoprothetik. 1. Kaiserwerther Symposium. Thieme, Stuttgart, S 3-10

Kummer B (1988) Neue Ergebnisse der Biomechanik von Hüftgelenksendoprothesen. In: Maaz B, Gierse H (Hrsg) Aktueller Stand der zementfreien Hüftendoprothetik. 2. Kaiserwerther Symposium. Thieme, Stuttgart, S 3-12

Markolf KL et al (1980) The effect of calcar contact on femoral component micromovement. JBJS 62-A:1315-1323

Menge M (1985) Klinische Erfahrungen mit dem System *Zweymüller-Endler*: Analyse der Folgebeschwerden. In: Maaz B, Menge M (Hrsg) Aktueller Stand der zementfreien Hüftendoprothetik. 1. Kaiserwerther Symposium. Thieme, Stuttgart, S 44-50

Menge M (1988) Derzeitiger Stand und mittelfristige Ergebnisse von Neuentwicklungen bei zementierten Schaftprothesen. In: Maaz B, Gierse H (Hrsg) Aktueller Stand der zementfreien Hüftendoprothetik. 2. Kaiserwerther Symposium. Thieme, Stuttgart, S 43-55

Menge M: Nachkontrollen nach Endoprothesen - Sinn und Aufgabe des Endoprothesenpasses. Orthop Praxis, im Druck

Oh J, Harris WH (1978) Proximal strain distribution in the loaded femur. JBJS 60-A:75-85

Storck CHR (1988) Das Verhalten der knöchernen Strukturen am Calcar femoris nach Prothesenimplantation anhand densitometrischer Messungen. Inauguraldissertation, Bonn

Vanselow K, Heuck F (1968) Theoretische Grundlagen einer Methode zur Messung der Gewebsdurchblutung am nicht narkotisierten Menschen. Fortschr Röntgenstr 108:529-536

Vanselow K (1973) Fehlerquellen in der Densitometrie. In: Heuck F (Hrsg) Densitometrie in der Radiologie. Thieme, Stuttgart, S 66-88

Die Wertigkeit der Knochenszintigraphie zur Beurteilung von Lockerungsprozessen bei der Kniegelenkendoprothetik

H.-P. Kaps[1], P. Georgi[2]

[1]Orthopädische Universitätsklinik Heidelberg, Schlierbacher Landstr. 200a, 6900 Heidelberg, FRG
[2]Nuklearmedizinische Abteilung, Universitäts-Strahlenklinik Heidelberg, 6900 Heidelberg, FRG

Einleitung

Die Diagnostik von Lockerungsprozessen und Infektionen mittels der Knochenszintigraphie mit Technetium Polyphosphaten hat in der Endoprothetik des Hüftgelenkes ihren festen Stellenwert. Aktivitätsanreicherungen über die Norm hinaus und über einen Zeitraum von 1 Jahr postoperativ gelten als pathologisch. Ziel der vorliegenden Studie war, inwieweit sich diese Kriterien auch auf die Kniegelenksendoprothetik übertragen lassen.

Material und Methode

Insgesamt wurden bei 35 Patienten 45 Knieendoprothesen implantiert. Es handelt sich überwiegend um weibliche Patienten, wie aus Tabelle 1 zu entnehmen ist. Das Durchschnittsalter betrug 66 Jahre. Tabelle 2 zeigt, daß die Indikation zur Knieendoprothese überwiegend bei Arthrosen und sekundär bei Kniedestruktionen im Rahmen einer chronischen Polyarthritis gestellt wurde. Es wurden hier etwa zur Hälfte Schlittenprothesen bzw. Scharnierprothesen implantiert. Die szintigraphischen Aufnahmen erfolgten 2-4 Stunden nach i.v.-Applikation von 15 mCi 99m-Technetium MDP. Die Aufnahmen erfolgten mittels einer Angerkamera. Zusätzlich erfolgte die Berechnung eines relativen Mehrspeicherungsquotienten mittels der ROI-Technik an den endoprothesennahen Anteilen von Femur und Tibia.

Ergebnisse

Wie aus Tabelle 3 hervorgeht, zeigte sich global gesehen bei den Scharnierprothesen (GSB) nahezu zu gleichen Anteilen Speicherungen im Bereich der femuralen als auch tibialen Verankerung. Demgegenüber fällt auf, daß bei den Schlittenprothesen (überwiegend Typ Richards) vorwiegend eine tibiale Mehrspeicherung vorlag.

H.-G. Willert F. H. W. Heuck (Hrsg.)
Neuere Ergebnisse in der Osteologie

Tabelle 1. Angaben zum Patientengut

Knieendoprothesen - Szintigraphie	
35 Patienten	weiblich = 26
45 Endoprothesen	männlich = 9
Durchschnittsalter	66 Jahre
min.	46 Jahre
max.	80 Jahre
Operationszeitpunkt	1969-82
Nachuntersuchungszeit	1981-83

Tabelle 2. Typen der implantierten Endoprothesen und Indikationen

Knieendoprothesen - Szintigraphie	
23 Schlittenprothesen	
21 Richards, 2 Freeman-Swanson	
22 Scharnierprothesen	
20 GSB, 1 Walldius, 1 Shiers	
Indikation	
cP	12
Arthrose	32
Prothesenwechsel	1

Tabelle 3. Ergebnisse der Knochenszintigraphie bei verschiedenen Prothesentypen in Abhöngigkeit von der Topographie

Knieendoprothesen - Knochenszintigraphie		
Positives Knochenszintigramm		
	femoral	tibial
GSB	5/20	7/20
Richards	1/21	8/21
Sonstige	1/4	3/4
Gesamt	7/45	18/45

Beobachtet man das Speicherverhalten in Abhängigkeit von der Zeit postop. (Tabelle 4), so zeigt sich bei insgesamt 43% der Prothesen über den 10. postoperativen Monat hinaus eine Mehrspeicherung. Die Mehrspeicherungsrate in Abständen von 20-Monatsschritten nach der Operation zeigt,evtl. bedingt durch die zunehmend kleiner werdenden Zahlen, eine deutliche Schwankung.

Die röntgenologischen Lockerungszeichen (Tabelle 5) in Form von Osteolysesäumen und Sklerosierungen zeigen eine ebenfalls zeit-

Tabelle 4. Ergebnisse der Knochenszintigraphie in Abhängigkeit vom Zeitpunkt der Aufnahme postop.

Knieendoprothesen - Szintigraphie		
Positive Knochenszintigraphie		
Monate postop.	absolut	relativ
10-20	8/17	47%
21-40	6/15	40%
41-60	2/6	33%
61-80	2/4	50%
> 80	1/4	25%

Tabelle 5. Röntgenologische Lockerungszeichen bei Knieendoprothesen in Abhängigkeit vom Nachuntersuchungszeitpunkt postop.

Knieendoprothesen - Szintigraphie		
Röntgenologische Lockerungszeichen		
Monate postop.	absolut	relativ
0-10	0/10	0%
11-50	4/26	15%
51-100	3/7	43%
> 100	1/2	50%

abhängige Zunahme, wobei hier deutlicher die Lockerungsrate mit dem zunehmenden Abstand zum Operationszeitpunkt korreliert.

In Abb. 1 sind die Ergebnisse nochmals kumulativ aufgetragen. Es zeigt sich bzgl. der Lockerungsrate nach röntgenologischen Kriterien eine lineare Zunahme im zeitlichen Verlauf, während die szintigraphische Lockerung langsam einem "Sättigungswert" von ca. 45% zustrebt.

Während die röntgenologischen Lockerungszeichen mit dem klinischen Befund überwiegend korrelierten, zeigt sich praktisch keine Korrelation mit der szintigraphischen Mehranreicherung.

Die letzten 2 Abbildungen (Abb. 2 und 3) zeigen den Mehrspeicherungsquotienten im tibialen bzw. femoralen Anteil. Es zeigt sich, daß eine max. Nuklidanreicherung in beiden Arealen etwa um das 3. Jahr postop. vorliegt. Nur in sehr seltenen Fällen wird überhaupt ein normaler Mehrspeicherungsquotient von 1 erreicht.

Diskussion

Auffallend ist, daß bei den Scharnierenendoprothesen eine nahezu gleiche Verteilung der Nuklidanreicherung im Bereich der Tibia bzw. des Femurs aufzufinden ist. Dies weist darauf hin, daß

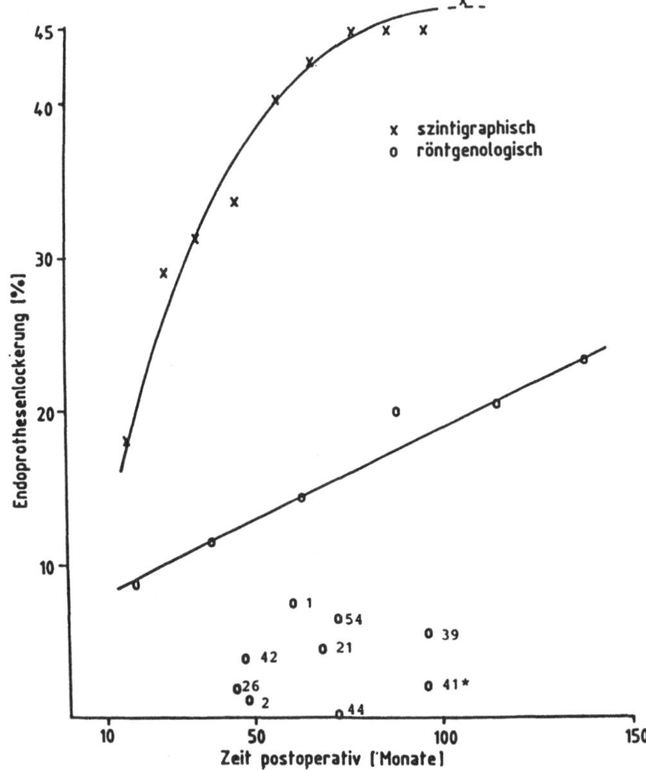

Abb. 1. Röntgenologische Lockerungszeichen und szintigraphische Mehrspeicherung kumulativ in Abhängigkeit vom Zeitpunkt postop.

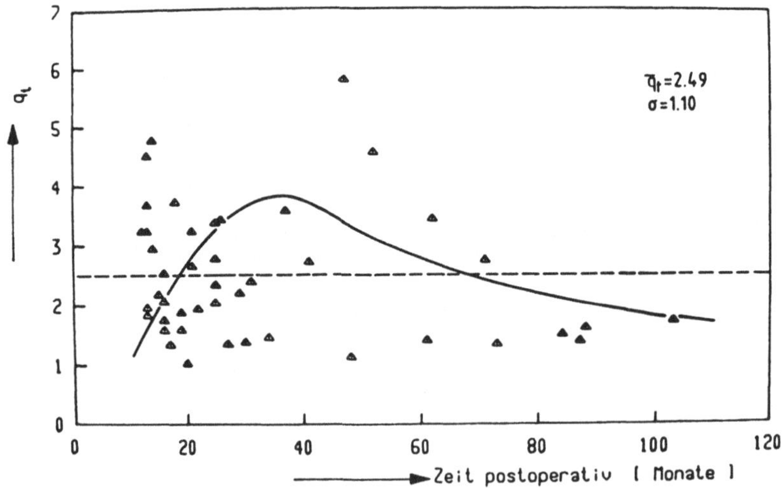

Abb. 2. Mehrspeicherungsquotient tibial in Abhängigkeit vom Zeitpunkt postoperativ

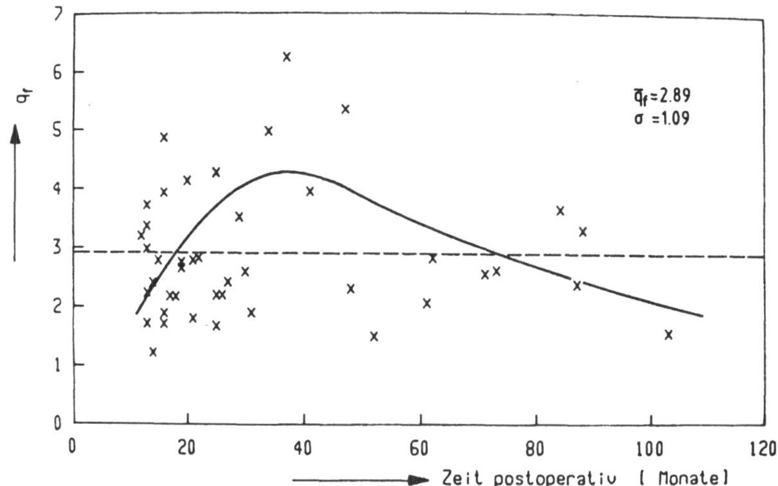

Abb. 3. Mehrspeicherungsquotient femoral in Abhängigkeit von der Zeit postop.

die Belastung, vor allen Dingen in Form von Torsionsstreß und Varus- und Valguskräften, gleichermaßen auf Tibia und Femur übertragen wird. Die demgegenüber überwiegende Speicherung im tibialen Anteil bei den Schlittenendoprothesen hat mehrere Gründe. Zum einen ist die femurale Verankerung gegenüber der tibialen bei den Schlittenprothesen wesentlich günstiger biomechanisch durchführbar als am tibialen Gelenkpartner. Im tibialen Bereich kommt es vor allen Dingen zu Scherkräften, die reaktive Umbauprozesse an der Pallacos-Knochen-Grenze unterhalten können. Zum anderen wurden bei den hier untersuchten Knieendoprothesen meist kleine Tibiaplateaus verwendet, die sich nicht am kortikalen Rahmen abstützten. Dies führt ebenfalls zu einer verstärkten Belastung der spongiösen Strukturen unterhalb des Tibiaplateaus mit entsprechend möglichen szintigraphisch sichtbaren Umbauprozessen.

Insgesamt kann nach den vorliegenden Ergebnissen geschlossen werden, daß die Knochenszintigraphie bei Kniegelenkendoprothesen keine wesentliche Hilfestellung zur Diagnostik von Lockerungsprozessen leistet, da sie zu häufig falsch positiv ausfällt. Führend für die Diagnostik bleibt weiterhin der klinische Befund, im Zusammenhang mit dem röntgenologischen Ergebnis.

Zusammenfassung

Bei der Diagnostik von Lockerungsprozessen bei Hüftendoprothesen wird eine Aktivitätsbelegung über einen Zeitraum von 1 Jahr postoperativ hinaus als pathologisch angesehen. Anhand einer Pilotstudie von 35 Patienten mit 45 Knieimplantaten konnte gezeigt werden, daß über den Zeitraum von 1 Jahr hinaus knapp die Hälfte der Gelenke eine pathologische Speicherung im Knochenszintigramm aufwies. Röntgenologisch wurde nur bei knapp einem Viertel der Knieendoprothesen der Verdacht auf eine Auslockerung gestellt. Ein Maximum der Speicherung, gemessen mittels der ROI-Technik liegt im Mittel 3 Jahre postoperativ vor. Die Szintigraphie mit Technetium Polyphosphaten scheint demnach zur Diagnostik von Lockerungsprozessen bei Knieendoprothesen weniger geeignet.

Warum bilden sich beim prothetisch versorgten Daumensattelgelenk Lysesäume?

J. Mockenhaupt[1], J. Koebke[1], B. Helbig[2]

[1]Zentrum Anatomie, Universität Köln, Joseph-Stelzmann-Str. 9, 5000 Köln 41, FRG
[2]Evangelisches Krankenhaus Essen-Werden, Pattbergstr. 1-3, 4300 Essen, FRG

Summary

The subluxated arthritic metacarpal of the thumb is subjected to increased bending stresses. Functional adaptation of the bone will lead to a thickening of the palmar cortical bone. The lumen of the medullar cavity decreases. The implantation of a prosthesis will reduce the bending stresses and bony resorption occurs. The result is a radiolucent line at the bone-cement interface of the metacarpal prosthesis' component.

Einleitung

Der prothetische Ersatz des Daumensattelgelenkes hat sich klinischen Berichten zufolge (Lisfranc und Tubiana 1985, Caffinière 1985) für ein differenziert ausgewähltes Patientengut bewährt. Allerdings wird in mittelfristigen Nachuntersuchungen (Helbig und Meyer 1988) von zwar asymptomatischen, jedoch bald bei der Hälfte der Patienten auftretenden Lysesäumen zwischen Zement und Knochenlager berichtet. Die radiologisch nachweisbaren Lysesäume entwickeln sich fast ausschließlich an der Stielkomponente der Prothese (Abb. 1). Als mögliche Ursachen für eine Saumbildung zwischen Zementköcher und Knochen werden u.a. Luft- oder Detrituseinschlüsse sowie die Bildung von Bindegewebsmembranen diskutiert. Die vorliegende Untersuchung zeigt, daß die Saumbildung als Ergebnis einer adaptiven Reaktion des prothetisch versorgten Knochens ist.

Befunde und Diskussion

Für das Daumenmetakarpale kann, wie für die übrigen Metakarpalia nachgewiesen (Koebke und Breul 1987), eine physiologische Biegebeanspruchung in dorsopalmarer Ebene angenommen werden. Bei dieser ist die palmarseitige Druckbeanspruchung größer als die dor-

H.-G. Willert F. H. W. Heuck (Hrsg.)
Neuere Ergebnisse in der Osteologie

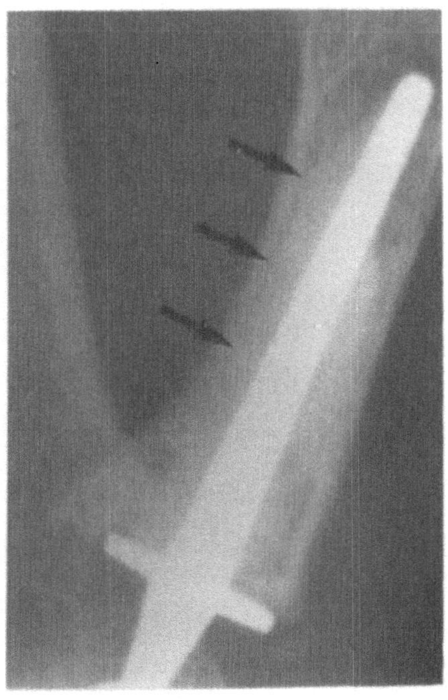

Abb. 1. Lysesaum zwischen palmarer Kortikalis und Zementköcher bei einer 64 Jahre alten Patientin, 2 Monate nach Operation

sale Zugbeanspruchung. Morphologisches Korrelat ist eine vergleichsweise dickere palmare Kortikalis des Knochens.

Bei der fortgeschrittenen Arthrose des Daumensattelgelenks subluxiert die Basis des Metakarpale zunehmend nach radial-palmar, so daß nur noch ein flächenreduzierter Gelenkkontakt besteht. Die resultierende exzentrische Belastung des Knochens muß zu einer gesteigerten, in der dorsopalmaren Ebene wirkenden Biegung führen.

Messungen an dorsopalmaren Medianschnitten sowie an Querschnitten von gesunden und pathologischen Mittelhandknochen des Daumens belegen die Anpassung des subluxierten, vermehrt auf Biegung beanspruchten Metakarpale bei Sattelgelenksarthrose. Die palmare Kortikalis nimmt an Dicke und auch an Dichte zu, die Markhöhle verliert an Weite (Abb. 2).

Die endoprothetische Versorgung des arthrotischen Sattelgelenks zentriert das Daumenmetakarpale auf dem Trapezium. Die Biegebeanspruchung des Mittelhandknochens wird verringert, es ist zu erwarten, daß auch jetzt der Knochen adaptiv reagiert. Durch Verringerung der Kortikalisdicke wird die Markhöhle wieder an Weite gewinnen. Es entsteht ein Lysesaum zwischen Zementköcher und Knochenkortikalis.

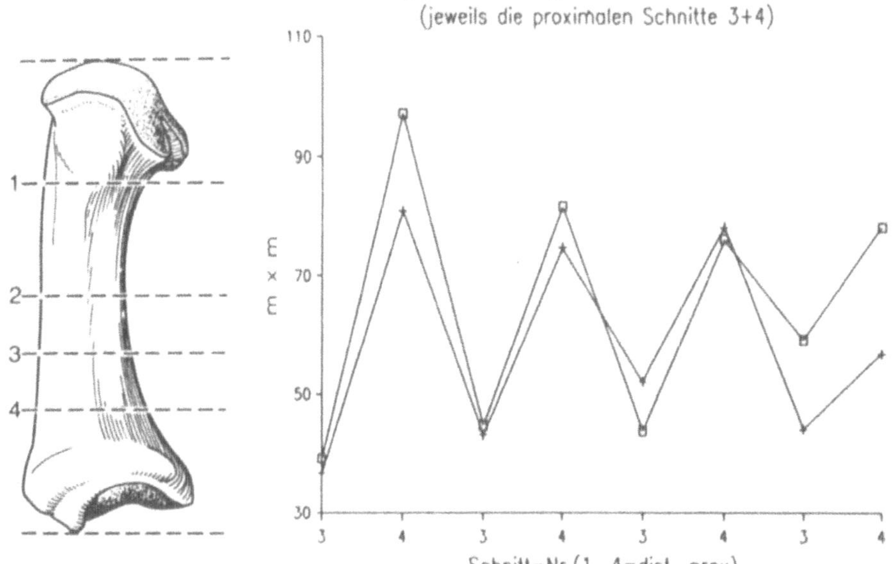

Abb. 2. Markhöhlenflächen der Querschnitte 3 und 4 (siehe Entnahmeschema links), bestimmt bei 4 Individuen mit einseitiger Arthrose des Daumensattelgelenks. Bis auf einen Fall sind die ermittelten Flächen für die pathologischen Mittelhandknochen (+ Kurve) kleiner als die des gesunden, kontralateralen Knochens

Literatur

1. Caffinière J-Y de la (1985) Total trapeziometacarpal prosthesis. In: Tubiana R (Hrsg) The hand, vol II. Saunders, Philadelphia London Toronto Mexico City, pp 645-650
2. Helbig B, Meyer G (1988) Mittelfristige Behandlungsergebnisse mit der Francobal-Endoprothese bei Rhizarthrose. Handchirurgie 20:301-305
3. Koebke J, Breul R (1987) Zur Biegebeanspruchung der Ossa metacarpalia II-V. Unfallchirurg 90:117-121
4. Lisfranc T, Tubiana R (1985) Our experience with the total trapeziometacarpal prosthesis. In: Tubiana R (Hrsg) The hand, vol II. Saunders, Philadelphia London Toronto Mexico City, pp 651-653

Vergleichende röntgenologische Analyse von zwei zementfrei implantierbaren Knieendoprothesenmodellen

W. Schmidt, M. Salzer, K. Knahr

Allgemein Orthopädische Abteilung, Orthopädisches Krankenhaus Gersthof, Wielemansgasse 28, 1180 Wien, Austria

An der allgemeinen orthopädischen Abteilung des Krankenhauses Gersthof in Wien wurde Ende Mai 1981 mit der zementfreien Implantation der Knietotalendoprothese des Typs PCA begonnen. Seit Mitte 1987 wird an unserer Abteilung nun mehr die Knieprothese des Typs Miller-Galante implantiert, da bei diesem Prothesenmodell eine umfassendere Anzahl von Implantatgrößen zur Verfügung steht und somit eine bessere Adaptation an anatomische Gegebenheiten ermöglicht.

Beide Prothesenmodelle besitzen eine Oberflächenstruktur, die ein Heranwachsen des Knochens an das Implantat erlaubt. Beim PCA-Knie besteht diese aus gesintertem Chrom-Kobalt, beim Miller-Galante Modell aus reinen Titaniumdrähten. Weiters bestehen Unterschiede im Bereich der Tibiaprothese. Das PCA-Modell besitzt zwei beschichtete, schräg nach dorsal laufende Füßchen, wogegen das Miller-Galante Plateau 4 senkrecht stehende, ebenfalls beschichtete Füßchen besitzt. Unserer Meinung nach ermöglichen die normal zur Plateauebene stehenden Füßchen eine exaktere Implantation des Tibiaplateaus. Es wird nun versucht, auf Grund von 5 Jahresergebnissen der ersten 25 operierten PCA-Prothesen Rückschlüsse auf den weiteren röntgenologischen Verlauf der ersten 25 Miller-Galante Prothesen mit einem Nachbeobachtungszeitraum von mindestens 1 Jahr zu ziehen.

In beiden Vergleichsgruppen lag eine Altersverteilung mit Schwerpunkt zwischen dem 65. und 80. Lebensjahr vor. Bei ca. einem 1/4 der Patienten bestand eine primär chronische Polyarthritis als Grunderkrankung (Abb. 1, 2).

Die röntgenologischen Kontrollen fanden im Rahmen der klinischen Nachuntersuchung an unserer Ambulanz statt. Unerläßlich beim Erstellen der Röntgenaufnahmen ist die Einstellung der Knieprothesen unter dem Bildwandler, da schon eine Verkippung des Zentralstrahles um 5° keine exakte Beurteilung des Röntgenbildes mehr zuläßt.

H.-G. Willert F. H. W. Heuck (Hrsg.)
Neuere Ergebnisse in der Osteologie

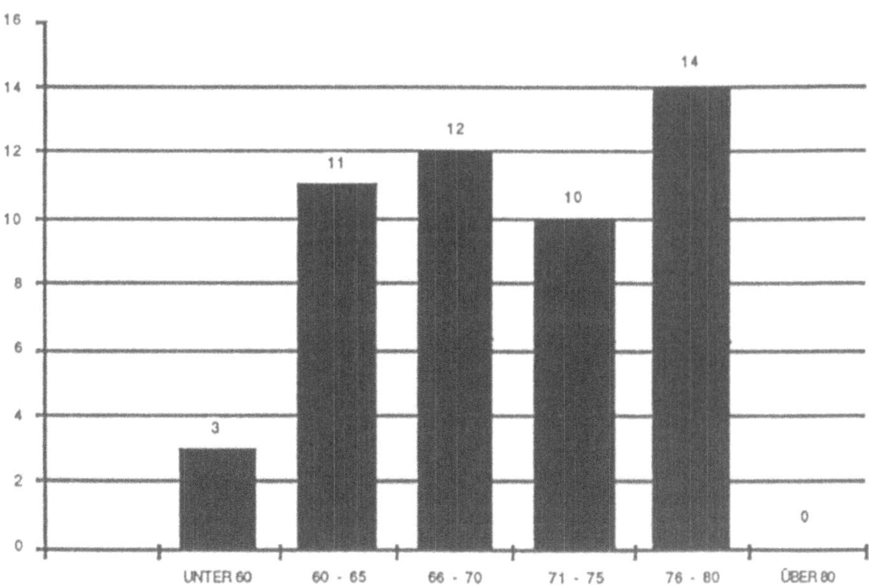

Abb. 1. Altersverteilung beider Serien (n=50)

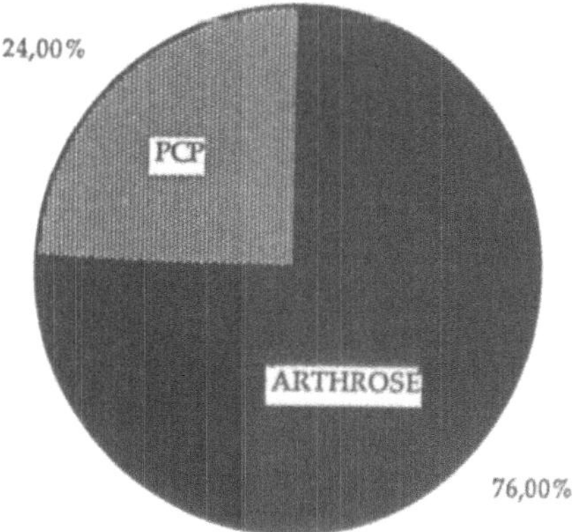

Abb. 2. Diagnose Arthrose/PCP (n=50)

In unserer Nachuntersuchung wurde die Femur-, Tibia-, und Patellaprothese getrennt untersucht. Das Hauptaugenmerk galt dem Tibiaplateau, weil es hier erfahrungsgemäß zu häufigen und klinisch besonders relevanten Veränderungen wie Saum oder Spaltbildung, sowie röntgenologischen Lockerungszeichen kommt.

Bei 1 Patienten aus der Miller-Galante Gruppe kam es auf Grund eines fraglichen Spätinfektes zu einer röntgenologischen Gefährdung aller 3 Implantate.

Bei der Nachuntersuchung der Femurkomponente zeigten sich nach 1 Jahr in allen Fällen der PCA-Gruppe und in 24 von 25 Fällen der Miller-Galante Gruppe das Bild einer vollständigen Inkorporation, unabhängig von der Exaktheit der primären Implantation.

Auch 5 Jahre postoperativ konnten bei den PCA-Prothesen keinerlei Spalt- oder Saumbildungen festgestellt werden.

Bei der Patellaprothese bestand in der PCA-Gruppe nach 1 Jahr bei 19 Implantaten sehr guter oder guter Knochenkontakt, nur 1 Implantat mußte als röntgenologisch gefährdet bezeichnet werden. Eine Patellaprothese konnte nicht beurteilt werden, 4 fielen aus der Studie, da sie primär zementiert wurden. 5 Jahre postoperativ fanden wir bei 17 Implantaten sehr gute und gute Ergebnisse. 3 Implantate waren röntgenologisch gefährdet, eine Patellaprothese zeigte eine deutliche Lockerung mit Positionsänderung. Man kann hierbei feststellen, daß es im Verlauf der Nachbeobachtung zu einer kontinuierlichen Verschlechterung des röntgenologischen Befundes kam, jedoch wegen relativ geringer klinischer Beschwerden keine Reoperation erforderlich war. Bei der Miller-Galante Vergleichsgruppe konnten 1 Jahr postoperativ 22 Implantate als sehr gut und gut befundet werden, 1 Implantat mußte als röntgenologisch gefährdet bezeichnet werden, 2 Implantate konnten auf Grund insuffizienter Röntgenbilder nicht eindeutig beurteilt werden.

Und nun zur Tibiaprothese, hier wurde eine Einteilung in 4 postoperative Gruppen getroffen (Tabelle 1).

Tabelle 1. Röntgenologische Gruppeneinteilung

	Postoperativ
I	Zirkulärer Cortikalisaufsitz, optimaler Knochenimplantatkontakt in allen Bereichen.
II	Zirkulärer Cortikalisaufsitz, Spaltbildung, medial, lateral, ventral oder dorsal.
III	Fehlender Cortikalisaufsitz medial, lateral, ventral oder dorsal bei optimalem Knochenimplantatkontakt.
IV	Fehlender Cortikalisaufsitz in einem oder mehreren Bereichen, zusätzlich Spaltbildung.
V	Nicht beurteilbar - insuffiziente Einstellung.

Bei der postoperativen Röntgenuntersuchung (Abb. 3) konnten 9 PCA-Prothesen den ersten beiden Gruppen zugeordnet werden. Bei 8 war das Tibiaplateau zu klein gewählt, bei weiteren 3 war das Plateau zu klein und es zeigte sich zusätzlich eine Spaltbildung in Sinne einer nicht optimalen Schnittfläche,und sie mußten so der IV. Gruppe zugeordnet werden. 5 Prothesen konnten auf Grund von insuffizienten Röntgenbildern nicht beurteilt werden.

Im Vergleich dazu die Miller-Galante Gruppe. 23 Tibiaprothesen zeigten optimalen Aufsitz spongiös und cortikal, nur bei 1 Plateau sah man bei optimalem cortikalen Aufsitz eine minimale Spaltbildung, 1 Prothese konnte nicht beurteilt werden. Wir

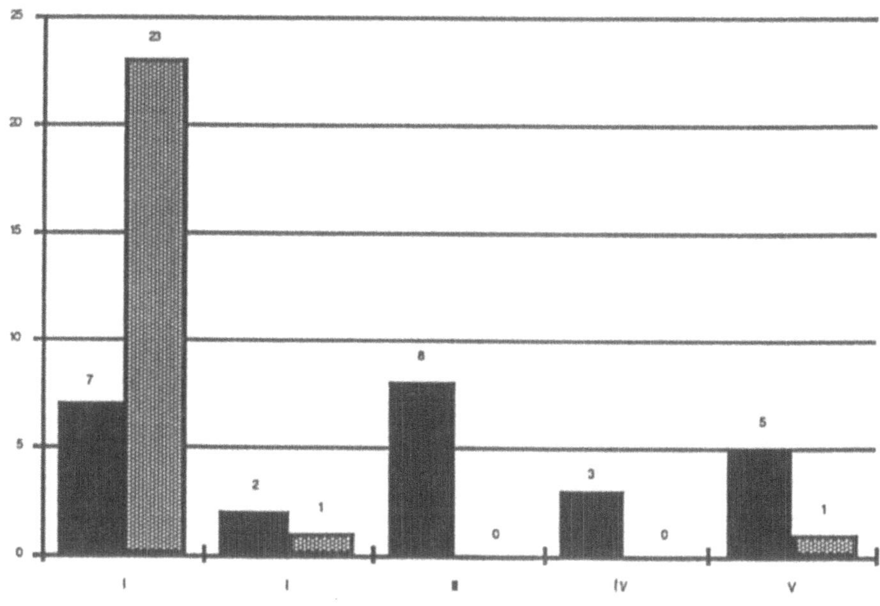

Abb. 3. Tibia Röntgen postoperativ; PCA (n=25); M/G (n=25)

führen diesen hohen Prozentsatz an exakt implantierten Tibiaprothesen der Miller-Galante Gruppe einerseits auf die zu diesem Zeitpunkt bestehende größere chirurgische Erfahrung zurück. Andererseits spielt sicherlich die Implantatvielfalt beim Miller-Galante System eine wesentliche Rolle.
Zur Verlaufskontrolle wurde eine Einteilung in ebenfalls 4 Gruppen für zweckmäßig erachtet (Tabelle 2).

Tabelle 2. Röntgenologische Gruppeneinteilung

	Kontrollen
I	Optimaler Knochenimplantatkontakt - "volle Inkorporation"
II	Spaltbildung über 1 cm Tiefe - "partielle Inkorporation"
III	Durchgehende Spaltbildung - "röntgenologisch gefährdetes Implantat"
IV	Spaltbildung mit Positionsänderung - "röntgenologische Lockerung"

1 Jahr postoperativ lagen 23 PCA-Prothesen in Gruppe I und II, 2 Implantate in Gruppe III (Abb. 4).

Im Vergleich dazu die Jahreskontrolle der Miller-Galante Gruppe: Ebenfalls 23 Implantate in Gruppe I und II, 2 Implantate in Gruppe III. 5 Jahre postoperativ liegen nunmehr 24 Implantate der PCA-Gruppe in Gruppe I und II, lediglich 1 Implantat mußte als röntgenologisch gefährdet bezeichnet werden.

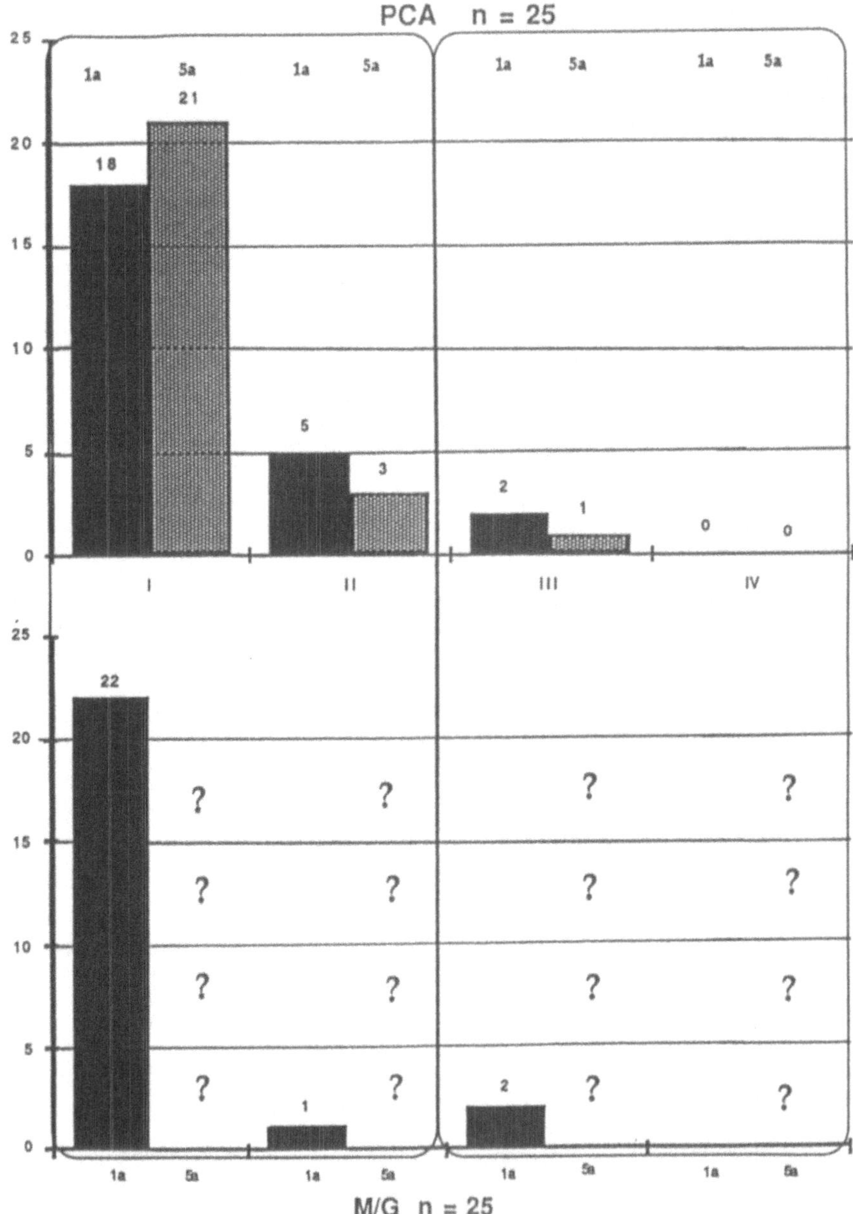

Abb. 4. Tibia Röntgen-Kontrollen; Vergleich 1 Jahr/5 Jahre

Es wurde eine Gegenüberstellung der postoperativen Ergebnisse und der Verlaufskontrolle ausgearbeitet, das heißt, wir versuchten, den Einfluß der primär mehr oder weniger exakten, operativen Implantation der Tibiaprothese auf die Nachuntersuchungsergebnisse darzustellen (Abb. 5).

Bei der PCA-Gruppe zeigten jene Implantate, die primär exakt implantiert wurden, sowohl 1 Jahr als auch 5 Jahre postopera-

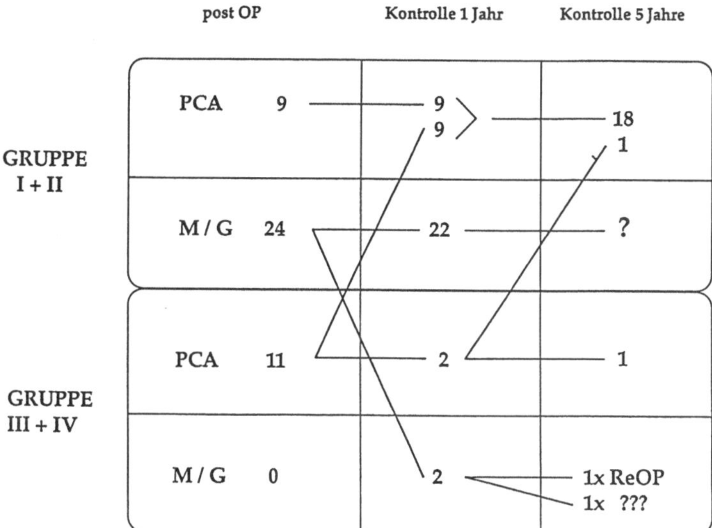

Abb. 5

tiv ausgezeichnete Ergebnisse; es kam bei keiner Prothese zu einer Verschlechterung des röntgenologischen Befundes. 9 Implantate, die primär zu klein gewählt waren, konnten bereits nach 1 Jahr als inkorporiert bezeichnet werden, 4 Jahre später zeigten diese weiterhin ausgezeichneten Prothesenknochenkontakt. Auch bei den 5 postoperativ nicht klassifizierbaren Implantaten bestand im Nachbeobachtungszeitraum volle Inkorporation.

Jene 2 Implantate, die 1 Jahr postoperativ als gefährdet bezeichnet werden mußten, waren primär zu klein gewählt. Eine dieser Prothesen konnte nach 5 Jahren als inkorporiert betrachtet werden, 1 Prothese mußte weiterhin den röntgenologisch gefährdeten Implantaten zugeordnet werden.

Beim postoperativen Ergebnis der Miller-Galante Gruppe sieht man, daß Tibiaplateaus dieses Systems eine exaktere Implantation ermöglichen. 22 Implantate, zuzüglich des 1 postoperativ nicht klassifizierbaren, waren nach 1 Jahr voll inkorporiert. 2 Implantate mußten jedoch nach 12 Monaten trotz primär exakter Implantation als gefährdet betrachtet werden.

Bei einem dieser Patienten war vor wenigen Tagen eine Austauschoperation aller Komponenten wegen eines fraglichen Spätinfektes erforderlich.

Für die Zukunft hoffen wir, daß es bei den Miller-Galante Implantaten zu einer ähnlich positiven Entwicklung wie bei Prothesen des PCA-Systems komme.

Möglichkeiten zur Verhinderung ektoper Ossifikationen bei totalendoprothetischem Hüftgelenkersatz

W. Koch, B. Verhestraeten, H. Meßler, K. J. Münzenberg

Orthopädische Universitätsklinik, Sigmund-Freud-Str. 25, 5300 Bonn-Venusberg, FRG

Summary

A prospective study was done to evaluate the efficacy of a combined medical treatment with 20 Gy of radiation, Magnesium, Tetracycline, Indomethacin and Biphosphonate in the prevention of heterotopic ossification after total hip arthroplasty in 15 patients who were at high risk. In the present study it is demonstrated that radiation initiated within 2 days after total hip arthroplasty combined with medical treatment is highly effective in the prevention of heterotopic ossification and in the prevention of recurrence after resection of existing ossification.

Zusammenfassung

Zur Verhinderung periartikulärer Ossifikationen bei 15 Risikopatienten erfolgte die postoperative Kombinationstherapie in Form der Bestrahlung, der Gabe von Magnesium, Tetracyclin, Biphosphonat und Indometacin. Nur die muskelstarken männlichen Patienten mit kräftigem Knochenbau (7 Fälle) zeigten eine leichte Verknöcherung Grad I nach Arcq., sämtliche anderen Fälle (TEP bei M. Forestier - 1 Fall -, M. Bechterew - 1 Fall -, Entfernung ektoper Ossifikationen nach TEP - 3 Fälle - sowie geplanter TEP bei bereits eingetretener massiver Ossifikation nach TEP der kontralateralen Seite - 3 Fälle -) zeigten keine Verknöcherungen.

Postoperative Strahlenbehandlung

Über die Wirksamkeit der Strahlenbehandlung zur postoperativen Prophylaxe periartikulärer Verknöcherungen nach TEP wird vielfach berichtet (Coventry u. Scanlon 1981, von der Werf et al. 1985, Brunner et al. 1987). Die Behandlung beginnt am ersten

H.-G. Willert F. H. W. Heuck (Hrsg.)
Neuere Ergebnisse in der Osteologie

postoperativen Tag unter der Annahme, daß sich die Frühphase der ektopen Knochenentwicklung nach TEP-Implantation in ihrem zeitlichen Ablauf ähnlich verhält wie die der matrix-induzierten ektopen Ossifikation. Bei dieser ist die undifferenzierte Mesenchymzelle des Muskelbindegewebes als osteogenetische Vorläuferzelle bereits nach 24-48 Stunden aktiv (Urist et al. 1987). So wird die hohe Wirksamkeit der frühzeitigen postoperativen Bestrahlung noch vor der weiteren Zelldifferenzierung erklärbar. Das Feld für die anterior-posteriore Bestrahlung wird unter Aussparung der auf dem Verband markierten seitlichen Wunde am Telekobaltgerät eingestellt. Es wird, über 14 Tage verteilt, eine Gesamtdosis von 20 Gy fraktioniert auf 10x2 Gy gegeben. Eine Strahlendosis von 20 Gy ist üblich, die Reduzierung der Gesamtdosis auf 10 Gy soll ähnlich gute Ergebnisse zeigen (Ayers et al. 1986). Strahlenbiologische Untersuchungen (Neuhauser et al. 1952) zeigten bei einer Bestrahlung von über 2000 rad an der wachsenden Wirbelsäule Entwicklungsstörungen, bei einer Bestrahlung über 3000 rad kam es zu Weichteilsarkomen (Kim et al. 1978). Bei röntgenbestrahlten Bechterew-Patienten ließ sich eine Anhebung der Leukämierate feststellen (Brown et al. 1955, Cooper und Steinbeck 1959). In Hinblick auf das meist fortgeschrittene Lebensalter wird jedoch eine Dosis von 20 Gy allgemein als ungefährlich erachtet. Als eine Komplikation wird die Trochanterpseudarthrose angesehen (Parkinson et al. 1982). Ein störender Einfluß auf die Wundheilung ließ sich klinisch nicht nachweisen. Über Aufhellungszonen an der Knochenzementgrenze oder am Knochenübergang zur Prothese nach Bestrahlung liegen bisher keine quantifizierbaren Aussagen vor.

Tetracycline

Reverin/Inject. (275 mg Rolitetracyclin). Dosierung 2x 1 Ampulle i.v. = 550 mg Gesamttagesdosis. Anwendungsdauer 28 Tage, danach Fortsetzung der Therapie durch orale Tetracyclingabe für weitere 14 Tage (Hostacyclin 2x 500 mg/die).

Die Gabe von Tetracyclinen zur Verhinderung von ektopen Ossifikationen geht aus von der Beobachtung, daß Tetracycline den physiologischen Mineralisationsvorgang verhindern (Bevelander et al. 1959, Bevelander 1963). Daher können die Kristalle ihre statische Funktion nicht erfüllen. Sie verfestigen die kollagenen Fibrillen nicht, so daß der Knochen weich bleibt. Die einmal stattgefundene Anreicherung in den Appositionszonen bleibt so lange im Knochen bestehen, bis sie durch physiologische oder pathologische Resorptionsvorgänge abgebaut wird. Die Angaben über die Dauer der Speicherung schwanken, auf jeden Fall kann jedoch mit mehreren Jahren gerechnet werden. Bekannt sind zahlreiche Tetracyclin-Nebenwirkungen am wachsenden Skelett, wie zum Beispiel Wachstumsverzögerungen, Knochenverbiegungen, verminderte Trabekelzahl und geringerer Mineralisationsgrad.

Die Aufnahme von Tetracyclinen in den neumineralisierten Knochen nimmt etwa 24-36 Stunden in Anspruch. Der eigentliche Mechanismus der Ablagerung am Knochenkollagen ist nicht vollständig bekannt. Tetracycline sind kristalline Substanzen, deren röntgenographisch gemessenen Reflexe den Nachweis eines rhombischen Kristallsystems erbrachte. Da der Massenabsorptionskoeffizient des Tetracyclins (7,38) gegenüber dem des Hydroxylapatits

(87,8) wesentlich kleiner ist und weiterhin die Tetracyclinkonzentration am Kollagen im Vergleich zum Hydroxylapatit wesentlich niedriger ist, zeigten die tetracyclinmarkierten Knochen jedoch keine Reflexe, die diesem Antibiotikum entsprechen können (Eger 1963, Kämmerer und Eger 1965).

Röntgenographische Strukturuntersuchungen des Kollagens hatten ergeben, daß auch das Kollagen, welches 95% des organischen Knochenanteils ausmacht, ein charakteristisches Röntgenmuster besitzt, das auf seiner kristallähnlich geordneten Struktur beruht (Hartmann et al. 1957, Münzenberg u. Gattow 1963).

Wenn die Ablagerung des Tetracyclins nach den gleichen Mechanismen verläuft wie die des Apatits, sie also auf einer strukturbedingten Verwachsung beruht, dann ist dies nur möglich, wenn die spezifischen Anordnungen im Kollageneiweiß noch nicht "verdeckt" sind, wenn sich also noch keine Verwachsung mit dem Calciumphosphatmineral vollzogen hat. Ein solcher Vorgang ist nur am verkalkenden Kollagen, dem sogenannten nativen Kollagen (Neumann und Neumann 1958), also in osteoiden Säumen oder Appositionszonen möglich (Eger et al. 1965).

Es ist nicht völlig klar, ob eine strukturelle Verwandschaft zwischen dem Tetracyclin und dem Kollagenmolekül eine orientierte Substanzabscheidung des Antibiotikums auf dem Gerüsteiweiß im Sinne einer Epitaxie induziert oder ob Tetracycline sich chelatartig mit dem Ca des Apatits verbinden (Finerman und Milch 1963).

Nach unseren Vorstellungen (Münzenberg) ist es eher die strukturelle Ähnlichkeit der beiden Substanzen, die eine gesetzmäßige Verwachsung der ungleichartigen Kristalle im Sinne der Epitaxie zulassen. Letztere ist gekennzeichnet durch eine bestimmte, gesetzmäßige Orientierung zweier miteinander verwachsener Kristalle, wobei mindestens eine Kristallfläche und eine Zonenrichtung beiden gemeinsam sein muß. Die Ursache der orientierten Verwachsung liegt in der weitestgehenden Übereinstimmung bestimmter Gitterdimensionen der miteinander verwachsenen Kristalle.

Magnesium

Magnesiumsulfat zur i.v. Applikation, Magnesium-L-hydrogenaspartat zur oralen Gabe. Dosierung i.v. täglich 12 Ampullen Magnesiumsulfat 10% in NaCl-Lösung. (1 Amp. = 500 mg Magnesiumsulfat 10%, entspr. 2,03 mmol = 49,1 mg Mg^{++}.) Dosierung (oral) tägl. 5 Beutel Magnesium-L-hydrogenaspartat (1 Beutel = 1442 mg Mg-L-hydrogenaspartat, entspr. 5 mmol = 121,5 mg Mg^{++}). Anwendungsdauer: i.v. Gabe 3 Wochen, anschl. orale Gabe 6 Wo.

Die Bedeutung des Magnesiums zur Prophylaxe der periartikulären Ossifikation beruht auf seiner physikochemischen und biologischen Wechselwirkung mit Calcium. In vitro-Untersuchungen hatten gezeigt, daß Mg in hoher Konzentration die Präzipitation des Apatits am Kollagen des rachitischen Knorpels (Sobel u. Hanok 1952), des entkalkten Schafknochens (Bachra u. Fischer 1968) sowie am Kollagen der Rattenschwanzsehne (Münzenberg et al. 1972) verhindert.

In der Frühphase der Kristallbildung beeinflußt Mg den organischen Mineralisationsvorgang. Es fördert die Bildung der sauren Calciumphosphate Brushit und Octocalciumphosphat und hemmt die Umwandlung dieser Apatitvorstufen in den Apatit. Die Mg-Ionen scheinen bereits in der Phase der Nucleation einen hemmenden Einfluß zu haben. Vermutlich werden für das Calcium vorgesehene Positionen besetzt, indem Mg-Ionen an die bindungsfähigen Wachstumsflächen des Calciumphosphatminerals absorbiert werden und so die Bindungsstellen für das Ca kompetitiv besetzen (West 1971). Die eigentliche Hemmwirkung des Mg-Ions auf die Nucleation, die Präzipitation und das Wachstum von biologischen Calciumphosphaten ist nicht geklärt. Möglicherweise liegt der Grund in den unterschiedlichen Größen der Ionenradien von Mg und Ca. Im Kristallgitter des Apatits können die Mg-Ionen das Ca nicht isomorph substituieren, da die Ionenradien von Ca (= 0,99) und Mg (= 0,65) zu stark voneinander abweichen.

Neben der Beeinflussung extraskelettärer Verkalkungen wurde auch ein Einfluß des Mg auf den wachsenden Knochen selbst beobachtet. Bei hoher Dosierung von Mg kam es zu einer Desorientierung und Desintegration der Wachstumsfuge (Münzenberg u. Taschner 1978, Kühr 1986). Vermutlich besetzt Mg bereits Nucleationszentren im Zwischenzellgewebe der Wachstumsfuge, dem Ort der ersten Bildung von Calciumphosphatkristallen.

Die durch Mg-Gaben bewirkten histologischen Veränderungen ließen sich in ähnlicher Weise auch unter der Gabe organischer Ca-Antagonisten beobachten (Meßler et al. 1986).

Biphosphonat
Dosierung: Etidronsäure-Gabe ohne präoperative "Aufsättigung", postop. 14 Tage 20 mg pro kg KG, für weitere 10 Wochen 10 mg pro kg KG.

EHDP (Etidronsäure) gehört zu der Substanzklasse der Biphosphonate, die über eine stabile P-C-P-Bindung verfügen und daher zur oralen Applikation eingesetzt werden können. Etwa die Hälfte des resorbierbaren Anteils wird im Knochen abgelagert, der Rest im Urin unverändert ausgeschieden. Die physikalisch-chemische Wirkung der Biphosphonate ähnelt jener des Pyrophosphats. Das Wachstum und die Aggregation von Kalziumphosphatkristallen wird gehemmt. Die Affinität dieser Substanzen zur Kristalloberfläche bewirkt eine Verdrängung des Phosphates, so daß ein weiteres Wachstum verhindert wird. Es ist unklar, ob die beobachtete Wirkung auf den Knochenumsatz durch die Beeinflussung des Kristallverhaltens erklärt werden kann (Frances et al. 1969), oder ob zelluläre Mechanismen mitbeteiligt sind (Rüther 1987). Der Erfolg der Biphosphonattherapie bei Ossifikationen nach Hüftgelenksersatz wird unterschiedlich bewertet. Eine nachgewiesene Mineralisationsverzögerung während der Medikation wird von einer vermehrten Ossifikation nach Abschluß der Therapie abgelöst (Plasmans et al. 1978). Während einige Autoren (Finerman et al. 1977) über den günstigen Effekt der Biphosphonate nach Hüft-TEP berichten, kommen andere Autoren (Amstutz et al. 1985) in längeren Beobachtungszeiträumen zu gegenteiligen Ergebnissen.

Indometacin
Dosierung: sofort postoperativ 100 mg als Supp. dann täglich je nach Toleranz 25 mg - 25 mg - 50 mg. Gesamttagesdosis >= 100 mg. Dauer der Behandlung 4-6 Wochen.

Die Anwendung von Indometacin zur Prophylaxe der periartikulären Ossifikation nach TEP beruht auf experimentellen Befunden von Sudman (1975), der sowohl eine verzögerte Knochenbildung im Tierversuch beobachtet hatte als auch eine Verzögerung bei der Knochenbruchheilung fand (Sudman und Hagen 1976, Rö et al. 1976). Die experimentellen Befunde wurden durch klinische Beobachtungen (Dahl 1975, Lidgren und Nordström 1979, Ritter und Gioe 1982) bestätigt. Die Autoren stellten nach der Gabe von Indometacin bei TEP eine geringere Ossifikationsrate fest. Andere Autoren (Almasbakk und Roysland 1977, Kjaersgaard-Andersen und Schmidt 1986) beobachteten nach Indometacingabe ein merklich verzögertes Auftreten von ektopen Ossifikationen nach TEP-Implantation mit einem geringeren Schweregrad der Verknöcherung.

Nach Vane 1971 wird die Wirkung des Indometacins allgemein in der Hemmung der Prostaglandinsynthese gesehen. Man nimmt an, daß Indometacin in ähnlicher Weise in den Knochenstoffwechsel eingreift (Klein und Raisz 1970, Dietrich und Raisz 1975, Schelling et al. 1980, Farr et al. 1984). Die teilweise gegenteiligen Angaben über die Wirkung von Indometacin bei der Prophylaxe der postoperativen Verknöcherungen im Hüftbereich finden ihre Erklärung möglicherweise in der zu niedrigen Dosierung und der individuell sehr unterschiedlich ausgeprägten Ansprechbarkeit auf Indometacin (Rane et al. 1978). Demzufolge soll eine sichere Wirkung erst ab einer täglichen Dosierung von 75-150 mg eintreten.

Bei Röntgenverlaufskontrollen bis 1,2 Jahre postop. zeigten lediglich die jüngeren Patienten (7 Fälle) mehrere kleinere Verkalkungsschatten, meist zwischen dem oberen äußeren Pfannenrand und der Trochanterspitze gelegen, etwa dem Grad I der Verknöcherung nach Arcq entsprechend. Bei sämtlichen anderen Fällen erfolgte auch nach Absetzen von Diphos kein merklicher "Nachverknöcherungsschub".

Eine signifikante Aussage ist bei der kleinen inhomogenen Fallzahl nicht möglich. Naturgemäß ist auch bei sogenannten Risikopatienten das Ausmaß einer Verknöcherung nach TEP-Implantation ohne postoperative Therapie individuell unterschiedlich und daher nicht vorhersehbar.

Literatur

1. Almasbakk K, Roysland P (1977) Does Indomethacin (IMC) prevent postoperative ectopic ossification in total hip replacement? Acta Orthop Scand 48:556
2. Ayers DC, McCollister E, Parkinson JR (1986) The prevention of heterotopic ossification in high-risk patients by low-dose radiation therapy after total hip arthroplasty. J Bone Joint Surg 68-A:1423-1429
3. Bachra BN, Fischer HRA (1969) The effect of some inhibitors on the nucleation and crystal growth of apatite. Calc Tiss Res 3:348

4. Bevelander G, Nakahara H, Rolle GK (1959) Inhibition of skeletal formation in the chick embryo following administration of tetracycline. Nature 184:728
5. Bevelander G (1963) Effect of tetracycline on crystal growth. Nature 198: 1103
6. Brown W, Courth M, Abbat JD The incidence of leukaemia in ankylosing spondylitis treated with X-rays. A preliminary report. Lancet 1955/I, 1283
7. Cooper AGS, Steinbeck AW (1959) Leukaemia following irradiation for ankylosing spondylitis. Brit J Radiol 32:266
8. Coventry MB, Scanlon PW (1981) The use of radiation to discourage ectopic bone. A nine-year study in surgery about the hip. J Bone Joint Surg 63-A:201-208
9. Dahl HK (1975) Kliniske observationsjoner. In: Symposium on Arthrosis: Proceedings of a Conference, October 1974, Blindern. Norway, MSD. pp 37-46
10. Dietrich JW, Raisz LG (1975) Prostaglandin in calcium and bone metabolism. Clin Orthop 111:228-237
11. Eger W (1963) Kalziumnachweis und Mineralisation des Knochengewebes. Verhdlg dtsch Ges Path 47:54
12. Eger W, Kämmerer H, Bothmann G (1965) Experimentelle Beiträge zur Tetracyclinablagerung in den Zähnen. Dtsch Zahnärztl Zschr 7:829
13. Farr D, Pochal W, Brown M, Shapiro E, Weinfeld N, Dziak R (1984) Effects of prostaglandins on rat calvarial bone-cell calcium. Arch Oral Biol 29:885-891
14. Finerman GAM, Milch RA (1963) In vitro binding of tetracyclines to calcium. Nature 198:486
15. Finerman GAM, Krengel WF, Lowell JR, Murray WR, Volz RG, Bowerman JW, Gold RH (1977) Role of diphosphonate (EHDP) in the prevention of heterotopic ossification after total hip arthroplasty: A preliminary report. In: The Hip: Proceedings of the Fifth Open Scientific Meeting of The Hip Society. C.V. Mosby, St. Louis, pp 222-234
16. Frances MD, Rusell RGG, Fleisch H (1969) Diphosphonates inhibit formation of calcium phosphate crystals in vitro and pathological calcification in vivo. Science 165:1264-1266
17. Hartmann F, Gattow G, Fricke R (1957) Untersuchungen über die Struktur und Funktion des Bindegewebes, 4. Mitteilung. Z Rheumaforsch 16:243
18. Kämmerer H, Gattow G, Eger W (1965) Tetracycline und Knochenstoffwechsel. Med Welt 986
19. Kim Jae Ho, Cho FC, Woodard HQ, Melamed MR, Huvus A, Cantin J (1978) Radiation induced soft tissue and bone sarkoma. Radiology 129:501-508
20. Kjaersgaard-Andersen P, Schmidt SA (1986) Indomethacin for prevention of ectopic ossification after hip arthroplasty. Acta Orthop Scand 57: 12-14
21. Klein DC, Raisz LG (1970) Prostaglandins: Stimulation of bone resorption in tissue culture. Endocrinology 86:1436-1440
22. Kühr J (1986) Tierexperimentelle Untersuchungen zur Beeinflußbarkeit der Immobilisationsosteoporose durch Magnesium. Mag Bull 8, Sonderheft 1b
23. Lidgren L, Nordström B (1979) Treatment of periarticular calcification after total hip arthroplasty. Arch Orthop Traumat Surg 94:67-70
24. Meßler H, Münzenberg KJ, Kühr J, Rüther W (1986) Histologische Veränderungen in der Wachstumsfuge durch Magnesium, Nifedipin und Verapamil. In: 9. Hohenheimer Magnesium Symposium. Universität Hohenheim
25. Münzenberg KJ, Gattow G (1963) Röntgenographische Untersuchungen der Dupuytrenschen Kontraktur und des muskulären Schiefhalses. Arch f Orthop und Unfallchir 55:139

26. Münzenberg KJ, Gebhard M, Przybilka A, Lawrenz U (1972) Kristallographische Untersuchungen der Knochenminerale. III. Mitteilung: Beeinflussung der Substanzabscheidung durch Magnesium und Glucosaminsulfat in vitro. Z Orthop 110:482
27. Münzenberg KJ, Taschner WP (1978) Die Wirkung von Magnesium während der Knochenbildung. Krankenhausarzt 51
28. Parkinson JR, Evarts CM, Hubbard LF (1982) Radiation therapy in the prevention of heterotopic ossification after total hip arthroplasty. In: The hip. Proceedings of the Tenth Open Scientific Meeting of the Hip Society, chapter 14. Mosby, St. Louis
29. Plasmans CMT, Kuypers W, Slooff TJJH (1978) The effect of Ethane-1-Hydroxy-1, 1-Diphosphonic Acid (EHDP) on matrix induced ectopic bone formation. Clin Orthop 132:233-243
30. Rane A, Oelz O, Frolich JC, Seiberth HW, Sweetman BJ, Watson JT, Wilkinson GR, Oates JA (1978) Relation between plasma concentration of indomethacin and its effect on prostaglandin synthesis and platelet aggregation in man. Clin Pharmacol Ther 23:658-668
31. Ritter MA, Gioe TJ (1982) The effect of indomethacin on para-articular ectopic ossification following total hip arthroplasty. Clin Orthop 167: 113-117
32. Ro J, Sudmann E, Marton PF (1976) Effect of indomethacin on fracture healing in rats. Acta Orthop Scand 47:588-599
33. Russell GG, Smith R (1973) Diphosphonates: Experimental and clinical aspects. J Bone Joint Surg (Br) 55:66
34. Russel GG, Fleisch H (1975) Pyrophosphate and diphosphonates in skeletal metabolism. Clin Orthop 108:241
35. Rüther W (1987) Wirkungen von Diphosphonaten auf die Entwicklung der Matrix-induzierten ektopen Osteogenese. Habilitationsschrift (Rhein. Friedr.-Wilh.-Universität Bonn)
36. Schelling SH, Wolfe HJ, Tashjian AH (1980) Role of the osteoclast in prostaglandin E2-stimulated bone resorption. Lab Invest 42:290-295
37. Sobel AE, Hanok A (1952) Calcification VII. Reversible inactivation of calcification in vitro and related studies. J Biol Chem 197:669
38. Sudmann E (1975) Effect of Indomethacin on bone remodelling in rabbit ear chambers. Acta Orthop Scand Suppl 160:91-115
39. Sudmann E, Hagen T (1976) Indomethacin-induced delayed fracture healing. Arch Orthop Unfall-Chir 85:151-154
40. Urist MR, Silverman BF, Buring K, Dubec FL, Rosenberg JM (1967) The bone induction principle. Clin Orthop 53:243-283
41. Vane JR (1971) Inhibition on prostaglandin synthesis as a mechanism of action for aspirin-like drugs. Nature New Biol 231:232-235

Maligne Knochentumoren im Bereich von Endoprothesen: eine nur zufällige Koinzidenz?

M. Haag

Orthopädische Abteilung, Klinikum d. Albert-Ludwigs-Universität Freiburg, Hugstetter Str. 55, 7800 Freiburg i.Br., FRG

Summary

Until today 17 patients with sarcomatous tumours at the site of an arthroplasty or osteosynthesis are reported. In 3 of 6 patients with an arthroplasty malignant fibrous histiocytoma was observed, in a fourth patient the histological diagnosis was uncertain, but eventually a malignant fibrous histiocytoma was present, too. This accumulation of malignant fibrous histiocytoma may indicate, that the coincidence of malignant tumours and arthroplasties perhaps is not accidental.

Zusammenfassung

Bis heute sind in der deutsch- und englischsprachigen Literatur 17 maligne Tumoren im Bereich von Implantaten (Endoprothesen, Osteosynthesematerial) beschrieben worden. Bei 3 von insgesamt 6 Patienten, bei denen ein Sarkom im Bereich einer Endoprothese beobachtet wurde, ergab die histologische Untersuchung des Tumors die Diagnose eines malignen fibrösen Histiozytoms, bei einem weiteren Patienten war keine sichere Beurteilung möglich, ein malignes fibröses Histiozytom könnte jedoch auch hier vorgelegen haben. Diese auffällige Häufung von malignen fibrösen Histiozytomen könnte anzeigen, daß *keine* nur zufällige Koinzidenz von Sarkom und implantiertem Fremdkörper bestand.

Maligne Knochentumoren im Bereich von Endoprothesen: eine nur zufällige Koinzidenz?

Angeregt durch das Auftreten eines malignen fibrösen Histiozytoms nach Hüftendoprothesenimplantation bei einer Patientin aus unserem Krankengut (11) sind wir der Frage nachgegangen, ob ein kausaler Zusammenhang zwischen Tumorentstehung und Prothesenimplantation besteht und ob Pathomechanismen beschrieben sind, die eine solche Tumorinduktion verständlich machen.

H.-G. Willert F. H. W. Heuck (Hrsg.)
Neuere Ergebnisse in der Osteologie

Unsere Fallmitteilung eingeschlossen, sind bislang 6 maligne Tumoren, darunter mindestens 3 maligne fibröse Histiozytome, im Bereich von Totalendoprothesen mitgeteilt worden (Tabelle 1) (5, 11, 25, 26, 31, 34). Bemerkenswerterweise entstanden 2 Tumoren im Bereich von zementfrei implantierten Endoprothesen (25, 26), 11 weitere maligne Tumoren, darunter wiederum 2 maligne fibröse Histiozytome, wurden nach Osteosynthesen beobachtet (Tabelle 2) (3, 4, 6, 7, 9, 13, 16, 17, 19, 30, 33). Bei 2 der in Tabelle 1 und 2 aufgeführten Patienten (30, 34) muß beachtet werden, daß vor dem operativen Eingriff bereits Knochenläsionen bestanden haben (Enchondrom bzw. Knocheninfarkt).

Tabelle 1. Bis heute publizierte Sarkome im Bereich von Endoprothesen

Autor	Implantat	Histologie
Bagò-Granell u.a. (1984)	Müller-Charnley	MFH
Swann (1984)	McKee-Farrar	MFH
Penman u. Ring (1984)	Ring	Osteo-SA
Weber (1986)	?	Epitheloid-SA oder MFH
Ryu u.a. (1987)	Richards Al_2O_3	undiff. SA
Haag u. Adler (1989)	Weber-Huggler II	MFH

Tabelle 2. Bis heute publizierte Sarkome im Bereich von Osteosynthesen

Autor	Histologie
McDougall (1956)	"Sarkom"
Bürkle de la Camp (1957)	Myxo-SA
Delgado (1958)	Osteo-SA
Struppler (1959)	Chondro-SA
Castleman u. McNeely (1965)	"Sarkom"
Dube u. Fisher (1972)	Hämangioendotheliom
Tayton (1980)	Ewing-SA
McDonald (1981)	Non-Hodgkin-Lymphom
Dodion u.a. (1982)	Non-Hodgkin-Lymphom
Lee u.a. (1984)	MFH
Hughes u.a. (1987)	MFH

Zweifellos besteht eine auffällige Häufung von malignen fibrösen Histiozytomen. Dieser Tumor ist üblicherweise im Knochen sehr selten anzutreffen. Häufiger wird er als Weichteiltumor in der unteren Extremität älterer Menschen diagnostiziert (10). Obwohl nur wenige maligne Tumoren, verglichen mit der großen Anzahl von Protheseninplantationen, beobachtet wurden, könnte diese Kumulierung von malignen fibrösen Histiozytomen anzeigen, daß keine nur zufällige Koinzidenz zwischen Prothesenimplantation und Tumorentstehung besteht.

Eine Beantwortung der Frage nach der Kausalität von Fremdkörperimplantationen und Tumorinduktion mit Hilfe statistischer Analysen ist nicht möglich, da die verfügbaren Zahlenangaben zur Häufigkeit von Prothesenimplantationen und Osteosynthesen unzuverlässig sind und nur auf Schätzungen beruhen. Im übrigen sei angefügt, daß Knochensarkome auch bei Hunden und Katzen nach Osteosynthesen beobachtet wurden (29).

Tierexperimentell ist nachgewiesen, daß die zur Prothesenherstellung und zur Implantation verwendeten Materialien Sarkome auslösen können (27, 28, 18, 24). Bis heute ist aber nicht geklärt, ob die Sarkogenese auf chemischen und/oder physikalischen Effekten beruht. Es gibt wichtige Hinweise dafür, daß die letzteren die wesentliche Rolle spielen (1, 21, 22, 23). Brand (2) hat einen denkbaren Pathomechanismus für eine physikalische Tumorinduktion beschrieben.

Die Bedeutung chemischer Effekte für die Sarkogenese ist sehr schwer abzuschätzen. So ist z.B. nachgewiesen, daß Chrom (27) und Nickel (8) für den Menschen kanzerogen sind. Im Tierversuch hingegen gelang es Heath (12) nicht, mit pulverisiertem Chrom ein Sarkom auszulösen. Mit pulverisiertem Kobalt (12) oder mit Abriebmaterial von Chrom-Kobalt-Molybdän-Legierungen, wie sie für die Prothesenherstellung verwendet werden (32), war dies hingegen möglich. Dies ist für praktische Belange bedeutsam, da nach Implantation von Endoprothesen mit kobalthaltigen Legierungen Kobaltionen auch prothesenfern nachgewiesen wurden (14, 15, 35).

Meachim et al. (20) konnten die Sarkogenität von Kobalt aber nicht nachvollziehen, so daß hieraus nur der Schluß gezogen werden kann, daß zumindest bis heute tierexperimentelle Studien kaum in der Lage sind, eine chemische Tumorinduktion bei Implantation von Endoprothesen oder sonstigen Osteosynthesematerialien zu beweisen.

Da Sarkome im Bereich von zementfreien und nichtzementierten Endoprothesen sowie nach Osteosynthesen mit verschiedenen Metalllegierungen aufgetreten sind, ist es am wahrscheinlichsten, daß eine mögliche Sarkominduktion durch diese Fremdkörper am ehesten auf physikalische Eigenschaften des implantierten Fremdkörpers zurückzuführen ist. Somit könnten die tierexperimentellen Untersuchungen von Nothdurft (21, 22, 23) doch noch klinische Relevanz gewinnen. Er wies nämlich nach, daß die sarkominduzierenden Fähigkeiten eines implantierten Fremdkörpers bei vielen Stoffklassen allein von Form, Oberfläche und Größe desselben abhängen.

Da mit Einführung zementfreier Implantate zunehmend auch jüngere Patienten zementfreie Totalendoprothesen erhalten, die im Gegensatz zu Osteosynthesematerialien viele Jahrzehnte im Körper verbleiben, wird sehr sorgfältig zu beobachten sein, ob sich die Mitteilungen über Sarkome im Bereich von Implantaten mehren.

Literatur

1. Alexander P, Dukes CE, Mirchley BLV (1960) Carcinogenetic action of subcutaneously embedded plastic sponge. A R Brit Emp Cancer Camp:38:92
2. Brand KG (1975) Foreign body induced sarcomas. In: Becker FF (ed) Cancer, a comprehensive treatise. Plenum Press, New York London µ:485-511
3. Bürkle De La Camp H (1958) Fehler und Gefahren der Alloplastik in der Knochen- und Gelenkchirurgie. Langenbecks Arch Clin Chir 289:463-479
4. Castleman B, McNeely BU (1965) Case records of the Massachusetts General Hospital - Case 38. New Engl J Med 273:494-504
5. Bagò-Granell J, Aquirre-Canyadell M, Nardi J, Tallada N (1984) Malignant fibrous histiocytoma of bone at the site of a total hip arthroplasty. J Bone Joint Surg (Br) 66-B:38-40
6. Delgado F (1958) Sarcoma following a surgically treated fractured tibia. A case report. Clin Orthop 12:315-318
7. Dodion P, Putz P, Amiri-Lamraski MH, Efira A, De Martelaere E (1982) Immunoblastic lymphoma at the site of an infected vitallium bone plate. Histiopathology 6:807-813
8. Doll R (1958) Cancer of the lung and the nose in nickel workers. Br J Ind Med 15:217
9. Dube VE, Fisher DE (1973) Haemangioendothelioma of the leg following metallic fixation of the tibia. Cancer 30:1260-1266
10. Enzinger FM, Weiss SW (1983) Soft tissue tumours. CV Mosby, St. Louis, Toronto London
11. Haag M, Adler CP (1989) Malignant fibrous histiocytoma in association with total hip arthroplasty. J Bone Joint Surg (Br): in press
12. Heath JC (1960) The histiogenesis of malignant tumours induced by cobalt in the rat. Br J Cancer 14:478-482
13. Hughes AW, Sherlock SA, Hamblen DL, Reid R (1987) Sarcoma at the site of a single hip screw. J Bone Joint Surg (Br) 69-B:470-472
14. Jones DA, Lucas HK, O'Driscoll M, Price CHG, Wibberley B (1975) Cobalt toxicity after McKee hip arthroplasty. J Bone Joint Surg (Br) 57-B:289-296
15. Jones LC, Hungerford DS, Kenna RV, Grant V (1984) Metal ion release from cemented and cementless porous coated total knee prostheses. Trans Orth Res Soc 9:153.
16. McDonald I (1981) Malignant lymphoma associated with internal fixation of a fractured tibia. Cancer 48:1009-1011
17. McDougall A (1956) Malignant tumour at the site of bone plating. J Bone Joint Surg (Br) 38-B:709-713
18. Laskin DM, Robinson IB, Weinmann JP (1954) Experimental production of sarcomas by methylmethacrylate implants. Proc Soc Exp Biol 87:329-332
19. Lee Y, Pho RWH, Nather A (1984) Malignant fibrous histiocytoma at the site of metal implant. Cancer 54:2286-2290
20. Meachim G, Pedley RB, Williams DF (1982) A study of sarcogenecity associated with cobalt-chromium-molybden particles implanted in animal muscles. J Biomed Mater Res 16:407-416
21. Nothdurft H (1955) Die experimentelle Erzeugung von Sarkomen bei der Ratte und Mäusen durch Implantation von Rundscheiben aus Gold, Silber, Platin oder Elfenbein. Die Naturwissenschaften 42:75-76
22. Nothdurft H (1955) Über die Sarkomauslösung durch Fremdkörperimplantation bei Ratten in Abhängigkeit von der Form der Implantate. Die Naturwissenschaften 42:106
23. Nothdurft H (1958) Über die Nichtexistenz von "Metallkrebs" im Falle der Edelmetalle. Die Naturwissenschaften 45:549-550
24. Oppenheimer BS, Oppenheimer ET, Stout AP, Danishefsky I (1953) Malignant tumours resulting from embedded plastics in rodents. Science 118:305-306

25. Penman HG, Ring PA (1984) Osteosarcoma in association with total hip replacement. J Bone Joint Surg (Br) 66-B:632-640
26. Ryu RK, Bovill EG, Skinne HB, Murray WR (1987) Soft tissue sarcoma associated with aluminium oxide ceramic total hip arthroplasty. Clin Orthop 216:207-212
27. Schinz HR (1942) Der Metallkrebs: ein neues Prinzip der Krebserzeugung. Schweiz Med Wschr 39:1070-1074
28. Schinz HR, Uehlinger E (1942) Der Metallkrebs: ein neues Prinzip der Krebserzeugung. Z Krebsforsch 52:425
29. Sinnibaldi K, Rosen H, Liu SK, De Angelis M (1976) Tumours associated with metallic implants in animals. Clin Orthop 118:257
30. Struppler V (1959) Sarkome nach Knochennagelung. Mschr Unfallheilk 62: 121-127
31. Swann M (1984) Malignant soft-tissue tumour at the site of a total hip replacement. J Bone Joint Surg (Br) 66-B:629-631
32. Swanson SAV, Freeman MAR, Heath JC (1973) Laboratory tests on total joint replacement prostheses. J Bone Joint Surg (Br) 55-B:759-773
33. Tayton KJJ (1980) Ewing's sarcome at the site of a metal plate. Cancer 45:413-415
34. Weber PC (1986) Epitheloid sarcoma in association with total knee replacement. J Bone Joint Surg (Br) 68-B:824-826
35. Woodman IL, Urban RM, Lim K, Galante JO (1984) Cobalt, chromium and nickel release from porous coated cast cobalt-chromium alloy. Trans Orth Res Soc 9:150

Biologische und physikalische Konsequenzen von Relativbewegungen an Grenzflächen belasteter Titanimplantate

G. Zeiler[1], H. Stöß[2], R. Thull[3]

[1]Orthopädische Klinik Wichernhaus II, Krankenhaus Rummelsberg, 8501 Schwarzenbruck/Nürnberg, FRG
[2]Pathologisches Institut, Universität Erlangen-Nürnberg, Krankenhausstr. 8-10, 8520 Erlangen, FRG
[3]Zentralinstitut für Biomedizinische Technik, Universität Erlangen-Nürnberg, Turnstr. 5, 8520 Erlangen, FRG

Summary

These investigations confirm the expectation, that implantable metals, like titanium, covered with an electron non or only poor conducting oxide, are connected with a weak interaction to adsorbed organic molecules, so that albumin and globulin keep their native form. Shear forces, arising from relative movements between implant and surroundings, lead to a destruction of the oxide layer connected with changes of the electrochemical surface properties. A denaturation of proteins occurs with the result of a foreign body reaction on the surface of the implant.

This fact leads to the consequences to keep the compound of titanium on hard tissue free of relative movements and to improve the osteointegration of titanium implants with mechanically stabilized oxide layers.

Einleitung

Histologische Untersuchungen von Grenzflächengeweben zu gelockerten Titanschäften und Schraubpfannen, quantitative Analysen der im Grenzbereich vorhandenen Korrosionsprodukte der Metalle und experimentelle Untersuchungen des elektrochemischen Verhaltens von Titanoberflächen sind Grundlagen dieser Untersuchung.

Danach zeigen Titan und seine Legierungen ein grundsätzlich unterschiedliches Verhalten gegenüber der lebenden Struktur, wenn an der Grenzfläche Ruhe und wenn an der Grenzfläche Relativbewegung herrscht.

Die biologische Integration belasteter Gelenkimplantate im Knochen ist abhängig von der Verteilung der Krafteinleitung in den Knochen, also von der formalen Anpassung der Prothese, von der Körperverträglichkeit des implantierten Materials und vor allem

H.-G. Willert F. H. W. Heuck (Hrsg.)
Neuere Ergebnisse in der Osteologie

von seiner Korrosionsfestigkeit. Dabei kann der gleiche Werkstoff für verschiedene Implantatformen unterschiedliche Korrosionsraten aufweisen, weil diese auch von der Implantatform, von der Technik der Implantation und vor allem von der resultierenden Belastung abhängig sind.

Die mechanisch hochbelasteten Implantate am Bewegungsapparat weisen in der Regel deswegen die höchsten Korrosionswerte auf, weil sie am meisten zur Relativbewegung zwischen Implantat und Knochen tendieren und die dabei entstehenden Scherkräfte den Abrieb der Passivschichten verursachen.

Herrscht an der Grenzfläche zu Titan oder Legierungen auf Titanbasis während der Einheilzeit eines Implantates hinreichende mechanische Ruhe, ist ein formschlüssiger Einbau für Zahnimplantate im Kiefer (Albrektsson et al. 1983) und Prothesenschäfte im Rohr des Oberschenkels beobachtet worden (Lindner et al. 1986).

Klinische, histologische und analytische Befunde

Bei einer zunehmenden Zahl klinisch nicht belastungsfähiger Titanimplantate sehen wir bei der operativen Revision unter dem Einfluß der Relativbewegung entstandene Pseudomembranen, die die Implantate von der knöchernen Unterlage abgrenzen. Diese Beobachtungen gelten für jedes starre Schaftsystem auf Titanbasis für die Verankerung im Oberschenkel. Als Beispiel wird hier bewußt ein seltenes Hüftimplantat gezeigt. Der dargestellte (Abb. 1) einschraubbare starre Prothesenschaft aus einer Titan-

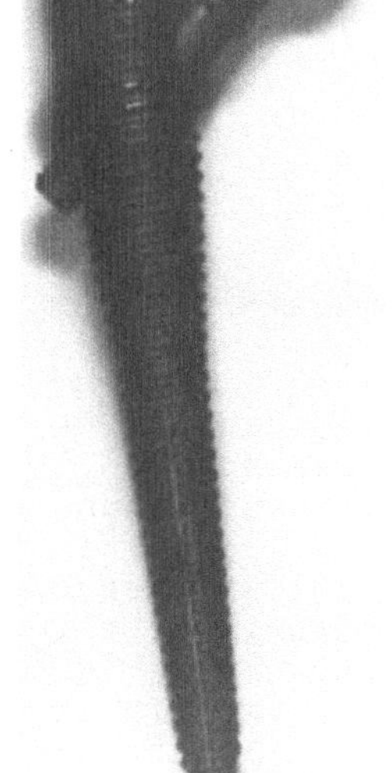

Abb. 1. Der starre Titanschaft der Seipi-Prothese mit seinem Außengewinde wird in den Femurschaft eingedreht und nimmt nach seiner Verklemmung im Rohr des Oberschenkels in einer Bohrung das Schenkelhalselement der Prothese auf

legierung ist im September 1986 einem damals 66jährigen Patienten am rechten Hüftgelenk zusammen mit einer Schraubpfanne implantiert worden. Der Patient wurde nach der operativen Versorgung nie beschwerdefrei und konnte schließlich bei einem zunehmenden Beschwerdebild seit dem Herbst 1987 sein Bein nicht mehr belasten. Im Febr. 1988 wurde deswegen dieses Implantat entfernt und durch ein zementverankertes ersetzt. Danach war der Patient erstmals ohne Beschwerden und das Bein belastungsfähig. Die röntgenologische Übersichtsaufnahme zeigt das Kardinalproblem des rigiden Prothesenschaftes im abgestuft flexiblen Rohr des Oberschenkels. Nach der zementfreien Implantation entstehen Zonen größerer mechanischer Ruhe, in unserem Beispiel im mittleren Drittel des Schaftes, die durch ein vergleichsweises enges Heranwachsen von knöchernen Strukturen gekennzeichnet sind. Daneben verbleiben aber Zonen mit einer großen Relativbewegung, die sich im Röntgenbefund bald durch die Entwicklung breiter knöcherner Resorptionszonen darstellen (Abb. 2).

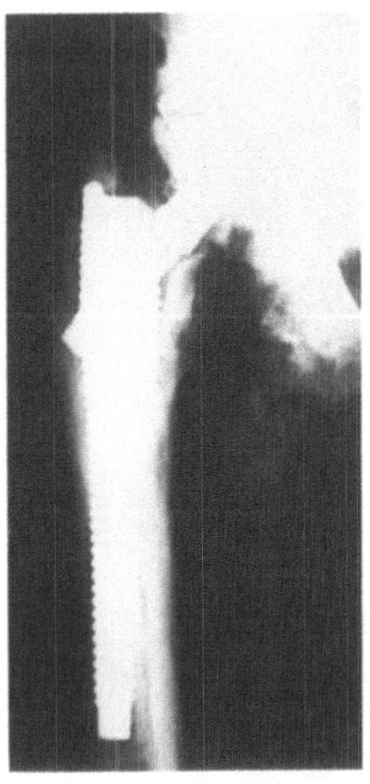

Abb. 2. Röntgenbefund der rechten Hüfte eines 66jährigen Patienten. 18 Monate nach der Implantation der schraubbaren Seipi-Prothese. Ronen relativer mechanischer Ruhe zeichnen sich auch am gelockerten Implantat durch eine recht enge Kontaktnahme des Knochens, hier im mittleren Drittel, aus. Abschnitte großer Relativbewegung an der Grenzfläche entwickeln bald breite knöcherne Resorptionszonen, so im proximalen und distalen Schaftdrittel

Die anläßlich des Prothesenausbaus von der Grenzfläche gewonnenen Gewebsproben zeigen im Bereich relativer mechanischer Ruhe eine Ausfüllung der wellenförmigen Prothesenvertiefungen mit einem knöchernen Gewebestreifen, der von einer dünnen Bindegewebsschicht überzogen ist. Dagegen liegt im Bereich der breiten Resorptionsspalten ein forminstabiles, fibrinreiches Organisationsgewebe, welches die Oberflächenkontur der Prothese nachzeichnet, aber immer in engem mechanischen Kontakt zum Knochen, niemals am Implantat anhanftend vorgefunden wird. Die histologische Untersuchung der Grenzflächen zeigt im relativ bewegungsarmen Bereich eine Grundlage aus Lamellenknochen, die die Kontur der Prothese nachzeichnet und über ihr liegend eine dünne aber gefäßreiche Bindegewebsschicht, in der sich grau-schwarze Stäube als Ausdruck der Einlagerung von Titanoxid nachweisen lassen. In den Zonen der breiten Bindegewebsabgrenzung und der ausgeprägten Relativbewegung findet sich eine dicke Schicht aus Fibrin, Blut und Organisationsgewebe mit unterschiedlich dichter Einlagerung schwarzer Titanoxidstäube.

Die quantitative Analyse der in der Umgebung des Implantates liegenden Korrosionsprodukte der Legierungsbestandteile zeigt Konzentrationsunterschiede bis zu Größenordnungen von 1 zu 10, weil die Menge der Korrosionsprodukte von der lokal wirksamen Reibkorrosion, also vom Umfang der Relativbewegung und von der Qualität der in Wechselwirkung stehenden Strukturen ebenso abhängig ist wie von den Repassivierungsbedingungen der Implantatoberfläche.

Verträglichkeitsmodell von Implantatoberflächen

Implantate weisen reale Oberflächen auf, die sich vor der Implantation in das Körpermilieu durch die Adsorption von Atomen oder Molekülen aus der Waschlösung, der atmosphärischen Umgebung oder beim Sterilisationsvorgang bilden. Treibende Kraft für diese Adsorption sind freie Valenzen der Metallatome, die bei der Aufhebung des im Werkstoffvolumen vorhandenen, im Gleichgewicht befindlichen Gefüges bei der Herstellung und Bearbeitung von Oberflächen entstehen. Die spontan adsorbierten Schichten sind naturgemäß inhomogen und beeinflussen den Aufbau der passivierenden Oxidschicht im Elektrolyten. Trotz dieser vorgegebenen Störungen bauen sich nach der Implantation rutilähnliche und damit mehr oder weniger inerte Passivschichten auf, die, von Strukturen mit scharfen Kanten abgesehen, elektronennichtleitend sind.

Mechanische Wechselwirkungen des umgebenden Gewebes mit der Implantatoberfläche, wie sie zwangsläufig an belasteten Gelenkprothesen aus rigiden Schäften und starren Schraubpfannen vorkommen, führen zwangsläufig zu einer mindestens partiellen Zerstörung der Oxidschicht durch Scherkräfte. So entstehen aktivierte Oberflächenbereiche, an denen das Implantatmetall durch Korrosion in Lösung geht und sich im Falle des Titan wegen seiner hohen Affinität zum Sauerstoff als Oxid in den umgebenden Strukturen ablagert. Parallel hierzu findet die Repassivierung der Oberfläche statt. Die sekundären Oxide sind als Folge von mechanischen Oberflächenverletzungen sowie durch Konzentrationsgradienten der Elektrolytbestandteile insbesondere von gelöstem Sauerstoff, Alkali- und Chloridionen, weniger stöchiometrisch als die sich primär aufbauenden Schichten. Es resultieren nicht nur mechanisch, sondern auch elektronisch inhomogene Oxide mit unterschiedlichem Reaktionsverhalten zu Bestandteilen des Elektrolyten. Für den Kontakt des Implantates zum Gewebe sind hierbei insbesondere die Reaktionen mit den Albuminen und Globulinen, also hochspezifischen Gewebebestandteilen, von Bedeutung. Die Potenz von Implantatoberflächen, solche Eiweißmoleküle irreversibel zu verändern, nimmt mit der elektrischen Leitfähigkeit der passivierenden Oxidschichten zu (Abb. 3).

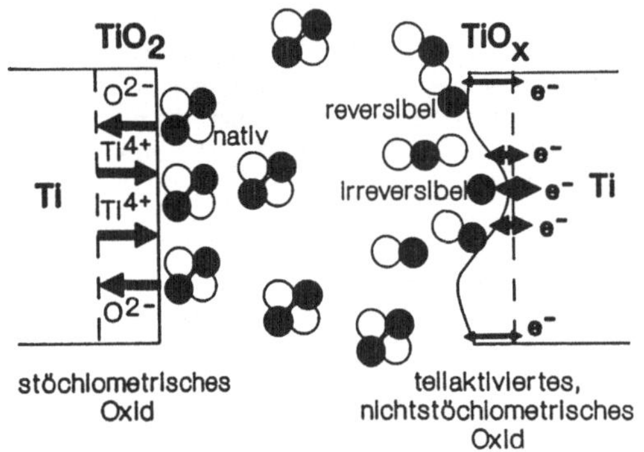

Abb. 3. Modell für die Reaktion der Albumine und Globuline mit passivierten und teilaktivierten Titanflächen. Die annähernd stöchiometrische und damit rutilähnliche und inerte Passivschicht (*linke Abbildungshälfte*) ermöglicht die Adsorption nativer Proteine ohne nachweisbare Konformationsänderung auch über längere Zeit. Ein teilaktiviertes, nicht stöchiometrisches Oxyd (*rechter Bildabschnitt*) wie es unter zyklischer Reibkorosion und Repassivierung unter den ungünstigen Bedingungen des Körperelektrolyten (*mittleres Bild*) sich aufbaut, erlaubt den Austausch von Ladungsträgern und damit eine reversible Deformation oder sogar die irreversible Denaturierung von Proteinen

Stöchiometrisch oxidierte Titanoberflächen weisen also keine elektrische Leitfähigkeit auf. Die Oxidation erfolgt durch Ionendiffusion durch die Passivschicht, wobei die Überführung sowohl durch Sauerstoff als auch durch Titanionen erfolgen kann. Die Oberfläche befindet sich nach dem Aufbau einer hinreichend dicken Oxidschicht in einem weitgehend inerten Zustand, der adsorbierte Proteine auch über längere Zeit nativ beläßt.

Aktivierte Titanoberflächen zeigen wie alle Metalle eine elektronische Leitfähigkeit. Da zusätzlich ein extremes Nichtgleichgewicht der Ladungsträger vorliegt, können Proteine an der Oberfläche denaturiert werden. Die Reaktivität der Implantatfläche nimmt zwar mit dem Grad der Repassivierung wieder ab, andererseits wird aber auch die Wahrscheinlichkeit zur Bildung stöchiometrischer Deckschichten mit den im Grenzbereich vorliegenden ungünstigen Belüftungsverhältnissen und Konzentrationsgradienten immer kleiner. Abhängig von der verbleibenden Oberflächenreaktivität treten mehr oder minder ausgeprägte, reversible oder auch irreversible Konformationsänderungen der Körperproteine auf. Der Organismus muß gegen diese artfremd erscheinenden Eiweißstrukturen Abwehrreaktionen entwickeln und die Integration des Implantates wird auf diese Weise möglicherweise wirksam gestört.

Schlußfolgerung

Der enge Verbund zwischen dem Knochen und Implantaten aus Ventilmetallen braucht native Proteine an der Implantatoberfläche. Elektrochemische Änderungen der Implantatqualität, die Ladungsfluß ermöglichen, führen zur Denaturierung von Proteinen und damit zu einer Fremdkörperreaktion, die den Verbund stört.

Bei intakter Oxidschicht sind zwischen dem Reintitan und seinen Legierungen nur geringfügige Qualitätsunterschiede bzgl. des elektrochemischen Verhaltens nachzuweisen.

Ebenso spielen unterschiedliche mechanische Bearbeitungsformen der Implantatoberfläche nur eine untergeordnete Rolle für die elektronische Aktivität. Da die mechanische Verankerung zwischen dem Implantat und dem Knochen bzw. fibrösen Weichgewebsabschnitten durch eine makroskopische Strukturierung verbessert und damit die Wahrscheinlichkeit von Relativbewegungen wenigstens im Grenzbereich vermindert werden kann, sind polierte Implantatflächen, die makroskopisch strukturiert sind, als ideal anzusehen.

Massive Veränderungen der Oberflächenreaktivität ergeben sich auch für Titanimplantate, wenn periodisch belastete gelockerte Prothesen durch Relativbewegung eine zerstörte Passivschicht aufweisen. In diesem Übergangsbereich wird die permanent zerstörte Passivschicht nur unter ungünstigen Bindungen im halogenithaltigen und sauerstoffarmen Lockerungsspalt teilrepassiviert und es werden somit in besonders hohem Maße elektrochemische Störeinflüsse wirksam.

Eine verbesserte Osteointegration von Titanimplantaten ist deswegen zu erwarten von Implantaten mit stabilisierter Passivschicht sowie von technischen Implantatkonzepten, die das Problem der Relativbewegung an der Grenzfläche weitgehend vermeiden.

Literatur

1. Albrektsson T, Branemark PJ, Hansson HA, Kasemo B, Larsson K, Lundstrom I, Mc Queen DH, Skalak R (1983) The interface zone of inorganic implants in vivo: Titanium implants in bone. Ann Biomed Eng 11:1-27
2. Boston ME (1986) New surface treatments to improve the wear properties of titanium alloys. In: The Institute of Metals (ed) Designing with titanium. Proceeding of Conference, Bristol
3. Lintner F, Zweymüller K, Brand G (1986) Pathologisch-histologische Untersuchungen von Titanschäften. In: Zweymüller K (ed) Das zementfreie Hüftendoprothesen-System Zweymüller-Endler. Facultas Universitätsverlag, Wien
4. Mäusli P-A, Bloch P, Burri G, Moosmann A, Geret V, Steinemann SG (1985) Oberflächenprozesse an Titan und Titanlegierungen. In: Deutsche Sektion der Internationalen Arbeitsgemeinschaft für Osteosynthesefragen (ed) Entwicklungstendenzen bei Implantatwerkstoffen. Deutscher Verband für Metallprüfung e.V., Berlin
5. Pesch H-J, Glückert K, Tümmler HP, Thull R (1985) Tissue reactions of titanium and its alloys. In: Lütjering G, Zwicker U, Bunk W (eds) Titanium - Science and technology. Deutsche Gesellschaft für Metallkunde e.V., Vol 2
6. Thull R, Zeiler G : Adhesion of tissue, a phenomenon of the contact surfaces, for improved longterm fixation of joint implants. 3rd Biomaterial Symposium, Göttingen 1987 (im Druck)
7. Thull R, Zeiler G : Evaluation of the interaction between titanium and titanium alloys with proteins of the biological environment. Proceedings of the Sixth World Conference on Titanium, Cannes 1988 (im Druck)

8. Tümmler HP, Thull R (1985) Surface properties of titanium and its alloys - mechanical and electrochemical investigation. In: Lütjering G, Zwicker U, Bunk W (eds) Titanium - Science and technology, vol 2. Deutsche Gesellschaft für Metallkunde e.V.
9. Zeiler G, Thull R (1986) Physikalisch-chemische Oberflächenprozesse und Verankerungsstabilität von zementfreien Titanschaftprothesen. Deutsche Sektion der Internationalen Arbeitsgemeinschaft für Osteosynthesefragen. Deutscher Verband für Metallprüfung e.V., Berlin
10. Zeiler G, Thull R : Mechanisch induzierte Oberflächenveränderungen von Metallen auf Titanbasis. Forum Experimentelle Orthopädie, DGOT-Kongreß, Saarbrücken 1988

Zur Problematik der zementfreien Stielverankerung

G. Aldinger, W. Küsswetter

Orthopädische Klinik und Poliklinik, Universität Tübingen, Calwer Str. 7, 7400 Tübingen, FRG

Künstliche Gelenke lockern sich mit zunehmender Laufzeit. Während sich bei der Fixation von Hüftpfannen ganz erfreuliche Lösungen mit befriedigenden Resultaten abzeichnen, stellt die Stielverankerung langfristig immer noch ein ungelöstes Problem dar. Mit neuzeitlichen Computertechnologien (CAT - Computer-Aided-Technology) versuchen wir, einer Lösung näher zu kommen.

Je paßgerechter ein Hüftstiel sich dem letztlich stabilisierenden Knochenkörper anpaßt, umso bessere Ergebnisse sind zu erwarten. Diese Tatsache wurde schon vor über 25 Jahren erkannt. Mit dem formfüllenden PMMA-Zement schien dieses Problem gelöst. Die normierten Stiele erhielten mit oder besser durch diese Ausgleichsmasse die erforderliche Paßform. Der Erfolg blieb nicht aus; die Endoprothetik konnte ihren Siegeszug antreten. Daß sich auch derart zementierte Stiele im Laufe der Jahre lockerten, lag weniger an der formfüllenden Funktion des Zementes, sondern unter anderem an den ungünstigen Materialeigenschaften des Polymethylmethacrylates.

Der zunächst hochgelobte, formfüllende Zement wurde zum "Sündenbock" abgestempelt. Insbesondere bei jüngeren Patienten wurde die zementfreie Stielverankerung wieder entdeckt. Trotz aller Euphorie mit diesen zementfreien Techniken: Sie haben die befriedigenden langfristigen Resultate der Zementtechnik noch nicht erreicht. Die Frühergebnisse der Zementtechnik sind sogar besser! Verbesserungen der Zementiertechnik und des Zementes selbst lassen in Zukunft günstigere Ergebnisse der konventionellen Zementtechnik erwarten.

Darüberhinaus besteht ein grundsätzlicher Unterschied zwischen der Verankerung eines Endoprothesenstiels und einer Kunstpfanne. Bei der Pfanne handelt es sich im wesentlichen um eine Oberflächenverankerung. Für die Fixation und die Stabilität des Hüftstiels ist im wesentlichen das kortikale Femurschaftrohr verantwortlich. Der Veränderlichkeit dieser Knochenröhre (1) wurde bislang in der Endoprothetik zu wenig Beachtung geschenkt.

H.-G. Willert F. H. W. Heuck (Hrsg.)
Neuere Ergebnisse in der Osteologie

Kunstgelenke sind künstliche Gelenke und werden es auch immer bleiben. Kunstgelenke sollten deshalb wieder entfernt werden können, ohne dem Knochen einen größeren Schaden zuzumuten. Lange Zeit wurde die günstigere Explantierbarkeit als Argument für eine zementfreie Fixation gebracht. Es wurden Implantate hergestellt, die "für immer" halten sollten. Wer jedoch Stiele mit porösen oder stark strukturierten Oberflächen entfernen muß, weiß, daß zementierte Stiele häufig leichter zu entfernen sind. Eine Deckelung, Halbierung oder Schlitzung der knöchernen Röhre bedeutet eine gravierende Verstümmelung. Das Knochenrohr sollte aus Stabilisierungsgründen unbedingt in Takt bleiben; denken wir nur an unsere jüngeren Patienten, an Infekte, Malpositionen oder dergleichen.

Schlußendlich ist die langfristige Fixation eines Hüftstiels ein biologisches Problem, für welches uns bislang fast ausschließlich nur mechanische Lösungen zur Verfügung stehen. Hierbei bleibt es sich gleich, ob die Fixation mit oder ohne Zement erfolgte.

Die biologischen Vorgänge entsprechen der Frakturheilung: Inflammatorische Vorgänge werden von reparativen abgelöst. Schließlich bestimmten Prozesse der Strukturanpassung, das sogenannte "Remodelling", ob ein Gleichgewichtszustand, eine sogenannte "Osteointegration" zustande kommt oder nicht.

Natürliche Alterungsprozesse behindern diese langfristige Integration (1). Im Alter erweitert sich der kortikale Knochenköcher auf Kosten der kortikalen Wandstärke; er entfernt sich also zunehmend vom Implantat und bildet eine sogenannte sekundäre Markhöhle. Sie erhöht die Gefahr einer Lockerung.

Ziel der Prothesenimplantation, ob zementiert oder zementfrei, ist also ihre dauerhafte knöcherne Integration im knöchernen Lager, wenn möglich ohne Zwischenschaltung einer bindegewebigen Membran. Eine Osteointegration ist unter Einwirkung von Druck zu erwarten. Druck differenziert das Gewebe an der Implantat-/Knochengrenze zu Knochen. Bei Scherkräften wird Faserknorpel, bei Zugkräften sowie Wechsellasten mit Nulldurchgang wird Bindegewebe induziert. Scher- und Zugkräfte können durch eine entsprechende Vorspannung, durch ein "press-fit" zumindest teilweise kompensiert werden. Die somit - auch ohne die Verwendung von Zement - erreichte mechanische Ruhe, die primäre Stabilität des Stiels, ist eine wichtige Voraussetzung für eine dauerhafte Fixation. Sie ist das technische Hauptproblem der zementfreien Fixation.

Voraussetzung für eine entsprechende Vorspannung, einen "press-fit" des Stiels im Knochenköcher sind eine konische Verjüngung des Stiels zum Stielende hin und der Verzicht auf grobe Hinterschneidungen. Das in diese Vertiefungen, Aushöhlungen oder dergleichen, also in die sogenannten Hinterschneidungen, eingewachsene Gewebe würde ansonsten dem stabilisierenden Prinzip der Vorspannung, dem unbestrittenen Prinzip des "press-fit" widersprechen. Die Stielverankerung unterscheidet sich hier ganz wesentlich von der Oberflächenverankerung der Pfanne.

Klassische Press-fit-Stiele haben gesamthaft gesehen eine Keilform und eine mehr oder weniger glatte Oberfläche. Diese Stiele können sich nur punkt-, linien- oder zonenförmig, relativ weit distal im kortikalen Oberschenkelschaftköcher verklemmen. Es treten hierbei hohe Radial- und Sprengkräfte auf, die sonst im Knochen nicht vorkommen. Diese Stiele werden jedoch der Veränderlichkeit, der langfristigen Dynamik der Stielverankerung, der Veränderlichkeit des sich mit den Jahren erweiternden Knochenköchers gerecht (1). Sie können unter geeigneten Bedingungen evtl. etwas weiter in den Knochenköcher einsinken und sich erneut verklemmen. Darüberhinaus können sie ohne größere Knochenzerstörung wieder entfernt werden.

Makroporös strukturierte Stiele beabsichtigen eine statische Verflechtung mit dem Knochen. Sie imitieren damit die Oberfläche des Zementes. Diese Strukturen widersprechen jedoch der langfristigen Dynamik der Stielverankerung. Die damit erreichte Vergrößerung der Verankerungsfläche ist jedoch günstig, denn der Druck verhält sich umgekehrt proportional zur Fläche. Die schlechteren Rückzugsmöglichkeiten, welche damit in Kauf genommen werden müssen, sind allerdings außerordentlich gravierend.

Leider erfolgt die Krafteinleitung bei beiden Stieltypen erst weit distal. Press-fit-Stiele verklemmen sich erst distal im Knochenköcher. Bei den makroporösen, mit dem Knochen verzahnten oder verflochtenen Stielen erfolgt der Kraftfluß zunächst im steiferen Stiel und wird ebenfalls erst weit distal auf die Knochenröhre übertragen. In beiden Fällen resultiert eine ungünstigere proximale Inaktivitätsatrophie, eine sogenannte "stress-protection".

Um die Stiele zu einer proximalen Kraftübertragung zu zwingen, wurden bei einigen Modellen Modifikationen vorgenommen. Einige Hersteller begnügen sich mit einer Strukturierung des hüftnahen Stielanteils und lassen den distalen Anteil weitgehend glatt. Andere versehen ihre Stiele mit Längsrillen; bei Kragenprothesen kann so erst die lastübertragende Funktion eines Kragens wirksam werden.

Wesentliches Problem aller normierten Stiele ist der mangelnde Paßsitz im hüftnahen metaphysären Oberschenkelköcher, besonders im Bereich des Adam'schen Bogens, dem stärksten Knochen des Menschen überhaupt. Das spongiöse Maschenwerk, welches bei der Operation mühelos mit einem scharfen Löffel entfernt werden kann, ist für die Lastübertragung in diesem Bereich weniger geeignet. Lediglich der kräftigere Übergangsbereich zum inneren Kortex, der trabekuläre Knochen, vermag hier einen ausreichenden Widerstand zu bieten. Die spongiösen Zug- und Druckbündel werden bei der Aushöhlung der koxalen Femurmetaphyse weitgehend zerstört, zumindest unterbrochen und sind damit funktionslos. In der Technik kann dieses Problem gelöst werden. In vivo sind solche biologischen Verbindungen jedoch bis jetzt noch nicht möglich. Grobmaschige Verklammerungen haben die vorgenannten Nachteile. Es erscheint deshalb - zumindest mechanisch gesehen - sinnvoll, in den lastübertragenden Bereichen das spongiöse Maschenwerk zu ersetzen und dem stabileren trabekulären und kortikalen Knochen zu vertrauen.

Hieraus ergibt sich, daß der Hüftstiel eine weitgehend anatomische Form besitzen sollte, welche dem individuellen Knochen angepaßt ist, um die Kräfte über breite Auflagezonen im trabekulären Bereich schon weit proximal auf den Knochenköcher zu übertragen (2, 3). Dieser Stiel sollte sowohl die Vorteile der Pressfit-Stiele, als auch der Oberflächenvergrößerung besitzen, ohne deren Nachteile in Kauf nehmen zu müssen. Da überwiegend günstige Druckkräfte übertragen werden sollten, erscheint es sinnvoll, die Kraft den zu übertragenden Flächen weitgehend horizontal zu stellen. Unter Berücksichtigung all dieser Anforderungen ergibt sich zwangsläufig eine ganz individuelle, patientenbezogene Formgebung des Stieles mit scheibenähnlicher, hinterschneidungsfreier Oberflächenstruktur (s. Abb. 1). Die modernen Computertechnologien setzen uns hierzu in die Lage.

Bislang wurden seit 1985 über 300 derartige Versorgungen vorgenommen. Die Ergebnisse der ersten 100 individuellen Implantationen sind mit 96% sehr gut und gut (4) sehr erfolgversprechend, so daß mit einer breiteren Anwendung begonnen werden kann.

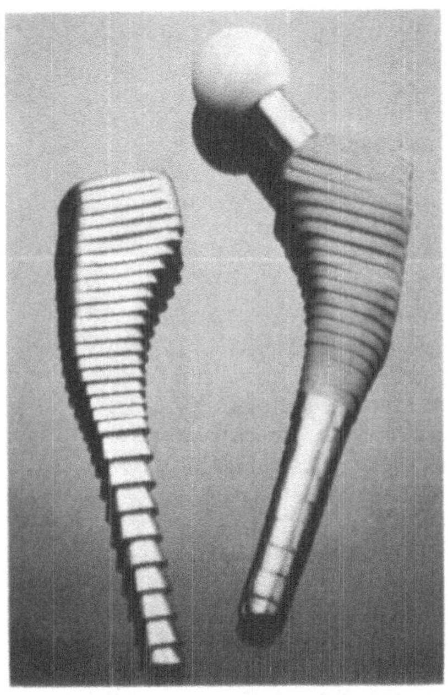

Abb. 1. Individuell angepaßter Hüftendoprothesenstiel mit zugehöriger Einmalraspel

Literatur

1. Aldinger G, Mitzkat K (1986) Der Einfluß der Alterung in der Endoprothetik. Z Orthop 124:392-295
2. Aldinger G, Fischer A, Kurtz B (1983) Computer-aidded-manufacturing of individual endoprotheses.- Preliminary communications. Arch Orthop Traumat 102:31-35

3. Aldinger G. Fischer A, Kurtz B (1984) Computergestützte Herstellung individuell-anatomischer Endoprothesen. Z Orthop 122:733-736
4. Aldinger G The individual cementless stem in THR-concept and results. Vortrag während des 17. XVII. Weltkongreß der Société International de Chirurgie Orthopédique et de Traumatologie vom 16.-21.8.1987 in München

Physiologische Verankerung von belasteten Endoprothesen durch Verbundosteogenese – Ergebnisse humanhistologischer Auswertungen hydroxylapatitkeramikbeschichteter Titanschäfte

J.-F. Osborn

Universitätskliniken Bonn, Sigmund-Freud-Str. 25, 5300 Bonn 1, FRG

Summary

Cementlessly-inserted joint replacement prostheses achieve their primary fixation by press-fit. Because this press-fit fixation becomes ineffective after a short period of time, the processes which form the new bone have to produce a load-bearing implant-bone interface rapidly. Insufficient rapidity of bone formation adjacent to the implant results in micromotion and subsequent failure. It is demonstrated histologically by means of femur autopsy material that, following the implantation of Osprovit-coated Furlong hip prostheses, the hydroxyapatite ceramic coating attains a substantial bonding to the newly-formed bone which bridges the gap between the prosthesis and the inner circumference of the femur. This bony bridging is performed by simultaneous bone growth from both sides. From this bilateral osteogenesis due to the coating of stems with hydroxyapatite ceramic it may be deduced that the so-called interperiodicum, i.e. the critical time period between primary stability and permanent fixation, is decisively shortened or even eliminated.

Von der Primärstabilität zur Dauerfixation

Die erforderliche *Primär*stabilität bei der zementfreien Prothese wird durch Einsetzen dieser Implantate im "Preßsitz" erreicht. Dabei resultiert die Retention aus der erwünschten elastischen, aber auch der unerwünschten plastischen Verformung des in Anspruch genommenen Knochens. Sind diese im Reibungskontakt mit der Prothesenoberfläche stehenden Knochenareale tragunfähig geworden, d.h. also, wenn diese Knochenpunkte nekrotisiert oder abgebaut sind, verliert der primär erreichte Kraft-Form-Schluß seine Wirkung und die Prothese wird instabil. Spätestens bis zu diesem Zeitpunkt muß durch Knochenbildung die *Sekundär*fixierung eingetreten sein, da sich ansonsten unweigerlich Mikrobewegungen

H.-G. Willert F. H. W. Heuck (Hrsg.)
Neuere Ergebnisse in der Osteologie

in der Trennebene zwischen Prothese und Knochen einstellen. Mikrobewegungen aber evozieren die Ausbildung der für die Lastübertragung ungünstigen bindegewebigen Membran. Ist das Interface erst einmal als fibröse Trennschicht ausgebildet, ist der Weg zur knöchernen Verankerung definitiv versperrt, denn das einmal etablierte bindegewebige Interface bleibt bestehen, selbst wenn die Lastbedingungen später optimiert werden.

Zwischen der kurzen Initialperiode der Preßsitz-bedingten Primärfixation und der durch Knochenneubildung erreichbaren Periode der Dauerfixation entsteht im Übergangsbereich ein "Interperiodikum", das den für jede Prothese eigentlichen kritischen und damit schicksalsbestimmenden Zeitraum darstellt (Abb. 1).

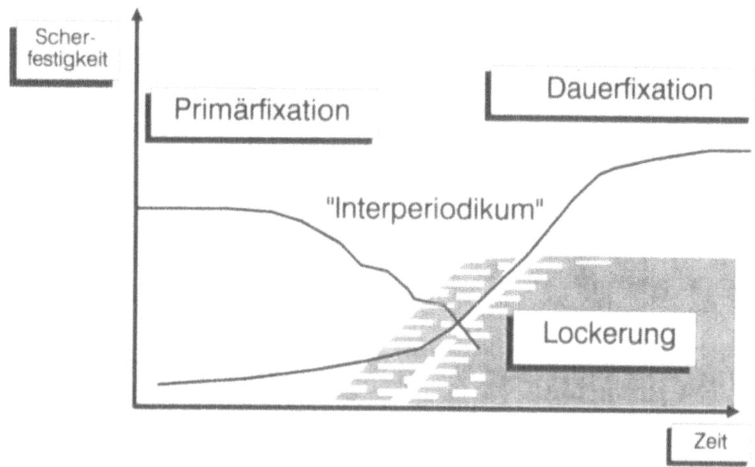

Abb. 1. Aus dem Abfall der Primärfestigkeit resultiert Lockerung, wenn nicht rechtzeitig zur Dauerfixation führende Wachstumsprozesse etabliert sind

Läßt man das Design der Prothese als determinierenden biomechanischen Faktor hier außer acht, so ist von den möglichen Oberflächen der Prothesen die die beste, die das "Tal" zwischen der abfallenden Kurve der Primärfixation und der ansteigenden Kurve der Dauerfixation am wenigsten tief werden läßt, d.h. das Interperiodikum am wirkungsvollsten verkürzt. In biologischen Termini ausgedrückt heißt das, daß

- der Zeitpunkt des Beginns der periimplantären Knochenbildung so früh wie möglich liegen muß,
- die Masse des neugebildeten Knochens so schnell wie möglich zunehmen muß und
- der neugebildete Knochen durch texturelle Reifung so schnell wie möglich zur Lastübernahme befähigt sein muß.

In die Sprache der praktischen Implantologie übertragen heißt das, daß der durch das Insertionstrauma unvermeidbar entstandene Spalt zwischen Prothese und Knochen so schnell wie möglich überbrückt werden muß. Trotz dieser Forderung nach Schnelligkeit muß das neugebildete überbrückende "Substrat" den lokalen biomechanischen Anforderungen gewachsen sein. Dies bedeutet, daß es nicht nur selbst über genügende Festigkeit verfügen muß, sondern vor allem einen mechanisch hoch-belastbaren Verbund mit der inneren Zirkumferenz des Femurs auf der einen Seite sowie mit der Oberfläche des Implantats auf der anderen Seite sicherstellen muß. Da der periimplantäre Knochen, der sich in Wechselwirkung mit der Hydroxylapatitkeramik bildet, in völlig mit dem physiologischen Wachstum übereinstimmendem Modus entsteht, liegen auch seine Festigkeitseigenschaften im Bereich regulären Knochens (Osborn 1985).

Stoffschluß und Verbundosteogenese

Knochen reagiert auf biotolerante Implantatwerkstoffe mit Interposition einer Bindegewebsmembran, d.h. Distanzosteogenese, tritt zu bioinerten Werkstoffen in direkten Kontakt (Kontaktosteogenese) und verwächst mit bioaktiven Materialien nach dem Muster der *Verbund*osteogenese (Osborn 1979; Osborn and Newesely 1980). Dadurch, daß sich diese Verbundosteogenese als Verwachsung mit der Hydroxylapatitkeramik bis in atomare Dimensionen erstreckt (Tracy and Doremus 1984), ist im Interface zwischen Hydroxylapatitkeramik und neugebildetem Knochen - als der einzigen alloplastisch-biologischen "Materialkombination" - das Kriterium des *Stoff*schlusses, der allein die Übertragung aller Kraftqualitäten gewährleistet, erfüllt. Tierexperimentell und humanhistologisch wurde gezeigt (Osborn 1985), daß der initiale Schritt der Verbundosteogenese die Entstehung des neuen Knochens *direkt* auf der Oberfläche der Hydroxylapatitkeramik ist. Dieser Bildungsmodus resultiert aus der besonderen Eigenschaft der Hydroxylapatitkeramik (Osteotropie) unmittelbar differenzierungs- und wachstumsfördernd auf osteogenetisch kompetente Zellen zu wirken (Osborn and Newesely 1980).

Bilaterales Knochenwachstum zur Spaltüberbrückung

Ist eine Implantatoberfläche osteotrop, entsteht Knochen auf ihr direkt und primär, d.h. ohne zeitraubende Umwegsdifferenzierung über bindegewebige Vorstufen und nicht erst sekundär durch Heranwachsen von der Peripherie. Auf Oberflächen von Metallen und bioinerten Werkstoffen erfolgt daher niemals direkte Knochenneubildung. Wie von den Autoren kürzlich selbst formuliert (Johansson et al. 1988), beinhaltet auch der Terminus "Osseointegration" lediglich Kontaktosteogenese infolge Heranwachsens des Knochens von peripher. Dies stellt klar, daß auch Implantate aus Titan nur durch mechanische Retention, aber nicht durch Verwachsung verankert werden. Auf der Grundlage dieser Erkenntnis wurde in eigener Forschungsarbeit eine Beschichtung für Implantatmetalle aus Hydroxylapatitkeramik entwickelt, die anschließend von der Firma Feldmühle optimiert wurde und unter dem Handelsnamen Osprovit [R] seit 1985 als Beschichtung der enossalen Abschnitte von Gelenkersatzprothesen klinisch Anwendung findet (Osborn 1987).

Drei vorausgehend komplikationslos eingeheilte Schäfte von Osprovit-beschichteten Furlong-Hüftendoprothesen mit In-situ-Zeiten von 2 1/2, 7 und 19 Wochen konnten bisher autoptisch gewonnen und im eigenen Labor in undemineralisierten Dünnschliffen nach Toluidinblau-Färbung mikroskopisch ausgewertet werden.

In Abb. 2 wird an der Histologie eines 16 Tage nach der Implantation gewonnenen Femurschaftpräparates demonstriert, daß die Knochenneubildung auf der Hydroxylapatitkeramik-Beschichtung gleich schnell und in morphologisch gleicher Weise entsteht wie auf autologem Knochen. Die Referenz des autologen Knochens bildet hier ein in Implantatnähe versprengter Knochenpartikel. Damit stehen die übrigen histologischen Befunde im Einklang. Sie zeigen, daß die Aktivität der Knochenneubildung auf der "Knochenseite", also auf der endostalen Zirkumferenz des Femurs, und auf der "Prothesenseite", also auf der Oberfläche der Hydroxylapatitkeramik, in simultaner Ausprägung vorliegt. Demnach erfolgt die Überbrückung des Spaltes bilateral, so wie man auch zur Bauzeitverkürzung den Bau einer Brücke von beiden Seiten gleichzeitig beginnt und durchführt.

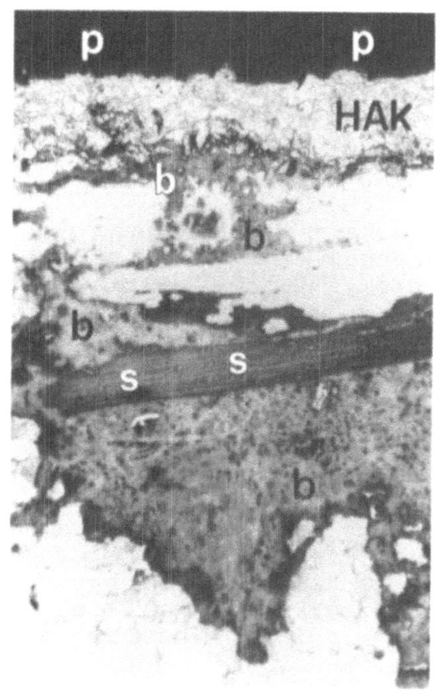

Abb. 2. Neugebildeter Knochen (*b*) entsteht direkt auf der Hydroxylapatitkeramik-Beschichtung (*HAK*) und umgibt den Knochensplitter (*s*). Protheseschaft aus Ti6Al4V (*P*) . 16-Tage-Präparat. Unentkalkter Dünnschliff. Toluidinblau, x120

Toluidinblau färbt jungen Knochen dunkelblau, alten Knochen hellblau an. Aufgrund dieser Metachromasie ist im 7 Wochen-Präparat demonstrierbar, daß als Folge des Spaltschlusses auf bilaterale Weise der am intensivsten angefärbte Bereich, also der jüngste Knochen, in der Mitte zwischen der frühzeitig auf der Hydroxylapatitkeramik gebildeten Knochenlamelle und dem ganz schwach angefärbten Altknochen liegt (Abb. 3). Bemerkenswerterweise weist dieser neuentstandene "Brückenknochen" bereits nach 7 Wochen als Zeichen fortgeschrittener Reifung osteonale Struktur auf.

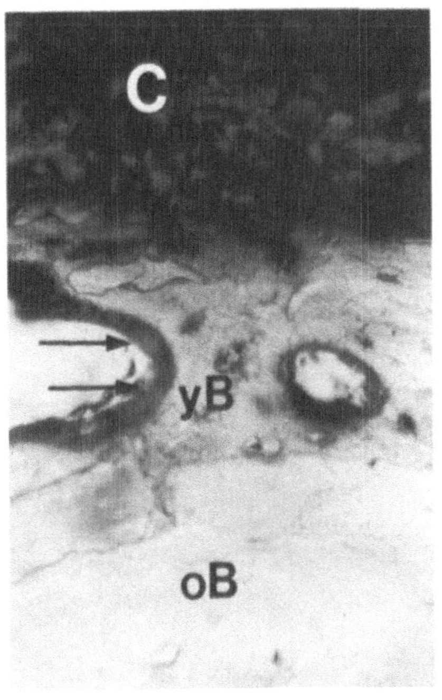

Abb. 3. Der jüngste Knochen (*yB*) liegt in der Mitte zwischen der Beschichtung aus Hydroxylapatitkeramik (*C*) und dem alten Knochen (*oB*). Osteoid (*Pfeile*) als Zeichen permanenter Knochenneubildung. 7-Wochen-Präparat. Unentkalkter Dünnschliff. Toluidinblau, x 190

Bei stärkerer Vergrößerung der Grenzzone zwischen Beschichtung und Knochen wird deutlich, daß der neugebildete Knochen - trotz der infolge der frühzeitigen Mobilisation einwirkenden funktionellen Belastung - mit der Hydroxylapatitkeramik verwachsen, d.h. *stoffschlüssig* verbunden ist (Abb. 4).

Schlußfolgerungen

Die - jedenfalls bei diesem Prothesendesign - auch unter Belastung realisierte Verbundosteogenese führt zur *stoff*schlüssigen Verbindung von Schaft und Femurknochen. Begleitet von beschleunigter Differenzierung osteogenetisch kompetenter Zellen (Osborn 1987) geschieht die Knochenneubildung *direkt* auf der Hydroxylapatitkeramik. Damit erfolgt die Überbrückung des Insertionsspaltes nicht nur durch Wachstum von der "Knochenseite", sondern vielmehr durch *bi*laterale Osteogenese.

Auch wenn nicht im Sinne einer direkten Proportionalität die Schlußfolgerung gezogen werden kann, daß die bilaterale Osteogenese die Einheilungszeit des Prothesenschaftes halbiert, so wird der Zustand der Dauerfixation entscheidend früher erreicht. Zur Beantwortung der Frage, ob die osteotrope Hydroxylapatitkeramik-Beschichtung das kritische Interperiodikum nur verkürzt oder ganz eliminiert, d.h. welche der vier fiktiven Kurven im Diagramm (Abb. 5) die Leistung der bilateralen Osteogenese tatsächlich darstellt, bedarf es der Auswertung weiterer Humanhistologien.

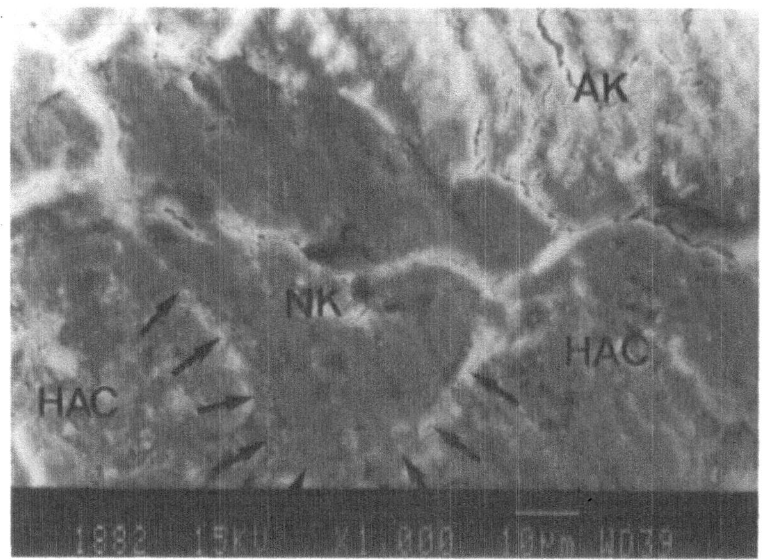

Abb. 4. Grenzzone zwischen Knochen (*AK*) und Beschichtung (*HAC*). Verwachsungslinie des neugebildeten Knochens (*NK*) und der Hydroxylapatitkeramik durch Pfeile markiert. 7-Wochen-Präparat. Unentkalkter Dünnschliff. REM-Photogramm

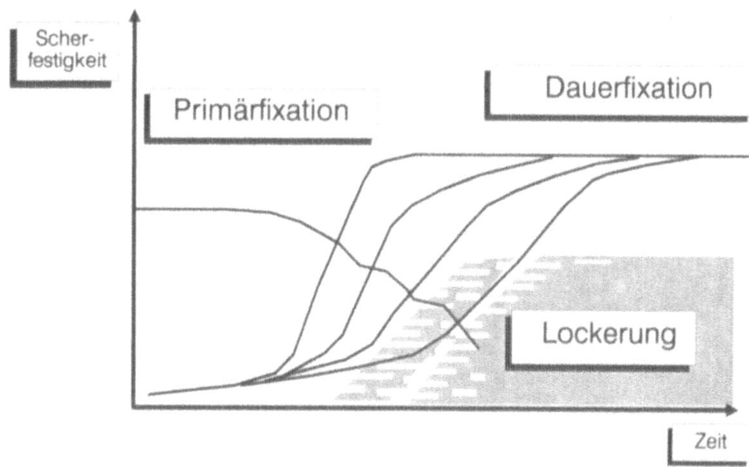

Abb. 5. Fiktive Kurvenschar im Interperiodikum zur Darstellung der Leistung der Hydroxylapatitkeramik-Beschichtung bezüglich der Erreichung der Dauerfixation

Literatur

Johansson C, Jacobsson M, Albrektsson T (1988) Removal forces for osseointegrated titanium implants. In: De Putter C, De Lange GL, De Groot K, Lee AJC (Hrsg) Implant materials in biofunction. Elsevier Science Publ, Amsterdam, S 87-92

Osborn JF (1979) Biowerkstoffe und ihre Anwendung bei Implantaten. Schw Mschr Zahnheilk 89:1138-1139

Osborn JF (1985) Implantatwerkstoff Hydroxylapatitkeramik - Grundlagen und klinische Anwendung. Quintessenz Verlag, Berlin

Osborn JF (1987) Die biologische Leistung der Hydroxylapatitkeramik-Beschichtung auf dem Femurschaft einer Titanendoprothese - erste histologische Auswertung eines Humanexplantats. Biomed Technik 32:177-183

Osborn JF, Newesely H (1980) Dynamic aspects of the implant-bone interface. In: Heimke G (Hrsg) Dental Implants. Carl Hanser Verlag, München, S 111-123

Tracy BM, Doremus RH (1984) Direct electron microscopy studies of the bone-hydroxyapatite interface. J Biomed Mater Res 18:719-726

Erhöhung der Prothesenverankerung durch Auffüllen spongiöser Metallimplantatkörper mit interkonnektierend porösen Hydroxylapatitgranula aus Meeresalgen (Algipore)

R. Ewers[1], E. J. Henßge[2], C. Kasperk[1], B. Simons[3]

[1]Abteilung Kieferchirurgie, Klinikum der Christian-Albrechts-Universität, Arnold-Heller-Str. 16, 2300 Kiel, FRG
[2]Klinik für Orthopädie, Medizinische Universität Lübeck, Ratzeburger Allee 160, 2400 Lübeck, FRG
[3]Mineralogisches Petrographisches Institut, Christian-Albrechts-Universität, Ludwig-Meyn-Str. 10, 2300 Kiel, FRG

Zusammenfassung

In dieser Arbeit wird die Kombination zweier bereits klinisch angewandter Implantatmaterialien vorgestellt:

1. Das gegossene spongiös-metallische Implantat (Henßge 1985).
2. Das aus Meeresalgen gewonnene Hydroxylapatit-Granulat Algipore (Ewers u. Kasperk 1988).

Das gute Einwachsen des porösen metallischen Implantatkörpers im Bereich der Kompakta kann durch diese Materialkombination nicht verbessert werden. In der Spongiosa wird in den Bereichen, in denen Hydroxylapatitgranula vorhanden sind, mehr neugebildeter Knochen beobachtet. Dies ist Ausdruck der Osteoconduction des interkonnektierend porösen Hydroxylapatitmaterials. Durch Auffüllen des spongiösen Metallimplantatkörpers mit Hydroxylapatitgranula wird der ossäre Verbund verstärkt, wodurch eine größere Stabilität erreicht wird.

Einleitung und Problemstellung

Die klinische Anwendung von gegossenen, spongiös-metallischen Implantaten bestätigte die positiven Ergebnisse der tierexperimentellen Versuche (Krüger et al. 1985). Auch in der klinischen Anwendung erreichte man durch die poröse Struktur des Metallimplantatkörpers eine erhöhte Verankerung im Knochen. Die Vergrößerung der Oberfläche führte zu einem vermehrten Knochenkontakt, mit erhöhter Stabilität. Die größten Kontaktflächen zwischen Knochen und Metall wurden im Bereich der Kortikalis beobachtet. Im Bereich der Spongiosa ist eine geringere Knochenapposition an das Metall zu erkennen. Größere Bereiche des Metalls sind hier von Bindegewebe umgeben. Um eine Vermehrung von Implantatflächen mit direktem Knochenkontakt zu erreichen, wurden die spongiösen Metallkörper mit Hydroxylapatitgranula, hergestellt aus Meeresalgen (Algipore), aufgefüllt (Kasperk u. Ewers 1986).

H.-G. Willert F. H. W. Heuck (Hrsg.)
Neuere Ergebnisse in der Osteologie

Material und Methode

3x4x8 mm messende spongiöse metallische Implantatkörper wurden mit Hydroxylapatit aus Meeresalgen (Algipore) in der Schüttgröße 0,5-1 mm gefüllt und anschließend in das Femur der Ratte implantiert. Es wurden 3 Prüfkörper implantiert. Versuchsdauer: 13 Wochen. Zur intravitalen polychromen Sequenzmarkierung wurden folgende Substanzen alle 10 Tage appliziert: 2x Xylenolorange, 2x Calcein, 2x Alicarinkomplexon, 2x Tetracyclin (Reverin). Abschließend Perfusion mit Glutaraldehyd und Tusche in tiefer Ketanestnarkose.

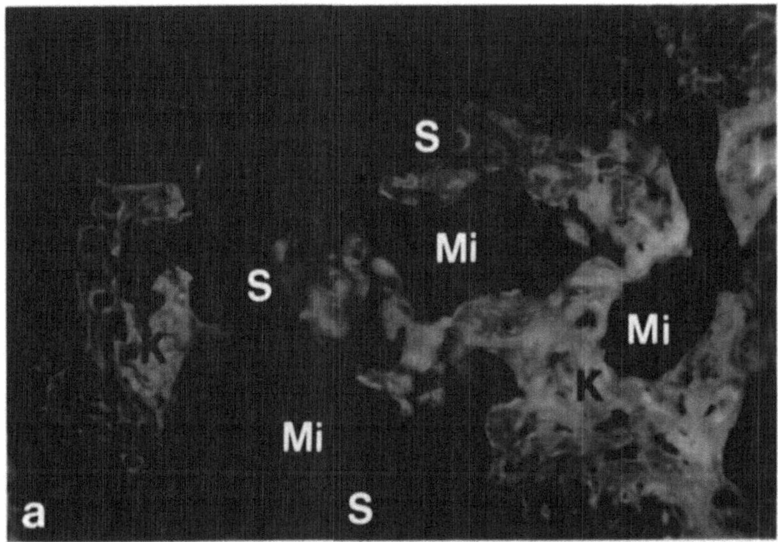

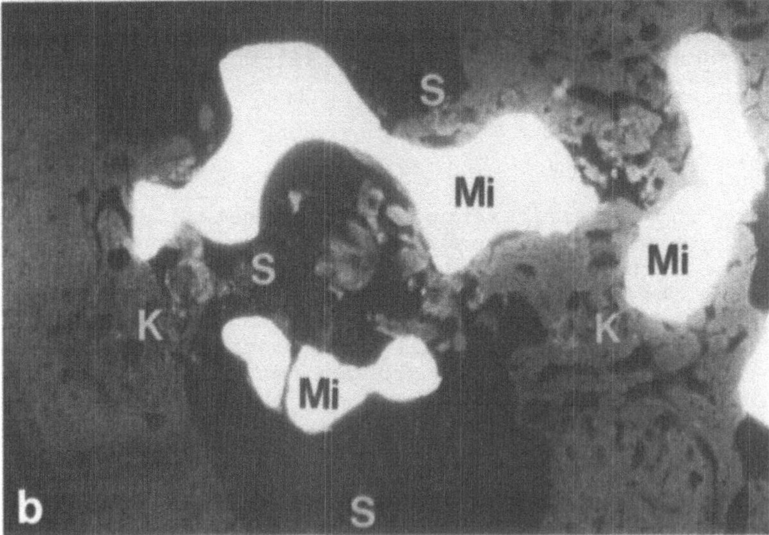

Abb. 1. (*a*) Fluoreszenzmikroskopie, Methylmethacrylat-Hartschnitt 70 micron, Blaufilter (1:16). Implantat (*Mi*) in der Kortikalis (*K*) durch neugebildeten Knochen (*K*) in engem Kontakt mit der Spongiosa (*S*). (*b*) Gleicher Ausschnitt wie Abb. 3, Mikroradiographie,Methylmethacrylat-Hartschnitt 70 micron (1:16)

Ergebnisse

Die Einheilung verlief bei allen 3 Implantaten komplikationslos und die histologische Auswertung zeigt eine ungestörte Akzeptanz des metallischen und keramischen Implantatmaterials. Im Bereich der Kompakta ist das metallische Implantat direkt von Knochen umgeben, ohne daß Bindegewebe interponiert ist. In der Spongiosa erkennt man Areale ohne Knochenapposition an das Metallgerüst (Abb. 1a,b).

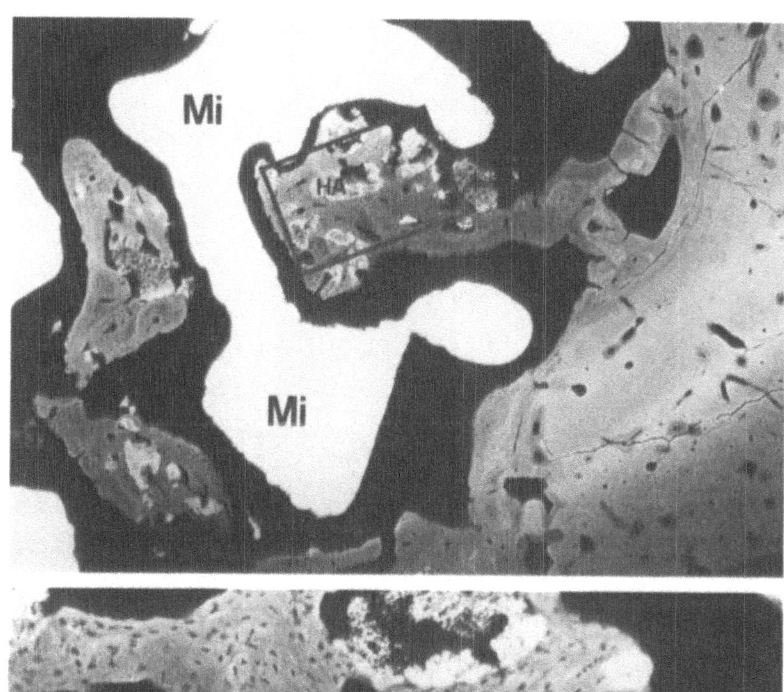

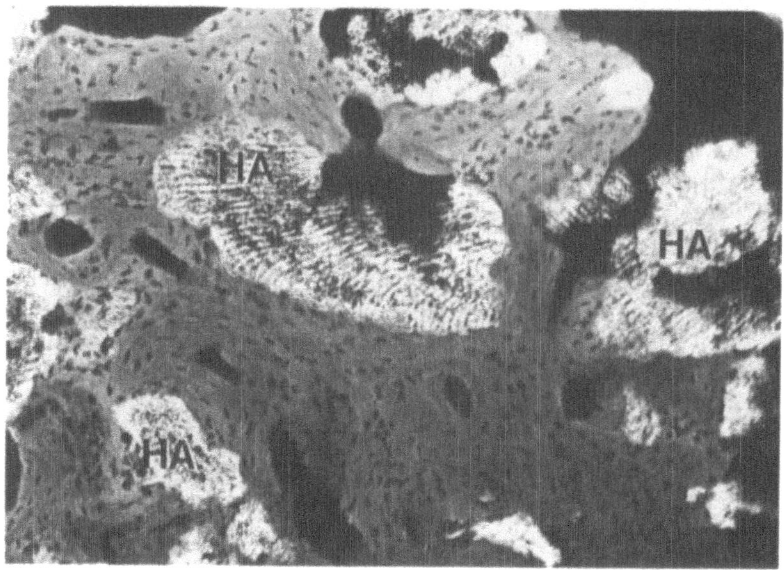

Abb. 2. (*a*) Mikroradiographie, Methylmethacrylat-Hartschnitt 70 micron (1:24). Metall und Hydroxylapatit-Implantat im Bereich der Spongiosa: Metall (*Mi*) nicht von Knochen eng umgeben. Hydroxylapatitmaterial (*HA*) eng von neugebildetem Knochen umgeben. (Kasten entspricht Vergrößerung Abb. 2b). (*b*) Ausschnitt aus Abb. 2a (Vergrößerung 1:120)

In der Spongiosa ist deutlich eine knochenfreie Zone um das Metallimplantat zu erkennen. In den Bereichen, in denen Hydroxylapatitgranula in der Spongiosa vorhanden waren, ist eine deutliche Knochenapposition mit Interface-freier Knochenintegration am und im Hydroxylapatitmaterial zu erkennen. Mikroradiographische Aufnahmen verdeutlichen diese Situation. Das Hydroxylapatitmaterial ist eng von neugebildetem Knochen umgeben und durchwachsen (Abb. 2a,b).

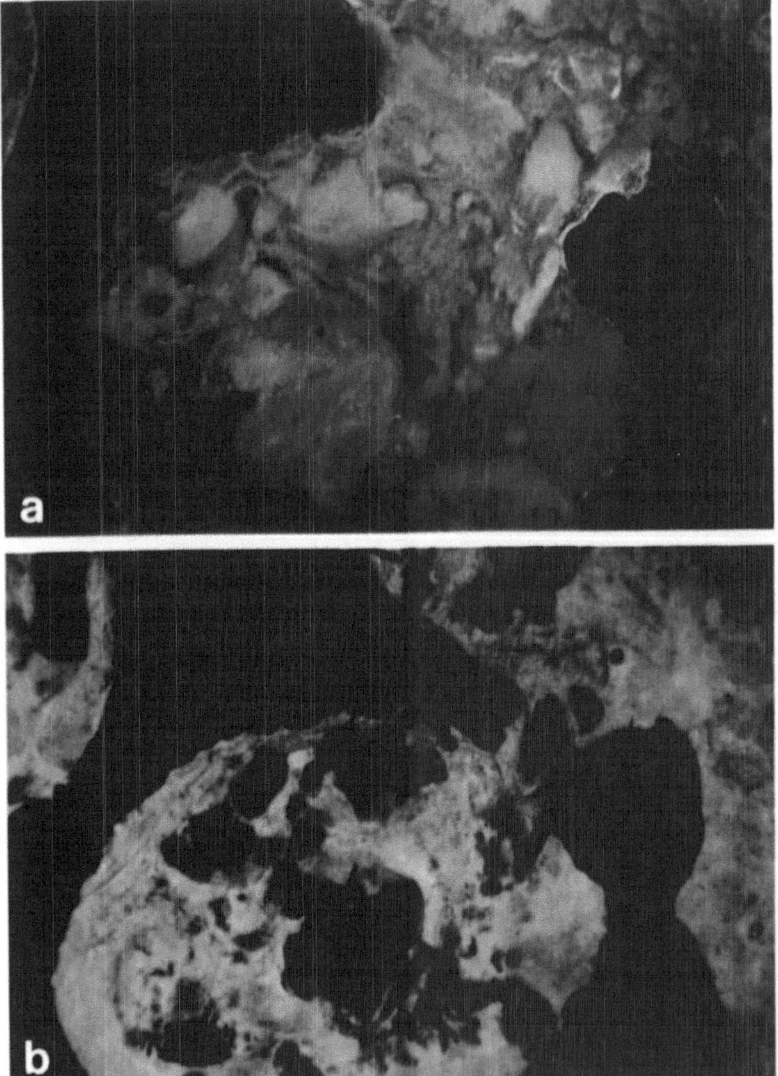

Abb. 3. (*a*) Ausschnittsvergrößerung der Abb. 1. Fluoreszenzmikroskopie, Methylmethacrylat-Hartschnitt 70 micron, Blaufilter (1:48). Die Gegenüberstellung Fluoreszenz (Abb. 3a) mit Polarisation (Abb. 3b) verdeutlich die Apposition und Interposition von neugebildetem Knochen im Bereich der Hydroxylapatitgranula, wobei dieses Phänomen um den Metallkörper kaum zu erkennen ist. (*b*) Polarisationsaufnahme, Durchlicht, Methylmethacrylat-Hartschnitt, 70 micron, gleiche Abbildungsvergrößerung wie Abb. 3a

Abb. 2b, eine starke Vergrößerung der Mikroradiographieaufnahme Abb. 2a, zeigt die wabenförmige, interkonnektierende Porosität des Hydroxylapatitmaterials, wodurch das Knochenersatzmaterial eine knochenähnliche spezifische Oberfläche erhält. Dies ermöglicht eine Interface-freie Knochen-Apposition und -Interposition auch im Bereich der Spongiosa (Kasperk et al. 1988).

In der Gegenüberstellung von fluoreszenzmikroskopischen Aufnahmen und polarisationsmikroskopischen Aufnahmen erkennt man zum einen die Bindegewebeanlagerung an das Implantatmaterial und zum anderen die Knochenanlagerung an das Hydroxylapatitmaterial (Abb. 3a,b).

Die interkonnektierende Porosität verleiht den Hydroxylapatitmaterialien aus Algen eine ungefähr halb so große spezifische Oberfläche wie dem natürlichen Knochen. Die Penetration der Fluorochrome verdeutlicht die vollständige Durchlässigkeit des Materials für Gewebeflüssigkeit als Voraussetzung einer kompletten Knocheneinheilung in dieses Biomaterial (Abb. 4).

Unentkalkte Sägeschliffpräparate, hergestellt nach der Methode von Donath und Breuner (1982) verdeutlichen den ungestörten Einbau beider Implantatmaterialien, wobei um das Metallimplantat geringe Bindegewebemembranen zu sehen sind und um und im Hydroxylapatitmaterial neugebildeter Knochen vorhanden ist (Abb. 5).

Diskussion

Wie es sich schon in klinischen Anwendungen gezeigt hat, ist die Erhöhung der Stabilität eines Implantates von der Kontaktoberfläche abhängig. Durch die spongiöse Struktur des von Henßge (1985) angegebenen Implantatmaterials wird diese Stabilität grundlegend erhöht. Sinn dieser Untersuchung war es zu prüfen, ob durch Auffüllen der Metallporen mit Hydroxylapatitmaterial die Verbundosteoneogenese noch weiter zu steigern ist, indem im Spongiosabereich Knochen in vermehrtem Maße in die Metallporen einheilt. Durch die große spezifische Oberfläche des Hydroxylapatitmaterials, gewonnen aus Algen, und ihrer chemischen Zusammensetzung (Simons et al. 1987) scheint dieses Material osteoconductiv zu wirken, das heißt, daß Knochen acceleriert an- und eingebaut wird. In weiteren tierexperimentellen Untersuchungen muß man mit quantitativen Meßmethoden prüfen, um wieviel Prozent die Knocheneinheilung und die -stabilität zunimmt. Wenn durch eine vorherige Hydroxylapatitbeschichtung des Metallimplantates alle Hohlräume mit Hydroxylapatitmaterial und -granula gefüllt werden können und ein enger Verbund beider Materialien gewährleistet ist, kann unseres Erachtens die Knocheneinwachsrate und dementsprechend die Stabilität noch weiter erhöht werden.

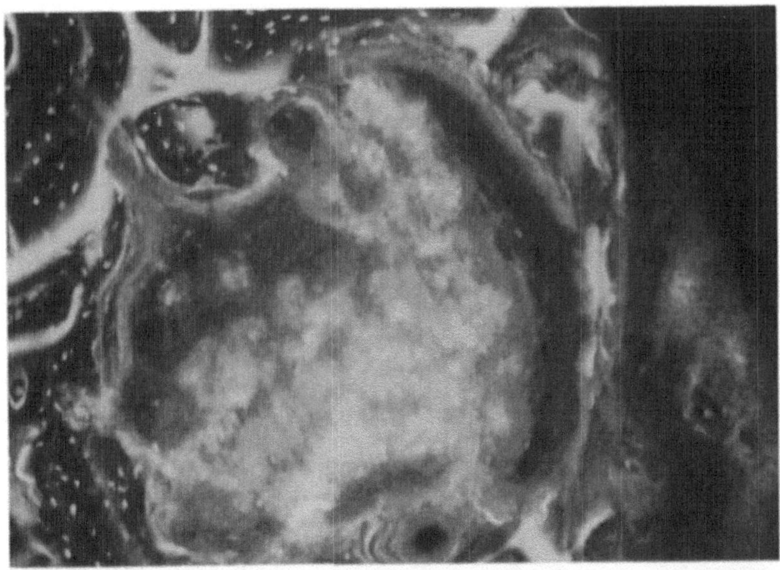

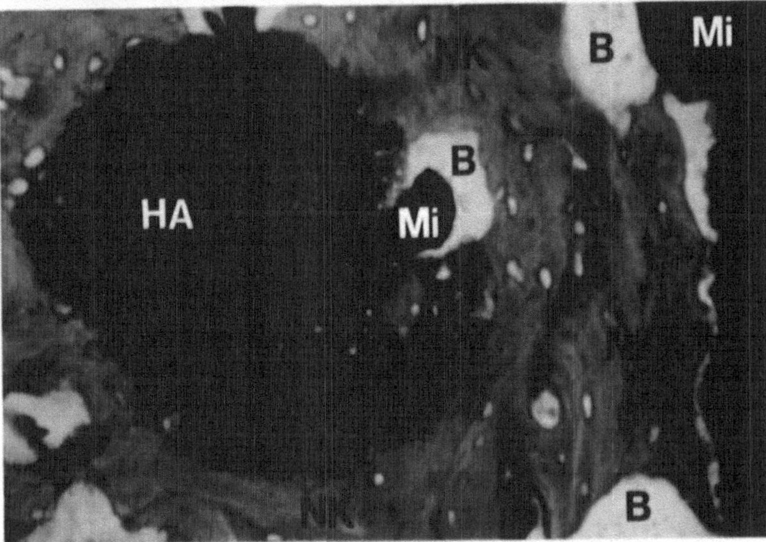

Abb. 4. (oben) Fluoreszenzmikroskopie, Methylmethacrylat-Hartschnitt 70 micron, Blaufilter (1:100). Einzelnes Hydroxylapatitgranulum aus Algen im Querschnitt mit Markierung der Fluoreszenzstoffe Xylenolorange (*orange*), Calcein (*grün*), Alicarinkomplexon (*rot*), Tetracyclin (Reverin) (*gelb*)

Abb. 5. (unten) Durchlichtmikroskopie, Sägedünnschliff, 7 micron, Toluidin blau (1:150). Neugebildeter Knochen im Bereich des Metallimplantates mit geringer Bindegewebsschicht. Hydroxylapatitkörper komplett mit neugebildetem Knochen umwachsen. Teilweise neugebildete Knochenstrukturen in den Poren des Hydroxylapatitimplantatkörpers. (*B*, Bindegewebe; *NK*, Neugebildeter Knochen; *HA*, Hydroxylapatitgranulum; *Mi*, Metallimplantat)

Literatur

1. Donath K, Breuner G (1982) A method for the study of undecalcified bones and teeth with attached soft tissue. J Oral Pathol 11:318-320
2. Ewers R, Kasperk C, Simons B (1988) Ein hochporöser, biologischer Knochenersatz aus Meeresalgen. In: Hackenbroch MH, Refior HJ, Wirth CJ (Hrsg) Knorpel-Knochentransplantation. Thieme, Stuttgart New York, S 124-128
3. Henßge E-J (1985) Gegossene spongiös-metallische Implantate. Focus MHL 2:222-233
4. Kasperk C, Ewers R, Simons B, Kasperk R (1988) Algae-derived (phycogene) hydroxylapatite. A comparative histological study. Int J Oral & Maxillofac Surg 5:319-324
5. Krüger M, Henßge EJ, Sellin D (1985) Gegossene spongiös-metallische Implantate im Tierversuch. Z Orthop 123:895-990
6. Simons B, Kasperk C, Ewers R (1987) Ein neues phycogenes Hydroxylapatit-Implantatmaterial. Fortschr Mineralogie 65:Beiheft 1, 174

Biologische Testung von Endoprothesenwerkstoffen und Implantaten - Möglichkeiten, Modelle und Ergebnisse

R. Ascherl[1], K. Geißdörfer[2], M.-L. Schmeller[2], W. Siebels[2], B. Boenisch[2], M. A. Scherer[2], B. Claudi[1], G. Blümel[2]

[1]Chirurgische Klinik und Poliklinik;
[2]Institut für Experimentelle Chirurgie, Technische Universität München, Ismaninger Str. 22, 8000 München 80, FRG

Summary

Progress in endoprostheses, especially in cementless implants, can only be achieved by optimizing material and design. New kinds of plastics as well as ceramics can only be applied successfully after biocompatibility testing in general and if tolerance in bone tissue has been proven in particular. Furthermore an improved bony healing has to be demonstrated. For this purpose, standards and testing methods have to be established and should be accepted. Problems of introducing new materials are demonstrated by own experimental models and methods. Experimental longterm studies in-vivo remain the most important criteria.

Zusammenfassung

Fortschritte sind in der Endoprothetik, insbesondere bei zementlosen Implantaten, nur durch Optimierung von Material und Design möglich. Neue Kunststoffe und keramische Werkstoffe können nur dann erfolgreich eingesetzt werden, wenn nicht nur Biokompatibilität allgemein und Verträglichkeit mit Knochengewebe im speziellen nachgewiesen sind, sondern vielmehr ein besseres knöchernes Anheilen festgestellt werden kann. Hierfür allerdings müssen allgemeine Standards und Prüfmethoden erarbeitet und akzeptiert sein. An eigenen Modellen und Methoden wird die Problematik der Einführung neuer Werkstoffe erläutert. Langzeitversuche in-vivo bleiben ein entscheidendes Kriterium.

Einleitung

Nur wenn Design und Material aufeinander abgestimmt und optimiert sind, werden in der Endoprothetik Fortschritte vorstellbar. Wird eine mit Arzneimitteln vergleichbare Sicherheit auch

H.-G. Willert F. H. W. Heuck (Hrsg.)
Neuere Ergebnisse in der Osteologie

bei Implantaten angestrebt, so müssen neben einer ausreichenden Biokompatibilität auch der besondere Nutzen, Wirkungen und Nebenwirkungen von neuen Werkstoffen gründlich erforscht und bekannt sein. Obwohl durch das neue Arzneimittelgesetz vergleichsweise strenge Anforderungen gestellt werden, sind in der Praxis für Prothesenwerkstoffe keine allgemeinen Richtlinien, Standards oder Prüfmethoden als bindende und unerläßliche präklinische Untersuchungen etabliert oder akzeptiert.

Mögliche Kriterien und Teste

Amerikanische Richtlinien empfehlen bei Knochenimplantaten neben der Zytotoxizität in der Zellkultur, die Kanzerogenität, Langzeitimplantationen sowie systemische (akute) Toxizität, Sensibilisierung, Mutagenität und Pyrogenteste. Bei genauer Auseinandersetzung mit allgemeinen Empfehlungen der ATSM zeigt sich, daß auch in den USA nicht immer einheitliche Prüfvorschriften angewendet werden und z.T. sogar auf Richtlinien von Verbänden, wie z.B. der Health Industry Manufacturer Association (HIMA) verwiesen wird (6).

Konkrete Anleitungen zur Durchführung von Implantatprüfungen existieren in Amerika erst seit kurzem, z.B. für spezielle Implantate wie Kreuzbandprothesen (4). Empfehlungen für Prüfverfahren und -methoden im deutschsprachigen Raum (5, 11) stehen grundsätzlich nicht hinter dem internationalen Standard zurück.

Kompatibilität des Abriebs

Eine besondere und erstrangige Bedeutung in der Frühphase präklinischer Untersuchungen nimmt die Biokompatibilität von Abriebpartikeln der jeweiligen Implantatwerkstoffe ein (5, 11). In unseren eigenen Experimenten überprüfen wir neue Materialien im Vergleich zu bereits etablierten Werkstoffen wie z.B. Aluminiumoxidkeramik, an den Implantatsorten Tibia, Peritoneum und Kniegelenk und erzeugen absichtlich an den Inokkulationsstellen einen sog. Overload. Dieses Vorgehen zeigt nicht nur die lokale, akute Toxizität der überprüften Materialien, sondern zugleich mögliche Nebenwirkungen sowie Art der systemischen Streuung. Die von uns als Verbundwerkstoff zuletzt favorisierte Kohlenstofffaser erwies sich bei derartigen Versuchen als besonders günstig (Abb. 1).

Kompatibilität im Knochen

Erweisen sich die jeweiligen Stäube lokal und systemisch als verträglich, so können in der nächsten Stufe Implantationen solider Probekörper Knochenreaktionen objektiv-quantitativ wie auch subjektiv-qualitativ erfassen. Ein erhöhter Aufwand mit histologischen Methoden sollte deshalb betrieben werden, als gerade durch diese ersten Implantationsversuche die Qualität neuer Werkstoffe erprobt werden kann. Das Einheilen von Knochengewebe muß zumindest das Niveau anderer, kompatibler Werkstoffe erreichen: eine der Pharmakologie entsprechende "Wirkung" von neuen

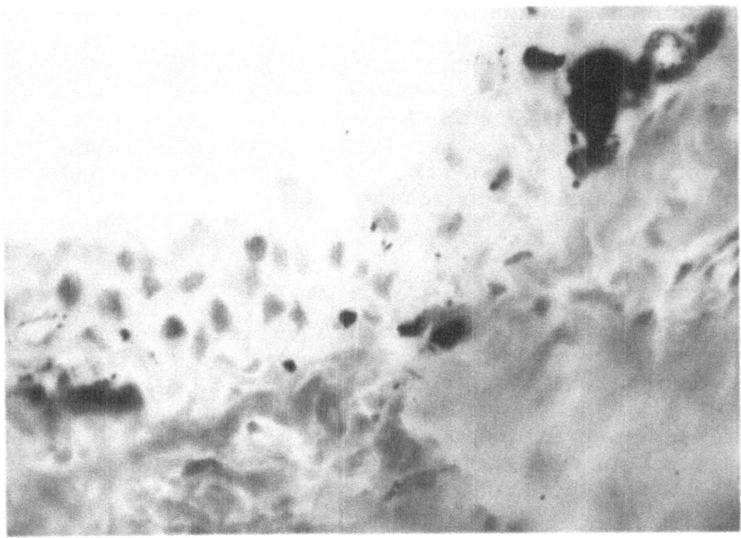

Abb. 1. Transport von Kohlenstoffasern durch Synovia nach Implantation ins Kniegelenk (Ratte, EvG, x300)

Knochenimplantaten wäre ein festeres Einheilen der jeweiligen Oberfläche, Struktur oder des Werkstoffes.

Hierzu sieht unser Modell eine quere Implantation in den Femurkondylus von Kaninchen vor. Definierte Schnitte werden zur Ermittlung der Scherfestigkeit des Knochen-Implantat-Verbundes einem "push-out-Test" unterzogen. Das Einheilen derartiger Probekörper über die Zeit ist mit einem Literaturvergleich in Abb. 2 dargestellt.

Gerade am Beispiel dieser Versuche aber wird die Problematik von Standards und Prüfvorschriften deutlich: durch geschickte oder unglückliche Wahl des Implantatortes allein lassen sich extrem unterschiedliche Ergebnisse (sogar reproduzierbar) erzielen.

Welcher Wert der Scherfestigkeit nun ist entscheidend für die kritische Beurteilung neuer Materialien?

Form, Größe und Oberfläche beeinflussen darüberhinaus ganz empfindlich das Resultat.

Langzeitimplantation im Experiment

Ein präklinischer Gebrauchstest von Implantaten aus den jeweiligen Werkstoffen und deren Kombination bleibt unerläßlich. Dies bedeutet die kontinuierliche Langzeitbeobachtung von echten Prothesen im Experiment (10).
Wir verstehen hierunter einen Zeitraum von 3 bis 5 Jahren. Computermodelle oder Zellkulturen können die entsprechende Situation nicht nachahmnen; es geht schließlich darum, die bela-

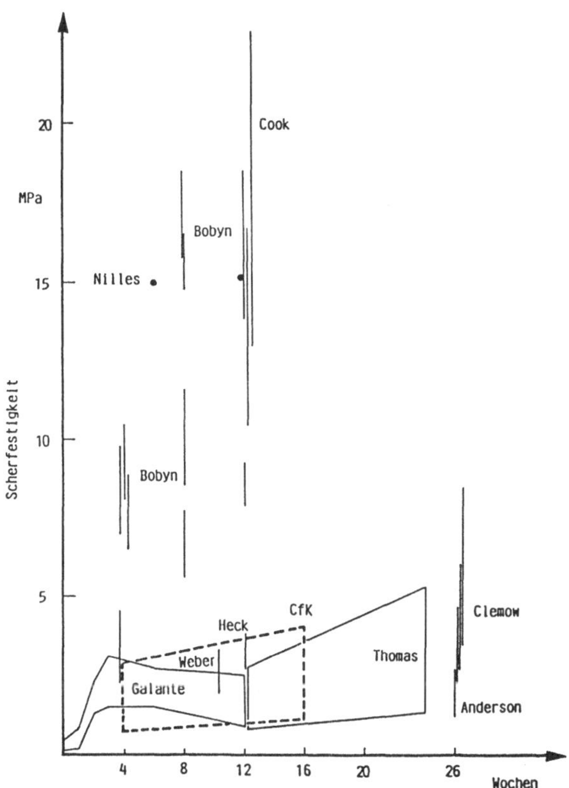

Abb. 2. Scherfestigkeitswerte verschiedener Materialien, Implantationsorte und Untersucher (1, 2, 3, 7). Eigene Untersuchungen: CFK

stete Werkstoffkombination hinsichtlich ihres Langzeitverhaltens zu überprüfen. Dies betrifft den Abrieb genauso wie die Dauerstabilität im Knochenlager. Immer muß man sich dabei im klaren sein, wie wenig die Bewegung und Belastung der Hüfte eines Vierbeiners der des Menschen entspricht (8). Biomechanische Aussagen dürfen demnach nur mit erheblichen Einschränkungen gemacht werden.

Die einzige Spezies, düe für derartige Versuche als sinnvoll erscheint, ist der Hund; wir finden hier nicht nur eine günstige Alltagsaktivität, sondern zugleich eine vergleichbare Vaskularität und darüber hinaus ausreichende Makromorphologie der intertrochantären Spongiosa.

Nur dann allerdings erscheint der Versuch am Hund sinnvoll, wenn gerade für diese Spezies adaptierte Prothesen und nicht Miniaturen von Humanimplantaten Verwendung finden.

Zur verbesserten Anwendung von experimentellen Prothesen beim Hund haben wir die Femur-Geometrie analysiert und eine entsprechende Formgebung für Hüftprothesen des Hundes vorgeschlagen.

Eine Werkstoffkombination aus Epoxidharz und Kohlenstoffaser wurde von uns in einem Langzeitversuch (5 Jahre) überprüft und hat dabei, soweit bislang absehbar, ausgezeichnete Ergebnisse erzielt. Das Material wurde für das Acetabulum verwendet, wobei ein Schraubsitz vorgezogen wurde. Das knöcherne Einheilen darf auch bei mikromorphologischen Untersuchungen als gut gelten, freiliegende Oberflächenfasern des Werkstoffes scheinen für eine ganz besonders gute Kompatibilität des Materials verantwortlich und führen zu einem engen Knochen-Implantat-Verbund bei entsprechend schmalen Interface. Bei der Histologie sollte man kritisch genug sein und auch Stellen analysieren, bei denen ein echtes, faseriges Interface entstanden ist (Abb. 3).

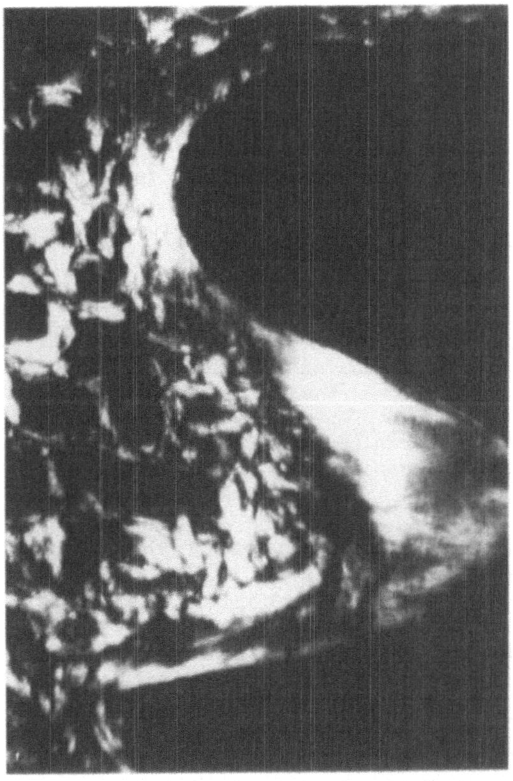

Abb. 3. Grenzschichtarmes Einheilen von Knochen am Schraubgewinde eines Acetabulum aus CFK. Beachte Zone mit stressshielding hinter Gewindegang (Hund, Pol., x6,3)

Für die Zulassung neuer Materialien und Prothesensysteme erwarten wir vom Gesetzgeber und seinen ausführenden Behörden in Zukunft eindeutige Richtlinien, nicht nur was die Testung, sondern auch die Durchführung klinischer Studien angeht. Derartige Regulationen müssen wissenschaftlich sinnvoll und finanziell realisierbar sein; sie sollten schon gar nicht dazu führen, Innovationen zu unterdrücken (9). Die kritische Durchsicht, nicht nur des eigenen Krankengutes verlangt Verbesserungen, gerade im Bereich von Hüftprothesen, um dauerstabile, zementlose Implantate zu erreichen.

Literatur

1. Bobyn JD, Pilliar RM, Cameron HU, Weatherly GC, Kent GM (1980) The effect of porous surface, configuration on the tensile strength of fixation of implants by bone ingrowth. Clin Orthop Res Res 149:291-289
2. Clemow AJT, Weinstein AM, Klawitter J, Koenemann J, Anderson J (1981) Interface mechanics of porous titanium implants. J Biomed Mater Res 15:73-82
3. Cook SD, Kimberly AW, Haddad RJ (1985) Interface mechanics and bone ingrowth into porous Co-Cr-Mo-alloy implants. Clin Orthop Res Res 193: 271-280
4. DSRD (1987) Guidance document for the preparation of investigational device exemptions and premarket approval application for intraarticular prosthetic knee ligament devices. US Food and Drug Administration 4-13
5. Harms J, Mäusle E (1980) Biokompatibilität von Implantaten in der Orthopädie. H Unfallheilkd 144:1-118
6. Lord GH (1986) Regulation and reasons for biocompatibility testing. In: Williams DF (ed) Techniques of biocompatibility testing. CRC Press, Boca Raton/Florida, S 6-33
7. Nilles JL, Lapitsky M (1973) Biomechanical investigations of bone-porous carbon and porous metal interfaces. J Biomed Mater Res (Symp) 4:63
8. Prieur WD (1980) Coxarthrosis in the dog. I: Normal and abnormal biomechanics of the hip joint. Vet Surg 9:145-149
9. Tschöpe E (1988) Prüfungsanforderungen an einen Knochenzement. In: Willert HG, Buchhorn G (Hrsg) Knochenzement. Huber, Bern Stuttgart Toronto, S 21-23
10. Wallin RF (1988) Current problems in devices evaluation: some solution. J Amer Col Tox 7,4:491-497
11. Willert HG, Buchhorn G (1979) Biologische Testung von Biomaterial. Z Orthop 117:671-673

IV. Aktuelle osteologische Probleme

Histologisch-histomorphometrische Verlaufsbeobachtungen bei der Fluortherapie der Osteoporose

K. Abendroth

Rheumatologische und Osteologische Abteilung, Klinik für Innere Medizin, Friedrich-Schiller-Universität Jena, Karl-Marx-Allee 101, 6902 Jena-Lobeda/Ost, GDR

Summary

In addition to the dosage, the total amount of fluoride applied and the duration of treatment, also the initial histodynamic situation is of crucial importance for the mode and extent of the traction of a spongy bone to a fluorid therapy of osteoporosis. In low turnover osteoporosis, even after 2 years an unsufficient therapeutic effect can, both clinically and roentgenologically, be conspicuous by the relatively late reaching the phase of osteoidosis. On the other hand, high turnover osteoporosis show a tendency to a depression of the activity of cellular bone remodelling, if the monotherapy with fluoride lasts too long. In both cases, the chematic administration of 60-80 mg of sodium fluoride per day should be revised. Pauses of fluoride therapy with administration of vitamin D and calcium or as general triple therapy with fluoride pauses should be taken into consideration. Moreover, the overall amount of fluoride designed for therapy as well the overall treatment period should be variable for high and low turnover osteoporosis. Uncontrolled too long fluoride therapy or too high doses of it will result in histologic pictures of the spongy bone that remind more of a mixed osteopathy than of an osteoporosis and, hence, require quite different therapy consequences. The initial histomorphometric analysis and an appropriate control the course or termination should be considered in every proper therapy of osteoporosis.

Abschlußbericht

Fluor ist eine der wenigen Substanzen, von denen zweifelsfrei nachgewiesen werden konnte, daß sie zu einer Vermehrung von Knochen führt.
Diese Vermehrung erfolgt nur durch Apposition an noch vorhandene Strukturen. Eine echte Knochenneubildung ist nicht möglich. Fluor

H.-G. Willert F. H. W. Heuck (Hrsg.)
Neuere Ergebnisse in der Osteologie

stimuliert in therapeutischen Dosen die Osteoblasten und damit die Osteoidbildung.

Die Mineralisation des neugebildeten Knochens ist verzögert und unregelmäßig, so daß "motteled bones" und zeitweilig deutliche Osteoidosen nachweisbar sind.
In diesen Phasen ist der Kalziumbedarf des Knochens besonders hoch.
Bei Osteoporosepatienten, die besonders gut auf Fluor reagieren, schnell eine Osteoidose entwickeln, kann es zur Bildung von Zeichen des sekundären Hyperparathyreoidismus kommen. Andere Osteoporosepatienten scheinen nicht oder nur sehr gering auf Fluor zu reagieren, sogenannte "Nonresponder". Wir glauben, daß diese unterschiedlichen Reaktionen auch durch eine differente Ausgangssituation des Knochens bei Osteoporose bedingt wird und konnten das an differenzierten histomorphometrischen Studien nachweisen.

Material und Methoden

An 2 Untersuchungsgruppen werden unsere Ergebnisse dargestellt. Von 48 Osteoporosepatienten liegen vor: statisch-histomorphometrische Parameter vor Beginn sowie 1 Jahr und 2 Jahre nach Einleitung der Fluormonotherapie. Behandelt wurde mit 60 mg NaF/Tag. An dieser Gruppe wurden histomorphometrische Verlaufsbeobachtungen angestellt. Von weiteren 25 Patienten wurden uns Bioptate nach 4-6jähriger Fluormonotherapie - also einer Natriumfluoridmenge von 60-130 g - zur histomorphometrischen Diagnostik eingesandt. Vorbefunde waren nicht bekannt. An dieser Gruppe sollen Besonderheiten demonstriert werden, die bei langer Fluortherapie oder besonders heftiger Reaktion auf Natriumfluorid zu beobachten sind und Hinweise geben können auf Pathomechanismen von Nebenwirkungen. Von diesen 73 Patienten wurden 169 Knochenbioptate aufgearbeitet. In der Gruppe 1 (48 Patienten mit je 3 Biopsien) wurden jeweils histomorphometrisch ermittelt:

- das Knochenvolumen
- das Osteoidvolumen
- die Osteoid bedeckte Oberfläche
- die Oberfläche mit Howship'schen Lakunen
- der mit Osteoblasten besetzte Oberflächenanteil und
- der mit Osteoklasten besetzte Oberflächenanteil.

In der Gruppe 2 wurden daneben Besonderheiten gesucht

- Zeichen der Fibroosteoklasie
- extreme Osteoidvermehrung mit exzessiven Sporn- und Brückenbildungen
- Mineralisationsstörungen und
- Faserknochenbildungen.

Ergebnisse

1. Histomorphometrische Analyse einer Fluortherapie über 2 Jahre

Nach 12 Monaten Fluortherapie, also nach etwa 21 g Natriumfluorid ist eine Erhöhung aller gemessenen Parameter zu erkennen, wobei die Steigerung des Ausgangswertes für die einzelnen Parameter unterschiedlich stark ausfällt. Nach 24 Monaten - also etwa 42 g NaF ist eine wesentliche, weitere Steigerung des Knochenvolumens nicht mehr zu beobachten. Erheblich nehmen aber die Osteoidanteile am Volumen und an der Oberfläche zu, wogegen die zellulären Parameter rückläufig sind (Abb. 1).

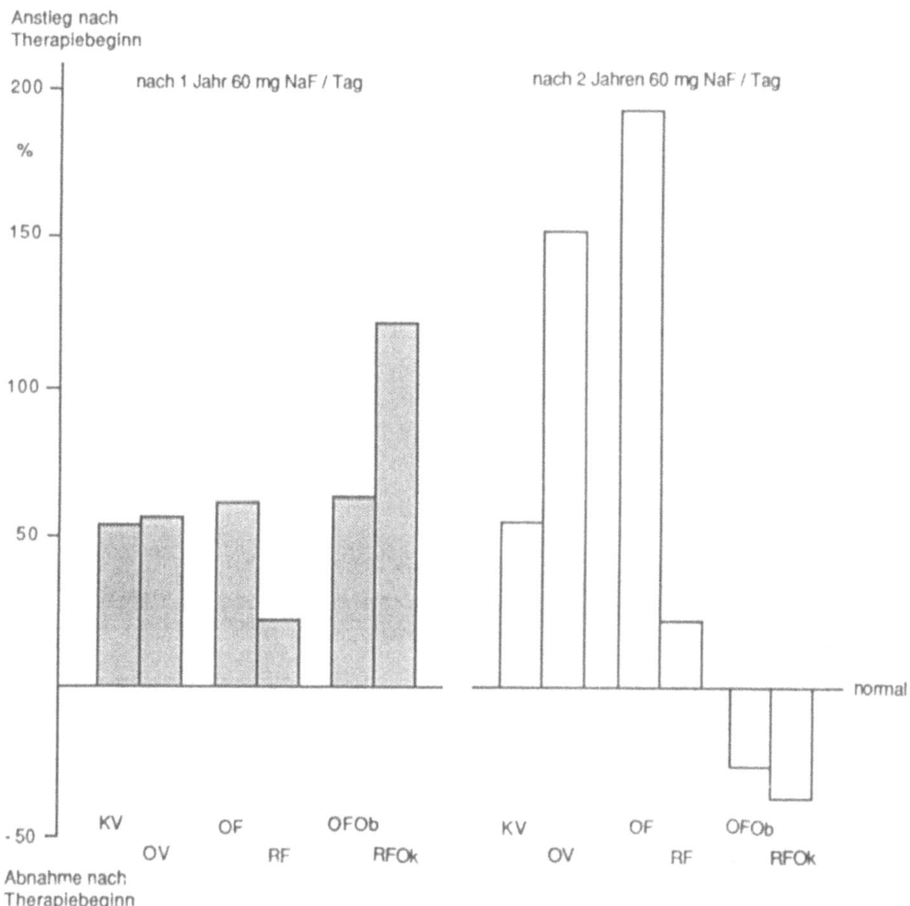

Abb. 1. Histomorphometrische Ergebnisse bei Osteoporose nach NaF-Therapie. *KV*, Knochenvolumen; *OV*, fraktionelles Osteoidvolumen; *OF*, osteoidbedeckte Fläche; *RF*, Resorptionsfläche; *OFOb*, OF + Osteoblasten; *RFOk*, RF + Osteoklasten

Dieser summarische Eindruck ändert sich, wenn die Ausgangspopulation in "low and high turnover osteoporosis" differenziert wird. Von den 48 Patienten boten 15 eine low turnover und 33 eine high turnover osteoporosis. Differenziert man in diesen beiden Gruppen die histomorphometrischen Ergebnisse nach 2 Jahren Fluortherapie, so ergeben sich unterschiedliche Reaktionsweisen des Knochens. Die low turnover osteoporosis zeigt in allen Parametern eine Zunahme, die high turnover osteoporosis dagegen zeigt eine Zunahme nur bei den Volumenparametern und bei der Osteoidoberfläche, zelluläre Parameter offenbaren deutlich rückläufige Tendenzen im Vergleich zur Ausgangssituation (Abb. 2).

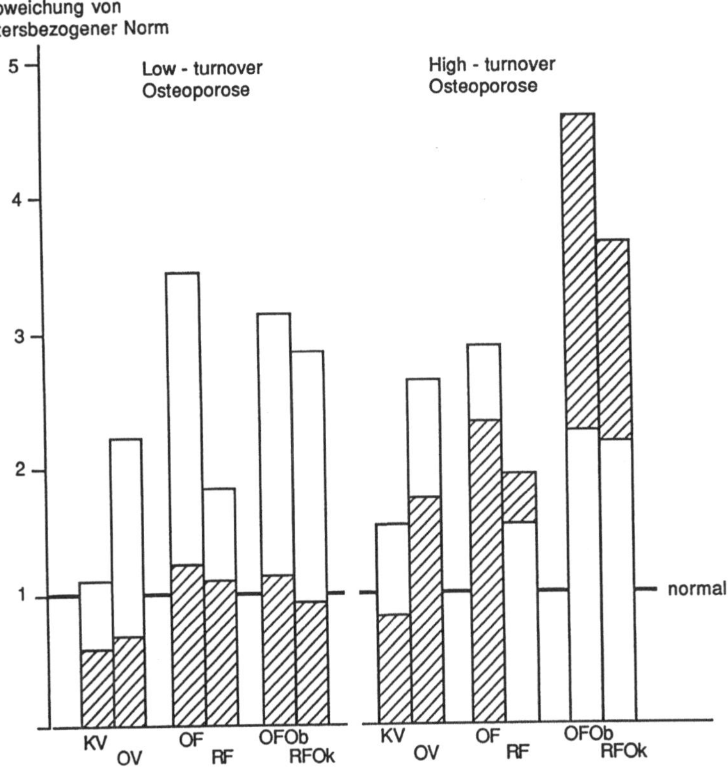

Abb. 2. Histomorphometrische Ergebnisse bei verschiedenen Osteoporoseformen: vor und nach 2jähriger NaF-Therapie (60 mg/Tag). *KV*, Knochenvolumen; *OV*, fraktionelles Osteoidvolumen; *OF*, osteoidbedeckte Fläche; *RF*, Resorptionsfläche; *OFOb*, OF + Osteoblasten; *RFOk*, RF + Osteoklasten

2. Veränderungen an der Spongiosa nach längerer Fluortherapie

Wie schon in der 2-Jahresstudie gezeigt, kommt es mit zunehmender Behandlungsdauer allein mit Fluor vor allem zur Vermehrung der Osteoidanteile an der Oberfläche und am Volumen - das Mineralisationsdefizit nimmt zu. Die zellulären Parameter stagnieren auf leicht erhöhtem Niveau. Die Osteoidbildung erfolgt aber nur an präexistenten Knochenresten mit zunehmend grotesker Formbildung. Es erscheinen schließlich reine Osteoidstrukturelemente in Form von Ringen, Spangen und Sporen.

An einzelnen Stellen entsteht mehr und mehr Faser- oder Geflechtknochen statt der normalen Lamellenstrukturen. Auch Mikrokallusbildung ist zu beobachten.

Schließlich entwickeln sich neben Zeichen der schweren Osteoidose auch Zeichen ähnlich denen des Hyperparathyreoidismus mit Strukturen einer Fibroosteoklasie; wobei die typische lockere Bindegewebsfüllung der osteoklastisch entstandenen, tunnelierenden Strukturdefekte am Knochen ausbleibt (Abb. 3).

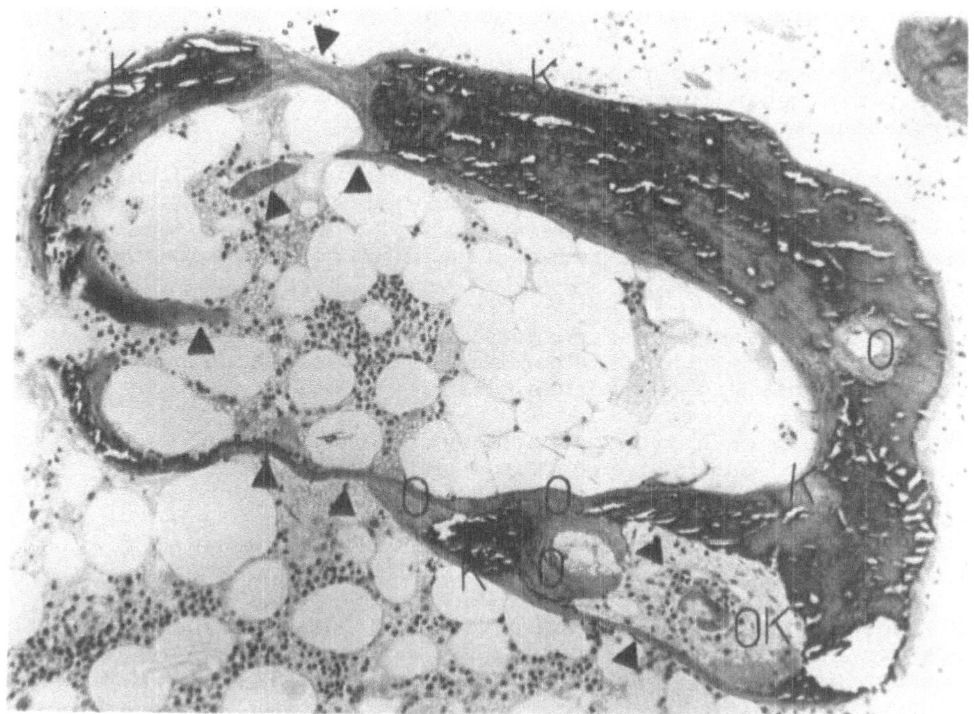

Abb. 3. Trabekelstruktur aus einer Knochenbiopsie eines Osteoporosepatienten nach 6 Jahren Natriumfluoridbehandlung. Trichromfärbung nach Ladewig. *K*, mineralisierter Knochen; *O*, Osteoid; Δ, Osteoid-Brücken, -Sporne; *OK*, Osteoklasie

Dabei ist kaum ein kooperatives Verhalten von Abbau und Anbau wie bei normalem Remodelling zu beobachten. Offenbar dient der Abbau allein zur Befriedigung des erhöhten Kalziumbedarfs durch die Osteoidose.

Zusammenfassende Deutung

Entscheidend für die Art und das Ausmaß der Reaktion des spongiösen Knochens auf die Fluortherapie der Osteoporose ist neben der applizierten Gesamtfluormenge bzw. der Behandlungsdauer auch die histodynamische Ausgangssituation.

Bei low turnover Osteoporosen kann klinisch und röntgenologisch noch nach 2 Jahren ein ungenügender Therapieeffekt durch das relativ späte Erreichen der Osteoidosephase imponieren.

High turnover Osteoporosen dagegen neigen bei zu langer Fluormonotherapie zur Depression der zellulären Knochenumbauaktivität. In beiden Fällen ist die schematische Gabe von 60-80 mg NaF/die für Jahre zu überdenken. Fluortherapiepausen mit Gaben von Vitamin D und Kalzium oder eine generelle Tripeltherapie mit Fluorpausen sollten erwogen werden.

Auch sollten die zur Therapie anzusetzende Fluorgesamtmenge sowie die Gesamtbehandlungszeit bei high- und low turnover Osteoporosen unterschiedlich gewählt werden.

Bei unkontrolliert zu langer oder zu hoch dosierter Fluortherapie resultieren histologische Bilder des spongiösen Knochens, die eher an eine "mixed osteopathia" als an eine Osteoporose erinnern, folglich auch ganz andere therapeutische Konsequenzen bedingen.

Die histomorphometrische Ausgangsanalyse und eine entsprechende Verlaufs- und Abschlußkontrolle sollten bei jeder sachgerechten Osteoporosetherapie bedacht werden.

Die von uns gezeigten histologischen Besonderheiten am Beckenkamm unter langer Fluortherapie zeigen jene Veränderungen, die z.T. für die heftigen, arthralgieformen Nebenwirkungen des Fluors verantwortlich sein können. Die Spornbildungen und Mikrokalluserscheinungen symbolisieren genau jene Veränderungen am Periost der distalen Tibia und Fibula und im Spongiosabereich dieser Knochen bzw. im Kalkaneus, die den Schmerzattacken zugrunde liegen und später röntgenologisch nachweisbar sind. Sie sind als ein Zeichen der zu raschen Knochenneubildung mit unzureichender Mineralisation und Instabilität des neu entstandenen Knochens zu deuten.

Der Neuigkeitswert dieser Studie liegt einmal in der Herausarbeitung der Bedeutung der histodynamischen Ausgangssituation der jeweiligen Osteoporose für das nach 2 Jahren zu erwartende durchaus unterschiedliche Ergebnis, das nach bisherigen Erfahrungen auch sogenannte "Nonresponder" deuten hilft und zum anderen in der Darstellung von Befunden, die pathogenetische Hinweise zu Nebenwirkungen geben können.

Massive Osteolyse (Gorham-Stout-Syndrom) - Klinik, Diagnostik, Therapie und Prognose

H.-A. Kulenkampff[1], G. M. Richter[2], C.-P. Adler[3], W. E. Haase[4]

[1]Orthopädische Abteilung, [2]Radiologische Klinik, Universitätsklinik, Hugstetter Str. 55, 7800 Freiburg i.Brsg., FRG

[3]Referenzzentrum für Knochentumoren, Pathologisches Institut, Universität Freiburg, Albertstr. 19, 7800 Freiburg i.Brsg., FRG

[4]Abteilung Strahlentherapie und Radiologische Onkologie, Radiologische Klinik der St. Vincentius-Krankenhäuser, Südendstr. 32, 7500 Karlsruhe, FRG

Summary

The following literature-review deals with 132 cases of "Massive Osteolysis" published between 1838 and 1987. Not only etiological aspects and clinical symptoms are presented, but also diagnostic procedure. Finally, therapeutic concepts and progno stic parameters will be discussed.

Zusammenfassung

Die vorliegende Literaturanalyse umfaßt 132 Fälle der massiven Osteolyse (Untersuchungszeitraum: 1838-1987). Ätiologische Gesichtspunkte und die klinische Symptomatik werden ebenso beschrieben, wie auch das diagnostische Vorgehen. Den Abschluß bildet eine Stellungnahme zu verschiedenen Therapiekonzepten und prognostischen Kriterien.

Einleitung

Osteolysen lassen sich nach ihrer Ätiologie, Pathogenese und Lokalisation einteilen. Während die Ursache für den Knochenabbau bei den sehr seltenen primären Resorptionsformen unbekannt ist, werden sekundäre Destruktionen häufig im Randbereich von Tumoren oder Entzündungen sowie bei Stoffwechselstörungen gefunden. Die sog. "Massive Osteolyse" (Syn.: Vanishing bone, phantom bone, disappearing bone) ist ein sehr seltenes Phänomen, welches mit einer langsam progredienten, vollständigen Dekalzifikation einzelner Knochen bzw. ganzer Skelettregionen einhergeht. Gorham und Stout (1954, 1955) erkannten typische histologische Gefäßveränderungen und konnten somit diese Erkrankung von den primären idiopathischen Osteolyseformen als eigenständiges Syndrom abgrenzen.

H.-G. Willert F. H. W. Heuck (Hrsg.)
Neuere Ergebnisse in der Osteologie

Fragestellung

In vielen Handbüchern der Osteologie und Orthopädie wird die massive Osteolyse nur knapp oder unvollständig behandelt. Umfassendere Informationen geben einige, zumeist ältere "Review-Arbeiten" (Gorham und Stout 1955, Addis 1959, Bullough 1971, Horst et al. 1979). Das Studium der Erkrankung ist technisch aufwendig, weil einerseits die "Case-Reports" von den vorliegenden Übersichtsarbeiten nur unvollständig erfaßt werden und andererseits die Literatur weit verstreut ist. Eine kürzlich in der eigenen Klinik behandelte Patientin (Kulenkampff und Adler 1987, Kulenkampff et al. 1989) war deshalb Anlaß, den aktuellen Stand zu ermitteln. Dabei zeigte sich, daß seit der Erstbeschreibung durch Jackson (1838) mittlerweile Berichte von über 130 Patienten vorliegen. 113 Fälle aus Publikationen oder Lehrbüchern konnten analysiert werden, während die Angaben zum Manifestationsort von weiteren 19 den Übersichten anderer Autoren entnommen wurden. Das Ziel der Studie bestand darin, nicht nur Lokalisationen, Ätiologie und Pathogenese der Erkrankung, sondern auch die Möglichkeiten bzw. Erfolgsaussichten einer Therapie sowie prognostische Aspekte besser verständlich zu machen.

Ergebnisse der Literaturanalyse

1. Inzidenz und geographische Verbreitung

Die meisten Berichte über die massive Osteolyse stammen von Europäern und Nordamerikanern mit weißer Hautfarbe. Daneben wurde das Krankheitsbild auch vereinzelt bei der farbigen Bevölkerung (Branch 1945, Abell und Badgley 1961, Ellis und Adams 1971) gefunden. Fälle aus Afrika und Asien sind ebenfalls bekannt geworden (Kulenkampff et al. 1989). Die Inzidenz läßt sich nach der Literatur nur ungenau feststellen. Dies liegt daran, daß verschiedentlich wohl eine Veröffentlichung ausbleibt bzw. publizierte Krankengeschichten trotz intensiver Recherchen übersehen werden können. Deshalb ist die Zahl der seit 1930 in der eigenen Studie ausgewerteten Fälle (Mittelwert: 21 Patienten pro Dezennium) nur als grober Anhaltspunkt für die außerordentliche Seltenheit der massiven Osteolyse zu betrachten.

2. Ätiologie

Die Entstehungsursachen der Erkrankung sind noch völlig unklar. Neben einer posttraumatischen Genese (Weiss 1960, Cannon 1986) werden auch entzündliche Veränderungen (Thoma 1933), eine Harmatombildung, hormonelle Störungen (Nicod 1945), autoimmunologische Vorgänge (Jesserer 1963) und Gefäßdysplasien (Hambach et al. 1958) diskutiert.

3. Alter (Tabelle 1)

Die Manifestation ist in jedem Alter möglich. Heranwachsende und junge Erwachsene bis zu 35 Jahren sind am häufigsten betroffen.

4. Geschlecht

Während einige Autoren keine Geschlechtsprädisposition nachweisen konnten (Johnson und McClure 1958, Horst et al. 1979, Cannon

Tabelle 1. Alter der Patienten (n = 122) mit "Massiver Osteolyse" (Literaturauswertung)

Alter	n	%
0-10 Jahre	18	14,8%
11-20 Jahre	35	28,7%
21-30 Jahre	26	21,3%
31-40 Jahre	12	9,8%
41-50 Jahre	8	6,6%
51-60 Jahre	15	12,3%
61-70 Jahre	6	4,9%
71-80 Jahre	2	1,6%

1986), zeigen andere Übersichtsarbeiten (Gorham und Stout 1955, El-Mofty 1971), wie auch die eigene Analyse von 119 Fällen, ein leichtes Überwiegen der männlichen (n = 65/55%) gegenüber den weiblichen (n = 54/45%) Patienten. Bemerkenswert ist dabei, daß sich die Erkrankung bei Männern häufiger im Schulterbereich (Geschlechtsverhältnis: m:w = 14:8) manifestiert. Am Beckengürtel (n = 31) sind dagegen keine wesentlichen Geschlechtsunterschiede (m:w = 15:16) festzustellen.

5. *Lokalisation (Tabelle 2)*

Die massive Osteolyse tritt lokal in einem einzelnen Knochen oder einer Skelettregion auf. Dabei sind das Knie-, Kiefer-, Hüft- oder Schultergelenk häufig in der Nachbarschaft der Dekalzifikationsprozesse gelegen und können übersprungen bzw. auch selbst aufgelöst werden (Torg und Steel 1969). Nach der eigenen Analyse zählen Becken (12,9%), Femur (10,1%), Clavicula (8,9%), Scapula (8,9%), Humerus (8,5%) und Rippen (7,7%) zu den bevorzugten Lokalisationen. Es gibt jedoch wohl keinen Knochen des Körpers, in dem die Erkrankung nicht schon einmal nachgewiesen werden konnte. Neben der regionalen Manifestation sind auch eine multifokale Ausbreitungsform (Fornasier 1970, Pastakia et al. 1987), eine maligne Variante (Haferkamp 1961) und die Kombination mit generalisierten Angiomatosen (Phillips et al. 1972) beschrieben worden.

6. *Klinische Befunde*

Die Erkrankung beginnt schleichend und kann lange Zeit völlig symptomlos bleiben (Jones et al. 1958). In vielen Fällen wird die Osteolyse sogar erst durch pathologische Frakturen entdeckt (Halliday et al. 1964, Schmitt et al. 1982, Cannon 1986). Allgemeinsymptome wie Gewichtsabnahme und Müdigkeit (Thoma 1933, Milner und Baker 1958) sind eher eine Ausnahme. Lokal können Hautblässe oder Weichteilschwellungen auffallen (Johnson und McClure 1958, Milner und Baker 1958, Kery und Wouters 1970, Schmitt et al. 1982, Picault et al. 1984). Seltener sind erhöhte Hauttemperaturen (King 1946) und eine regional verminderte Behaarung (Jackson 1838) nachgewiesen worden. Funktionell zeigen sich zumeist nur Kraftminderungen sowie Schmerzen bei Belastung und endgradiger Bewegung. Manche Patienten bringen auch ihre

Tabelle 2. Häufigkeitsverteilung erkrankter Knochen (n = 248) bei 132 Patienten mit "Massiver Osteolyse" (Literaturauswertung)

Knochen	n	%
Kopf		
Mandibula	16	6,5
Schädel	7	2,8
Wirbelsäule		
HWS	13	5,2
BWS	11	4,4
LWS	5	2,0
Sacrum	11	4,4
Rumpf		
Becken	32	12,9
Clavicula	22	8,9
Scapula	22	8,9
Rippen	19	7,7
Sternum	3	1,2
obere Extremität		
Humerus	21	8,5
Radius/Ulna	14	5,6
Hand	9	3,6
untere Extremität		
Femur	25	10,1
Tibia/Fibula	8	3,2
Fuß	10	4,0

geschwächte Extremität vor Gebrauch mit der Hand in eine günstige Ausgangsstellung (Jackson 1838, Abell und Badgley 1961, Kulenkampff et al. 1989). Typische orthopädische Formstörungen des Körperbaus sind z.B. Verkürzungen der Extremitäten, Skoliosen, ein Becken- bzw. Schultertiefstand und eine abnorme gummiartige äußere Verformbarkeit des Knochens (Amaral 1950, Kulenkampff et al. 1989). Auch wenn in der Mehrzahl der Fälle die Gelenkfunktion nicht gestört zu sein scheint, können doch Instabilitäten (Heyden et al. 1977, Picault et al. 1984) und Ankylosen (Amaral 1950) hin und wieder auftreten.

7. Laborbefunde

Die meisten Patienten haben normale Laborbefunde. Einzelne Autoren beschrieben erhöhte Blutsenkungsgeschwindigkeiten (Abel und Smith 1974, Campbell et al. 1975), einen Anstieg der alkalischen Phosphatase (Johnson und McClure 1958), vermehrte α_2-Globulinfraktionen in der Serumeiweißelektrophorese (Horst et al. 1979), eine Eosinophilie (Sacristan et al. 1977) und Hypoalbuminämien nach rezidivierenden Pleuraergüssen (Branco und Horta 1958).

8. Röntgenbefunde (Abb. 1 und 2)

Während die klinischen Symptome eher bland und unspezifisch sind, zeigen sich röntgenologisch erhebliche Veränderungen am Skelett (Gorham et al. 1954, Johnson und McClure 1958). Radiologisch können drei Stadien unterschieden werden (Johnson und McClure 1958). Zu Beginn findet man monostotisch kleine, unscharf begrenzte intramedulläre Aufhellungszonen unterschiedli-

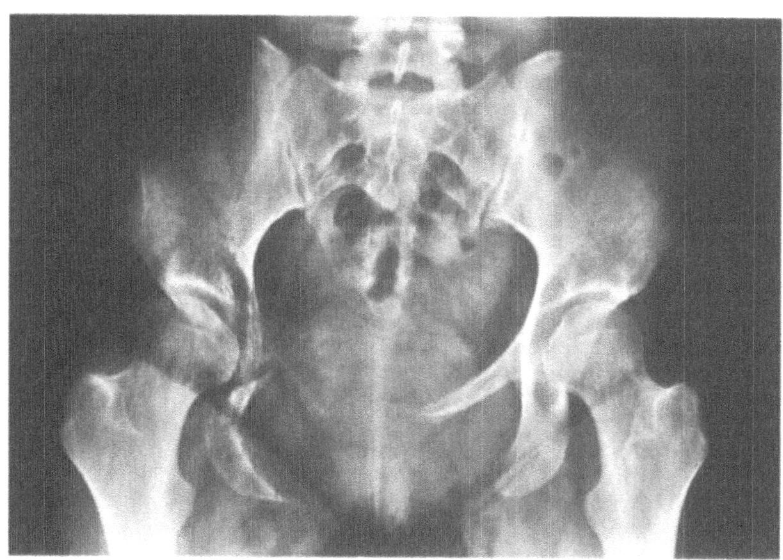

Abb. 1. Massive Osteolyse des Beckens bei einer 22jährigen Patientin (Kulenkampff et al. 1989)

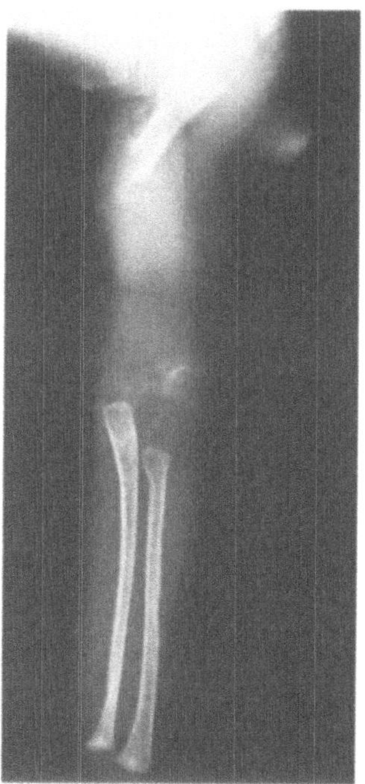

Abb. 2. Massive Osteolyse des Humerus bei einem 2jährigen Kind

cher Größe, welche peripher gelegen sind und keine reaktiven Sklerosierungsvorgänge auslösen. Mit dem Fortschreiten des Prozesses werden die radiologisch nachweisbaren Konturen des Skelettes, wie von einem Radiergummi behandelt, gleichförmig ausgelöscht (Schwarzweller 1975), wobei auch der Schaftdurchmesser und die Länge der Extremitätenknochen abnehmen können (Torg und Steel 1969). Schließlich spitzen sich die Resorptionsränder zur Osteolyse hin konzentrisch, wie abgelutschte Zuckerstangen zu, was als Folge einer zusätzlichen periostalen Resorption interpretiert wird (Weiss 1960). Ein Übergreifen auf andere benachbarte Skelettregionen ist in Spätstadien möglich, wobei auch Gelenke röntgenologisch "aufgelöst" werden können (Branco und Horta 1958, Johnson und McClure 1958, Weiss 1960).

9. Angiographische Befunde

Herkömmliche Röntgenkontrastuntersuchungen der Blut- und Lymphgefäße eignen sich beim Gorham-Stout-Syndrom nicht zur Darstellung der Angiektasien (Johnson und McClure 1958, Heyden et al. 1977). Neben sekundären thrombotischen Verschlüssen wird auch eine ungenügende Zahl vaskulärer Verbindungen zur peripheren Strombahn als Ursache für das Versagen der konventionellen Methoden diskutiert (Schneider und Schimke 1967). Die direkte Kontrastmittelapplikation in den Markraum *(Intraossäre Angiographie)*, welche CT-gesteuert erfolgen kann (Kulenkampff et al. 1989), ermöglicht den Nachweis typischer traubenartiger Gefäßkonglomerate.

10. Histologische Befunde (Tabelle 3)

Die Kombination der klinischen Symptome mit unauffälligen Laborwerten erlaubt beim Vorliegen charakteristischer Röntgenbefunde die Diagnose einer "Massiven Osteolyse". Das Gorham-Stout-Syndrom im eigentlichen Sinne erfordert zusätzlich den histologischen Nachweis von Gefäßveränderungen. Um genügend repräsentatives Material zu erhalten, sollte die entnommene Biopsie nicht zu klein sein (Ross et al. 1978). Die eigene Literaturanalyse von 86 Fällen, in denen histologische Untersuchungen vorgenommen wurden, zeigt mehr Blut- (n = 41/47,7%) als Lymphgefäßbefunde (n = 10/11,6%). Selten kommen auch Mischformen (n = 4/4,6%) vor (Enneking 1983). 17mal (19,8%) sind pathologische Gefäße beschrieben, ohne daß nähere Angaben zum Ursprungsgewebe gemacht werden. Neben ektatischen Kapillaren zeigen sich in den Markräumen histologisch umschriebene entzündliche Infiltrate und Fasern, aber auch Herde mit eosinophilen Granulozyten, welche als Ausdruck einer begleitenden imflammatorischen bzw. autoimmunologischen Reaktion interpretiert werden (Johnson und McClure 1958,

Tabelle 3. Histologisches Merkmal bei 86 Patienten (n = 86) mit Gorham-Stout-Syndrom (Literaturauswertung)

Histologischer Befund	n	%
Blutgefäße	41	47,7%
Lymphgefäße	10	11,6%
Mischformen	4	4,6%
Gefäße (ohne weitere Ang.)	17	19,8%
Narbengewebe	14	16,3%

Butler et al. 1958, Jesserer 1963, 1971). Im Spätstadium kann der Knochen so stark narbig verändert sein (n = 14/16,3%), daß sich nur noch wenige Gefäße nachweisen lassen und dadurch die histologische Diagnose schwer zu stellen ist (El-Mofty 1971). Neben Knochen und blutbildendem Mark sollen auch die Nerven aufgelöst werden (Jesserer 1963, 1971), was die geringen klinischen Beschwerden der Patienten erklären dürfte.

11. Pathogenese

Da häufig nur wenig osteoclastäre Aktivitäten nachzuweisen sind (Knoch 1963, 1964, Kery und Wouters 1970, Thompson und Schurmann 1974), scheint eine Stimulation der Riesenzellen als Ursache für die Osteolyse unwahrscheinlich. Die Knochendestruktion wird deshalb vor allem durch eine Druckatrophie ektatischer Gefäße (Falkmer und Tilling 1956), mechanische Faktoren oder pH-Änderungen bei aktiver Hyperämie (Gorham und Stout 1955) erklärt. Histochemisch konnten jedoch auch erhöhte perivaskuläre Aktivitäten Osteoclasten-typischer Enzyme, wie der sauren Phosphatase und Leuzinaminopeptidase, nachgewiesen werden (Heyden et al. 1977), so daß ebenfalls direkte Resorptionsvorgänge durch mononucleäre Vorstufen der Osteoclasten möglich scheinen. Andere Autoren führten das Fehlen reaktiver Knochenanbauprozesse auf eine primäre Osteoblastenfunktionsstörung zurück (Milner und Baker 1958). Da auch Pannusgewebe in den betroffenen Gelenken zu finden ist, lassen sich Parallelen zu Erkrankungen des rheumatischen Formenkreises nicht ausschließen (Leriche 1937, Leger et al. 1949).

12. Therapie (Tabelle 4)

Die Therapie der massiven Osteolyse ist schwierig, weil keine der beschriebenen Methoden sichere Erfolgsaussichten hat (Cannon 1986). *Medikamente* mit den verschiedensten pharmakologischen Effekten, wie Androgene, Testosteron, Calciumfluorid, Parathormon, Nebennierenrindenextrakte, Vitamine, Albumin-Acetatlösung, ionisiertes Calcium, somatotropes Hormon, Plazentaextrakte und Aminosäuren blieben ohne Effekt (Thoma 1933, Branco und Horta 1958, Butler et al. 1958, Phillips et al. 1972, Butler et al. 1958). Gaben von Calcitonin, Mithramycin und Diphosphonaten scheinen derzeit noch am aussichtsreichsten (Cannon 1986). *Beim operativen Vorgehen* ist der Versuch eines extremitätenerhaltenden Eingriffs vorrangig (Poirer 1968, Schmitt et al. 1982). Komplette Resektionen mit und ohne anschließende endoprothetische Versorgung (Nicod 1945, Poirer 1968, Cannon 1986) haben dabei mehr Erfolgsaussichten als umschriebene Exzisionen mit nachfolgender

Tabelle 4. Wirksamkeit therapeutischer Maßnahmen bei der "Massiven Osteolyse" (n = 66)

Therapie	n	Stillstand	Progredienz
Resektion/Amputation	18	13	5
Bestrahlung	23	12	11
Spongiosaplastik	16	4	12
Medikamente	9	1[a]	8

[a]Vitamin D

Anlagerung von autologem Knochengewebe aus Beckenkamm, Rippe oder Fibula (Gambier 1955, Butler et al. 1958, Woodward et al. 1981, Cannon 1986). Hierbei wurde ein rezidivfreies Einheilen nur selten beschrieben (Henderson 1936, Butler et al. 1958, Cannon 1986). - Inkomplette Reossifikationen ließen sich in rund 50% der Fälle nach *Röntgentiefenbestrahlungen* feststellen (King 1946, Johnson und McClure 1958, Kyllonen 1967, Kulenlampff et al. 1989). Der positive Effekt der Radiatio liegt wahrscheinlich in einer obliterativen Endangiitis (Johnson und McClure 1958). Diese verhindert die weitere Progredienz und führt zum Nachlassen von Schmerz und Muskelschwäche (Kulenkampff et al. 1989). Nur hochdosierte Röntgenbestrahlungen haben Erfolgsaussichten. Deshalb sollte die Applikation auf Regionen beschränkt bleiben, wo chirurgische Interventionen riskant und aufwendig sind oder größere Körperbehinderungen nach sich ziehen würden (Bullough 1971, Horst et al. 1979). Da verschiedentlich ein spontanes Sistieren der Knochendestruktionen zu beobachten war (Hartmann 1947, Campbell et al. 1975), kann auch, wenn es die funktionellen Verhältnisse zulassen, zunächst bei regelmäßigen Kontrollen auf therapeutische Maßnahmen verzichtet werden (Tandler et al. 1984). Zur äußeren Stabilisierung der erkrankten Knochen kommen palliativ Schienen, Korsette, Verbände und Orthesen in Betracht (Vitali 1962).

13. Komplikationen und Prognose (Tabelle 5 und Tabelle 6)

Während eine komplette spontane Reossifikation bei der massiven Osteolyse nur in Ausnahmefällen vorkommt (Campbell et al. 1975), kann sich das Narbengewebe im sog. "Phantomknochen" nach längerer Krankheitsdauer verfestigen, so daß Muskelkraft und Belastbarkeit wieder zunehmen (Simpson 1937). Als häufigste Komplikation zeigt die eigene Analyse bei 32 Patienten (= 23,5%) pathologische Frakturen vor allem an Humerus, Femur und Mandibula. Fehlende bzw. sehr stark verzögerte Knochenbruchheilungen wurden ebenso festgestellt (Butler et al. 1958, Kery und Wouters 1970, Phillips et al. 1972, Booth und Burke 1974), wie ein sekundäres Übergreifen der Dekalzifikationsprozesse auf den zunächst regulär gebildeten Frakturkallus (Tilling und Skobowytsh 1968). In der Beckenregion kommt es nur selten zu Brüchen. Stattdessen treten hier Deformierungen der Knochenstruktur (Torg und Steel 1969, Abrahams et al. 1980, Enneking 1983) auf. Während die Lebenserwartung bei Befall der Extremitäten allgemein nicht ver-

Tabelle 5. Lokalisationen von pathologischen Frakturen bei "Massiver Osteolyse" (n = 32)

Lokalisation	n	%
Femur	9	28%
Mandibula	7	22%
Humerus	6	19%
Tibia	3	10%
Clavicula	2	6%
Fuß	2	6%
Becken	1	3%
Radius/Ulna	1	3%
Hand	1	3%

Tabelle 6. Dauer der Dekalzifikation bis zum Phantomknochen bei verschiedenen Lokalisationen

Knochen	Dauer	Literatur
Os metacarpale	4 Jahre	Jackman 1939
Hemipelvis	12 Jahre	Vitali 1962
Humerus	8 Jahre	Milner und Baker 1958
Os metatarsale	4 Jahre	Simpson 1937
Fibula	3 Jahre	Kery und Wouters 1970
Mandibula	4 Jahre	Thoma 1933
Radius/Ulna (2/3)	11 Jahre	Nicod 1945
Femur (2/3)	10 Jahre	Branco und Horta 1958

kürzt ist, kann eine massive Osteolyse der Wirbelsäulenregion schwere neurologische Komplikationen (Halliday et al. 1964, Edwards et al. 1983, Wenz et al. 1984) bzw. Manifestationen am Thorax Pleuraergüsse mit letalen Folgen auslösen (Gorham et al. 1954, Hambach et al. 1958, Halliday et al. 1964, Patrick 1976).

Literatur

Abel MS, Smith GR (1974) The case of disappearing pelvis. Radiology 111: 105-106

Abell JM Jr, Badgley CE (1961) Disappearing bone disease. JAMA 177:771-773

Abrahams J, Ganick D, Gilbert E, Wolfson J (1980) Massive osteolysis in an infant. AJR 135:1084-1086

Addis F (1959) L'osteolyisi segmentaria progressiva criptogenetica. Chir Org Mov XLVII:250-254

Amaral B (1950) Un caso raro de ostéolise essencial "osso fantasma". Imprensa Médica, Lisboa 14:111

Bickel WH, Broders AC (1947) Primary lymphangioma of the ileum. J Bone Jt Surg 29-A:517-523

Branch HE (1945) Acute spontaneous absorption of bone. Report of a case involving a clavicle and a scapula. J Bone Jt Surg 27:706-710

Branco F, da Silva Horta J (1958) Notes of a rare case of essential osteolysis. J Bone Jt Surg 40-B:519-527

Booth DF, Burke CH (1974) Massive osteolysis of the mandible: an attempt at reconstruction. J Oral Surg 32:787-791

Bullough PG (1971) Massive osteolysis. New York State J Med 71:2267-2278

Butler RW, McCance RA, Barrett AM (1958) Unexplained destruction of the shaft of the femur in a child. J Bone Jt Surg 40-B:487-493

Campbell J, Almond HGA, Johnson R (1975) Massive osteolysis of the humerus with spontaneous recovery - Report of a case. J Bone Jt Surg 57-B:238-240

Cannon SR (1986) Massive osteolysis - a review of seven cases. J Bone Jt Surg 68-B:24-28

Edwards WH Jr, Thompson RC, Varsa EW (1983) Lymphangiomatosis and massive osteolysis of the cervical spine. A case report and review of the literature. Clin Orthop 177:222-229

Ellis DJ, Adams TD (1971) Massive osteolysis: Report of case. J Oral Surg 29:659-663

El-Mofty S (1971) Atrophy of the mandible (massive osteolysis). Oral Surg 31:690-700
Enneking WF (1983) Musculoskeletal tumor surgery. Churchill Livingstone, New York Edinburgh London Melbourne, pp 1191-1195
Falkmer S, Tilling G (1956) Primary lymphangioma of bone. Acta Orthop Scand 26:99-110
Fornasier VL (1970) Hemangiomatosis with massive osteolysis. J Bone Jt Surg 52-B:444-451
Gambier R (1955) L'osteolisi segmentaria progressiva. Chir Organi Mov 41: 85-110
Gorham LW, Stout AP (1954) Hemangiomatosis and its relation to massive osteolysis. Trans Assn Am Physicians 67:302-307
Gorham LW, Stout AP (1955) Massive osteolysis (acute spontaneous absorption of bone, phantom bone, disappearing bone). J Bone Jt Surg 37-A:985-1004
Gorham LW, Wright AW, Schultz HH, Maxon FC Jr (1954) Disappearing bones (acute spontaneous absorption of bone, phantom bone, disappearing bone). J Bone Jt Surg 37-A:985-1004
Haferkamp O (1961) Über das Syndrom: Generalisierte maligne Hämangiomatose mit Osteolyse. Z Krebsforsch 64:418
Halliday DR, Dahlin DC, Pugh DG, Young HH (1964) Massive osteolysis and angiomatosis. Radiology 82:637-644
Hambach R, Pujman J, Maly V (1958) Massive osteolysis due to hemangiomatosis. Report of a case of Gorham's disease with autopsy. Radiology 71:43-47
Hartmann G (1947) Osteophthisis pelvis et femorum. Maudrich, Wien
Henry AN (1984) siehe Picault et al. 1984
Henderson MS (1936) Acute atrophy of bone: Report of an unusual case involving the radius and ulna. Minnesota Med 19:214-218
Heyden G, Kinblom L-G, Müller Nielsen J (1977) Disappearing bone disease. A clinical and histological study. J Bone Jt Surg 59-A:57-61
Horst M, Zsernaviczky J, Delling G (1979) Ein seltener Fall von sogenannter idiopathischer Osteolyse, assoziiert mit einem Lymphangiom der Fibula. Z Orthop 117:88-95
Jackson JBS (1838) A singular case of absorption of bone (a boneless arm). Boston Med Surg J 18:368-369
Jackman WA (1939) A case of spontaneous absorption of bone. Br J Surg 26:944-947
Jesserer H (1963) Atlas der Knochen und Gelenkkrankheiten. E Merck AG, Darmstadt, S 38-39
Jesserer H (1971) Knochenkrankheiten. Urban & Schwarzenberg, München Berlin Wien, S 141-143
Johnson PM, McClure JG (1958) Observations on massive osteolysis. Radiology 71:28-42
Jones GB, Midgley RL, Smith GS (1958) Massive osteolysis-disappearing bones. J Bone Jt Surg 40-B:494-501
Kery L, Wouters HW (1970) Massive osteolysis. Report of two cases. J Bone Jt Surg 52-B:452-459
King DJ (1946) A case resembling hemangiomatosis of the lower extremity. J Bone Jt Surg 28:623-628
Knoch H-G (1963) Die Gorham'sche Krankheit aus klinischer Sicht. Zbl Chir 18:674-683
Knoch H-G (1964) Die Osteolysen im Bereich des Schultergürtels. Beitr Orthop 11:169-170
Kulenkampff H-A, Adler CP (1987) Radiologische und pathologische Befunde beim Gorham-Stout-Syndrom (Massive Osteolyse). Verh Dtsch Ges Path 71:574
Kulenkampff H-A, Richer GM, Haase WE, Adler CP (1989) Massive pelvic osteolysis in Gorham-Stout-Syndrome. Int Orthop (im Druck)
Kyllonen AS (1967) Disappearing ribs. Ann Thorac Surg 4:559-563

Leger L, Ducroquet R, Leger H (1949) Ostéolyse dite essentielle. In: Maladies du Squelette, Masson et Cie, Paris, pp 190-207
Leriche R (1937) A propos des ostéolyses d'origine indéterminée. Mem Acad Chir 63:419-421
Milner SM, Baker SL (1958) Disappearing bones. J Bone Jt Surg 40-B:502-513
Nicod L (1945) Osteolyse. Helv Chir Acta 12:331-340
Pastakia B, Horvath K, Lack EE (1987) Seventeen year follow-up and autopsy findings in a rare case of massive osteolysis. Skelet Radiol 16:291-297
Patrick JH (1976) Massive osteolysis complicated by chylothorax successfully treated by pleurodesis. J Bone Jt Surg 58-B:247-249
Phillips RM, Bush OB Jr, Hall HD (1972) Massive osteolysis (phantom bone, disappearing bone). Report of a case with mandibular involvement. Oral Surg 34:886-896
Picault C, Comtet JJ, Imbert JC, Boyer JM (1984) Surgical repair of extensive idiopathic osteolysis of the pelvic girdle (Jackson-Groham-Disease). J Bone Jt Surg 66-B:148-149
Poirer H (1968) Massive osteolysis of the humerus treated by resection and prosthetic replacement. J Bone Jt Surg 50-B:158-160
Ross JL, Schinella R, Shenkman L (1978) Massive osteolysis - An unusual cause of bone destruction. Am J Med 65:367-372
Sacristan HD, Portal LF, Castresana FG, Pena DR (1977) Massive osteolysis of the scapula and ribs. J Bone Jt Surg 59-A:405-406
Schmitt O, Schmitt E, Biehl G (1982) Die essentielle Osteolyse. Klinik und Verlauf eines seltenen Krankheitsbildes. Z Orthop 120:160-164
Schneider V, Schimke K (1967) Progressive Osteolyse bei hämangiomatösen Knochen- und Weichteilprozessen. RöFo 106:584-589
Schwarzweller F (1975) Die primären und sekundären Osteolysen. Ein Beitrag zur Systematik, Morphologie, Therapie und Klinik. ML-Verlagsgesellschaft, Uelzen
Simpson BS (1937) An unusual case of posttraumatic decalcification of the bones of the foot. J Bone Jt Surg 19:223-227
Tandler P, Träger D, Adler CP (1984) Spontane idiopathische Osteolyse ("Gorham-Syndrom"). Z Orthop 122:635-638
Thoma KH (1933) A case of progressive atrophy of the facial bones with complete atrophy of the mandible. J Bone Jt Surg XV:494-501
Thompson JS, Schurmann DJ (1974) Massive osteolysis. Case report and review of the literature. Clin Orthop 103:206-211
Tilling G, Skobowytsh B (1968) Disappearing bone disease, M Gorham. Acta Orthop Scand 39:398-406
Torg JS, Steel HH (1969) Sequential roentgenographic changes occuring in the massive osteolysis. J Bone Jt Surg 51-A:1649-1655
Vitali M (1962) The prosthetic management of a case of essential osteolysis. J Bone Jt Surg 44-B:652-654
Weiss K (1980) Osteophthise-Osteolyse. Radiol Austr 11:1-12
Wenz W, Reichelt A, Rau WS, Adler CP (1984) Lymphographischer Nachweis eines Wirbellymphangioms. Radiologe 24:381-388
Woodward HR, Chan DPK, Lee J (1981) Massive osteolysis of the cervical spine. A report of bone graft failure. Spine 6:545-549

Verlaufsbeobachtungen operativer Behandlungsverfahren bei Morbus Jaffé-Lichtenstein

H.-J. Hesselschwerdt, J. Heisel, E. Schmitt

Orthopädische Universitätsklinik und Poliklinik,
6650 Homburg/Saar, FRG

Summary

Report on 28 cases with fibrous dysplasia treated operatively (mostly local curettage with autogenous bone-grafting, only a few correction-osteotomies). Prevailed site of localisation lower extremities, indication for surgery generally in case of local therapy-resistant painful lesions. In case of monostotic manifestation (n = 23) in 19 times no complications, hardly any recidivations; high complication-rate in case of 5 polyostotic localisations (recidivating cysts or deformity).

Zusammenfassung

Bericht über 28 operativ behandelte Fälle mit M. Jaffé-Lichtenstein (meist lokale Tumorausräumungen mit autologer Knochenplastik, seltener Korrekturosteotomien). Hauptlokalisation untere Extremität, Indikationsstellung zur Operation überwiegend bei lokaler therapieresistenter Beschwerdesymptomatik. Bei monostotischem Befall (n=23) 19 komplikationslose Verläufe, Cystenrezidiv selten; hohe Komplikationsrate in 5 Fällen mit polyostotischer Manifestation (Cystenrezidiv, Achsenfehlstellung).

Einleitende Vorbemerkungen

Die seltene Fibröse Dysplasie gehört zu den gutartigen Knochenerkrankungen, die durch einen lokalen Umbau des Knochenmarks in fibrösen, unreifen Faserknochen mit sekundärer Arrodierung der Kortikalis charakterisiert ist (Lichtenstein 1938, Uehlinger 1940, Dominok u. Knoch 1971, u.a.). Sie manifestiert sich im 1.-2. Dezennium und tritt bei beiden Geschlechtern gleich häufig auf, im Falle des Albright-Syndroms (1937) in Kombination mit Pubertas praecox und Hautpigmentierungen bevorzugt beim weiblichen Geschlecht. Der monostotische und polyostotische Befall in

H.-G. Willert F. H. W. Heuck (Hrsg.)
Neuere Ergebnisse in der Osteologie

Verbindung mit der typischen Lokalisation (Schädel, Femur, Tibia, Humerus) und dem Röntgenbefund (Kortikalisausdünnung, zystoide Aufhellungen und Auftreibungen der langen Röhrenknochen) grenzt die Erkrankung gegen ähnliche Knochenaffektionen wie Osteodystrophia generalisata Recklinghausen und M. Paget ab.

Die Forderung nach einem einheitlichen Therapiekonzept für die Fibröse Dysplasie erscheint angesichts ihrer Vielgestaltigkeit und unterschiedlichen Stärke ihrer Ausprägung im ersten Moment fragwürdig. Seit ihrer Identifizierung wurden daher die verschiedensten therapeutischen Ansätze verfolgt, die sich zwischen rein konservativen, radiologischen und auch operativen Maßnahmen bewegten. Ein differenziertes Therapieschema mit Berücksichtigung von "Skelettreife", Lokalisation und Manifestationsform bei M. Jaffé-Lichtenstein erstellten Stephenson et al. 1987. Sie behandeln konservativ expektativ bei Wirbelsäulen- und Beckenbefall und versorgen pathologische Frakturen der oberen Extremität mit Splint und Gipsruhigstellung. Das unreife Skelett (bis zum 18. Lebensjahr) erfordere bei Läsionen der unteren Extremität eine radikale Resektion mit Distanzplattenosteosynthese oder intramedullärer Stabilisierung und autologer Knochenspanplastik. Bei ausgereiftem Skelett ($\geq$ 18 Jahre) sei die lokale Kürettage mit anschließender Spongiosaplastik ausreichend.

Eigene Verlaufsbeobachtungen

In den Jahren von 1965-1987 wurden an der Orthopädischen Universitätsklinik Homburg/Saar insgesamt 28 Patienten mit histologisch gesicherter Grunderkrankung eines M. Jaffé-Lichtenstein operativ behandelt. Es handelte sich hierbei um 20 männliche und 8 weibliche Patienten, das durchschnittliche Operationsalter errechnete sich auf 19,9 Jahre. Die *Indikation zum operativen Vorgehen* wurde überwiegend bei therapieresistenten Beschwerdebildern gestellt (s. Tabelle 1).

Tabelle 1. Kasuistik (1965-1987)

Anzahl der Patienten (n=28)			
männlich		20	
weiblich		8	
Altersverteilung	Gesamt	männl.	weibl.
bis 10 Jahre	6	4	2
11-20 Jahre	9	7	2
21-30 Jahre	7	5	2
31-40 Jahre	5	3	2
über 40 Jahre	1	1	-
Durchschnittliches Operationsalter		19,9 Jahre	
Klinische Symptomatik (n=28)			
Lokale Beschwerden		19	
Zufallsdiagnose		5	
Lokales Cystenrezidiv		2	
Funktionseinschränkung		1	
Fehlstellung		1	

Im Hinblick auf die *Lokalisation* war mit insgesamt 26 Affektionen die untere Extremität betroffen, nur 3mal Wirbelsäule und Becken (Abb. 1), in 6 Fällen die obere Extremität. Bei 23 Patienten handelte es sich um monostotische Manifestationen, bevorzugt im Femurbereich (Abb. 2). Bei 5 Patienten lag ein polyostotisches Befallsmuster mit wiederum ganz überwiegender Beteiligung der unteren Extremität vor (Tabelle 2).

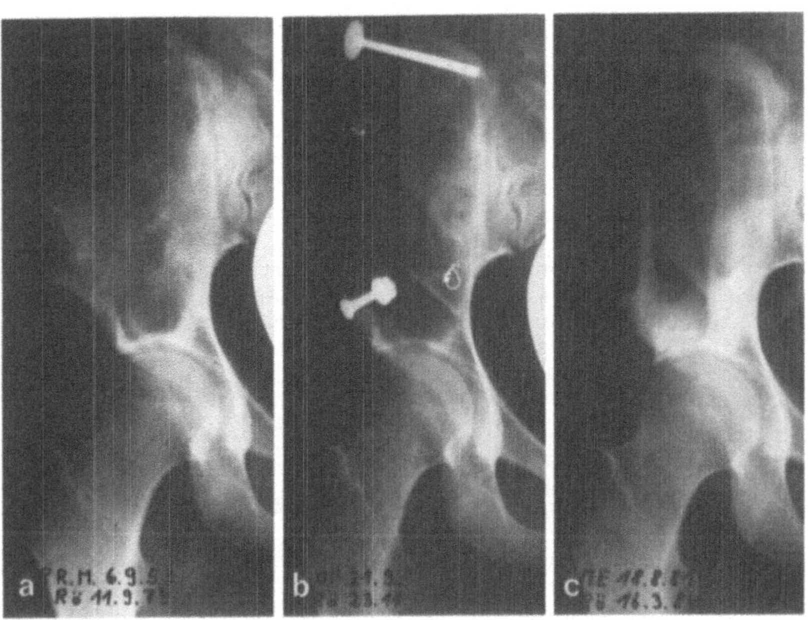

Abb. 1. Röntgenfallbeispiel (re. Beckenschaufel), R.M., 26 Jahre, weiblich. (*a*) Symptomlose handtellergroße zystische Aufhellung in gesamter re. Beckenschaufel, (*b*) Ergebnis 2 Monate nach Herdausräumung re. Os ilium, knöcherne Rekonstruktion durch autologe Tibiaspananlagerung (Schrauben- und Cerclagenosteosynthese), (*c*) Ergebnis 4 1/2 Jahre postop. und 31 Monate nach ME: guter knöcherner Wiederaufbau im Bereich der re. Beckenschaufel ohne Hinweis für ein Zystenrezidiv; rechts medial liegender fibröser Herd wurde nicht entfernt; Hüftbeweglichkeit re. frei, subjektive Beschwerdefreiheit

Insgesamt wurden bei 28 Patienten *36 operative Eingriffe* vorgenommen. Meist handelte es sich hier um lokale Herdausräumungen (30 Fälle) mit anschließender Defektauffüllung durch autologen Knochen, in den letzten Jahren auch durch Knochenersatzmaterial. 4mal war bei erheblichen knöchernen Defekten zusätzlich eine osteosynthetische Stabilisierung erforderlich (Abb. 3).

In 4 Fällen wurde bei deutlicher Achsverbiegung eine Korrekturosteotomie vorgenommen, hier erfolgte die Stabilisierung jeweils mit Autokompressionsplattenosteosynthese. Darüber hinaus bleiben 2 Patienten zu erwähnen, bei denen der operative Eingriff lediglich der Diagnosesicherung (Probeexcision) diente (Tabelle 3).

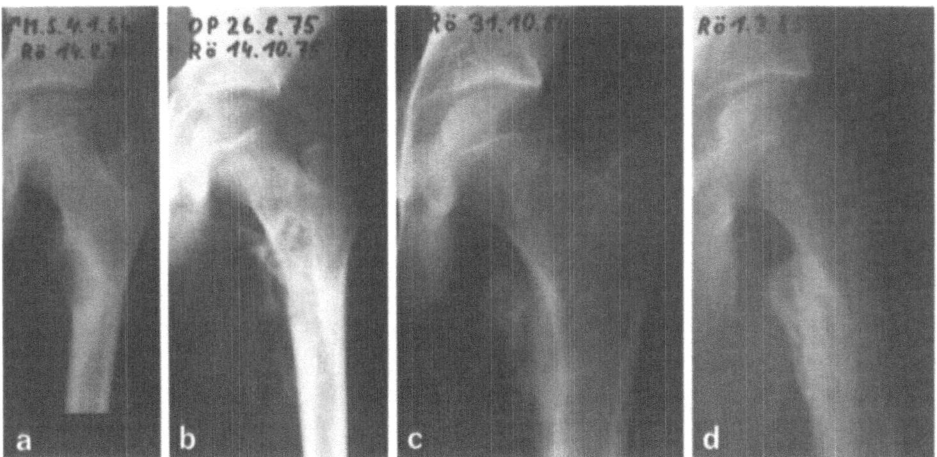

Abb. 2. Röntgenfallbeispiel (li. Oberschenkel), M.S., 9 Jahre, männlich. (*a*) Walnußgroße Zyste li. Trochanter minor, (*b*) Ergebnis 7 Wochen nach Herdausräumung mit autologer Beckenspananlagerung li. proximaler Femur, (*c*) 5 Jahre später: knöcherne Ausheilung, kein Hinweis für Zystenrezidiv, Troch. minor-Struktur aufgelockert, (*d*) Zustand 9 1/2 Jahre postoperativ: Homogenität der Knochenstruktur im Bereich des Troch. minor. Hüftgelenksfunktion unauffällig, subjektiv beschwerdefrei

Tabelle 2. Lokalisation der fibrösen Dysplasie (n=35 Affektionen bei 28 Patienten)

Obere Extremität (n=6)	
Humerus	2
Radius	3
Ulna	1
Wirbelsäule und Becken (n=3)	
Axis	1
Os ilium	2
Untere Extremität (n=26)	
Femur	14
Tibia	11
Fibula	1
Monostotische Manifestationen (n=23)	
Femur	11
Tibia	5
Radius	3
Os ilium	2
Humerus	1
Axis	1
Polyostotische Manifestationen (n=5)	
Tibia	6
Femur	3
Humerus	1
Ulna	1
Fibula	1

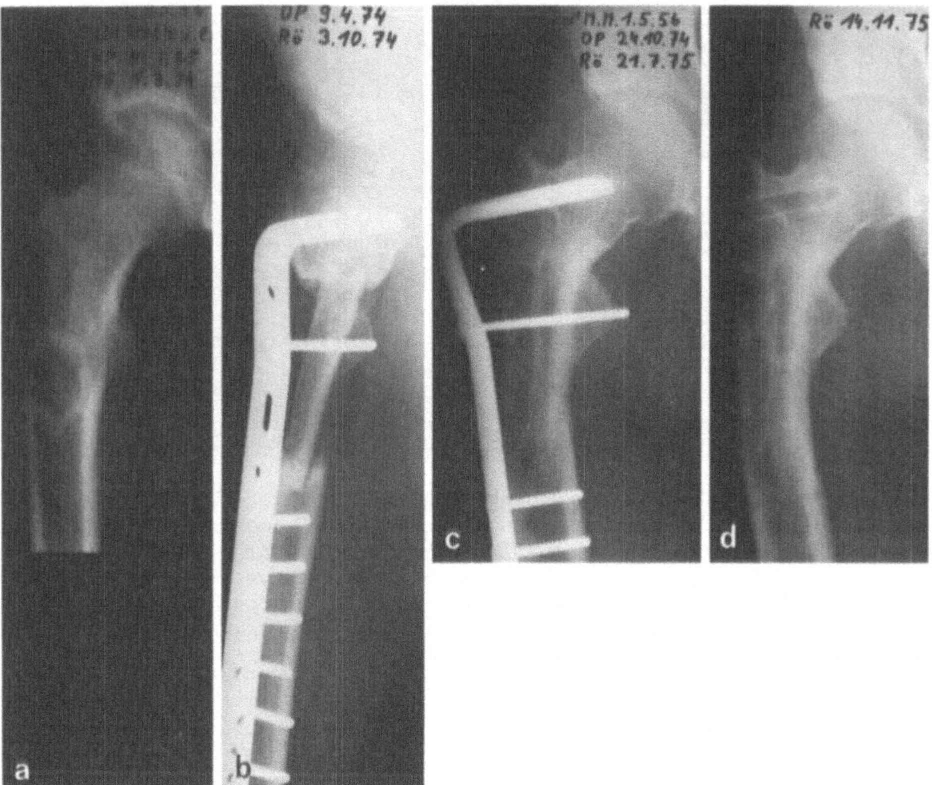

Abb. 3. Röntgenfallbeispiel (re. Oberschenkel), M.M., 17 Jahre, männlich. (*a*) Ergebnis 9 bzw. 11 Jahre nach zweimaliger Herdausräumung re. proximales Femur. Erneutes pflaumengroßes Rezidiv in Höhe des Trochanter minor. (*b*) Ergebnis 6 Monate nach Kontaktresektion, Distanzplattenosteosynthese und autologer Beckenspananlagerung re. Femur. Keine Belastungsstabilität erreicht, (*c*) Ergebnis 9 Monate nach erneuter autologer Beckenspananlagerung: knöchern feste Konsolidierung mit voller Belastbarkeit des re. Beines, (*d*) Ergebnis 13 Monate nach letztem Eingriff und 1 Monat nach ME; knöcherne Ausheilung, kein Anhalt für Rezidiv

Tabelle 3. Durchgeführte operative Eingriffe (n=36)

Herdausräumungen (n=30)		
ohne Auffüllung		2
Auffüllung mit autologem Knochenmaterial		22
Auffüllung mit Knochenersatzmaterial		6
ohne Stabilisierung		26
mit Stabilisierung		4
- Plattenosteosynthese	2	
- Bohrdrahtosteosynthese	1	
- Schrauben- und Cerclagenosteosynthese	1	
Korrekturosteotomien (n=4)		
Plattenosteosynthese		4
Probeexcisionen (n=2)		2

Im Falle einer Erstausräumung einer lokalen Knochenzyste (n=28) war der *postoperative Heilverlauf* in 21 Fällen ohne jegliche Komplikation. 5mal stellte sich ein Zystenrezidiv ein, nach 3 Eingriffen trat eine Fehlstellung und einmal eine pathologische Fraktur im Zystenbereich auf. Nach Ausräumung einer Rezidivzyste (n=2) wurde einige Jahre später jeweils ein erneutes Rezidiv mit jetzt zusätzlicher Achsenfehlstellung beobachtet. Nach Korrekturosteotomie (n=4) (Abb. 4) wurden ebenfalls 2 komplikationsträchtige Heilverläufe mit Rezidiv der Achsenfehlstellung festgestellt (Tabelle 4).

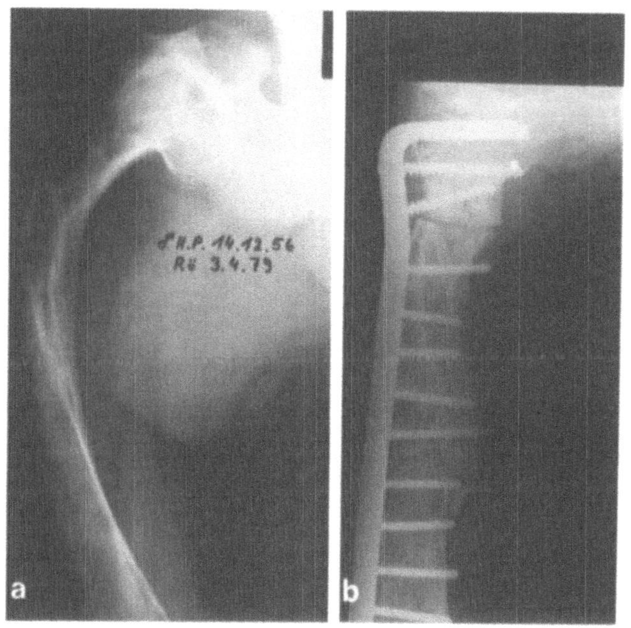

Abb. 4. Röntgenfallbeispiel (re. Oberschenkel), H.P., 22 Jahre, männlich. (*a*) Schwerste Coxa vara (Hirtenstab) und Femur varum re. mit ausgeprägter zystischer Auftreibung der gesamten Knochenstruktur, (*b*) Z.n. subtrochanterer und diaphysärer Valgisierungsosteotomie, Stabilisierung mit AC-Winkelplatte

Bei Analyse der postoperativen Komplikationsquote in Abhängigkeit vom Knochenbefallsmuster war festzustellen, daß 19 von 23 operativen Eingriffen bei *monostotischem Befall* komplikationslos verliefen. Dreimal kam es zu einem Zystenrezidiv, in einem Fall zu einer pathologischen Fraktur im ehemaligen Operationsgebiet. Die postoperativen Verläufe bei *polyostotischem Befall* (n=5) waren in jedem Fall komplikationsträchtig. Hier traten in 2 Fällen Zystenrezidive auf, zweimal kam es zum Achsfehler des betroffenen langen Röhrenknochens und bei einem Patienten (Abb. 5) beobachteten wir sowohl Zystenrezidiv als auch Achsenfehlstellung (Tabelle 5).

Tabelle 4. Postoperativer Verlauf

nach Herdausräumungen (n=30)		
Erstausräumung (n=28)		
ohne Komplikationen		21
mit Komplikationen		7
- Rezidiv	3	
- Fehlstellung	1	
- Rezidiv und Fehlstellung	2	
- Pathologische Fraktur	1	
Rezidivausräumung (n=2)		
ohne Komplikationen		-
mit Komplikationen		
- Rezidiv und Fehlstellung		2
nach Korrekturosteotomie (n=4)		
ohne Komplikationen		2
mit Komplikationen		
- Fehlstellung		2
nach Probeexcision (n=2)		
ohne Komplikationen		2

Tabelle 5. Komplikationen/Knochenbefall (n=28)

Monostotischer Befall (n=23)		
ohne Komplikationen		19
mit Komplikationen		4
- Rezidiv	3	
- Fraktur	1	
Polyostotischer Befall (n=5)		
ohne Komplikationen		-
mit Komplikationen		5
- Rezidiv	2	
- Fehlstellung	2	
- Rezidiv und Fehlstellung	1	

Abb. 5. Röntgenfallbeispiel (re. Oberschenkel), S.R., 11 Jahre, männlich. (*a*) Mandarinengroße zystische Aufhellung und kolbenförmige Auftreibung re. proximales Femur mit anschließender Kontaktresektion, Winkelplattenosteosynthese und Beckenspananlagerung. Im weiteren Verlauf mehrmalige Ausbildung einer Varusfehlstellung mit erforderlicher Korrekturosteotomie, (*b*) Ermüdungsfraktur von Femur und Osteosyntheseplatte (Doppelverplattung). 6 Jahre später stabile knöcherne Situation, gute Hüftfunktion, (*c*) Weitere 5 Jahre später (12,5 Jahre nach Erstoperation) Rezidiv des fibrösen Herdes. Erneute Ausräumung, Stabilisierung mit großer Abstützplatte. (*rechts*) 4 1/2 Jahre nach letztem Eingriff Coxa vara mit deutlich verkürztem Schenkelhals, 3,5 cm Beinverkürzung re., freie Beweglichkeit des Hüftgelenkes bei weitgehender Beschwerdefreiheit

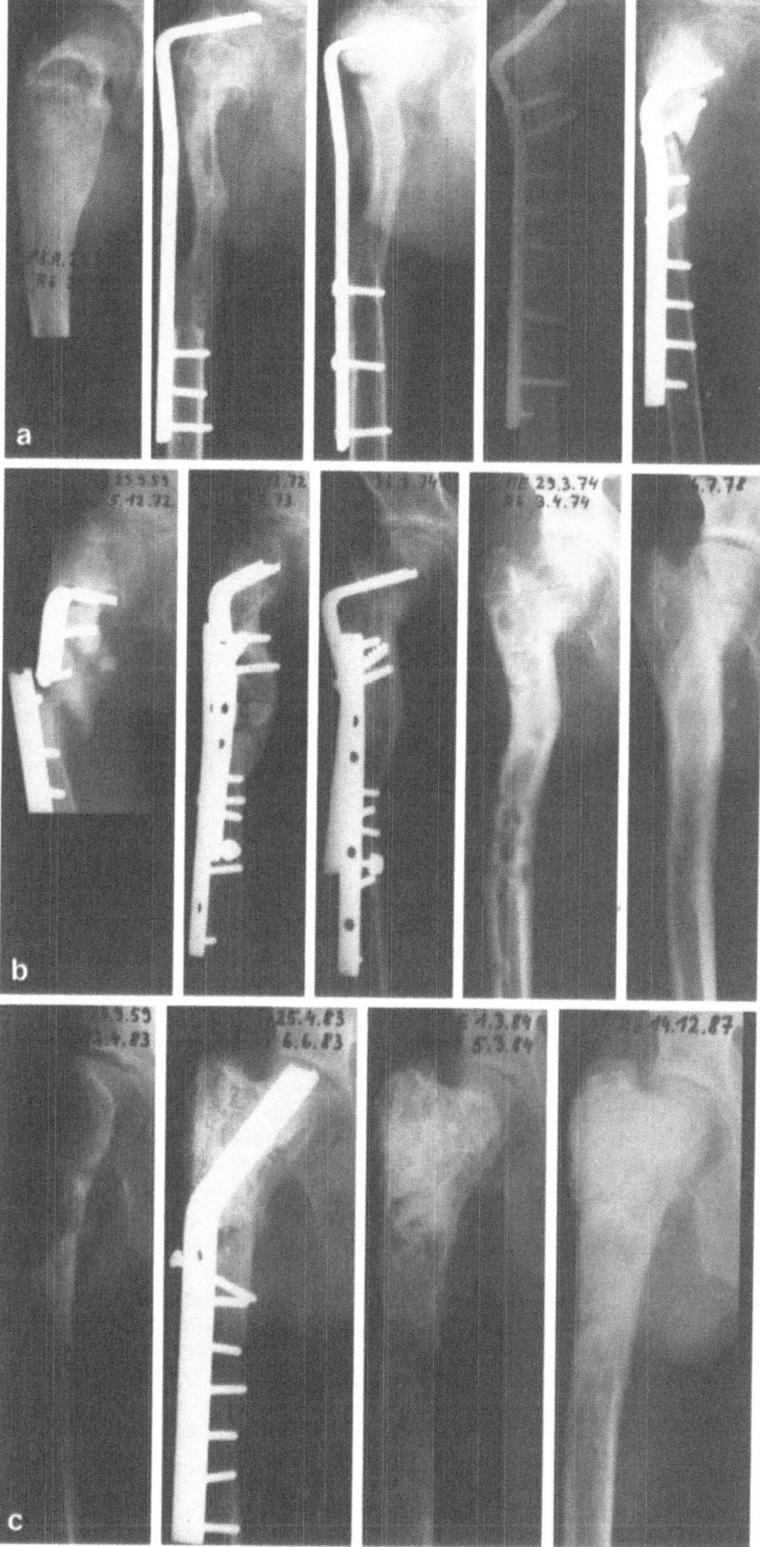
a
b
29.3.74
3.4.74
c
25.4.83
6.6.83
5.3.84
14.12.87

Schlußfolgerungen

Anhand der *katamnestischen Verlaufsbeobachtungen* unseres Krankengutes mit insgesamt 28 Fällen bleibt festzustellen, daß bei monostotischer Form die frühzeitige operative Intervention mit Kürettage und anschließender Spongiosaauffüllung (Stewart et al. 1962) meist erfolgversprechend ist und spätere Achsdeformierungen bzw. Zystenrezidive vermieden werden können. Bei erheblicher Arrodierung der Kortikalis ist in unseren Augen jedoch eine *Kontaktresektion* mit anschließender stabiler Osteosynthese kaum zu umgehen. Je nach Lokalisation des Bezirkes bieten sich zur osteosynthetischen Stabilisierung die *Distanzplattenosteosynthese* einerseits bzw. auch die *intramedulläre Nagelfixation* an (Henry 1969, Funk und Wells 1973, Blauth und Meves 1973, Conolly 1977, Dohler und Hughes 1986, Freeman et al. 1987; u.a.). Im Falle einer Rezidivierung sollte jeweils eine Kontaktresektion angestrebt werden. Nakashima (1984) ging bei Femurkopf-nahem Befall mit Gelenkflächendeformierung zur *Hüfttotalendoprothese* über.

Die operative Korrektur ausgedehnter Knochenzysten mit bereits eingetretener Achsverbiegung ist sicherlich sehr problematisch. Inwieweit wiederholte Korrekturosteotomien mit anschließender Spongiosaplastik auf Dauer erfolgversprechend sind, muß zweifelhaft beurteilt werden. Hier dürfte der intramedullären Osteosynthese zur Prophylaxe einer erneuten Fehlstellung der Vorzug gegeben werden.

Eine abwartende Haltung mit konservativen Maßnahmen (Harris et al. 1962, Grabias und Campbell 1977) erscheint in unseren Augen lediglich bei kleineren Knochendefekten im Bereich nicht belasteter Skelettabschnitte gerechtfertigt. Bei Progredienz der Erkrankung mit Beteiligung der Kortikalisstruktur sollte jedoch der operativen Therapie der Vorzug gegeben werden.

Literatur

1. Blauth W, Meves H (1974) Behandlungsprobleme bei der "aggressiven" Form der fibrösen Dysplasie. Z Orthop 112:230-235
2. Conolly JF (1977) Sherperd's Crook Deformities of Polyostotic Fibrous Dysplasia Treated by Osteotomy and Zickel Nail Fixation. Clin Orthop 123: 22-24
3. Dohler JR, Hughes SP (1986) Fibrous dysplasia of bone and the Weil-Albright syndrome. A study of thirteen cases with special reference to the orthopaedic treatment. Int Orthop 10:53-62
4. Dominok GW, Knoch HG (1971) Knochengeschwülste und geschwulstähnliche Knochenerkrankungen. VEB Fischer, Jena
5. Funk FJ, Wells RE (1973) Hip problems in Fibrous Dysplasia. Clin Orthop 90:77-82
6. Harris WH, Dudley HR, Barry RJ (1962) The Natural History of Fibrous Dysplasia. An Orthopaedic, Pathologic and Roentgenographic Study. J Bone Joint Surg 44-A:207-233
7. Henry A (1969) Monostotic Fibrous Dysplasia. J Bone Joint Surg 51-B: 300-306
8. Lichtenstein L (1938) Polyostotic Fibrous Dysplasia. Arch Surg 36:874-898

9. Nakashima Y, Kotoura Y, Nagashima T, Yamamuro T, Hamashima Y (1984) Monostotic Fibrous Dysplasia in the Femoral Neck. A Clinicopathologic study. Clin Orthop 191:242-248
10. Stephenson RB, London MD, Hankin FM, Kaufer H (1987) Fibrous Dysplasia. An Analysis of Options for Treatment. J Bone Joint Surg 69-A:400-409
11. Stewart MJ, Gilmer WS, Edmonson AS (1962) Fibrous Dysplasia of Bone. J Bone Joint Surg 44-B:302-318

Kalzium- und Phosphatsupplementierung bei Frühgeborenen unter 1500g Geburtsgewicht zur Prävention der Osteopenie

J. Kreuder, A. Otten, H. L. Reiter, G. Maasberg

Zentrum für Kinderheilkunde, Klinikum der
Justus-Liebig-Universität, Feulgenstr. 12, 6300 Gießen, FRG

Summary

Osteopenia occurs frequently in very low birthweight infants due to calcium and phosphate deficiency. The possibility of prevention was studied in thirty preterm infants with birthweight under 1.500 gm. Calcium intake varied from 2.5 vs. 3.75 vs. 5 mmol/kg/day, phosphate was offered in a dose of 2.5 mmol/kg/day. 40% of infants with low calcium dose showed an activity of serum alkaline phosphatase greater than 700 IU/l which is defined as a reliable marker for osteopenia. High calcium doses resulted in an increased risk for hypercalcuria (40%) ($p < 0.05$). Half of infants with hypercalcuria developed typical signs of nephrocalcinosis on ultrasound examination. Medium intake of calcium reduced the incidence of osteopenia at a low risk of nephrocalcinosis. We conclude, that a calcium intake of 3.75 mmol/kg/day in combination with phosphate 2.5 mmol/kg/day is sufficient for adequate bone mineralization. Calcium excretion in urine has to be observed for early diagnosis of nephrocalcinosis.

Einleitung

Nach der intensivmedizinischen, perinatologischen Versorgung stellt die Homöostase des Kalzium-Phosphat-Stoffwechsels und der Knochenmineralisation eines der vorrangigen Probleme in der Betreuung von Frühgeborenen mit einem Geburtsgewicht unter 1.500 g dar. Störungen dieser Homöostase imponieren unter osteologischen Gesichtspunkten als Osteopenie in Form eines generalisiert geminderten Knochen-Mineral-Gehaltes, der durch eine reduzierte Apatitbildung in sich neu bildendem Knochen sowie Demineralisierung bereits pränatal entstandenen Knochens bedingt ist (Pohlandt 1984, Specker und Tsang 1987). Die Inzidenz dieser Osteopenie wird mit bis zu 70% bei Frühgeborenen mit sehr niedrigem Geburtsgewicht angegeben (Hillman et al. 1985).

H.-G. Willert F. H. W. Heuck (Hrsg.)
Neuere Ergebnisse in der Osteologie

4 Risikofaktoren zur Entstehung der Frühgeborenen-Osteopenie sind erkennbar:

- Geburtsgewicht < 1.500 g
- Gestationsalter < 32. SSW
- Kalzium- und Phosphatgehalt der Säuglingsmilch bzw. parenteralen Ernährung
- Höhe des Vitamin D-Supplements

Die Bedeutung der ersten drei Faktoren ist durch die maximale intrauterine Mineralakkumulation und Gewichtszunahme während der 28.-34. SSW bedingt, die für Kalzium mit 2,5-3,75 mmol/kg Körpergewicht/Tag und für Phosphat mit 2-2,5 mmol/kg/Tag angegeben wird (Ziegler 1976, Forbes 1988, Pohlandt 1984). In Anlehnung an diese intrauterinen Akkumulationsraten empfiehlt die American Academy of Pediatrics unter Berücksichtigung der intestinalen Resorptionsraten eine tägliche Kalziumzufuhr von 5-5,5 mmol/kg und Phosphatgabe von 3,5-4 mmol/kg. Die European Society of Pediatric Gastroenterology and Nutrition empfiehlt eine tägliche Kalzium- und Phosphatzufuhr von 2-4,5 mmol/kg und 1,5-3,5 mmol/kg bzw. 1,5-3,5 mmol/100 Kcal und 1-3 mmol/100 Kcal (AAP 1985, ESPGAN 1987).

Der Vitamin D-Bedarf des Frühgeborenen ist gegenüber dem Reifgeborenen aufgrund einer verminderten intestinalen Resorption und 25-Hydroxylierung in der Leber gesteigert; die Supplementierung mit 1000 IU Vitamin D zur Rachitisprophylaxe bei Frühgeborenen hat sich als effizient erwiesen und ist unbestritten.

Mehrere Studien unter Verwendung von Bilanzuntersuchungen und Bestimmung des Knochenmineralgehaltes mittels Einzel-Photonen-Absorptions-Messung legen den Schluß nahe, daß unter hochdosierter Kalzium- und Phosphatzufuhr gemäß den o.g. Richtlinien eine Annäherung an die intrauterine Entwicklung erreicht werden könne (Schanler 1988, Chan 1988). Kasuistische Mitteilungen über ein gehäuftes Auftreten von Nephrokalzinosen (eigene Beobachtung, unveröffentlicht) und intestinalen Obstruktionen unter hochdosierter Kalziumzufuhr zwingen jedoch dazu, die Höhe der Kalziumgabe neu zu überdenken (Koletzko et al. 1988).

Untersuchungsgut und Methode

In einer prospektiven randomisierten Studie erhielten je 10 Frühgeborene mit einem Geburtsgewicht unter 1.500 g (Gestationsalter 26.-34. SSW), die mit einer volladaptierten Säuglingsmilch ernährt wurden, eine orale Kalzium- und Phosphatsupplementierung in unterschiedlichem Verhältnis - Gruppe A 1:1, Gruppe B 1,5:1, Gruppe C 2:1 -, basierend auf einer täglichen Phosphatzufuhr von 2,5 mmol/kg Körpergewicht. Diese zusätzliche Mineralgabe erfolgte separat zu den Mahlzeiten in Form einer 0,225-molaren Kalziumglukonat/Kalziumlaktobionat-Lösung und einer 1-molaren Glycero-Natrium-Phosphat-Lösung. Die Höhe des Mineralstoffsupplements wurde kontinuierlich an die aktuelle Trinkmenge und Gewichtsentwicklung angeglichen. Weiterhin erhielten die Kinder 1 D-Fluorette 1000 täglich.

Zur Beobachtung des Knochenstoffwechsels diente die serielle Bestimmung der Aktivität der Alkalischen Phosphatase (AP), die für die klinische Routine als ausreichend sensibler Parameter zur Erkennung der Frühgeborenen-Osteopenie ausgewiesen ist und gut mit den Ergebnissen der Photonen-Absorptions-Messung korreliert (McIntosh et al. 1984, Schanler et al. 1988). Eine Aktivität der AP von 700 IU/l wurde als kritischer Grenzwert angesehen.

Grundlage der statistischen Auswertung bilden die Meßwerte bei einem postkonzeptionellen Alter von 40 Wochen, d.h. zum Zeitpunkt des ursprünglichen Geburtstermins. Aufgrund der großen Streuungsbreite innerhalb der einzelnen Gruppen werden als Verteilungsparameter Median und Range angegeben.

Ergebnisse

Die Aktivität der AP betrug in Gruppe A 630 (349-1030), in Gruppe B 537 (289-689) und in Gruppe C 460 (319-623). 4 Kinder der Gruppe A wiesen eine Aktivität der AP größer als 700 IU/l auf.
Die Serumkonzentrationen von Kalzium und Phosphat zeigten keinerlei Unterschiede zwischen den einzelnen Gruppen.

Die Kalziumausscheidung im Urin war in Gruppe C mit 295 µg/mg (84-595) deutlich höher gelegen als in Gruppe A mit 96 µg/mg (56-288) und Gruppe B mit 149 µg/mg (0-573) (A vs. C: $p < 0,05$, A vs B: nicht signifikant; Wilcoxon-Test). 2 Kinder der Gruppe B und 4 Kinder der Gruppe C wiesen eine Hyperkalzurie (Kalzium/Kreatinin im Urin > 0,4 mg/mg, Ezzedeen et al. 1988) auf. Gleichzeitig fanden sich bei einem der 2 Kinder der Gruppe B und bei 2 der 4 Kinder in Gruppe C die typischen sonographischen Zeichen der Nephrokalzinose. Die Phosphatausscheidung im Urin blieb ebenso wie die tubuläre Phosphatrückresorption in allen 3 Gruppen unverändert.

2 Kinder der Gruppe C zeigten vermehrt Episoden mit abdomineller Distension und Präileus-Symptomatik ohne Nachweis einer anderweitigen intestinalen Erkrankung.

Diskussion und Folgerungen

Unter Zugrundelegung der AP-Aktivität ergibt sich eine Gleichwertigkeit der mittel- (3,75 mmol/kg/Tag) und hochdosierten (5 mmol/kg/Tag) Kalziumzufuhr bei gleichbleibender Phosphatgabe von 2,5 mmol/kg/Tag hinsichtlich der Osteopenieprophylaxe. Eine Kalzium-/Phosphatgabe im molaren Verhältnis von 1:1 ist hingegen mit einem erhöhten Osteopenie-Risiko verbunden.

Bei hochdosierter Kalziumgabe besteht jedoch ein erhöhtes Risiko renaler und intestinaler Komplikationen. Die Häufigkeit von Hyperkalzurie und Nephrokalzinose ist gegenüber der niedrigdosierten Kalziumzufuhr eindeutig erhöht ($p < 0,05$). Die Rückbildung einer Nephrokalzinose kann in 50% der Fälle erwartet werden, bleibende Funktionseinschränkungen werden aber in 30-40% beobachtet (Ezzedeen 1988). Die gewissenhafte Kontrolle der Kalziumausscheidung im Urin verlangt um so mehr Beachtung, als mehrere in der Neonatologie verwandte Medikamente wie z.B. Schleifendiuretika und Corticosteroide das Risiko einer Nephrokalzinose erhöhen. Auch die Kalzium-/Phosphatsupplementierung im hier angewandten und von uns empfohlenen Verhältnis von 1,5:1 erfordert die individuelle Überwachung der Kalziumausscheidung im Urin.

Die unter hochdosierter Kalziumzufuhr zu beobachtenden intestinalen Komplikationen sind durch die intraluminale Bildung nicht resorbierbarer Kalkseifen aus Kalzium und langkettigen Fettsäuren bedingt (Kasper 1963, Koletzko 1988). Schlecht resorbierbare Kalziumverbindungen wie z.B. Kalziumphosphat und der hohe Fettgehalt spezieller Frühgeborenen-Milchen können das Risiko der intestinalen Obstruktion mit mechanischem Ileus noch erhöhen.

Nach unseren Erfahrungen ist die verwandte Phosphatgabe von 2,5 mmol/kg/Tag als angemessen anzusehen. Unter hochdosierter Kalziumzufuhr (Gruppe C) tritt kein Rückgang der hohen Phosphatausscheidung ein. Demzufolge liegt ein Phosphatüberschuß vor, der jedoch bei intakter Nierenfunktion nicht zu einer Hyperphosphatämie führt.

Wir empfehlen zur Prävention der Frühgeborenen-Osteopenie eine Kalzium- und Phosphat-Zufuhr mittels gut resorbierbarer Kalzium- und Phosphatverbindungen in einer täglichen Gesamtmenge von 3,75 mmol/kg Kalzium und 2,5 mmol/kg Phosphat. Zur individuellen Therapieüberwachung sind Kontrollen der AP-Aktivität und insbesondere der Kalziumausscheidung im Urin und Nierenstruktur mittels Sonographie notwendig. Bei einem Verhältnis von Kalzium/Kreatinin im Urin > 0,4 mg/mg sollte die Kalziumzufuhr schrittweise um 0,5 mmol/kg/Tag unter Beibehaltung der empfohlenen Phosphatdosis reduziert werden, bis eine normwertige Kalziumausscheidung erreicht ist.

Literatur

1. Committee on Nutrition of the American Academy of Pediatrics (1985) Nutritional needs of low-birth-weight infants. Pediatrics 75:976-986
2. Chan GM, Mileur L, Hansen JW (1988) Calcium and phosphorus requirements in bone mineralization of preterm infants. J Pediatr 113:225-229
3. Committee on Nutrition of the Preterm Infant, European Society of Pediatric Gastroenterology and Nutrition (1987) Nutrition and feeding of preterm infant. Acta Paediatr Scand Suppl 336:1-14
4. Ezzedeen F, Adelman RD , Ahlfors CE (1988) Renal calcification in preterm infants: Pathophysiology and long-term sequelae. J Pediatr 113: 532-539
5. Forbes GB (1988) Some remarks on bone mineralization. J Pediatr 113: 167-171
6. Hillman LS, Hoff N, Salmons S, Martin L, McAlister W, Haddad J (1985) Mineral homeostasis in very premature infants: Serial evaluations of serum 25-hydroxyvitamine D, serum minerals, and bone mineralization. J Pediatr 106:970-980
7. Kasper W, Hövels O, Thilenius OG (1963) Untersuchungen zum Calcium- und Phosphatstoffwechsel Frühgeborener. Zschr Kinderheilk 87:472-489
8. Koletzko B, Tangermann R, v Kries R, Stannigel H, Willberg B, Radda I, Schmidt E (1988) Intestinal milk-bolus obstruction in formula-fed premature infants given high doses of calcium. J Pediatr Gastroenterol Nutr 7:548-553

9. McIntosh N, Williams JE, Lyon AJ (1984) Diagnosis of rickets of prematurity. Lancet 2:869
10. Pohlandt F (1984) Bedarf an Kalzium, Phosphor, Magnesium und Vitamin D bei Frühgeborenen; Vermeidung von Knochenmineralmangel. In: Duc G (Hrsg) Workshop für Neonatologen. Vieweg, Braunschweig, S 124-147
11. Schanler RJ, Abrams SA, Garza L (1988) Mineral balance studies in very low birth weight infants fed human milk. J Pediatr 113:230-238
12. Specker BL, Tsang RC (1987) Mineralisierung des Knochens. Annales Nestlé 45/1:19-27
13. Ziegler E, O'Donnel A, Nelson S, Fomon S (1976) Body composition of the reference fetus. Growth 40:329-341

Induktion einer Knochenneubildung nach exogen induzierter partieller Knochennekrose

P. Quint[1], K.-D. Richter[2], J. Althoff[1], J. Graff[3], Th. Senge[3]

[1]Institut für Medizinische Physik, Universität Münster, Hüfferstr. 68, 4400 Münster, FRG
[2]Zentrale Tierexperimentelle Einrichtung, Medizinische Fakultät, Universität Münster, Domagkstr. 15a, 4400 Münster, FRG
[3]Urologische Klinik, Ruhr-Universität Bochum, Marien-Hospital Herne, Widumer Str. 8, 4690 Herne 1, FRG

Summary

Extracorporeal shock waves (ESW) were applied to the left iliac bone of rabbits (White New Zealand) from a HM 3 Dornier source (generator voltage 20 kV, pulse 1.500). The right iliac bone served as control. The bone tissue was studied by microchemical analysis, biochemical, and histological methods. Two days after application, the focal area showed multiple bleeding from the medullar cavity, and partial necrosis from the marrow and bone tissue. Twelve days later, there is a highly reactive bone tissue with numerous osteoblasts, activated osteocytes, newly formed matrix, and newly formed bone. Calcium and phosphorus contents are generally reduced as well as their molar ratios. Trace elements show alterations, Fe, Cu and Mn concentrations being increased, Zn reduced. Reorganisation processes seen two and three weeks after treatment correspond in many details to physiological steps of osteogenesis. For instance the molar ratio of Ca and P resembles that found in the area where primary spongiosa is transformed to trabecular bone. A possible systemic effect is reflected in the altered Zn and Mn concentrations observed in the untreated control bone, as well as in the increased activity of alkaline and acid phosphatase. It might be of therapeutic interest whether similar tissue reactions may also be induced in bones with a disturbed balance of components in certain osteopathies.

Einleitung

Extrakorporal erzeugte Stoßwellen (ESW) haben sich innerhalb weniger Jahre weltweit bei der Lithotripsie von Nierensteinen durchgesetzt. Erste klinische Studien für das gleiche Therapieprinzip bei der Behandlung von Gallen- und Gallengangsteinen liegen ebenfalls vor (Sauerbruch et al. 1988). Als ein Ausschlußkriterium für die ESW-Therapie gilt, daß die Stoßwellenachse außerhalb von Knochen liegt. Obwohl gerade bei der Lithotripsie von bestimmten Nierensteinen mit hohem Mineralanteil sich per se die Frage

H.-G. Willert F. H. W. Heuck (Hrsg.)
Neuere Ergebnisse in der Osteologie

stellt, wie sich das "Hartgewebe" Knochen verhält, liegen entsprechende Untersuchungen praktisch nicht vor. 1988 wurde über eine Aktivierung der Osteozyten, korrelierend mit zunehmenden Zink-Konzentrationen, nach ESW-Therapie berichtet (Quint et al. 1988). Deshalb sind wir der Frage nachgegangen, ob weitere Stoffwechselveränderungen des Knochengewebes nach ESW-Applikation erfolgen.

Material und Methoden

In der vorliegenden Studie wurde das linke Darmbein von 12 Kaninchen (Weiße Neuseeländer) mit extrakorporalen Stoßwellen (Lithotripter HM 3, Dornier Medizintechnik, Germering) mit einer Generatorspannung von 20 kV entsprechend Graff et al. (1988) behandelt. Dabei werden Stoßwellen durch explosionsartiges Verdampfen des Wassers infolge einer Unterwasserfunkentladung erzeugt. Letztere befinden sich im Brennpunkt eines rotationssymmetrischen Ellipsoides, welches zu einer Fokussierung der Stoßwellen mit dem Brennpunkt auf den zu behandelnden Partien führt. Nach 2 Tagen, 2 und 3 Wochen wurden die Tiere getötet und das ESW-behandelte Darmbein einschließlich des perifokalen Knochengewebes untersucht. Das rechte Darmbein diente als Kontrolle. Die Präparation des Knochengewebes erfolgte entsprechend einer früheren Mitteilung,ebenso die histologische Auswertung mit Färbungen nach Goldner und Ladewig bzw. mit HE. Entsprechendes gilt für die Spurenelementbestimmungen mit der Graphitrohrofen-Atomabsorptionsspektrometrie mit Zeeman-Untergrundkompensation (Quint et al. 1988). Dabei wurden ca. 100 µg Feuchtgewebe nach Druckaufschluß mit entsprechenden Matrix-Modifier-Lösungen nach dem Standardadditionsverfahren analysiert. Die Bestimmung anderer Komponenten (Mineralbestandteile und Enzymaktivitäten) erfolgte entsprechend Althoff et al. (1985).

Ergebnisse

Histologische Befunde

Zwei Tage nach der Behandlung des Darmbeins mit ESW sind innerhalb des Fokusbereichs (ca. 1,5 cm) multiple Hämorrhagien in der Markhöhle und Nekrosen von Knochenmarkzellen nachzuweisen. Insbesondere die Trabekel der Spongiosa zeigen im gleichen Areal eine herdförmige Schädigung der Osteozyten mit Kernpyknosen und Zellschatten in den Lakunen (Abb. 1a). Diese histologischen Befunde sind Ausdruck einer fokalen aseptischen Nekrose. Zwei Wochen danach erfolgt die Ausbildung einer Markfibrose, welche das Grundgerüst für die ablaufenden osteogenetischen Prozesse darstellt. Gleichzeitig läßt sich eine intramedulläre appositionelle Osteoneogenese mit erhöhter Osteoblastenaktivität und mesenchymaler Aktivität in Trabekelnähe erkennen (Abb. 1c). Nach drei Wochen sind immer noch mesenchymale Aktivierungen zu erkennen. Es imponieren jedoch verdickte oder neugebildete spangenförmige Trabekel (Abb. 1b).

Knochenhauptbestandteile und Enzymaktivitäten

Die insgesamt niedrigeren Ca- und P-Gehalte der Knochen nach der Behandlung (Tabelle 1) weisen auf eine Beeinflussung des

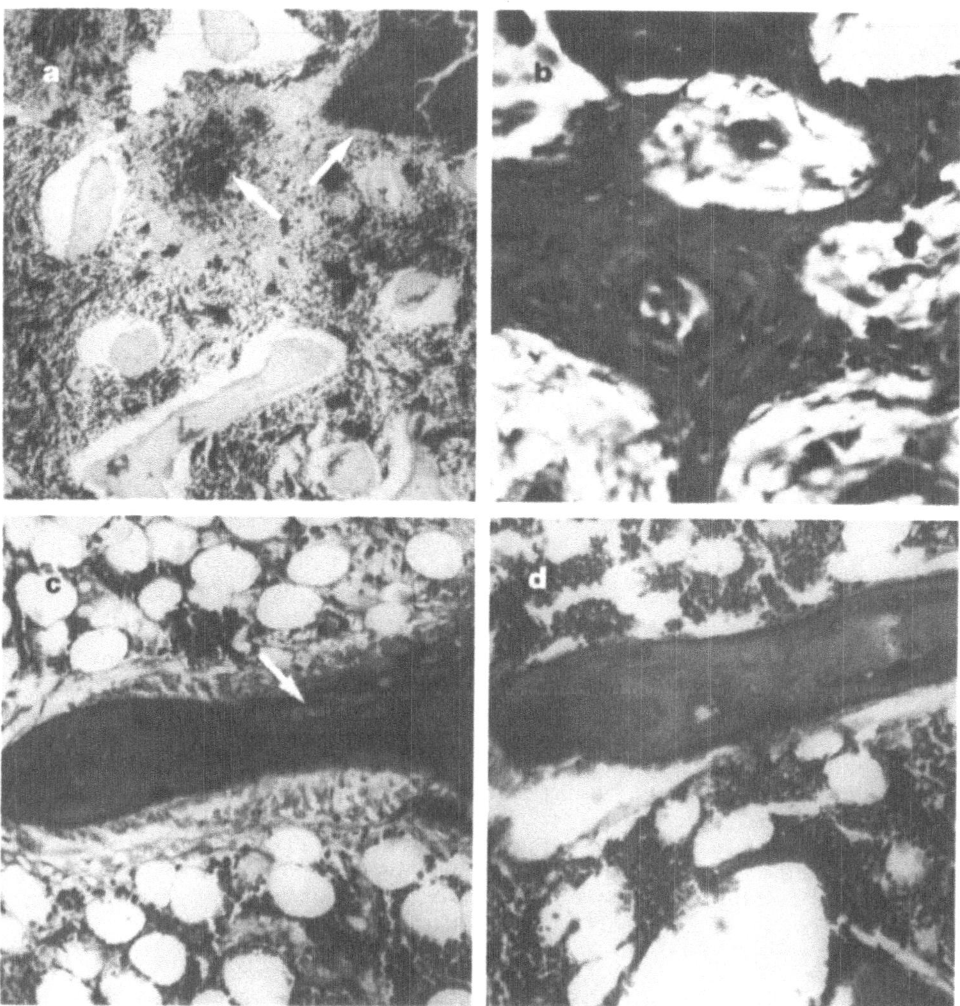

Abb. 1a-d. Spongiosa des Darmbeins nach Stoßwellenapplikation, (*a*) nach 2 Tagen mit Hämorrhagien in der Markhöhle (*Pfeile*), Nekrose von Knochenmark und Knochen (Goldner, x70), (*b*) nach 3 Wochen mit Granulationsgewebe in der Markhöhle und neugebildetem Knochen (Goldner, x160), (*c*) nach 2 Wochen mit hoher Osteoblastenaktivität und neugebildetem Osteoid (*Pfeil*), (Ladewig, x96), (*d*) unbehandelte Kontrollseite (Ladewig, x96)

Ca- und P-Haushaltes der Knochen hin. Bezüglich der Ca-Gehalte wurden als Vergleichswerte jeweils die Kontrollwerte vom gleichen Zeitpunkt herangezogen. Die Abweichungen der Kontrollwerte untereinander in Abhängigkeit von den Untersuchungszeitpunkten, 2 Tage, 2 und 3 Wochen, sind präparationsbedingt.

Das molare Ca/P-Verhältnis spiegelt den Reifegrad des apatitischen Minerals wieder. Entsprechend sind bei den durch ESW-Behandlung induzierten Umbauvorgängen des Knochens die Ca/P-Verhältnisse niedriger als 1,68. Ein entsprechender Trend läßt

Tabelle 1. Ca-Konzentrationen (M.-%/F.M. ± s), molare Ca/P-Verhältnisse (± s) und spezifische Aktivitäten der alkalischen Phosphatase (APase ± s) nach Stoßwellenapplikation im Darmbein von Kaninchen

		Ca	Ca/P	APase
2 T	S	6,85 ± 0,35	1,60 ± 0,02	151 ± 21
	K	8,18 ± 0,22	1,67 ± 0,02	159 ± 18
2 W	S	6,39 ± 0,40	1,58 ± 0,04	287 ± 41
	K	7,19 ± 0,26	1,68 ± 0,01	158 ± 20
3 W	S	9,07 ± 0,45	1,49 ± 0,05	314 ± 73
	K	10,90 ± 0,18	1,67 ± 0,01	134 ± 18

S, Stoßwellenbehandlung; *K*, Kontrollseite; *T*, Tage; *W*, Wochen.

sich auch für den Randbereich am Übergang zum unbehandelten Knochen nachweisen.

Die gesteigerte Aktivität knochenaufbauender Osteoblasten entspricht den erhöhten Aktivitäten der alkalischen Phosphatase zwei bzw. drei Wochen nach der Behandlung (Tabelle 1). Lytische Aktivitäten bestimmter Knochenzellen werden hingegen erst nach drei Wochen mit einer Zunahme der spezifischen Aktivität der sauren Phosphatase von 17 mU/mg auf 49 mU/mg deutlich. Das gilt auch annähernd für den zeitlichen Verlauf der Aktivität der ß-Glucuronidase, mit einer Erhöhung von 1,5 auf 2,8 mU/mg in der zweiten Woche und einer drastischen Abnahme nach drei Wochen auf 0,9 mU/mg der behandelten Seite bzw. 0,7 mU/mg auf der Kontrollseite.

Spurenelementkonzentrationen

Bei dem Einfluß von physikalischen Reizen auf den Organismus kann davon ausgegangen werden, daß dabei Veränderungen des Spurenelementstatus auftreten. Sie können einerseits durch Freisetzung der Spurenelemente aus Depotorganen (Knochen, Leber usw.) und andererseits durch eine gesteigerte intestinale Aufnahme bzw. renale Abgabe, zustande kommen. So wurde bereits über eine 40%ige Abnahme der Zn-Konzentrationen nach ESW-Applikation in Verbindung mit der Osteozytennekrose und über hochaktivierte Osteozyten drei Wochen nach ESW-Anwendung mit höheren Zn-Konzentrationen als in den Kontrollbereichen berichtet (Quint et al. 1988).

Die beobachteten Hämorrhagien in der Markhöhle in den behandelten Darmbeinabschnitten entsprechen den erhöhten Eisenkonzentrationen zwei Tage nach der ESW-Applikation (Tabelle 2). Die um ca. 10% erhöhten Fe-Gehalte zwei Wochen danach sind möglicherweise Ausdruck einer stärkeren Vaskularisierung.

Die Veränderungen des Kupfer-Status im Knochengewebe nach Stoßwelleneinfluß (Tabelle 2) stehen im Einklang mit der histologisch nachgewiesenen Matrixbildung, wobei das Cu die Aktivität der Ly-

Tabelle 2. Spurenelementkonzentrationen (µmol/kg F.M. ± s) im Darmbein von Kaninchen nach Stoßwellenapplikation

		Fe	Cu	Mn
2 T	S	2680 ± 310	18 ± 0,9	24 ± 3,3
	K	891 ± 27	12 ± 0,4	17 ± 1,8
2 W	S	994 ± 93	13 ± 0,6	17 ± 1,5
	K	865 ± 25	11 ± 0,6	16 ± 1,3
3 W	S	908 ± 47	13 ± 0,5	11 ± 0,9
	K	876 ± 19	11 ± 0,2	11 ± 0,4

S, Stoßwellenbehandlung; *K*, Kontrollseite; *T*, Tage; *W*, Wochen.

syloxidase reguliert und damit die Bildung der Kollagenquerverbindungen. Entsprechendes zeigte sich auch im Zusammenhang mit Umbauvorgängen beim Längenwachstum großer Röhrenknochen in der Primärspongiosa (Quint 1986).

Bei der Matrixbildung ist die Bildung der Mucopolysaccharide durch die Mn-aktivierte Glycosyl-Transferase ein wesentlicher Teilschritt. So beträgt der Gesamthexosamingehalt zwei Wochen nach der ESW-Applikation 0,9% (Kontrollseite: 0,3%) und ist eine Woche später im behandelten Bereich immer noch doppelt so hoch als der Ausgangswert. Das trifft aber auch auf die unbehandelte Kontrollseite überraschenderweise zu. Dementsprechend sind zu einem früheren Zeitpunkt, d.h. nach 2 Tagen bzw. Wochen, die Mn-Konzentrationen ca. zweifach höher als im unbehandelten Knochen.

In früheren "in vitro" Versuchen wurden mit Cd^{2+}- und Zn^{2+}-Konzentrationen, die denen von Knochengewebe "in vivo" entsprachen, gefunden, daß Cd^{2+} die durch Zn^{2+} inhibierte alkalische Knochenphosphatase reaktiviert (Quint et al. 1984). In der vorliegenden Studie nehmen die Cd-Konzentrationen zwei Wochen nach der Behandlung von 0,2 µmol/kg um 50% zu, und nach drei Wochen beträgt diese Konzentration 0,6 µmol/kg im Knochen der behandelten Seite. Im Gegensatz dazu erfolgt im unbehandelten Knochen nach drei Wochen eine Konzentrationsabnahme auf 0,1 µmol/kg. Entsprechend der Tabelle 1 zeigt die Aktivität der alkalischen Phosphatase einen Maximalwert drei Wochen nach der ESW-Applikation in den behandelten Bereichen und einen Minimalwert in den Kontrollseiten.

Zusammenhänge zwischen den lytischen Aktivitäten der Osteoklasten mit bestimmten Blei-Konzentrationen bei Knochenumbauvorgängen zeigten frühere Untersuchungen (Quint et al. 1987). Im ESW-behandelten Knochenmaterial sind dagegen die Pb-Konzentrationen im zeitlichen Verlauf, ebenso im unbehandelten Knochen, mit 1,7 µmol/kg gleich. In der dritten Woche nimmt diese Konzentration im behandelten Knochen zu (7,7 µmol/kg). Die unveränderten Pb-Konzentrationen in den ersten beiden Wochen entsprechen auch den histologischen Befunden mit Ausbleiben eines osteoklastären Abbaus bis zu zwei Wochen nach der Behandlung.

Diskussion

Die histologischen und chemischen Untersuchungen zeigen, daß die ESW-Applikation zu fokalen Reaktionen des Knochens mit Nekrosen in den Trabekeln und dem Markgewebe und zu Veränderungen der Mineralzusammensetzung führt. Nach zwei bzw. drei Wochen erfolgt eine Osteoneogenese. Dabei entsprechen bestimmte Parameter solchen, wie sie auch für die physiologische Osteogenese gelten. Auffällig ist das Ausbleiben eines osteoklastären Abbaus, vielmehr erfolgt ein appositioneller Aufbau bzw. Anbau von Trabekeln. Somit überwiegen die synthetischen Aktivitäten der Osteoblasten und/oder Osteozyten gegenüber den lytischen der Osteoklasten und/oder Osteozyten. Weiterhin lassen sich Anzeichen einer systemischen Wirkung der Stoßwellen auf den nicht behandelten Knochen erkennen.

Eine allgemeine Theorie über die Wechselwirkungen zwischen den Stoßwellen und biologischen Geweben gibt es bisher nicht. Wärmeeffekte, die zur Induzierung der beschriebenen Vorgänge führen, können bei den kurzen Impulsraten (einige ns) bestenfalls nur eine untergeordnete Rolle spielen. Es ist eher davon auszugehen, daß durch den mechanischen "Streß" humorale Faktoren zur Bildung von Granulationsgewebe mit osteogenetischer Potenz führen. Es wäre in therapeutischer Hinsicht interessant, ob sich bei Knochen mit gestörter Bilanz bei bestimmten Osteopathien ebenfalls ein solch reaktives Gewebe induzieren ließe.

Literatur

1. Althoff J, Quint P, Höhling HJ, Roessner A, Grundmann E (1985) Biological characterization of human tumors. IV. Combined biochemical and histological analyses of different osteosarcomas. Path Res Pract 180:383-391
2. Graff J, Pastor J, Funke P-J, Mach P, Senge TH (1988) Extracorporeal shock wave lithotripsy for ureteral stones: a retrospective analysis of 417 cases. J Urol 139:513-516
3. Quint P, Laabs WA, Richter K-D, Althoff J, Höhling HJ (1984) Lokale Anreicherung von Calcium und Zink bei der Knochenheilung: Eine tierexperimentelle Studie an Großtieren. In: Zumkley H (Hrsg) Spurenelemente in der inneren Medizin unter besonderer Berücksichtigung von Zink. Innovations-Verlags-Ges, Seeheim-Jugenheim, S 96-110
4. Quint P (1986) Chemische Untersuchungen zur Knochenbildung (Mineral- und Spurenelemente). In: Dietsch P, Keck E, Kruse H-P, Kuhlencordt F (Hrsg) Aktuelle Ergebnisse der Osteologie. de Gruyter, Berlin New York, S 282-288
5. Quint P, Althoff J, Harmeyer J, Richter K-D, Höhling HJ (1987) Concentration profiles of zinc and lead along the epiphyseal growth plate of normal and rachitis piglets as related to activities of esterases. In: Kuhlencordt F, Dietsch P, Keck E, Kruse H-P (eds) Generalized bone diseases. Springer, Berlin Heidelberg New York, pp 181-190
6. Quint P, Richter K-D, Senge T, Althoff J, Laabs WA (1988) Osteozyten als Indikator für den Funktionszustand des Knochengewebes: mikrochemische und histologische Untersuchungen. In: Heuck FHW, Keck E (Hrsg) Fortschritte

der Osteologie in Diagnostik und Therapie. Springer, Berlin Heidelberg New York, S 349-355
7. Sauerbruch T, Sackmann M, Holl J, Paumgartner G (1988) Stoßwellenlithotripsie von Gallensteinen. Dtsch med Wschr 113:1401-1404

Zur Biomechanik des Wirbel- und Zwischenwirbelkörpers insbesondere bei Osteoporose

U. Witzel[1], R. Schleberger[2], K.-M. Müller[3], I.-A. Häger[1], E.-M. Schneider[2]

[1]Forschungsgruppe für Biomechanik, Institut für Konstruktionstechnik, Ruhr-Universität Bochum, 4630 Bochum 1, FRG
[2]Orthopädische Universitätsklinik, St. Josef Hospital Bochum, Gudrunstr. 56, 4630 Bochum 1, FRG
[3]Institut für Pathologie, Berufsgenossenschaftliche Krankenanstalten "Bergmannsheil Bochum" Universitätsklinik, Gilsingstr. 14, 4630 Bochum 1, FRG

Summary

With regard to the osteoporosis of the vertebral body the supposed influence of the changes in the intervertebral disk and the change of pressure in the vertebra-vein system is represented. Basing on these calculations supported by the method of finite elements have been carried out.

There is shown a further development in the biomechanics in the sector of motion-segments of the spine, which starts with the theory of the pressure bowl of a hyperboloid up to the function model of an intervertebral disk. Thereby is a special look after the capillar space system, the fissure and the imbibition power.

A flux-diagram about the integration of biomechanical influences on the osteoporosis should contribute to systematical treatment of the change of the motion-segment as well as a short digest abou the influence of the stress-shielding and the lightweight construction represented.

Calculations in physiological and pathological cases, especially of the C- and frame vertebra with an increased internal pressure close the piece of work.

We succeeded by variations of the force flux by position changing of the vertebra-segment and by changes of the material basis of the intervertebral disk inclusive the anulus fibrosus and the nucleus pulposus to reach a change of form and structure of the corpus vertebrae, in model, and the fundamentation by x-ray findings.

Zusammenfassung

Im Hinblick auf die Osteoporose der Wirbelkörper wird der vermutete Einfluß der Bandscheibenveränderungen und der Druckänderun-

H.-G. Willert F. H. W. Heuck (Hrsg.)
Neuere Ergebnisse in der Osteologie

gen im Wirbel-Venen-System aufgegriffen und zur Grundlage von Berechnungen mit Hilfe der Methode der finiten Elemente gemacht.

Es wird eine weiterführende Biomechanik eines Bewegungssegments der Wirbelsäule dargestellt, die von der Druckschalentheorie eines Rotationshyperboloids bis zum Funktionsmodell eines Zwischenwirbelkörpers reicht. Dabei wird besonders auf das Kapillarraumsystem, auf Fissuren und Quellungsvorgänge eingegangen.

Ein Flußdiagramm über die Einordnung biomechanischer Einflüsse auf die Osteoporose soll zur systematischen Behandlung der Veränderungen am Bewegungssegment beitragen, wie auch ein kurzer Abriß über den Einfluß des Stress-Shielding und der Leichtbaugesetze.

Berechnungen physiologischer und pathologischer Fälle, besonders der C- und Rahmenwirbel mit erhöhtem Binnendruck beschließen die Arbeit. Es ist gelungen, durch Variationen des Kraftflusses bei Lageveränderungen des Wirbelsegments und bei stofflichen Veränderungen des Zwischenwirbelkörpers einschließlich des Anulus fibrosus und des Nucleus pulposus Veränderungen der Form und Struktur des Corpus vertebrae im Modell zu erzeugen und Übereinstimmungen mit röntgenologischen Befunden festzustellen.

Einführung

Das klinische Bild der Osteoporose ist seit Jahrhunderten bekannt, jedoch konnte eine systematische Verlaufsforschung erst mit der Entwicklung der Radiologie beginnen.

Mit steigendem Lebensalter tritt ein physiologischer Knochenverlust ein, der sich entweder durch eine reine Spongiosabälkchenatrophie darstellt oder durch einen Verlust einzelner Spongiosazüge bei gleichzeitiger Verstärkung der verbleibenden Trabekel.

Die Definition der Osteoporose als Minderung der Knochenmasse bzw. des absoluten Knochenvolumens relativ zur alters- und geschlechtsentsprechenden Norm ist unscharf, da nach Kruse 1978 kein Bezug auf die physikalische oder biochemische Qualität der Knochensubstanz genommen wird.

Da diese Qualität beim lebenden Menschen nur recht ungenau bestimmt werden kann (Mineralgehalt des Radius, Knochenbiopsie mit überwiegender Spongiosagewinnung vom Beckenkamm) wird die Osteoporose erst bei plötzlicher Wirbeldeformation bzw. bei einer Wirbelkörperspontanfraktur als Grund angeführt (Abb. 1).

Konnten zur Ätiologie der sekundären Osteoporose umfangreiche Arbeiten vorgelegt werden, so verbleibt bei primärer Osteoporose eine weitgehend unbekannte Ätiologie. Nebenbei wird nur dann von einer primären Osteoporose gesprochen, wenn bei Fällen im Osteoporoseschub trotz eingehender Untersuchungen keine ursächlich in Frage kommenden Erkrankungen nachweisbar sind. In diesem Zusammenhang sind Gleichgewichtsphasen und Reparationsphasen mit einer sich zurückbildenden oder latent verlaufenden Grundstörung erklärbar (Kruse 1978).

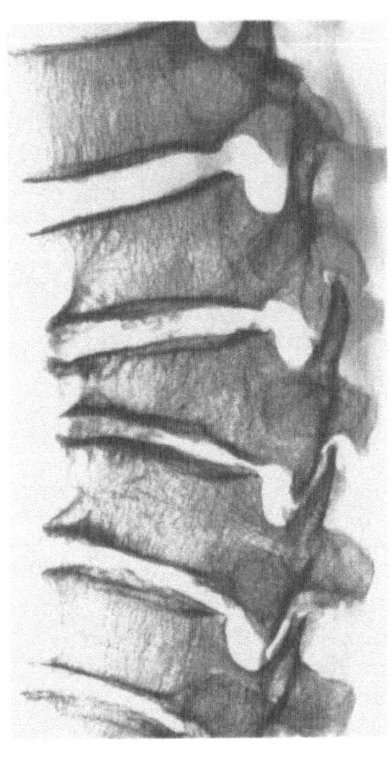

Abb. 1. Keilwirbelbildung der BWS. 65 a ♂

Während die unterschiedlichen Erscheinungsformen der Bandscheibe bei Osteoporose bekannt sind, gibt es nur wenige Bemühungen, z.B. bei Otte 1974 die Bandscheibe und die Osteoporose in einen Zusammenhang zu bringen. Ein Faktor, der gleichzeitig die Porose im Knochen und die Ballonierung der Bandscheibe bewirkt, konnte bislang nicht gefunden werden.

Krokowski und Fricke 1975 sehen die Osteoporose als Teilsymptom einer umfassenden Veränderung an Knochen, Bandscheiben und Muskulatur, insbesondere als biologische Antwort auf eine Kraftabnahme an der Rumpfmuskulatur. Sie vermuten bei der Osteoporose eine Verminderung der Blutzirkulation durch Muskelinsuffizienz und durch verminderten arteriellen Zufluß oder, was uns sehr viel wesentlicher erscheint, durch Erhöhung des Venendruckes im Wirbelvenensystem.

Schon Wollenberg 1909 und v. Luschka 1848 entwickelten zur Ätiologie der Spondylarthrose vaskuläre Theorien. v. Luschka beobachtete im Abflußbereich der Wirbelkörper erweiterte Blutgefäße als Ausdruck einer Venenstauung. In diesem Zusammenhang ist die Mitteilung von Noeske (in Kunert 1975) bemerkenswert, daß die dünnen Wände der inneren Plexus des Wirbelkanals neben elastischen und kollagenen Fasern auch glatte Muskelzellen enthalten, die auf eine Gefäßaktivität schließen lassen. Schließlich konnte festgestellt werden, daß jeder Atemzug und Pulsschlag, jede Bauchkompression und jeder Hustenstoß zu einem Venendruckanstieg führen.

Nach diesen einleitenden Betrachtungen kann die eigentliche Biomechanik des Wirbel- und Zwischenwirbelkörpers diskutiert werden. Es ist zunächst festzustellen, daß

I. der Wirbelkörper als modifiziertes Rotationshyperboloid bei Annahme einer reinen Druckspannungsschale eine äußere, den Wirbelkörper umgebende Zugfaserstruktur voraussetzt (Witzel 1987), und daß
II. die Erzeugenden eines Rotationshyperboloids Geraden sind, die bei Wirbelkörpern vorzüglich geeignet sind, Druckkräfte zu übertragen.

Die These zur Druckspannungsschale läßt sich sowohl in spannungsoptischen Versuchen qualitativ darstellen als auch quantitativ mit Hilfe der Methode der finiten Elemente. Wie Berechnungen an einfachen Modellen zeigen, gerät ein Rechteckgitter bei einer Axialbelastung unter innere Zugbelastungen; dagegen wird ein wirbelförmiges Gitter mit Ausnahme der Deck- und Bodenplatten unter Druckspannungen gesetzt.

Stellt man sich vor, daß die Zugspannungen der Deck- und Bodenplatten durch plattenparallele Faserstrukturen und durch die schräge Faserstruktur (mit horizontaler Zugkomponente) des Anulus fibrosus kompensiert werden, so ist ein Wirbelkörper denkbar, der in seiner Gesamtstruktur unter Druckspannungen steht. Anhand eines Modells nach Abb. 2 ist eine einfache Nachrechnung möglich. Die Schale des Rotationshyperboloids steht unter erheblichen Druckspannungen (Abb. 3), die Binnenstruktur ist radial gering und axial kaum belastet. Sämtliche Zugspannungen sind in den axialen und radialen Faserstrukturen konzentriert. Wird eine zusätzliche hydraulische Stützung angenommen, so reduzieren sich die Schalenspannungen.

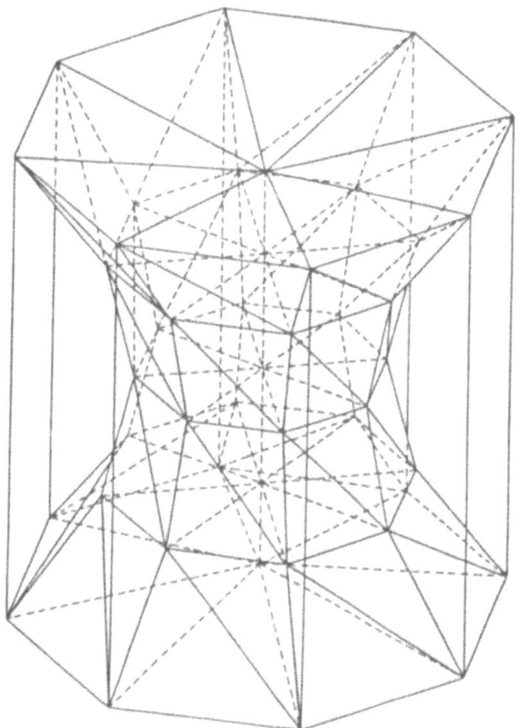

Abb. 2. Wirbelkörpermodell

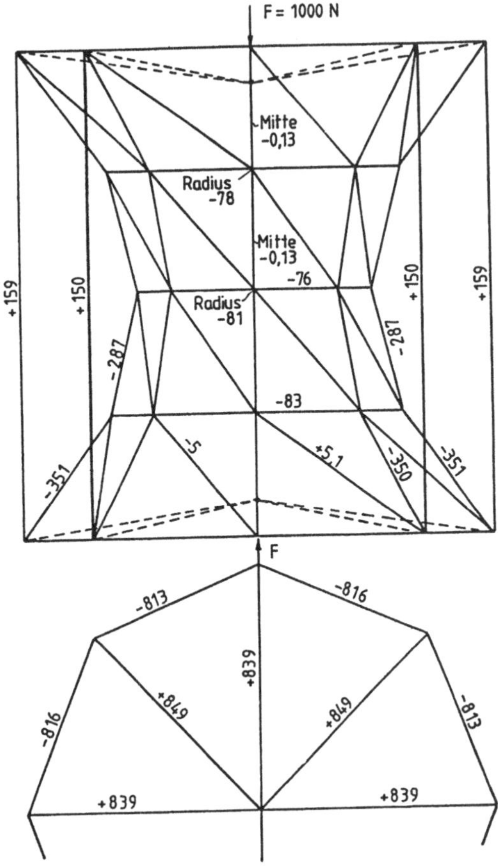

Abb. 3. Kräfte im Wirbelkörpermodell bei zentraler Belastung ohne Innendruck

Nach diesen Ausführungen sieht man die Notwendigkeit, bei Spannungsanalysen des Wirbelkörpers die biomechanische Funktion des Zwischenwirbelkörpers gleichrangig mit der des axialen Bandapparates einzubeziehen. Auf der Grundlage biomechanischer Arbeitsthesen (Witzel 1987) wurde ein Funktionsmodell eines Zwischenwirbelkörpers angefertigt, das neben der Tragfunktion des Nucleus pulposus[1] den schalenförmigen Aufbau des Anulus fibrosus mit folgenden Eigenschaften modellhaft zeigt:

1. Limitierung der Höhe des Discus intervertebralis durch Faserkreuzschlag (wechselnde Schlagrichtung der Kollagenfasern in den einzelnen Faserringlamellen).
2. Progressive Dämpfung von Drehbewegungen durch Verringerung des Faserschlagwinkels und damit des Abstandes der Wirbelkörper gegen den Widerstand des sich bei gleichem Inhalt verformenden Nukleus.
3. Volumenänderung der Kapillarräume im Anulus fibrosus durch Nick-, Roll- und Gierbewegungen des Corpus vertebrae; aus

---

[1]Der physiologische Drehpunkt eines Bewegungssegments der Wirbelsäule liegt im Nucleus pulposus, der ein inkompressibles Hypomochlion darstellt (Otte 1974).

diesen Pumpbewegungen folgen Fluidströme, die den Stoffwechsel im nichtvaskularisierten großvolumigen Discus intervertebralis zusätzlich zum Diffusionsvorgang unterstützen.

In Abb. 4 ist ein zirkuläres Kapillarraumsystem dargestellt. Abb. 4a zeigt das Resultat nach einer Röntgenkontrastmittelinjektion und Abb. 4b zeigt ein Ausgußpräparat, auf dessen Oberfläche sich deutlich der diskutierte Faserschlagwinkel abhebt.

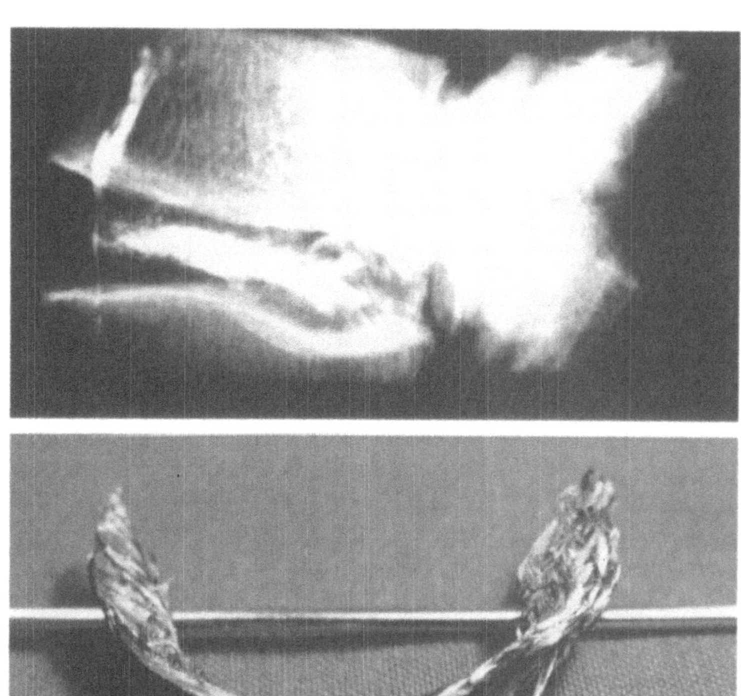

Abb. 4. Beispiel eines Kapillarraumsystems im Anulus fibrosus eines Zwischenwirbelkörpers. (*oben*) Nach Röntgenkontrastmittelinjektion, (*unten*) ausgehärteter Kunststoffausguß mit Kollagenfasereinbettungen

Macht man den Formulierungsversuch einer Ätiologie der Osteoporose aus biomechanischer Sicht, so ist es aus systematischen Gründen angezeigt, ein Flußdiagramm aufzustellen, das vom physiologischen Bewegungssegment bis zum Kollaps des Wirbelkörpers verläuft (Abb. 5). Zunächst stellen sich altersabhängige physiologische Veränderungen ein, die durch pathologische Veränderungen überlagert werden können (Aufdermaur 1984). Diese werden durch biologische, biochemische und biomechanische Wirkungen auf den Discus intervertebralis und das Corpus vertebrae gekennzeich-

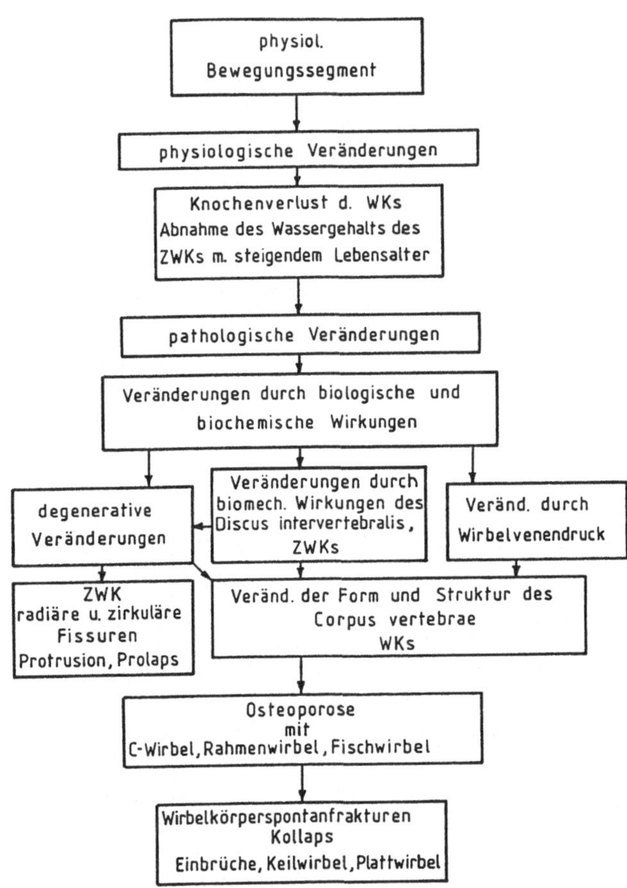

Abb. 5. Zur Ätiologie der Osteoporose

net. Ausgußpräparate nach ventraler Kunststoffinjektion in Zwischenwirbelkörper können Veränderungen wie z.B. geschichtete Fissuren sichtbar machen.

Das Flußbild verdeutlicht die gegenseitige Beeinflussung der veränderten Segmentelemente. Nach einiger Zeit stellt sich in Form eines neuen Gleichgewichts ein Osteoporosebild ein mit einer Veränderung des Wirbelkörpers nach Form und Struktur. Eine geringförmige örtliche Überlastung stört dieses Gleichgewicht und kann zu Mikro- oder Makrofrakturen führen mit den bekannten Erscheinungsformen des Wirbelkörpers.

Formveränderungen des Zwischenwirbelkörpers sind durch Belastungen mit Dehydratationswirkung (Krämer 1986) zu beobachten und durch Alterseinflüsse bekannt. Sowohl die Ausdehnungskraft des Gallertkerns (Krämer 1986) als auch die Abbildungsfläche des Zwischenwirbelkörpers (Otte 1974) zeigen im Alter zwischen 40 und 50 Jahren ein jeweiliges Maximum und geringste Werte ab dem 70. Lebensjahr.

Ein ballonierter Anulus fibrosus zeigt ein glasartiges, also starres Verhalten und erzeugt bei Belastung eines Wirbelsegmentes über und unter sich ein hochgradiges Stress-shielding mit sofortiger Osteoporosewirkung im spongiösen Bereich. Gleichzeitig erhöht sich im Rahmen eines neuen Gleichgewichts die Spannung in der äußeren Wirbelkörperschale mit entsprechender Verstärkungswirkung. Die Gefahr einer Mikro- oder Makrofraktur bei örtlicher Überlastung steigt erheblich (Abb. 1).

Ein Zwischenwirbelkörper mit hydrostatischer Druckverteilung provoziert bei Insuffizienz der deckplattennahen Faserstruktur, bedingt durch die natürliche Tendenz zum Ultraleichtbau (Materialminimierung bei gegebener Belastung), eine Sandwichbildung der Deck- und Bodenplatten. Eine Sandwichplatte erzeugt ebenfalls jeweils wirbelkörperwärts ein erhebliches Stress-shielding mit der Folge einer Osteoporose. Die betroffenen Wirbelkörper zeigen sehr bald in der Röntgenaufnahme eine Rahmenbildung als Gleichgewichts form, die durch unvorhergesehene Überlastungen frakturieren kann.

Berechnungen

Mit der Methode der finiten Elemente ist der Biomechanik ein Werkzeug gegeben, komplexe Spannungsreaktionen nach vorgegebenen Lastannahmen zu studieren mit dem Ziel, im vorliegenden Fall klinische Befunde im Sinne einer Ätiologie der Osteoporose interpretieren zu können. Um schnelle Rechenoperationen und Auswertungen zu ermöglichen und in der Bemühung um Anschaulichkeit wurde ein zweidimensionales Bewegungssegment gewählt, das zwei Wirbelkörper mit einem eingeschlossenen Zwischenwirbelkörper unter Beachtung der verschiedenen Elastizitätsmoduli modellhaft darstellt.

Geht man vom physiologischen Fall der Spannungsbetonung der Deck- und Grundflächen aus, der durch den Nucleus pulposus[2] als Hypomochlion diskutiert wird, so sieht man einerseits die Bedeutung der Übernahme der Zugspannungen durch Kollagenfasern, wie bereits in Abb. 3 dargestellt, und die Gefahr des örtlichen Deckplatteneinbruchs (z.B. Schmorlsche Knorpelknoten[3] bei begrenzter Insuffizienz dieser Fasern.

Weitet sich der hydraulische Einfluß über die gesamte Bandscheibenfläche[4] aus, so tritt die bereits diskutierte äußere Strukturbelastung des Wirbelkörpers in Erscheinung mit einem Stress-shielding hinsichtlich des spongiösen Volumens.

Legt man der Berechnung eine einseitige Belastung (technische Kantenpressung; z.B. Störung des Muskel- und Bandapparates der Wirbelsäule) zugrunde, so erzeugt man eine deutliche C-Wirbelbildung mit weiten Osteoporosebereichen der Spongiosa und der unbelasteten kortikalen Außenstruktur (Abb. 6). Diese C-Wirbelbildung über den ventralen Pfad ist deutlich beim Morbus Bechterew[5] zu sehen (Abb. 7), wobei die dorsale Kraftleitung über die durchbauten Wirbelgelenke geführt wird.

---

[2]In der Berechnung als inkompressibler Bereich berücksichtigt.
[3]Christian G. Schmorl, Pathologe, 1861-1932 Dresden.
[4]Die gesamte Bandscheibe ist inkompressibel gerechnet.
[5]Wladimir M. v. Bechterew, Neurologe, 1857-1927 Leningrad.

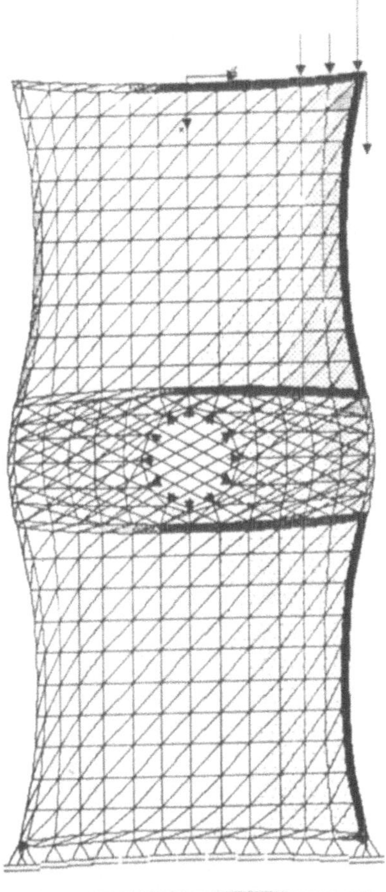

Abb. 6. Wirbel 3a, Vergleichsspannungen. Osteoporose, C-Wirbelbildung

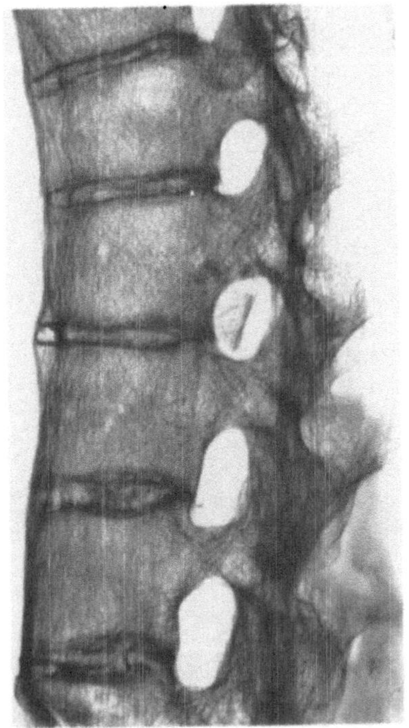

Abb. 7. Morbus Bechterew, 73 a ♂

Die rechnerischen Untersuchungen werden von uns grundsätzlich mit experimentellen Arbeiten, z.B. spannungsoptischen Versuchen, mit klinischen und pathologischen Beobachtungen unterstützt und verglichen. In Abb. 8 ist eine pathologische Rahmenbildung in

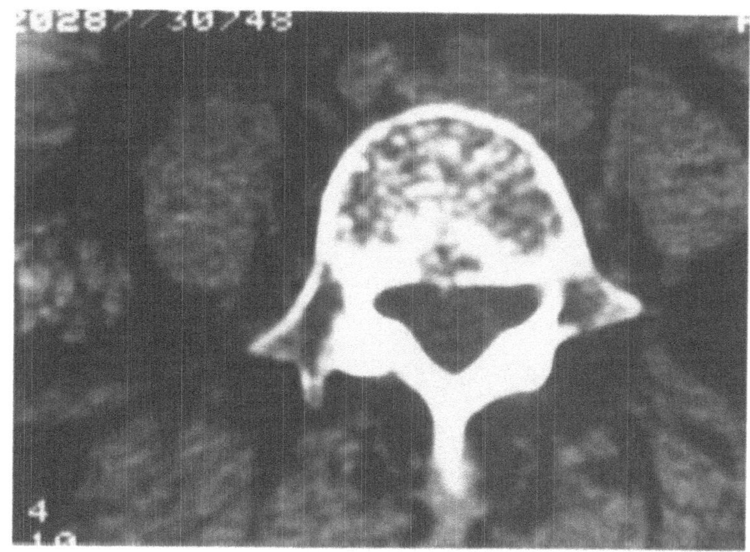

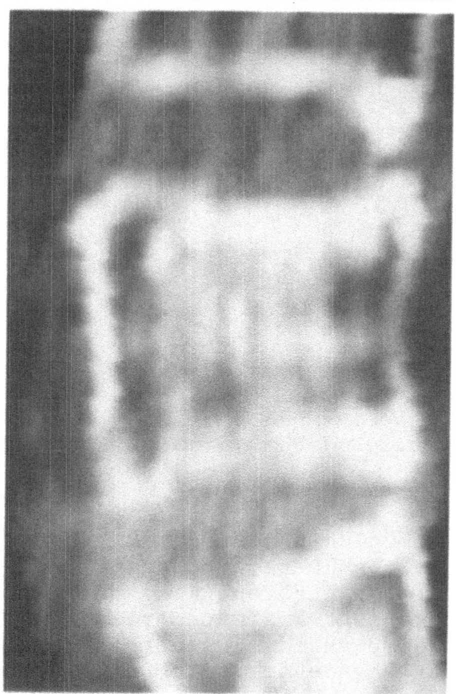

Abb. 8. Pathologische Rahmenbildung eines Wirbelkörpers in zwei Ebenen dargestellt

zwei Ebenen wiedergegeben. Diese Rahmenbildung des Wirbelkörpers ergab sich ebenfalls rechnerisch bei einer hydraulischen Flächenbelastung durch den Zwischenwirbelkörper unter verstärkter hydraulischer Stützung im Wirbelinnern (Abb. 9 und 10). Damit sei an das Flußdiagramm in Abb. 5 erinnert, das durch Änderungen des Wirbelvenendrucks Veränderungen der Form und Struktur des Corpus vertebrae aufzeigte.

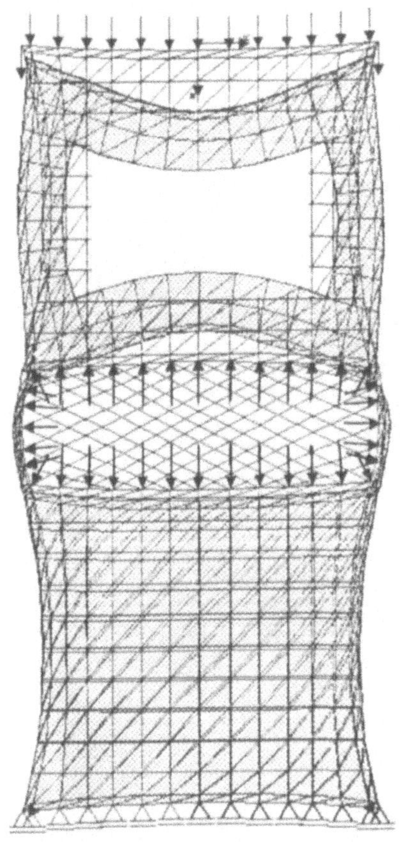

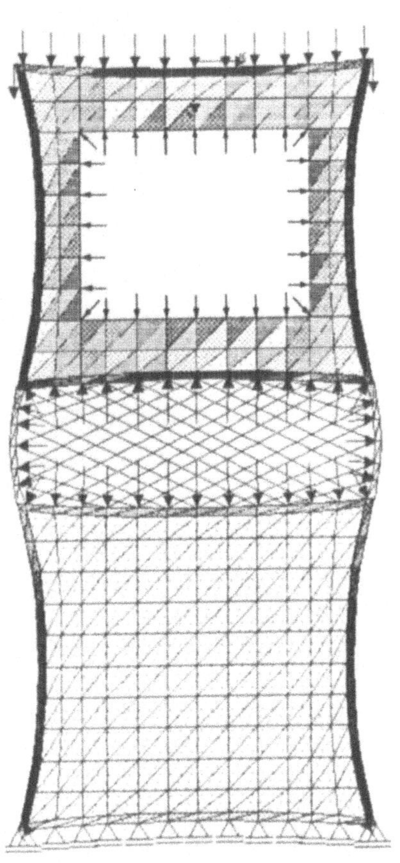

Abb. 9. Verformung *Abb. 10.* Vergleichsspannungen
Osteoporose mit Rahmenwirbel und hydraulischer Zusatzstützung

Zum Abschluß sei angemerkt, daß die von uns durchgeführten umfangreichen Berechnungen mit unterschiedlichen Lastannahmen und Materialqualitäten klinische Beobachtungen biomechanisch erläutern können. Insbesondere sind die dargestellten biomechanischen Einflüsse auf die Osteoporoseentwicklung bemerkenswert und durch weitergehende gezielte Untersuchungen konkretisierbar.

Literatur

1. Aufdermaur M (1984) Bandscheibendegenerationen und ihre Folgen. In: Pathologie der Gelenke und Weichteiltumoren. Springer, Berlin Heidelberg New York Tokyo

2. Krämer J (1986) Bandscheibenbedingte Erkrankungen. Thieme, Stuttgart New York
3. Krokowski E, Fricke M (1975) Sozialmedizinische Bedeutung und restabilisierende Therapie der Osteoporose. Münch med Wschr 117
4. Kruse H-P (1978) Die primäre Osteoporose und ihre Pathogenese. Springer, Berlin Heidelberg New York
5. Kunert W (1975) Wirbelsäule und innere Medizin. Enke, Stuttgart
6. Luschka H v (1848) in: Kunert W (1975)
7. Otte P (1974) Die Expansion des Discus intervertebralis bei Osteoporose. Biopolymere und Biomechanik von Bindegewebssystemen. Springer, Berlin Heidelberg New York
8. Wollenberg (1909) in: Kunert W (1975)
9. Witzel U (1987) Biomechanische Arbeitsthesen zu interdisziplinären Untersuchungen an Wirbelkörpern und Zwischenwirbelkörpern. Interne Mitteilung, Ruhr-Universität Bochum

Metaphyseal Changes in Osteoarthritis of the Knee – Access to Early Conditions and Biomechanical Graduation Within a Flow Diagram

R. Schleberger[1], U. Witzel[2]

[1]Orthopädische Universitätsklinik, St. Joseph-Hospital Bochum, Gudrunstr. 56, 4630 Bochum 1, FRG
[2]Forschungsgruppe für Biomechanik, Institut für Konstruktionstechnik, Ruhr-Universität Bochum, 4630 Bochum 1, FRG

Summary

Intermediately stable modes of metaphyseal load transfer can be calculated biomechanically. They may be composed in a flow diagram according to their progress in the natural course of osteoarthritis (OA) of the knee as well as to reversibility after treatment. The flow diagram is based on radiological phenomena of the upper tibial metaphysis. The increasing pathology of metaphyseal load transfer within the flow diagram is a

- frame mode with reinforced metaphyseal cortex causing external load guiding to the diaphysis and internal stress shielding/atrophy/osteoporosis
- bridge mode collection of direct stress upon the joint surface, translating loads to the outer metaphyseal cortex, thus causing transverse bands of stress shielding beneath the reinforced subchondral bone
- internal load guiding mode through the metaphysis by means of column formation crossing the cancellous bone of the metaphysis longitudinally, which loads directly to the metaphysis' cortex. Mathematically internal load guiding becomes dominant over metaphyseal (homogeneous) one, causing longitudinal atrophy besides the columns
- finally failure in destruction/necrosis

Reversibility of the pathology in joint saving procedures is given up to the bridge mode, in ideal surface loading implants up to homogeneity of the metaphysis.

Adverse reactions, such as metabolic, inflammatory and other ones may influence progression in a specific way or time of progression.

The entire flow diagram may be a proposal of a biomechanical etiology/course of osteoarthritis. It represents the uniform progress of metaphyseal changes regardless of its different etiologies.

H.-G. Willert F. H. W. Heuck (Hrsg.)
Neuere Ergebnisse in der Osteologie

Zusammenfassung

Bei der Gonarthrose zeigt die Tibiakopfmetaphyse verschiedene konstante Veränderungen, die einerseits rechenbar sind, andererseits in Progression und Reversibilität nach gelenkerhaltenden Operationen wiederkehren. Die Veränderungen bezeichnen besondere metaphysäre Lasttransfermodi, die in einem Flußdiagramm entsprechend ihrer Wertigkeit dargestellt werden können.

Key words: Flow diagram, biomechanical graduation, osteoarthritis of the knee, progress/reversibility, preosteoarthritic deformity

Introduction

There can be no single concept explaining the various etiologies of osteoarthritis (OA). Consequently, there are different concepts, regarding the tissue affected: the synovial membrane or fluid; OA as a kind of arthritis; OA resulting from fibrosis of the synovial membrane (Huth et al. 1973); changes of properties of the synovia concerning pressure (Dihlmann 1982), friction or enzymatic activity; alterations of the cartilage: type of collagen (Gay 1976, Gauss 1979, Mohr 1978), enzymatic attack through collagenase (Ehrlich et al. 1977) or effects of proteoglycanes (Meachim 1980); OA as an effect of metabolic disease: calcium pyrophosphate deposit (Dieppe 1977, Ali 1980) or CPPDDisease, Wilson's disease (hemochromatosis), ochronosis, be it alteration of the cartilage (Lichtenstein and Kaplan 1954) or mechanical factors (Mohr and Kirkpatrick 1983).

Regarding the metaphysis, there is a concept of subchondral alterations (Radin et al. 1970) or an increase of subchondral volume.

The radiological aspect for OA classification is the joint line from osteophytes through narrowing of the joint space to destruction (Dihlmann 1976).

Arthroscopy added an easy classification of cartilage lesions as well as an easy access to microscopical pathology and new aspects of treatment in OA through motorized instruments.

In deformity the need of axial alignment remains unchanged with a lack of subtle prognostic factors for success or failure. The definition of preosteoarthritic deformity remains wide.

In metaphyseal cancellous bone, there are some uniform reactions to stress, which can be calculated and described. This is how bone can be shown to follow the law of remodelling (Wolff 1892). Though there are different starters in the course of OA, metaphyseal changes can be found early with but a few paths to (intermediate) salvage or to destruction.

High intraosseous pressure makes highly developed internal cancellous bone architecture unnecessary. Cancellous bone represents the way to stability in light weight construction, such as metaphyses. Internal pressure and internal architecture are influencing each other, the latter is prone to changes to both sides, to hypertrophy and atrophy, local or general. As a rule hypertrophy is accompanied by atrophy. The cortical envelop of the cancellous metaphyseal bone itself influences the amount and organisation of the internal cancellous bone architecture. One of its tasks is the homogenous distribution of stresses. Failure again may occur to both atrophy and hypertrophy. There may be a "leak" of too high a local pressure, which causes the underlying cancellous bone to change to other than metaphyseal, to a columnwise load transfer; or the cortex may be too rigid, causing generalized atrophy/stress shielding inside.

Subsequent cancellous bone remodelling makes it worth while to draw the attention to the metaphysis.

Modes of metaphyseal load transfer, physiology - pathology

Physiological and pathological metaphyseal load transfer may be described by transfer modes. The modes' order within a flow diagram (Fig. 1) gives a biomechanical graduation. The connecting lines mark potential progress as well as reversibility in the course of OA of the knee. The reference metaphysis is the tibial head.

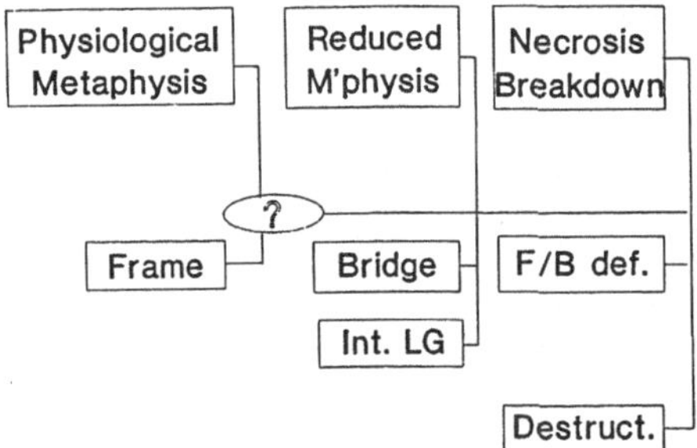

Fig. 1. Flow diagram of osteoarthritis of the knee. For explanations see text; Physiology is represented by "Physiological Metaphysis" and "Reduced (in height) Metaphysis"; "?" means any adverse reaction through different etiologies; Frame, Bridge, internal load guiding (int LG) and defects within the Frame or Bridge (F/B def.) are modes of pathological metaphyseal load transfer; connecting lines mark any possible progress or salvage reaction: best salvage reaction achievable in joint saving procedures is the Bridge mode; Destruction (Destruct.) means failure

Physiological articular load transfer

The physiological steady state of metaphyseal load transfer is given by unchanged quality of articular cartilage and its underlying subchondral bone, which is part of the cortical envelop of a homogeneous metaphysis. The ideal metaphysis presents a triangular/conical symmetry with a smooth symmetrical increase of cortical thickness to long bone quantity towards the diaphysis.

Intraarticular conditions of this steady state seem to be an all over distribution of loads to the metaphyseal surface through intact menisci supported by intact capsule/ligaments providing not only conventional stability but also circular security of the broad epiphyseal closing ends. Short time compartmental enclosure of incompressible synovial fluid may provide all over and prevent local load transfer within the joint.

Cortical reinforcement of the metaphysis, the frame mode

Conditions reducing the cancellous bone's quantity and quality need reinforcement of the cortical envelop, vice versa conditions which reinforce the cortex make the physiological quality of the internal architecture unnecessary. The reinforced exterior frame becomes radiologically evident not only in comparison to the vanishing interior bone but also objectively proven by CT measurement. Conditions presenting such an increased exterior frame are *osteoporosis* (Fig. 2), juxtaarticular osteoporosis in *rheumatoid arthritis*, among metabolic diseases for instance *ochronosis*. In angular deformities reduced load of the convex side often causes a single sided frame construction with stress shielding underneath.

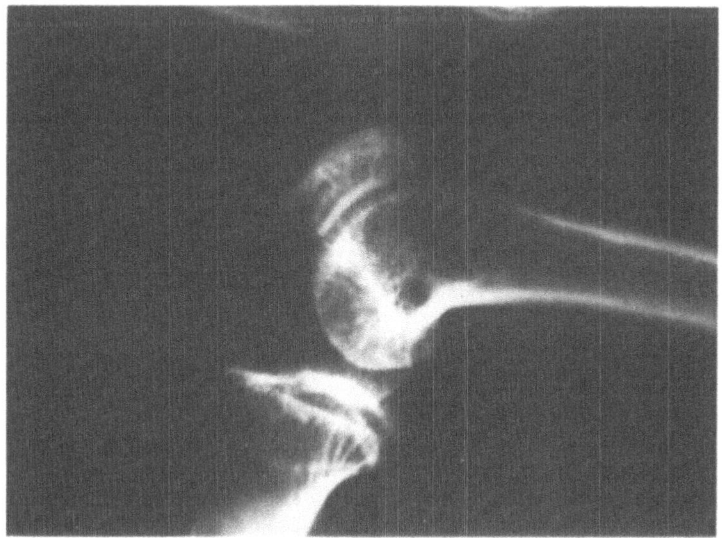

Fig. 2. Senile osteoporosis in a male cynomolgus. Reinforced subchondral and outer cortex of the metaphyses envelop a tibial head with remaining cancellous bone only in the posterior slope of the tibial head, the shortest distance between joint surface and posterior diaphyseal cortex. This is a location, where stress is high enough to maintain bone within the highly developed osteoporosis or, in degenerative diseases early internal load guiding occurs for the same reason

The internal metaphysis may present homogeneously or with auxiliar load guiding structures, often within the - asymmetrical - posterior slope of the tibia head with the strong posterior cortex of the tibia in short distance. This may disturb metaphyseal load transfer easily.

A frame is prone to changes to biomechanically more ideal stress collecting constructions or to failure perhaps with the exception of the unloaded compartment in axial deformities. Here, it may recover to physiological state after axial correction.

A frame so far could not be observed as salvage mode after angular correction for inferiorly graduated biomechanical modes. The best achievable is a bridge construction (see below). Only in ideal surface loading prostheses a physiological state even after gross metaphyseal atrophy can be seen.

The bridge mode

Separating our definition of a frame from a bridge formation, biomechanically a bridge should present clear signs of stress shielding beneath (Fig. 3), as it does in mechanics. The surface may be flat or more or less moulded. The elastic properties of the cartilage and the subchondral bone may influence the outcome of self-salvation or failure by destruction.

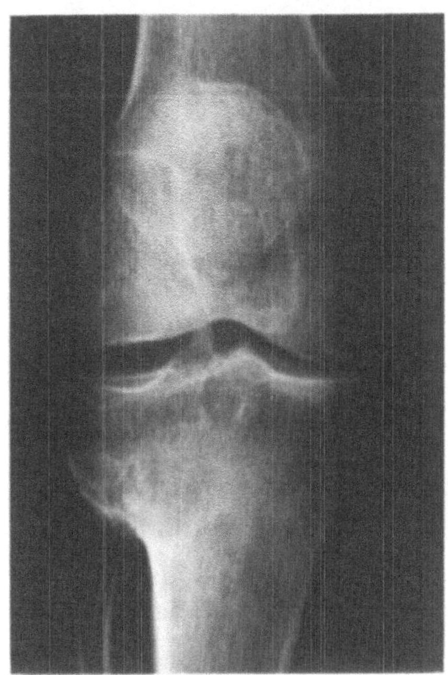

Fig. 3. Bridge in the medial compartment of the tibial head, stress shielding band beneath the thickened medial tibial joint surface, stable biomechanical mode of load transfer 5 years after high tibial osteotomy in a 62 year old male

Conditions for remodelling of joint surfaces to bridge mode load transfer are for instance *rheumatoid arthritis* or the lateral compartment in *valgus deformities*. After correction osteotomy because of internal load guiding (see below), a bridge formation is clearly an intermediate salvage steady state in compartmental

OA and a mode, that can provide mid time clinical success. A special aspect of moulding of the tibial surface to a trough is the improvement of the contact area of the condyles and the tibia. This means a reduction of the degrees of freedom within the joint (Müller and Oest 1975), and may on the one hand lead to progression of OA and on the other, like in *RA*, may potentially be the reason for survivorship of the joint.

Contact of additional, normally unloaded parts of the joint in OA may be a preosteoarthritic deformity, which the concave medial compartment is more prone to than the convex lateral one.

Internal load guiding of a metaphysis

Physiological cancellous bone load transfer is a complex one using the whole metaphysis. If there are paths, crossing the cancellous bone, we would like to define it as mode of internal load guiding (Fig. 4). For the reason of local stress concentration upon the articular surface, cancellous bone may be caused to remodel the column like reinforcement. The columns mostly base upon the cortex shortest way underneath. The distance from the joint surface to thicker parts of the outer cortex seems to be of importance as elastic capacity. Anatomically some parts are more or less at risk for load guiding. Such is the posterior slope of the tibial head with the thick cortex of the posterior tibial plane nearby. Additionally the posterior parts seem to be reinforced through the anchorage of the posterior cruciate ligament. This weakens the posterior elastic capacity of the tibial head and supports columnwise remodelling more easily.

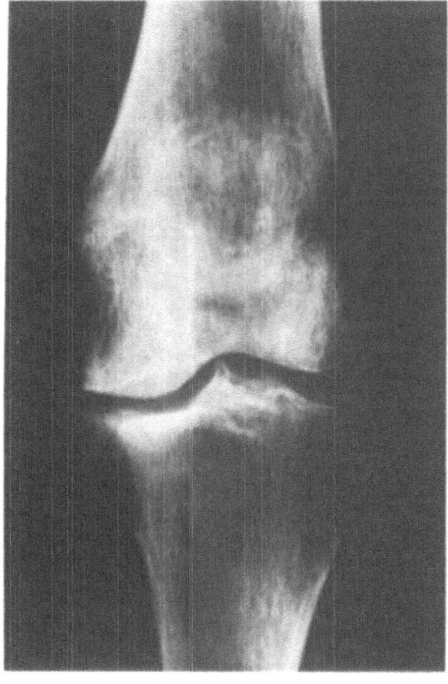

Fig. 4. Internal load guiding in an osteoarthritic medial compartment. Columns of condensed and reinforced trabeculae cross the tibial as well as the femoral metaphysis of the knee. From mathematical calculation as well as from experience these columns are persistant and dominate homogeneous cancellous bone load transfer, presenting stress shielding atrophy alongside

An unfortunate situation is met, when meniscus tears/removals concentrate stress and locate it posteriorly (Ahmed and Burke 1983). Other conditions of internal load guiding are *varus deformities* (the valgus ones obviously mostly cause bridge formation of the tibial surface) and *medial compartmental OA*. The mass of the internal load guiding column may expand up to a solid body filling most of the medial triangular tibial metaphysis (Fig. 5).

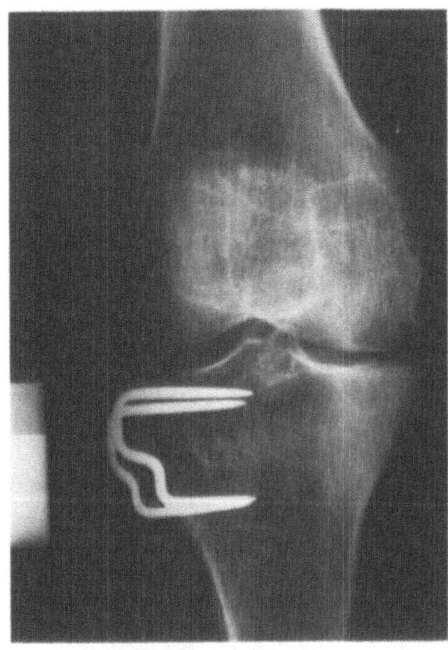

Fig. 5. Solid internal load guiding through the medial tibial head. Even 18 months after high tibial osteotomy medial internal load guiding remains irreversible

To mark the point to biomechanical failure, we would like to distinguish reversible (recovery to bridge formation) and irreversible (progress to destruction/necrosis) internal load guiding after correction osteotomy.

A special kind of internal load guiding occurs beneath parts of the joint, which normally are not directly loaded, such as the medial and lateral parts of the intercondylar eminentia, indicating additionally loaded joint surface.

Destruction/Necrosis

There is no explanation of necrosis of the condyles or the tibial surface, that is commonly accepted. The law of Wolff may describe the effects of high stresses without the possibility of adaptive remodelling, resulting in breakdown of bone apart from calling it idiopathic.

For which reason necrosis occurs, the joint line presents a breakdown, in the majority of cases, causing disability for the patient.

The time and the biomechanical way of progress to destruction within the flow diagram marks different conditions:
The shortest time and potentially the less chance of salvage reaction is found in *CPPDD* and *ochronosis*. The deposit condition may cause the cartilage and subchondral bone to loose elasticity. Most of the destruction cases come through a short bridge mode followed by minor or major cysts. *OA* takes the longest time to failure with long time stable intermediate states and a stepwise progression within the diagram, *medial compartmental OA* mostly through internal load guiding. In valgus deformities a breakdown of the joint line bridge often is followed by ineffective bridge salvage reactions deep in the metaphysis.

Generally with surgical help even necrosis is reversible as is proven in *M. Ahlbäck* (Koshino 1982).

Adverse reactions

The initial biomechanical state is the normal anatomy of the upper tibial metaphysis with axial alignment of the knee and symmetrical medial and lateral aspects. A less favorable start into the diagram is a one side reduction of height of the tibial head.

This means asymmetrical stress distribution and areas at risk for internal load guiding by means of a single side reduction of elastic properties. The latter generally is regarded as a preosteoarthritic condition. There cannot be a simple geometrical function for equability in load transfer, as the medial tibial surface is larger and concave and the lateral one is convex. Compensation lasts as long as the cartilage and the subchondral bone is not altered.

Adverse reactions ("?" in Fig. 1) may influence the natural course. They may be biomechanical, humoral, metabolic or arthritic conditions.

To illustrate some according to their typical biomechanical way: In *osteoporosis* there is a homogeneous loss of cancellous bone. Compensation is external load guiding by a reinforced metaphyseal cortex. A steady state may be maintained, as long as stresses are adequate and there is time for remodelling. The next line of defence is the remodelling of a sunchondral bridge formation, which again may act as an intermediate biomechanical mode. In some parts of the metaphysis, which anatomically are prone to internal load guiding, there may be remaining cancellous bone forming columns as an auxiliary construction. On the other hand this indicates, that loads in some areas are physiologically higher than in other metaphyseal ones.

Osteoporosis starting with juxtaarticular osteoporosis in *rheumatoid arthritis* (Fig. 6) may present a biomechanical situation rather the same and follow osteoporosis through the diagram under comparable conditions.

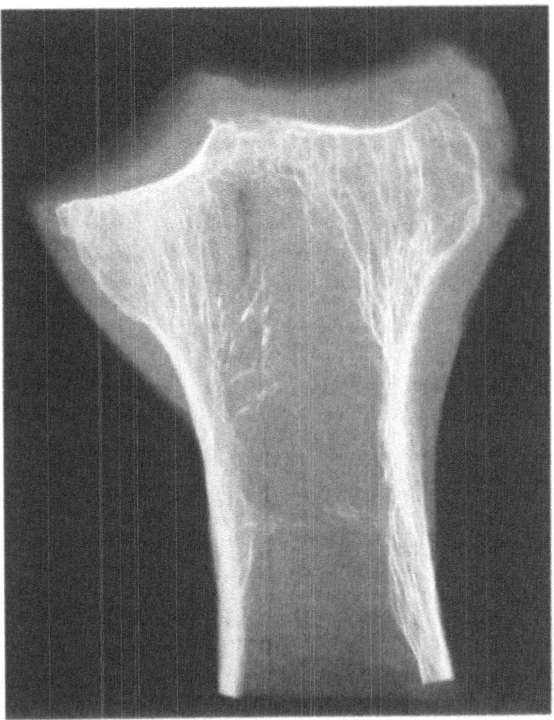

Fig. 6. Longitudinal cross sections through a cadaver tibial head, post-arthritic osteoporosis with bilateral column formation posteriorly. Most of the metaphysis presents atrophy/osteoporosis, the reinforced frame is supported by medial and lateral load guiding structures (bilateral column modes are irreversible in joint saving procedures)

Ochronosis starts at the same point, but becomes more vulnerable at the mode of frame reinforcement. Metabolic changes causing more rigid cartilage and subchondral bone qualities prevent the entire metaphysis from loads, lead to total metaphyseal stress shielding and, hence there is a frame breakdown, leave neither local bone nor time for successful remodelling of other salvage intermediate states.

The conditions above seem to proceed to breakdown and destruction for the reason of weakened or lost internal metaphyseal architecture. In general there is a chance of recovery or amelioration within the modes of the diagram back to a physiological metaphysis, as it is proven in cases of ideal load distribution in good surface loading prostheses.

CPPDD is a condition with cartilage alterations and subchondral reinforcement on the one hand and a typical, sometimes early way to destruction. Classical radiological signs are small subchondral cysts in a line, followed by larger cysts and early osteochondral fragments of the joint line. This way should represent the genuine deposit disease. *Calcium pyrophosphate deposit* after meniscectomy marks long time local pathological load and presents with stronger internal load guiding or longer existing bridge formation.

A condition, such as Pigmented Villonodular Synovitis (PVS) may present early destruction through aggressive synovitis without progressive signs of pathological load transfer or without typical salvage formation respectively, as it is described as classical radiology (Enneking 1983).

For a still unknown reason *lateral compartmental OA* preferably presents bridgewise salvation combined with moulding of the tibial surface (Fig. 7).

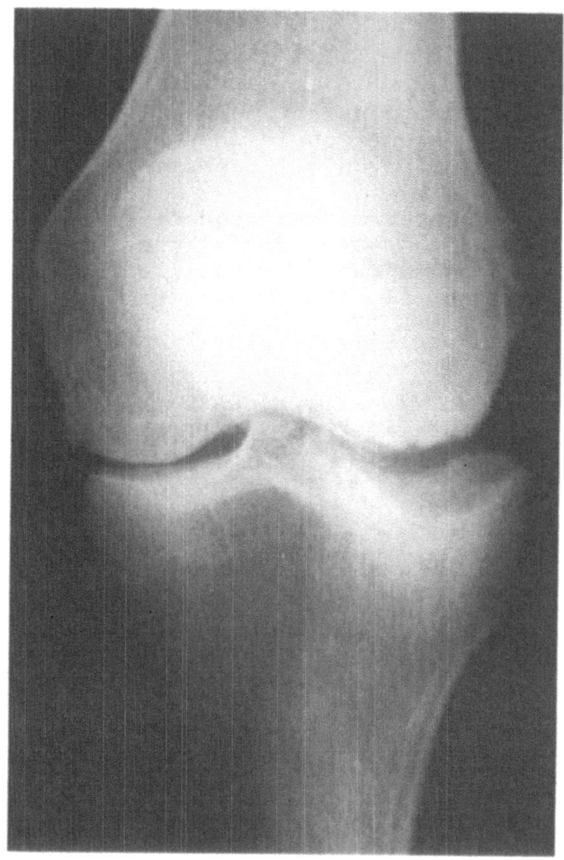

Fig. 7. Bilateral bridge modes, laterally with impression of the tibial head and a bridge salvage reaction deeper in the metaphysis. Increasing valgus deformity in a patient suffering from rheumatoid arthritis

Medial compartmental OA is prone to early internal load guiding. The lateral tibial surface convexity may provide more time for competent bridge formation than the medial concave one does. Medially the initial metaphyseal situation may decide, which kind of load transfer can be established. Is it symmetrical with competent elastic distance from the surface to the metaphyseal cortex, a bridge construction may be established.

A reduced height of the medial tibial head means early columnwise internal load guiding.

Permanent stress upon load guiding columns results in destruction/necrosis of the joints surface and the underlying cancellous bone by means of cyst formation and sooner or later osteochondral fragmentation.

The presence of atrophy/stress shielding supports the biomechanical calculation with all over atrophy of the metaphyses in frame, transverse bands of atrophy in bridge modes and longitudinal bands beside column formation.

Conclusions

Radiological phenomena of biomechanically part time stable load transfer modes in the upper tibial metaphysis can be described. They represent constant modes of salvage remodelling. A biomechanical graduation is possible according to progress in OA and reversibility after treatment.

The flow diagram gives prognostic information as well as a classification system for clinical evaluation, which a non biomechanics based radiological classification is not able to, as it describes only the joint surface.

Concerning reversibility of OA after treatment by osteotomy, the best mode of metaphyseal loading is the bridge formation. Metaphyseal load transfer modes may lead to further definitions of preosteoarthritic deformities. Any condition, that leads to internal load guiding within a physiological metaphyseal load transfer has to be defined so. Such are direct contact areas of joint partners after total meniscectomy or additional ones within an intact knee joint through oblique joint lines (though axially aligned). The same occurs in abnormal moulding of the tibial surface.

The biomechanics based concept of metaphyseal changes may be helpful in defining a biomechanical OA out of the so called idiopathic OA.

Adverse reactions, inflammatory, metabolic and other etiologies, changing the physiological mode of load transfer, influence the course of OA in a typical way. Some conditions may do so by means of proven or still unproven changes of elastic properties.

References

Ahmed AM, Burke DL (1983) In vitro measurement of static pressure distribution in synovial joints, Part I: Tibial surface of the knee. J Biomech Engineering 105:216-225

Ali SY (1980) The occurance of apatite crystal in osteoarthritic cartilage. J Bone Jt Surg 62B:257

Dieppe PA (1977) Crystal induced inflammation in osteoarthritis. In: Willoughby DA, Giroud JP, Velo GP (Eds) Perspectives in imflammation. MTP Press, Lancaster, S 225-231

Dihlmann W (1976) Röntgenologische Veränderungen bei Kniegelenkarthrose. In: Dihlmann W, Mathis H (Red) Das Rheumatische Gelenk, Folge 1, Kniegelenksarthrose. MSD Sharp Dohme, München

Dihlmann W (1982) Gelenke - Wirbelverbindungen. Klinische Radiologie, 2. Aufl. Thieme, Stuttgart

Ehrlich MG, Mankin HJ, Jones H, Wright R, Crispen C, Vigliani G (1977) Collagenase and collagenase inhibitors in osteoarthritic and normal human cartilage. J Clin Invest 59:226-233

Enneking WF (1983) Muskuloskeletal tumor surgery. Churchill Livingstone, New York Edinburgh London Melbourne

Gauss V, Matzen K, Müller PK, Krieg T (1978) Osteoarthrose und Kollagenbiosynthese. Z Orthop 116:580

Gay S, Müller PK, Lemmen C, Remberger K, Matzen K, Kühn K (1976) Immunohistological study on collagen in cartilage-bone metamorphosis and degenerative osteoarthritis. Klin Wschr 54:969-976

Huth F, Soren A, Rosenbauer KA, Klein W (1973) Fine-structural changes of the synovial membrane in arthrosis deformans. Virchows Arch Abt A, S 201-211

Koshino T (1982) The treatment of spontaneous osteonecrosis of the knee by high tibial osteotomy with and without bone-grafting or drilling of the lesion. J Bone Jt Surg 64A:47-58

Liechtenstein L, Kaplan L (1954) Hereditary ochronosis. Am J Path 30:99-116

Meachim G (1980) Ways of cartilage breakdown in human and experimental osteoarthrosis. In: Nuki G (ed) The etiopathogenesis of osteoarthrosis. Pitman Medical, Turnbridge Wells, S 16-28

Mohr W (1978) Morphologie, Pathogenese und Ätiologie des Arthrosis deformans. Akt Rheumatol 3:163-182

Mohr W, Kirkpatrick CJ (1983) "Articular Amyloid". J Rheumatol 10:335-336

Müller K, Oest O (1975) Wechselwirkungen zwischen Konstruktion und Verankerung von Kniegelenksendoprothesen. Arch orthop Unfall-Chir 83:197-214

Radin EL, Paul IL, Tolkoff MJ (1970) Subchondral bone changes in patients with early degenerative joint disease. Arthr Rheum 13:400-405

Bestimmung von kinetischen Parametern des Kalziumstoffwechsels und ihre Beziehung zur iPTH-Konzentration im Serum

U. Ewald[1], E. Werner[1], P. Roth[1], Ch. Hansen[1], K. Schmidt[2], P.-H. Althoff[1]

[1]Gesellschaft für Strahlen- und Umweltforschung
Institut für Biophysikalische Strahlenforschung
Paul-Ehrlich-Str. 20, 6000 Frankfurt am Main 70, FRG
[2]Zentrum der Inneren Medizin, Klinikum der Johann Wolfgang Goethe-Universität, Theodor-Stern-Kai 7
6000 Frankfurt am Main 70, FRG

Abstract

The quantitative assessment of bone turnover by a non-invasive technique is of diagnostic value in metabolic bone diseases, e.g. to differentiate high from low turnover states. In the present study the interrelation of serum iPTH concentrations and bone accretion rates as derived from tracer kinetic data was evaluated. Fortyeight patients with different bone affecting diseases (24 with secondary hyperparathyreoidism due to end-stage renal disease (ERD), 24 with various nonrenal disturbances in calcium homeostasis) were investigated for their calcium kinetics with a double isotope technique applying 0.2 MBq ^{47}Ca i.v. and 0.2 MBq ^{45}Ca p.o. Serial blood samples were drawn during the following week and the whole body retention was measured over four weeks. Bone accretion rates were calculated from the tracer data assuming a four compartment model for internal calcium kinetics. Serum iPTH concentrations were determined radioimmunologically. The intestinal calcium absorption showed characteristic differences due to the underlying diseases, e.g. it was found to be markedly reduced in ERD patients. Applying a linear regression analysis, the empiric ^{47}Ca plasma clearance and the long-term whole-body-retention as well as the mineralization of newly formed bone showed varying degrees in the strength of their correlation to iPTH. A significant difference in the slope between the calculated regression curve of ERD patients and patients without renal cause for pathologic Ca turnover suggests that the mineralization under uremic conditions is still controlled by PTH but on a higher level. This finding proofs the relevance of iPTH follow up measurements for predicting the course of bone Ca balance.

Einleitung

Die Kenntnis der kinetischen Parameter des Kalziumstoffwechsels des Menschen gibt diagnostische und prognostische Hinweise in

H.-G. Willert F. H. W. Heuck (Hrsg.)
Neuere Ergebnisse in der Osteologie

Bezug auf die zugrunde liegenden pathologischen Veränderungen (1). Eine hierzu geeignete nuklearmedizinische Methode ist die Kalziumkinetik in Doppelisotopentechnik. Da sie in der Klinik nur eingeschränkt verfügbar ist, ist der Rückschluß auf pathologisch veränderte Flüsse und Verteilungen von Kalzium im Körper an Hand von Kontrollen der Serumkonzentrationen kalziumregulierender Hormone von besonderem Interesse.

Ziel der vorliegenden Studie war die Beurteilung der Beziehung zwischen den primären Meßgrößen der Kalziumkinetik sowie einer durch Kompartmentmodellanalyse ermittelten Mineralisationsrate des Skelettsystems und der Serumkonzentration des intakten Parathormons (iPTH).

Kollektiv

Im Rahmen der Studie wurden 48 Patienten (24 m:24 w; mittleres Alter 61± 11 a ($\bar{X}$ ± SD); Bereich 38-81 a) mit ätiologisch unterschiedlichen Störungen des Kalziumhaushaltes untersucht. Bei 24 Patienten bestand ein sekundärer Hyperparathyreoidismus (sHPT) in Folge einer terminalen Niereninsuffizienz, während die verbleibenden 24 Patienten Kalziumstoffwechselstörungen nicht renaler Genese aufwiesen. Im Einzelnen wurden acht Patienten mit Osteoporose, acht Patienten mit M. Paget, vier mit primärem Hyperparathyreoidismus (pHPT) sowie vier Patienten mit unklaren, sporadischen Hyper- oder Hypokalzämien in die Untersuchung einbezogen.

Methoden

Zu Beginn der kalziumkinetischen Untersuchung wurden bei den Patienten nach einer zwölfstündigen Nahrungskarenz 0,2 MBq ^{47}Ca als intravenöser und 0,2 MBq ^{45}Ca als oraler Tracer zeitgleich appliziert. Der Gesamtkalziumgehalt der Trinklösung betrug 18 mg, um mit dieser physiologisch geringen Kalziummenge besonders den Anteil des aktiven intestinalen Absorptionsprozesses zu erfassen (2). Die Plasmakonzentrationskurven der spezifischen Aktivitäten der Tracersubstanzen wurde durch Szintillationsmessungen von sechs Plasmaproben der ersten 240 min p.appl. sowie je einer Probe nach 24 h und einer Woche ermittelt. Gammastrahlenspektrometrische Messungen der ^{47}Ca-Retention erfolgten in einem Ganzkörperzähler über vier Wochen hinweg.

Aus diesen Meßwerten wurden folgende kinetische Grundgrößen abgeleitet: 1. die Plasmaclearance von ^{47}Ca, definiert als Verhältnis der spezifischen Aktivitäten in den Plasmaproben 1 und 24 h p.appl.; 2. die Langzeit-Ganzkörperretention, die durch Bezug der nach 28 d gemessenen Restaktivität auf die Initialaktivität des i.v.-Tracers errechnet wird. Die Analyse der Beziehung dieser Größen zu einer quantitativen Beschreibung der kinetischen Prozesse des Kalziumumsatzes im Körper erfolgte rechnergestützt durch Berechnung eines katenären (seriellen) 4-Kompartment Modelles mit Hilfe des SAAM 27 Computerprogrammes (3). Die Abb. 1 zeigt die Modellstruktur mit den austauschbaren Kompartments 1, 2 und 3, dem nichtaustauschbaren Kompartment 4 mit der

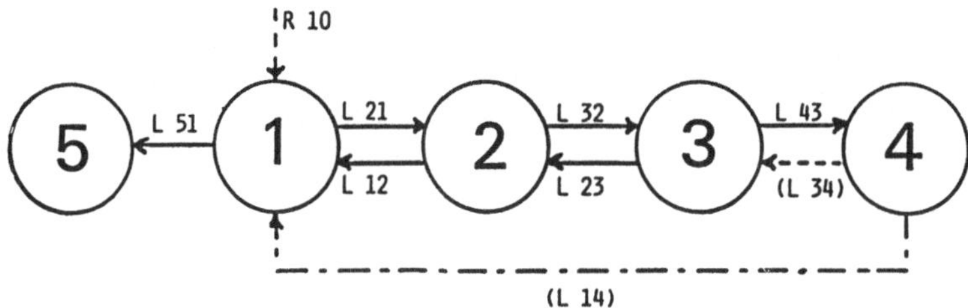

Abb. 1. Vier-Kompartmentmodell des Kalziumumsatzes im Organismus. Erläuterung siehe Text

Übergangsrate L_{43}, die im betrachteten Untersuchungszeitraum der Mineralisationsrate des Skeletts entspricht und dem Ausscheidungspfad 5.

Die iPTH-Serumkonzentrationen wurden radioimmunologisch mit Hilfe des Allegro^{TM} intact PTH-Kit von Nicols Institute Diagnostics/USA aus einer Plasmaprobe des ersten Untersuchungstages vor Tracerapplikation bestimmt (ausführendes Labor: Dr. Limbach und Cie./Heidelberg).

Ergebnisse

Die Berechnung der mittleren, fraktionellen intestinalen Absorption ergab für die ätiologisch unterschiedlichen Patientengruppen: 1. eine signifikante Erniedrigung auf $44 \pm 12\%$ ($\bar{X} \pm SD$) für die terminal niereninsuffizienten Patienten verglichen mit $72 \pm 9\%$ des Referenzbereiches für Gesunde ($p<0{,}001$); 2. die Osteoporosepatienten lagen dagegen mit $74 \pm 14\%$ im Referenzbereich, während Patienten mit M. Paget ($89 \pm 7\%$) und Patienten mit pHPT ($92 \pm 5\%$) signifikant erhöhte Absorptionswerte aufwiesen ($p<0{,}001$).

Die Beziehung zwischen der iPTH-Serumkonzentration und der ^{47}Ca-Plasmaclearance ließ einen Zusammenhang für die niereninsuffizienten Patienten erkennen, während für die Gesamtheit der verbleibenden 24 Patienten kein direkter Zusammenhang erkennbar war.

Bei Betrachtung der Langzeit-Ganzkörperretention hingegen war eine strenge lineare Korrelation mit den iPTH-Konzentrationen für die Gruppe der terminal niereninsuffizienten Patienten gegeben. Bei größerer Streuung der Einzelwerte zeigte sich auch für die Gesamtheit der nierengesunden Patienten eine eindeutige Beziehung mit erkennbaren Unterschieden bei differenten Grundkrankheiten. Diese müssen jedoch an größeren Kollektiven überprüft und statistisch gesichert werden.

Die Korrelation zwischen iPTH und der durch Modellrechnung ermittelten Akkretionsrate von Kalzium am Knochen (s.o.) ist in Abb. 2 wiedergegeben. Unter Annahme einer linearen Beziehung der beiden Parameter wurden die Regressionsgeraden berechnet, wobei der Ursprung als Punkt der Geraden vorgegeben wurde. Dabei ergab sich für die niereninsuffizienten Patienten die Gleichung $y = 12{,}8x$ und für die Gesamtheit der übrigen Patienten $y = 62{,}4x$.

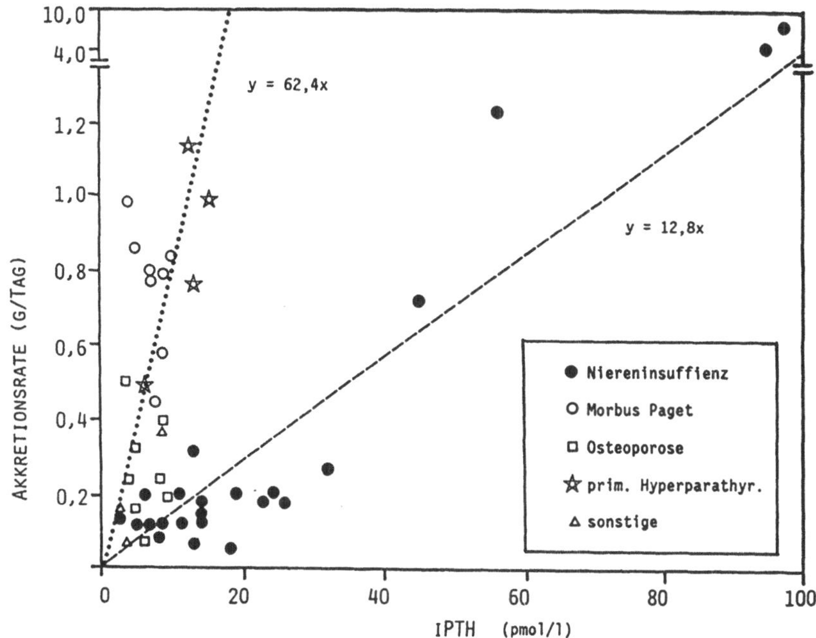

Abb. 2. Beziehung zwischen der iPTH Serumkonzentration und der Akkretionsrate des Skeletts

Diskussion

Die für die intestinale Absorption ermittelten Werte stehen in Übereinstimmung mit bisher bekannten Befunden für Patientengruppen gleicher Grundkrankheit wie die hier untersuchten, insbesondere wenn man die sehr sensitive Erfassung des aktiven Absorptionsmechanismus berücksichtigt (4). Sie gibt durch Vergleich der Mittelwerte bei ätiologisch differenten Krankheitsbildern nach Ausschluß intestinal lokaler krankhafter Prozesse auch einen Eindruck vom "physiologischen" Influx von Kalzium in das System des Organismus unter pathologischen Bedingungen.

Die Kalzium-Plasmaclearance charakterisiert die kinetischen Verhältnisse im Intravasalraum und nach kurzer Äquilibrierungsphase auch im Extrazellulärraum (Kompartment 1). Wegen der Vielzahl denkbarer Einflußfaktoren auf diese Größe ist eine hochsignifikante Korrelation zu iPTH (trotz sehr wirksamer Regulation der Serumkalziumkonzentration) nicht zu erwarten.

Die Retentionskurve hingegen gibt Aufschluß über die zeitliche Änderung von Ausscheidung und Fixation von Kalzium im Organismus. Dies aber sind die physiologischen Parameter, an deren Regulation Parathormon direkt beteiligt ist. Die enge Beziehung wird durch die Signifikanz der Korrelation der gemessenen Langzeit-Ganzkörperretention zu iPTH bestätigt.

Eine Kompartmentmodellrechnung, in die die kinetisch bestimmten Größen eingehen, ist somit geeignet, die Beziehung von PTH zum

Kalziumumsatz im Organismus quantitativ zu erfassen. Die hierbei berechnete Übergangsrate von Kompartment 3 zu 4 (L_{43}) entspricht dem Übergang von Kalzium aus dem austauschbaren Knochenkalziumpool in das mineralisierte Skelett. Diese Größe korreliert, wie gezeigt (s. Abb. 2), sehr gut mit der iPTH Serumkonzentration, weshalb follow-up Bestimmungen für die klinische Verlaufsbeobachtung der Progression von Veränderungen des Knochens als Organsystem große Relevanz besitzen.

In der vorliegenden Studie konnte so gezeigt werden, daß die niereninsuffizienten Patienten zwar eine regulative Abhängigkeit der Mineralisation von PTH erkennen lassen. Diese ist aber auf ein im Vergleich zum Restkollektiv nierengesunder Patienten deutlich höheres Niveau der Serumkonzentrationen angehoben. Dies belegt die große Divergenz in den Steigungen der Regressionsgeraden (12,8:62,4). Der Befund deutet, nach Ausschluß eines Mineralisationsblocks, auf die bekannte Resistenz gegen endogenes PTH in der Urämie hin (5).

Die Bedeutung der Kontrolle der iPTH-Serumkonzentration liegt damit in der möglichen prognostischen Beurteilung der zeitlichen Änderung des Knochenanbaues bei Kenntnis der aufgezeigten Zusammenhänge.

Künftige Untersuchungen müssen darüberhinaus die differentialdiagnostische Bedeutung dieses Parameters bei größeren Kollektiven nierengesunder Patienten prüfen.

Literatur

1. Werner E, Roth P, Malluche HH (1981) Anwendung des Ganzkörperzählers bei Untersuchungen zum Calciumstoffwechsel. In: Bunde E (Hrsg) Medizinische Physik 1981. Hüthig, Heidelberg, S 465-473/GS
2. Roth P, Werner E (1979) Studies on intestinal absorption of calcium and magnesium in man. In: Schmidt HAE, Ortiz Berrocal J (Hrsg) Nuklearmedizin. 16th International Annual Meeting of the Society of Nuclear Medicine, Madrid, October 24-27, 1978. Schattauer, Stuttgart New York, S 653-656
3. Roth P et al (1989) Differences in calcium kinetics in patients under CAPD and hemodialysis treatment. Calc Tiss Int (Im Druck)
4. Singhelakis P, Alevizaki CC, Ikkos G (1975) Intestinal calcium absorption in hyperthyreoidism. Metabolism 23:311-321
5. Coburn JW, Slatopolsky E (1986) Vitamin D, parathyroid hormone and renal osteodystrophy. In: Brenner BM, Rector FC (Hrsg) The kidney. Saunders, Philadelphia London Toronto Mexico City Rio de Janeiro Sydney Tokyo

Trabecular Microarchitecture of the Human Spine

M. Vogel, M. Hahn, M. Pompesius-Kempa, G. Delling

Abteilung für Osteopathologie, Institut für Pathologie,
Universitätsklinikum Eppendorf, Martinistr. 52,
2000 Hamburg 20, FRG

Zusammenfassung

Die Stabilität von Wirbelkörpern wird nicht nur durch deren Knochenmasse bestimmt, sondern in entscheidendem Maße auch durch die Verknüpfung, Konfiguration und Gestalt der tragenden Grundeinheit - der Trabekel. Herkömmliche Präparationsmethoden des Knochengewebes erlauben dazu keine Aussagen. Mit Hilfe eines neu entwickelten Präparationsverfahrens (sog. oberflächengefärbte Blockpräparate) ist die kombinierte 2- und 3-dimensionale histologische Auswertung ganzer Wirbelkörper artefaktfrei möglich. Bisher konnten die kompletten Wirbelsäulen von 7 Autopsiefällen untersucht werden.

Das Knochenvolumen ist im Bereich der Halswirbelsäule (18,5%) größer als in der Brust- oder Lendenwirbelsäule (12,0%). Mit zunehmendem Alter kommt es zu einer Abnahme des Knochenvolumens in allen Wirbelkörpern. Diese Abnahme geht mit einem Verlust der quantitativ erfaßten intratrabekulären Verknüpfung (TBPf) einher. Weit mehr als vertikale Trabekel (LWK2: r=-0,005 Trabekel/cm/Jahr) unterliegen horizontale Trabekel (LWK2: r=-0,026 Trabekel/cm/Jahr) dem altersbedingten Knochenmassenverlust. Weiterhin sehen wir eine altersbedingte Transformation von platten- zu stabartigen Strukturen infolge von Perforationen. Generell gilt, daß das Knochenvolumen nahezu ausschließlich von der Anzahl plattenartiger Strukturen abhängt ($r=0,88$, $p < 0,05$), während keine Beziehung zwischen Knochenvolumen und stabartigen Strukturen besteht ($r=-0,43$, n.s.). Bei älteren Individuen sind Mikrokallusformationen ein häufig zu beobachtendes Phänomen, das einen Einfluß auf die densitometrisch ermittelte Knochenmasse haben kann.

Summary

The stability of vertebrae is determined not only by bone mass but also by the connectivity, shape, and orientation of trabe-

H.-G. Willert F. H. W. Heuck (Hrsg.)
Neuere Ergebnisse in der Osteologie

culae. Conventional methods of preparation of bone tissue do not allow quantitative analysis of the last. By means of a new developed preparation technique ("surface stained block grindings") the combined 2- and 3-dimensional histomorphometrical analysis of complete vertebrae is possible. Up to now the complete spine of 7 autopsy cases could be analyzed.

Bone volume is higher in the cervical spine (mean 18.5%) than in the thoracic or lumbar spine (mean 12.0%). By aging there is a loss of bone volume in all vertebrae. This loss is accompanied by a decrease in the connectedness of trabeculae. Horizontal trabeculae are much more prone to age dependent bone loss (r=-0.026 trabeculae/cm/year) than vertical trabeculae (r=-0.005 trabeculae/cm/year). Furthermore there is an age dependent transformation of trabecular plates to trabecular rods by perforations. Microcallus-formations can be seen very often in older individuals and may falsify bone density measurements.

Introduction

In past years great advantages in the understanding of osteoporosis and physiological bone loss by aging could be achieved by means of new techniques like single-/dual photon absorptiometry and QCT. Nevertheless none of all these techniques are able to elucidate the morphological changes in bone architecture leading to a loss of bone mass. Up to now it is completely unknown why some patients with low bone mass develop crush fractures and others with the same bone mass do not. Why do certain vertebral bodies fracture more often than others? What is the influence of microdamage?

Up to now the histomorphological analysis of the spine is restricted to small samples of single vertebral bodies (Mosekilde 1988).

Therefore we developed a new technique allowing studies of trabecular and cortical bone of the whole spine.
Measurement of all conventional parameters of trabecular bone structure like BV/TV, Tb.N, etc. is possible.

Methods

The whole spine of 7 autopsy cases (organ donors) was removed. That were 2 females (27 and 79 years), 4 males (20, 42, 43, and 51 years) and 1 child (2 years). All of them died by sudden death due to accidents. None of them had any history of severe disease. Skeletal disorders were excluded histologically. 3 mm thick sections were cut in a sagittal plane by means of a diamond saw. Bone marrow was washed out carefully under rinsing water. Thereafter H_2O_2 (30%) was used for one hour to resolve adherent particulae. After x-ray examination the specimens were embedded in a special plastic embedding medium (VLC 7200, Kulzer, FRG).

Polymerisation was induced by means of uv-light. Then the specimens were ground to a standized thickness of 1 mm. The surface was polished and stained by a silver stain (Fig. 1).

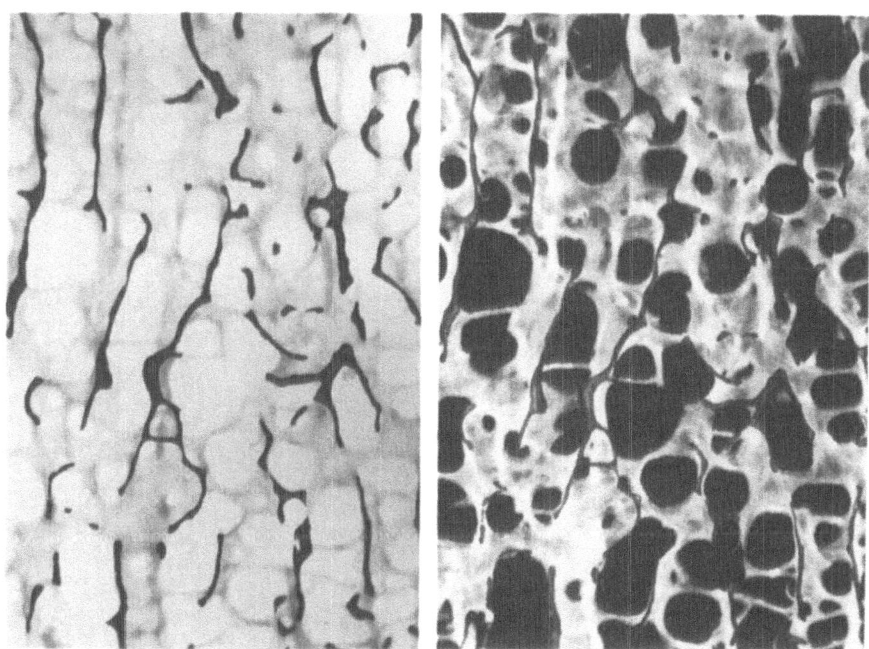

Fig. 1. Surface stained block grinding. *Left:* Surface stain (black) allows a 2-dimensional analysis of trabecular bone structure completely comparable to conventional ultra-thin sections. *Right:* The same field under dark light elucidates the 3-dimensional orientation and shape of the trabeculae. The relation between plates and rods and their spatial configuration can be quantitated. (12th thoracic vertebrum of a 29 year old male subject; 20-fold magnification)

This surface stain has an immersion depth less than 1 µm and therefore is comparable to conventional 5 µm thin sections of routine bone biopsies. Beyond that, trabeculae can be estimated in regard to their shape (plate, rod), orientation, thickness and connectedness by means of a stereological microscope. 2-dimensional analysis was done in all 23 vertebral bodies of each spine whereas 3-dimensional measurements were performed in the 4th thoracic and 2nd lumbar vertebrae only.

Spine deformations could be excluded in all cases according to the method (Spine Deformity Index) described by Minne et al., 1987.

Results

Trabecular Bone Volume (BV/TV)

In all subjects bone volume is significantly higher in the cervical spine (mean 18.5%) compared to the thoracic and lumbar

spine (mean 12.9%). No differences are detectable between thoracic and lumbar vertebrae.
Up to the 50th year we cannot find a relation between BV/TV and age. All the values are in a close range. In the 2 cases older 50 years (female 79 years, male 51 years) BV/TV is decreased in all vertebral bodies (Fig. 2).

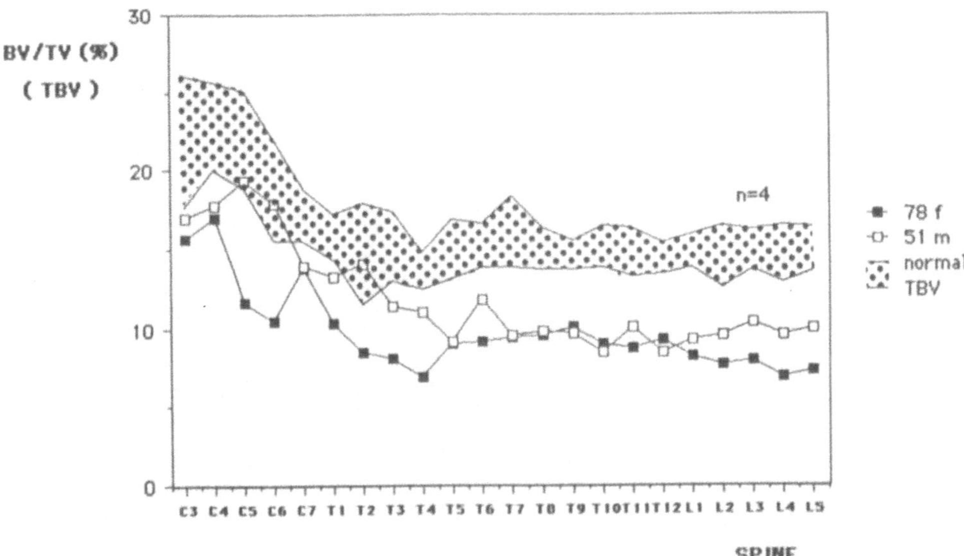

Fig. 2. Trabecular bone volume (BV/TV) in the spine. BV/TV of different subjects is shown for each vertebral body. The pointed area demonstrates the bone volume of all subjects younger than 50 years. Subjects > 50 years are indicated by lines

Trabecular Bone Pattern Factor (TBPf)

TBPf is an index of intertrabecular connectedness (Pompesius-Kempa et al. 1989). In short, it describes the relation of convex to concave surfaces. Low values of TBPf indicate a lot of trabecular nodes and a few free ends of trabeculae only. In the spine there is a very good correlation between TBPf and Bone Volume (r=-0.91). Connectedness of trabeculae is the best in the cervical part. No differences can be shown between the thoracic and lumbar part of the spine. In older subjects connectedness parallels with the loss of bone volume.

Number and orientation of trabeculae

With aging there is a decrease in the number of trabeculae. At the age of 20 the number of trabeculae is 5.8/cm (T4) and 6.2/cm (L2). At the age of 79 the number of trabeculae is 3.3/cm (T4) and 4.1/cm (L2) resp.
The number of horizontal trabeculae decreases by aging in both T4 (3.8/cm at 20 years to 1.2/cm at 79 years) and L2 (3.3/cm at 20 years to 1.2/cm at 79 years). A decrease in the number of vertical trabeculae can't be seen in L2 whereas in T4 there is a moderate decrease in the 2 subjects older than 50 years.

Shape (plate, rod) and geography of trabeculae

By aging the number of trabecular plates decreases in both T4 (from 4.5/cm at 20 years to 1.2/cm at 79 years) and L2 (from 3.7/cm at 20 years to 1.7/cm at 79 years). This relation can't be demonstrated in the case of trabecular rods. In contrary there is a moderate increase in the number of rods by aging.

In the central part of the vertebral body (T4 and L2) the number of trabeculae is reduced for about 25% in comparison to the peripheral parts close to the ground plate. This is the fact in all ages (only at the agė of 2 years we find an inverse relationship). While looking at the shape we find an increased ratio of plates to rods in the central parts of the vertebral bodies. The transformation from plates to rods by aging is seen especially in the outer parts of the vertebral body.

Microcallus formation and perforations

None of the individuals under 50 years showed any microdamage. In both subjects older 50 we find a lot of microcallus formations (Fig. 3). All these formations are caudal to the level of T4 and their number increases in caudal direction.

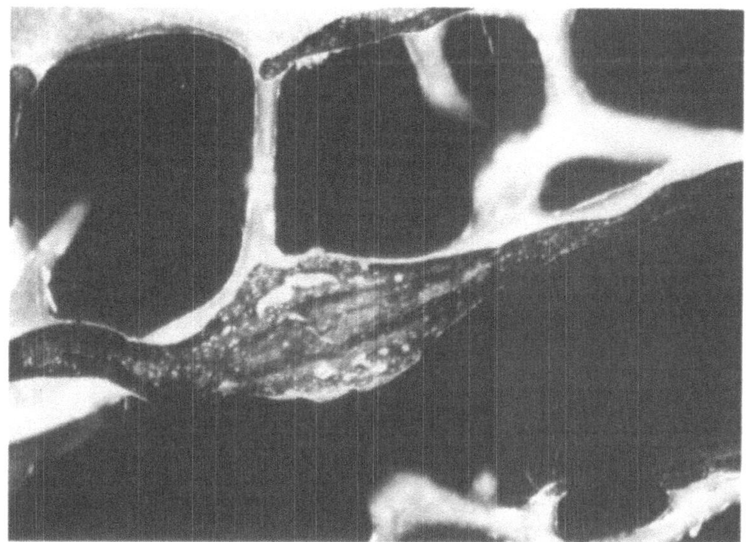

Fig. 3. Microcallus-formation can be seen as the result of a microfracture. These formations can be observed very often but only in subjects older than 50 years and caudal to the 4th thoracic vertebrum (40-fold magnification)

Perforations seem to be quite a common phenomenon especially in trabecular plates of older subjects. But even perforations of rods can be seen in some cases.

Discussion

Our new technique of the preparation of the complete spine in combination with surface staining allows the comparison of con-

ventional histological pictures with the 3-dimensional microarchitecture of bone.
In the human spine bone volume and intertrabecular connectedness are higher in the cervical vertebrae than in the thoracic or lumbar vertebrae. This might contribute to the smaller frequency of crush fractures in this area. Podephant et al. 1987, Ott et al. 1988 and Mosekilde & Mosekilde all found a week relation between bone volume and bone structure or bone strength in the spine. None of them analysed the complete spine. In contrast to their findings we can demonstrate a correlation of r=0.91 between bone volume and trabecular connectedness (TBPf). Physiologic loss of bone occurs at the same degree nearly in all vertebrae. This loss of bone volume is the result of a transformation of plates to rods. In our study bone volume depends strongly on the number of plates whereas there is no or even an inverse relation between bone volume and the number of rods. When looking at the orientation of trabeculae it is quite obvious that especially the disappearance of horizontal trabeculae contributes to bone loss.

One of the most important factors in the mechanism of bone loss are perforations (Parfitt et al. 1983). Although typical perforations can be seen quite easily by means of our new technique, it rises a lot of problems to quantify their occurrence as it's difficult to define up to which diameter a hole should be considered to be a perforation. Though perforation of trabecular plates is much more common even perforations of rods can be seen in our cases.

Nearly unknown is the relation of microcallus formation to physiologic bone loss. It appears to us that this is much more some kind of compensation mechanism than a cause for bone loss as proposed by other groups. Microcallus formation leads to an increase in trabecular width and in at least one case we can demonstrate the genesis of a new trabeculum as the result of a bridge building between two distinct trabeculae by microcallus formation. We are surprised very much by the fact that microcallus formation can be found in our cases in subjects older than 50 years only. But in this group of age they seem to be quite common a phenomenon and are restricted never to osteoporosis only. Furthermore they may falsify the results of spine density measurements by non-invasive methods.

Literature

1. Minne HW, Leidig G, Wüster Chr, Siromachkostov L, Baldauf G, Bickel R, Sauer P, Lojen M, Ziegler R (1987) A newly developed spine deformity index (SDI) to quantitate vertebral crush fractures in patients with osteoporosis. Bone Min 3:335-350
2. Mosekilde L (1988) Age-related changes in vertebral trabecular bone architecture - assessed by a new method. Bone 9:247-250
3. Mosekilde L, Mosekilde L (1988) Iliac crest trabecular bone volume as predictor for vertebral compressive strength, ash density and trabecular bone volume in normal individuals. Bone 9:195-199
4. Ott SM, Kilcoyne RF, Chesnutt III CH (1988) Comparison among methods of measuring bone mass and relationship to severity of vértebral fractures in osteoporosis. J Clin Endocrinol Metab 66:501-507

5. Parfitt AM, Mathews CHE, Villanueva AR, Kleerekoper M (1983) Relationship between surface, volume and thickness of trabecular bone in aging and in osteoporosis. J Clin Invest 72:1396-1409
6. Podenphant J, Herss VA, Riis BJ, Gotfredsen A, Christiansen C (1987) Bone mass, bone structure and vertebral fractures in osteoporotic patients. Bone 8:127-130
7. Pompesius-Kempa M, Hahn M, Vogel M, Delling G (1989) Veränderungen der Mikroarchitektur des menschlichen Knochens in Abhängigkeit von Geschlecht und Diagnose. 4. Jahrestagung der Deutschen Gesellschaft für Osteologie, Göttingen 16.-20. Feb. 1989. H-G Willert (Ed), Springer, Heidelberg

Intraläsionale Behandlung fortgeschrittener Mammakarzinom-Metastasen mit β-IFN allein und in Kombination mit moderat dosierter Radiotherapie

S. Szepesi[1], V. Jacobi[2], Th. Baew-Christow[1], G. Rahl[1]

[1]Abteilung für Strahlentherapie und Onkologische Nuklearmedizin, Haus 21D; [2]Abteilung für Allgemeine Röntgendiagnostik II, Zentrum der Radiologie, Klinikum der Johann Wolfgang Goethe-Universität Frankfurt am Main, Theodor-Stern-Kai 7, 6000 Frankfurt am Main 70, FRG

Summary

We present the treatment and clinical-radiological course of six patients with progressive metastases of breast cancer. They were treated with intralesional β-IFN alone and in combination with a moderately dosed radiotherapy. All patients showed a good response. Five patients survived from three month up to three years after the therapy with a locally stable condition. One patient died two and a half month after treatment due to tumor progression.

The results show a definite antineoplastic effect of β-IFN and an additive-synergistic effect through combination with radiotherapy. This effect is due to the favourable pharmacokinetic after intralesional application.

Further detailed clinical studies are necessary to evaluate the best individual dose of interferon and the additive radiotherapeutic dose.

Zusammenfassung

Der klinisch-radiologische Verlauf und die Behandlungsergebnisse von 6 Patienten mit fortgeschrittenen Mammakarzinom-Metastasen werden dargestellt, die entweder nur lokal mit β-IFN oder in Kombination mit einer moderat dosierten Radiotherapie behandelt worden sind. Alle Patienten zeigten ein gutes Ansprechen. 5 Patienten leben 3 Monate bis 3 Jahre nach der Behandlung in einem lokal stabilen Zustand. Ein Patient ist 2 1/2 Monate nach der Behandlung an den Folgen seines fortgeschrittenen Tumorleidens verstorben.

Die Ergebnisse weisen auf eine eindeutig antineoplastische Wirkung des lokal applizierten β-IFN hin und sind mit der günsti-

H.-G. Willert F. H. W. Heuck (Hrsg.)
Neuere Ergebnisse in der Osteologie

gen Pharmakokinetik zu erklären. Darüber hinaus wird der in vitro nachgewiesene, synergistisch-additive Effekt des Interferons in Kombination mit der Radiotherapie auch durch die Klinik bestätigt.

Weitere sorgfältige klinische Studien sind erforderlich, um die Frage nach der optimalen Interferon-Dosierung und den additiv erforderlichen Strahlendosen beantworten zu können.

Einleitung

Interferone haben aufgrund ihrer ausgeprägten antineoplastischen und immunmodulatorischen Potenz eine wachsende Bedeutung in der Tumortherapie erlangt. Systemisch wurden sie bei nahezu allen Tumoren mit unterschiedlichem Erfolg erprobt (14, 15, 18, 19). Dagegen ist die lokale Anwendung auf einige wenige Tumoren, u.a. auch auf das Mammakarzinom, beschränkt geblieben (3-6, 16, 20).

1985 haben Lange und Mitarb. und unsere Arbeitsgruppe erstmals anhaltende Schmerzlinderung und Rekalzifikation nach örtlicher Applikation von humanem β-Interferon in ossären Mammakarzinom-Metastasen beobachtet (11, 17).

Klinische Erfahrungen mit der Kombination einer örtlichen Interferon-Behandlung mit Radiotherapie liegen nur bei gliomatosen Hirntumoren vor (13), wenngleich synergistisch-additive Effekte im experimentellen System beschrieben worden sind. So wird u.a. die Zelltodrate verstärkt und ein G2M-Phasenarrest ausgelöst. Der wirkungssteigernde Effekt wird mit 1.2 bis 1.5 angegeben (1, 2).

Ziel unserer Therapieversuche war es, der Frage nachzugehen, inwieweit die örtliche Interferon-Behandlung alleine oder in Kombination mit einer Radiotherapie bei vor- oder ausbehandelten Mammakarzinom-Patienten im Rezidivfall als therapeutische Alternative angeboten werden kann.

Patienten und Methoden

Von 1985 bis 1988 wurden im Radiologischen Zentrum der Universität Frankfurt a.M. bei 6 Mammakarzinom-Patienten im Tumorstadium M insgesamt 9 lokale Behandlungen mit β-Interferon alleine oder in Kombination mit einer externen Strahlenbehandlung durchgeführt. Es handelte sich ausschließlich um Patienten, die herkömmliche Therapievorschläge abgelehnt hatten, oder um Patienten mit Metastasensitz in einem radiologisch vorbelasteten Bereich. In der Tabelle 1 sind Patientencharakteristika, Lokalisation, Therapie und Verlauf zusammengefaßt.

Das Alter der Patienten lag zwischen 45 und 64 Jahren. Der Sitz der behandelten Metastasen war in 5 Fällen im Skelett (Darmbein, Brustbein, Rippe, Clavicula, Scapula) und in 4 Fällen extraossär (Haut, Ohrspeicheldrüse, axilläre Lymphknoten). 4mal wurde nur lokal mit Interferon behandelt, 5mal wurde die Lokaltherapie mit einer simultanen Strahlenbehandlung kombiniert.

Tabelle 1. Patientencharakteristika, Lokalisation, Therapie und Verlauf

Patienten		Diagnose vorausg.Therapien	Metastasen-Lokalisation	Therapie	Nebenwirkungen	Ergebnis/Verlauf
Pat.1 45a		Mamma-Ca.re.($pT_2N_0M_0$). ME vor 9a + E*l*RT.2xRezidiv-Op. + lokale RT	re.Darmbein	6x1Mio.β-IFN i.L.	Ø	Schmerzfrei nach 3 Appl., Rem. tend. nach 3 Wo. Tod nach 8 Wo. (pulmonale u. hepatale Meta.)
Pat.2 46a	a.	Mamma-Ca.,bds.,seq.ME li. vor 10a ($pT_2N_0M_0$) + E*l*RT,ME re. vor 8a Rez.-Op. + 6xCMF Claviculateilres. vor 5 Mo.	Manubrium sterni	6x1Mio.β-IFN i.L.	pseudo-infl.Hautreaktion	Schmerzfrei nach 2 Appl., knöcherne Konsol., nach 11 Mo. Rippe 2 li.
	b.		2. Rippe li.	6x1Mio.β-IFN i.L.	Ø	Schmerzfrei nach 4 Appl., Rekalzifikation. Nach 9 Mo. Progr. im Claviculastumpf li.
	c.		dist.Claviculastumpf li.	6x2Mio.β-IFN i.L. + 3x50µg γ-IFN s.c.	flu-like	Schmerzfrei nach 3 Appl., Rekalzifikation. Resektion Leber-Meta. re. + reg. Chemotherapie
Pat.3 64a		Mamma-Ca.li.ME vor 28a + E*l*RT (konv.)	exulc.Haut-Meta.	6x2Mio.β-IFN i.L. + RT(10 MeV-Elektronen 40 Gy)	subfebrile Temp., Hautreaktion (Grad III)	Ulkusheilung, Feldrandrez. nach 8 Mo. Op.

Tabelle 1 (Fortsetzung)

Patienten		Diagnose vorausg.Therapien	Metastasen-Lokalisation	Therapie	Nebenwirkungen	Ergebnis/Verlauf
Pat.4	a.	Mamma-Ca.li.($pT_2N_1M_0$). ME vor 11a + EIRT.Rez.-Op.nach 1a + CT(Salmon-Schema).Reg.CT + RT wegen diss.Thoraxwandrezidiv li. Mamma-Ca.re. ($pT_3N_XM_1$)pall.ME re.vor 2 Wo.	Dissem.cutane Metast.infraclav. + zervikal	6x2Mio.β-IFN i.L. in 5 bulky lesions + RT (5,12 MeV-Elektronen,40Gy)	Hautreaktion Grad IV	Komplette Rückbildung der komb. behandelt.Läsionen. Thoraxwandrezidiv nach 2 Mo. + Parotismeta. re.
	b.		Parotismeta. re.	6x2Mio.β-IFN i.L. + RT (42 MeV-Photonen,30Gy)	Hautreaktion Grad IV	Partielle Remission
Pat.5 51a		Primär pulmonal metastasiertes Mamma-Ca.li. ($pT_3N_2M_1$).ME vor 7 Mo. + 6xCMF. Locoreg.Rezidiv, axilläre Meta. inop.	axilläre Meta. Level I	6x2Mio.β-IFN i.L. + RT (Telecobalt, 40Gy)	Ø	Überführung in op.Stadium. Op. Pulmonale Progredienz. NOSTE-Schema
Pat.6 49a		Mamma-Ca.re.($pT_1N_1M_0$). ME vor 3a + 6xCMF solitäre Meta. re.Scapula	re.Scapula	6x2Mio.β-IFN i.L. + RT (42 MeV-Photonen, 40Gy)	Ø	Schmerzfrei nach 4 Appl., Rekalzifikation. Rückbildung der extraossären Tumoranteile

ME, Mastektomie mit axillärer Lymphonodektomie; CT, Chemotherapie; RT,Radiotherapie; EIRT, elektive Radiotherapie.

Das natürliche Human-ß-Interferon[1] wurde in einer Dosierung von 1 oder 2 Mio. IE pro Applikation 3mal wöchentlich insgesamt 6mal verabreicht. Die Injektion erfolgte über 2 bis 4 intratumoral placierte Kanülen. Für die Festlegung der Stichrichtung bei tiefgelegenen Läsionen wurden CT-Aufnahmen herangezogen. Die Punktion erfolgte unter fortlaufender Durchleuchtungskontrolle, die Nadellage wurde durch Röntgenaufnahmen in zwei Ebenen dokumentiert.

Die Radiotherapie wurde mit schnellen Elektronen der Energie 5 bis 12 MeV oder 42 MeV-Photonen eines Kreisbeschleunigers (42 MeV-Betatron, Fa. Siemens) bzw. mit Cobalt 60 (Gammatron III, Fa. Siemens) über 4 Wochen lang durchgeführt. Die Zielvolumendosis lag bei 40 Gy.

Das Ansprechen auf die Behandlung wurde bei den Patienten mit Skelettmetastasen nach klinischen und radiologischen, bei den Patienten mit extraossären Metastasen nach klinischen, computertomographischen und operativen Kriterien qualifiziert.

Ergebnisse

Alle Patienten sprachen auf die Behandlung an.
5 Patienten leben 3 Monate bis 3 Jahre nach der Therapie in einem lokal stabilen Zustand. Eine Patientin verstarb 8 Wochen später an der hepatischen und pulmonalen Tumorprogression.

Eine anhaltende Schmerzlinderung konnte bei allen Patienten mit Skelettmetastasen erreicht werden. Der Zeitpunkt des Wirkungseintrittes lag im Mittel bei 5 Tagen (nach der 3. Applikation). Radiologisch war eine bereits früh einsetzende Remineralisierung festzustellen (Abb. 1a,b). Die Osteolysen waren nach 3-4 Monaten weitgehend knöchern durchbaut (Abb. 2a,b; 3a,b; 4a,b).

Die extraossären Metastasen wurden kombiniert behandelt. In 2 Fällen konnte eine komplette, in weiteren 2 Fällen eine partielle Remission erreicht werden.

Bei Patient Nr. 3 mit einer exulzerierten prästernalen Hautmetastase war eine rasche Epithelialisierung zu beobachten. Allerdings entwickelte der Patient nach 8 Monaten ein Feldrandrezidiv, das einen operativen Eingriff erforderlich machte.

Bei Patient Nr. 4 mit disseminierten Hautmetastasen und Tumorabsiedlung in der rechten Parotis kam es zu einer vollständigen Rückbildung der Hautläsionen und weitgehender Normalisierung der präaurikulären Weichteilstrukturen und des Parotisbefundes (Abb. 5a,b).

Schließlich konnte bei Patient Nr. 5 mit einer inoperablen axillären Lymphknotenmetastasierung (Abb. 6a) die Überführung in ein operables Stadium (Abb. 6b) erreicht werden.

---

[1]Fiblaferon[R], Dr. Rentschler Arzneimittel GmbH & Co., Laupheim.

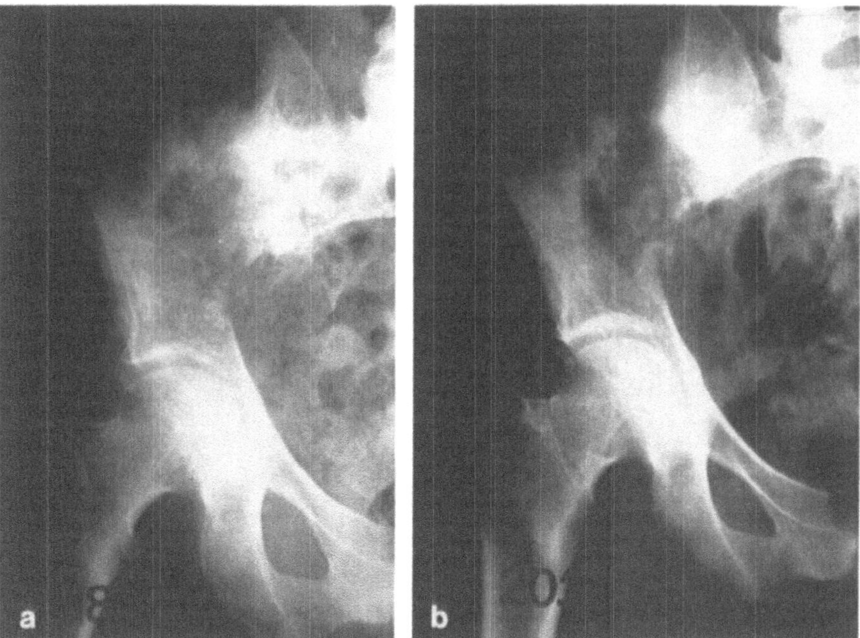

Abb. 1. (*a*) Pat. 1. Beckenübersichtsaufnahme a.p., Ausschnitt. 4,5x5 cm große Osteolyse mit unscharfer Begrenzung im rechten Darmbein. Zerstörung der medialen Kortikalisgrenze. (*b*) Röntgenaufnahme der gleichen Patientin 18 Tage nach lokaler Interferon-Behandlung. Osteolyse kleiner und deutlicher abgegrenzt. Remineralisationsherde zentral und im abgesprengten Kortikalisfragment

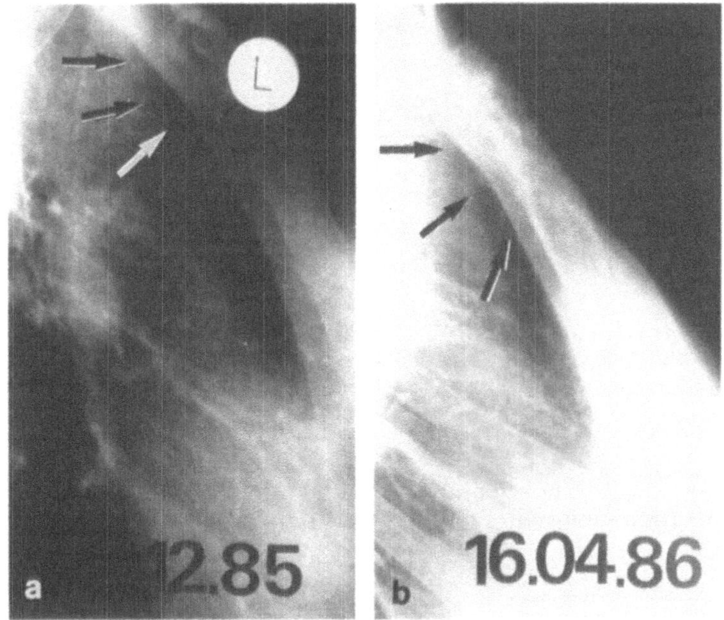

Abb. 2. (*a*) Pat. 2. Osteolyse im Manubrium sterni. Wabig aufgelockerte Spongiosazeichnung. Kortikalisgrenze teilweise ausgelöscht. (*b*) Kontrollaufnahme der gleichen Patientin 12 Wochen nach lokaler Interferon-Behandlung. Sklerosierte Spongiosazeichnung. Kortikalisgrenzen durchgehend scharf gezeichnet

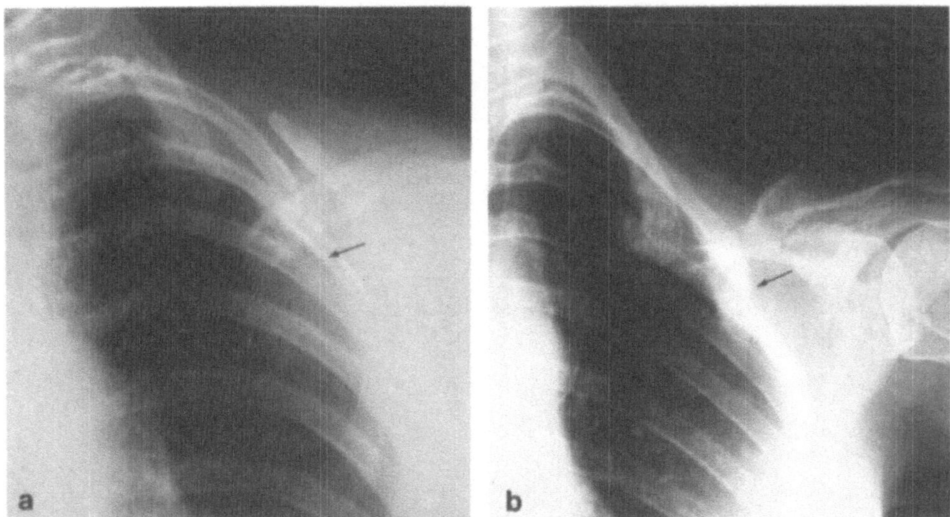

Abb. 3. (*a*) Pat. 2. Osteolyse im vorderen Bogenabschnitt der 2. Rippe links. (*b*) Röntgenaufnahme der gleichen Patientin 2 Monate nach lokaler Interferon-Behandlung. Diffuse Sklerosierung der 2. Vorderrippe links

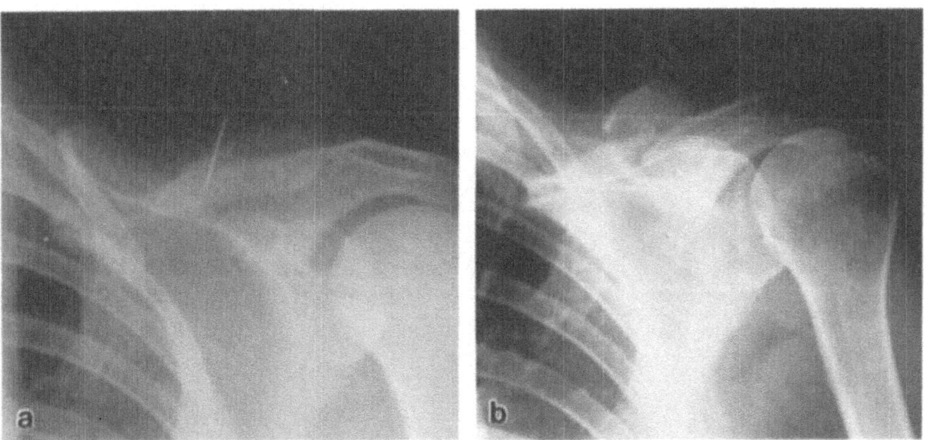

Abb. 4. (*a*) Pat. 2. Zustand nach 2/3 Resektion der linken Clavicula. Wabige Strukturauflösung im medialen Ende des Claviculastumpfes. (*b*) Kontrollaufnahme der gleichen Patientin 3 Monate nach lokaler Interferon-Behandlung. Spongiosa und Kortikalis sklerosiert

Pathohistologisch fand sich ein etwa 2 cm großer, weitgehend nekrotisch umgewandelter Residualbefund.

Toxizität

6 der 9 Behandlungen wurden ohne lokale oder allgemeine Nebenwirkungen vertragen. Ein nicht behandlungsbedürftiges Flu-like

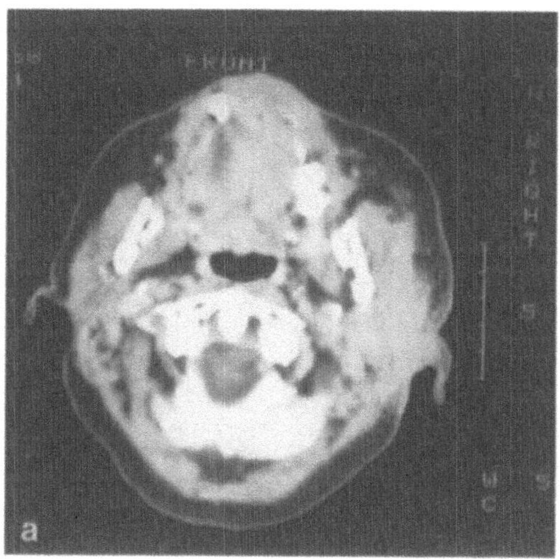

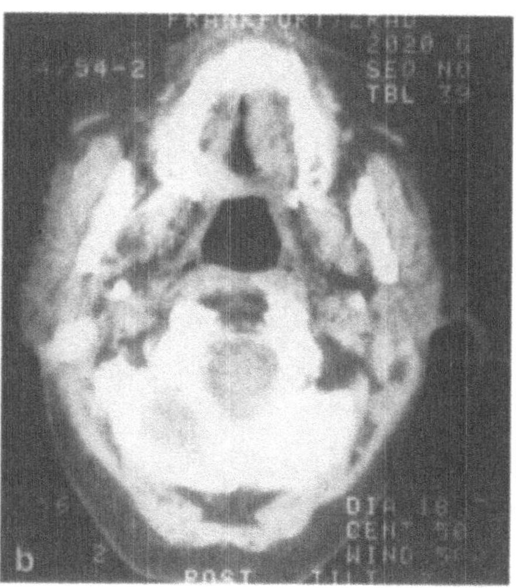

Abb. 5. (*a*) CT-Aufnahme der Pat. 4 mit Parotismetastase rechts. Weichteildichte Raumforderung in der rechten Gl. parotis mit Übergreifen auf den M. masseter. (*b*) CT-Kontrollaufnahme der gleichen Patientin 1 Monat nach Abschluß der kombinierten Behandlung (IFN lokal + Radiotherapie mit 40 Gy). Befundnormalisierung

Syndrom wurde in 2 Fällen beobachtet. Eine Patientin (Patient Nr. 2) entwickelte 10 Tage nach der lokalen Behandlung einer Brustbeinmetastase ein entzündliches Hautinfiltrat, das sich allerdings innerhalb einer Woche spontan zurückbildete. Diese Beobachtung stimmt mit den Literaturberichten überein, in denen bioptisch Rundzellinfiltrate um die in Regression befindlichen Metastasen beschrieben werden (7).

Die Hautreaktion bei den kombiniert behandelten Patienten war mit einer Ausprägung von Grad III und IV (WHO) noch akzeptabel.

Zusammenfassung

Die dargestellten Ergebnisse lassen einen Therapieversuch bei vor- oder ausbehandelten Mammakarzinom-Patienten mit örtlichen β-Interferon-Applikationen alleine oder in Kombination mit einer Radiotherapie als gerechtfertigt erscheinen. Für den antineoplastischen Effekt ist ein Zusammenhang mit der nur mit einer örtlichen Anwendung erreichbaren Gewebskonzentration augenscheinlich. So führt lokal verabreichtes β-Interferon aufgrund seiner starken Gewebsbindung zu einer tausendfach höheren Konzentration mit einer 6mal längeren Verweildauer im Tumor als nach ryotemischer Applikation (9). Eine Wirkungssteigerung kann mit einer niedrig- bis mittelhochdosierten Radiotherapie erreicht werden. Weitere klinische Erfahrungen und tierexperimentelle Untersuchungen müßten noch folgen, um offene Fragen zur Dosisfindung für Interferon und Radiotherapie beantworten und die Methode etablieren zu können.

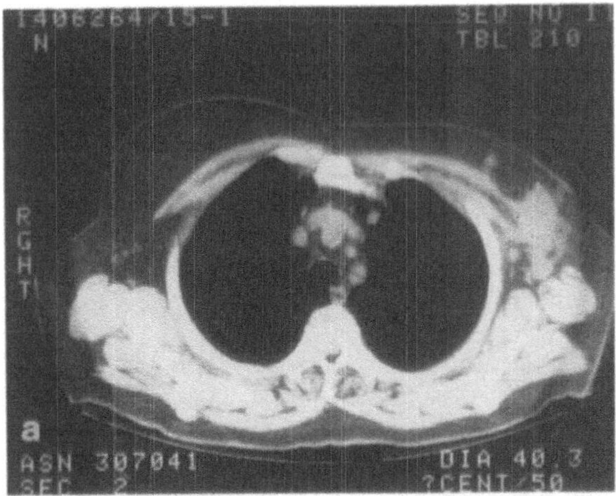

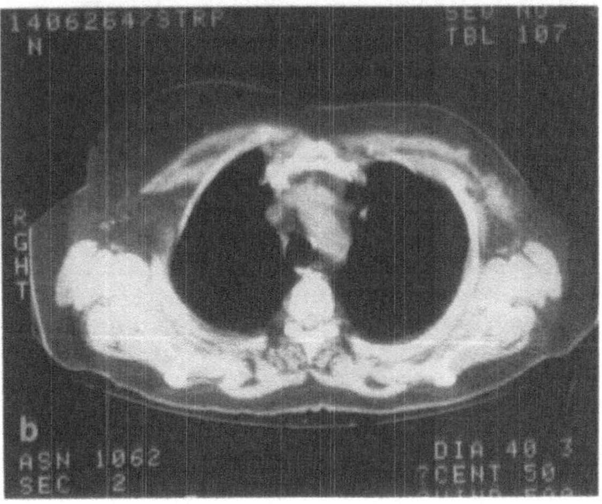

Abb. 6. (*a*) CT-Aufnahme der Pat. 5. Tumorkonglomerat in der linken Axilla mit dem M. pectoralis verbacken. Kleine noduläre Satelliten in der Umgebung. (*b*) CT-Kontrollaufnahme der gleichen Patientin 4 Wochen nach kombinierter Behandlung (lokale β-IFN und Strahlenbehandlung). Weitgehende Tumorregression

Literatur

1. Chang AY, Keng PC (1987) Radiation sensitization by interferons: pre clinical and clinical studies. J Interferon Res 7:681
2. Chang AY, Keng PC (1986) Effects of interferon on the repair or radiation induced potentially lethal and sublethal damage in human tumor cells. J Proc 75th Ann Mtg AM Assoc Cancer Res 27:379
3. Greenway HT, Cornell RC, Tanner DJ (1986) Treatment of basal cell carcinoma with intralesional interferon. J Am Acad Dermatol 15:437-443
4. Ikic D, Padovan D, Knezevic M, Cupak K (1983) Interferons and cancers of head and neck. J International Symposium of Interferons: 3-6
5. Ikic D et al. (1981) Application of human leukozyte interferon in patients with urinary bladder papillomatosis, breast cancer and melanoma. Lancet I:1022-1024

6. Ishihara K, Hayasaka K, Yamamoto A, Hasegawa F (1983) Clinical responses of patients with malignant skin neoplasia to intralesional treatment with three types of interferons (α and β). In: Kishida T (ed) Interferons. Kyoto, pp 222-227
7. Johnson HM, Blalock JE (1980) Interferon immunosuppression: Mediation by suppressor factor. Infect Immun 29:301-305
8. Kato Y, Hattori N, Furue H, Takeuchi S, Nijima T, Kukita A, Takakura K (1983) Antitumor effect of human fibroblast interferon in various malignant tumors. In: Kishida R (ed) Interferons. Kyoto, pp 180-188
9. Kyle G, Wolley P, Kumar S, Mossmann K (1985) Antiproliferative effects of human recombinant interferon in combination with radiation and chemotherapeutic drugs in five human cell lines. J Proc 76th Ann Mtg AM Assoc Cancer Res 26:327
10. Krown SE et al (1981) Human leukocyte interferon (HuLeIF) in malignant melanoma (MM): Preliminary report of the American Cancer Society Clinical Trial Proc, ACCR 22:158
11. Lange O, Scheef W (1986) A new approach to osteolytic bone metastases by local treatment with interferon. Vortrag: International Symposium Bone Metastases, Rom (Italy) 11th-13th June
12. Musch E, Maches KG, Kamradt Th, Schulz FJ, Hartlapp JH (1985) Lokale und systemische Therapie eines mikrofollikulären Schilddrüsenkarzinoms mit natürlichem Humaninterferon beta. In: Hofschneider PH (Hrsg) Immuntherapie mit Interferonen. W Zuckschwerdt Verlag, München Bern Wien San Francisco, S 87-90
13. Nagai M, Arai I, Kohno S, Kohase M (1982) Interferon therapy for malignant brain tumors. In: Komo R, Vilcek J (eds) The clinical potential of interferons. Tokyo, pp 167-178
14. Obert HJ (1983) Praktische Aspekte der Interferontherapie. Inform Arzt 11:4-8
15. Öhl S (1986) Klinische Asoekte der Interferonbehandlung. Prakt Onkol MMW 128:256-258
16. Sawada T et al (1981) effects of intralesional interferon on neuroblastoma: Changes in histology and DNA content distribution of tumor masses. Cancer 48:2143
17. Szepesi S, Jacobi V, Rübesam D (1987) Intraläsionale Behandlung ossärer Mammakarzinom-Metastasen mit Fiblaferon. Prüfung der antitumoralen Wirkung (Kurzprotokoll) und erste klinische Erfahrungen. In: Wild K, Vilcek J, Takakura K (Hrsg) Internationale Erfahrungen mit natürlichem β-Interferon. 2. Laupheimer Interferon Symposium. W Zuckschwerdt Verlag, München Bern Wien San Francisco, S 54-63
18. Timmermann K, Hündgen M (1985) Therapie mit Interferon. In: Hofschneider PH (Hrsg) Immuntherapie mit Interferonen. W Zuckschwerdt Verlag, München Bern Wien San Francisco, S 114-119
19. Wagner WH (1983) Interferon. Pharm Ind 45, 11:1141-1149, 12:1238-1290
20. Wussow von P, Block B, Hartmann F, Deicher H (1988) Intralesional interferon-alpha-therapy in advanced malignant melanoma. Cancer 61:1071-1074

V. Kortikoid-Effekte am Bewegungsapparat

Zur Geschichte des Cortisons

H. Kaiser

Jesuitengasse 12, 8900 Augsburg, FRG

Die Entdeckung der Nebennieren

Während die meisten endokrinen Organe schon in der Antike entdeckt worden sind, waren die Nebennieren noch Andreas Vesalius (1515-1564), dem Begründer der modernen Anatomie, nicht bekannt. Erst 1564 beschrieb Bartholomaeus Eustachius Sanctoseverinatus (1520-1574), allen Ärzten als Erstbeschreiber der Tuba auditiva bekannt, die glandulae quae renibus incumbunt.

Noch 3 Jahrhunderte nach ihrer Entdeckung blieb die Funktion der Nebennieren unbekannt. Spekulationen gab es jedoch viele: Die Nebennieren wurden mit den Nieren, dem zentralen Nervensystem und den Keimdrüsen in Zusammenhang gebracht. Andreas Spigelius, ein führender Anatom des 17. Jahrhunderts, meinte, sie seien nur dazu da, den Zwischenraum zwischen Nieren und Zwerchfell auszufüllen.

Aufklärung der Funktion

1855 beschrieb Thomas Addison (1793-1860) die nach ihm benannte Krankheit. Er führte das Krankheitsbild und schließlich den unvermeidlichen Tod der Patienten auf die bei der Obduktion gefundene Zerstörung der Nebennieren zurück. Kein geringerer als Rudolf Virchow (1821-1902) hielt diese Annahme für unlogisch. Edouard Brown-Séquard (1817-1894), einer der Begründer der Endokrinologie, hat 1856/57 im Experiment die Lebensnotwendigkeit der Nebennieren nachgewiesen. Auch seine Untersuchungen fanden keine allgemeine Anerkennung.

In der Zwischenzeit hatte Rudolph Kölliker (1817-1905), der Begründer der Histologie, erkannt, daß die Nebennieren aus zwei verschiedenen Organen zusammengesetzt sind. 1903 konnte Artur Biedl (1869-1933) sichern, daß nicht das Mark, sondern die Rinde der lebensnotwendige Teil der Drüse ist.

H.-G. Willert F. H. W. Heuck (Hrsg.)
Neuere Ergebnisse in der Osteologie

Die Nebennieren-Hormonforschung

1894 haben Forschergruppen in England und Polen aus dem Nebennierenmark Adrenalin extrahiert. Damit war das erste Hormon entdeckt; der Ausdruck selbst wurde allerdings erst 1905 geprägt. Zu dieser Zeit verwendete man Extrakte aus Nebennieren zur Behandlung der verschiedensten Krankheiten. Diese Extrakte enthielten wohl gewisse Mengen Adrenalin, aber keine Wirkstoffe aus der Rinde. Sir William Osler (1849-1919) stellte als erster einen Rindenextrakt her und konnte damit einen Addison-Patienten am Leben erhalten. Erst 1927 standen wirksame Rindenextrakte allgemein zur Verfügung. Sie erhielten den Namen Cortin. Nun erwachte das Interesse der Chemiker an der Aufklärung des Wirkstoffes. 3 Forschergruppen beschäftigten sich etwa ab 1930 intensiv mit diesem Problem: Eduard Kendall (1886-1972) an der Mayo-Klinik in Rochester, Oskar Wintersteiner (1898-?) an der Columbia University in New York und Tadeus Reichstein (geb. 1897) an der Eidgenössischen Technischen Hochschule in Zürich.

Zur großen Überraschung der Forscher fanden sie nicht ein Hormon, sondern bis 1946 29 verschiedene Substanzen, die alle das gleiche chemische Grundgerüst aufwiesen. 1936 entdeckten sie gleichzeitig 17 Hydroxy-11-Dehydro-Corticosteron (Kendall's Compound E), das später den Namen Cortison erhielt. Cortisol wurde 1937 sowohl von Kendall als auch von Reichstein gefunden.

Reichstein beschrieb vor allem die Mineralokortikoide (DOC 1938, Aldosteron 1953) und die Androgene der Nebennierenrinde (1936 Adrenosteron). Wintersteiner beschäftigte sich nicht weiter mit diesen Hormonen, da er nur geringe Mengen hatte und in einem orientierenden Tierversuch keine überzeugende Wirkung sah. Kendall dagegen war von der besonderen Bedeutung des Cortison überzeugt. Deshalb beschäftigte er sich schon frühzeitig mit dem Versuch einer Synthese. Da diese Aufgabe die Möglichkeiten eines Kliniklabors überschritt, suchte er Zusammenarbeit mit der Industrie. Wesentliche Unterstützung erhielt er von der Firma Merck, die später auch die Herstellung und pharmazeutische Zubereitung übernahm. Kriegsbedingt gelang erst 1946 die erste Partialsynthese.

Klinische Anwendung

Für die Behandlung des Morbus Addison stand neben den Organextrakten ab 1938 DOC zur Verfügung. 1940 wurde erstmals Kendall's Compound E an einem Addison-Patienten getestet. Das Ergebnis war überzeugend; aber die verfügbaren Hormonmengen reichten für keine weitere Behandlung aus.

In dieser Zeit arbeitete Philip Hench (1896-1965) als Leiter der Rheumaabteilung in der Mayo-Klinik. Ihm fiel 1929 erstmals auf, daß sich während einer Gelbsucht die Symptome der c.P. bessern. Zwischen 1931 und 38 beobachtete er eine gleichartige vorübergehende Remission während Schwangerschaft. Diese Besserungen traten bei 60-90% der Patienten auf, während die bis dahin mögliche medikamentöse Therapie der c.P. nur bei etwa 15% einen deutlichen Nutzen brachte.

Hench war davon überzeugt, daß in beiden Fällen ein hormonaler Wirkstoff im Körper vermehrt sein müsse. Versuche mit verschiedenen weiblichen Geschlechtshormonen brachten ebenso wenig wie Schwangerenblut-Transfusionen und Versuche, künstlich Gelbsucht zu erzeugen, nützliche Ergebnisse. Hench suchte weiter nach der Substanz X.

1940 kamen Hench und Kendall ins Gespräch. Dabei ergab sich die Frage, ob nicht Kendall's Compound E die gesuchte Substanz sei. Ein Therapieversuch wurde vereinbart. Die Kriegsverhältnisse verhinderten eine schnelle Realisierung. Erst 1948 standen ausreichende Mengen der Substanz in klinisch anwendbarer Form zur Verfügung. Zu dieser Zeit war Mrs. G. mit einer schweren, völlig immobilisierenden c.P. in die Mayo-Klinik eingeliefert worden. Alle Therapieversuche blieben ohne Effekt. Jetzt drängte Hench auf Lieferung des Compound E. Die Substanz traf am 17.9.48 in der Mayo-Klinik ein und die Therapie wurde nach eingehenden Voruntersuchungen am 21.9.48 begonnen. Bereits 2 Tage später konnte sich die Patientin im Bett bewegen und am 3. Tag hatte sie keine Schmerzen mehr und stand erstmalig auf. Nach einer Woche Behandlung fuhr sie mit dem Taxi in die Stadt und machte 3 Stunden lang Einkäufe. Das Cortisonwunder war geschehen.

Aufgrund dieses außerordentlich günstigen Effektes wurden in rascher Folge weitere Patienten mit chronischer Polyarthritis behandelt und immer wieder die gleichen günstigen Wirkungen gesehen. Im April 49 haben Hench und Mitarbeiter ihre Erfahrungen an 14 Patienten erstmals publiziert und dabei folgendes Grundsätzliches festgestellt:

- Klinischer Effekt nach wenigen Tagen.
- Wirkung ist dosisabhängig.
- Blutsenkung fällt parallel zur klinischen Besserung.
- Nach Absetzen des Therapie bei 8 von 9 Patienten Rückfall der c.P.
- Bei längerer Therapie unerwünschte Nebenerscheinungen.

Das Problem der unerwünschten Wirkungen

Nachdem die Mayo-Kliniker erkannt hatten, daß Cortison die chronische Polyarthritis nicht heilt, sondern nur eine symptomatische antiphlogistische Wirkung entfaltet, dehnten sie die Indikation auf alle entzündlich-rheumatischen Krankheiten aus. Das weltweite enthusiastische Echo auf das "Wundermittel" führte dazu, daß entzündliche Krankheiten auf allen Gebieten der Medizin damit behandelt wurden und schließlich wurden auch Versuche bei all jenen Krankheiten gemacht, für die es noch keine befriedigende Therapie gab. Dieser Explosion der Indikationen folgte eine Explosion der unerwünschten Wirkungen. Plötzlich sprach man von "Teufelszeug". Ganz offensichtlich konnte sich die Ärzteschaft nicht so schnell mit dem völlig neuen Behandlungsprinzip auseinandersetzen: Daß ein körpereigener Wirkstoff nicht zur Deckung eines Hormondefizits, sondern als Pharmakon eingesetzt wird. Da die unerwünschten Wirkungen nur dann eintreten, wenn es im Überschuß gegeben wird, mußte zwangsläufig mit den Wirkungen des Hormonexzesses gerechnet werden. Das bedeutete, daß -

im Gegensatz zu anderen hochwirksamen Medikamenten - nicht nur gelegentlich, sondern im Prinzip unerwünschte Wirkungen auftreten mußten.

Hench erwähnte in seiner ersten Publikation 1949: Gesichtsrundung, Ödembildung, Magenbeschwerden, Euphorie, Akne, Hirsutismus und Menstruationsstörungen. Schon 1950 nannte er 17 verschiedene "Nebenwirkungen", die bei insgesamt 61% der Behandelten zu beobachten waren. 35% wurden als leicht, 9% als mittelschwer und 19% als gravierend eingestuft. Auswirkungen auf den Knochen wurden seinerzeit nicht beobachtet.

Knochenveränderungen als Cortisonfolge

René Mach aus Genf, einer der ersten europäischen Kliniker, der sich mit Cortison beschäftigte, wies bereits 1950 darauf hin, daß mit *Osteoporose* gerechnet werden müsse. Aber noch 1951 wurde weder in den Vereinigten Staaten noch in Europa eine solche festgestellt. Daß man mit Osteoporose rechnen muß, ergab sich einmal aus der Tatsache, daß H.W. Cushing 1932 in der Erstbeschreibung des nach ihm benannten Krankheitsbildes bei 6 von 8 Patienten autoptisch Wirbelsäulen- und Rippenfrakturen in Folge Knochendemineralisation gefunden hatte. Zum anderen fand Mach in eigenen Untersuchungen, daß unter Steroidtherapie ein Stickstoffverlust eintritt.

Die Osteoporose wurde 1952 erstmals als Cortisonnebenwirkung bei Patientinnen mit Lupus erythematodes visceralis und bei Frauen mit chronischer Polyarthritis beschrieben. Bei männlichen c.P.-Kranken wurde erst 1954 erstmals auf die Cortison-induzierte Osteoporose hingewiesen. 1952 gab es den ersten Hinweis auf Osteoporose bei Cortisonbehandlung von Pemphigus-Patienten. Asthmakranke galten lange Jahre als nicht-Osteoporose-gefährdet. Erst 1983 wurde der schlüssige Nachweis erbracht. Heute muß man bei 2/3 der langfristig behandelten Patienten mit einer Demineralisation des Knochens rechnen.

Als Anfang der 70er Jahre die für das Endokrinium erheblich schonendere alternierende Therapie eingeführt wurde, schienen auch die Folgen des Hyperkortizismus geringer zu sein. In den 80er Jahren ergab sich aber eindeutig, daß auch diese Anwendungsform nicht vor Osteoporose schützt.

Da die hochdosierte intravenöse Stoßtherapie (sog. pulse therapy) nicht zu einer Störung des Knochenstoffwechsels führt, scheint gesichert, daß Osteoporose die Folge einer Langfristbehandlung ist. Damit stellt sich die Frage nach einer Grenzdosis. Sie ist noch nicht geklärt. Es gibt Untersuchungen, die bei 8 mg Prednison/die über Jahre bzw. bei 17 mg Prednison jeden 2. Tag keine Komplikationen sahen, während andere Untersucher bei 5 mg Prednison/die nach jahrelanger Therapie Osteoporosefolgen fanden. Offenbar spielen individuelle Faktoren eine wichtige Rolle.

Auch die Frage, ob es eine kumulative Gesamtdosis als Grenzwert gibt, ist noch nicht geklärt.

Daß das *Skelettwachstum*, ein sehr komplex gesteuerter Vorgang, durch Therapie mit Cortison gestört werden kann, wurde erstmals 1956 festgestellt. Der genaue Mechanismus ist immer noch nicht geklärt. Die Pädiater fanden aber schnell heraus, daß einmalige morgendliche Verabreichung der Tagesdosis, intermittierende Therapie und die Vermeidung des besonders stark hemmenden Dexamethason dieses Risiko erheblich vermindern lassen. Der Stellenwert einer Somatotropin-Gabe bei Cortison-induzierten Wachstumsstörungen wird kontrovers diskutiert. Sicher ist, daß eine Wachstumsverzögerung nach Absetzen der Cortisontherapie ausgeglichen werden kann, solange die Epiphysenfugen noch geöffnet sind.

Der erste Bericht über eine *aseptische Knochennekrose* als Folge der Steroidtherapie stammt aus dem Jahre 1957 und bezieht sich auf Pemphigus-Patienten. 1958 wurde diese Komplikation in England gehäuft nach mehrfachen Injektionen ins Hüftgelenk beschrieben. Ob Cortison bzw. die lokale Injektion Ursache der Hüftkopfnekrose ist, wurde immer wieder in Frage gestellt, da die Mehrzahl der Hüftkopfnekrose-Patienten weder Injektionen noch orale Steroide erhalten haben. Seit der Zunahme der Organtransplantationen konnte jedoch erklärt werden, daß das Auftreten einer Osteonekrose mit der Höhe der Steroiddosis zusammenhängt. Gehäufte Osteonekrosen wurden auch bei Patienten gefunden, die wegen Hirndrucks nur kurzfristig sehr hohe Dosen erhalten hatten bzw. bei Kranken mit Kollagenosen, die mit exzessiven Dosen in großen Intervallen (sog. pulse therapy) behandelt worden sind. Im Gegensatz zur Osteoporose steht also die Osteonekrose nicht mit der Dauerbehandlung in Zusammenhang. Die bei chronischer Polyarthritis übliche jahrelange kleindosierte Steroidtherapie führt nicht zu Nekrosen.
Bei spontanem Cushing-Syndrom ist 1964 erstmals eine aseptische Knochennekrose beobachtet worden und gilt als Rarität.

Im übrigen ist die Klärung des Zusammenhangs im Einzelfalle oft schwierig, weil sich die Knochennekrose erst viele Monate nach Beendigung der Therapie einstellen kann. Da die sehr hoch dosierte Therapie praktisch immer nur bei vitaler Indikation verabreicht wird, muß das Risiko der Knochennekrose in Kauf genommen werden. Es ist umso leichter tragbar, als es heute möglich ist, mittels mikrochirurgischer Techniken eine Revaskularisierung zu erreichen, so daß eine Totalendoprothese mit allen ihren Folgen nicht mehr in jedem Falle nötig ist.

Ausführliche Darstellung und Literaturhinweise bei Kaiser H, Klinkenberg N (1988) Cortison - Die Geschichte eines Medikaments. Wissenschaftliche Buchgesellschaft Darmstadt
Kaiser H (1989) Die Auswirkungen der Kortikosteroide auf den Knochen. Z Rheumatol 48 Suppl 1:21-26

Pharmacokinetic Aspects of Intra-articular Administration of Glucocorticoids

H. Derendorf[1], H. W. Möllmann[2], P. Rohdewald[3], D. Strohband[2], J. Barth[2], G. Hochhaus[1]

[1]College of Pharmacy, J. Hillis Miller Health Center, University of Florida, Box J-494, Gainesville, Fl. 32610, USA
[2]Medizinische Klinik und Poliklinik "Bergmannsheil", Ruhr-Universität Bochum, Hunscheidtstr. 1, 4630 Bochum 1, FRG
[3]Institut für Pharmazeutische Chemie, Hittorfstr. 58-62, 4400 Münster, FRG

Zusammenfassung

Für die intraartikuläre Glukokortikoidtherapie stehen zahlreiche Kristallsuspensionen zur Verfügung. Die wichtigsten Vertreter sind Triamcinolondiacetat, Triamcinolonacetonid, Triamcinolonhexacetonid, Betamethasonacetat/phosphat und Methylprednisolonacetat. Triamcinolonhexacetonid wird durch Hydrolyse in das stark wirksame Triamcinolonacetonid überführt, das kein Prodrug des Triamcinolons darstellt. Vielmehr handelt es sich beim Triamcinolon und Triamcinolonacetonid um zwei völlig unterschiedliche Substanzen mit verschiedenen physikochemischen, pharmakologischen und pharmakokinetischen Eigenschaften und somit völlig unterschiedlicher "intrimsic activity".

Die verschiedenen Glukokortikoid-Kristallsuspensionen weisen zum Teil erhebliche Wirkungsunterschiede auf, die sich unter anderem auf ihre pharmakokinetischen Eigenschaften zurückführen lassen. In Abhängigkeit vom Präparat werden die einzelnen Glukokortikoide unterschiedlich rasch aus dem Gelenk in die systemische Zirkulation resorbiert. Aus den resultierenden Plasmaspiegeln wurde die intraartikuläre Freisetzungskinetik berechnet. Von den untersuchten Substanzen zeichnet sich vor allem das Triamcinolonhexacetonid auf Grund seiner geringen Löslichkeit durch eine deutlich protrahierte Freisetzung aus. Dadurch werden lang anhaltende Synovialspiegel bei gleichzeitig geringer systemischer Abflutung erzielt.

Die Korrelation der endogenen Cortisolspiegel mit den systemisch endogenen Steroidspiegeln ist hoch signifikant. Dies ermöglichte die Bestimmung von Schwellenkonzentrationen, die zu einer Cortisolsuppression führen.

H.-G. Willert F. H. W. Heuck (Hrsg.)
Neuere Ergebnisse in der Osteologie

Background

In a previous study (Derendorf et al. 1986) we have reported that triamcinolone hexacetonide shows a very slow rate of systemic absorption after intra-articular administration indicating that the drug will remain at the site of action in the joint for a period of 2-3 weeks. At the same time triamcinolone hexacetonide was reported to have the longest duration of action in a comparison of 11 different glucocorticoids given intra-articularly (Hollander 1970).

In the present report we like to extend our pharmacokinetic comparison of triamcinolone acetonide, triamcinolone hexacetonide and betamethasone acetate/phosphate to some other glucocorticoids that are given intra-articularly such as triamcinolone diacetate and methylprednisolone acetate. Table 1 gives a summary of all studies considered in this comparison. Glucocorticoid analysis was done by radioimmunoassay.

Table 1. Overview over conducted studies

Drug	Dose	Numbers of Subjects	Assayed for
Triamcinolone hexacetonide	20 mg	10	Triamcinolone acetonide
Triamcinolone hexacetonide	40 mg	7	Triamcinolone acetonide
Triamcinolone acetonide	10 mg	4	Triamcinolone acetonide
Triamcinolone acetonide	20 mg	4	Triamcinolone acetonide
Triamcinolone acetonide	40 mg	9	Triamcinolone acetonide
Triamcinolone diacetate	25 mg	5	Triamcinolone
Triamcinolone diacetate	40 mg	5	Triamcinolone
Methylprednisolone acetate	20 mg	7	Methylprednisolone
Methylprednisolone acetate	40 mg	7	Methylprednisolone
Betamethasone acetate/phosphate	7 mg	8	Betamethasone

Pharmacokinetics

1. Triamcinolone acetonide (TCA)

After single intra-articular administration of three different doses of triamcinolone acetonide, drug was detectable in plasma for more than two weeks with a $t_{1/2}$ between 3.2 and 6.4 days.

As the $t_{1/2}$ of triamcinolone acetonide after intravenous administration is about 1.5 hours (Möllmann et al. 1985), this indicates that the terminal part of the curve after intra-articular administration represents the absorption phase rather than the elimination phase ("flip-flop-case"). The early phase of the curve represents the elimination rate. Total body clearance (Cl_{tot}) was determined as the ratio of dose and area under the curve (AUC) and was 67, 39 and 63 l/h for the 10, 20 and 40 mg doses, respectively, compared with 69 l/h after intravenous injection, which indicates complete absorption from the site of injection. The mean residence time (MRT) calculated as the ratio of the area under the first moment curve and the AUC, varied between 3.2 and 4.3 days. To evaluate further the absorption of triamcinolone acetonide from the site of injection into the systemic circulation, the data were subjected to a Wagner-Nelson-Analysis (Wagner and Nelson 1963) to isolate the absorption step. This method enables calculation of the fraction of the totally absorbed drug that is absorbed at a certain time. Figure 1 shows the absorption profiles for all investigated compounds. After 3 days about 60-65% of the triamcinolone acetonide is absorbed. The absorption profile is biphasic, the rate constants were found to be $ka_1 = 0.45\ d^{-1}$ ($t_{1/2} = 1.5$ d) and $ka_2 = 0.2\ d^{-1}$ ($t_{1/2} = 3.5$ d).

2. Triamcinolone hexacetonide (TCHA)

Triamcinolone hexacetonide is a prodrug of triamcinolone acetonide. After single intra-articular administration of two different doses of triamcinolone hexacetonide (20 and 40 mg), plasma levels of triamcinolone acetonide showed a lower maximum concentration and higher concentrations in the terminal phase than after the administration of triamcinolone acetonide. The terminal $t_{1/2}$ was 4.5 days and was dose dependent. Cl_{tot} for the 20 and 40 mg doses was 75 and 68 l/h, respectively, calculated as triamcinolone acetonide. This indicates complete absorption from the site of injection. Mean residence time after hexacetonide administration was 6 days. After 3 days only 35-40% of the triamcinolone hexacetonide is absorbed. The release rate follows monoexponential first order kinetics with k_a of 0.18 d^{-1} ($t_{1/2} = 3.9$ d) for both doses.

3. Betamethasone acetate/phosphate (BAP)

Betamethasone (5.7 mg) was given to eight subjects as a combination of 4 mg betamethasone disodium phosphate and 3 mg betamethasone acetate. The terminal $t_{1/2}$ of betamethasone in plasma was 6.3 days, compared with 7 hours after intravenous injection. This suggests a flip-flop situation also for betamethasone. Cl_{tot} on the assumption of complete absorption was 12.1 l/h. The mean residence time was 2.8 days. After 3 days almost 80% of the betamethasone is absorbed. The absorption profile is biexponential, the rate constants found were $ka_1 = 0.62\ d^{-1}$ ($t_{1/2}$ = 1.1 d) and $ka_2 = 0.14\ d^{-1}$ ($t_{1/2} = 5$ d).

4. Methylprednisolone acetate (MPA)

Methylprednisolone acetate was given in doses of 20 mg and 40 mg to seven subjects each. The terminal $t_{1/2}$ of methylprednisolone in plasma was 2.2 and 1.8 days for the two doses, compared with 3 hours after intravenous injection. This again suggests

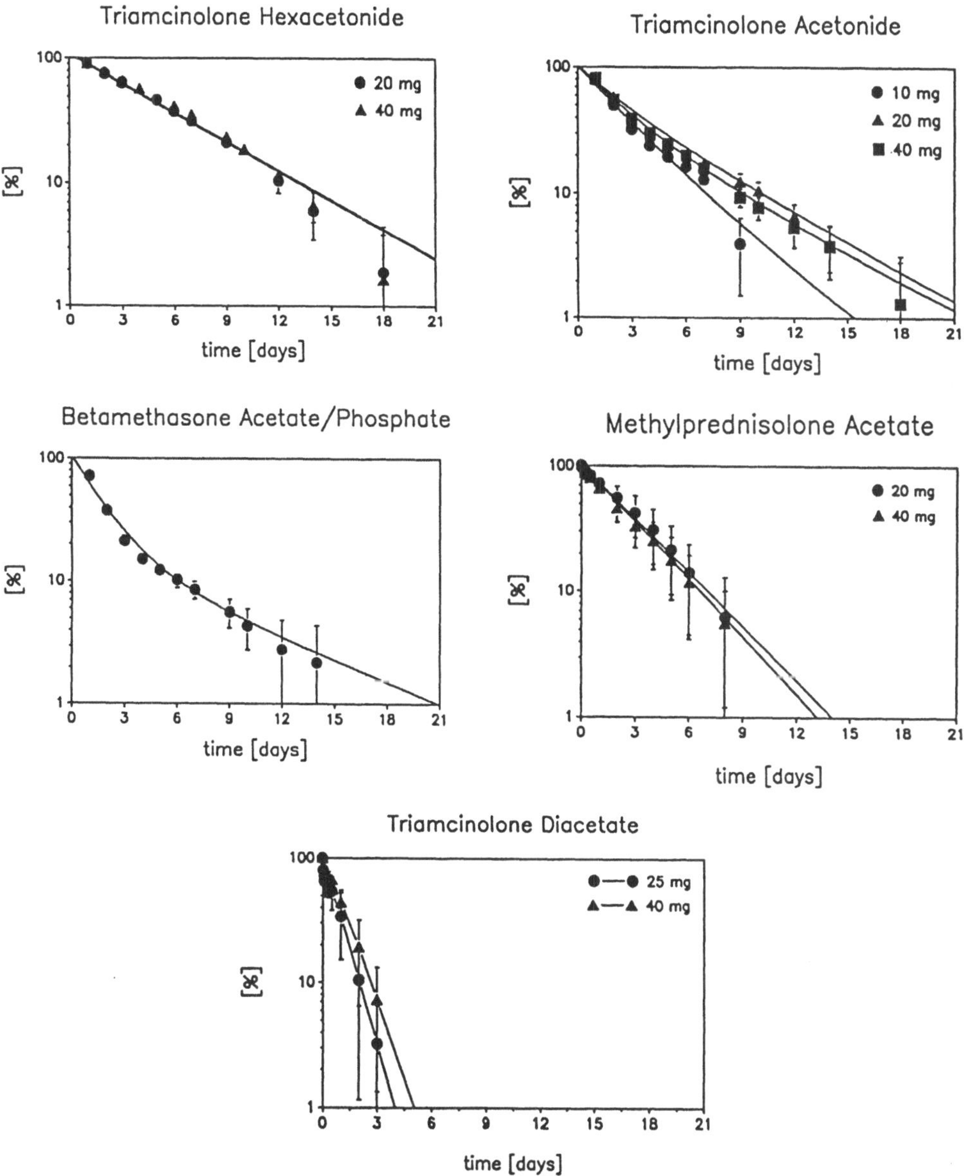

Fig. 1. Absorption profiles of the investigated compounds. The plots show the percent of drug remaining at the injection site as a function of time

a flip-flop situation. Cl_{tot} on the assumption of complete absorption was 7.9 and 11.7 l/h for the 20 and 40 mg dose. The mean residence times were 2.7 days (20 mg) and 2.4 days (40 mg). After 3 days about 60% of the methylprednisolone is absorbed. The absorption profile is monoexponential, the rate constants were $k_a = 0.33\ d^{-1}$ for 20 mg ($t_{1/2} = 2.1$ days) and $k_a = 0.35\ d^{-1}$ for 40 mg ($t_{1/2} = 2.0$ days).

5. Triamcinolone diacetate (TDA)

Triamcinolone diacetate was given in doses of 25 mg and 40 mg to five subjects each. The terminal $t_{1/2}$ of triamcinolone in plasma was 0.7 and 1.2 days for the two doses. It should be pointed out that triamcinolone is not a major metabolite of triamcinolone acetonide (Möllmann et al. 1985), but rather a distinct glucocorticoid with significant less binding affinity to human glucocorticoid receptors than triamcinolone acetonide. Cl_{tot} on the assumption of complete absorption was 62 l/h and 69 l/h for the 25 and 40 mg dose. The mean residence times were 1.1 days (25 mg) and 1.4 days (40 mg). After 3 days, more than 90% of the triamcinolones is absorbed. After an initial burst phase of rapid absorption (8-9 mg in the first 2 hours) there is a zero-order release (o.3-0.4 mg/h) over the first 12 hours for both doses. The rate constants for the terminal first order phase were $k_a = 1.14\ d^{-1}$ for 25 mg ($t_{1/2} = 0.6$ days) and $k_a = 0.88\ d^{-1}$ for 40 mg ($t_{1/2} = 0.8$ days).

6. Comparative pharmacokinetics of the investigated compounds

The presented data makes clear that systemic absorption of glucocorticoids after intraarticular administration is extremely slow. However, there are significant differences in the rate of absorption and, hence, for the time the drug remains at the site of action in the joint. The most appropriate pharmacokinetic parameter to quantify the time these compounds remain in the joint is the mean residence time (MRT). The MRT is a number describing the time that an average drug molecule remains in the body after its administration. The MRT after intraarticular administration can be expressed as

$$MRT = MAT + MRT_{i.v.}$$

where MAT is the mean absorption time (the time the drug remains in the joint) and $MRT_{i.v.}$ is the systemic mean residence, which can be determined after intravenous administration. As $MRT_{i.v.}$ for the glucocorticoids is in the order of magnitude of a few hours, where MRT is measured in days, MRT in our case can be equated to MAT. Figure 2 shows a comparison of MRT for the

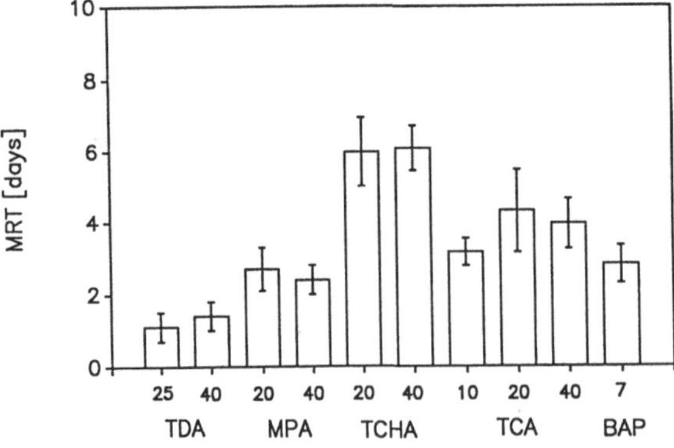

Fig. 2. Comparison of the mean residence time of the investigated compounds

different compounds. Note that for the esters MPA, TDA, TCHA and BAP the hydrolysis and absorption cannot be separated. However, if we assume that hydrolysis is fast in comparison to systemic absorption, the following rank order of articular residence time results:

Drug	MRT
1. Triamcinolone hexacetonide	6 days
2. Triamcinolone acetonide	3.8 days
3. Betamethasone acetate/phosphate	2.8 days
4. Methylprednisolone acetate	2.6 days
5. Triamcinolone diacetate	1.3 days

If one compares the total body clearance under the assumption of complete absorption and assay specificity the investigated drugs can be divided in two groups: TCA, TDA and TCHA have a Cl_{tot} of 60-70 l/h, whereas MPA and BAP were found to have a Cl_{tot} of 10-15 l/h. Obviously there is no relationship between clearance and articular residence time.

Another way of comparing the release rate in the joint is looking at the different absorption profiles. A good quantitative indicator is the amount of the dose that has been released after 3 days. To no surprise this results in similar rank order as above:

Drug	% of dose absorbed after 3 days
1. Triamcinolone hexacetonide	38
2. Triamcinolone acetonide	65
3. Betamethasone acetate/phosphate	60
4. Methylprednisolone acetate	60
5. Triamcinolone/diacetate	90

The absorption rate can be monophasic or biphasic. In case of TCHA and MPA monophasic absorption profiles were observed, whereas TCA, BAP and TDA show bi- or more-phasic profiles. It is unlikely that the drug concentration in the synovia will be close to saturation, as this would result in a constant zero-order release into the system circulation. However, in all cases (with the exception of the 2-12 hour phase after TDA) all absorption profiles were first-order. It therefore seems to follow that the rate limiting step for the systemic absorption is the rate of dissolution of the glucocorticoid crystals in the joint. To verify this theory it is necessary to get more information about solubility and dissolution rate of the steroids in synovia as well as their pharmacokinetics in synovia. In all studies it has to be assured that the employed analytical method is specific. Metabolites, and in case of the esters, pro-drugs, should be comonitored to fully understand the drug's disposition. Finally the picture should be completed by the addition of clinical studies to look for the duration of the pharmacological effect and the incidence of possible side effects.

Cortisol-Suppression

One obvious parameter of systemic side effects is the suppression of endogenous cortisol. After all investigated compounds

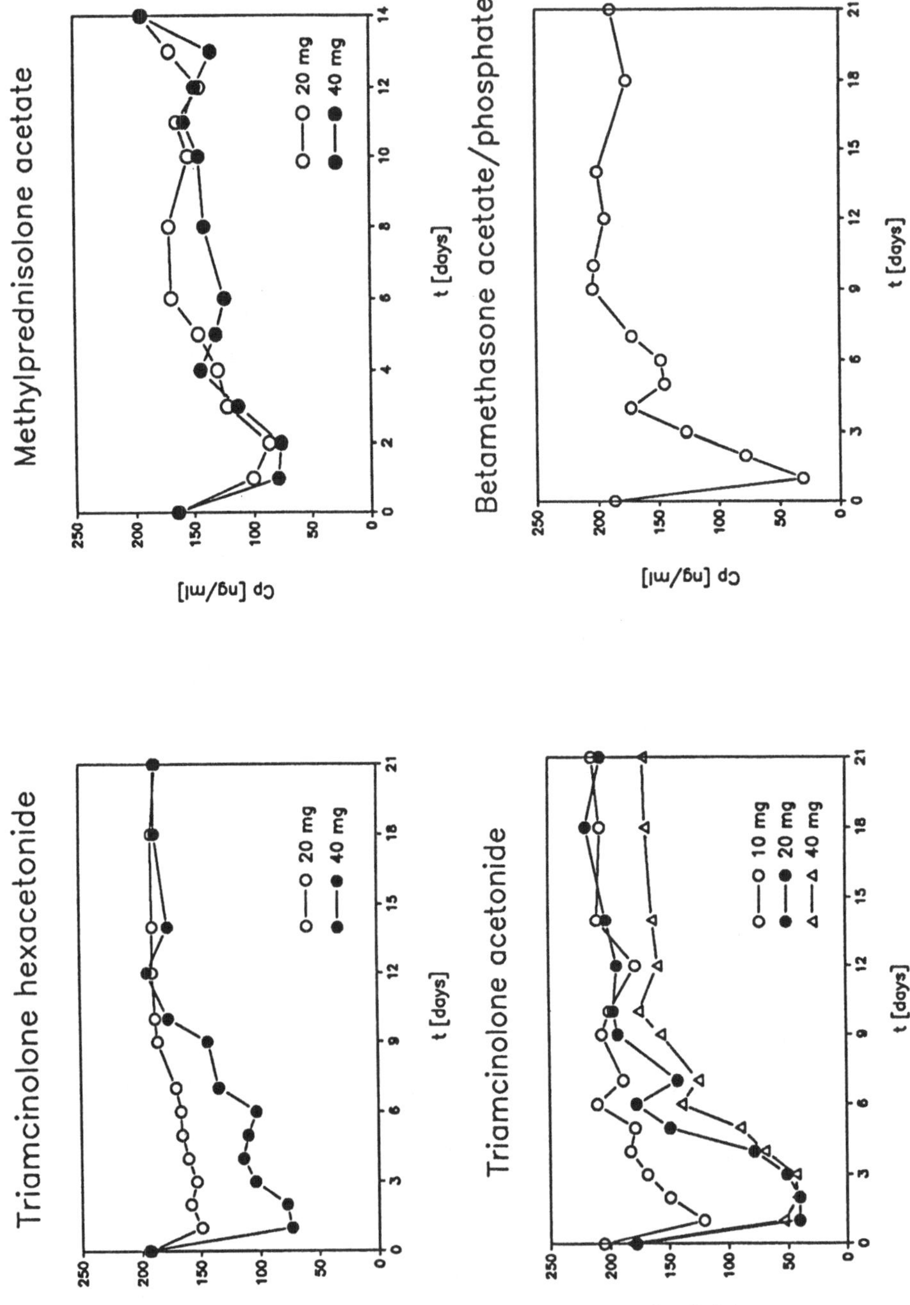

Fig. 3. Endogenous cortisol levels after intraarticular administration of the investigated compounds

there was a distinct suppression (Fig. 3). The effect was dose-dependent. It was possible to establish a correlation between exogenous and endogenous glucocorticoid levels, which allowed the calculation of threshold-concentrations for the different compounds (Derendorf et al. 1986). Another way of comparing the degree of cortisol-suppression is the cumulative evaluation using the areas under the curve (Fig. 4). From Fig. 4 the dose-dependency of cortisol suppression is obvious. It also shows that for the same dose of triamcinolone hexacetonide there is a smaller suppressive effect than for triamcinolone acetonide. This is the result of the lower systemic levels due to the slower release rate of the hexacetonide.

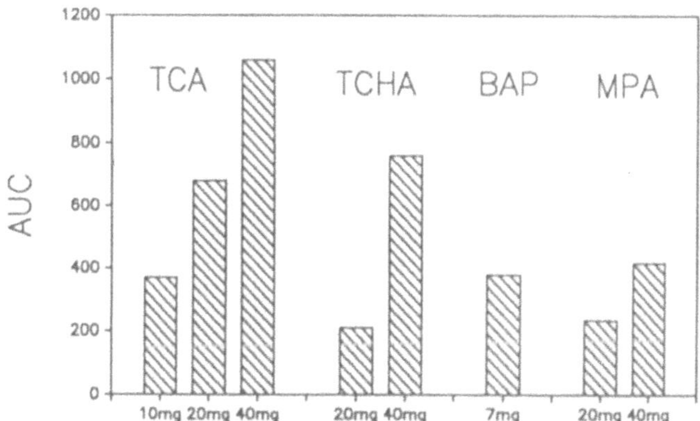

Fig. 4. Comparison of the cumulative cortisol suppression estimated by evaluation of the areas under the curve (*AUC*)

References

Derendorf H, Möllmann HW, Grüner A, Haack D, Gyselby G (1986) Pharmacokinetics and pharmacodynamics of glucocorticoid suspensions after intra-articular administration. Clin Pharm Ther 39:313-317

Hollander JL (1970) Intrasynovial corticosteroid therapy in arthritis. Maryland State Med J 19:62-66

Möllmann HW, Rohdewald P, Schmidt EW, Salomon V, Derendorf H (1985) Pharmacokinetics of triamcinolone acetonide and its phosphate ester. Eur J Clin Pharmacol 29:85-89

Wagner J, Nelson E (1963) Per cent absorbed time plots derived from blood level and/or urinary excretion data. J Pharm Sci 52:610-611

Glukokortikoide und Bindegewebe

W. Mohr

Abteilung Pathologie, Universität Ulm, Oberer Eselsberg, 7900 Ulm, FRG

Summary

The review represents pathogenetic factors in connective tissue disturbances due to corticosteroids. From the different inhibitory effects on connective tissue cells the mechanisms leading to dermal atrophy and perhaps tendon ruptures are deduced.

Einleitung

Stellt man als Zielzelle der Glukokortikosteroidwirkung im Bindegewebe den Fibroblasten in den Vordergrund, so können die in Abb. 1 zusammengefaßten Änderungen von Syntheseprodukten auftreten. Neben der verschiedentlich beschriebenen Hemmung der Zellproliferation dürfte für die Erklärung der Nebenwirkungen der inhibitierende Einfluß auf die Synthese des Kollagens Typ I im Vordergrund stehen. Daß diese reduzierte Synthese nicht Ausdruck einer allgemeinen Proteinsynthesehemmung, sondern ein Charakteristikum der Kortikosteroideinwirkung mit Angriff an der Kollagen-Messenger-RNS darstellt, ist mittlerweile gut belegt (Abb. 1).

Fragt man nach den Orten, an denen Nebenwirkungen auftreten können, so sind die in Tabelle 1 zusammengefaßten Organe bzw. Organbestandteile zu betrachten. Beim Literaturstudium fällt auf, daß Veränderungen der Haut und Subkutis von den Dermatologen sehr detailliert untersucht worden sind, daß eine Reihe von Untersuchungsbefunden zu den Veränderungen an Sehnen und Bändern vorliegt, daß einzelne Mitteilungen über das Verhalten der Synovialmembran bzw. des periartikulären Gewebes publiziert wurden, und daß auch der hyaline Knorpel recht intensiv betrachtet wurde. Untersuchungsbefunde zu den fibrösen Kapseln der Organe, zum interstitiellen Bindegewebe der Organe sowie zum sicher wichtigen Zahnhalteapparat fehlen weitgehend. Insbesondere sind

H.-G. Willert F. H. W. Heuck (Hrsg.)
Neuere Ergebnisse in der Osteologie

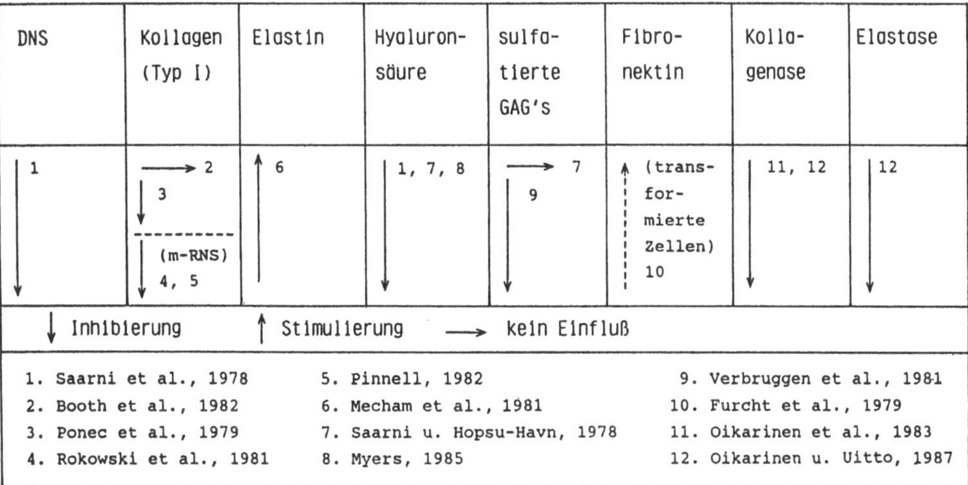

DNS	Kollagen (Typ I)	Elastin	Hyaluronsäure	sulfatierte GAG's	Fibronektin	Kollagenase	Elastase
↓ 1	→ 2 ↓ 3 (m-RNS) ↓ 4, 5	↑ 6	↓ 1, 7, 8	→ 7 ↓ 9	↑ (transformierte Zellen) 10	↓ 11, 12	↓ 12

↓ Inhibierung ↑ Stimulierung → kein Einfluß

1. Saarni et al., 1978
2. Booth et al., 1982
3. Ponec et al., 1979
4. Rokowski et al., 1981
5. Pinnell, 1982
6. Mecham et al., 1981
7. Saarni u. Hopsu-Havn, 1978
8. Myers, 1985
9. Verbruggen et al., 1981
10. Furcht et al., 1979
11. Oikarinen et al., 1983
12. Oikarinen u. Uitto, 1987

Abb. 1. Änderung der Syntheseprodukte von Fibroblasten unter Glukokortikosteroideinfluß

Tabelle 1. Mögliche Orte der Bindegewebsschädigung durch Glukokortikosteroide

Haut und Subcutis	Hyaliner Knorpel	Fibröse Kapsel der Organe
Sehnen und Bänder		Interstitielles Bindegewebe der Organe
Synovialmembran und periartikuläres Gewebe		Zahnhalteapparat

die Befunde über den Einfluß der Kortikosteroide auf die Periodontitis widersprüchlich - eventuell mindern sie ihre Intensität (Schuller et al. 1973).

1. Haut

Untersuchungen zur charakteristischen, der senilen Atrophie gleichenden Hautatrophie belegen eine Verschmälerung der Epidermis und schwerwiegende Veränderungen im Corium. Da aus Hautdickenmessungen im Ablauf der Kortikosteroideinwirkung hervorgeht, daß die Dickenabnahme relativ schnell auftritt (Abb. 2), wird angenommen, daß vornehmlich eine Reduktion des Hyaluronsäuregehaltes eintritt, der dann ein "Kollaps" der kollagenen Fasern folgt (Dykes und Marks 1979; Lehmann et al. 1983). Die elastischen Fasern sind, ähnlich wie bei der Altershaut, verdichtet (Jones 1976) - ob die von Stevanović (1972) beschriebenen "Degenerationen" der elastischen Fasern ein realer Befund sind, ist durch die Abbildung dieser Autoren nicht zu beweisen. Die im Gegensatz zur Atrophie irreversiblen Striae

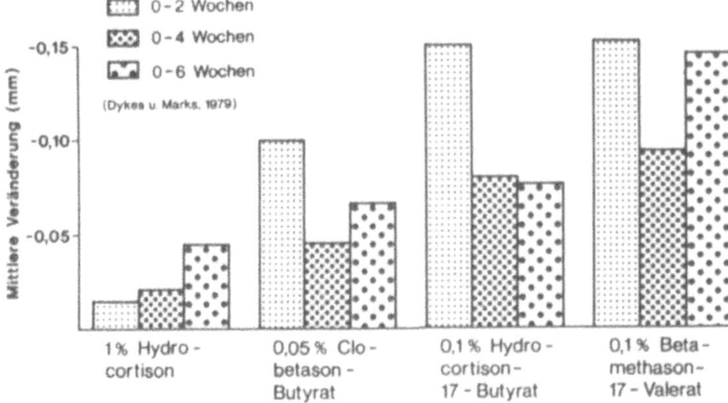

Abb. 2. Hautdickenveränderungen (Dickenabnahme) nach topischer Glukokortikosteroid-Applikation (umgezeichnet aus Dykes und Marks 1979)

distensae (Rodermund 1975) werden zurückgeführt auf eine Separation der kollagenen Fasern (Epstein et al. 1963) und einen Verlust der elastischen Fasern (Epstein et al. 1963; Chernosky und Knox 1964). Trotz der recht großen Anzahl von Untersuchungsbefunden ist das Rätsel der steroidinduzierten Hautveränderungen aber dennoch nicht eindeutig gelöst.

2. Sehnen und Bänder

Aus einer Fülle klinischer Beobachtungen wird abgeleitet, daß eine Glukokortikosteroid-Therapie, sei sie systemisch oder lokal angewandt, zu Sehnenrupturen prädestiniert (Mohr 1987). Insbesondere wird das simultane Auftreten von Sehnenrupturen als Argument für die kortikosteroidinduzierte Schädigung herangezogen. Aus einer Literaturzusammenstellung über simultan aufgetretene bilaterale Sehnenrupturen (Abb. 3) geht jedoch hervor, daß seit der ersten Beschreibung einer bilateralen Achillessehnenruptur durch Petit (1722) solche Sehnenrupturen gehäuft auch ohne vorausgegangene Kortikosteroid-Therapie vorkommen. Dennoch scheint es wichtig, den Einfluß der Kortikosteroide auf Morphologie und Funktion von Sehnen zu untersuchen.

In eigenen, mit Volker Dürr (1980) durchgeführten Untersuchungen an Rattensehnen konnte nachgewiesen werden, daß die paratendinöse Injektion eines Kortikosteroides (Dexamethason-21-acetat) zu Veränderungen am paratendinösen Gewebe und Sehnengewebe führt. Nach mehrfachen paratendinösen Injektionen findet sich meist ein nekrotisches Peritendineum, das durch eine basophile wabige Umgestaltung auffällt (Abb. 4a). Umschriebene Sehnennekrosen mit Verlust der Tendozytenzellkerne (Abb. 4b) werden nach wiederholten Injektionen häufiger beobachtet (Abb. 5). Meist sind diese Nekrosen in den Randzonen der Sehnen oder in der Nachbarschaft der Gleitzonen des Sehnengewebes lokalisiert (Abb. 6). Das Auftreten solcher Sehnennekrosen ist aus einer Reihe experimenteller Untersuchungsbefunde bekannt, wobei insbesondere intratendinöse Injektionen sie induzieren (Tabelle 2).

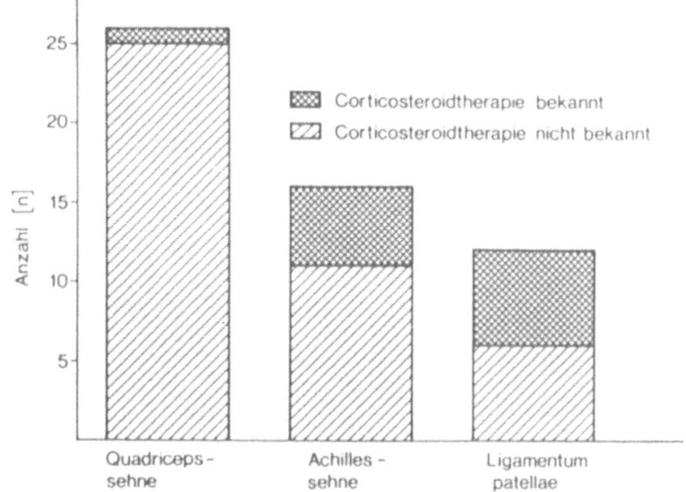

Abb. 3. Zusammenstellung von Berichten über simultane beidseitige Sehnenrupturen bei Patienten mit und ohne Glukokortikosteroidtherapie (nach Mohr 1987)

Neben den manifesten Sehnennekrosen können aber auch funktionelle Tendozytenveränderungen nachgewiesen werden. Autoradiographische Untersuchungen zeigten nach mehrfachen paratendinösen Injektionen eine Abnahme des autoradiographisch nachweisbaren intrazytoplasmatisch aufgenommenen ^{3}H-Prolins (Abb. 7). Die aus solchen Untersuchungen ablesbare Markierungsintensität über den Zellen war dabei relativ gut korreliert mit der Injektionshäufigkeit (Abb. 8). Diese Untersuchungsbefunde sind weitgehend vergleichbar mit Beobachtungen von Oikarinen und Uitto (1987), die an Sehnen von Hühnerembryonen nachwiesen, daß Dexamethason zu einem reduzierten Hydroxyprolingehalt in den wachsenden Sehnen führt (Abb. 9).

Eine Reihe von Autoren beschäftigte sich mit dem Einfluß der Kortikosteroide auf das biomechanische Verhalten von Sehnen (Tabelle 3). Von der überwiegenden Anzahl der Autoren wird berichtet, daß die Zugfestigkeit der Sehnen unverändert bleibt. Lediglich die Reißfestigkeit der Sehnen-Knochen-Insertion wird nach Oxlund (1980) herabgesetzt. Eine gesteigerte Rißbereitschaft vorgeschädigter Sehnen kann aber wohl erklärt werden durch eine mangelhafte Granulationsgewebs- bzw. Narbenbildung (vgl. Wrenn et al, 1954).

Welche morphologischen Untersuchungsbefunde an menschlichen Sehnen können diese experimentellen Beobachtungen unterstützen?

Daß paratendinöse Applikationen der Kortikosteroide auch beim Menschen zu Sehnennekrosen führen können, ist in Abb. 10 dargestellt - angrenzend an Sehnengewebe mit partiellem Verlust der Tendozytenzellkerne findet sich als Ausdruck der Ablagerung der Kortikosteroide ein teilweise wabig aufgelockertes Exsudat, aus dem die Kristalle bei der Aufarbeitung herausgelöst wurden. Diesen Folgen einer lokalen "Therapie" sind Folgen nach systemischer

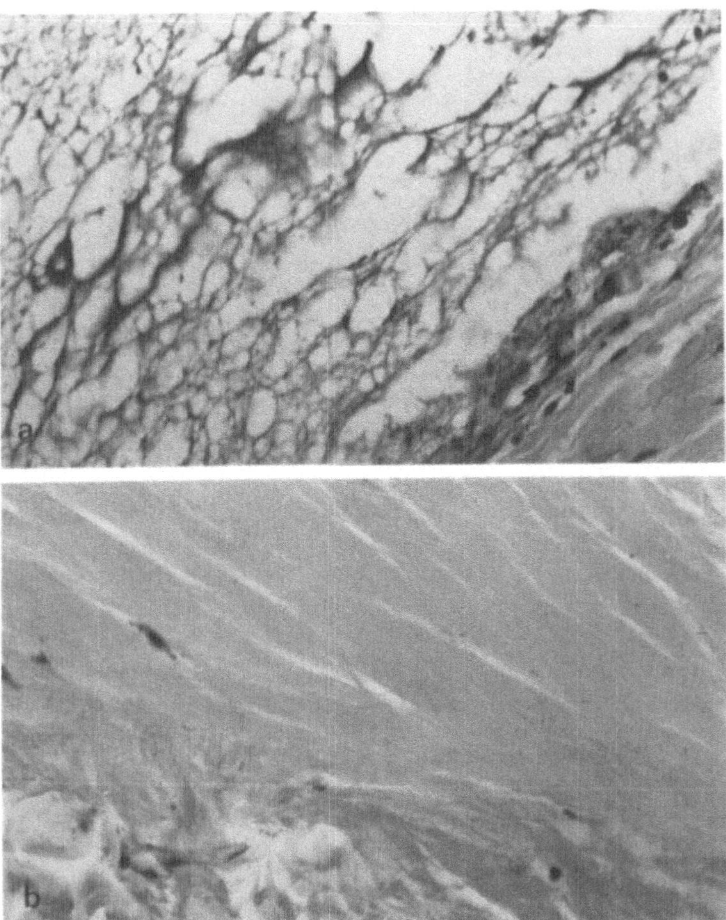

Abb. 4. Histologie von Rattensehnen nach paratendinöser Glukokortikosteroid-Injektion (Dexamethason-21-acetat). Färbung: HE, Vergrößerung: 330x. (*a*) Basophile Ablagerungen im peritendinösen Gewebe. (*b*) Umschriebene Sehnennekrose mit Verlust der Tendozytenzellkerne

Applikation gegenüberzustellen. Entsprechend den in Abb. 11 dargestellten histologischen Strukturen kann man bei Patienten nach längerer systemischer Kortikosteroid-Therapie azelluläre Sehnenbereiche sehen, in denen jedoch die Textur der kollagenen Fasern und elastischen Fasern erhalten ist.

3. Synovialmembran und periartikuläres Gewebe

Neben einer lokalen Atrophie der Haut (Cassidy und Bole 1966) nach intraartikulären Injektionen wurde in den letzten Jahren auf das Vorkommen von periartikulären Verkalkungen hingewiesen (Tabelle 4), denen wohl Nekrosen mit Hydroxylapatitablagerungen (Gerster und Fallet 1987) oder Ossifikationen zugrunde liegen. Eine passagere mikrokristalline Synovialitis kann vorkommen

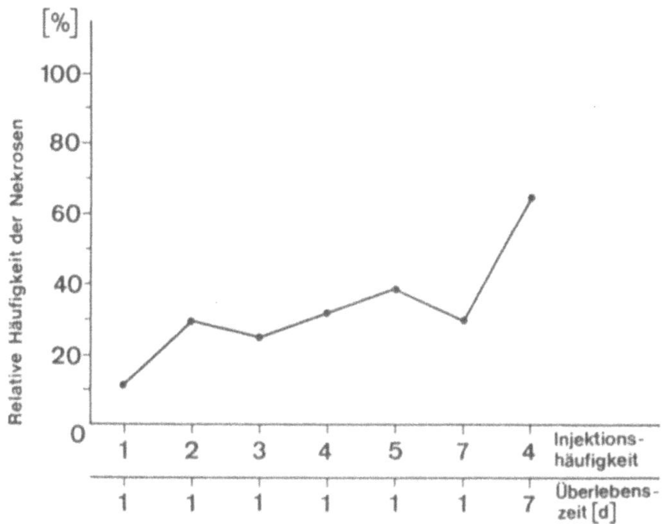

Abb. 5. Relative Häufigkeit von Sehnennekrosen nach paratendinöser Injektion von Dexamethason-21-acetat bei der Ratte in Abhängigkeit von der Injektionshäufigkeit und der Überlebenszeit der Tiere

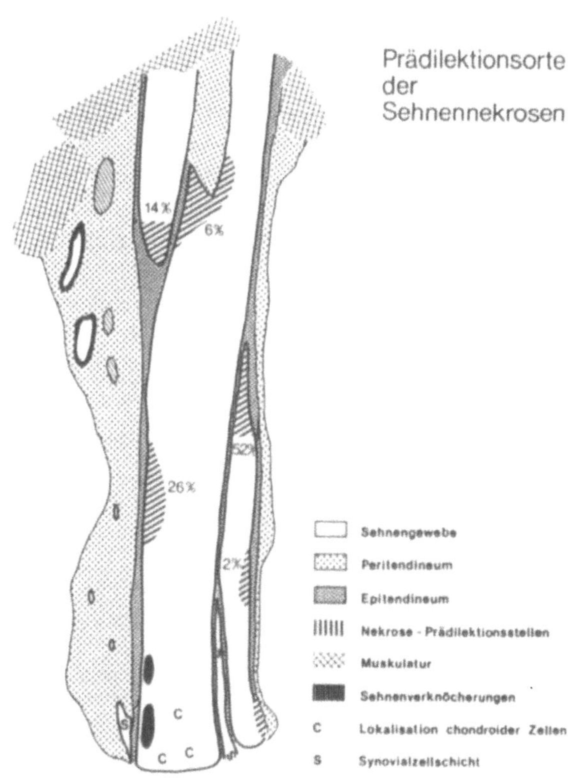

Abb. 6. Prädilektionsorte der Nekrosen der "Achillessehne" der Ratte nach paratendinöser Glukokortikosteroid-Injektion (Dexamethason-21-acetat)

Tabelle 2. Strukturelle Veränderungen an den Sehnen nach experimenteller Applikation von Glukokortikosteroiden

Substanz	Applikationsart	Spezies	Befund	Autoren
Dexamethason	paratendinös	Ratte	Nekrosen	Dürr, 1980
Methylprednisolon	intratendinös	Kaninchen	Nekrosen	Krahl u. Langhoff, 1971
Hydrocortison	intratendinös	Kaninchen	Nekrosen	Balasubramaniam u. Prathap, 1972
Betamethason	intratendinös	Kaninchen	Nekrosen	Ferland u. Uhthoff, 1972
"Steroid"	intratendinös	Kaninchen	Nekrosen	Unverfehrt u. Olix, 1973
Methylprednisolon	intratendinös	Affe	Nekrosen	Noyes et al., 1975

Tabelle 3. Biomechanisches Verhalten von Sehnen nach Glukokortikosteroid-Applikation

Substanz	Applikations-art	Spezies	Befund (Zugfestig-keit)	Autoren
Betamethason	intra-tendinös	Ratte	unverändert	Plotkin et al., 1976
Cortisol	peri-tendinös	Ratte	gesteigert	Oxlund, 1980
"Steroid"	intra-tendinös	Kaninchen	reduziert	Unverfehrt u. Olix, 1973
Betamethason	intra-tendinös	Kaninchen	unverändert	Mackie et al., 1974
Methyl-prednisolon	intra-tendinös	Kaninchen	unverändert	Phelps et al., 1974
Methyl-prednisolon	intra-tendinös	Kaninchen	unverändert	Matthews et al., 1975
Methyl-prenisolon	intra-tendinös	Affe	reduziert	Noyes et al., 1975
Methyl-prednisolon	intra-artikulär	Affe	reduziert (nach 15 Wochen)	Noyes et al., 1977
Cortison	i.m. nach Sehnendurch-trennung	Hund	reduziert ("geheilte" Sehne)	Wrenn et al., 1954

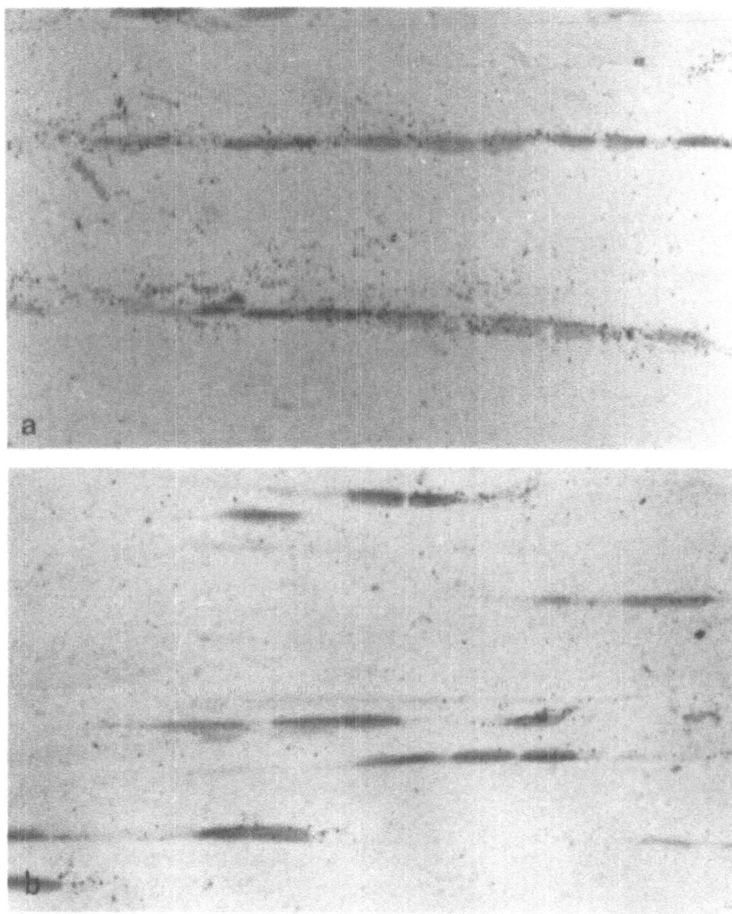

Abb. 7. Autoradiographische Darstellung der ^{3}H-Prolin-Markierung von Tendozyten. Färbung: Hämatoxylin (Autoradiographie), Vergrößerung: 300 x. (*a*) Normale Sehne mit starker Markierung; (*b*) Sehne nach 5 x Glukokortikosteroid-Applikation (Dexamethason-21-acetat): Starke Reduktion der Silberkörner über den Tendozytenzellkernen bzw. dem angrenzenden Sehnengewebe

(Tabelle 4). Eine große Anzahl von Untersuchungsbefunden spricht darüber hinaus dafür, daß Knorpelschädigungen auftreten können (Tabelle 4), denen evtl. eine gesteigerte Knorpelverkalkung zugrunde liegt (Ohira und Ishikawa 1986). Bemerkt sei jedoch, daß aus den Untersuchungsbefunden von Gibson et al. (1977) an Affen abgelesen wird, daß Kortikosteroide nicht unbedingt zu Knorpelschädigungen führen müssen. Ob Kortikosteroide an der Genese der Kalziumpyrophosphat-Arthropathie beteiligt sind, ist unklar - die von Operateuren häufig beobachteten intraartikulären kristallinen Ablagerungen nach Kortikosteroid-Therapie stellen zwar meist Pyrophosphatablagerungen dar - die Beziehung allerdings ist nicht abgeklärt.

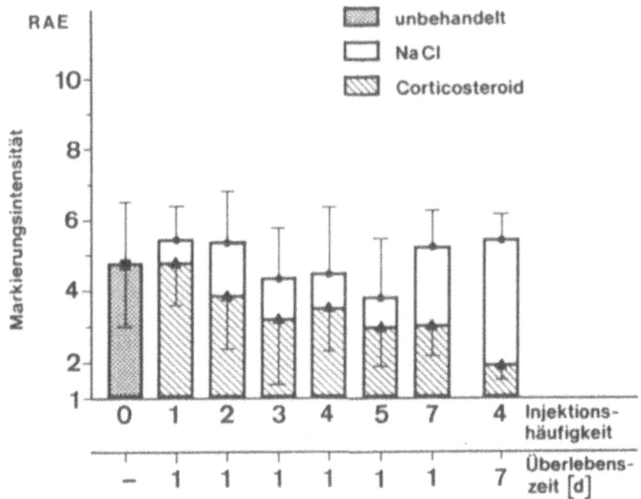

Abb. 8. Semiquantitative ^{3}H-Prolin-Markierungsintensität der Sehnen nach paratendinöser Injektion von physiologischer Kochsalzlösung und Dexamethason-21-acetat in Abhängigkeit von der Injektionshäufigkeit und der Überlebenszeit der Tiere (*RAE* = relative Arbeitseinheiten)

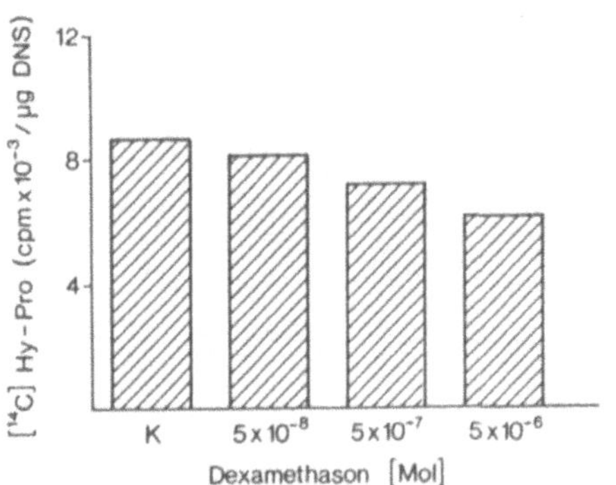

Abb. 9. Veränderung der Hydroxyprolin-Aufnahme in Hühnerembryonensehnen unter dem Einfluß von Dexamethason (umgezeichnet aus Oikarinen und Uitto 1987)

Man darf zusammenfassen: die kortikosteroidinduzierten Hautveränderungen sind zwar gut untersucht, die Pathogenese aber dennoch nicht eindeutig abgeklärt. Umschriebene Sehnennekrosen können die Folge paratendinöser oder intratendinöser Kortikosteroid-Injektionen sein, eine herabgesetzte Narbenbildung in vorgeschädigten Sehnen kann wahrscheinlich deren Reißbereitschaft fördern. Nach intraartikulären Injektionen ist mit dem Auftreten von Knorpelschädigungen zu rechnen.

Literatur

Balasubramanian P, Prathap K (1972) The effect of injection of hydrocortisone into rabbit calcaneal tendons. J Bone Joint Surg [Br] 54:729-734

Behrens F, Shepard N, Mitchell N (1975) Alteration of rabbit articular cartilage by intra-articular injections of glucocorticoids. J Bone Joint Surg [Am] 57:70-76

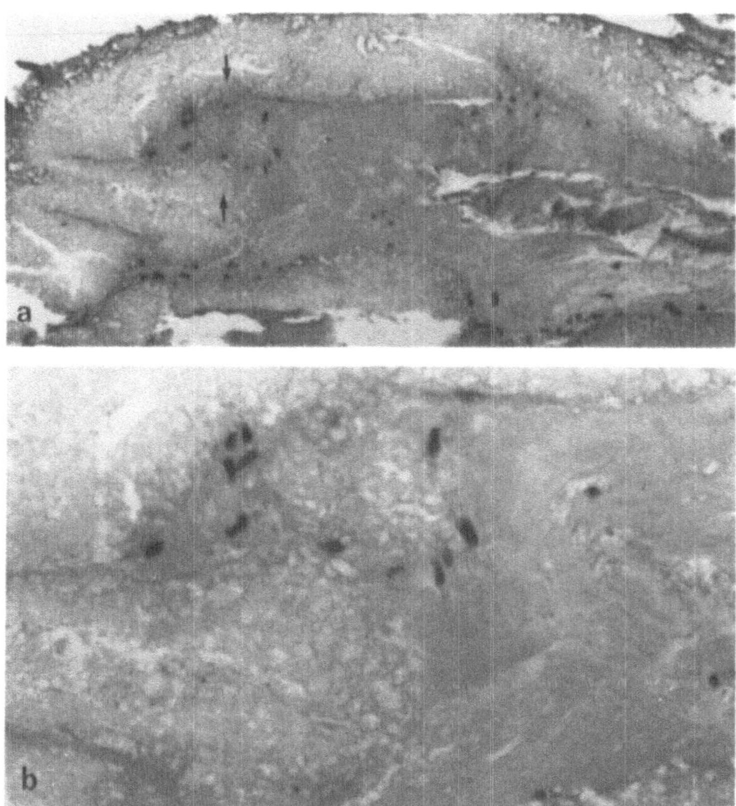

Abb. 10. Sehnennekrosen bei einem Patienten nach paraartikulärer Glukokortikosteroid-Injektion. Färbung: HE. (*a*) Partiell nekrotisches Sehnengewebe von "wabig" gestaltetem Exsudat umgeben. Vergrößerung: 85 x. (*b*) Stärkere Vergrößerung der in a durch Pfeile markierten Region. Vergrößerung: 220 x

Tabelle 4. Gelenkveränderungen nach intraartikulärer Glukokortikosteroid-Injektion

Periartikuläre Verkalkung	"Kristall"-Synovialitis	Knorpelschädigung	Kalzium-pyrophosphat-Arthropathie?
1, 2, 3, 4, 5	6	ja: 7, 8, 9, 10, 11, 12, 13 nein: 14	

1. McCarty, 1972
2. Jalava et al., 1980
3. Dalinka et al., 1984
4. Gilsanz u. Bernstein, 1984
5. Gerster u. Fallet, 1987
6. McCarty u. Hogan, 1964
7. Bentley u. Goodfellow, 1969
8. Mankin u. Conger, 1966 [E]
9. Salter et al. 1967 [E]
10. Behrens et al., 1975 [E]
11. Kalbhen, 1982 [E]
12. Sedgwick et al., 1984 [E]
13. Rusanen et al., 1986 [E]
14. Gibson et al., 1977 [E]

[E = experimentell]

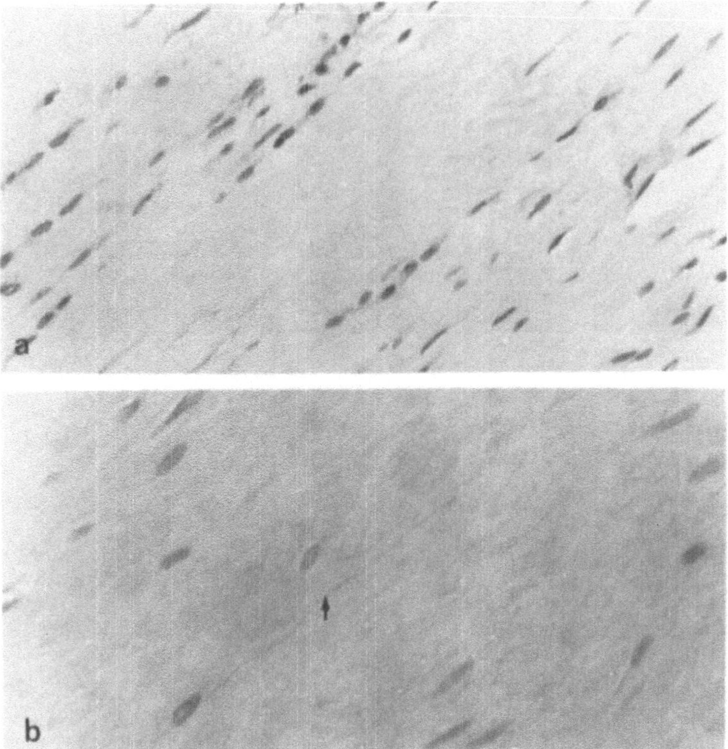

Abb. 11. Achillessehne eines Patienten mit "Kortikosteroid-Abusus". (*a*) Umschriebene azelluläre Zone umgeben von hyperzellulärem Sehnengewebe. Färbung: HE, Vergrößerung: 220 x. (*b*) Erhaltene elastische Faser (*Pfeil*) im partiell nekrotischen Sehnengewebe. Färbung: Resorcin-Fuchsin nach Weigert, Vergrößerung: 350 x

Bentley G, Goodfellow JW (1969) Disorganisation of the knees following intraarticular hydrocortisone injections. J Bone Joint Surg [Br] 51: 498-502

Boorth BA, Tan EML, Oikarinen A, Uitto J (1982) Steroid-induced dermal atrophy. Effects of glucosteroids on collagen metabolism in human skin fibroblast cultures. Int J Dermatol 21:333-337

Cassidy JT, Bole GG (1966) Cutaneous atrophy secondary to intra-articular corticosteroid administration. Ann Intern Med 65:1008-1018

Chernosky ME, Knox JM (1964) Atrophic striae after occlusive corticosteroid therapy. Arch Dermatol 90:15-19

Dalinka MK, Stewart V, Bomalaski JS, Halpern M, Kricun ME (1984) Periarticular calcifications in association with intra-articular corticosteroid injections. Radiology 153:615-618

Dürr V (1980) Lokale und systemische Folgen der paratendinösen Corticosteroid-Injektion bei der Ratte. Med Diss, Universität Ulm

Dykes PJ, Marks R (1979) An appraisal of the methods used in the assessment of atrophy from topical corticosteroids. Br J Dermatol 101:599-609

Epstein NN, Epstein WL, Epstein JH (1963) Atrophic striae in patients with inguinal intertrigo. Arch Dermatol 87:450-457

Ferland M-A, Uhthoff HK (1972) Nécrose localisée due à une injection intratendineuse de gluco-corticoïde: étude expérimentale comparative. Union Med Can 10:1768-1771

Furcht LT, Mosher DF, Wendelschafter-Crabb G, Foidart J-M (1979) Reversal by glucocorticoid hormones of the loss of a fibronectin and procollagen matrix around transformed human cells. Cancer Res 39:2077-2083

Gerster J-C, Fallet GH (1987) Periarticular hand hydroxyapatite deposition after corticosteroid injections. J Rheumatol 14:1156-1159

Gibson T, Burry HC, Poswillo D, Glass J (1977) Effect of intra-articular corticosteroid injections on primate cartilage. Ann Rheum Dis 36:74-79

Gilsanz V, Bernstein BH (1984) Joint calcification following intra-articular corticosteroid therapy. Radiology 151:647-649

Jalava S, Haapasaari J, Isomäki H (1980) Periarticular calcification after intra-articular triamcinolone hexacetonide. Scand J Rheumatol 9:190-192

Jones EW (1976) Steroid atrophy - a histological appraisal. Dermatologica (Suppl 1) 152:107-115

Kalbhen DA (1982) Arthrosis deformans. Experimentell-pharmakologische Studien und ihre klinische Bedeutung. Eular, Basel

Krahl H, Langhoff J (1971) Degenerative Sehnenveränderungen nach lokaler Kortikoidanwendung. Z Orthop 109:501-511

Lehmann P, Zheng P, Lavker RM, Klingman AM (1983) Corticosteroid atrophy in human skin. A study by light, scanning and transmission electron microscopy. J Invest Dermatol 81:169-176

Mackie JW, Goldin B, Foss ML, Cockrell JL (1974) Mechanical properties of rabbit tendons after repeated anti-inflammatory steroid injections. Med Sci Sports 6:198-202

Mankin HJ, Conger KA (1966) The acute effects of intra-articular hydrocortisone on articular cartilage in rabbits. J Bone Joint Surg [Am] 48:1383-1388

Matthews LS, Sonstegard DA, Phelps DB (1975) A biomechanical study of rabbit patellar tendon: Effects of steroid injection. J Sports Med 2:349-357

McCarty DJ (1972) Treatment of rheumatoid joint inflammation with triamcinolone hexacetonide. Arthritis Rheum 15:157-173

McCarty DJ, Hogan JM (1964) Imflammatory reaction after intrasynovial injection of microcrystalline adrenocorticosteroid esters. Arthritis Rheum 7:359-367

Mecham RP, Lange G, Madaras J, Starcher B (1981) Elastin synthesis by ligamentum nuchae fibroblasts: Effects of culture conditions and extracellular matrix on elastin production. J Cell Biol 90:332-338

Mohr W (1987) Pathologie des Bandapparates. Sehnen, Sehnenscheiden, Faszien, Schleimbeutel. In: Doerr W, Seifert G (Hrsg) Spezielle pathologische Anatomie, Band 19. Springer, Berlin Heidelberg New York

Myers SL (1985) Suppression of hyaluronic acid synthesis in synovial organ cultures by corticosteroid suspensions. Arthritis Rheum 28:1275-1282

Noyes FR, Nussbaum NS, Torvik PJ, Cooper S (1975) Biomechanical and ultrastructural changes in ligaments and tendons after local corticosteroid injections. J Bone Joint Surg [Am] 57:876 (abstr)

Noyes FR, Grood ES, Nussbaum NS, Cooper SM (1977) Effect of intra-articular corticosteroids on ligament properties. A biomechanical and histological study in rhesus knees. Clin Orthop 123:197-209

Ohira T, Ishikawa K (1986) Hydroxyapatite deposition in articular cartilage by intra-articular injections of methylprednisolone. J Bone Joint Surg [Am] 68:509-520

Oikarinen AI, Uitto J (1987) Molecular mechanisms of glucocorticoid action on connective tissue metabolism. In: Uitto J, Perejda AJ (eds) Connective tissue disease. Molecular pathology of the extracellular matrix. Decker, New York Basel, pp 385-397

Oikarinen A, Peltonen L, Hintakka J, Foidart JM, Kiistalc U (1983) A local potent glucocorticosteroid decreases the induction of galactosylhydroxylysyl glucosyltransferase in suction blisters but has no effect on basement membrane structure. Br J Dermatol 108:171-178

Oxlund H (1980) The influence of a local injection of cortisol on the mechanical properties of tendons and ligaments and the indirect effect on skin. Acta Orthop Scand 51:231-238

Petit M (1772) Sur la rupture des tendons qui s'inserent au talon, que l'on nomme tendons d'Achille. Hist L'Acad Roy Sciences (Paris), Memoires de mathematique et du physique tire's des registres de l'Académie Royales des Sciences, S 51-56

Phelps D, Sonstegard DA, Matthews LS (1974) Corticosteroid injection effects on the biomechanical properties of rabbit patellar tendons. Clin Orthop 100:345-348

Pinnell SR (1982) Regulation of collagen synthesis. J Invest Dermatol (Suppl 1) 79:S73-S76

Plotkin MB, Foss ML, Goldin B, Ellis DG (1976) Dose-response effects of anti-inflammatory steroid injections on mechanical properties of rat tail tendons. Med Sci Sports 8:230-234

Ponec M, Kempenaar JA, Van der Meulen-Van Harskamp GA, Bachra BN (1979) Effects of glucocorticosteroids on cultural human skin fibroblasts. - IV. Specific decrease in the synthesis of collagen but no effect on its hydroxylation. Biochem Pharmacol 28:2777-2783

Rodermund O-E (1975) Wirkung und Nebenwirkungen von lokal applizierten Kortikosteroiden. Fortschr Med 93:1600-1606

Rokowski RJ, Sheehy J, Cutroneo KR (1981) Glucocorticoid-mediated selective reduction of functioning collagen messenger ribonucleic acid. Arch Biochem Biophys 210:74-81

Rusanen M, Grönblad M, Korkala O (1986) Scanning electron microscopical study of the effects of crystalloid and water-soluble glucocorticoids on articular cartilage. Scand J Rheumatol 15:47-51

Saarni H, Hopsu-Havn VK (1978) The decrease of hyaluronate synthesis by anti-inflammatory steroids in vitro. Br J Dermatol 98:445-449

Saarni T, Tammi M, Doherty NS (1978) Decreased hyaluronic acid synthesis, a sensitive indicator of cortisol action on fibroblasts. J Pharm Pharmacol 30:200-201

Salter RB, Gross A, Hall H (1967) Hydrocortisone arthropathy - an experimental investigation. Can Med Ass J 97:374-377

Schuller PD, Freedman HL, Lewis DW (1973) Periodontal status of renal transplant patients receiving immunosuppressive therapy. J Peridontol 44: 167-170

Sedgwick AD, Sin YM, Moore AR, Edwards JCW, Willoughby DA (1984) Effects of local administration of hydrocortisone on cartilage degradation in vivo. Ann Rheum Dis 43:418-420

Stevanović DV (1972) Corticosteroid-induced atrophy of the skin with telangiectasia. A clinical and experimental study. Br J Dermatol 87: 548-556

Unverferth LJ, Olix ML (1973) The effect of local steroid injections on tendons. J Bone Joint Surg [Am] 55:1315 (abstr)

Verbruggen LA, Salomon DS, Greene RM (1981) Inhibition of collagen and sulfated glycosaminoglycan synthesis in neonatal mouse dermal fibroblasts by corticosterone. Biochem Pharmacol 30:3285-3289

Wrenn RN, Goldner JL, Markee JL (1954) An experimental study of the effect of cortisone on the healing process and tensile strength of tendons. J Bone Joint Surg [Am] 36:588-601

Osteopenie bei chronischer Polyarthritis in Abhängigkeit der Steroidtherapie

R. Dreher[1], P. Link[2], G. Lingg[1], A. Schulz[3]

[1]Klinik für Rheumakranke, Dr.-Alfons-Gamp-Str. 1, 6550 Bad Kreuznach, FRG
[2]Zentrales Röntgeninstitut der Rheumakliniken, 6550 Bad Kreuznach, FRG
[3]Pathologisches Institut, Universität Gießen, 6300 Gießen, FRG

Die Osteoporose spielt bei der Entstehung und im Verlauf der chronischen Polyarthritis wie folgt eine mehrfach wichtige Rolle:

1. Die generalisierte Osteoporose kommt wie die chronische Polyarthritis vorwiegend bei Frauen in der Prä-, Peri- und Postmenopause vor.
2. Die entzündliche Gelenkdestruktion der chronischen Polyarthritis startet mit einer periartikulären lokalen Osteopenie mit vermehrter Knochenumbauaktivität, entsprechend dem radiologischen Stadium I nach Larson (Abb. 1a).
3. Die Osteoporose kompliziert die rheumachirurgische Versorgung der chronischen Polyarthritis, insbesondere im Zusammenhang mit gelenkersetzenden Operationen.
4. Die generalisierte Osteoporose wird als Zweiterkrankung bei systemischer Langzeitsteroid-Therapie der chronischen Polyarthritis diskutiert (Abb. 1b).

Ziel unserer Untersuchungen war es, bei Patienten mit chronischer Polyarthritis und radiologischem Verdacht bzw. Nachweis einer Osteoporose der LWS dieselbe an Beckenkammstanzbiopsien nach histopathogenetischen Kriterien zu typisieren, um pathogeneseorientiert mit der medikamentösen Therapie entweder den Knochenanbau stimulieren bzw. den Knochenabbau hemmen zu können. Andererseits sollte durch histologische Kriterien eine laufende medikamentöse antiporotische Therapie kontrolliert werden.

Unsere histologischen Untersuchungen unterscheiden sich somit prinzipiell von der globalen Mineralsalzbestimmung des Knochens durch Photonenabsorption sowie von jenen Studien, welche über im Blut zirkulierende sog. Knochenmarker auf die einer bestimmten Osteopenieform zugrundeliegende Pathogenese nicht sicher zurückschließen können.

H.-G. Willert F. H. W. Heuck (Hrsg.)
Neuere Ergebnisse in der Osteologie

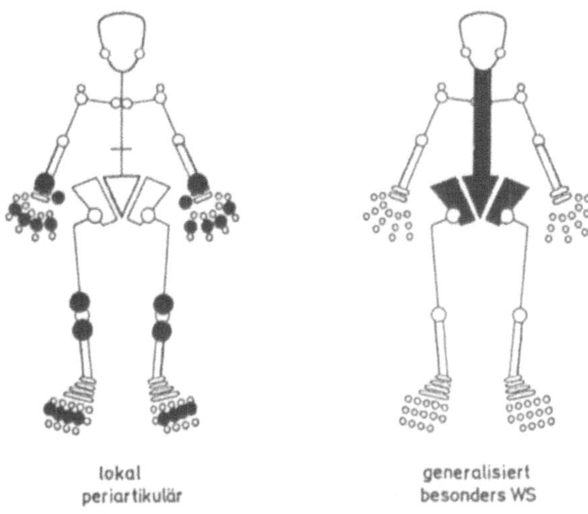

Abb. 1a *Abb. 1b*

Material und Methode

Patienten

Bei insgesamt 73 Patienten (60 Frauen, 13 Männer, Durchschnittsalter 67,7 ± 7 Jahre) mit gesicherter chronischer Polyarthritis (cP im Funktionsstadium II = 65 Patienten, cP im Funktionsstadium III = 7 Patienten, cP im Funktionsstadium IV = 1 Patient) und 31 Patienten mit nicht entzündlichen Gelenk- oder Wirbelsäulenerkrankungen (29 Frauen, 2 Männer, Durchschnittsalter 67,9 ± 4 Jahre) wurden Knochenbiopsien aus dem Beckenkamm entnommen. Alle untersuchten Patienten wiesen im Bereich der Lendenwirbelsäule radiologisch einen Verdacht auf Osteoporose auf oder zeigten sichere Zeichen einer Osteoporose.

Beckenkammbiopsie

Gewinnung eines Knochenzylinders aus der Spina iliaca anterior superior einer Seite mit einer 4 inch Jamshidi-Punktionskanüle in Lokalanästhesie.

Histologie

Herstellung und Beurteilung der Knochenhistologie durch Prof. Dr. A. Schulz, Direktor des Pathologischen Instituts der Justus-Liebig-Universität Gießen. Am Schnittpräparat des unentkalkten Knochens wurde die Knochenmasse und die Knochenumbauaktivität beurteilt sowie die Myelopoese innerhalb der Markräume beschrieben.

Entsprechend der histologischen Befundung und Beurteilung im schriftlichen Befundbericht wurden unsererseits die Veränderungen des Knochengewebes wie folgt klassifiziert:

1. Nicht auswertbare Knochenbiopsien
2. Normalbefunde
3. Osteopenie bei vermehrter Knochenresorption
4. Osteopenie bei Osteoidose der endostalen Oberflächen
5. Osteopenie, normale oder vermehrte Knochenmasse bei vermehrter Knochenumbauaktivität
6. Osteopenie bei verminderter Knochenumbauaktivität.

Da das Ausmaß der Knochenveränderungen nur semiquantitativ beurteilt wurde (normal/geringgradig/mittelgradig/deutlich) und die Ergebnisse einer quantitativen Bildanalyse der Knochenschnitte derzeit noch nicht vorliegen, haben wir bewußt bei der Klassifikation 5 und 6 auf die Definition "high-turnover"- oder "low-turnover-Osteoporose" verzichtet.

Laborwerte

Es erfolgten ausgedehnte Laborwertkontrollen zur Bestimmung der humoralen Entzündungsaktivität, der Leber- und Nierenfunktion, des hämatologischen Status sowie des Immunstatus.
Als Knochenstoffwechselparameter wurden Parathormon (RIA-Methode zur Bestimmung des mittelregionalen Teils), Osteocalcin (RIA-Methode) und Vitamin D_3 (Hydroxycalciferol) bestimmt. Im Rahmen der vorliegenden Arbeit wird hierüber jedoch nicht berichtet.

Röntgenbefunde

An der Lendenwirbelsäule wurden radiologisch folgende Befunde im Zusammenhang mit der Frage nach Osteoporose beschrieben: Kein Hinweis für Osteoporose, diffuse Demineralisation, Ballonierung von Grund- und Deckplatten der Wirbelkörper, Wirbelkörperfrakturen.

Medikamentöse Therapie

Als niedrigdosierte Langzeitsteroidtherapie definieren wir eine noch laufende Steroidmedikation von 5-10 mg Prednisolon/die bei einer bisherigen Therapiedauer von mindestens 2 Jahren.

Die aktuelle Osteoporosetherapie wird in folgende Therapieformen unterteilt: Natriumfluoridmonotherapie (Ossin), kombinierte Calcium- und Natriumfluoridtherapie (Tridin), Vitamin D_3-Therapie und Hormonpräparate.

Ergebnisse

1. Histomorphologische Klassifikation der Knochenveränderungen in Beckenkammbiopsien von Patienten mit chronischer Polyarthritis (Tabelle 1).

2. Histomorphologische Klassifikation der Knochenveränderungen in Beckenkammbiopsien von Patienten mit nicht entzündlichen Gelenk- oder Wirbelsäulenerkrankungen (Tabelle 2).

3. Radiologische Befunde an der Lendenwirbelsäule in Abhängigkeit der histomorphologischen Klassifikation der Beckenkammbiopsie bei Patienten mit chronischer Polyarthritis (Tabelle 3).

Bei den cP-Patienten mit histologisch gesteigerter Knochenumbauaktivität (n=23) werden radiologisch in 12/23 Fällen eine

Tabelle 1

Histomorphologische Klassifikation des Knochengewebes	Anzahl der cP-Patienten (n=73)
Gesteigerte Knochenumbauaktivität bei:	
Normaler Knochenmasse	3
vermehrter Knochenmasse	2
verminderter Knochenmasse	18
Osteopenie bei verminderter Knochenumbauaktivität	22
Osteopenie bei endostaler Oberflächenosteoidose	12
Osteopenie bei gesteigerter Resorption	5
Normalbefund	2
nicht auswertbar (technisch unzureichende Biopsie)	9

Tabelle 2

Histomorphologische Klassifikation des Knochengewebes	Anzahl der non-cP-Patienten (n=31)
Gesteigerte Knochenumbauaktivität bei verminderter Knochenmasse	3
Osteopenie bei verminderter Knochenumbauaktivität	19
Osteopenie bei endostaler Oberflächenosteoidose	7
Normalbefund	2

Tabelle 3. Häufigkeit von Wirbelkörperfrakturen der LWS in Abhängigkeit des histologischen Befundes der Beckenkammbiopsie bei Patienten mit chronischer Polyarthritis

Histomorphologische Klassifikation des Knochengewebes	Anzahl der Patienten mit LWK-Frakturen	
Gesteigerte Knochenumbauaktivität (n=23)	12/23	(52,2%)
Osteopenie ver verminderter Knochenumbauaktivität (n=22)	11/22	(50,0%)
Osteopenie bei endostaler Oberflächenosteoidose (n=12)	8/12	(66,7%)
Osteopenie bei vermehrter Knochenresorption (n=5)	1/5	(20,0%)

diffuse Demineralisation, in 2/23 Fällen eine Ballonierung von Grund- und Deckplatten und in 12/23 Fällen Frakturen von Lendenwirbelkörpern beschrieben.

Patienten mit dem histologischen Befund einer Osteopenie mit verminderter Knochenumbauaktivität (n=22) weisen in 15/22 Fällen eine diffuse Demineralisation, in 3/22 Fällen eine Ballonierung von Grund- und Deckplatten und in 11/22 Fällen Wirbelkörperfrakturen auf.

Bei der histologischen Diagnose Osteopenie bei Oberflächenosteoidose des Beckenkammknochens (n=12) liegen in 5/12 Fällen eine diffuse Demineralisation, in einem Fall eine Ballonierung der Grund- und Deckplatten und in 8/12 Fällen Wirbelkörperfrakturen vor.

Bei den 5 Fällen von Osteopenie bei vermehrter Knochenresorption wird in je einem Fall eine diffuse Demineralisation bzw. Frakturen und in 2/5 Fällen Ballonierungen von Grund- und Deckplatten beschrieben.

3.1. Radiologische Veränderungen an der LWS bei cP-Patienten mit/ohne Langzeitsteroidtherapie (LZST) (Tabelle 4).

Tabelle 4

	Radiologische Osteoporosezeichen (LWK)		
	Demineralisation	Ballonierung	Frakturen
cP-Pat. mit LZST (n=47)	25/47 (53,2%)	6/47 (12,8%)	24/47 (51,1%)
cP-Pat. ohne LZST (n=17)	12/17 (70,6%)	3/17 (17,6%)	9/17 (52,9%)

Von 47 cP-Patienten mit LZST zeigen 25 Patienten eine diffuse Demineralisation der LWS, 6 Patienten weisen Ballonierungen der Grund- und Deckplatten auf, bei 24 Patienten kommen Frakturen vor. In 3 Fällen ist der radiologische LWS-Befund unauffällig, weitere 3 Fälle zeigen eine verwaschene Spongiosastruktur wie bei Osteomalazie.

Bei den cP-Patienten ohne LZST (n=17) zeigen sich bei 9 Fällen Frakturen, in 3 Fällen erscheinen die Grund- und Deckplatten der Lendenwirbelkörper balloniert und bei 12 Patienten wird eine diffuse Demineralisation beschrieben. 2 Fälle zeigen einen radiologischen Normalbefund der LWS.

4. Histomorphologische Klassifikation des Knochenbiopsiegewebes und medikamentöse Therapie der cP-Patienten (Tabelle 5-7).

Zusammenfassung der Hauptbefunde

Falls die beschriebenen Veränderungen am Knochen des Beckenkamms für die Wirbelkörper der LWS repräsentativ sind, scheinen uns folgende Befunde wichtig:

Tabelle 5. Medikamentöse Therapie bei cP-Patienten mit gesteigerter Knochenumbauaktivität (n=23, 19 Frauen, 4 Männer, Durchschnittsalter 68,2 ± 8,9 Jahre, cP-Funktionsstadium II = 70%, cP-Funktionsstadium III = 30%)

Langzeit-steroidtherapie	47,8%	Na-Fluorid	1/23 (4,5%)
Kurzzeit-steroidtherapie	8,7%	Ca + NaF	6/23 (26,1%)
Sporadische Steroide	8,7%	Vitamin D_3	2/23 (9,0%)
O-Steroide	34,8%	Östrogene	0
		Calcitonin	0

Tabelle 6. Medikamentöse Therapie bei cP-Patienten mit endostaler Oberflächenosteoidose (n = 12 Frauen, Durchschnittsalter 67,7 ± 4,2 Jahre, cP-Funktionsstadium II = 41,7%, cP-Funktionsstadium, III = 50%, cP-Funktionsstadium IV = 8,3%)

Langzeit-steroidtherapie	75%	Na-Fluorid	3/12 (25,0%)
Kurzzeit-steroidtherapie	8,3%	Na + NaF	4/12 (33,4%)
Sporadische Steroide	0	Vitamin D_3	1/12 (8,3%)
O-Steroide	16,7%	Östrogene	1/12 (8,3%)
		Calcitonin	0

Tabelle 7. Medikamentöse Therapie bei cP-Patienten mit Osteopenie bei verminderter Knochenumbauaktivität (n = 22, 18 Frauen, 4 Männer, Durchschnittsalter 66,3 ± 8,6 Jahre, cP-Funktionsstadium II = 68,1%, cP-Funktionsstadium III = 27,4%, cP-Funktionsstadium IV = 4,5%)

Langzeit-steroidtherapie	40,8%	Na-Fluorid	0
Kurzzeit-steroidtherapie	4,4%	Ca + NaF	4/22 (18,2%)
Sporadische Steroide	18,2%	Vitamin D_3	0
O-Steroide	36,6%	Östrogene	0
		Calcitonin	0

1. Eine histologisch gesicherte Osteopenie mit vermehrter Knochenumbauaktivität kommt bei der chronischen Polyarthritis 2,5mal häufiger vor als bei degenerativen Gelenk- und Wirbelsäulenerkrankungen (3/31).
2. Bei chronischer Polyarthritis mit pathologischem Beckenkammbiopsiebefund besteht unabhängig vom histologischen Typ der Osteopenie eine Frakturhäufigkeit der LWS von 50-56%.
3. Wirbelkörperfrakturen im Bereich der LWS kommen bei chronischer Polyarthritis mit niedrigdosierter Langzeitsteroid-

therapie in 51% (24/47) und ohne Langzeitsteroidtherapie in 53% (9/17) vergleichbar häufig vor.

4. In den Knochenbiopsien bei chronischer Polyarthritis unter niedrigdosierter Langzeitsteroidtherapie wird eine vermehrte (47,8%) bzw. eine verminderte (40,8%) Knochenumbauaktivität in vergleichbarer Häufigkeit beobachtet.
5. In den Knochenbiopsien bei chronischer Polyarthritis ohne Steroidtherapie wird in vergleichbarer Häufigkeit eine vermehrte (34,8%) bzw. eine verminderte (36,6%) Knochenumbauaktivität nachgewiesen.
6. Signifikante und spezifische Veränderungen im Sinne einer sog. Steroidosteoporose lassen sich an unseren Patienten mit chronischer Polyarthritis unter niedrigdosierter Langzeitsteroidtherapie entsprechend den Befunden 3 bis 5 nicht nachweisen.

(Literatur beim Verfasser)

Aseptische Knochennekrosen bei Nierentransplantierten unter Kortikosteroidlangzeittherapie

H. V. Henning, E. A. Rodilla Sala

Abteilung für Nephrologie und Rheumatologie,
Medizinische Universitätsklinik, Robert-Koch-Str. 40,
3400 Göttingen, FRG

Summary

Aseptic bone necrosis, especially osteonecrosis of the femur head, is one of the most disabling complications in patients under long-term corticosteroid therapy after renal transplantation and is an obstacle to rehabilitation. The incidence of aseptic osteonecroses after transplantation is in a high degree variable and its sporadic nature is poorly understood. Aseptic bone necrosis seems clearly related to steroid therapy as its incidence drops with the use of new immunosuppressants such as cyclosporin A.

Restriction of joint movement and progressive pain may be present for several months before radiologic evidence of avascular necrosis appears. Several etiologic factors have been discussed, such as fat embolism in the small subchondral arteries, steroid induced osteoporosis, microfractures of the spongiosa, reduced intestinal calcium absorption with subsequent aggravation of secondary hyperparathyroidism and uremic polyneuropathy. Prophylaxis and therapy of aseptic osteonecrosis after renal transplantation remains at present unsatisfactory. We have observed aseptic osteonecrosis of the femur head occurring six to eight months after renal transplantation in seven of fifty two patients (13.4%). The treatment has been total prosthetic joint replacement in any case. It seems remarkable that five of our patients who had been subtotally parathyreoidectomized prior to transplantation did not develop aseptic osteonecrosis after transplantation.

Vorkommen und Häufigkeit

Pietrogrande und Mastromarino vermuteten 1957 erstmals einen Zusammenhang zwischen Kortikosteroid-Therapie und der Entwicklung aseptischer Knochennekrosen; die Erstbeschreibung von asep-

H.-G. Willert F. H. W. Heuck (Hrsg.)
Neuere Ergebnisse in der Osteologie

tischen Hüftkopfnekrosen bei zwei nierentransplantierten Patienten geschah 1964 durch Starzl et al. Die steroidbedingten aseptischen Knochennekrosen nach Nierentransplantation können zu sehr ernsthaften, die Rehabilitation der betroffenen Patienten schwer beeinträchtigenden Komplikationen führen. Im allgemeinen gilt, daß ohne Gabe von Kortikosteroiden keine aseptischen Knochennekrosen auftreten, in Ausnahmefällen sind Hüftkopfnekrosen bei niereninsuffizienten Kindern und Erwachsenen, die sicher keine Steroide erhalten hatten, beobachtet worden (Bailey et al. 1972; Mehls et al. 1981). Aseptische Hüftkopfnekrosen treten bei transplantierten Kindern und Erwachsenen gleich häufig auf, sie sind gleich häufig bei Empfängern von Lebendspendernieren und Leichennierentransplantaten (Ibels et al. 1978). Es besteht nach den Befunden zahlreicher Untersucher keine Beziehung zwischen der Häufigkeit aseptischer Hüftkopfnekrosen und der renalen Grundkrankheit (Ibels et al. 1978; Ritz et al. 1982). Ein Zusammenhang zwischen aseptischen Knochennekrosen und sekundärem Hyperparathyreoidismus (sHPT) wurde mehrfach postuliert, ließ sich jedoch durch die Beobachtungen anderer Autoren nicht sicher bestätigen (Chatterjee et al. 1976; Johnson et al. 1971; van Boven 1980; Ibels et al. 1978). Keine Einigkeit besteht über die klinisch sehr wichtige Frage einer Beziehung zwischen dem Auftreten aseptischer Knochennekrosen und der Steroid-Dosis, sicher ist, daß sich im Einzelfall aseptische Knochennekrosen bereits nach Gabe extrem niedriger Kortikosteroid-Dosen entwickeln können (Anderton und Helm 1982). Die Häufigkeit aseptischer Knochennekrosen nach Nierentransplantation schwankt erstaunlich; in Tabelle 1, die keinen Anspruch auf Vollständigkeit erhebt, sind

Tabelle 1. Häufigkeit aseptischer Knochennekrosen nach Nierentransplantation. Zusammenstellung nach der Literatur

Autor	Jahr	Anzahl der Transplantierten	asept. Knochennekrosen n	%
Cruess	1968	77	10	12,9
Hall	1969	120	6	5
Fisher	1971	70	1	1,4
Briggs	1972	130	11	9
Murray	1973	330	46	13,9
Griffiths	1974	255	68	28
Binswanger	1975	130	12	9,2
Pierides	1975	78	11	14
Chatterjee	1976	68	8	12
Blohme	1977	569	13	2
Christensen	1977	188	37	20
Pieper	1977	42	4	10
Levine	1977	100	16	16
Gottlieb	1978	100	14	14
Ibels	1978	194	40	21
Nielsen	1978	158	20	13
Nixon	1979	181	14	7,5
Ritz	1982	339	14	4,1
Kinnaert	1983	328	27	8
Haajanen	1984	546	29	5
Tsakiris	1985	161	38	24
Bertoli	1987	16	5	31

Angaben aus der Literatur zusammengestellt: hiernach liegt die Inzidenz aseptischer Knochennekrosen nach Nierentransplantation zwischen 1,4 und 31%.

Pathogenetische Faktoren - Steroide und Kalziumstoffwechsel

Die aseptische, avaskuläre Knochennekrose ist charakterisiert durch den Untergang aller zellulärer Elemente des Knochens: Fettzellen, Osteozyten, hämatopoietische Zellen (Vakil und Sparberg 1989). Die Pathogenese dieser Veränderungen ist letztlich nicht geklärt, als pathogenetische Faktoren werden Fettembolien in die kleinen subchondralen Arterien bei Hyperlipidämie, steroidinduzierte Osteoporose mit Mikrofrakturen der Spongiosa und functioneller Abklemmung intraossärer Arterien, verminderte intestinale Kalziumabsorption mit Aggravation eines sekundären Hyperparathyreoidismus und die urämische Polyneuropathie diskutiert (Bertoli et al. 1987; Delling et al. 1988). Möglicherweise ist die Grunderkrankung von Bedeutung, da z.B. bei rheumatoider Arthritis Osteonekrosen trotz Steroid-Langzeittherapie seltener beobachtet werden, als beim Lupus erythematodes oder nach Nierentransplantation (Kenzora und Glimcher 1985). Unter Kortikosteroidtherapie kommt es infolge Negativierung der Kalzium-Bilanz zu einer Verminderung der Skelettmasse (Osteopenie). Sowohl beim Versuchstier (Feher und Wasserman 1979), als auch beim Menschen (Hahn et al. 1981) ist die intestinale Kalziumabsorption unter Steroidtherapie vermindert, die Ausscheidung von Kalzium mit dem Urin steigt jedoch an (Hahn et al. 1981). Das vermehrt ausgeschiedene Kalzium muß aufgrund von Bilanzberechnungen dem Skelett entstammen. Die Serumkonzentrationen des immunreaktiven Parathormons (iPTH) steigen unter der Gabe von Kortikosteroiden an (Fucik et al. 1975). Ob diesem Anstieg eine Hypokalzämie bei verminderter intestinaler Kalziumabsorption oder eine direkte Einwirkung der Steroide auf die Zellen der Nebenschilddrüsen zugrunde liegt, ist nicht klar (Au 1976). Bei Kindern mit glomerulären Erkrankungen wurde unter Steroid-Therapie ein Abfall der Serumspiegel des 1.25(OH)$_2$-Vitamin D$_3$ beobachtet (Chesney et al. 1978), die Anzahl der 1.25(OH)$_2$-Vitamin D$_3$-Rezeptoren auf Knochenzellen steigt unter der Gabe von Steroiden an (Manolagas et al. 1979). Die Bedeutung dieser Auswirkungen einer Kortikosteroid-Therapie auf den aktiven Vitamin D$_3$-Metaboliten ist unklar. Insgesamt ist die normale Regulation von Knochenanbau und Knochenabbau unter der Einwirkung von Kortikosteroiden gestört: der Knochenabbau wird stimuliert, der Knochenanbau gehemmt, so daß schließlich ein Verlust an Skelettmasse (Osteopenie) resultiert. Eine Zusammenstellung der für die Entstehung aseptischer Knochennekrosen nach Nierentransplantation diskutierten ätiologischen und pathogenetischen Faktoren findet sich bei Ritz et al. (1982).

Eigene Beobachtungen

In einer Gruppe von 52, in der Zeit von April 1970 bis August 1985 nierentransplantierten Patienten, deren Geschlecht, Alter, Grundkrankheit, Krankheitsdauer und Dauer der Dialysebehandlung in Tabelle 2 zusammengestellt sind, entwickelten sich aseptische Knochennekrosen bei 7 Patienten (13,4%).

Tabelle 2. Geschlecht, Alter, renale Grundkrankheit, Krankheitsdauer, Dauer der Dialysebehandlung und Häufigkeit der subtotalen Parathyreoidektomie (PTX) bei 52 zwischen 1970 und 1985 nierentransplantierten Patienten

31 Männer Alter: 27-70 (46) Jahre	21 Frauen Alter: 21-65 (42) Jahre
chronische GN	33
chronische interstitielle Nephritis	5
chronische PN	4
Zystennieren	4
Diabetische Nephropathie	3
Maligne Nephrosklerose	2
Goodpasture-Syndrom	1
Krankheitsdauer:	2-29 (9,8) Jahre
Dauer der Dialyse-Therapie:	3-156 (30,9) Monate
PTX vor TPL:	5 Patienten, davon 1 Patientin mit primärem HPT

5 dieser 7 Patienten erlitten eine beidseitige Hüftkopfnekrose, davon 1 Patient zusätzlich eine aseptische Nekrose des rechten Sprunggelenks. Bei 1 Patienten entstand eine einseitige Hüftkopfnekrose und bei 1 Patienten nur eine aseptische Nekrose des rechten Sprunggelenks. Die aseptischen Hüftkopfnekrosen entwickelten sich durchschnittlich 7,5 Monate nach der Nierentransplantation, die aseptischen Nekrosen der Sprunggelenke sehr viel später (24 bzw. 30 Monate nach Nierentransplantation) (Tabelle 3).

Tabelle 3. Aseptische Knochennekrosen nach Nierentransplantation: Lokalisation und Zeitpunkt der Diagnose nach Transplantation bei 7 von 52 transplantierten Patienten

Patient	Lokalisation	Zeitpunkt der Diagnose (Monate nach TPL)
W.H.	Hüftkopf bds.	6
P.Z.	Hüftkopf bds.	7
G.Sch.	Hüftkopf bds.	8
B.L.	Hüftkopf bds. Sprunggelenk re.	8 30
G.Oe.	Hüftkopf bds.	8
U.B.	Hüftkopf re.	8
I.B.	Sprunggelenk re.	24

Abbildung 1 zeigt die typischen röntgenologischen Veränderungen einer ausgeprägten (rechtes Hüftgelenk) und einer beginnenden

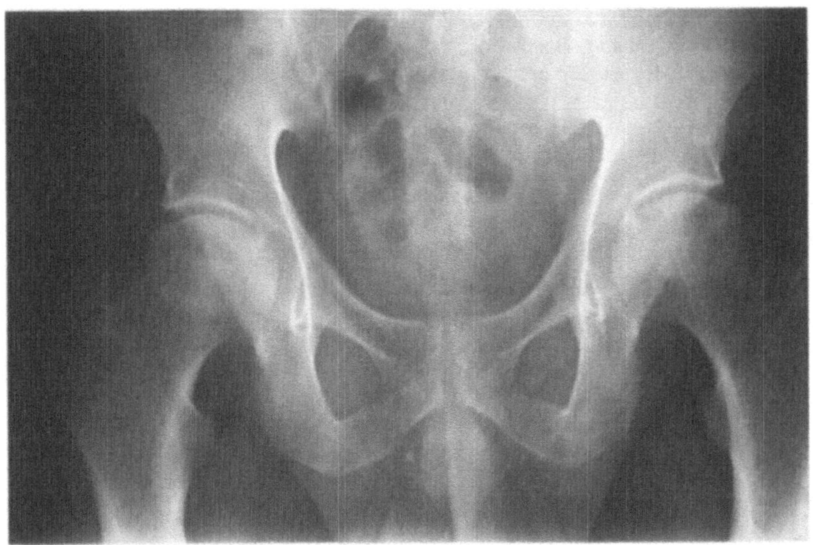

Abb. 1. Beidseitige aseptische Hüftkopfnekrose 8 Monate nach erfolgreicher Nierentransplantation. Typische schüsselförmige subchondrale Defekte des Femurkopfes, rechts ausgeprägt, links beginnend (Aufn. Prof. Dr. R. Schuster, Abt. Röntgendiagnostik II, Med. Univ.-Klinik Göttingen)

(linkes Hüftgelenk) aseptischen Hüftkopfnekrose 8 Monate nach Nierentransplantation.

Der röntgenologischen Diagnose der aseptischen Hüftkopfnekrosen gingen mehrere Monate schmerzhafter Bewegungseinschränkung der betroffenen Gelenke voraus, die Therapie bestand in jedem Falle in der totalen Hüftendoprothese. Wie Tabelle 4 zeigt, bestanden zwar bei 4 dieser 7 Patienten trotz normaler Nierenfunktion erhöhte Parathormonwerte, aber weder die laborchemischen Parameter noch die knochenhistologischen Befunde dieser Patienten wiesen ungewöhnliche Auffälligkeiten auf.

Tabelle 4. Laborparameter (Kreatinin, Kalzium, alkalische Phosphatase, immunreaktives Parathormon im Serum) und knochenhistologische Befunde bei 7 transplantierten Patienten zum Zeitpunkt des Auftretens aseptischer Knochennekrosen

Patient	Kreatinin	Kalzium	AP	iPTH	BKB
W.H.	erhöht	normal	normal	erhöht	II a
P.Z.	normal	normal	normal	-	-
G.Sch.	normal	erhöht	normal	erhöht	III b
B.L.	normal	erhöht	normal	normal	III b
G.Oe.	normal	normal	erhöht	normal	III a
U.B.	erhöht	normal	normal	erhöht	III b
I.B.	normal	normal	normal	(erhöht)	III b

Die vor der Nierentransplantation bestehende renale Osteopathie scheint in keiner sicheren Beziehung zum Auftreten aseptischer Knochennekrosen nach Transplantation zu stehen (Gottlieb et al. 1978). Im Hinblick auf die immer wieder diskutierte Frage, ob ein Zusammenhang zwischen aseptischen Knochennekrosen und dem sekundären Hyperparathyreoidismus bestehe, ist die Tatsache von Interesse, daß keiner der vor der Nierentransplantation subtotal parathyreoidektomierten Patienten nach der Transplantation eine aseptische Knochennekrose entwickelte (Tabelle 5).

Tabelle 5. Zeitpunkt der subtotalen Parathyreoidektomie (PTX) und der Nierentransplantation bei 5 Patienten, die nach der Transplantation keine aseptischen Knochennekrosen entwickelten

Patient	PTX	TPL	Aseptische Knochennekrosen
E.S. *)	6/1977	2/1985	0
B.G.	7/1974		
	5/1976	9/1982	0
	10/1977		
E.N.	8/1982	6/1984	0
G.P.	11/1977	8/1979	
		1/1980	0
G.Pi.	4/1980	2/1983	0

*) primärer HPT

Prophylaxe und Therapie

Während therapeutische Möglichkeiten zur Verhinderung einer Steroidosteoporose durchaus diskutiert werden, scheint eine wirksame Prophylaxe aseptischer Osteonekrosen nach Nierentransplantation bislang nicht durchführbar zu sein. Zur Therapie der steroidbedingten Osteopenie hat sich die wechselnde oder "schaukelnde" Kortikosteroidgabe (Verabfolgung niedriger Steroiddosen an jedem zweiten Tag) nicht bewährt (Gluck et al. 1981). Die Effektivität von Therapieversuchen mit Vitamin D, Vitamin D-Metaboliten, Natrium-Fluorid (NaF) oder Thiazid-Diuretika kann derzeit noch nicht eindeutig beurteilt werden (Hahn 1978, Ziegler 1984), das gleiche gilt für das Calcitonin (Ringe et al. 1987). Die langfristige Gabe von Analgetika oder gar Antirheumatika ist unbefriedigend und nicht ungefährlich, so daß letztlich die Therapie der aseptischen Hüftkopfnekrose nach Transplantation in der totalen Hüftendoprothese besteht, wodurch sich funktionell befriedigende Ergebnisse in einem hohen Prozentsatz erzielen lassen.

Literatur

Anderton JM, Helm R (1982) Multiple joint osteonecrosis following short-term steroid therapy. J Bone Joint Surg 64A:139

Au WYW (1976) Cortisol stimulation of parathyroid hormone secretion by rat parathyroid glands in organ culture. Science 193:1015

Bailey GL, Griffith HJL, Mocelin AJ, Gundy DH, Hampers CL, Merrill JP (1972) Avascular necrosis of the femoral head in patients on chronic hemodialysis. Trans Amer Soc Artif Int Organs 18:401

Bertoli M, Meneghello A, Ruffatti A, Vertolli U, Romagnoli GF (1987) Transplant osteonecrosis: Can it be due to uremic neuropathy? Nephron 46:404

Chatterjee SN, Massry SG, Friedler RM, Singer FR, Berne TV (1976) The high incidence of persistent secondary hyperparathyroidism after renal transplantation. Surgery, Gynecology and Obstetrics 143:440

Chesney RW, Mazess RB, Hamstra AJ (1978) Reduction of serum 1.25-dihydroxyvitamin D_3 in children receiving glucocorticoids. Lancet II:1123

Delling G, Hahn M, Vogel M (1988) Morphologie steroidinduzierter Knochenverämderungen. Abstr. IV. Arbeitstagg. Sektion Calciumregulierende Hormone und Knochenstoffwechsel. Dtsch Ges Endokrinol 23/24 September 1988, Abt. Osteopathologie des Pathol. Instituts der Universität Hamburg

Feher JJ, Wasserman RH (1979) Intestinal calcium binding protein and calcium absorption in cortisol-treated chicks: Effect of vitamin D_3 and 1.25-dihydroxyvitamin D_3. Endocrinology 104:547

Fucik RF, Kukreja SC, Hargis GK, Bowser EN, Henderson WJ, Williams GA (1975) Effect of glucocorticoids on function of the parathyroid glands in man. J Clin Endocrinol Metab 40:152

Gottlieb MN, Stephens MK, Lowrie EG, Griffiths HJ, Kenzora J, Strom TB, Lazarus JM, Tilney NL, Merrill JP (1978) A longitudinal study of bone disease after successful renal transplantation. Nephron 22:239

Gluck O, Murphy WR, Hahn TJ, Hahn BH (1981) Bone loss in adults receiving alternate day glucocorticoid therapy. Arthritis rheum 24:892

Hahn HJ (1978) Corticosteroid-induced osteopenia. Arch Intern Med 138:882

Hahn TJ, Baran DT, Halstead LR (1981) Effect of short term glucocorticoid administration on intestinal calcium absorption and circulating vitamin D metabolite concentration in man. J Clin Endocrinol Metab 52:111

Ibels LS, Alfrey AC, Huffer WE, Weil R (1978) Aseptic necrosis of bone following renal transplantation: Experience in 194 transplant recipients and review of the literature. Medicine 57:25

Johnson JW, Wachman A, Katz AJ, Bernstein DS, Hampers CL, Hattner RS, Wilson RE, Merrill JP (1971) The effect of subtotal parathyroidectomy and renal transplantation on mineral balance and secondary hyperparathyroidism in chronic renal failure. Metabolism 20:487

Kenzora JE, Glimcher MD (1985) Accumulative cell stress: The multifactorial etiology of idiopathic osteonecrosis. Orthop Clin North Am 16:669

Manolagas SC, Anderson DC, Lumb GA (1979) Glucocorticoids regulate the concentration of 1.25-dihydroxycholecalciferol receptors in bone. Nature 227:314

Mehls O, Ritz E, Oppermann HC, Guignard JP (1981) Femoral head necrosis in uremic children without steroid treatment or transplantation. J Pediat 99:926

Pietrogrande V, Mastromarino R (1957) Osteopatia da prolongato trattamento cortisonico. Ortop Traumatol 25:791

Ringe JD, Welzel D, Schmid K (1987) Therapy of corticoid-induced osteoporosis with salmon calcitonin. In: Christiansen C, Johansen JB, Riis BJ (eds) Osteoporosis 1987. Osteopress Copenhagen, Vol 2, 1074

Ritz E, Dreikorn K, Weisschedel E, Mehls O (1982) Aseptische Knochennekrosen nach Nierentransplantation. Nieren- u. Hochdruckkrankheiten 11:240

Starzl TE, Marchioro TL, Porter KA, Moore CA, Rifkind D, Waddell WR (1964) Renal homotransplantation. Late function and complications. Ann Intern Med 61:470

Vakil N, Spareberg M (1989) Steroid-related osteonecrosis in inflammatory bowel disease. Gastroenterology 96:62

Van Boven WPL (1980) Aseptic necrosis of bone following a successful kidney transplantation. Proefschrift, Drukkerijelinkwijk, Utrecht

Ziegler R (1988) Klinik der glucocorticoidinduzierten Osteoporose. Abstr IV Arbeitstagg Sektion Calciumregulierende Hormone und Knochenstoffwechsel. Dtsch Ges Endokrinol 23/24 September 1988, Abt Osteopathologie des Pathol Instituts der Universität Hamburg

Der Einfluß unterschiedlicher Parameter auf die Entstehung der aseptischen Hüftkopfnekrose bei Nierentransplantierten unter besonderer Berücksichtigung des NMR

H. Meßler[1], B. Fink[1], H. U. Klehr[2], A. Steudel[3]

[1]Orthopädische Klinik; [2]Medizinische Klinik;
[3]Radiologische Klinik; Universität Bonn, Sigmund Freud Str. 25, 5300 Bonn-Venusberg, FRG

Summary

After kidney transplantation 58 patients were examined for correlation of the incidence of appearance of avascular necrosis of the femoral head with various parameters. The only parameter which showed a significant correlation to the appearance of avascular necrosis of the femoral head, was the amount of corticosteroids given systemically.
The proximal end of the femur was examined with MRI in 37 patients.
A high degree of correlation between the decrease in signal intensity within the subchondral regions of the femoral head with respect to the dose of corticosteroids given, was observed. We also observed a decrease in signal intensity in the medullary bone of femoral shafts in 23 of the 37 patients (i.e. 62.16%). These changes were consistently bilateral.

Einleitung

Die septische Hüftkopfnekrose ist eine bekannte Komplikation nach Nierentransplantationen. Die Angaben über die Häufigkeit variieren je nach Untersucher stark; zwischen 0,9% (McGeown et al. 1980) und 41% (Hawking 1976).

Die genaue Ursache dieser Erkrankung ist unklar. Es herrscht lediglich Einigkeit darüber, daß es sich um eine multifaktorielle Genese handeln muß, welche letztendlich zu einer Ischämie vornehmlich des belasteten Segmentes im Femurkopf führt. Bezüglich der zahlreichen Hypothesen über die Entstehung und über die ursächlich beteiligten Faktoren gehen die Meinungen der verschiedenen Autoren jedoch auseinander.

H.-G. Willert F. H. W. Heuck (Hrsg.)
Neuere Ergebnisse in der Osteologie

Material und Ergebnisse

Um mögliche Zusammenhänge näher zu untersuchen, verglichen wir retrospektiv die Immunsuppressionstherapie, zwölf verschiedene Serumparameter sowie neun weitere Faktoren zwischen fünf Patienten mit beidseitiger aseptischer Hüftkopfnekrose nach Nierentransplantation und 53 Nierentransplantierten ohne Komplikationen.

Dabei stellten wir für die Patienten mit aseptischen Knochennekrosen hochsignifikant höhere Cortisongesamtdosen für alle festgelegten postoperativen Zeitabschnitte sowie hochsignifikant mehr Abstoßungsreaktionen mit hochsignifikant höheren Cortisongesamtmengen zur Behandlung dieser Abstoßungsreaktionen fest. Bezüglich der anderen, als Immunsuppressiva verwendeten Medikamente zeigten sich zwischen den untersuchten Gruppen keine signifikanten Unterschiede.

Bei den Serumparametern stellten sich lediglich signifikante Konzentrationsunterschiede für die einzelnen postoperativen Zeitabschnitte beim Kalium heraus, wobei die Patienten mit Hüftkopfnekrosen niedrigere Konzentrationen aufwiesen. Alle anderen biochemischen Parameter beliefen sich für beide Patientengruppen auf vergleichbaren Konzentrationen: also das Calcium, das Phosphat, das Kreatinin, die Harnsäure, das Gesamteiweiß, das Natrium, die alkalische Phosphatase, das Parathormon, das Cholesterin, die Triglyceride und der Harnstoff. Der Gesamtdurchschnittspiegel des Parathormons bei den Patienten mit Knochennekrosen lag zwar nicht signifikant, jedoch eindeutig höher, wobei allerdings alle Nierentransplantierten im Durchschnitt über die Norm erhöhte Werte aufwiesen.

Weiterhin zeigten die anderen neun Faktoren bezüglich ihrer Durchschnittswerte bzw. Prozentangaben keine signifikanten Unterschiede zwischen den beiden Patientengruppen, dies gilt für die Altersverteilung, die Dialysedauer, den systolischen Blutdruck nach der Transplantation, die Gewichtsdifferenz zwischen dem ersten und dem neunten postoperativen Monat, den durchschnittlichen Alkoholkonsum, die Geschlechtsverteilung, die Nierengrunderkrankung, die röntgenologischen Zeichen einer Osteoporose bzw. allgemein einer renalen Osteopathie. Interessanterweise wiesen alle Patienten mit Hüftkopfnekrosen an mehreren Knochen radiologische Zeichen einer diffusen Osteoporose auf (Tabelle 1).

Wir untersuchten darüber hinaus 74 Hüftköpfe von 37 Nierentransplantierten mit Hilfe des Kernspintomographen. Die vier nekrotischen Hüftköpfe zweier Patienten stellten sich hierbei im T1-gewichtigen Bild als signalarme Zone dar (Abb. 1).

Zusätzlich beobachteten wir bei dieser Reihenuntersuchung bei 62,16% (23) der Patienten diffuse, inhomogene Signalintensitätsverminderungen im Fettmark der Femurschäfte, wobei diese immer bilateral auftraten (Abb. 2).

Um die beobachteten Signalabschwächungen objektivieren zu können, bestimmten wir nach Vergrößerung der Femurbereiche im NMR die relativen Signalintensitäten fünf verschiedener Regionen.

Tabelle 1. Untersuchte Parameter im Vergleich zwischen Nierentransplantierten mit manifester Hüftkopfnekrose (n=5) und ohne klinisch manifeste Hüftkopfnekrose (n=53)

Untersuchungen 3, 6, 9, 12, 24 und 36 Monate nach Transplantation:

nicht signifikant:

Immunsuppression:	*Serumparameter*	*Sonstige*
Ciclosporin	Kalzium	Alter
Azathioprin	Phosphat	Geschlecht
	Natrium	Dialysedauer
	GE	Gewicht
	Kreatinin	RR
	Harnstoff	Grunderkrankung
	Harnsäure	Alkoholkonsum
	AP	Radiologische Zeichen
	PTH	
	Cholesterin	
	Triglyceride	

signifikant:

Immunsuppression:	*Serumparameter*
Gesamtkortisonmenge[a]	Kalium Ø [d]
Anzahl der Abstoßreaktionen[b]	
Stoßtherapie[c]	

[a]p je nach Monat zwischen 0,0024 und 0,0001; [b]p $\leq$ 0,0065; [c]p $\leq$ 0,0001; [d]p $\leq$ 0,0004.

Aus diesen bildeten wir fünf Indices, wobei die Signalintensitäten im Trochanter major und im subkutanen Fettgewebe als Normwerte verwendet wurden. Index 1 und 2 bezogen sich somit beide auf die subchondralen Signalabschwächungen und Index 3 und 4 auf die Signalverminderungen im Schaftbereich. Der Index 5 wurde als Korrekturfaktor benutzt, um die Indices 1 und 2 bzw. 3 und 4 miteinander vergleichen zu können. Sodan verglichen wir die Indices verschiedener Patientenuntergruppen miteinander und setzten sie zu 14 ausgewählten Parametern in Korrelation.

Zwischen den gemittelten Indices der linken und rechten Seite und 14 verschiedenen Parametern ergaben lediglich für die Korrelationskoeffizienten zwischen den Cortisongesamtmengen in den einzelnen postoperativen Zeitabschnitten und den Indices 1 und 2 höhere Werte, welche beim Index 1 von 0,357 bis 0,714 und beim Index 2 von 0,495 bis 0,757 betrugen. Keine nennenswerten Korrelationen zeigten sich zwischen den Indices einerseits und der Ciclosporin- oder Azathioprintherapie, dem Alter, der Dialysedauer, dem Zeitabstand zwischen Transplantation und NMR-Untersuchung und den Durchschnittskonzentrationen von Calcium, Phosphat, alkalischer Phosphatase, Parathormon, Cholesterin, Triglyceride, Kreatinin, Harnstoff und Harnsäure andererseits.

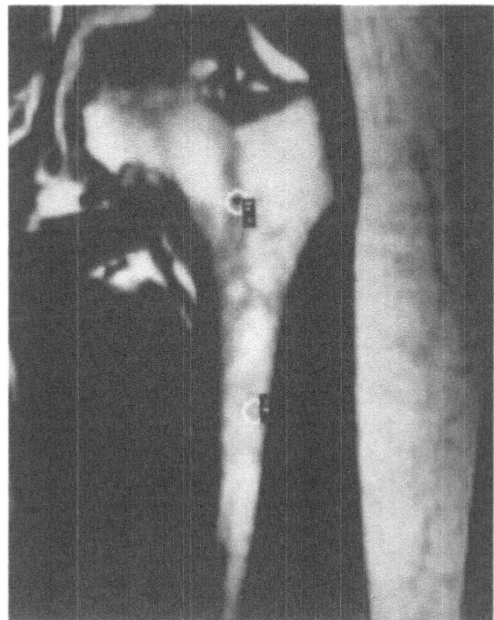

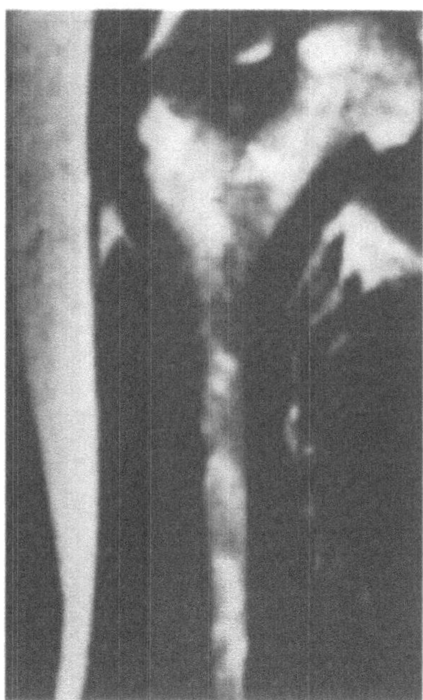

Abb. 1. (links) Nekrotisches Hüftkopfsegment stellt sich als signalarme Zone im NMR dar

Abb. 2. (rechts) Inhomogene Signalintensitätsverminderung im Mark des Femurschaftes

Diskussion

Aufgrund unserer Untersuchungen sehen wir sowohl in der Cortisongesamtdosis als auch in der Höhe der Cortisonstoßtherapie zur Behandlung der Abstoßungsreaktionen und in der punktuellen Gewichtsbelastung am belasteten Hüftkopfsegment die Hauptursachen für die Entstehung der aseptischen Hüftkopfnekrose nach Nierentransplantation.

In Anlehnung an die idiopathische Hüftkopfnekrose (Basset et al. 1987, Mitchell et al. 1986 und Gillespy et al. 1986) lassen sich über das NMR durch die beschriebenen Meßmethoden Hüftkopfnekrosen bei Nierentransplantierten bereits im präklinischen Stadium feststellen.

Neuere eigene Untersuchungen bei Dialysepatienten ergeben Hinweise darauf, daß die beobachteten inhomogenen Intensitätsveränderungen im Schaft ohne Bezug zur Hüftkopfnekrose auftreten. Diese Veränderungen ordnen wir nach unserem derzeitigen Verständnis am ehesten der renalen Osteopathie im Rahmen der Niereninsuffizienz zu.

Literatur

Basset LW, Gold RH, Reicher M, Bennett LR, Tooke SM (1987) Magnetic resonance imaging in the early diagnosis of necrosis of the femoral head. Clin Orthop 214:237

Gillespy T, Genant HK, Helms CA (1986) Magnetic resonance imaging of osteonecrosis. Radiol Clin North America 24:193

Hawking KM (1976) Avascular necrosis of bone after renal transplantation. Lancet 294:397

McGeown MG, Metha S, Nelson SD, Doherty CC (1980) Advances of low dose steroids from the day after renal transplantation. Transplantation 29: 287

Mitchell MD, Kundel HL, Steinberg ME, Kressel HY, Alavi A (1986) Avascular necrosis in the hip; comparison of MR, CT and scintigraphy. AJR 147:67

Die Entwicklung der kindlichen Wirbelsäule bei der renalen Osteopathie

H.-P. Kaps[1], F.-U. Niethard[1], O. Mehls[2]

[1]Orthopädische Universitätsklinik Heidelberg, Schlierbacher Landstr. 200a, 6900 Heidelberg, FRG
[2]Universitätskinderklinik Heidelberg, Im Neuenheimer Feld 150, 6900 Heidelberg, FRG

Einleitung

Durch den Fortschritt in der Behandlung von nephrotischen Syndromen mit hohen Dosen von Kortikosteroiden, aber auch Zytostatika, nicht zuletzt durch die Einführung der chronischen Dialyse und auch Nierentransplantationen im Kindesalter, wird der Orthopäde zunehmend mit ungewöhnlichen Befunden am wachsenden Skelett, insbesondere im Bereich der Wirbelsäule, konfrontiert.

Von 232 mit nephrotischem Syndrom in der Universitätskinderklinik Heidelberg behandelten Kindern überblicken wir 116 Kinder mit verwertbaren Wirbelsäulenaufnahmen. Das Durchschnittsalter betrug 10 Jahre (0,9-19 Jahre). Bei den 62 Buben und 54 Mädchen betrug die Nephropathiedauer im Mittel 4,5 Jahre (1-15 Jahre).

Ergebnisse

Entsprechend Tabelle 1 lag mit über einem Drittel der Patienten ein kortisonabhängiges nephrotisches Syndrom vor. Bei einem Viertel der Patienten ein nephrotisches Syndrom, das nicht der permanenten Behandlung bedurfte und bei einem Fünftel der Patienten ein kortisonresistentes nephrotisches Syndrom.

Tabelle 1. Formen des nephrotischen Syndroms bei 116 Kindern

Wirbelsäule - Nephrotisches Syndrom		
42	36%	Nephr. Syndrom - kortisonabhängig
28	24%	Nephr. Syndrom
24	21%	Nephr. Syndrom - kortisonresistent
10	8%	Nierentransplantierte
8	7%	Niereninsuffizienz/Dialyse
2	2%	unklare Diagnose
2	2%	sonstige

H.-G. Willert F. H. W. Heuck (Hrsg.)
Neuere Ergebnisse in der Osteologie

Die mittlere Kortisongesamtdosis betrug in Äquivalentdosen bei den nierentransplantierten Kindern 29 Gramm, gefolgt von den kortisonabhängigen Kindern mit 15 Gramm und den nephrotischen Syndromen, bei denen lediglich eine intermittierende Behandlung in Schüben notwendig war mit 10 Gramm. Bei 26 Kindern wurde aufgrund der Kortisonresistenz zusätzlich eine Zytostatika-Therapie durchgeführt, die mittlere Gesamtdosis betrug 33 Gramm; zur Anwendung kam Cyclophosphamid, Chlorambucil und Azathioprin.

Die meisten klinischen Probleme bestanden durch die ausgeprägte muskuläre Insuffizienz, die sich röntgenologisch in dorso-lumbalen Kyphosen wiederspiegelt. Bei drohendem Wirbelsäulenkollaps muß unter Umständen die Versorgung mit einem Stützkorsett erfolgen und die rückenstabilisierende Krankengymnastik, denn die Muskulatur ist gleichermaßen wie die knöchernen Elemente durch die Grunderkrankung und die bisherige medikamentöse Therapie geschädigt.

Morphologische Veränderungen an der Wirbelsäule fanden wir mit 40% am häufigsten in Form von Grund- und Deckplattenexcavationen (Tabelle 2), gefolgt von Keilwirbelbildungen mit 37%, die vor allen Dingen bei kortisonabhängigen nephrotischen Syndromen auftraten. Während die Grund- und Deckplattenexcavationen überwiegend im Bereich der lumbalen Wirbelsäule zur Darstellung kamen, wurden Keilwirbel vor allen Dingen im thorakalen Wirbelsäulenbereich angetroffen (siehe Abb. 1). Randleistenstörungen wurden mit 31% vorwiegend bei kortisonabhängigen und auch kortisonresistenten nephrotischen Syndromen gefunden. Die Platyspondylie, mit 10% deutlich seltener, trat in sämtlichen Wirbelsäulenabschnitten auf und wurde vor allen Dingen bei nierentransplantierten Kindern und kortisonabhängigen nephrotischen Syndromen diagnostiziert.

Tabelle 2. Morphologische Veränderungen an der Wirbelsäule bei Kindern mit nephrotischem Syndrom. *NSD*, kortisonabhängiges nephrotisches Syndrom; *NSR*, kortisonresistentes nephrotisches Syndrom; *NT*, Nierentransplantation

Wirbelsäule - Nephrotisches Syndrom		
Morphologische Veränderungen n = 116		
47	49%	Endplatten-Excavationen
43	37%	Keilwirbel (NSD)
36	31%	Randleistenstörungen (NSD/R)
12	10%	Platyspondylie (NT/NSD)
10	9%	Chondrose
6	5%	Zwischenwirbelraumerhöhung

Winkelmessungen am lumbosacralen Übergang in Form des hinteren Lumbosacralwinkels, Promontoriumwinkels und lumbosacralen Neigungswinkels ergaben deutlich über der Norm liegende Werte, was für eine verringerte Lordosierung der Wirbelsäule im lumbosacralen Bereich spricht, bedingt durch die Wachstumsstörung der Wirbelkörper an den Grund- und Deckplatten, bei unbeeinträchtigtem Wachstum des hinteren Wirbelsäulenpfeilers im Bereich der Bögen

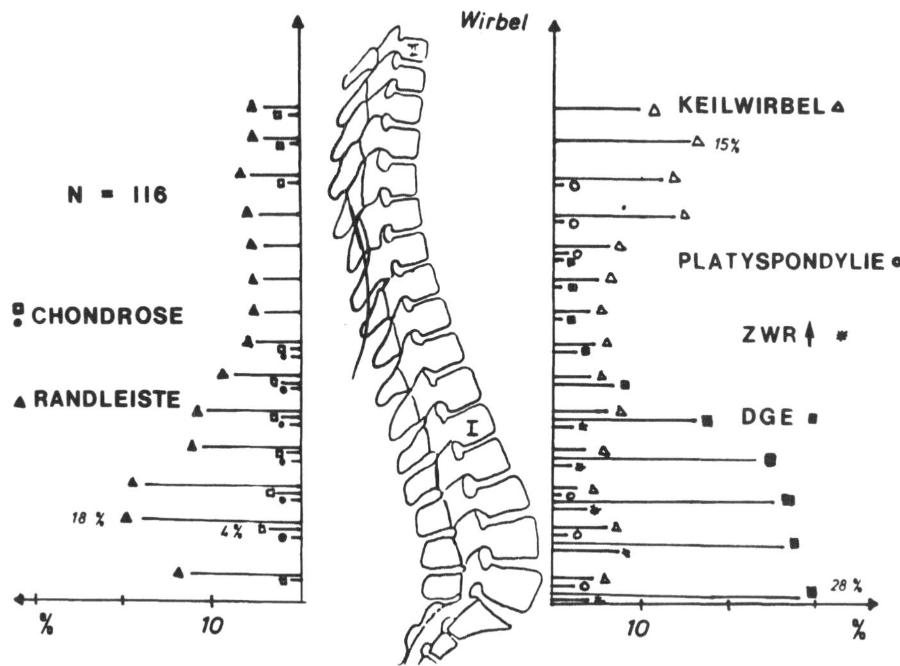

Abb. 1. Relative Häufigkeit der verschiedenen morphologischen Wirbelsäulenveränderungen in Bezug auf die verschiedenen Wirbelsäulenabschnitte. *ZWR*, Zwischenwirbelraumerhöhung; *DGE*, Deck- und Grundplatteneindellung

bzw. kleinen Wirbelgelenke. Zu diesem Konzept paßt auch der deutlich verringerte Winkel der präsacralen Bandscheibe (s. Tabelle 3).

Tabelle 3. Ergebnisse der Winkelmessung am lumbosacralen Übergang bei Kindern mit nephrotischen Syndromen

Wirbelsäule - Nephrotisches Syndrom
Quantitative Parameter n = 69
Hinterer Lumbosacralwinkel (Norm* 139-142 Grad) $\bar{x}$ = 148 Grad > Norm = 54 (78%)
Promontoriumwinkel (Norm* 62 Grad) $\bar{x}$ = 69 Grad > Norm = 50 (72%)
Lumbosacraler Neigungswinkel (Norm* 151 Grad) $\bar{x}$ = 158 Grad > Norm = 52 (75%)
Winkel der präsacralen Bandscheibe (Norm* 16 Grad) $\bar{x}$ = 8 Grad < Norm = 65 (94%)

*Ravelli, 1975

Diskussion

Die beschriebenen Veränderungen stehen in einem direkten Zusammenhang mit der Grunderkrankung und der erforderlichen medikamentösen Therapie, insbesondere mit Kortisonderivaten und Zytostatika. Die im klinischen Befund dominierende tiefe dorsolumbale Kyphose mit entsprechender myostatischer Insuffizienz ist bedingt durch eine Wachstumsretardierung der Wirbelkörper an den Grund- und Deckplatten mit deutlicher Prominenz der durch die Therapie nicht im Wachstum beeinträchtigten Randleisten. Typische Veränderungen bei kortisonabhängigen nephrotischen Syndromen sind die Excavationen der Grund- und Deckplatten, wobei bei ausgeprägten Wachstumsrückständen Wirbelkörperabflachungen in Form von extremen Platyspondylien vorliegen können. Diese Befunde lassen die Vermutung aufkommen, daß es sich um Deformierungen einer kortisonbedingten osteoporotischen, im Wachstum befindlichen Wirbelsäule handelt. Langzeitverläufe zeigen bei adäquater Therapie, insbesondere bei Absetzen der Kortison- und Zytostatika-Therapie, auch wenn sich im weiteren Verlauf eine Niereninsuffizienz mit notwendiger Nierentransplantation einstellen sollte, eine nahezu vollständige Rückbildung der beobachteten Wachstumsstörung.

Bei schwersten Skelettveränderungen ist nach Absprache zwischen dem Pädiater und dem Orthopäden eine Modifikation der medikamentösen Therapie notwendig, z.B. wenn es zusätzlich zu urämischen Nekrosen im Bereich der Hüftgelenke kommt. In den meisten Fällen jedoch hat sich der Orthopäde mit seinen Maßnahmen an der medikamentösen Therapie zu orientieren. Besonders bedeutend ist eine intensive physiotherapeutische Behandlung und Überwachung der Kinder, um schwerste Haltungsinsuffizienzen und Deformitäten an der Wirbelsäule vorzubeugen. Bei frühzeitiger Erkennung ist durch konservativ entlastende und auch operativ korrigierende Maßnahmen eine Verbesserung der Prognose zu erreichen.

Zusammenfassung

Infolge Hämodialyse und Nierentransplantationen wird der Orthopäde zunehmend mit den Folgeerscheinungen der renalen Osteopathie am kindlichen Skelett konfrontiert. Zahlenmäßig im Vordergrund stehen Wachstumsstörungen, Osteoporosen, einschl. Sekundärdeformierungen der Wirbelsäule sowie die Hüftkopfnekrose. Darüberhinaus werden schmerzhafte Myopathien beobachtet. Die beschriebenen Veränderungen stehen in einem direkten Zusammenhang mit der Grunderkrankung und der erforderlichen medikamentösen Therapie, insbesondere mit Kortison-Derivaten und Zytostatika. Bei 116 Kindern mit nephrotischem Syndrom dominieren tiefe dorsolumbale Kyphosen mit entsprechender myostatischer Insuffizienz, Skoliosen sind weniger häufig und wenn, dann nur gering ausgeprägt. Typische Veränderungen an der Wirbelsäule bei Kindern mit kortisonabhängigen nephrotischen Syndromen sind Excavationen der Grund- und Deckplatten sowie Randleistenstörungen. Ausgeprägte Wachstumsrückstände führen zur extremen Platyspondylie. Langzeitverläufe zeigen bei adäquater Therapie eine nahezu vollständige Rückbildung der beobachteten Wachstumsstörung, insbesondere wenn die Kortisontherapie unterbrochen wird. Als

Wachstumsstörung müssen auch Keilwirbelbildungen, vornehmlich im mittleren BWS-Bereich angesehen werden, die nicht mit einer entsprechenden Kyphosierung klinisch einhergehen. Bei schwersten Skelettveränderungen, insbesondere beim Auftreten von urämischen Hüftkopfnekrosen ist nach Absprache zwischen dem Pädiater und Orthopäden eine Modifikation der medikamentösem Therapie notwendig.

Wechselwirkungen antientzündlicher Substanzen auf den Knorpel, unter besonderer Berücksichtigung der Glukokortikoide

D. A. Kalbhen

Institut für Pharmakologie und Toxikologie, Universität Bonn, Reuterstr. 2b, 5300 Bonn 1, FRG

Summary

Non-steroidal antiinflammatory drugs (NSAIDs) and glucocorticoids exert not only antiphlogistic and direct or indirect analgesic effects but may also inhibit synthetic (anabolic) and proliferative activities of connective tissue cells. Especially during acute inflammatory phases in rheumatic diseases with excessive proliferative synovitis the inhibitory properties of these drugs are of great therapeutic value. But there are some doubts whether the anti-anabolic effect of glucocorticoids and of some NSAIDs are of benefit for degenerative joint disease (osteoarthritis). They may inhibit reparative processes and by this promote further degradation of the articular cartilage and subchondral bone. Our pharmacological experiments in vitro and in vivo as well as the results of several other investigators clearly indicate, that corticosteroids and some NSAIDs exert a negative influence on articular chondrocytes and cartilage. In respect to their effect on cartilage, it is most interesting to observe that among the various NSAIDs there are significant qualitative and quantitative differences. Some agents have no negative effects on cartilage and a few even show antidegenerative properties. Although obtained from animal experiments these data may be of therapeutic consideration for a differentiated selection of NSAIDs in the treatment of inflammatory phases in osteoarthritis.

Zusammenfassung

Die vielfältigen, qualitativ und quantitativ unterschiedlich ausgeprägten Angriffspunkte der nicht-steroidalen Antirheumatika (NSAR) führen bei entzündlich-rheumatischen Erkrankungen nicht nur zu einer Abschwächung oder Beseitigung der entzündlichen Reaktion und zu einem direkten oder indirektem analgetischen Effekt, sondern können auch die synthetischen (anabolen) und

H.-G. Willert F. H. W. Heuck (Hrsg.)
Neuere Ergebnisse in der Osteologie

proliferativen Leistungen des artikulären Bindegewebes inhibieren. Dies gilt im besonderen Maße auch für die Glukokortikoide und ist in den Phasen überschießender Proliferation des Synovialgewebes bei der chronischen Polyarthritis von großem therapeutischem Nutzen. Es erhebt sich aber die Frage, ob und in welchem Maße diese antianabolen Wirkungen der Glukokortikoide und einiger NSAR bei degenerativen Gelenkerkrankungen (Arthrosen) die reparativen Prozesse behindern und damit die Arthrose fördern. Eigene pharmakologische In-vitro- und In-vivo-Untersuchungen sowie die Resultate anderer Autoren weisen darauf hin, daß Glukokortikoide und verschiedene (aber nicht alle) NSAR einen schädigenden Einfluß auf die Chondrozyten und das artikuläre Knorpelgewebe entfalten können. Auch von klinischer Seite ist über entsprechende Befunde berichtet worden. Interessanterweise zeigen unsere pharmakologischen Studien, daß nicht alle NSAR eine gleichgerichtete Wirkung auf das Knorpelgewebe ausüben, sondern bei wenigen dieser Pharmaka sogar mit einem antidegenerativen Effekt zu rechnen ist. Es sind daher Überlegungen zur differenzierten Auswahl der NSAR für die Therapie der Arthrosen, besonders der entzündlich aktivierten Arthrosen berechtigt.

Können Kortikoide und NSAR die Arthrose fördern?

Zur Therapie entzündlich-rheumatischer Erkrankungen sind heute eine große Zahl von nicht-steroidalen Antirheumatika (NSAR) und einigen Kortikosteroiden im Einsatz. Dabei steht eine Linderung der Schmerzen, eine Abschwächung der Entzündungsprozesse und eine Verbesserung der Gelenkfunktionen als erreichbares Therapieziel im Vordergrund. Aus pharmakologischen und klinischen Untersuchungen wissen wir, daß die verschiedenen NSAR, wie sie in der Tabelle 1 zusammengestellt sind, über vielfältige, qua-

Tabelle 1. Antirheumatika/Antiphlogistika ( ) Handelsname

Acemetacin (Rantudil)	Mefenaminsäure (Parkemed)
Acetylsalicylsäure (Aspirin)	Mofebutazon (Mofesal)
Azapropazon (Prolixan)	Nabumeton (Arthaxan)
Benorilat (Benortan)	Naproxen (Proxen)
Bumadizon (Eumotol)	Natriumsalicylat
Carprofen (Imadyl)	Nifluminsäure (Actol)
Clofezon (Perclusone)	Oxyphenbutazon (Tanderil)
Diclofenac (Voltaren)	Phenylbutazon (Butazolidin)
Diflunisal (Fluniget)	Piroxicam (Felden)
Etofenamat (Rheumon)	Pirprofen (Rengasil)
Fenbufen (Lederfen)	Proglumetacin (Protaxon)
Fenoprofen (Feprona)	Proquazon (Biarison)
Feprazon (Zepelin)	Pyrazinobutazon (Ranoroc)
Flufenaminsäure (Arlef)	Salicylamid
Flurbiprofen (Froben)	Sulindac (Imbaral)
Ibuprofen (Brufen)	Suxibuzon (Solurol)
Indometacin (Amuno)	Tenoxicam (Tilcotil)
Kebuzon (Phloguron)	Tiaprofensäure (Surgam)
Ketoprofen (Orudis, Alrheumun)	Tolmetin (Tolectin)
Lonazolac-Calcium (Irritren)	

litativ und quantitativ unterschiedlich ausgeprägte Angriffspunkte nicht nur eine Hemmung entzündlicher Reaktionen und eine direkte oder indirekte analgetische Wirkung entfalten sondern auch die proliferativen und synthetischen (anabolen) Leistungen der Zellen des artikulären Bindegewebes inhibitorisch beeinflussen können. Letzteres gilt insbesondere für die Glukokortikoide und ist in den Phasen überschießender Proliferation des Synovialgewebes bei der chronischen Polyarthritis sicherlich von großem therapeutischen Nutzen. Betrachten wir aber nun den degenerativen Gelenkknorpel beim Arthrose-Patienten, dann erhebt sich die wichtige Frage, in welchem Maße diese antianabolen Eigenschaften der Glukokortikoide und einiger NSAR sich auch auf die Chondrozyten im Knorpelgewebe sowie auf das subchondrale Knochengewebe auswirken und bei degenerativen Gelenkerkrankungen (Arthrosen) die reparativen Prozesse behindern und damit sogar die Arthrose fördern können.

Knorpelschädigungen in Tierexperimenten nachgewiesen

Aus unseren eigenen Studien (Literaturübersicht siehe Kalbhen 1982) und aus dem internationalen Schrifttum liegen inzwischen zahlreiche Untersuchungsbefunde vor, die vornehmlich im Tierexperiment aber auch beim Menschen negative Effekte der Kortikosteroide auf das artikuläre Knorpel- und Knochengewebe dokumentieren. Eine Auswahl dieser Arbeiten ist in Tabelle 2 zusammen-

Tabelle 2. Befunde über Degenerationen fördernde oder induzierende Wirkungen der Glukokortikoide auf das artikuläre Knorpel- und/oder Knochengewebe

Species	Substanz	Methode	Autoren
Kaninchen	Hydrokortison	in vivo	Mankin und Conger 1966 Behrens et al. 1975
	Kortison Methylprednisolon	in vivo	Shaw und Lacey 1973 Lutfi und Kosel 1978
	Prednisolon	in vivo	Ishikawa 1978a,b, 1981
	Triamcinolon	in vivo	Moskowitz et al. 1970
Maus	Kortison	in vivo	Silberberg et al. 1966
	Prednison	in vivo	Maier und Wilhelmi 1981,1982a,b Wilhelmi und Maier 1983
Ratte	Dexamethason	in vivo	Ikezaki et al. 1975 Annefeld und Fassbender 1983
	Prednisolon	in vivo	Ikezaki et al. 1975
Mensch	Kortikosteroide	Klinik	Sweetnam et al. 1960 Miller und Restifo 1966 Solomon 1973 Ishikawa 1978a,b
	Hydrokortison	Klinik	Chandler und Wright 1958 Chandler et al. 1959 Steinberg et al. 1962 Bentley und Goodfellow 1969

gestellt. Vor allem nach intraartikulären Injektionen von Kortikosteroiden sind mit Hilfe elektronenmikroskopischer, histologischer, röntgenologischer, biochemischer und makroskopischer Methoden u.a. folgende Alterationen in den betroffenen Gelenken beobachtet worden: Erosionen und Ulzerationen der Knorpeloberfläche, Abnahme der Metachromasie der Knorpelmatrix, Verminderung der Proteoglykan- und Kollagensynthese, Chondrozytenverlust, Zystenbildung, Knorpelverlust mit Knochenglatze, Eröffnung des Markraumes, Geröllzysten, ossäre Nekrosen.
Diese Alterationen im artikulären Gewebe entsprechen eindeutig dem pathomorphologischen und pathobiochemischen Bild arthrotischer Prozesse.

Tabelle 3. Entzündungshemmende Pharmaka, mit denen sich nach intraartikulärer Injektion im Kniegelenk der Versuchstiere degenerative Veränderungen auslösen lassen

Natriumsalicylat, Phenylbutazon	Nifluminsäure, Indometacin
Oxyphenbutazon, Bumadizon	Ibuprofen, Salicylamid, Proquazon
Clofezon, Flufenaminsäure	Dexamethason

Ganz ähnliche katabole Wirkungen haben wir (Kalbhen et al. 1976a,b; Kalbhen 1978; Kalbhen 1982a,b) auch für eine Reihe von NSAR (Tabelle 3) in pharmakologischen Studien am Kniegelenk von Ratte und Huhn nachweisen können. Der schädigende Einfluß verschiedener (aber nicht aller) NSAR auf die Chondrozyten und das artikuläre Knorpelgewebe ist in entsprechenden In-vitro- und In-vivo-Untersuchungen von anderen Autoren (s. Tabelle 4) bestätigt worden.

Tabelle 4. Befunde über Degenerationen fördernde oder induzierende Wirkungen der NSAR auf das artikuläre Knorpel- und/oder Knochengewebe

Species	Substanz	Methode	Autoren
Hund	Acetylsalicylsäure	in vivo	Palmoski und Brandt 1982
	Indometacin Natriumsalicylat	in vitro	Brandt und Palmoski 1983
Kaninchen	Indometacin	in vivo	Watson 1976
Maus	Acetylsalicylsäure Ibuprofen Indometacin Naproxen Phenylbutazon	in vivo	Maier und Wilhelmi 1981,1982a,b Wilhelmi und Maier 1983
Mensch	Acetylsalicylsäure	Klinik	Serup und Ovesen 1981
	Indometacin	Klinik	Arora 1969 Milner 1972 Hauge 1975, Dixon 1988 Rønningen und Langeland 1979
	Indometacin Natriumsalicylat	in vitro	McKenzie et al. 1976a,b

Nicht alle NSAR wirken gleichartig auf den Knorpel

Interessanterweise haben experimentell-pharmakologische Studien gezeigt, daß nicht alle NSAR eine gleichgerichtete (katabole) Wirkung auf das Knorpelgewebe ausüben. Bei einigen dieser Substanzen (s. Tabelle 5) ergaben sich keinerlei negative Effekte am Gelenkknorpel, und bei wenigen der NSAR (z.B. Diclofenac, Tiaprofensäure) wurde sogar eine deutliche antidegenerative Wirkung nachgewiesen. Es muß an dieser Stelle jedoch betont werden, daß die von uns beschriebenen, von Substanz zu Substanz qualitativ und quantitativ unterschiedlichen und zum Teil sogar gegensätzlichen Effekte der NSAR auf das artikuläre Knorpelgewebe an Versuchstieren registriert wurden. Eine direkte Übertragung der Befunde auf die Situation des Arthrose-Kranken ist nicht erlaubt, da beachtliche pharmakokinetische (z.B. Metabolismus, Verteilung, Applikationsart, Dosierung) und pharmakodynamische Unterschiede möglich sind.

Tabelle 5. Entzündungshemmende Substanzen ohne katabole Wirkung auf den Gelenkknorpel

Diclofenac	Voltaren^R
Tiaprofensäure	Surgam^R
Fenbufen	Lederfen^R
Biphenylessigsäure	
Ketoprofen	Alrheumun^R
Orgotein	Peroxinorm^R
Pentosanpolysulfat	in Probaphen^R

Klinische Relevanz noch nicht eindeutig

Auch wenn es mit bestimmten NSAR gewisse übereinstimmende Hinweise aus der Humantherapie gibt, fehlen bis heute umfangreiche und gesicherte Daten aus der Klinik. Wegen der außerordentlich langsamen Stoffwechselreaktionen (Bradytrophie) des humanen Gelenkknorpels existieren klinische Beobachtungen, Laborbefunde, radiologische Verlaufskontrollen und biochemische Parameter, die eine eindeutige Verschlechterung oder Besserung eines Arthroseprozesses im unmittelbaren Zusammenhang mit der Gabe eines NSAR quantitativ erfassen können, zur Zeit nicht. Die zur Abklärung erforderlichen standardisierten und kontrollierten Langzeitstudien (über mindestens 5-10 Jahre) sind bei den vorwiegend älteren Arthrose-Patienten ohne Fremdeinflüsse (z.B. unterschiedliche Begleitmedikation, mechanische, metabolische Belastung) kaum realisierbar.

Trotz der zur Zeit noch nicht eindeutigen klinischen Relevanz der Befunde aus Tierversuchen sind Überlegungen zur differenzierten Auswahl der NSAR für die Therapie der entzündlich aktivierten Arthrosen berechtigt. Das schließt nicht aus, daß nach Chlud (1988) zur Beherrschung schwerer, *akuter* Entzündungsreaktionen auch beim Arthrotiker die Gabe von NSAR und selbst die intraartikuläre Injektion von Kortikosteroiden, wenn auch mit größerer Belastung für den Chondrozyten verbunden, als souveränes Mittel zur Ausschaltung der Synovialitis mit und ohne Gelenkerguß unbestritten bleiben. Zur *Langzeitmedikation* der Arthrosekranken sollten jedoch solche nicht-steroidale Antirheumatika bevorzugt werden, mit denen, wenn auch nur am Tier, keine negativen (katabolen) Wirkungen auf die Chondrozyten beobachtet wurden.

Literatur

1. Annefeld M, Fassbender HG (1983) Ultrastrukturelle Untersuchungen zur Wirksamkeit antiarthrotischer Substanzen. Z Rheumatol 42:199-202
2. Arora JS (1968) Indomethacin arthropathy of hips. Proc R Soc Med 61:669
3. Behrens F, Shepard N, Mitchell N (1975) Alteration of rabbit articular cartilage by intraarticular injections of glucocorticoids. J Bone Joint Surg 57-A:70-76
4. Bentley G, Goodfellow JW (1969) Disorganisation of the knees following intraarticular hydrocortisone injections. J Bone Joint Surg 51-B:498-502
5. Brandt KD, Palmoski MJ (1983) Proteoglycan content determines the susceptibility of articular cartilage to salicylate induced suppression of proteoglycan synthesis. J Rheumatol 10 (Suppl 9):78-80
6. Chandler GN, Wright V (1958) Deleterious effect of intra-articular hydrocortisone. Lancet II:661-663
7. Chandler GN, Jones DT, Wright V, Hartfall SJ (1959) Charcot's arthroplasty following intra-articular hydrocortisone. Br med J I:952-953
8. Chlud K (1988) Chondrozytogene Zweiteilung der nichtsteroidalen Antirheumatika? (Editorial). EULAR Bulletin 4:123-124
9. Dixon AStJ (1988) Royal National Hospital for Rheumatic Disease, Bath, England, Unpublished investigation
10. Hauge MF (1975) Hofteleddsarthrose - Indometacin. Tidsskr nor Laegeforen 95:1594-1596
11. Ikezake R, Itami Y, Inoue T, Akamatsu N, Suzuki K (1975) Effects of intraarticular corticosteroid administration. An experimental study (II). Calcif Tissue Res 19:247
12. Ishikawa K (1978) A study of deleterious effects of intra-articular corticosteroid on knee joints. I. A clinical investigation on primary gonarthrosis. J Jap orthop Ass 52 (3):359-374
13. Ishikawa K (1978) A study of deleterious effect of intra-articular corticosteroid on knee joints. II. The promoting factors of joint impairments. J Jap orthop Ass 52 (12):1761-1781
14. Ishikawa K (1981) Effect of intra-articular corticosteroid on the meniscus. J Bone Joint Surg 63-A:120-130
15. Kalbhen DA (1982) Einflüsse antirheumatischer Pharmaka auf den Gelenkknorpel. Akt Rheumatol 7:211-217
16. Kalbhen DA (1982) Arthrosis deformans. Experimentell-pharmakologische Studien und ihre klinische Bedeutung. Eular, Basel
17. Kalbhen DA, Blum U, Schiller G (1976a) Zur arthrotischen Wirkung einiger Antirheumatika. Naunyn-Schmied. Arch of Pharmacology (Suppl) 293:40
18. Kalbhen DA, Wentsche B, Peil M, Witassek F (1976b) The effect of different antirheumatic drugs on connective tissue after intra-articular injection. A new study on osteoarthrosis. Arch int Physiol 84 (Suppl):43
19. Kalbhen DA, Schauer M, Wentsche B (1978) Tierexperimentelle Untersuchungen über den Einfluß intraartikulär applizierter Antiphlogistika/Antirheumatika auf den Gelenkknorpel in vivo. Z Rheumatol 37:380-394

20. Lutfi AM, Kosel K (1978) Effects of intraarticularly administered corticosteroids and salicylates on the surface structure of articular cartilage. J Anat 127:393-401
21. Maier R, Wilhelmi G (1981) Der Einfluß antiinflammatorisch aktiver Pharmaka auf die spontane Arthrose der Maus C 57 Black. In: Korst JK van der (Hrsg) Ein neues antirheumatisch-analgetisches Medikament: Pirprofen (Rengasil[R]). Ein internationales Symposium über Pirprofen am IX. Europäischen Kongreß für Rheumatologie, Wiesbaden, September 1979. Huber, Bern Stuttgart Wien
22. Maier R, Wilhelmi G (1982) Neue experimentelle Ergebnisse über Knorpeldestruktion und -protektion. Kassenarzt 22:36-39
23. Maier R, Wilhelmi G (1982) Spezielle pharmakologische Befunde. In: Kass E (Hrsg) Voltaren[R] - neue Ergebnisse. Ein internationales Symposium über Voltaren am XV. Internationalen Kongreß für Rheumatologie, Paris, Juni 1981. Huber, Bern Stuttgart Wien, S 11-18
24. Mankin HJ, Conger KA (1966) The acute effects of intra-articular hydrocortisone on articular cartilage in rabbits. J Bone Joint Surg 48-A: 1383-1388
25. McKenzie LS, Horsburgh BA, Ghosh P, Taylor TKF (1976) Osteoarthrosis. Uncertain rationale for anti-inflammatory drug therapy. Lancet I:908-909
26. McKenzie LS, Horsburgh BA, Ghosh P, Taylor TKF (1976) Effect of anti-inflammatory drugs on sulphated glycosaminoglycan synthesis in aged human articular cartilage. Ann Rheum Dis 35:487-497
27. Miller WT, Restifo RA (1966) Steroid arthropathy. Radiology 86:652-657
28. Milner JC (1972) Osteoarthritis of the hip and indomethacin. J Bone Joint Surg 54-B:752
29. Moskowitz RW, Davis W, Sammarco J, Mast W, Chase SW (1970) Experimentally induced corticosteroid arthropathy. Arthritis Rheum 13:236-243
30. Palmoski MJ, Brandt KD (1982) Aspirin aggravates the degeneration of canine joint cartilage caused by immobilization. Arthritis Rheum 25: 1333-1342
31. Serup NE, Ovesen JO (1981) Salicylate-arthropathy. Accelerated coxarthrosis during long-term treatment with acetylsalicylic acid. Schweiz Rdsch Med (Praxis) 70:359-361
32. Shaw NE, Lacey E (1973) The influence of corticosteroids on normal and papain-treated articular cartilage in the rabbit. J Bone Joint Surg 55-B:197-205
33. Silberberg M, Silberberg R, Hasler M (1966) Fine structure of articular cartilage in mice receiving cortisone acetate. Arch Pathol 82:569-582
34. Solomon L (1973) Drug-induced arthropathy and necrosis of the femoral head. J Bone Joint Surg 55-B:246-261
35. Steinberg CLR, Duthie RB, Piva E (1962) Charcot-like arthropathy following intra-articular hydrocortisone. JAMA 181:851-854
36. Sweetnam DR, Mason RM, Murray RO (1960) Steroid arthropathy of the hip. Br med J I:1392-1394
37. Rønningen H, Langeland N (1979) Indomethacin treatment in osteoarthritis of the hip joint. Does the treatment interfere with the natural course of the disease? Acta orthop scand 50:169-174
38. Watson M (1976) The suppressing effect of indomethacin on articular cartilage. Rheumatol Rehabil 15:26-30
39. Wilhelmi G, Maier R (1983) Medikamentöse Beeinflussung des Knorpels im Experiment. In: Gelenkknorpel und Arthrose. Huber, Bern Stuttgart Wien, S 41-63

Neubewertung des Risikos lokaler Glukokortikoidtherapie aus klinischer Sicht

J. Polster

Orthopädische Universitätsklinik "Hüfferstiftung",
Albert-Schweitzer-Str. 33, 4400 Münster, FRG

Seit der Erstbeschreibung des Cortisonwunders durch Hench sind genau 40 Jahre vergangen, die Erstveröffentlichung von Hollander über die lokale Anwendung von Hydrocortison folgte 2 Jahre später. Es dauerte nicht lange, bis die Risiken der systemischen Therapie auch die Indikationen der lokalen Glukokortikoidtherapie überschatteten, und wenn man heute in der orthopädischen Sprechstunde eine lokale Injektion empfiehlt, wird man in der Regel vom Patienten sofort mit den Worten unterbrochen - "aber bitte kein Cortison". Angesichts der verbreiteten Cortison-Phobie erscheint es gerechtfertigt, die Frage der Risiken der lokalen Glukokortikoidtherapie einmal gebündelt abzuhandeln, obwohl viele Details in den Einzelvorträgen bereits angesprochen wurden.

Vergleicht man die heutigen Möglichkeiten der lokalen Glukokortikoidtherapie mit der Anfangsära vor ca. 40 Jahren, so können wir heute aufgrund der gesammelten Erfahrungen und der pharmakologischen Weiterentwicklungen eine weitgehende Risikominimierung erreichen. Durch die Substanzdifferenzierung kann für die einzelnen Indikationen hinsichtlich Länge und Ausmaß der therapeutischen Wirkung eine entscheidende Besserung in der Steuerbarkeit erreicht werden.

Das Risiko einer lokalen Glukokortikoidtherapie soll in folgender Reihenfolge abgeschätzt werden:

1. Systemische Wirkung
2. Lokale Nebenwirkung: Muskel, Gelenk, Sehne
3. Indikationsabhängig: aktivierte Arthrose, Tendopathie
4. Injektionstechnik
5. Infektion

H.-G. Willert F. H. W. Heuck (Hrsg.)
Neuere Ergebnisse in der Osteologie

1. Systemische Wirkung

Denkt man an mögliche systemische Wirkungen der lokalen Glukokortikoidtherapie, so können von vornherein alle peritendinösen Injektionen sowie Injektionen in kleine und mittlere Gelenke vernachlässigt werden. Eine bedenkenswerte systemische Wirkung kann nur durch eine intraartikuläre Injektion in ein großes Gelenk, entsprechend einer Dosierung von beispielsweise 50 mg Prednisolonazetat hervorgerufen werden. Durch eine derartige Injektion wird eine endogene Cortisolsuppression hervorgerufen und bleibt auch für 4 Tage wirksam. Diese endogene Cortisolsuppression wird durch den exogen erzeugten Steroidspiegel einerseits voll ausgeglichen, andererseits klingt sie nach ca. 4-5 Tagen folgenlos ab, und bei den empfohlenen Injektionsabständen von 3 bis 4 Wochen kann durch diese intraartikuläre Therapie keine klinisch bedeutungsvolle endogene Cortisolsuppression erzeugt werden. Wir wissen nun weiterhin, daß die Korrelation der endogenen Cortisolsuppression mit den systemischen exogenen Steroidspiegeln hoch-signifikant ist, und daß dadurch die Bestimmung von Schwellenkonzentrationen, die zu einer Cortisolsuppression führen, möglich ist. Für eine Steroidosteoporose liegt nun beispielsweise die Schwellendosis bei ca. 7,5 mg Prednisolonäquivalenten pro Tag. Ein klinisch nachweisbarer Spongiosaverlust von 3,5% pro Jahr benötigt Gaben von 12,5 mg Prednisolonäquivalenten pro Tag. Dies bedeutet, daß insgesamt gesehen das Risiko einer systemischen Wirkung, beispielsweise bei der Behandlung einer aktivierten Arthrose des Kniegelenkes, sicher nicht gegeben ist. Selbst die lokale intraartikuläre Injektionsbehandlung von 2 bis 3 großen Gelenken, beispielsweise bei einer chronischen Polyarthritis, birgt bei alleiniger Betrachtung der lokal applizierten Dosen keine Risiken hinsichtlich einer endogenen Cortisonsuppression in sich.

Bei dieser Gelegenheit muß denn aber auch gleich auf die Möglichkeiten und Notwendigkeiten der differenzierten lokalen Therapie mit Glukokortikoiden hingewiesen werden. So zeigen ja Dexamethason, Betamethason und Paramethason eine stärkere Cortisolsuppression als Fluocortolon oder Triamcinolon. Erinnern wir uns an die Untersuchungen von Derendorf und Mitarbeiter hinsichtlich der unterschiedlichen Cortisolsuppression, so muß aufgrund seiner geringen Löslichkeit in erster Linie das Triamcinolonhexacetonid - also das Handelspräparat Lederlon - für die Anwendung einer intraartikulären Injektion großer Gelenke genannt werden. Durch die geringe Löslichkeit werden langanhaltende Synovialspiegel bei Abschwächung der initialen systemischen Abflutung erzielt. Als erstes Resümee ergibt sich, daß eine systemische Wirkung der lokalen Glukokortikoidtherapie nur bei intraartikulärer Injektion großer Gelenke in Betracht gezogen werden muß, daß diese systemische Wirkung aber bei der Auswahl geeigneter Präparate, beispielsweise Triamcinolonhexacetonid (Lederlon) und Einhalten der Injektionsabstände von 3 bis 4 Wochen kein Risiko einer endogenen Cortisolsuppression besteht. Überlegt man sich bei der Erstellung des Therapieplanes einer für notwendig erachteten lokalen Glukokortikoidtherapie die Länge der erwünschten Wirkung, die Art des Abflutens der verschiedenen Substanzen, so ergibt sich selbst für einen Patienten mit einem Ulcusleiden kaum eine Kontraindikation für eine lokale Glukokortikoidtherapie. Leider ist es für die Routine des Sprechstundenalltages zur Zeit noch sehr mühsam, eine derart optimierte lokale Glukokortikoidtherapie zu treiben, da die notwendigen Informationen über Löslichkeit, protrahierte Freisetzung, systemisches An- bzw. Abfluten für die verschiedenen Wirkstoffe einzeln zusammengesucht werden müssen.

2. Lokale Nebenwirkungen

Knüpfen wir an die von Hanefeld dargestellten Wirkungen der Glukokortikoide auf die Muskulatur an, so sei daran erinnert, daß im wesentlichen die Proteinsynthese am Muskel beeinträchtigt wird. Es kann besonders eine Atrophie der mitochondrienarmen Typ II Fadern der Muskulatur resultieren. Derartige Nebenwirkungen sind aber selbst bei systemischer Therapie selten, und bei einer lokalen Glukokortikoidtherapie kann eine allgemeine Schädigung der Muskulatur nicht hervorgerufen werden. Bleibt noch die Wirkung bei lokaler intramuskulärer Injektion, beispielsweise zum Zwecke der systemischen Therapie. Hier kann natürlich in Abhängigkeit der lokalen Wirkstoffkombination eine Supprimierung der mesenchymalen Reaktion hervorgerufen werden. Doch selbst eine häufige intramuskuläre Injektion zum Zwecke der systemischen Therapie führt in der Regel nicht zu klinisch relevanten Myopathien. Eine isolierte Indikation für eine direkte lokale therapeutische Injektion, sehe ich nicht.

Sehne

Von Michna stammt eine Beschreibung der dreidimensionalen Anordnung kollagener Fibrillenbündel einer Sehne im Bereich der Muskelsehnenverbindung. Die Befundbeschreibung des histologischen Bildes spricht von spätgotischer Architektur der Säulenbündel, welche sich kegelförmig zum Deckengewölbe auffächern und sich mit den Bündeln der Nebenpfeiler zu einem Netz vereinigen. Der Muskelendapparat wird durch unterschiedlich lange fingerförmige Zapfen charakterisiert. Die Zellen des Sehnengewebes füllen die architektonischen Freiräume der Fibrillenbündel aus und umlagern die Muskelfaserenden. Es gibt interzelluläre Kontakte mit kontraktilen Zelleistungen. Die degenerative Tendopathie wird von einem Strukturwandel dieses Zellgefüges gekennzeichnet - Anzahl und Ausprägung der Zellfortsätze vermindern sich, die Interaktion zwischen Zelle und interzellulärem Raum bricht zusammen, und die Zellen durchlaufen einen Funktionswandel vom metabolen zum katabolen Typ. Stellt man diese Beschreibung an den Anfang des Therapieplanes einer Tendopathie, so ergibt sich, daß das Anfangsstadium einer Tendopathie keine Indikation für eine lokale Glukokortikoidinjektion sein kann, denn der fehlgesteuerte Zellstoffwechsel könnte ja nur in seiner negativen Richtung verstärkt werden. Solange vor Ort keine reaktiven Veränderungen eingetreten sind, gibt es je gar keine Indikation für eine lokale Glukokortikoidtherapie. Eine direkte Injektion in die Sehne selbst kommt nicht in Frage, dies führt zu Nekrosen; aber auch, wie aus den Untersuchungen von Mohr bekannt ist, können häufige paratendinöse Injektionen zum Schwund der Zellkerne benachbarter Fibrillenbündel, und damit zur Nekrose, führen. Das eigentliche Risiko in der lokalen Glukokortikoidtherapie der Sehnen liegt in der falschen Indikation. Primär entzündliche Reizzustände bei chronischer Polyarthritis, Engpaßsyndrome bei entzündlichen rheumatischen Erkrankungen, nicht bakteriell bedingte Bursitiden und Synovialzysten, das sind die richtigen Indikationen für eine lokale Glukokortikoidtherapie, und wenn man dann noch richtig dosiert, also unter 20 mg Prednisolonäquivalent bleibt und eine evt. erfolglose Glukokortikoidtherapie nach höchstens 3 Injektionen abbricht, dann sehe ich keine bedenkenswerten Risiken. Die Risiken der lokalen Injektionstherapie im Bereich der Sehnen liegen in erster Linie in der falschen Indikation.

Knorpel
Eine beginnende Arthrose stellt keinesfalls eine Indikation für eine lokale intraartikuläre Glukokortikoidtherapie dar, dies ist seit langem bekannt. Der Angriffspunkt darf also nie im Zusammenhang mit einer Knorpelerkrankung gesehen werden, sondern stets nur im Bestreben, die entweder primäre Entzündungsreaktion, wie bei der chronischen Polyarthritis, oder aber sekundäre reaktive Entzündungsreaktion bei der aktivierten Arthrose, beeinflussen zu wollen. Wird man also nach den anerkannten Therapieschemata, beispielsweise bei einer aktivierten Arthrose oder auch einer chronischen Polyarthritis in den geforderten Zeitabständen bis zu 3 oder 4 Injektionen verabfolgen, so muß man kein zusätzliches lokales Risiko bedenken. Liegen aber immer wieder rezidivierende Ergüsse vor, und versucht man durch eine steigende Anzahl oder gar durch steigende Dosierung diese progressive Synovialitis zu behandeln, dann riskiert man aseptische Knochennekrosen sowie zusätzliche Schädigung des Knorpels. Dies stellt aber kein Risiko der lokalen Corticoidtherapie dar, sondern das ist dann die Folge einer falschen Indikation.

3. Indikationsabhängig

Für die aktivierte Arthrose und die Tendopathien sehe ich kein spezielles Risiko der lokalen Glukokortikoidtherapie, und bei der chronischen Polyarthritis liegt das Risiko in erster Linie in der systemischen Anwendung. Ein allgemein gültiges Rezept kann es selbstverständlich nicht geben. Die Möglichkeiten der lokalen Glukokortikoidtherapie müssen bei der chronischen Polyarthritis in die Basistherapie integriert werden.

4. Technik

Die erforderlichen Injektionstechniken sind bekannt: fächerförmige Injektion bei lokaler Anwendung, keine Bolusinjektion, auf jeden Fall Rückfluß des Glukokortikoids im Stichkanal vermeiden.

5. Infektion

In den letzten Jahren wurde das Risiko lokaler Glukokortikoidtherapie insbesondere im Zusammenhang mit intraartikulären Injektionen ausführlich diskutiert, ich nenne hier nur die Untersuchungen von Bernau, Härle und Hepp. Aus den Untersuchungen von Hepp wissen wir, daß das zahlenmäßige Infektionsrisiko intraartikulärer Glukokortikoidinjektionen nicht höher ist, als bei der Applikation von Chondroprotektiva; und diese Untersuchungen hatten auch gezeigt, daß die Behandlungsergebnisse hinsichtlich der Funktion der infizierten Gelenke ebenfalls annähernd gleich waren. Ein gravierender Unterschied erhab sich jedoch zu Lasten der intraartikulären Glukokortikoidbehandlung. In der Aufstellung von 115 Patienten mit Infektionen nach intraartikulären Injektionen verstarben 9 Patienten im Alter zwischen 63 und 89 Jahren; das Durchschnittsalter der verstorbenen Patienten betrug 76 Jahre. Aus der Aufstellung muß man entnehmen, daß betagte Patienten aufgrund ihrer geschwächten Abwehrlage bei Corticoidapplikation stark gefährdet sind. Schlüsselt man die Kasuistik dieser Patienten wiederum auf, so ergibt sich dann, daß hier bewährte Handlungsrichtlinien nicht beachtet wurden, daran muß man erinnern, wenn man in der Kasuistik liest, daß eine 87jährige Patientin unzählige intraartikuläre Corticoidinjektionen bekam oder ein 77jähriger Patient ca. 30 intraartikuläre Injektionen mit corticoiden, Arteparon und Peroxinorm verabreicht bekam. Die Risikoabschätzung der Infektion bedarf des eindringlichen Hinweises, daß auch in höherem Lebensalter die anerkannten Behandlungsrichtlinien für die lokale Corticoidtherapie hinsichtlich Indikation und Dosierung besonders streng zu beachten sind.

Wenn in Diskussionen auf die besonderen Risiken der lokalen Glukokortikoidtherapie hingewiesen wird, so muß ich an die überschießende Reaktion denken, die vor Jahren durch die restriktive Handhabung der Verschreibung von Betäubungsmitteln ausgelöst wurde. Sie erinnern sich: Die Ausgabe der besonderen Betäubungsmittelrezepte, welche vom Arzt persönlich vom Bundes-Gesundheitsamt angefordert, mit mehreren Durchschlägen besonders ausgefüllt und besonders aufbewahrt werden müssen, führten zu einer insuffizienten Schmerztherapie der bedürftigen Patienten. Ähnlich schätze ich persönlich die Situation der lokalen Glukokortikoidtherapie ein. Nach den Fehlern der ersten Jahre haben zunächst berechtigte Warnungen in Verbindung mit der durch die Juristifizierung der Medizin ausgelösten Angst dazu geführt, daß mehr gewarnt als sachlich informiert wird. Für mich birgt die lokale Glukokortikoidtherapie bei den heutigen Möglichkeiten der differenzierten Therapie keine besonderen Risiken in sich; daß ich Indikation, Dosierung und Technik beherrschen muß, ist selbstverständlich, das gilt für die Therapie mit Tuberkulostatika oder eine Skolioseoperation gleichermaßen.

Literatur

Bernau A (1987) Therapie des arthrotischen Reizknies. Orthop Praxis 9:746-761

Derendorf H, Möllmann HW, Rohdewald P, Strohband D, Barth J, Hochhaus G (1989) Pharmakokinetische Aspekte intraartikulär applizierter Glukokortikoide. Vortrag 4. Jahrestagung der Deutschen Gesellschaft für Osteologie e.V., Febr. 1989 in Göttingen

Härle A, Quadflieg KH, Braun A, Träger D, Tändler P (1985) Die Therapie und Prognose des Gelenkemphyems nach intraartikulärer Injektion - eine multizentrische Studie. Orthop Praxis 5:384

Hanefeld F (1989) Glukokortikoide und Muskulatur. Vortrag 4. Jahrestagung der Deutschen Gesellschaft für Osteologie e.V., Febr. 1989 in Göttingen

Hensch Ph, Kendall EC, Polley HF (1949) The effect of a hormone on the adrenal cortex and of pituitary adrenocorticotropic hormone on rheumatoid arthritis. Mayo Clin Proc 24:181

Hepp WR (1987) Entzündungen nach intraartikulären Injektionen und Punktionen. Eine multizentrische retrospektive Therapiestudie. Orthop Praxis 5:355-363

Michna H (1987) Die Histopathologie des Sehnengewebes. Orthop Praxis 5:697-703

Mohr W (1989) Glukokortikoide und Bindegewebe. Vortrag 4. Jahrestagung der Deutschen Gesellschaft für Osteologie e.V., Febr. 1989 in Göttingen

Mohr W (1986) Pathomorphologische Aspekte zur konservativen Therapie der Arthrose. Orthopäde 15:366-378

Pharmakodynamische Wechselwirkungen der systemischen Glukokortikoidtherapie

J. Barth[1], H. W. Möllmann[1], H. Derendorf[2], G. Hochhaus[2]

[1]Medizinische Klinik und Poliklinik "Bergmannsheil", Ruhr-Universität Bochum, Hunscheidtstr. 1, 4630 Bochum, FRG
[2]College of Pharmacy, J. Hillis Miller Health Center, University of Florida, Box J-494, Gainesville, Fl 32610, USA

Verbunden mit dem breiten Spektrum pharmakodynamischer Wirkungen ist das Janusgesichtige einer Therapie mit Glukokortikoiden, welches darin besteht, daß die den therapeutischen Nutzen einer Glukokortikoidtherapie begründenden pharmakodynamischen Ansatzpunkte bisher nicht von den Partialwirkungen zu trennen sind, die oft von Patient und Arzt als unerwünschte klinische Auswirkungen derart gefürchtet werden, daß in manchen Fällen sogar aus Furcht vor der Entwicklung einer Osteoporose, eines Vollmondgesichtes, eines Diabetes mellitus oder einer Akne von einer Steroidtherapie abgesehen wird und dabei wichtige therapeutische Chancen ausgelassen werden.

Vor diesem Hintergrund sind differenzierte Kenntnisse über glukokortikoidinduzierbare Veränderungen und deren Bewertung bedeutsame Faktoren sowohl bei der primären Entscheidung für oder gegen eine Steroidtherapie wie auch in der Therapiekontrolle.

Die systemischen Auswirkungen der Glukokortikoide sind im Prinzip zunächst nur abhängig von der effektiven biologischen Verfügbarkeit eines Steroids an den Effektorzellen und Effektororganen. Diese biologische Verfügbarkeit wird jedoch ihrerseits von Faktoren wie der Dosishöhe, der Therapiedauer, der Applikationsart (z.B. oral als Tabletten, als intravenöse, intramuskuläre oder intraartikuläre Injektion) und vom Dosisregime (circadian - ultradian - alternierend) bestimmt.

Für das Ausmaß der klinischen Wirkung ist daneben noch von Bedeutung, daß sich die therapeutisch eingesetzten synthetischen Glukokortikoide zwar qualitativ nur gering, quantitativ hingegen zum Teil erheblich unterscheiden können. Derartige Unterschiede in den pharmakodynamischen Potenzen - bei erwünschten wie unerwünschten Partialwirkungen gleichwohl - werden in den üblichen Äquivalenztabellen meist nur unvollständig oder gar nicht berücksichtigt.

H.-G. Willert F. H. W. Heuck (Hrsg.)
Neuere Ergebnisse in der Osteologie

Anhand einer Auswahl klinisch relevanter, biochemisch und hämatologisch leicht faßbarer, im Gesamtorganismus wirksam werdender Partialeffekte sollen diese verschiedenen Einflußgrößen exemplarisch dargestellt werden.

Hemmung der endogenen Kortisolproduktion

Der Rückwirkung auf das endokrine Regelkreissystem unter einer Glukokortikoidtherapie wird erhebliches Gewicht beigemessen, da - insbesondere bei Verwendung von Depotpräparationen - in der Phase der Therapiebeendigung die Gefahr einer mangelnden Streßadaptation bis hin zur nachhaltigen Störung einer sekundären, iatrogenen Nebennierenrindeninsuffizienz besteht.

Die Abb. 1 zeigt Ausmaß und Dauer der Unterdrückung körpereigener Kortisolsekretion bei einer oralen, ciacadianen Tabletteneinnahme verschiedener Glukokortikoide (Methylprednisolon, Methylenprednisolon, Triamcinolon, Dexamethason und Betamethason) in Dosierungen, die nach den üblichen Äquivalenzformeln als gleich wirksam anzusehen wären.

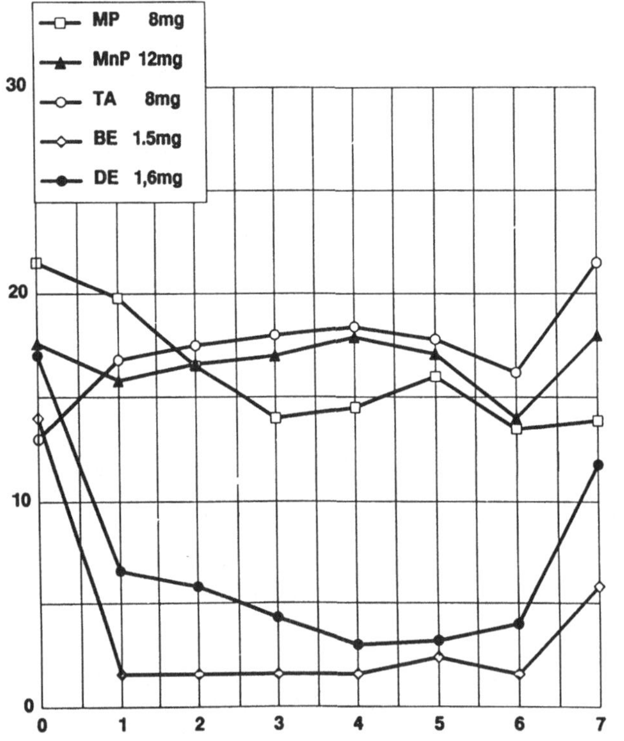

Abb. 1. Einfluß auf die endogene Kortisolausschüttung bei circadianer, oraler Therapie mit unterschiedlichen Glukokortikoiden in "äquivalenter" Dosierung. *MP*, Methylprednisolon; *MnP*, Methylenprednisolon; *TA*, Triamcinolon; *BE*, Betamethason; *DE*, Dexamethason

Die Untersuchungsergebnisse belegen aber eindeutig, daß nach Dexamethason und Betamethason eine beträchtlich stärkere und zeitlich ausgedehntere Hemmung der endogenen Kortisolausschüttung erfolgt als nach den übrigen hier untersuchten Substanzen. Dexamethason, Betamethason und auch Paramethason, welches sich gleichsinnig verhält, erscheinen deshalb unter diesem Aspekt für eine mittel- oder langfristige Therapie eher ungeeignet (Möllmann u. Barth 1988).

Am Beispiel der durch Kortikoide gehemmten Nebennierenrindenfunktion kann auch eindrucksvoll dargelegt werden, wie der Einnahmezeitpunkt den pharmakodynamischen Effekt beeinflußt. Unter Berücksichtigung des physiologischen Sekretionsrhythmus des endogenen Kortisols führt eine abendliche Dosis zu einem deutlich größeren Hemmeffekt. In der Therapie mancher Krankheitsbilder, wie z.B. der obstruktiven Atemwegserkrankungen oder der chronischen Polyarthritis, wird man diesen Befund aber nicht überbewerten, da mit diesem Dosisregime in der Regel eine ungleich bessere, durchgängigere Beeinflussung auch der jeweiligen Beschwerdesymptomatik erzielt wird (Möllmann u. Barth 1988). Dazu wäre ansonsten eine beträchtliche Dosisanhebung bei der Einnahme am Morgen notwendig, worunter dann jedoch der angestrebte Schonungseffekt der endokrinen Achse ebenfalls verlorengeht (Abb. 2).

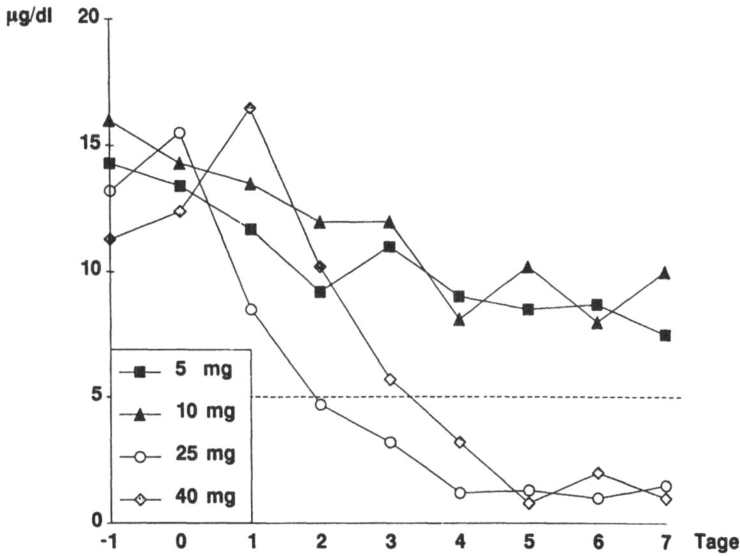

Abb. 2. Suppression der endogenen Kortisolausschüttung in Abhängigkeit von der Dosis bei circadianer, oraler Prednisolontherapie

Einfluß auf die Blutzellkinetik

Als steroidinduzierte Veränderungen des weißen Blutbildes werden eine Leukozytose, genauer eine Granulozytose, eine Eosinopenie, eine Monozytopenie und eine absolute Verminderung von Lymphozyten beobachtet.

Die Leukozytose kann gelegentlich Anlaß zur Fehldeutung eines infektiösen Prozesses werden. Sie ist aber Ausdruck verschiedener Steroideffekte auf die Leukozytenkinetik (Möllmann et al. 1988). Die Beeinflussung der Leukozytenkinetik kann hierbei auch als humanes Modell zur vergleichenden Darstellung der Dosisabhängigkeiten und der Potenz eines eingesetzten Steroids bezogen auf diesen Untersuchungsparameter dienen.

Bei niedriger Dosis - in der Abb. 3: 16 bis 32 mg Methylprednisolon - kommt es zu einem Granulozytenanstieg 4 Stunden nach der Applikation des Steroids; die Granulozytose hält etwa 12 Stunden vor und ist am folgenden Tag verschwunden. Ganz anders stellt sich der Verlauf bei höherer Dosierung dar. Jetzt wird ein zweites, ungleich höheres Maximum beobachtet und erst weitere 24 Stunden später normalisiert sich die Zahl der im Blut zirkulierenden Leukozyten (Abb. 3). Dexamethason erweist sich in diesem Effekt im übrigen als von besonders nachhaltiger Wirksamkeit (Möllmann et al. 1988).

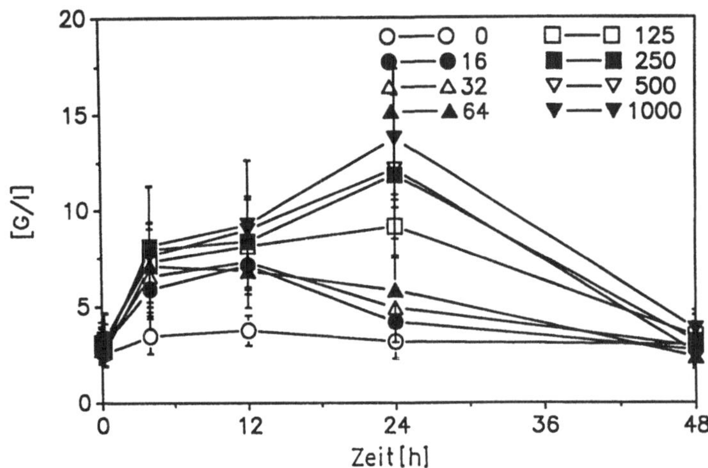

Abb. 3. Kinetik der Blutleukozyten nach einmaliger intravenöser Injektion von Methylprednisolonphosphat in unterschiedlichen Dosierungen (16 - 1000 mg)

Als Ursachen dieser Veränderungen kommen unterschiedliche Angriffspunkte der Glukokortikoide in Frage. Das frühe Maximum erklärt sich am ehesten über eine steroidinduzierte, humorale Stimulation der Granulopoese (Freisetzung von stimulatorischem Interleukin 3/Multicolony stimulating factor?) sowie über eine vermehrte Ausschüttung von Granulozyten ins Blut (Morra et al. 1981); für das zweite, spätere und ausgeprägtere Maximum scheinen aber zusätzliche Faktoren von Bedeutung. So spricht unter anderem die enge Beziehung zur erhöhten Dosis - wobei offenbar Blutkonzentrationen der Steroide von über 10^{-6} molar notwendig sind - für zusätzliche unspezifische Membraninteraktionen durch die Glukokortikoide, die dazu führen, daß einerseits randständige Leukozyten des sog. marginalen Pools von der Gefäßwand abgelöst werden und wieder zirkulieren, andererseits wird ein Auswandern von Granulozyten ins Gewebe aufgrund einer verminderten Adhäsivität der Zellen erschwert.

Die Phygozytoseleistung des einzelnen Granulozyten wird übrigens unter Glukokortikoiden auch bei Verwendung höherer Dosen bei kurzzeitiger Anwendung überraschend wenig beeinflußt (Perez et al. 1981); die Hemmung antibakterieller Aktivitäten in vivo geht ganz wesentlich auf den gebremsten Zufluß der Zellen zu einem Entzündungsherd zurück.

Immunpharmakologische Effekte

Die immunpharmakologische Wirkung von Glukokortikoiden besteht beim Menschen primär weniger in einem unmittelbaren Effekt an den oder auf die Lymphozyten. Anders als bei manchen Labortieren, wo schon sehr geringe Steroidkonzentrationen auf Lymphozyten antiproliferativ und zytolytisch wirken können, erweisen sich menschliche Lymphozyten einem direkten Glukokortikoidangriff gegenüber als relativ resistent (Fauci u. Dale 1974, Webel et al. 1974). Die beim Menschen regelhaft beobachtbare Blutlymphopenie ist so auch nicht Ausdruck eines zytolytischen Steroideffektes, sondern gleichfalls auf eine Beeinflussung der Zirkulationskinetik dieser Zellen zurückzuführen.

Schon nach Applikation kleinster Glukokortikoidmengen findet sich in der Zirkulation eine deutliche Reduktion der für Glukokortikoide empfänglichen T-Lymphozyten, insbesondere der T-Helferzell-Subpopulation (Fauci u. Dale 1974, Slade u. Hepburn 1983, Zweiman et al. 1984). Dieser Effekt ist bereits bei geringen Konzentrationen annähernd maximal und wird durch Erhöhung der Dosis nur entsprechend der länger aufrechterhaltenen Plasmasteroidkonzentrationen zeitlich ausgedehnt (Abb. 4).

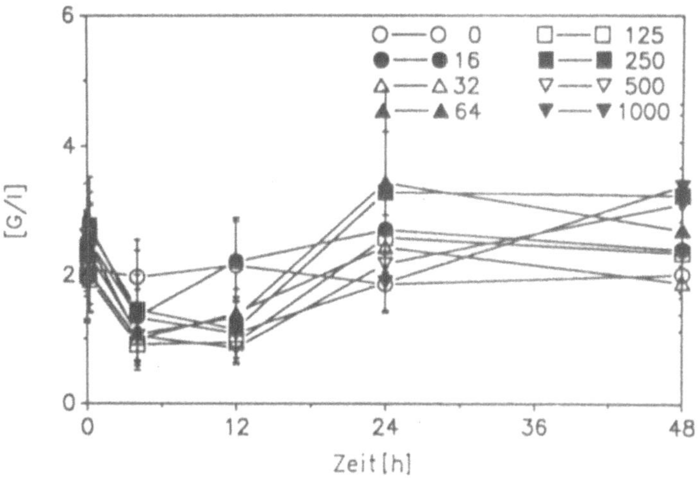

Abb. 4. Kinetik der Blutlymphozyten nach einmaliger intravenöser Injektion von Methylprednisolonphosphat in unterschiedlichen Dosierungen (16 - 1000 mg)

Die immunsuppressive Effektivität der Glukokortikoide beruht aber entscheidend auf einer steroidinduzierten Sekretionshemmung humoraler Faktoren wie dem Interleukin 1 aus Monozyten, dem Interleukin 2 als T-zelleigenem T-Lymphozytenwachstumsfaktor oder den die Makrophagen steuernden Lymphokinen wie MIF (Migrations-Inhibitions-Faktor) und MAF (Makrophagen aktivierender Faktor). Im Ausmaß der Wirkung auf diese Faktoren besteht wieder eine Dosisabhängigkeit in unteren und mittleren Dosisbereichen (Frey et al. 1984, Snydes u. Unanue 1982, Wahl et al. 1975), was z.B. bei der Induktionsbehandlung verschiedener Krankheitsbilder berücksichtigt wird.

Es gibt auch Hinweise dafür, daß die Beeinträchtigung der B-Lymphozyten-Funktion durch Glukokortikoide indirekt über eine Verminderung humoraler Differenzierungsfaktoren (Interleukin 4 ?) bewirkt werden könnte (Wahl et al. 1975).

Einfluß auf den Intermediärstoffwechsel

Zu den physiologischen Funktionen des Cortisols gehören vielfältige Auswirkungen auf den Intermediärstoffwechsel (Baxter u. Rousseau 1979, Exton 1979). Klinisch sind Störungen des Kohlenhydratstoffwechsels am raschesten an einem Blutzuckeranstieg zu erkennen. Ein Blutzuckeranstieg nach Glukokortikoidgabe kann kurzzeitig auch bei gesunden, nicht diabetischen Personen beobachtet werden. Im intraindividuellen Versuch unter standardisierten Bedingungen kann eine Dosisabhängigkeit dieses Effektes belegt werden (Abb. 5). Bei ausreichender Insulinreserve kommt dieser Störung allerdings klinisch keine wesentliche Bedeutung zu. Bei prädisponierten Personen jedoch kann unter einer pharmakologischen Glukokortikoidtherapie eine bis dahin unerkannt gebliebene nicht ausreichende Insulinanpassung manifest werden. Der sich dann zeigende "Steroiddiabetes" führt jedoch nur selten zu schweren metabolischen Entgleisungen und bildet sich in der

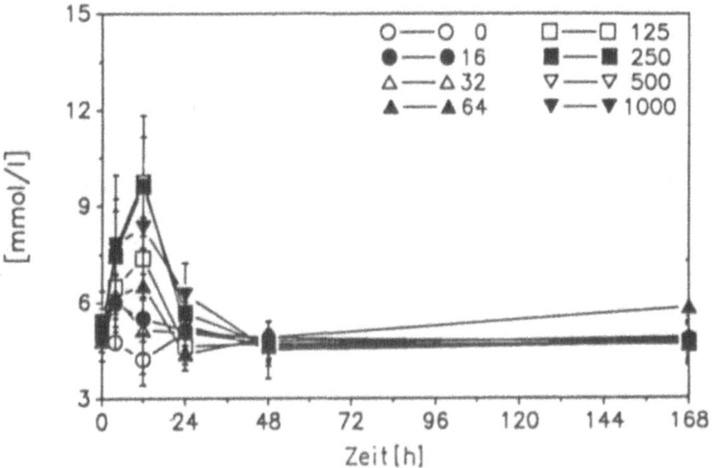

Abb. 5. Verhalten der Blutglukose bei nicht-diabetischen Personen (n=12) nach intravenöser Injektion von Methylprednisolonphosphat in unterschiedlichen Dosierungen (16-1000 mg)

Regel nach Beendigung der Steroidtherapie völlig zurück. Betroffene Patienten sollten aber angehalten werden, während der Steroidtherapie auf zusätzliche alimentäre Glukosebelastungen zu verzichten. Bei manifest Diabeteskranken müssen demgegenüber ernsthaftere Gefährdungen durch die Glukokortikoidtherapie in Rechnung gestellt werden, denen durch engmaschige Kontrollen und gegebenenfalls einer Erhöhung der täglichen Insulindosis begegnet werden muß. Unter Beachtung dieser Regeln stellt dann ein manifester Diabetes mellitus keine absolute Kontraindikation für eine als notwendig erachtete Glukokortikoidtherapie dar.

Elektrolythaushalt

Während Cortisol noch eine relevante Mineralkortikoidwirkung besitzt, gelang es bei Entwicklung der heute therapeutisch eingesetzten, synthetischen Glukokortikoide diesen Partialeffekt weitgehend zu mindern bis nahezu völlig zu eliminieren, so daß schwere Elektrolytverschiebungen, Retentionsödeme oder eine glukokortikoidinduzierte arterielle Hypertonie selbst bei jahrelanger Therapie höchst selten und dann meist nur bei hoher Dosis über längere Zeit auftreten.

Die Abb. 6 zeigt den Verlauf der Serumkaliumwerte von Probanden, die in aufsteigender Dosis bis zu 1000 mg Methylprednisolon als Bolus erhielten. Eine klinisch relevante Abweichung war dabei selbst bei den extrem hohen Dosen nicht zu beobachten. Vor dem Hintergrund einzelner Literaturmitteilungen (Bocanegra et al. 1981, McDougal et al. 1976, Moses et al. 1981) über plötzliche Todesfälle bei Patienten, die Kortikoide in Grammdosisbereich erhielten - überwiegend appliziert bei akuter Abstoßungsreaktion nach Nierentransplantation oder im Rahmen der sogenannten Pulse-Therapie rheumatischer Erkrankungen - muß bei Anwendung hoher Dosierungen die Forderung engmaschiger Elektrolytkontrollen vor und unter der Therapie jedoch aufrechterhalten werden. Die oft als Kristallsuspensionen eingesetzten 9-α-fluorierten Substanzen Triamcinolon bzw. Triamcinolonacetonid weisen praktisch keinerlei mineralokortikoide Potenz auf.

Daß Glukokortikoide die Kalziumausscheidung erhöhen und die Resorption von Kalzium aus dem Darm hemmen, wird bei hyperkalzämischen Zuständen verschiedener Ursache therapeutisch genutzt. Die Mobilisierung von Kalzium aus dem Skelett stellt andererseits wieder die unerwünschte Kehrseite der Glukokortikoidwirkung auf den Kalziumstoffwechsel dar.

Die an einigen biochemischen oder hämatologischen Kenngrößen dargestellten Partialeffekte einer systemischen Glukokortikoidtherapie kumulieren im klinischen Bild oft zu eindrucksvollen, für die betroffenen Patienten oft äußerst belastenden Veränderungen, die jedem Arzt, der Glukokortikoide therapeutisch einsetzt, bekannt sind und die die Notwendigkeit der fortwährenden filigranen Therapieüberwachung nachdrücklich deutlich machen.

Durch den differenzierten Einsatz von Glukokortikoiden, der bestimmt wird vom Wissen über die Pathomechanismen, welche durch

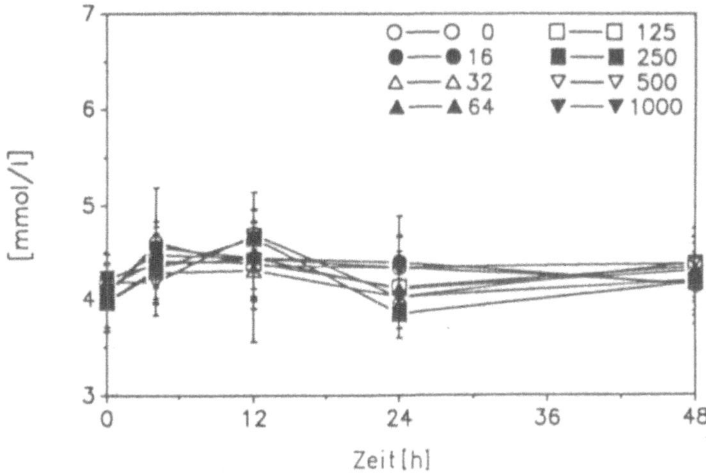

Abb. 6. Verhalten des Serumkaliumwertes nach intravenöser Injektion von Methylprednisolonphosphat in unterschiedlichen Dosierungen (16-1000 mg)

die therapeutisch angewandten Steroide beeinflußt werden, kann die therapeutische Sicherheit im Umgang mit diesen hochpotenten Substanzen erhöht werden.

Literatur

1. Baxter JD, Rousseau GG (eds) (1979) Glucocorticoid hormone action. Springer, Berlin Heidelberg New York
2. Bocanegra TS, Castaneda MD, Espinoza LR, Vasey FB, Germain BF (1981) Sudden death after methylprednisolone pulse therapy. Ann Intern Med 95:122
3. Exton JH (1979) Regulation of gluconeogenesis by glucocorticoids. Monographs on Endocrinology 12:535-546
4. Fauci AS, Dale DC (1974) The effect of in vivo hydrocortisone on subpopulations of human lymphocytes. J clin Invest 53:240
5. Frey BW, Walker C, Frey FK, deWeck AL (1984) Pharmacokinetics and pharmacodynamics of three different prednisolone prodrugs: effect on circulating lymphocyte subsets and function. J Immunol 133:2479-2487
6. McDougal BA, Whittier FC, Cross DE (1976) Sudden death after bolus steroid therapy for acute rejection. Transplant Proc 8:493
7. Möllmann HW, Barth J (1988) Glukokortikoide. In: Nolte D, Dorow P (Hrsg) Pneumologisches Kolloquium 4 Asthma bronchiale. De Gruyter-Verlag, Berlin New York, S 110-141
8. Möllmann HW, Rohdewald P, Barth J, Derendorf H (1988) EFfect of high doses of glucocorticoids on the kinetics of human white blood cells in vivo. Med Klin 83:159-163
9. Moses RE, McCormick A, Nickey W (1981) Fatal arrhythmia after pulse methylprednisolone therapy. Ann Intern Med 95:781
10. Morra L, Ponassi A, Parodi GB, Caristo G, Bruzzi P, Sacchetti C (1981) Mobilization of colony-forming cells into the peripheral blood of man by hydrocortisone. Biomedicine 35:87
11. Perez HD, Kimberley RP, Kaplan HB, , Edelson H, Imman RD, Goldstein IM (1981) Effect of high-dose methylprednisolone infusion on polymorphonuclear leukozyte function in patients with systemic lupus erythematosus. Arthr and Rheum 24:641

12. Slade JD, Hepburn B (1983) Prednisone induced alterations of circulating human lymphocyte subsets. J Lab Clin Med 101:479-489
13. Snydes DS, Unanue ER (1982) Corticosteroids inhibit murine macrophage Ia expression and interleukin 1 production. J Immunol 129:1803
14. Webel ML, Ritts RE, Taswell HF, Donaldo JV, Woods JE (1974) Cellular immunity after intravenous administration of methylprednisolone. J Lab Clin Med 8:383-392
15. Wahl SM, Altmann LC, Rosenstreich DL (1975) Inhibition of in vitro lymphokine synthesis by glucocorticoids. J Immunol 115:476-481
16. Zweiman B, Atkins PC, Bedard PM, Flaschen SL, Lisak RP (1984) Corticosteroid effects on circualting lymphocyte subsets levels in normal humans. J Clin Immunol 4:151-155

Bestimmung der Knochendichte mittels Doppelphotonenabsorptionsmessung (DPA) bei Patienten mit Asthma bronchiale unter Kortikoiddauertherapie

K. Dohm, J. Semler

I. Medizinische Abteilung, Universitätsklinikum Rudolf Virchow, Standort Wedding, Augustenburger Platz 1, 1000 Berlin 65, FRG

Summary

Bone mineral content was measured by dual photon-absorption densitometry (DPA) in 66 patients of either sex (aged 13-58 years) with bronchial asthma being on long-term steroid treatment for at least two years. The results of DPA were correlated with the evaluation of questionnaire covering the main demographic data. Out of all patients 33.3% displayed a diminished bone mass in L_2-L_3 (female 40.5%; male 20.8%). Excluding female patients in the post-menopause, only 22.7% of the remaining female patients showed a loss in bone density. Since only a minority of patients with chronic asthma being on long-term corticoid treatment develop signs of osteoporosis, the risk patients being prone to a corticoid related bone tissue loss have to be detected. DPA appears to be a very sensitive method for routine screening of asthmatics on corticoids.

Einleitung

Die ausgezeichneten Behandlungserfolge nach Einführung der Glukokortikoidtherapie vor mehr als 40 Jahren wurden bald durch das Auftreten erheblicher Nebenwirkungen getrübt. Als eine unerwünschte Begleiterscheinung wurde auch die Osteoporose bereits frühzeitig beschrieben und steht heute außer Zweifel. Die Glukokortikoide weisen jedoch in den verschiedenen Indikationsgebieten erhebliche Unterschiede in den Auswirkungen auf den Knochenstoffwechsel auf. Während die Erkrankungen des rheumatischen Formenkreises bereits ohne eine Kortikoidbehandlung zur Entwicklung einer Osteoporose neigen (Adinoff und Hollister, 1983; Mueller 1976), scheint sich diese bei steroidbedürftigen Patienten mit der Grunderkrankung Asthma bronchiale in sehr viel geringerem Maße zu manifestieren. Bereits 1972 konnte Krokowski bei Patienten mit Asthma bronchiale unter Kortikoidlangzeitthe-

H.-G. Willert F. H. W. Heuck (Hrsg.)
Neuere Ergebnisse in der Osteologie

rapie nur in 30% der Fälle eine Osteoporose dokumentieren. Weitere Autoren kamen zu ähnlichen Ergebnissen (Kessler und Meister 1985, Mueller 1976). Dabei muß allerdings berücksichtigt werden, daß die in diesen Arbeiten eingesetzten Methoden wenig sensitiv sind. So können Knochenmineralverluste anhand von konventioneller Röntgendiagnostik erst ab einer 30%igen Reduktion gegenüber der Norm erkannt werden (Heuck 1967, Kapp 1986, Krokowski 1968).

Obwohl die schwerwiegenden Komplikationen jeder Kortikoidtherapie bereits seit langer Zeit bekannt sind, gibt es bisher - insbesondere im Anwendungsbereich bei Patienten mit Asthma bronchiale - wenig exakte quantitative Informationen über die Zusammenhänge zwischen Knochensubstanzverlust und Dauer sowie Dosis der Kortikoidsteroidbehandlung.

Methodik

Im Rahmen dieser Studie wurden Patienten mit Asthma bronchiale ausgewählt, die in der Asthma Poliklinik des Universitätsklinikum Rudolf Virchow betreut wurden und deren Gesundheitszustand die regelmäßige systemische Anwendung von Kortikoiden erforderte. Die Mindesttherapiedauer wurde mit 2 Jahren angesetzt.

Um eine mögliche Beeinflussung des Knochenstoffwechsels durch die Altersosteoporose sowie bei Frauen die postmenopausale Osteoporose weitgehend ausschließen zu können, wurde eine maximale Altersgrenze festgelegt: Frauen 55, Männer 58 (Ausnahme: 2 Frauen (57 bzw. 58 J.); sie wurden aufgrund einer langjährigen hochdosierten Therapie miteinbezogen).

Nach Ausschluß von Zweiterkrankungen - die sich erwiesenermaßen auf den Knochenstoffwechsel auswirken (z.B. Hyperthyreose, terminale Niereninsuffizienz, Z.n. Resektion des terminalen Ileums) - und präexistenten Osteoporosen sowie der Einbeziehung der Altersbegrenzung erfüllten 66 Patienten (42 Frauen; 24 Männer) die erforderlichen Kriterien.

Mit einem umfangreichen Fragebogen wurden der Erkrankungsbeginn, die Dauer und Dosis der systemischen Glukokortikoidtherapie, die Nebenwirkungen der Behandlung, sämtliche Osteoporoserisiken sowie die weitere medikamentöse Therapie erfaßt.

Bei jedem Patienten wurde eine körperliche Untersuchung durchgeführt, um klinische Zeichen der Steroidtherapie sowie Beeinträchtigungen des Skelettsystems dokumentieren zu können. Anschließend wurde die Bestimmung der Knochendichte mittels DPA (Novo LAB 22 a) an Lendenwirbelsäule (LWS) und Schenkelhals (SH) vorgenommen und den Ergebnissen des Fragebogens gegenübergestellt. Sowohl die LWS als auch der SH bestehen zu einem hohen Anteil aus Spongiosa und reagieren folglich erheblich früher und empfindlicher auf Veränderungen des KMG als periphere Skelettbereiche, Sie stellen bevorzugt Manifestationsorte der Osteoporose dar.

Ergebnisse

Zum Zeitpunkt der Untersuchung betrug das mittlere Lebensalter der 66 Patienten 46,6 Jahre (13-58 Jahre).

Die mittlere Therapiedauer lag bei den Frauen bei 11,6 Jahren (± 6,9 J.), und bei den Männern bei 7,9 Jahren (± 4,7 J.). Die systemische Erhaltungsdosis betrug im Mittel 12,8 mg Prednisolonäquivalent/Tag (± 5,8 P/T). 12% der Patienten wiesen anamnestisch Spontanfrakturen auf.

Abbildungen 1 und 2 demonstrieren die Abhängigkeit der Knochendichte vom Alter der Patienten. Für den Bereich L_2-L_3 werden die KMG-Messungen (Punktwolke) in Relation zu einem Referenzkollektiv (n = 279) dargestellt.

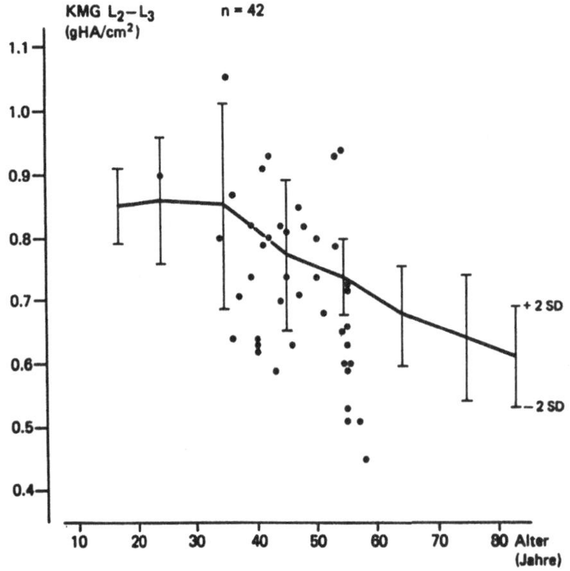

Abb. 1. Knochendichte mittels DPA an der LWS (L_2 - L_3) bei Frauen mit Asthma bronchiale unter systemischer Kortikoidtherapie im Vergleich zu einem gesunden Referenzkollektiv

Unter Berücksichtigung der doppelten Standardabweichung weisen 40,5% der Frauen und 20,8% der Männer eine signifikante Minderung der Knochenmasse auf. Im Bereich des rechten SH wurden bei den Frauen in 35% der Fälle, bei den Männern hingegen nur in 8,7% der Fälle Knochendichteminderungen festgestellt.

Um die Unterschiede zwischen weiblichem und männlichem Kollektiv zu klären, wurde bei den Frauen das postmenopausale Osteoporoserisiko berücksichtigt. Hierzu erfolgte eine Einteilung der Patientinnen in drei Gruppen (s. Tabelle 1) und erwartungsgemäß konnte eine deutliche Abhängigkeit des KMG von der Zeitdauer in Jahren seit der Menopause (Menopausenalter) dokumentiert werden.

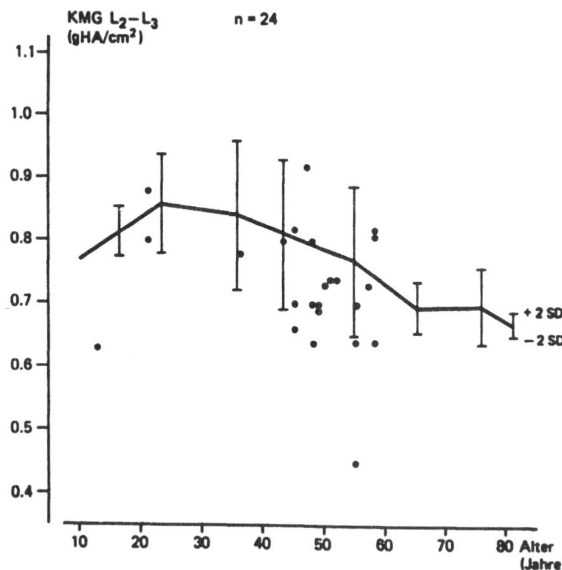

Abb. 2. Knochendichte mittels DPA an der LWS (L_2 - L_3) bei Männern mit Asthma bronchiale unter systemischer Kortikoidtherapie im Vergleich zu einem gesunden Referenzkollektiv

Tabelle 1. Minderung der Knochendichte gegenüber einem Referenzkollektiv (- 2 SD) bei Frauen mit Asthma bronchiale unter Kortikoiddauertherapie in Abhängigkeit von der Zeitdauer seit der Menopause

	L_2-L_3	re. SH
vor Menopause	22,7%	23,8%
Menopausenalter 1-4 Jahre	36,4%	40,0%
Menopausenalter >4 Jahre	88,9%	55,5%

Während die noch nicht menopausalen Patientinnen an L_2-L_3 nur in 22,7% (SH 23,8%) eine Minderung des KMG aufwiesen, erhöhte sich diese Zahl bei den Patientinnen des Menopausenalters zwischen 1 und 4 Jahren auf 36,7% und lag schließlich bei den Patientinnen eines Menopausenalters von mehr als 4 Jahren bei 88,9% (SH 55,5%).

Die ermittelten KMG-Werte wurden nun bei allen 66 Patienten in Relation zur systemisch applizierten Glukokortikoiddosis gesetzt. Dabei wurden die Erhaltungsdosis (in mg Prednisolonäquivalent), die verabreichte Steroid-Gesamtdosis sowie die Jahresdosis berücksichtigt. Für das männliche Kollektiv zeigte sich die deutlichste Korrelation zwischen Jahresdosis und KMG (r = -0,42). Bei den weiblichen Patienten wurde die größte Abhängigkeit des KMG zur Höhe der Gesamtdosis nachgewiesen (r = -0,51).

Zusammenfassung

- Bei 66 Patienten mit Asthma bronchiale unter Kortikoiddauertherapie (Alter der Patienten: 13-58 Jahre) wurde an L_2-L_3 in 33,3% d.F. eine Minderung der Knochenmasse mittels DPA erfaßt (w: 40,5%; m: 20,8%).
- Unter Berücksichtigung des postmenopausalen Osteoporoserikikos konnten bei den weiblichen Patientinnen nur in 22,7% der Fälle Minderungen der Knochendichte an L_2-L_3 festgestellt werden.
- Die deutlichsten Korrelationen zum KMG wurden bei den Männern für die Jahresdosis, bei den Frauen für die Gesamtdosis ermittelt.
- Bei 12% der Patienten konnten anamnestisch Spontanfrakturen nachgewiesen werden.

Trotz Verabreichung einer langjährigen, hochdosierten, systemischen Kortikoiddauertherapie wiesen zwei Drittel der untersuchten Patienten mit Asthma bronchiale keine Minderung der Knochendichte auf. Offensichtlich scheinen Asthmatiker im Gegensatz zu steroidbedürftigen Patienten mit anderen Grunderkrankungen eine geringere Empfindlichkeit gegenüber den katabolen Wirkungen der Glukokortikoide auf den Knochenstoffwechsel zu besitzen (Mueller 1976, Ziegler 1988). Es ist im einzelnen nicht vorauszusagen, welche der Patienten mit Asthma bronchiale eine erhöhte Bereitschaft zur Verminderung des KMG unter Steroidtherapie aufweisen. Wichtiges Ziel muß es sein, Risikopatienten zu erfassen (Kapp 1986, Katz 1985, Seldin et al. 1988). Dabei ist die alleinige Erhebung anamnestischer Daten - wie Zeitpunkt der Menopause oder den Knochenstoffwechsel beeinträchtigende Zweiterkrankungen - nicht ausreichend, sondern sollte durch eine quantitative Knochendichtemessung ergänzt werden.

Um prophylaktische Maßnahmen sinnvoll einsetzen zu können, sollte die Knochenmasse densitometrisch bereits bei Einleitung einer Kortikoidsteroidtherapie ermittelt und in regelmäßigen Zeitintervallen durch Kontrollmessungen beobachtet werden. Nur durch ein solches Vorgehen ist es möglich, Veränderungen der Knochenmasse frühzeitig zu erkennen.

Die DPA scheint eine geeignete sensitive Methode zur routinemäßigen klinischen Anwendung zu sein, da sie gut reproduzierbar ist, mit einem vertretbaren Kostenaufwand durchgeführt werden kann und die Patienten nur einer geringen Strahlenbelastung ausgesetzt sind (Kapp 1986, Katz 1985, Ringe und Wahner 1986).

Literatur

1. Adinoff AD, Hollister JR (1983) Steroid induced fractures and bone loss in patients with asthma. N Engl J Med 309:265-268
2. Heuck F (1967) Radiologische Aspekte der Osteoporose. Dtsch Med Wochenschr 92:2272-2277
3. Kapp S (1986) Messung des KMG mit der Zweistrahl-Photonenabsorptionsmethode zur Quantifizierung der Osteoporose. ÄRP 11:585-594
4. Katz RD (1985) Recent advances in the early diagnosis of osteoporosis. A review. MMJ 34:889-895

5. Kessler D, Meister W (1985) Untersuchungen zur Osteoporose bei Kortikoidtherapie von Patienten mit chron. obstruktiven Atemwegserkrankungen. Z Erkrank Atm-Org 165:248-254
6. Krokowski E (1968) Die röntgenologische Substanzanalyse des Knochens. Prinzip u. praktische Durchführung. Fortschr Röntgenstr 108:394-400
7. Krokowski E (1972) Kortikoid-Osteoporose. Medizinische Klinik 36:1149-1157
8. Mueller MN (1976) Effects of corticosteroids on bone mineral in rheumatic arthritis and asthma. AJR 126:1300
9. Ringe JD, Wahner HW (1986) Früherkennung der Osteoporose. Dtsch med Wschr 111:954-958
10. Seldin DW, Esser PD, Alderson PO (1988) Comparison of bone density measurements from different skeletal sites. J Nucl Med 29:168-173
11. Ziegler R (1988) Klinik der Glucocorticoidinduzierten Osteoporose. IV. Arbeitstagung der Sektion Calciumregulierende Hormone und Knochenstoffwechsel der deutschen Gesellschaft für Endokrinologie, Hamburg

Calcitonin- und Natriumfluoridtherapie bei einem Kind mit schwerer strahlen- und cortisoninduzierter Osteoporose

L. Hovy[1], L. Zichner[2]

[1]Orthopädische Universitätsklinik Friedrichsheim, Marienburgstr. 2, 6000 Frankfurt 71, FRG
[2]Orthopädische Klinik, Städtisches Krankenhaus, Gotenstr. 6-8, 6230 Frankfurt 80, FRG

Summary

A 12-year-girl with a generalized ependymoma developed after subtotal tumor resection, cortisone therapy, adjuvant HD-MTX chemotherapy and irradiation of the entire CNS a severe osteoporosis particularly in the spine. Progressive compression fractures of the vertebrae and severe pain could not be influenced by an orthotic device. Therefore an adjuvant therapy was started with calcitonin, sodium fluoride and calcium substitution.

Calcitonin was administered initially for 9 months and after a free interval of 10 months again for 18 months. Therapy with sodium fluoride was stopped by the patient after 3 weeks on account of gastric disorder. 1000 mg of calcium were substituted continuously and the orthesis was applied for 3 1/2 years.

During this combined treatment the patient had a stimulation of growth and the skeleton recalcified. The fractured vertebrae consolidated soon and recovered almost completely so that the orthesis could be withdrawn.

No side effects were notified besides a transient flush which disappeared after reduction of the calcitonin dosage. These findings are discussed with the literature.

Kasuistik

Bei einem 12jährigen Mädchen wurde im November 1983 nach über 1jähriger Anamnese mit flüchtigen Sehstörungen und anhaltenden Rückenschmerzen ein Kleinhirnbrückenwinkeltumor festgestellt. Zur Druckentlastung wurde zunächst ein ventrikulo-artriales Spitz-Holter-Ventil rechts implantiert sowie eine abschwellende Therapie mit hochdosiertem Cortison durchgeführt. Im Dezember bzw. Januar 1984 erfolgte dann die subtotale Tumorentfernung des

H.-G. Willert F. H. W. Heuck (Hrsg.)
Neuere Ergebnisse in der Osteologie

Ependymoms im Kleinhirnbrückenwinkel bzw. im Spinalkanal. Da keine radikale Tumorentfernung möglich war, wurde eine adjuvante Chemotherapie mit hochdosiertem Methotrexat über 10 Tage sowie eine Bestrahlungstherapie angeschlossen. Insgesamt wurden am ZNS 50 Gy und am Spinalkanal 35 Gy verabfolgt.

Nach der Therapie bestand eine Blasen-Mastdarm-Entleerungsstörung, eine Innenohrschwerhörigkeit links sowie eine Abduzensparese links. Die Patientin wurde noch während der Bestrahlungstherapie mit einem Reklinationskorsett mobilisiert. Innerhalb eines 1/2 Jahres entwickelte sich zusätzlich ein deutliches Cushing-Syndrom mit schwerer sekundärer Osteoporose, die im Bebereich der Wirbelsäule als Folge der zusätzlichen Strahlentherapie besonders ausgeprägt war. Trotz des bereits getragenen Stützkorsetts entwickelten sich zunehmende, hochschmerzhafte Wirbelkörperfrakturen und eine lumbale Skoliose.

Da die Prognose des Tumorleidens insgesamt als fraglich anzusehen war, schien die Therapie mit Calcitonin in Kombination mit Na-Fluorid sowie Calcium Substitution gerechtfertigt. Calcitonin wurde initial mit 100 I.E. täglich über 8 Wochen gegeben und danach für weitere 7 Monate auf 100 I.E. alle 2 Tage reduziert. Zusätzlich wurden täglich morgens 1000 mg Calcium substituiert. Die weiterhin verordnete Na-Fluorid-Therapie mit 80 mg abends wurde leider wegen leichter Magenbeschwerden nach etwa 3 Wochen ohne Rücksprache abgebrochen.

Nach einer Pause von 10 Monaten wurde die Calcitonin-Therapie mit 100 I.E. jeden 2. Tag fortgesetzt. Da die Patientin über leichte Hitzewallungen und Flush berichtete, wurde die Dosis auf 50 I.E. alle 2 Tage reduziert. Die Calcitonin-Therapie wurde insgesamt weitere 18 Monate fortgesetzt. Calcium wurde durchgehend mit 1000 mg täglich substituiert.

Unter der Calcitonin-Therapie besserten sich die starken Schmerzen im Lendenwirbelsäulenbereich innerhalb weniger Wochen, sodaß eine begleitende isometrische Krankengymnastik im Korsett möglich war. Bei den klinischen Kontrollen war das Mädchen nach einem 1/2 Jahr subjektiv völlig beschwerdefrei.

Die Röntgenkontrollen zeigten nach 18 Monaten bereits eine deutliche Zunahme der Kalkdichte mit abgrenzbaren Wirbelkörperrandleisten sowie die Konsolidierung der Wirbelkörperfrakturen (Abb. 1). Nach 3 Jahren war die Wirbelsäule weitgehend rekalzifiziert und an den Wirbelkörpern war durch das Wachstum eine deutliche Aufrichtung und Formnormalisierung nachweisbar (Abb. 2). Die lumbale Skoliose blieb mit 15 Grad nach Cobb unverändert (Abb. 3).

Aufgrund dieser Befunde war nun eine rasche Korsettentwöhnung möglich. Klinisch konnte ein Längenwachstum von insgesamt 7 cm gemessen werden. Die neurologischen Symptome waren rückläufig und die intellektuelle Leistungsfähigkeit nur wenig beeinträchtigt.

Außer den leichten Flush-Symptomen im 2. Behandlungszyklus waren keinerlei Nebenwirkungen oder Abweichungen der Laborwerte durch

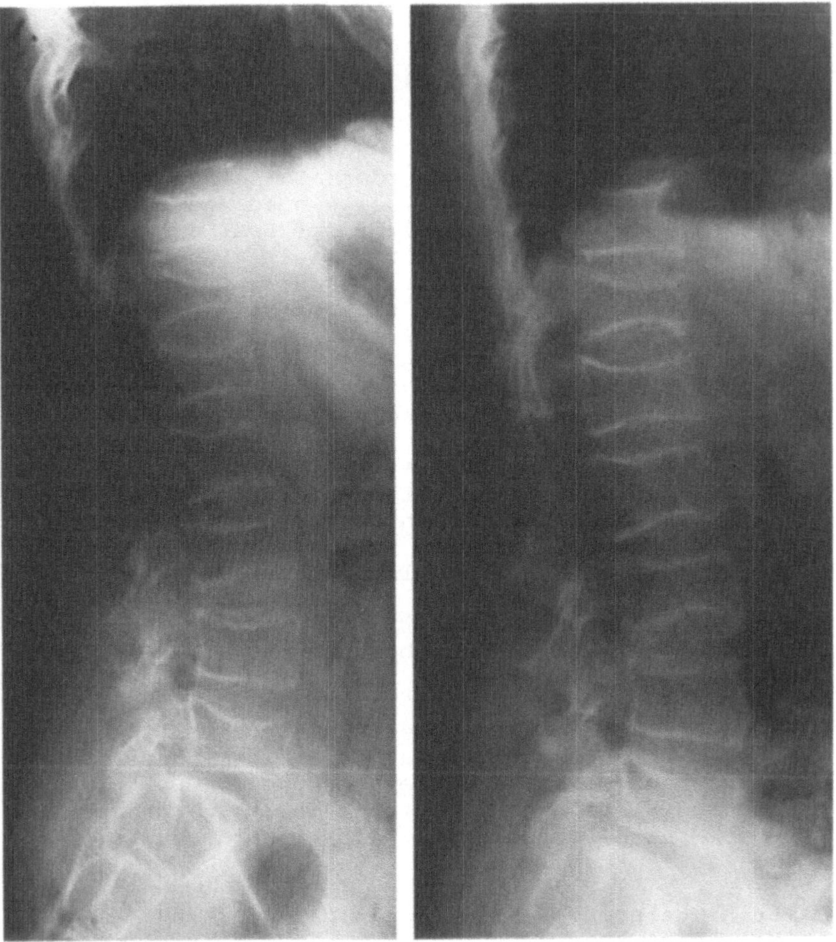

Abb. 1. Zunahme der Kalkdichte und Konsolidierung der Wirbelkörperfrakturen nach 18 Monaten

die Calcitonin-Therapie nachweisbar. Eine noch bestehende Amenorrhoe wird derzeit abgeklärt und muß wohl als primäre Tumor- bzw. als Strahlenfolge angesehen werden.

Diskussion

Generell wird die Indikation zur Calcitonin-Therapie bei Kindern wegen möglicher Störungen des Knochenwachstums streng gestellt. Auch für Na-Fluorid gilt das Wachstumsalter als relative Kontraindikation, insbesondere wegen der Gefahr einer möglichen Fluorose (6). Verschiedene Autoren haben dennoch auf die Wirksamkeit beider Substanzen bei der Osteogenesis imperfecta im Kindesalter hingewiesen (1, 2, 3, 4, 7).

Die Anwendung von Calcitonin und Na-Fluorid bei der Osteoporose des Erwachsenen (8) sowie bei der Steroidosteoporose (5) wird

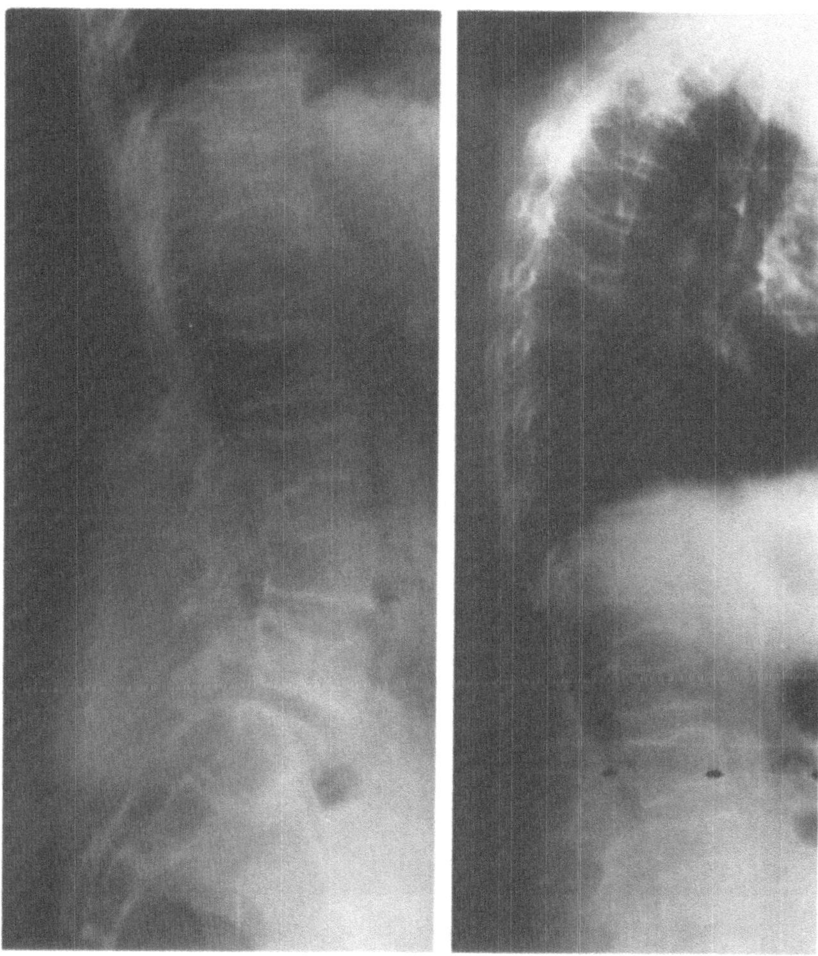

Abb. 2. Zunehmende Rekalzifizierung, Wirbelkörperaufrichtung und Formnormalisierung nach 27 und 36 Monaten

allgemein befürwortet. Ziegler et al. (1987) (9) konnten nun auch bei der juvenilen Osteoporose eine überraschend gute Wirksamkeit von Calcitonin ohne Komplikationen nachweisen, insbesondere wurden keine Wachstumsstörungen beobachtet. Auch bei unserer Patientin war nach völligem Wachstumsstillstand über 1 1/2 Jahre nach der Tumorbehandlung unter Calcitonin ein kontinuierliches, altersentsprechendes Längenwachstum zu verzeichnen. Ebenfalls war ein guter Wiederaufbau der komprimierten Wirbelkörper und eine weitgehende Rekalzifizierung nachweisbar, wobei auch hier eine leicht verwaschene Struktur der Spongiosazeichnung auffiel. Diese Effekte sind eindeutig nur auf die Calcitoninwirkung mit gleichzeitiger Calciumsubstitution zurückzuführen, da die verordnete Na-Fluorid-Therapie nach wenigen Wochen angebrochen wurde. Beim Erwachsenen wird jedoch gerade bei der cortisoninduzierten Osteoporose mit Na-Fluorid eine günstige Wirkung gesehen (5).

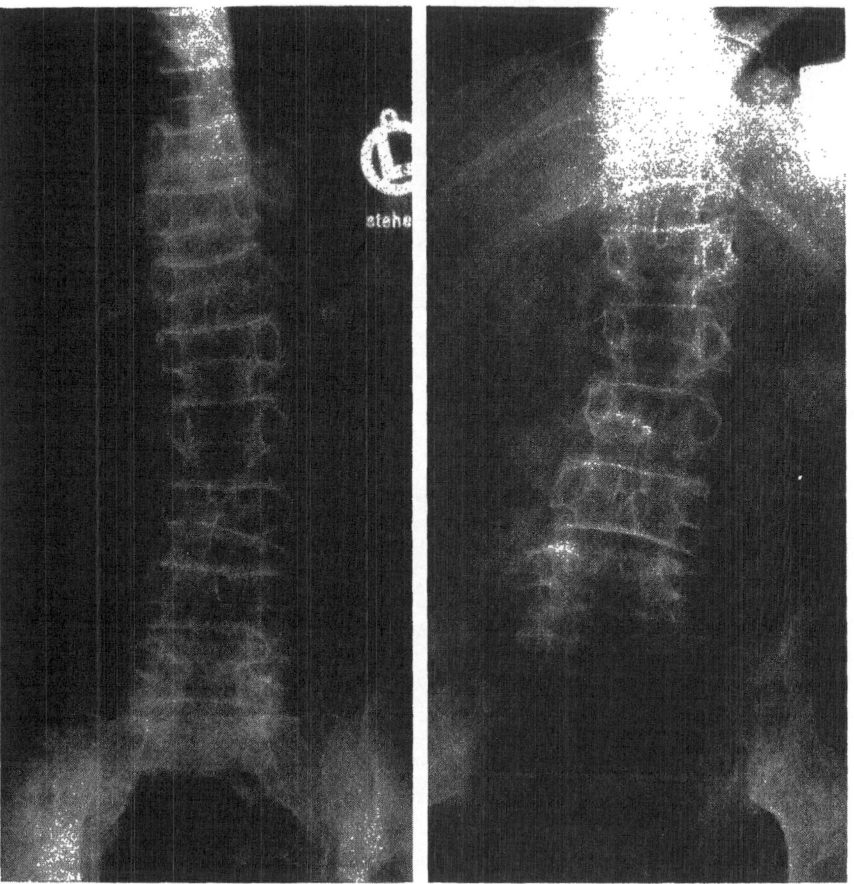

Abb. 3. Unveränderte lumbale Skoliose v. 15 Grad nach 27 Monaten, guter Wiederaufbau der Wirbelfrakturen

Außer flüchtigen Flush-Symptomen wurden keine Therapienebenwirkungen beobachtet.

Zusammenfassung

Bei einem 12jährigen Mädchen mit einem generalisierten Ependymom entwickelte sich nach operativer Tumorausräumung, Cortisontherapie, Chemotherapie und Ganz-ZNS-Bestrahlung eine schwere Osteoporose, die an der Wirbelsäule besonders ausgeprägt war. Die Therapie mit einem Stützkorsett konnte die weitere Wirbelkörperkompression und Schmerzsymptomatik nicht beeinflussen, sodaß eine adjuvante Therapie mit Calcitonin, Na-Fluorid sowie Calciumsubstitution eingeleitet wurde.

Die Calcitonin-Therapie wurde initial über 9 Monate und nach einer Pause von 10 Monaten über weitere 18 Monate fortgesetzt. Die vorgesehene Na-Fluorid-Therapie wurde leider wegen leichter Magenbeschwerden nach wenigen Wochen abgebrochen. Über den gesamten Behandlungszeitraum wurden täglich 1000 mg Calcium substituiert und ein Reklinationskorsett getragen.

Unter dieser Therapie kam es zu einem deutlichen Wachstumsschub, sowie einer weitgehenden Rekalzifizierung des Skelettes mit Konsolidierung und Wiederaufbau der Wirbelkörperfrakturen, sodaß die Entwöhnung vom Korsett möglich war.

Außer flüchtigen Flush-Symptomen, die nach Dosisreduktion ausblieben, wurden keine Nebenwirkungen beobachtet. Diese Befunde werden mit den Literaturangaben verglichen.

Literatur

1. Albright JA (1981) Systemic treatment of osteogenesis imperfecta. Clin Orthop 159:88-96
2. Castells S, Reddy CM, Hashemi S (1976) Synthetic salmon calcitonin: long term effects on osteogenesis imperfecta. Clin Orthop 116:263-264
3. Castells S, Colbert C, Chakrabarti C, Bachtell RS, Kassner EG, Yasumara S (1979) Therapy of osteogenesis imperfecta with synthetic salmon calcitonin. J Pediat 95:807-811
4. Harnisch RA, Olischläger A, Rösch U, Teller W (1974) Osteogenesis imperfecta. Pädiat Prax 23:219-229
5. Krokowski JA (1974) Osteoporose-Schutz bei Corticoid- Behandlung durch Natrium-Fluorid. Med Klin 69:437-441
6. Kuzemko JA (1970) Osteogenesis imperfecta tarda treated with sodium fluoride. Arch Dis Childh 45:581
7. Laszlo A, Sugar E (1982) Natrium-Fluorid-Therapie bei Osteogenesis imperfecta im Kindesalter. Kinderärztl Prax 50:416-422
8. Ringe JD (1985) Was ist gesichert in der Therapie der Osteoporose? Internist 26:735-740
9. Ziegler R, Raue F, Cotta H, Küster HH, Delling G, Halsband H, Krawinkel M, Teller WM, Vetter U, Zielke K (1987) Osteogenesis imperfecta und juvenile Osteoporose. Therapiewoche 37:1895-1904

Läßt sich durch Cortisongabe eine Hüftkopfnekrose beim Kaninchen induzieren?

C. Ludwig, J. Rütt

Orthopädische Universitätsklinik, Joseph-Stelzmann-Str. 9, 5000 Köln 41, FRG

Summary

40 rabbits were divided into 4 groups. 33 animals received 0,5 mg/kg of methylprednisolone per day over a period of 14 weeks and a variety of diets: standard pellet diet (N, 12 specimens), lipid diet (F, 9 specimens) and low calcium-high phosphate diet (Ca/Ph, 12 specimens). 7 animals received a diet with elevated lipid content only.

The animals were weighed once every week. Radiographs of both hip joints were taken every 4 weeks. Blood samples were obtained in order to determine serum cholesterol, total lipids, calcium and phosphate levels.

Finally, the femoral heads were examined histologically. Weight loss, osteoporosis, low calcium serum levels and elevated levels of cholesterol and neutral lipids were found in all cortisone-treated rabbits. The microscopical findings included increased marrow fat, bone resorption, fat globuli in subchondral vessels and osteochondral pseudocysts in the cortisone-treated rabbits.

Einleitung

Im Jahre 1957 brachten Pietrogrande und Mastromarino erstmals das Auftreten einer Femurkopfnekrose mit langfristiger Cortisongabe in Zusammenhang (4).

Die aseptische Femurkopfnekrose gilt heute als typische Komplikation einer langfristigen hochdosierten Corticoidgabe, wobei der Pathomechanismus letztlich noch unklar geblieben ist. Fettembolien der subchondralen Gefäße und Mikrofrakturen infolge der Osteoporose werden u.a. diskutiert. Bedingt durch die anatomischen Gegebenheiten der Gefäßversorgung wird leicht vorstellbar, daß Alterationen der Gefäßversorgung zu Ernährungsstörungen des

H.-G. Willert F. H. W. Heuck (Hrsg.)
Neuere Ergebnisse in der Osteologie

Knochens führen können. In experimentellen Untersuchungen konnten bei hochdosierter Corticoidgabe eine rasche Leberverfettung und Fettembolien infolge der Fettausschwemmung oder infolge des Lipid-Eiweiß-Mißverhältnisses gesehen werden. Cruess (1) und Wang (6) wiesen beim Kaninchen nach Cortisongabe Markfettvermehrung, Fettzellvergrößerung, Osteoporose und Osteozytennekrosen nach. Storey untersuchte den Einfluß von Cortison und einer unbalancierten Calzium-Phosphat-Diät beim Kaninchen und fand eine beschleunigte Osteoporose-Entwicklung (5). Von Gold (3) wurden Hüftkopfnekrosen bei Kaninchen nach 18-wöchiger Gabe von Prednisolon beobachtet.

Material und Methodik

40 Kaninchen wurden in 4 Gruppen, wie aus Tabelle 1 ersichtlich, aufgeteilt; der Versuchszeitraum betrug maximal 14 Wochen.

Tabelle 1

Gruppe	Anzahl Tiere	Diät	Corticoid
Fn	7	fettreich	∅
F	9	fettreich	+
N	12	Standard	+
Ca/Ph	12	Calzium ↓ Phosphat ↑	+

Analog zu früheren Studien wurde als Infektprophylaxe Benzathinpenicillin und Streptomycin verabreicht.

Die Auswertung erfolgte laborchemisch durch Bestimmung der Triglyzeride, des Cholesterins, des Calziums und des anorganischen Phosphats im Serum, radiologisch durch vierwöchentliche Röntgenaufnahmen des Beckens und schließlich nach Präparation und Entkalkung der Femurköpfe mikroskopisch. Außerdem wurden wöchentliche Gewichtskontrollen durchgeführt.

Ergebnisse

Die Veränderungen der Laborparameter sind aus Tabelle 2 ersichtlich. Analog zu früheren Untersuchungen weisen alle Tiere mit Prednisolon einen stetigen Gewichtsverlust auf (Abb. 1).

Röntgenologisch zeigt sich bei den Tieren mit Prednisolon eine generelle Verminderung der Knochendichte mit Kompaktaverdünnung und stärkerem Hervortreten spongiöser Strukturen (Abb. 2). Mikroskopisch lassen sich bei allen mit Prednisolon behandelten Tieren eine deutliche Verminderung der Trabekelstärke, welche bei den einzelnen Tieren sehr stark variiert, sowie eine Vermehrung und Vergrößerung der Adipozyten des Knochenmarks feststellen. Osteoklasten kommen in der 3. bis 6. Woche recht häufig vor, im weiteren Verlauf nur sehr vereinzelt (Abb. 3).

Tabelle 2

Serumparameter	Gruppe	Fn	F	N	Ca/Ph
Cholesterin		↗	↑↑	↑↑	↑
Triglyzeride		↗	↑↑↑	↑↑↑	↑↑
Calzium		→	↘	↘	↘
Phosphat		→	→	→	→

Normbereich →, oberer Normbereich ↗, unterer Normbereich ↘, starker Anstieg ↑↑↑, mäßiger Anstieg ↑↑, leichter Anstieg ↑

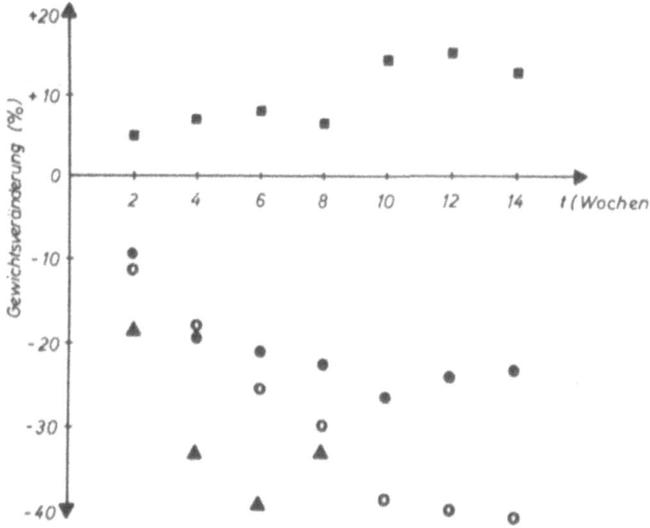

Abb. 1. Gewichtsveränderungen (Mittelwerte) bei den Gruppen Fn (■), F (●), N (○) und Ca/Ph (▲)

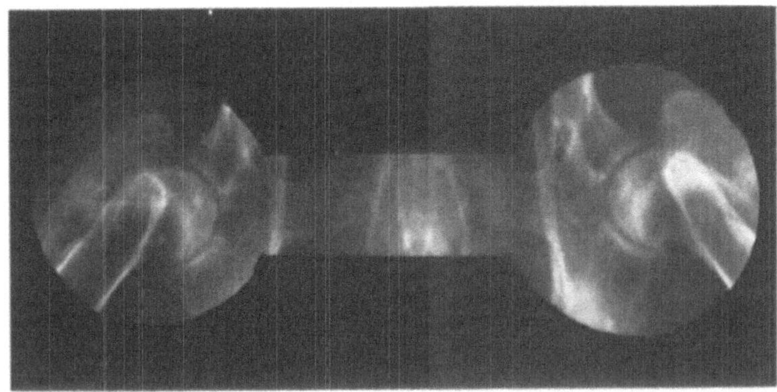

Abb. 2. Deutliche Kalksalzminderung. Röntgenaufnahme der Hüftgelenke, N-Gruppe, 13. Woche

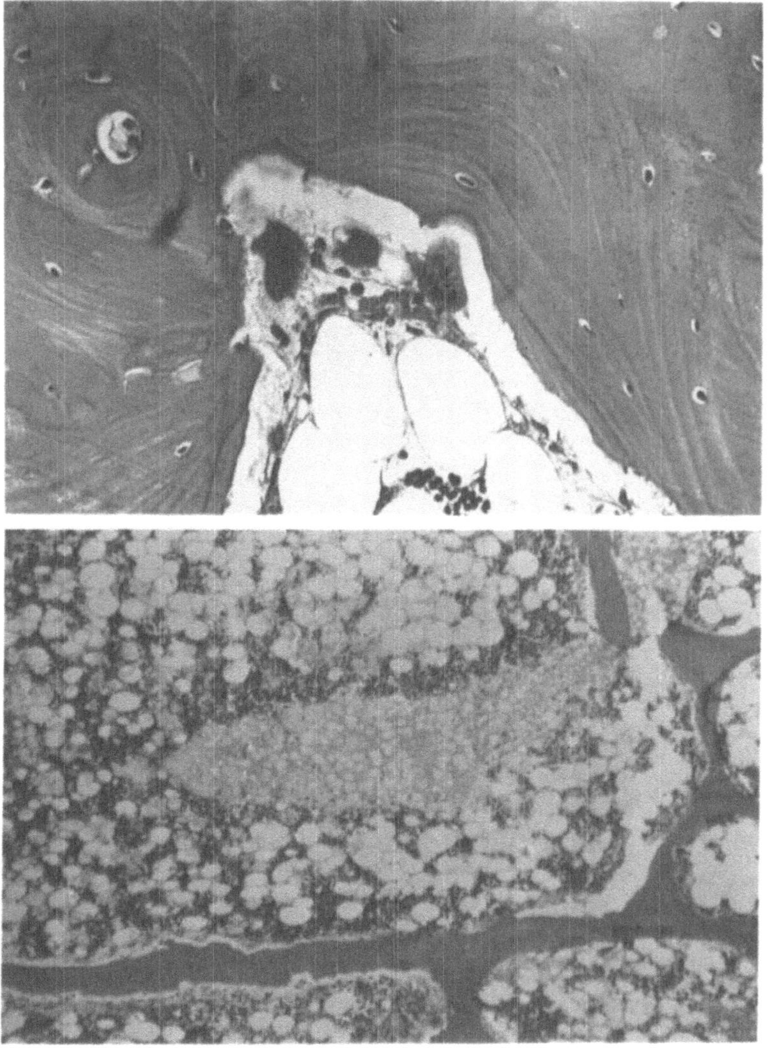

Abb. 3. Osteoklastenlakunen. HE-Färbung, vergr. x 100

Abb. 4. Eosinophile Knochenmarknekrose. Daneben zeigen die Trabekel deutliche resorptive Veränderungen. HE-Färbung, vergr. x 100

Eosinophile Knochenmarknekrosen traten ab der 4. Woche bei allen mit Prednisolon behandelten Tieren auf (Abb. 4).

Fett in Form von winzigen Tröpfchen in subchondralen Gefäßen war bei allen Tieren nachweisbar und deutlich gehäuft bei den Prednisolon-Tieren. Eine kleintropfige Verfettung von Osteozyten und Chondrozyten war subchondral bei allen Prednisolon-Tieren nachweisbar. In der F-Reihe fanden sich besonders große Fettglobuli, die das Gefäßlumen vollständig ausfüllten.

Knorpelernährungsstörungen im weiteren Sinne fanden sich im an den Subchondralbereich angrenzenden Knorpel in Form von Detritusherden bei 5 Tieren der F-Reihe, bei 2 Tieren der Ca-Reihe und bei 3 Tieren der N-Reihe (Abb. 5).

Typische Hüftkopfnekrosen fanden sich nicht.

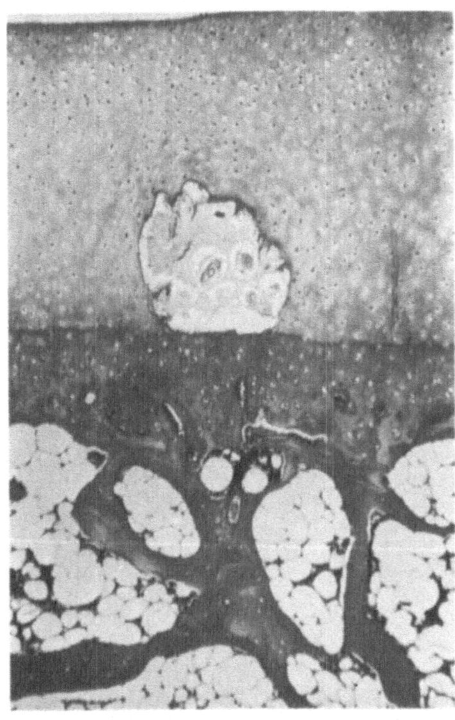

Abb. 5. Pseudozyste an der Basis der Knorpelschicht. Darunterliegende subchondrale Gefäße sind angeschnitten. HE-Färbung, vergr. x 40

Diskussion

Verglichen mit Kontrollgruppen ohne Cortison führt eine Cortisongabe beim Kaninchen zu einer Gewichtsabnahme (1, 2): am ausgeprägtesten bei calziumarmer Diät (5). Schon nach kurzzeitiger Gabe von Cortison konnten signifikante Erhöhungen folgender Serumparameter gefunden werden: Triglyzeride, Cholesterin, freie Fettsäuren und Totallipide (3, 6). Beim Kaninchen sind cortisoninduzierte Hyperlipämie, Fettleber und Umverteilung des Körperfetts stärker ausgeprägt als beim Menschen, weshalb es schnell zu intravasalen Blutfettansammlungen kommen kann.

Gold (3) ist es 1978 gelungen, beim Kaninchen eine Hüftkopfnekrose zu erzeugen. Er fand eine Hüftkopfnekrose bei einem von 25 Tieren, welche Methylprednisolon in einer Dosis von 0,8 mg/kg Körpergewicht bekommen hatten. Andere Versuche schlugen wegen der hohen Ausfallrate von Tieren durch interkurrente Infekte fehl.

Die von uns beobachteten Gefäßveränderungen mit Fetteinlagerungen, Knorpelernährungsstörungen, knochenresorptiven Veränderungen und die Osteoporose könnten durchaus als Vorstadium ausgedehnter nekrotischer Veränderungen interpretiert werden.

Eine eindeutige Hüftkopfnekrose konnte bei den eigenen Versuchen nicht gefunden werden, bei Gold (3) nach 18 Wochen Versuchsdauer. Die Entwicklung einer Hüftkopfnekrose scheint also von der Dauer der Cortisongabe abhängig. Nach der Literatur scheint auch die Dosis eine Rolle zu spielen.

Das gehäufte Auftreten von Fettglobuli bei den Tieren mit fettreicher Diät und das Auftreten von Pseudozysten gerade bei dieser Gruppe läßt vermuten, daß der Faktor Fettstoffwechselstörung und mögliche Fettembolien eine Hauptrolle in der Entwicklung von Hüftkopfnekrosen spielt.

Literatur

1. Cruess RL, Ross D, Crawshaw E (1975) The etiology of steroid-induced avascular necrosis of bone. A laboratory and clinical study. Clin Orthop 113:178-183
2. Fisher DE et al. (1972) Corticosteroid-induced aseptic necrosis. II. Experimental study. Clin Orthop 84:200-206
3. Gold EW et al. (1978) Corticosteroid-induced avascular necrosis. An experimental study in rabbits. Clin Orthop 135:272-280
4. Pietrogrande V, Mastromarino R (1957) Osteopatia da prolungato trattamento cortisonico. Ortop e Traumatol del Apparato Motore 25:791-810
5. Storey E (1961) Cortisone-induced bone resorption in the rabbit. Endocrinology 68:533-542
6. Wang G-J et al. (1977) Fat-cell changes as a mechanism of avascular necrosis of the femoral head in cortisone-treated rabbits. J Bone Joint Surg 59 A(6):729-735

The Effect of Dexamethasone on Cartilage and Bone of Rats

M. Annefeld, B. Erne

Abteilung für Experimentelle Medizin, ROBAPHARM AG,
St. Albanrheinweg 174, 4006 Basel, Switzerland

Zusammenfassung

Die Effekte von Dexamethason auf den Gelenkknorpel der Ratte wurden in einem ultrastrukturellen Chondrozyten-Testsystem (Annefeld 1985) geprüft. Die morphometrische Analyse der Chondrozytenultrastruktur im Kniegelenk der Ratte nach Dexamethasongabe (3 mg/kg Dexamethason dreimal in wöchentlichen Abständen intramuskulär injiziert) ergibt, daß die Zellorganellen, die für die Synthese und Sekretion der Knorpelmatrixsubstanzen verantwortlich sind, um etwa die Hälfte reduziert sind. Das Zytoplasma enthält vorwiegend massive Einlagerungen von Glykogen und Mikrofilamenten. Die durch Dexamethason induzierten regressiven Veränderungen können durch zusätzliche Behandlung mit einer Glykosaminoglykan-Peptid-Komplex-haltigen Substanz (GP-C) über 5 Wochen dosisabhängig reduziert werden. Die ultrastrukturell quantitativ ermittelten Veränderungen korrelieren in idealer Weise mit dem radioaktiv markierten Sulfateinbau in den Gelenkknorpel, der das Maß der Proteoglykansynthese und damit die Aktivität und Funktionsfähigkeit dieses Gewebes reflektiert. Bei gleicher Versuchsanordnung wurde anhand elektronenmikroskopischer Übersichtsaufnahmen die Zelldichte, die Zell/Matrix-Relation und die Dicke des verkalkten und unverkalkten Knorpels ermittelt. Histologisch morphometrisch wurde zusätzlich das subchondrale Knochengewebe untersucht. Die wesentlichen Veränderungen im Knochengewebe nach Dexamethason-Behandlung waren: 1. Abnahme der trabekulären Knochenmasse im subchondralen Knochen, 2. Abnahme der Mineralisationsfront an den Knochentrabekeln, 3. Reduktion der Osteoblasten und des Osteoids, 4. Abnahme der Knochenzuwachsrate. Die durch Dexamethason induzierten degenerativen Knochenveränderungen können partiell durch Gabe eines Ossein-Hydroxyapatit-Komplexes (OHC) reduziert werden.

H.-G. Willert F. H. W. Heuck (Hrsg.)
Neuere Ergebnisse in der Osteologie

Introduction

The negative influence of corticoids on bone and cartilage is known for more than 20 years. Long-term therapy with corticoids does not only induce osteoporosis but also degenerative changes in cartilage. Less known is the acute negative effect of corticoids on bone and cartilage tissue. The following is a short review of detailed experimental findings of the short-term effect of dexamethasone on bone and cartilage structures and its reversibility by drugs modifying bone and cartilage metabolism.

The effect of dexamethasone and GP-C on articular cartilage

The alterations in chondrocytes after systemic short-term corticosteroid-treatment are subcellular and subtle. Therefore a method was set up to assess chondrocyte ultrastructure in a reproducible and quantitative manner, using animal cartilage (Annefeld 1985). Initial experiments in 3 months old rats treated systemically for 3 weeks with dexamethasone (3 mg/kg/week/ had revealed chondrocyte alterations strikingly similar to those observed in human cartilage with incipient osteoarthrosis lesions and more importantly their reversibility by GP-C (1.5 mg/kg, 3 intramuscular injections per week).

The dexamethasone model can be defined as a specific chondrocyte directed model. This conclusion is based on the stereological analysis at the electron microscopic level of all tissue sections to be subsequently used for quantitative evaluation of subcellular cell content. Stereological results showed that number of cells (per mm^3/cartilage) and matrix cell dependent area do not change (Annefeld et al 1989). The only modifications are those occuring within the chondrocyte. Under dexamethasone treatment chondrocyte cell volume increases of about 10%, entirely accounted for by glycogen and microfilament accumulation (Figs. 1 and 2). In contrast the cellular elements associated with synthetic and secretory cell activities are decreased: endoplasmic reticulum (length of the membranes) by 46% and Golgi complex (total area) by 43% (Table 1). Concomitant administration of GP-C does not modify the steroid induced increase of cell volume but this observed increase is accounted for by a different relative contribution of subcellular elements. Thus glycogen content is reduced by 88% but endoplasmic reticulum and Golgi are increased by 23% and 18% respectively. This is especially relevant because of the known functions of these cell organelles in the synthesis and secretion of cartilage matrix components which ultimately control the turnover of cartilage tissue.

To test this assumption radioactive sulfate incorporation was included in the experiments. The results show that dexamethasone induces a decrease of 18% in radioactive labelling of cartilage tissue. Concomitant treatment with GP-C reduces this negative effect of dexamethasone. After dexamethasone + GP-C treatment sulfate incorporation in the articular cartilage is even higher than in the control group (Table 1).

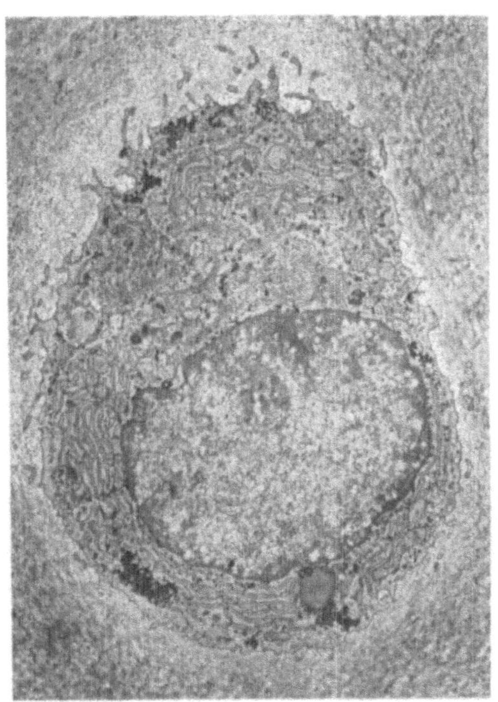

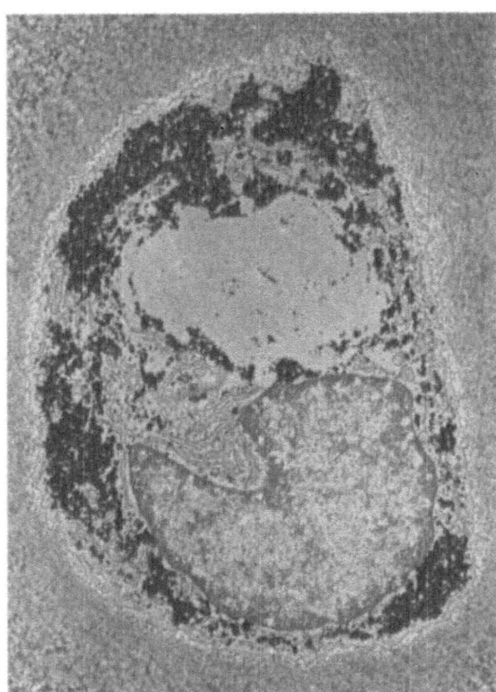

Fig. 1. Normal active chondrocyte

Fig. 2. Chondrocyte after dexamethasone treatment

Table 1. Morphometrical evaluation of the chondrocyte ultrastructure and ^{35}S-sulfate incorporation in articular cartilage

	Control			Dexamethasone			Dexamethasone + GP-C		
	mean n=6	std. dev.	sign.	mean n=6	std. dev.	sign.	mean n=6	std. dev.	sign.
Endoplasmic reticulum (total length of the membranes µm)	79.6	±6.7	1	43.3	±5.8	1	61.4	±8.2	2
Golgi complex (total area µm^2)	2.83	±0.30	1	1.62	±0.45	1	2.14	±0.40	2
Glycogen (µm^2)	2.77	±1.80	1	6.37	±2.66	-	3.93	±2.49	-
^{35}S-sulfate incorporation	2.17	±0.23	1	1.77	±0.18	-	2.31	±0.44	2

Significance: Probability of error max 5% in two-sided-test; *1*, significance in relation to control; *2*, significance in relation to dexamethasone

On the same sections the thickness of calcified and uncalcified cartilage of the rat knee joint was measured by histological morphometry (Fig. 3). Total cartilage thickness decreases after dexamethasone treatment by 10.2% and after dexamethasone + GP-C treatment by 6.3% (no significant difference in relation to the control group). The decrease of total cartilage thickness after dexamethasone is the result of reduced uncalcified cartilage (20% compared to control) while calcified cartilage increases by 23.1%. GP-C treatment counteracts the effect of dexamethasone but does not reach the values of the control. These effects are most pronounced close to the cruciate ligament (Fig. 4).

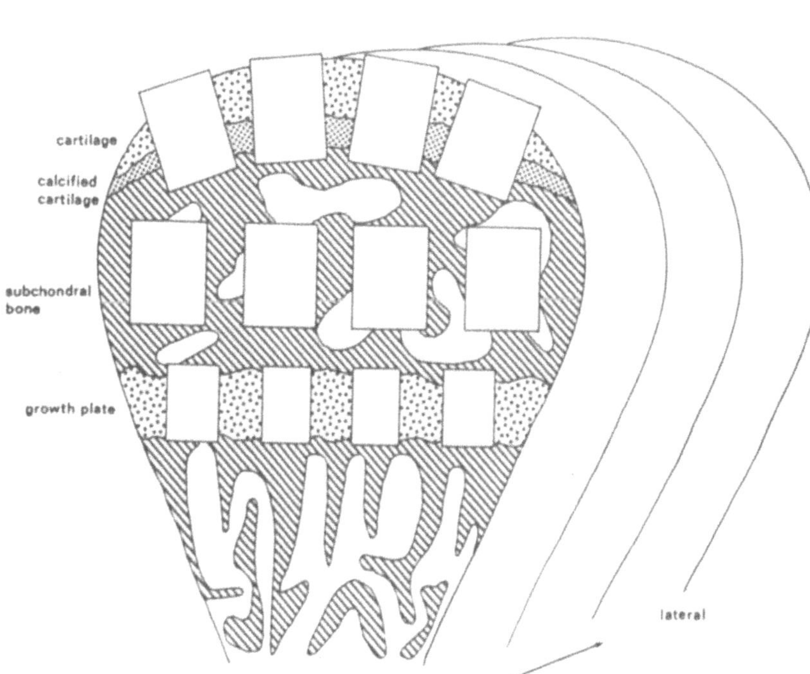

Fig. 3. Diagram of the evaluated areas

The effect of dexamethasone and ossein-hydroxyapatite compound (OHC) on bone

The effect of dexamethasone on bone was investigated by using the same in vivo model as described above. Briefly, one group with no treatment (control), one with dexamethasone (3 mg/kg/week) only and one with dexamethasone + OHC (150 mg/kg/5 times a week orally administered). In this study a subchondral bone morphometric analysis on decalcified tissue sections was carried out. In the untreated group the trabecular area was 55.6% of total area. This value was only 47.6% in the dexamethasone treated group, but was 51.2% in the third group receiving OHC in addition to dexamethasone (Table 2).

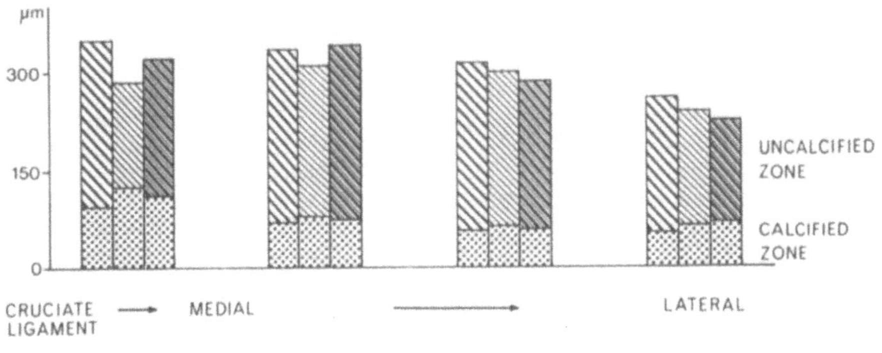

Fig. 4. Diagram of the thickness of articular cartilage in different zones

Table 2. Quantitative changes in the trabecular bone after dexamethasone and dexamethasone + OHC measured on three different slides from each animal

	Control			Dexamethasone			Dexamethasone + OHC		
	mean	std. dev.	sign.	mean	std. dev.	sign.	mean	std. dev.	sign.
	n = 6			n = 6			n = 6		
Area of epiphyseal bone (% of total tissue)	55.6	±2.7	1	47.6	±4.8	-	51.2	±2.2	-
	n = 5			n = 4			n = 5		
Appositional mineralisation (µm/day)	1.26	±0.19	1	0.59	±0.24	-	0.90	±0.15	2
	n = 5			n = 8			n = 8		
Front of active mineralisation (% of total surface)	18.8	±6.9	1	8.0	±10.4	1	7.8	±7.1	-

Significance: Probability of error max. 5% in two-sided-test; *1*, significance in relation to control; *2*, significance in relation to dexamethasone

More recent experiments were performed with sequential fluorescent markers of bone calcification. The histomorphometric evaluation is currently ongoing. Preliminary results show that dexamethasone decreases the number of osteoblasts and the length of osteoid surfaces. Remarkably, the number of osteoclasts seems to be decreased. These findings are suggestive of a decrease in bone turn-over which is confirmed by the analysis of calcification fronts and rates (Table 2). This means that dexamethasone decreases both bone formation and bone resorption. The data for the appositional mineralisation rate in the dexamethasone + OHC group are between the dexamethasone and the control group but differ significantly only from the dexamethasone group.

Conclusions

The dexamethasone induced chondrocyte lesions in reproducible animal experiments show similarities to the lesions observed in chondrocytes of human cartilage in the early stages of osteoarthrosis. In animal experiments these abnormalities are reversed by GP-C administration suggesting that GP-C contributes to the repair mechanisms inherent to the chondrocyte. In bone short-term treatment of dexamethasone induces inhibition of bone metabolism which can be reduced by concomitant administration of OHC.

References

Annefeld M (1985) A new test method for the standardized evaluation of changes in the ultrastructure of chondrocytes. Tissue Reaction VII(4):273

Annefeld M, Erne B (1987) The mode of action of a glycosamino-glycan-peptide-complex (RUMALON[R]) on articular cartilage of the rat in vivo. Clin Rheumatol 6:340-349

Annefeld M, Erne B, Rasser Y (1989) Ultrastructural analysis of rat articular cartilage following treatment with dexamethasone and glycosamino-glycan-peptide complex. Submitted to Arthritis and Rheumatism for publication

Cortisonbedingte Ablederung der Hüftkopfkappe - Falldarstellung

W. van Laack[1], H.-R. Casser[2]

[1]Orthopädische Praxis, Mühlenstr. 41-47,
5120 Herzogenrath 3 b. Aachen, FRG
[2]Orthopädische Klinik, Klinikum Aachen, Pauwelsstr. 1,
5100 Aachen, FRG

Summary

The following is a case report in which the case of an 81 year-old patient is mentioned who complained about a ten-months history of pain in his right hip. He was treated as out-patient with intraarticular steroidal injections, applied several times a week, but pain became worse. Due to severe destructive osteoarthritis a total hip endoprosthesis was then recommended. During surgery a laminar detachment of the hip's head was found and might be caused by preoperative steroidal injections.

Zusammenfassung

Die folgende Falldarstellung zeigt einen 81jährigen Patienten mit einer etwa 10monatigen zunehmenden Schmerzanamnese des rechten Hüftgelenkes.

Er wurde bei röntgenologisch nachgewiesener Coxarthrose mit mehrmals wöchentlich verabreichten Steroidinjektionen behandelt, woraufhin sich das Beschwerdebild jedoch verschlechterte. Während der nachfolgenden Operation zwecks Implantation einer Totalendoprothese fand sich eine vollständige Ablederung der Hüftkopfkappe, wahrscheinlich hervorgerufen durch die vorangegangene ambulante Behandlung.

Einleitung

Ein 81jähriger Patient in gutem Allgemeinzustand wurde am 28.1.1985 stationär aufgenommen zwecks Implantation einer Hüfttotalendoprothese.

Zu diesem Zeitpunkt klagte er über seit etwa 10 Monaten bestehende Schmerzen im rechten Hüftgelenk, welche insbesondere in den letzten Wochen zuvor massiv zugenommen hatten.

H.-G. Willert F. H. W. Heuck (Hrsg.)
Neuere Ergebnisse in der Osteologie

Material und Methode

Er gab an, bald nach Eintreten der Beschwerden sich in ambulante orthopädische Behandlung begeben zu haben.
Dort sei er konservativ physikalisch, insbesondere mit Fango, Kurzwellenbestrahlung und Bewegungsbädern, aber auch mit mehrmals wöchentlich intraartikulär applizierten Injektionen behandelt worden.
Bei den Injektionen habe es sich ausnahmslos um eine Corticoid-Kristallsuspension gehandelt.

Klinisch fand sich ein schmerzbedingtes Schonhinken rechts. Die Beweglichkeit war im Sinne einer Coxarthrose rechts eingeschränkt, Beugung/Streckung 100/10/0 Grad, Außen-/Innenrotation 15/10/0 Grad, enggradig äußerst schmerzhaft, Abduktion/Adduktion 10/0/30 Grad. Das linke Hüftgelenk war klinisch unauffällig. Beide Kniegelenke waren frei beweglich.

Röntgenologisch fand sich neben schweren degenerativen Veränderungen an der Lendenwirbelsäule und einer inzipienten Coxarthrose links an der rechten Hüfte eine viertgradige konzentrische Coxarthrose mit multiplen Einbrüchen der Grenzlamelle und großen Geröllzysten im Hüftkopfbereich sowie der Hüftpfanne mit Pfannendopplung. Daneben periartikuläre Weichteilverkalkungen.

Allgemeinanamnestisch fanden sich keine systemischen Erkrankungen. Der Patient wurde am 30.1.1985 in der orthopädischen Klinik des Aachener Klinikums operiert.

Intraoperativ entleerte sich reichlich seröses Exsudat nach Inzision der Gelenkkapsel.
Die makroskopisch schwer arthrotische Hüftkopfkappe fand sich vollständig abgeledert und konnte ohne Schwierigkeiten aus dem Gelenklumen entfernt werden (Abb. 1).

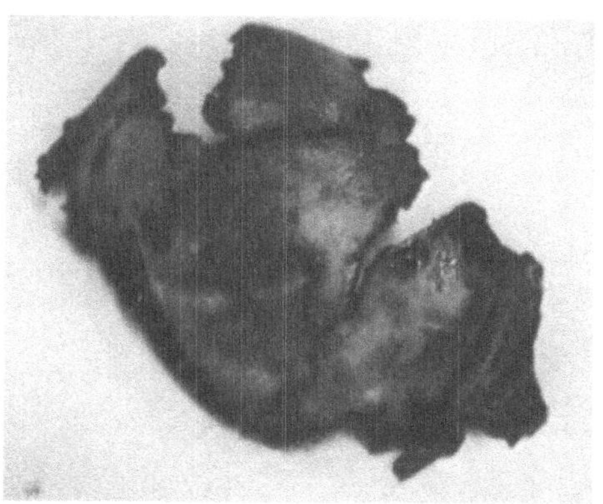

Abbildung 1

Dem Patienten wurde nach üblicher Entfernung des restlichen Hüftkopfes eine zementierte Totalendoprothese implantiert.

Ergebnisse

Retrospektiv ist zu vermuten, daß diese komplette Ablösung der Hüftkopfkappe auf die nachweislich ausgesprochen häufige intraartikuläre Steroidbehandlung zurückzuführen ist.

Diese kurze Falldarstellung sollte Anlaß geben, die immer noch weitverbreitete regelmäßige intraartikuläre Steroidapplikation innerhalb kurzer Zeitabstände eingehend zu überprüfen, da auch foudroyante Verläufe induziert werden können.

Eine tumorartige Läsion der Kniegelenke und des Bandapparates bei systemischer Kortisontherapie einer Boeck-Lungengranulomatose bei einer 43jährigen Patientin

G. Böhm[1], E. Fellinger[2], S. Koitz[1], E. Tell[3], F. Lintner[1]

[1]Institut für Pathologische Anatomie, Universität Wien, Spitalgasse 4, 1090 Wien, Austria
[2]Orthopädische Universitätsklinik, Garnisongasse 13, 1090 Wien, Austria
[3]Pathologisches Institut für A.ö. Krankenhaus, Krankenhausstr. 21, 3300 Amstetten, Austria

Summary

We present the case of a 43 year old woman suffering from Morbus Boeck of the lung for 10 years with constant systemic corticosteroid therapy.

In both knee-joints "cystic tumors" arose, which pathohistologically represent the rare coincidence of rheumatoid granulomas with corticosteroid necrosis and "amyloid-like tumors".

Zusammenfassung

Es wird von einem Fall einer 43-jährigen Patientin berichtet, die wegen eines Morbus Boeck der Lunge zehn Jahre unter permanenter oraler und parenteraler Kortisontherapie stand.

Die sich in beiden Kniegelenksregionen entwickelten "zystischen Tumoren" sind pathomorphologisch als das seltene Zusammentreffen rheumatischer Granulome, systemisch wirksamer Kortisonnekrosen und "amyloidartiger Tumoren" anzusprechen.

Einleitung

Schäden durch intraartikulär applizierte Kortikosteroide sind in der Literatur bekannt (Mohr 1984), wobei morphologisch vor allem das Auftreten von Gewebsnekrosen, Schaumzellen und Fremdkörpergranulomen gesehen werden (Mohr 1984).

Systemische Gaben können zur sog. "Steroid-Arthropathie" führen, wobei in wenigen Fällen eine schwere, schnell fortschreitende Gelenkdestruktion beobachtet werden kann. Schäden am periartikulären Gewebe und am Bandapparat bei alleiniger systemischer Kortikosteroidgabe sind wenig bekannt, insbesondere dann,

H.-G. Willert F. H. W. Heuck (Hrsg.)
Neuere Ergebnisse in der Osteologie
© Springer-Verlag · Heidelberg 1989

wenn es sich um eine "tumorartige Läsion" im Bereich der Gelenke handelt.

Fallbeschreibung

Bei der Patientin G.H., geboren 1944, wurde 1974 ein "interstitielles Bild" an der Lunge nach wechselnd heftigen Atembeschwerden festgestellt.

Nach anschließender Bronchoskopie erfolgte die Verdachtsdiagnose einer Sarkoidose III (histologisch epitheloidzellige Granulome).

Gleichzeitig bestand seit Jahren eine PcP insbesondere im Bereich beider Hände (sämtliche Rheumafaktoren wie Aslo-Titer, Waaler-Rose, Latex-Test, CRP hochpathologisch positiv).

Seit 1979 permanente Kortisontherapie, teilweise parenteral, teilweise unter einer oralen Erhaltungstherapie (1/2 Tablette Betnelan, zuletzt 1 Tablette Aprednisolon forte 25 mg). Zusätzliche Gaben nicht steroidhaltiger Antirheumatika.

1983 Beginn einer Schwellung im Bereich der linken Kniegelenkes (Abb. 1) lateral-kaudal mit deutlicher Größenzunahme am Beginn 1985. Mehrmalige Punktion des "zystischen Tumors". Bakteriologisch kein Wachstum, kein Anhaltspunkt für Malignität.

Mitte 1985 Operation: Exstirpation eines ca. 8 cm im Durchmesser haltenden "zystischen Tumors", aus welchem sich nach Eröffnung eine dünnflüssige, gelblich-bräunliche Flüssigkeit entleerte. Unterhalb der Zyste im Bereich des Fibulaköpfchens zahlreiche gelbliche, untereinander verbackene Lymphknoten. Umscheidung des gesamten lateralen Bandapparates. Im Bereich des lateralen Meniskus Verbindung mit der Gelenkkapsel mit tiefen knöchernen Usuren an dieser Stelle. Infolge der weiten Ausbreitung auf den Bandapparat war eine radikale Entfernung nicht möglich. Postoperativer Verlauf und Wundheilung komplikationslos.

Gleichzeitig bestand auch im rechten Kniegelenksbereich eine ähnliche, jedoch nicht störende Schwellung (Abb. 1). Nach Grössenzunahme derselben wird Anfang 1987 gleichfalls ein 6:5 cm messender "zystischer Tumor" exstirpiert, der hinsichtlich seines makroskopischen Aussehens als auch seiner topographischen Ausdehnung mit jenem links vergleichbar erschien. P.s.-Wundheilung.

Im März 1987 setzte die Patientin die Kortisontherapie alleine ab. Rapide Verschlechterung des respiratorischen Zustandsbildes. Allmähliche Besserung nach Therapie hochdosierter Kortisongaben. Klinisch nunmehr kein sicherer Hinweis auf das Vorliegen einer Sarkoidose (ACE und Lysozym normal). Auch für eine exogen allergische Alveolitis kein Hinweis (Halisa-Test, Ouchterlony negativ).

Außer einer Erhöhung der $\alpha 1$- und $\alpha 2$-Albumine und einer mäßiggradigen Leukozytose keine abnormen Laborparameter.

Letzte Verdachtsdiagnose (7.10.87): *Rheumalunge.*

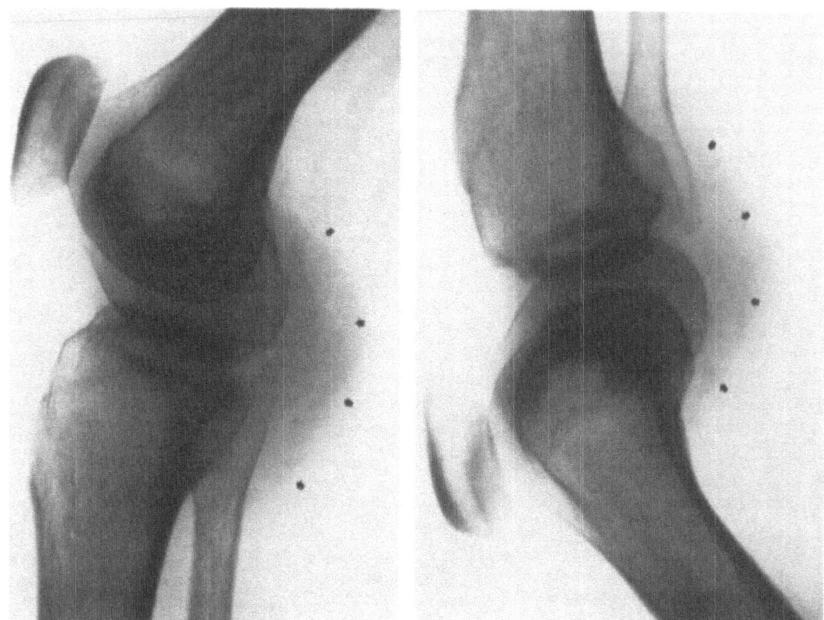

Abb. 1. Linkes und rechtes Kniegelenk einer 43-jährigen Patientin: "Tumorweichteilschatten" (*Pfeile*)

Histomorphologische Untersuchung

Bei der histologischen Untersuchung in den Färbungen HE, Elastica, van Gieson, PAS, Giemsa, Ziehl-Neelsen und Kongorot, sowie der immunhistochemischen Untersuchung gemäß der PAP-Methode auf IgG, IgM, IgA, κ- und λ-Ketten, Antifibrinogen und Serum Amyloid weisen beide "zystische Tumoren" gleichartige Bilder auf:
Es finden sich unterschiedlichgroße zystische Räume (Abb. 2), die von nekrotischen Massen erfüllt sind. Die Zystenwände bestehen aus fibrösem Binde- und Granulationsgewebe, welches häufig reich an Saumzellen und mekrkernigen Riesenzellen vom Tutonschen Typ sind (Abb. 3). Dazwischen oft reichlich Cholesterinkristalle, einzeln liegend, z.T. in Büschel, aber auch in Rosettenform (Abb. 4). Innerhalb der Nekrosen aber auch der Zystenwände vielfach und oft dicht gepackt rundliche, amorphe, stark eosinophile Massen, die vielfach auch von Fremdkörperriesenzellen umgeben werden (Abb. 3, 4, 5). Die Kongorot-Färbung an denselben negativ. Manchmal auch granulomartige Strukturen girlandenförmig, ausgekleidet von palisadenförmig ausgerichteten Fibroblasten und Histiozyten, zentral nekrotisch, Z.T. basophil mit manchmal reichlich enthaltenen neutrophilen Granulozyten (Abb. 6). Am Rande dieser Nekrosen manchmal die erwähnten eosinophilen Kongorot-negativen Massen. Immer wieder auch knötchenförmige Strukturen (Abb. 2), die klinisch als Lymphknoten übersandt wurden und auch histologisch Lymphknotenreststrukturen entsprechen, wobei sich in denselben dicht gepackt das oben erwähnte eosinophile Material findet. Nur vereinzelt zwischen den lymphozytären Zellinfiltraten Plasmazellen. Stellenweise

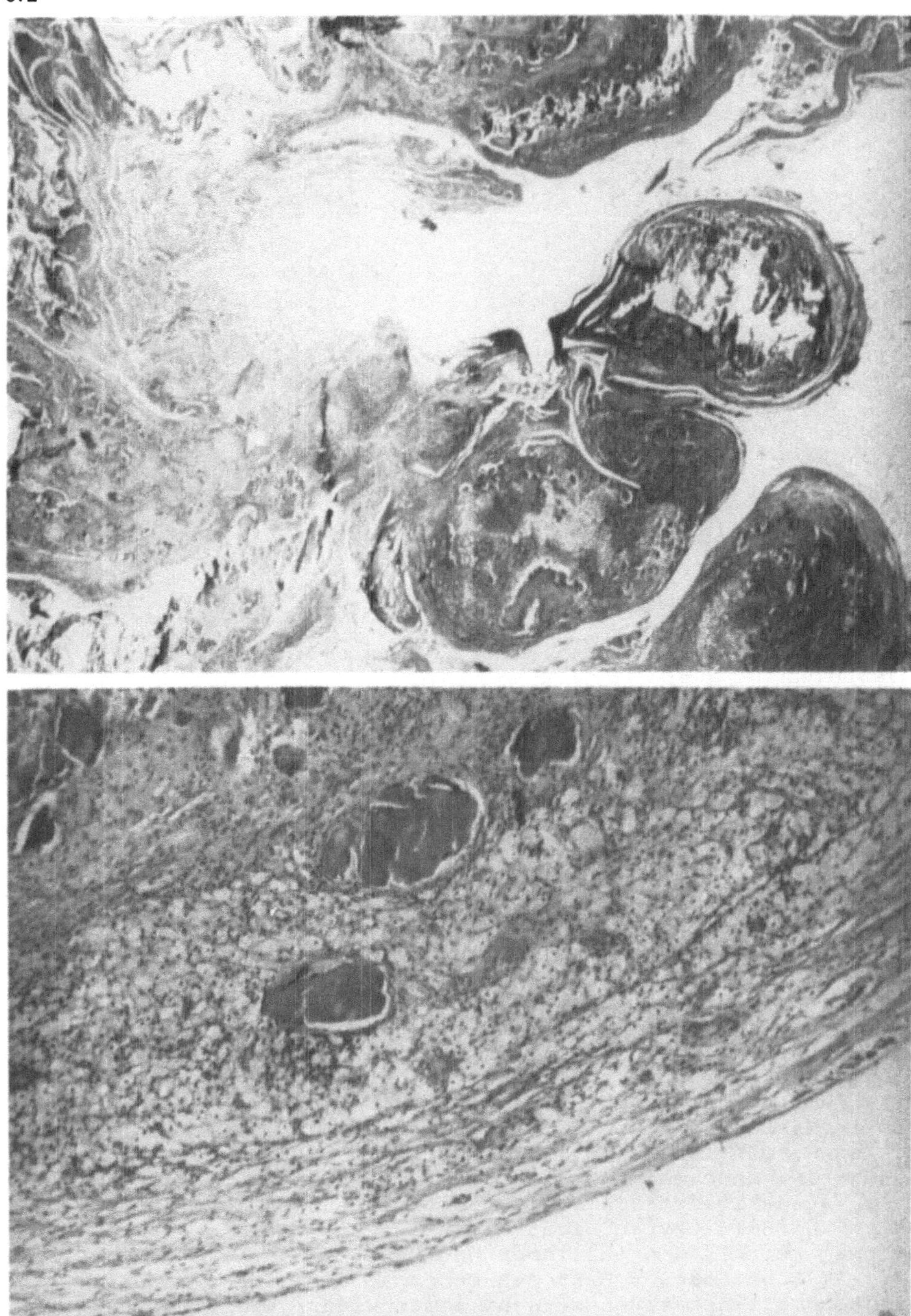

Abb. 2. Histologischer Ausschnitt aus dem exstirpierten "Tumor". Zystischer Aufbau/Nekrosen. HE, Lupenvergrößerung

Abb. 3. Lymphknoten mit völlig zerstörter Architektur. Subkapsulär reichlich Schaumzellen. Amorphe eosinophile Massen. HE, x 16

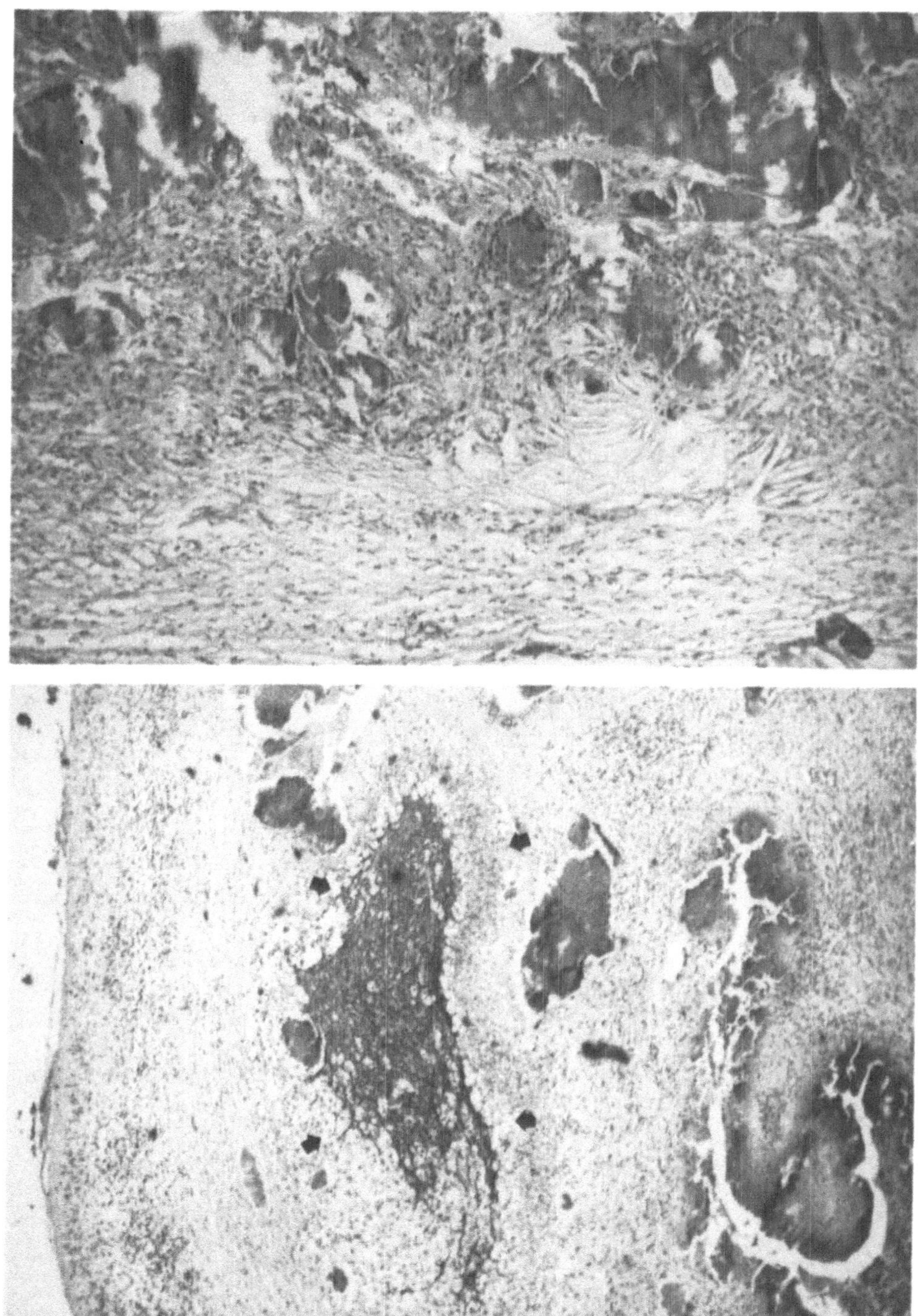

Abb. 4. Lymphknoten mit völlig zerstörter Struktur. Neben amorphen eosinophilen Massen reichlich Kristall-Lücken. HE, x 40

Abb. 5. Präexistente Synovia. CP-Nekrose (*Pfeil*). Daneben zystisch-nekrotische Areale und amorphe eosinophile Massen. HE, x 60

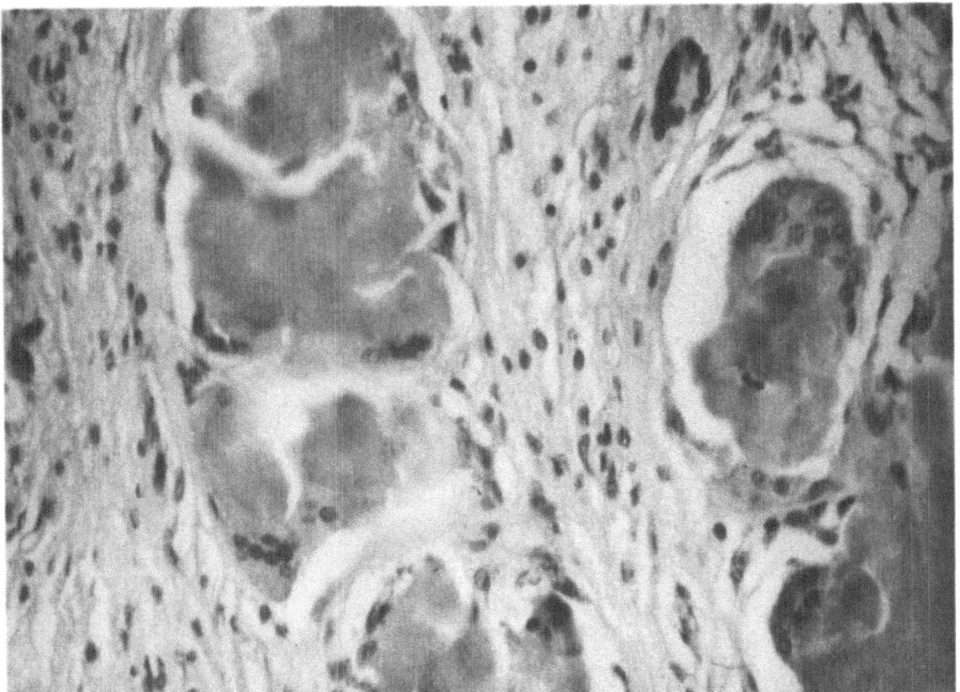

Abb. 6. Amorphe eosinophile amyloidartige Massen, vielfach umgeben von mehrkernigen Fremdkörperriesenzellen. HE, x 16

getroffen sind auch Anteile einer präexistenten Synovia (Abb. 6), in deren Wand sich vor allem die oben erwähnten granulomatösen Strukturen neben den Kongorot-negativen Massen finden.

Diskussion

Aufgrund der Morphologie handelt es sich bei den vorliegenden "zystischen Tumoren" beider Kniegelenke um das seltene Zusammentreffen dreier pathologischer Zustandsbilder:

1. eines akuten rheumatoiden Schubes in Form der CP-Nekrosen;
2. einer systemisch wirksamen Kortisonnekrose;
3. eines "amyloidartigen" Tumors.

Die Morphologie der CP-Nekrosen wird ausführlich in der Literatur behandelt (Mohr 1984, Fassbender 1975) und stellt im allgemeinen kein diagnostisches Problem dar. In unserem Fall zeigten sie sich im Bereich präexistenter synovialer Strukturen und zeichneten sich zusätzlich durch ihren hohen Gehalt an neutrophilen Granulozyten aus (Mohr et al. 1980), die sich im übrigen Bereich der zystischen Nekrosen nicht nachweisen ließen.

Die übrigen Nekrosezonen mit dem umgebenden Granulationsgewebe, dem hohen Gehalt an Schaumzellen, Tuton'schen Riesenzellen und Cholesterinkristallen passen gut zu den kortisoninduzierten

Phänomenen (Mohr 1984). Bedeutend erscheint jedoch, daß bei der Patientin niemals intraartikuläre Applikationen stattgefunden hatten, von denen bekannt ist, daß sie zu Nekrosen führen (Mohr 1984), so daß diese Veränderungen der systemischen Wirkung der langjährig angewandten Kortisontherapie zugeschrieben werden müssen.

Iatrogene Schäden infolge oraler oder parenteraler Kortisontherapie am Bewegungsapparat sind einerseits unter dem Begriff der avaskulären Knochennekrosen an Femur und Tibia bekannt (Williams u. Corbett 1983) und münden selten in die sog. Steroidarthropathie (Mohr 1984, Miller u. Reslifo 1965), andererseits wird das Auftreten einer Osteoporose z.T. auch unter dem Bild einer Streßfraktur beschrieben (Oesterreich et al. 1987).

In unserem Falle der systemischen Kortisontherapie lag bei der Patientin keine avaskuläre Knochennekrose vor sondern zystisch-nekrotische Veränderungen im periartikulären Weichgewebe mit Gelenkeinbruch und Arrosion des linken Tibiaköpfchens. Dies stellt einen interessanten Aspekt dar, da es z.B. bei rheumatischen, subpleural gelegenen Knötchen unter Kortisontherapie sehr rasch zu einer Kavernisierung und Ruptur kommen kann (Remmele 1984).

Die reichlich vorgefundenen eosinophilen Kongorot-negativen Massen gleichen morphologisch dem Amyloid, insbesondere den sog. Amyloidtumoren, wobei - wie in unserem Fall - bei diesen besonders die typische Fremdkörperreaktion kennzeichnend wäre.

Da auch die hohe Affinität des Amyloids bzw. der Amyloidtumoren zum periartikulären Gewebe (Mohr 1984) und Lymphknotengewebe (Newland et al. 1983) bekannt ist, weiter bekannt ist, daß in einzelnen Fällen die Kongorot-Färbung negativ ausfallen kann (Remmele 1984), sollte unbedingt zur differentialdiagnostischen Abklärung eine immunhistochemische Untersuchung angeschlossen werden (Fukihara u. Balow 1980, Linke u. Nathrath 1980, Stein et al. 1987).

Da immunhistochemisch kein Amyloidnachweis erbracht werden konnte, ist diese Läsion unter "amyloidartige Tumorläsion" einzureihen.

Literatur

1. Fassbender HG (1975) Pathologie rheumatischer Erkrankungen. Springer, Berlin Heidelberg New York
2. Fujihara S, Balow JE, Costa JC, Glenner GG (1980) Identification and classification of amyloid in formalin-fixed, paraffin-embedded tissue sections by the unlabeled immunoperoxydase method. Lab INvest 43:358-365
3. Linke RP, Nathrath BJ (1980) Klassifizierung von Amyloid-Krankheiten an der Biopsie. Münch Med Wschr 122:1772-1777
4. Mohr W, Wessinghage D, Köhler G (1980) Neutrophile Granulozyten bei der rheumatischen Gewebsdestruktion. Z Rheumatol 39:322-330
5. Mohr W (1984) Gelenkkrankheiten. Diagnostik und Pathogenese makroskopischer und histologischer Strukturveränderungen. Thieme, Stuttgart New York

6. Miller WT, Reslifo RA (1965) Steroid arthropathy. Fifty-first Annual Meeting of the Radiological Society of North America, Chicago, Ill., Nov 28-Dec 3
7. Newland JR, Linke RP, Kleinsasser O, Lennert K (1983) Lymph node enlargement due to amyloid. Virch Arch (Pathol Anat) 399:233-236
8. Oesterreich FU, Knepper Th, Tentsch M, Kruse H-P (1987) Streßfrakturen und fluoroseähnliche Knochenveränderungen unter Kortison-Dauertherapie und Osteoporoseprophylaxe mit Natriumfluorid. Fortschr Röntgenstr 147, 5:572-574
9. Remmele W (1984) Lungenbeteiligung bei rheumatischem Fieber und chronischer Polyarthritis. In: Remmele W (Hrsg) Pathologie, 1. Band. Springer, Berlin Heidelberg New York Tokyo
10. Remmele W (1984) Stoffwechselstörungen - Ablagerung von Substanzen. In: Remmele W (Hrsg) Pathologie, 1. Band. Springer, Berlin Heidelberg New York Tokyo
11. Stein K, Störkel S, Linke RP, Goebel HH (1987) Chemical heterogeneity of amyloid in the carpal tunnel syndrome. Virchow's Arch A 412:37-45
12. Williams PL, Corbett M (1983) Avascular necrosis of bone complicating corticosteroid replacement therapy. Ann Rheumatic Dis 42:276-279

Tierexperimentelle Strukturuntersuchungen nach intratendinöser Kortikoidapplikation

B. Verhestraeten[1], K. J. Münzenberg[1], W. Koch[1], M. Gebhardt[2]

[1]Orthopädische Universitätsklinik, Sigmund-Freud-Str. 25, 5300 Bonn-Venusberg, FRG
[2]Institut für Mineralogie und Petrologie, Friedrich-Wilhelm-Universität, Poppelsdorfer Schloß, 5300 Bonn, FRG

Summary

The structure of rabbit achilles and patellar tendons were studied after intratendinous corticoid application, using the Debye-Scherrer X-ray diffraction method. No changes in the fibrillary structure were detectable. Neither degeneration nor denaturation were observed. Hence corticoid alone is unsuitable for emulating, in healthy tendons, the well known clinical presentation of tendon degeneration and rupture which ensues corticoid application together with weight bearing.

Zusammenfassung

Die Struktur der Achilles- und Kniescheibensehnen von Kaninchen nach intratendinösen Kortikoidapplikationen wurde röntgendiffraktometrisch nach dem Debye-Scherrer Verfahren untersucht. Es konnten mit dieser Methode keinerlei Veränderungen des Fibrillengefüges nachgewiesen werden, weder im Sinne von Degenerationen noch von Denaturierungen. Kortikoid allein ist also offenbar ungeeignet, an gesunden Sehnen die klinisch bekannten Aufbrauchserscheinungen mit Rupturen nach Belastung und Kortikoidapplikation hervorzurufen.

Seit der ersten Mitteilung von Lee (1957) über eine einseitige subkutane Achillessehnenruptur nach drei Injektionen von Hydrokortison in die Umgebung der Sehne und in sie selbst ist mehrfach über den Zusammenhang von Sehnenrissen mit einer vorausgegangenen Kortikoidbehandlung berichtet worden. Doppelseitige Achillessehnenrisse nach systemischer Verabreichung wegen eines Lupus erythematodus (Lee 1961; Cowan and Alexander 1961) oder wegen eines Asthma bronchiale (Smaill 1961) wurden ebenso beobachtet wie Durchtrennungen der Patellar- oder Achillessehne nach lokalen Umspritzungen oder intratendinösen Injektionen.

H.-G. Willert F. H. W. Heuck (Hrsg.)
Neuere Ergebnisse in der Osteologie

Die nicht einheitlichen makroskopischen und histologischen Untersuchungsbefunde und deren Deutungen veranlaßten uns, Kaninchensehnen, in die Kortikoide injiziert worden waren, röntgenographisch zu untersuchen. Diese Methode gestattet es, degenerative Veränderungen im Gefüge der kollagenen Moleküle zu erfassen, insbesondere über den Ordnungszustand und die Bindungen im Kollagen Aussagen zu machen. Degenerationen oder Schrumpfungserscheinungen spiegeln sich immer im Fehlen bestimmter Röntgenreflexe wider.

Daher sollten unsere Untersuchungen dazu beitragen, folgende Fragen zu beantworten:

1. Lassen sich mit Hilfe der Röntgenographie frühzeitige Veränderungen am kollagenen Anteil der Sehne nach intratendinösen Kortikoidinjektionen feststellen?
2. Läßt sich gegebenenfalls anhand der röntgenographischen Bilder unterscheiden zwischen Denaturierung oder Degeneration und Störungen des geordneten Molekülaufbaus, wie sie durch andere chemische Substanzen bekannt sind?

Bei vier ausgewachsenen Kaninchen von ungefähr gleicher Größe wurde im Abstand von 5 Tagen insgesamt fünfmal mit einer 18-er-Kanüle in das Ligamentum patellae und in die Achillessehne der einen Seite 0,1 ml Triamcinolonacetonid (Volon A 40) als Kristallsuspension in einer Dosierung von je 4 mg injiziert. In die Sehnen der kontralateralen Extremität wurde die gleiche Flüssigkeitsmenge isotonischer Kochsalzlösung injiziert, um eventuell auftretende Veränderungen der Sehnenstruktur nach Kortikoidanwendung vom reinen Injektionstrauma abgrenzen zu können. Vier weitere Kaninchen erhielten im gleichen Abstand und auch fünfmal hintereinander in ein Ligamentum patellae und eine Achillessehne 0,4 mg 6-Methylprednisolon (Urbason) in 0,1 ml als Kristallsuspension, also eine äquivalente Dosis zu der in der ersten Gruppe. Zwei Tage nach der letzten Injektion wurden die Tiere gewogen und getötet. Sofort im Anschluß daran wurden die jeweiligen Sehnen herauspräpariert und in nativem Zustand der röntgenographischen Untersuchung unterzogen. Alle Sehnen, auch die der Kontrolltiere, wurden röntgenographisch nach der Debye-Scherrer Methode untersucht. Diese Methode ist eingehend beschrieben bei Münzenberg und Gattow (1963), so daß hier auf diese Publikation verwiesen werden kann.

Die röntgenographischen Untersuchungen (Tabelle 1) ergaben, daß im Vergleich zu unbehandelten Sehnen keinerlei Veränderungen im Reflexmuster des Kollagens nach den Kortikoidinjektionen aufgetreten waren. Alle für das Kollagen charakteristischen Reflexe (Abb. 1) waren sowohl nach Triamcinolonacetonid als auch nach Methylprednisoloninjektionen (Abb. 2) eindeutig in den Sehnen nachweisbar. Zusätzlich aber traten als Überlagerung des reinen Kollagenmusters in einigen Sehnen Reflexe auf, die dem jeweiligen Kortikoidkristall entsprachen (Abb. 3). Zum Teil überdeckten sie die Reflexe des Kollagens (s. Tabelle 1). Die Kollagenreflexe bei 11,04 Å, 7,4 Å, 5,53 Å, 4,04 Å und 2,8 Å setzten sich immer aufgrund ihrer stärkeren Intensität gegenüber denen des Kortikoids deutlich durch (Abb. 3). Die Reflexe des Methylprednisolons waren insgesamt schwächer als die des Triamcinolonacetonids. Auf einigen Bildern fehlten Methylprednisolonreflexe

Tabelle 1. Gemessene Röntgenbeugungsreflexe von Triamcinolonacetonid, Methylprednisolon und Kollagen. *A*, Äquatoriale; *M*, Meridiane Lage des Reflexes; *O*, Kreisrunder Reflex

Kollagen Å	Intensität $100,\frac{I}{I_o}\%$	Lage	Triamcinolon Å	Intensität %	Methylprednisolon Å	Intensität %
29,4	20	A				
11,04	80	A			12,80	5
9,11	20	M	8,66	100	8,84	10
					7,62	20
7,4	50	45°	6,91	20	6,41	100
			5,98	100	6,06	100
5,53	80	A	5,40	60	5,34	60
			4,92	90	4,98	80
			4,37	80	4,53	100
4,04	100	A			4,02	60
3,91	50	M	3,81	20	3,81	80
			3,52	80	3,53	40
					3,40	80
			3,25	40	3,32	20
			3,06	20	3,02	40
2,85	100	M	2,89	40		
			2,73	20	2,77	40
			2,60	30	2,62	40
			2,51	10	2,48	40
			2,41	10	2,40	20
			2,34	10	2,29	10
2,20	10	O	2,3-2,0	20	2,2-2,03	10
			2,0-1,8	10	1,95	10
					1,90	5
					1,79	5
					1,51	5

ganz, ohne daß hier die geringste Störung des kollagenen Reflexmusters nachzuweisen war. Insbesondere war, wie auch auf den Bildern der Kontrollsehnen (Abb. 1), der Reflex bei 7,4 Å, in vier Einzelreflexe aufgespalten. Die orientierte Ordnung der Reflexe war also unvermindert erhalten geblieben, ein Hinweis auf die völlige Intaktheit der Kollagenstruktur (Abb. 4).

Unsere Untersuchungen zeigen eindeutig, daß die einfache Injektion von Methylprednisolon oder Triamcinolonacetonid in gesunde Sehnen an dem Ordnungsgefüge ihrer kollagenen Strukturen keine primären Veränderungen verursacht. Das Röntgenbeugungsmuster der mit Kortikoiden behandelten Sehnen unterscheidet sich auf unseren Aufnahmen weder nach der Zahl der Reflexe noch nach deren Orientierungsmuster von dem normalen Muster des Kollagens aus korrespondierenden Sehnenabschnitten. Die eingangs gestellte Frage, ob mit Hilfe der Röntgenographie frühzeitige Veränderungen am kollagenen Anteil der Sehne nach intratendinösen Kortikoidinjektionen festzustellen sind, läßt sich also unzweifelhaft verneinen. Daraus ergibt sich, daß auch die zweite uns interessierende Frage, ob gegebenenfalls die Denaturierungs- und Degenera-

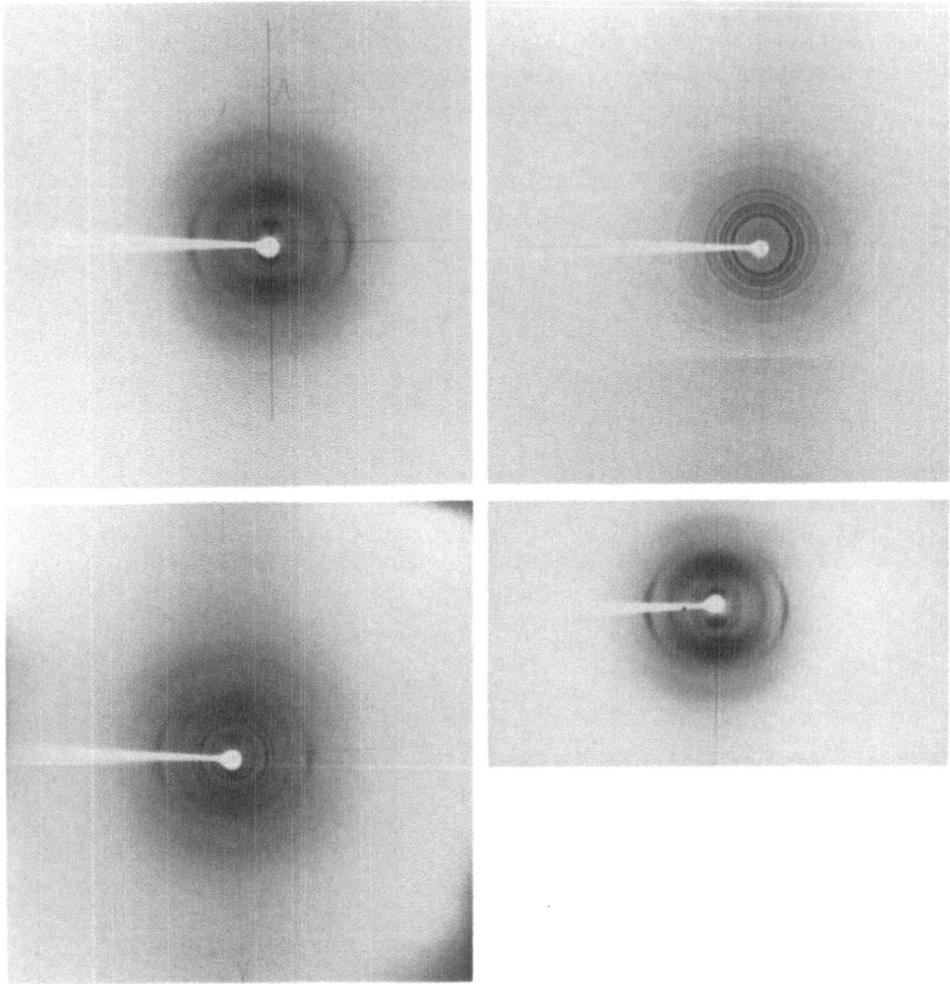

Abb. 1. Röntgenbeugungsreflexe der Kontrollsehnen

Abb. 2. Röntgenbeugungsreflexe von Methylprednisolon

Abb. 3. Röntgenbeugungsreflexe von Sehnenkollagen und eingelagerten Kortikoidkristallen

Abb. 4. Röntgenbeugungsreflexe des Kollagens der Achillessehne nach multiplen Injektionen mit Triamcinolonacetonid. Kollagenmuster normal erhalten. Kortikoid nicht mehr sicher nachweisbar

tionserscheinungen oder Störungen des geordneten Fibrillenaufbaus sich einstellen, verneint werden muß. Insbesondere bleiben die kollagenen Fibrillen auch nach einer lokalen Kortikoidinjektion weiter orientiert, wie sich aus den halbmondförmigen Reflexen ablesen läßt. Dahmen (1966) hatte an Sehnen nach Spontanrupturen festgestellt, daß sich im röntgenographischen Bild eine fortlaufende Reihe entsprechend dem Schweregrad der degenerativen Veränderungen aufstellen läßt. Zunächst werden die beiden Reflexe bei 7 Å zu einer Sichel miteinander verschmolzen. Danach verschwindet dieser Reflex zusammen mit dem bei 2,8 Å ganz und die bei 4,5 Å und 11 Å werden breiter und diffuser.

Diese Hinweise auf Degeneration fanden wir auf unseren Aufnahmen nicht. Das bedeutet insbesondere, daß auch keine Querverbindungen in dem Kollagen, auch nicht die verhältnismäßig leicht aufbrechbaren Wasserstoffbrückenbindungen, durch Kortikoidinjektion gesprengt werden.

Unsere Untersuchungsergebnisse stehen in gewisser Weise mit denen von Phelps und Mitarb. (1974) in gutem Einklang. Wenn die Feinstruktur einer Sehne erhalten geblieben ist, sind Änderungen ihrer Reißfestigkeit und ihres Elastizitätsmoduls nicht zu erwarten. Auch Ljundqvist's (1968) Beobachtungen, daß histologisch zwischen Achillessehnenrupturen, die zuvor mit Kortikoiden behandelt worden waren, und solchen, bei denen das Steroid nicht gegeben worden war, keine Unterschiede aufzudecken waren, fügen sich gut in das Bild, das wir uns durch unsere Untersuchungen machen können.

Unter Zugrundelegung unserer Untersuchungsergebnisse scheint eine intakte, nicht vorgeschädigte Sehne durch begrenzte Kortikoidinjektionen weder in ihrer Festigkeit noch in ihrer Struktur nachteilig beeinflußt zu werden. Die Verhältnisse dürften sich jedoch dann grundlegend ändern, wenn das Kortikoid in eine bereits vorgeschädigte, degenerierte Sehne gegeben wird. Kortikoide unterdrücken ganz allgemein jede Art Zellfunktion. Durch diese Unterdrückung der Zellfunktion werden also auch die Regenerationsvorgänge des Sehnen- und paratendinösen Gewebes beeinträchtigt. Bestehende Degenerationserscheinngen können dann nur noch unzureichend und verlangsamt oder sogar überhaupt nicht mehr repariert werden. Unter diesen Bedingungen verhält sich die Sehne, jedenfalls so lange die Wirksamkeit der Kortikoide anhält, wie ein lebloses Material und unterliegt bei Beanspruchungen nur noch den Gesetzen der Festigkeitslehre. Daher ist dann, wenn ein Kortikosteroid unbedingt lokal in der unmittelbaren Nachbarschaft von Sehnen gegeben werden soll, darauf zu achten, daß eine Zeitlang wahrscheinlich wenigstens sechs Wochen - die umspritzten Sehnenanteile nicht übermäßig mechanisch in Anspruch genommen werden. Diese Vorgänge verlaufen im Prinzip nicht anders bei systemischer Anwendung des Kortikoids, wobei jedoch länger andauernde und auch verhältnismäßig hohe Kortikoiddosen nötig sind, um eine Kontinuitätstrennung von beanspruchten Sehnen durch Ermüdungserscheinungen hervorzurufen.

Literatur

Cowan MA, Alexander S (1961) Simultaneous bilateral rupture of achilles tendons due to triamcinolone. Brit Med J I:1658

Dahmen G (1963) Krankhafte Veränderungen des Bindegewebes. Enke, Stuttgart

Kee GB (1957) Avulsion and rupture of the tendo calcaneus after injection of hydrocortisone. Brit Med J II:395

Lee MLH (1961) Bilateral rupture of achilles tendon. Brit Med J I:1828

Ljungqvist R (1968) Subcutaneous partial rupture of the achilles tendon. Acta Orthop Scand Suppl 113:17

Münzenberg KJ, Gattow G (1963) Röntgenographische Untersuchungen der Dupytren'schen Kontraktur und des muskulären Schiefhalses. Arch Orthop Unfall-Chir 55:139

Phelps D, Sonstegard DA, Matthews LS (1974) Corticosteroid injection effects on the biomechanical properties of rabbit tendons. Clin Orthop 100:345

Smaill GB (1961) Bilateral rupture of achilles tendons. Brit Med J I:1657

VI. Posterbeiträge

The Effect of Up and Down Regulators on Growth Plate Chondrocyte Metabolism

M. Annefeld, B. Erne, Y. Rasser

Abteilung für Experimentelle Medizin, ROBAPHARM AG
St. Albanrheinweg 174, 4006 Basel, Switzerland

Zusammenfassung

Im Tierexperiment lassen sich mit systemischer Gabe von Glukokortikosteroiden regressive Veränderungen im Epiphysenfugenknorpel junger Ratten erzeugen. Die negativen Effekte von Dexa methason auf den Wachstumsknorpel 300 g schwerer Ratten dokumentieren sich in einer Verschmälerung der Epiphysenfuge als Resultat einer gehemmten Chondrozytenproliferation und Knorpelmatrixproduktion. Die Inhibition der Chondrozytenproliferation wird histologisch morphometrisch anhand der Epiphysenfugendicke, der Anzahl von Zellsäulen und dem Verhältnis proliferierter zu hypertrophierter Chondrozyten ermittelt. Die verminderte Knorpelmatrixproduktion wird autoradiographisch mit radioaktiv markiertem ^{35}S-Sulfateinbau gemessen. Gleichzeitige Behandlung mit dem Glycosaminoglykan-Peptid-Complex (GP-C = RUMALON) wirkt dem negativen Effekt von Dexamethason entgegen. Die Werte in der Dexamethason + GP-C-Gruppe erreichen annähernd diejenigen der Kontroll-Gruppe, unterscheiden sich aber signifikant von der Dexamethason-Gruppe ohne Therapie.

Introduction

Quantitative ultrastructural morphometry and autoradiography of articular cartilage were used to assess in 3 months old rats the effect of in vivo administration of dexamethasone alone or in combination with GP-C. Dexamethasone treatment induced a decrease of ^{35}S-sulphate incorporation in cartilage and ultrastructural changes of articular chondrocytes, mainly characterized by glycogen and microfilament accumulation and a decrease in cell organelles. These changes were reversed or prevented when GP-C was administered concomitantly with dexamethasone (Annefeld and Erne 1987). In the following study we examined the effect of dexamethasone and GP-C on the epiphyseal plate cartilage in the same model.

H.-G. Willert F. H. W. Heuck (Hrsg.)
Neuere Ergebnisse in der Osteologie

Material and Methods

Study design. The studies were carried out in 3 groups of 6 male Wistar rats aged 3-4 months at the beginning of the studies and weighing about 300 g. One group of rats remained untreated (control group), a second was injected with 3 mg/kg of dexamethasone intramuscularly 3 times at weekly intervals. In addition to dexamethasone, the third group of rats was also injected with 1.5 ml/kg of GP-C intramuscularly 3 times weekly for 5 weeks. 24 hours before being killed the rats were injected intraperitoneally with 1 µCi ^{35}S-sulphate per gram body weight.

Histological preparation. After fixing and demineralizing for 20 hours the knee joints were halved lengthwise in a sagittal direction through the middle of the patella and separated into medial and lateral halves. After decalcifying for 4 more hours the specimens were dehydrated and embedded in Paraplast. To allow the evaluation of changes in different zones of the growth plate the joint was cut in a sagittal sequence of sections starting from the cruciate ligament. The distance between the sections was 300 µm and the thickness was 5 µm (Fig. 1).

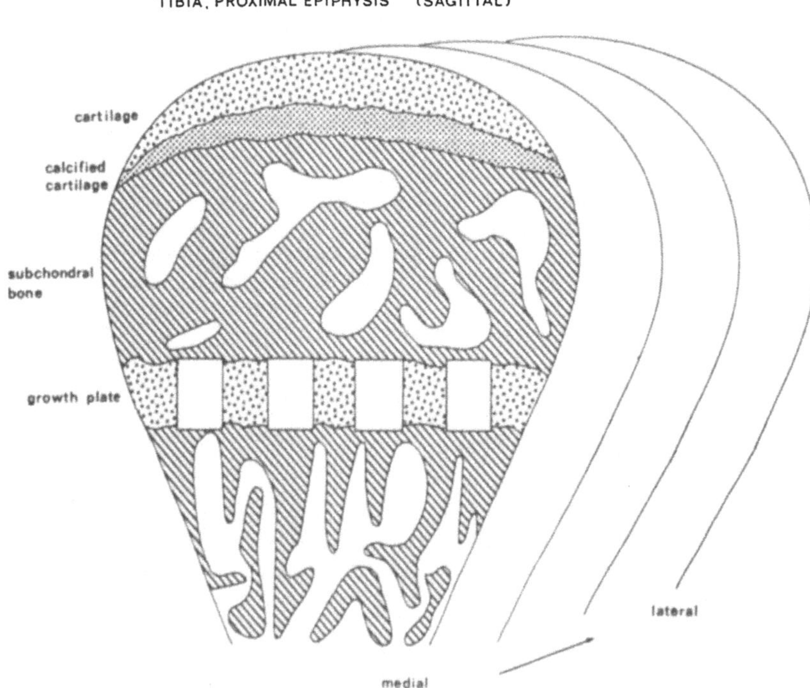

Fig. 1. Diagram of the evaluated areas in the epiphyseal cartilage

Morphometry. With the help of an image analysis system and video projection, the thickness of the epiphyseal cartilage was measured over a length of approx. 2.5 mm on four regularly distributed visual fields with a width of 281 µm. The magnification for the measurement tablet was x823. In the same visual fields the number of cell columns were counted and the ratio of the number of proliferative to the number of hypertrophic cells was determined semiquantitatively.

Autoradiography. On the same sections the sulphate incorporation was evaluated according to an index ranging from 1 to 4.5.

Statistical analysis. The means and standard deviations were measured from 16 measurements per animal. The means per animal were used as individual values in each treatment group (n = 6). The group means were compared in the two-sided t-test and significant differences determined with a maximum probability of error of 5%.

Results

Systemic dexamethasone treatment had an inhibitory effect on all the epiphyseal cartilage parameters measured (Fig. 2a-c, 3 and Table 1). Thickness decreased by 38%, the number of cell columns diminished by 20%, the number of chondrocytes in the proliferative zone diminished by 47% and in the hypertrophic zone by 17%. The changes measured in the dexamethasone + GP-C group differ significantly from the group where dexamethasone was given alone but not from the control group.

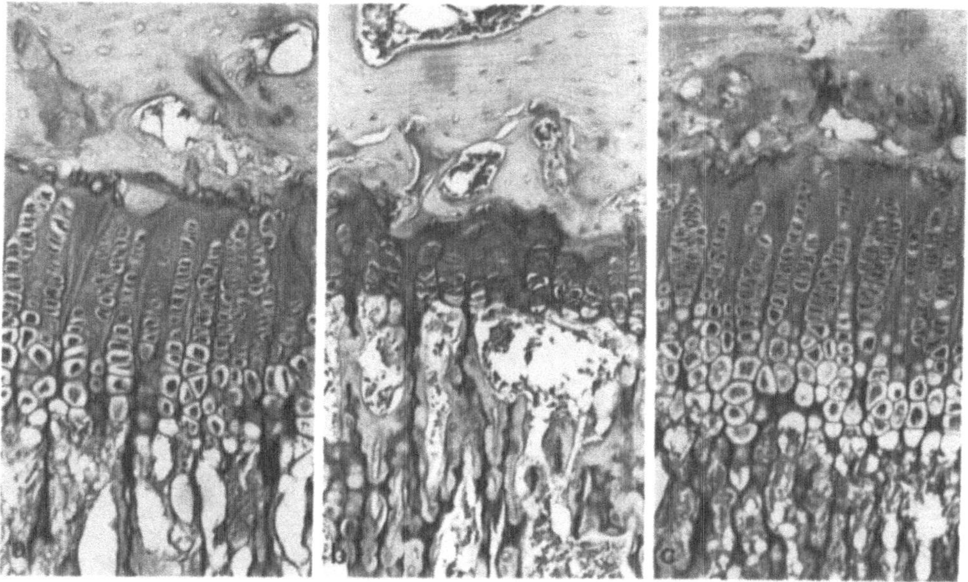

Fig. 2. Histology of the epiphyseal plate. (*a*) normal, (*b*) after treatment with dexamethasone, (*c*) after treatment with dexamethasone and GP-C

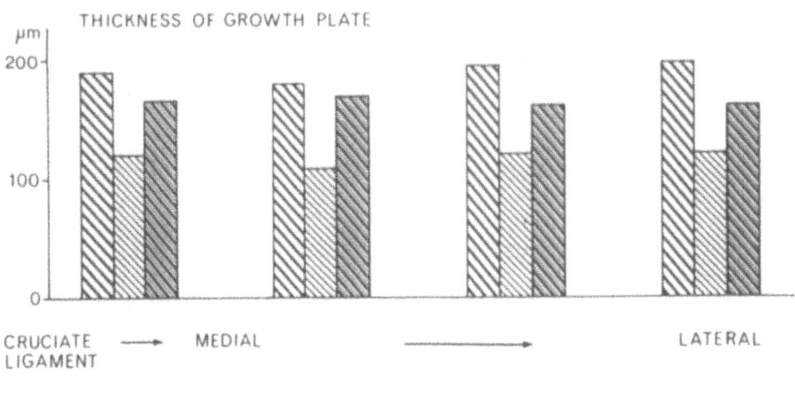

Fig. 3. Diagram of the thickness of growth plate in different zones

Table 1. Morphometrical histology of the growth plate and ^{35}S-sulfate incorporation

	Control		Dexamethasone			Dexamethasone + GP-C		
	mean n=6	std. dev.	mean n=6	std. dev.	sign.	mean n=6	std. dev.	sign.
Thickness of epiphyseal cartilage (µm)	190.5	±4.3	117.3	±10.6	1	163.8	±39.4	2
Number of cell columns	9.37	±0.53	7.50	±0.69	1	9.04	±0.84	2
Number of cells in the proliferative zone per cell column	10.69	±1.02	5.62	±0.72	1	9.02	±2.55	2
Number of swollen cells in the hypertrophic zone per column	4.92	±0.36	3.55	±0.65	1	3.91	±0.66	-
^{35}S-incorporation in the epiphyseal cartilage, autoradiographic index	3.36	±0.30	2.13	±0.29	1	3.31	±0.72	2

Significance: Probability of error max. 5% in two-sided-test; *1*, significance in relation to control; *2*, significance in relation to dexamethasone

The autoradiographic findings correlate with the morphological results (Table 1). Dexamethasone treatment decreased sulfate incorporation (measurement of proteoglycan synthesis) significantly by 37%. Concomitant treatment of GP-C does not display the negative effect of dexamethasone without treatment of GP-C.

Conclusions

Dexamethasone decreases width of epiphyseal plate by inhibiting chondrocyte proliferation and matrix synthesis. Concomitant treatment with GP-C eliminates to a large extend the detrimental effects of dexamethasone by protecting cell structure and function as it has been demonstrated histologically and autoradiographically in this study.

Reference

Annefeld M, Erne B (1987) The mode of action of a glycosaminoglycan-peptide-complex (RUMALON^{R}) on articular cartilage of the rat in vivo. Clin Rheumat 6:340-349

Bone Healing After CO_2-, Excimer-, Erbium: YAG-Laser and Conventional Osteotomy in „In Vitro" and Animal Experiment Comparison of Rabbit Radius

F. Dinkelaker[1], C. Scholz[2], M. Grothues-Spork[1], R. Rahmanzadeh[1], A. Büchle[1], T. Cierpinski[2], G. Müller[2]

[1]Abteilung für Unfall- und Wiederherstellungschirurgie, Klinikum Steglitz, Freie Universität Berlin, Hindenburgdamm 30, 1000 Berlin 45, FRG
[2]Abteilung für biomedizinische Technologie und medizinische Laseranwendung, Freie Universität Berlin, Krahmerstr. 6-10, 1000 Berlin 45, FRG

Introduction

Performance of non-straight lined osteotomies with the currently available saw-systems is difficult. The application of lasers, with the advantages of non-contact cutting, free guidance of the incision, the lack of mechanical trauma is expected to improve the osteotomy techniques.

Material and Methods

a) The following laser systems were applied:

1. Oscillating saw (blade thickness 0,5 mm) as a reference,
2. CW-CO_2-Laser, Coherent System XLG 451 (gas flushing, cutting velocity 1 mm/s, power density 5000 W/cm^2)
3. CW-CO_2-Laser, Heraeus Heracure LS 500 (gas flushing, cutting velocity 1 mm/s and 20 mm/s, power density 4500 W/cm^2 and 45000 W/cm^2)
4. Excimer-Laser (Lamda Physik, pulse duration 30 ns, wavelength 308 nm, repetition rate 10 Hz, spot size 1 mm^2, pulse energy 100 mJ/pulse)
5. Erbium:YAG-Laser (MBB, pulse duration 250 µs, wavelength 2.94 µm, repetition rate 4 Hz, spot size 0.07 mm^2, pulse energy 120 mJ)
6. Pulsed CO_2-Laser (PSI, pulse duration 260 µs, wavelength 9.2, 9.6, 10.4 and 10.6 µm, repetition rate 4 Hz, spot size 1.8 mm^2, pulse energy 20-760 mJ (tested only in vitro)).

b) The in vitro experiments served quantitative analysis, the optimization of the cutting or correspondingly ablation characteristics of bone and the determination of laser parameters for the animal experiments. The pulse ablation rates of lasers 4.-6. on human bone cortex were determined for different energy densities to test the capability of low repetition rate, short pulse laser systems.

H.-G. Willert F. H. W. Heuck (Hrsg.)
Neuere Ergebnisse in der Osteologie

A series of 65 operations on rabbits was performed with the comparison of the osseous healing of the rabbit radius after longitudinal non-transsecting osteotomy. Intravital stains were performed in defined periods. The animals were sacrified after 4 or 8 weeks respectively. Histological and morphometrical examinations were performed.

Results

All rabbit bones examined showed an initial delay in the osseous healing after cw-CO_2 laser osteotomy, as well as excessive callus growth, which is believed to be due to thermal effects. In the group of Excimer laser operated rabbits no thermal damage could be found. The osseous healing quality is nearly approaching the healing quality after saw-osteotomy.

Due to the more favourable ablation characteristics (compare Figs. 1 and 2) the Erbium:YAG laser could be applied more efficiently. The zone of thermal damage was 20-30 µm wide and showed no carbonization. The healing result after Erbium-YAG osteotomy is better than after Excimer laser osteotomy and similar to the result of saw osteotomy. The pulsed CO_2 laser leads to even higher ablation rates than the Erbium:YAG laser (Fig. 3).

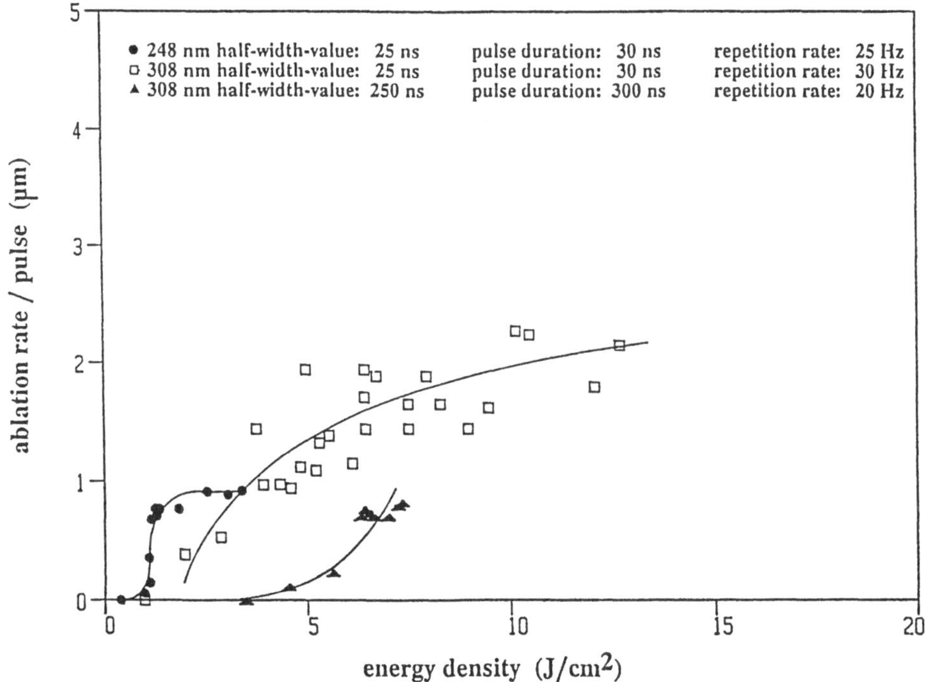

Fig. 1. Excimer laser ablation rate per pulse plotted against energy density, determined on human bone cortex

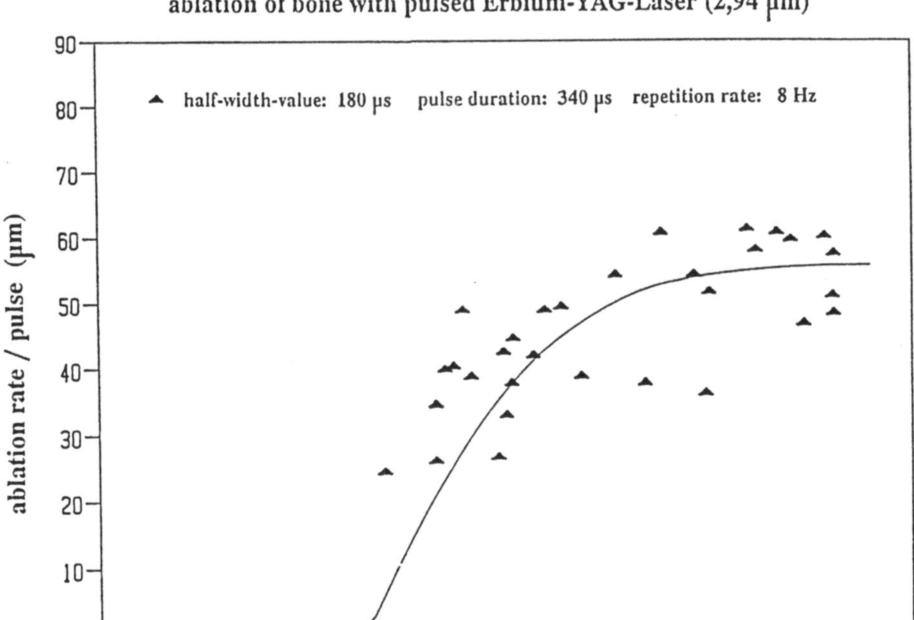

Fig. 2. Erbium:YAG laser ablation rate per pulse, plotted against energy density determined on human bone cortex

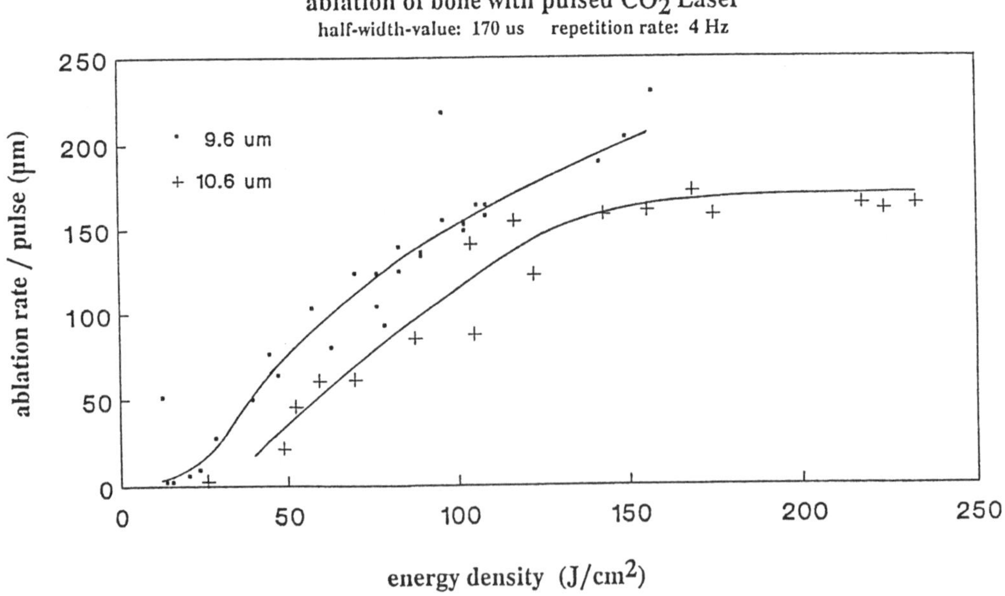

Fig. 3. Pulsed CO_2 laser ablation rate per pulse wavelength 10.6 and 9.6 μm, plotted against energy density, determined on human bone cortex

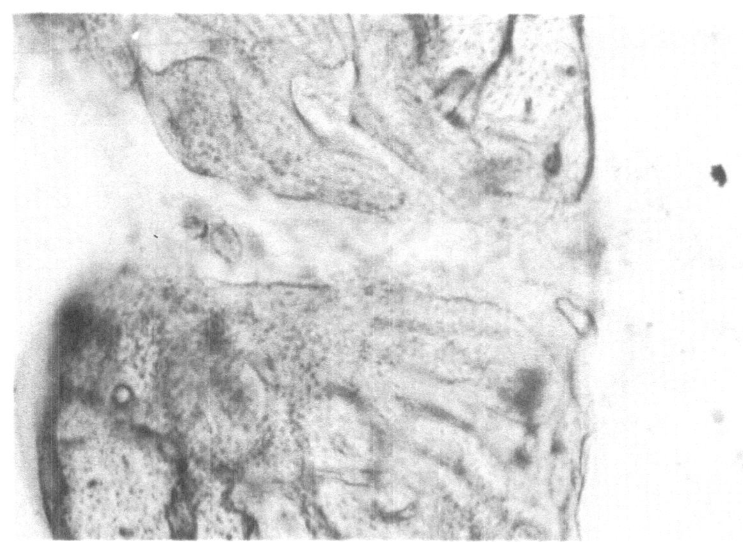

Fig. 4. Excimer laser osteotomy site, 8 weeks after operation. Unstained, non-decalcified bone section (mag 10)

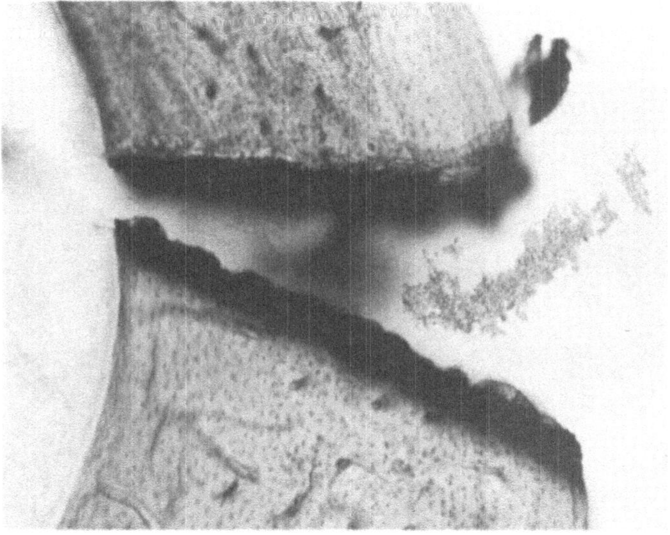

Fig. 5. CW-CO_2 laser osteotomy site directly after operation. Unstained, non-decalcified bone section. Occurrence of carbonized and crystalline material could not be avoided in spite of gas flushing (mag 10)

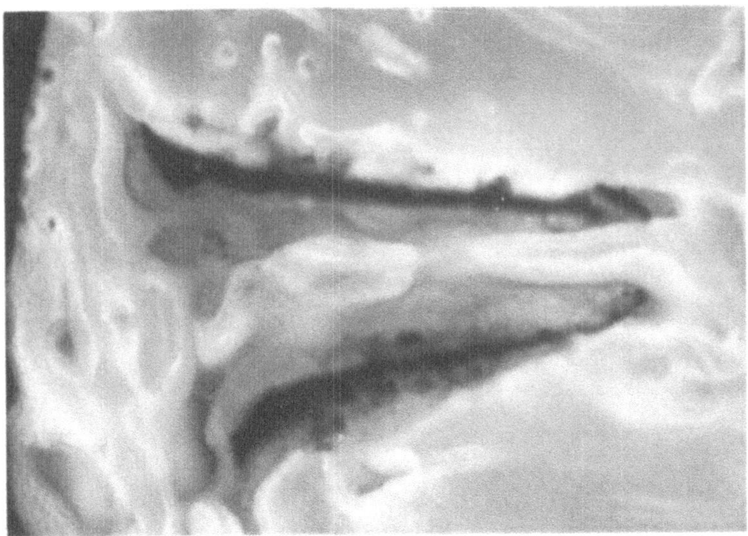

Fig. 6. CW-CO_2 laser osteotomy site 8 weeks after operation (same parameters as in Fig. 5), intravital stain, UV fluorescent excitation. The carbonized material is embedded in connective tissue. The gap is bridged by callous material, bone is growing into the gap from the peri- and endostal bridge (mag 10)

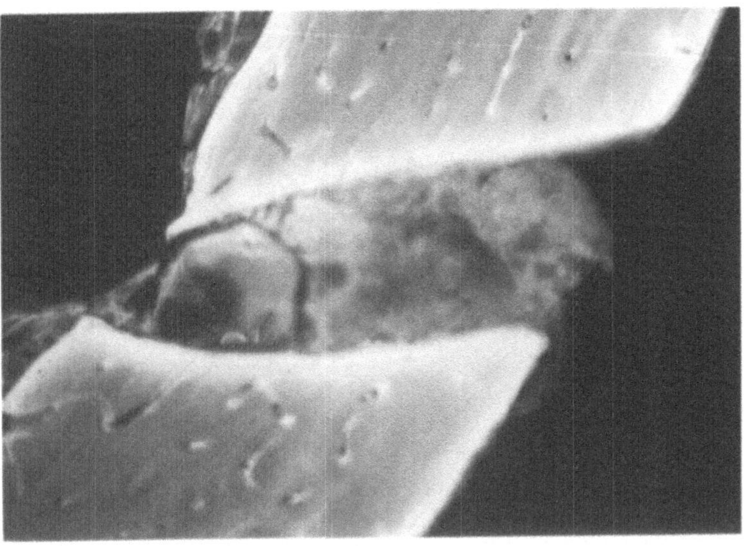

Fig. 7. Erbium:YAG laser osteotomy site directly after operation. Altered autofluorescence of thermically damaged tissue (width 20-30 lm) is visualized by green-excitation (mag 10)

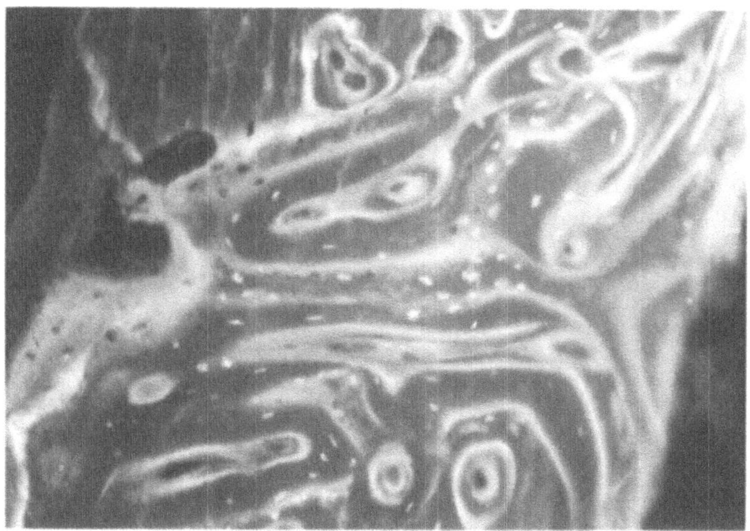

Fig. 8. Erbium:YAG laser osteotomy site 8 weeks after operation. Intravital stains show new bone, which completely fills the gap. Haversian remodelling is transforming the provisional callous into compact bone (mag 20)

Discussion and Future Aspects

Due to the healing delay the cw-CO_2-laser is not suitable for osteotomy, even if gas flushing is applied. The ablation rates of the ns-pulsed Excimer laser are too small for an efficient application in human bone surgery. Experiments with longer pulsed innovative laer systems in the range of 10-200 µs such as the Erbium:YAG laser and the wavelength modified CO_2 laser, are very promising. The high ablation rates of the tested pulsed CO_2 laser system provide for acceptable cutting velocity therefore laser osteotomy may be applied clinically in the near future, at least for certain indications such as the transplantation of cartilage bone structures.

Diverse Effects of 1,25-Dihydroxyvitamin D_3 and Dexamethasone on Protein Synthesis and Amino Acid Transport in Chick Osteoblasts

H. Franck[1], E. Keck[2]

[1]Abteilung Rheumatologie, Evangelisches Fachkrankenhaus Ratingen, Rosenstr. 2, 4030 Ratingen, FRG
[2]Rheumaklinik II, Leibnizstr. 23, 6200 Wiesbaden, FRG

Zusammenfassung

Sowohl von Dexamethason (Dexa) als auch von 1,25-Dihydroxyvitamin D3 (1,25(OH)2D3) ist bekannt, daß sie die Osteoblastentätigkeit erheblich beeinflussen. Anhand von Kükenosteoblastenkulturen haben wir den Einfluß beider Steroide auf den Aminosäurentransport (AT) und die Proteinsynthese studiert. Es zeigt sich, daß der stimulatorische Effekt von 1,25(OH)2D3 auf die Proteinsynthese im Wesentlichen über das AT-System L abläuft und die von Dexa bekannte proteinkatabolische Wirkung durch Hemmung des A- und zum Teil auch ASC-AT-Systems beeinflußt wird.

Summary

Both 1,25-dihydroxyvitamin D3 (1,25(OH)2D3) and dexamethasone (dexa) are known to influence osteoblastic activity (Rodan et al. 1984). Whereas 1,25(OH)2D3 is important for the maintenance of normal bone formation and mineral homeostasis, glucocorticoid excess causes impaired skeletal growth and decreased bone mass. As the rate of amino acid transport seems to be related to the rate of protein synthesis (Griffith et al. 1967), we examined the effect of the two steroids on the amino acid transport and protein content of chick osteoblasts on the 4th day in growing cultures.

Generally, classification of the amino acid transport systems into A, and L types has served as a guideline for amino acid transport studies (Oxender et al. 1977).

Methods

Osteoblasts were obtained from 18-day-old chick embryos. Cells were cultured in DNEM and incubated with or without 1,25(OH)2D3 (0.1 nM or 0.1 µM) or dexa (1 nM or 0.1 µM). On day 3 medium

H.-G. Willert F. H. W. Heuck (Hrsg.)
Neuere Ergebnisse in der Osteologie

was replaced by medium supplemented as described above. 24 h thereafter, cells were incubated for 45 min with 14 C-cycloleucine (CL;L-system), 14 C-aminoisobutyric acid (AIB;A and ASC-system) and 14 C-methylaminoisobutyric acid (Me-AIB,A-system). Radioactivity of the washed and solubilized cells was counted and the amount of amino acid was calculated per protein content.

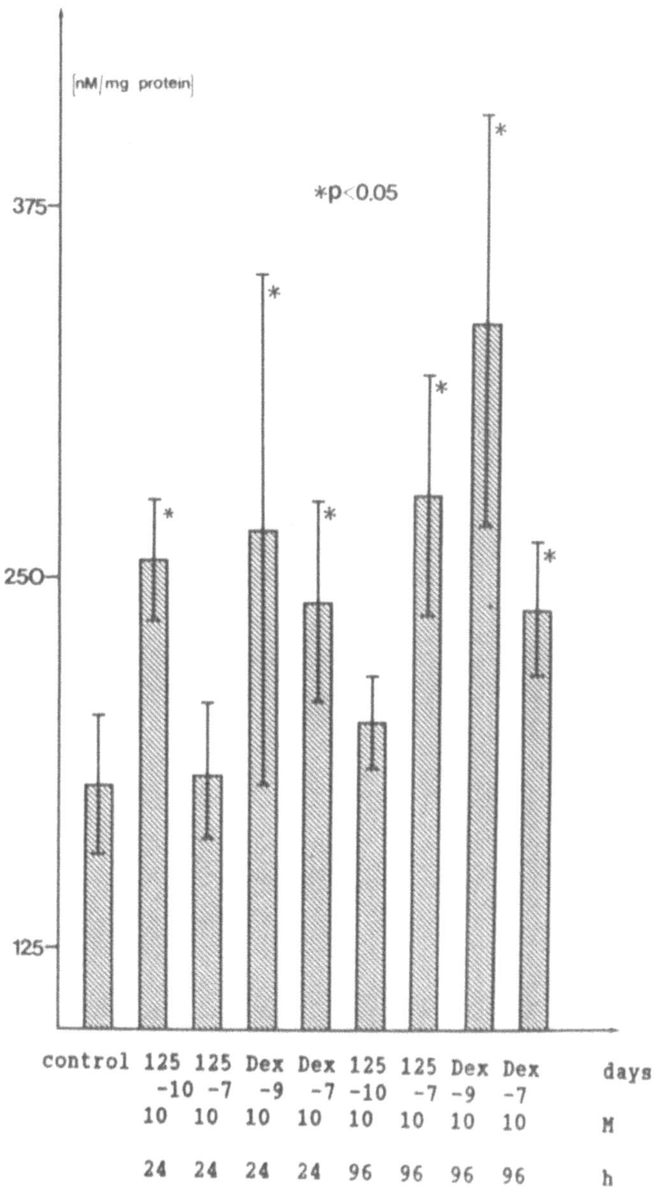

Fig. 1. Uptake of ^{14}C-cycloleucin after 24 and 96 h incubation with 1,25(OH)2D3 (125) and dexa (dex)

Results

1,25(OH)2D3 and dexa increased significantly ($p < 0.05$) the rate of CL uptake (Fig. 1). After 24 h preincubation with 1,25(OH)2D3 and dexa we found a significant ($p < 0.05$) influx of CL, which was more pronounced at the corresponding lower concentrations. This enhancement of CL uptake was concentration dependent for 1,25(OH)2D3 after 96 h preincubation. Dexamethasone increased the uptake more at lower concentration.

In contrast to the CL uptake, the AA transport of the A and ASC system (AIB uptake, Fig. 2) was significantly ($p < 0.05$) inhibited by 1,25(OH)2D3 and dexa. Dexamethasone decreased the rate of AIB uptake to a larger extent than 1,25(OH)2D3 for both preincubation periods except for physiological concentrations of 1,25(OH)2D3 after 96 h. The same pattern is found for the A system (MeAIB uptake), but the differences to the control are even greater (Fig. 3).

1,25(OH)2D3 stimulated the protein synthesis in a concentration dependent manner after 96 h preincubation After 24 h

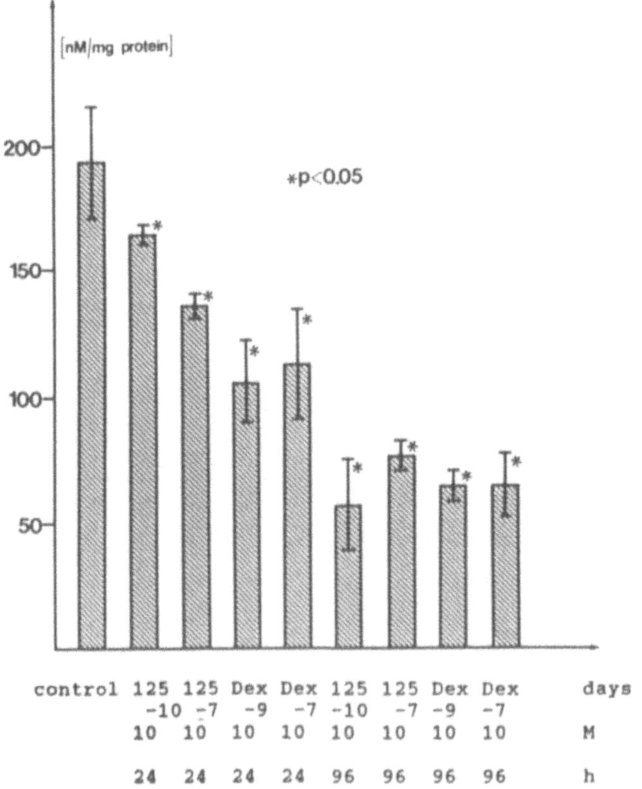

Fig. 2. Uptake of ^{14}C-methyl-aminoisobutyric acid after 24 and 96 h incubation with 1,25(OH)2D3 (125) and dexa (dex)

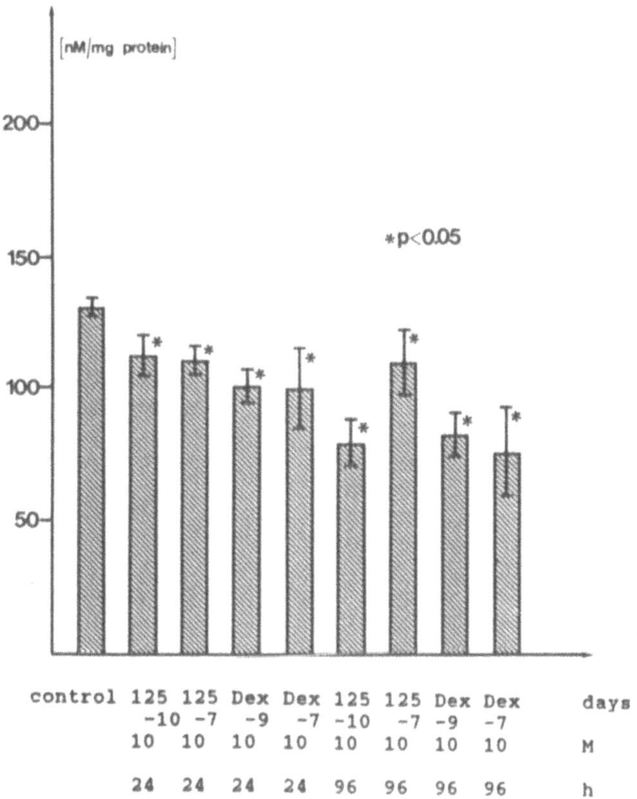

Fig. 3. Uptake of ^{14}C-aminoisobutyric acid after 24 and 96 h incubation with 1,25(OH)2D3 (125) and dexa (dex)

preincubation the effect of 1,25(OH)2D3 was rather inhibitory but not significant. In contrast, dexa led to a significant decrease of protein synthesis after a 96 h preincubation period.

Discussion

A stimulatory effect of 1,25(OH)2D3 has also been described by others (Rodan et al. 1984), who observed a concentration dependent stimulation of cell growth. Interestingly, this effect was found in growing cell cultures of rat osteosarcoma cells between day 3 and day 6, too. So far no analysis of amino acid transport under these conditions has been reported. According to our data, stimulation of protein synthesis by 1,25(OH)2D3 is at least partly induced by increased uptake of amino acids belonging to the L system. Besides these stimulatory effect, 1,25(OH)2D3 is also known to have inhibitory effects on osteoblast proliferation and activity depending on the source of tissue and cell density (Rodan et al. 1984, Chen et al. 1983). We could demonstrate this effect in the MeAIB and AIB uptake. As in most cases the more concentrative system A seems to be more sensitive to hormone stimulation than other transport systems (Oxender et al. 1977).

Glucocorticoids are known to increase amino acid and protein catabolism and to modulate AA transport. Risser et al. (1973) report about a decrease in the energy dependent AA transport by alpha aminoisobutyric acid (AIB) in rat hepatoma cells. According to our data, the inhibition of the MeAIB uptake is even stronger than that of the AIB uptake as this includes the ASC system, too.

In bone cells (rat calvariae), glucocorticoids have dual effects such as stimulating type I collagen synthesis, alkaline phosphatase activity and DNA content after short term (24 h) treatment and inhibition of these parameters after long term exposure (96 h) (Canalis 1983). After the same incubation period (96 h) we also found a significant inhibition of protein content seeing no significant effect after 24 h. In the short term incubation period marked differences in amino acid transport could be observed in all three different transport systems without comparable changes in protein content at that time. These different results of short and long term treatment on amino acid transport and protein synthesis suggests (Shotwell et al. 1983) the existence of two separate phases of hormone stimulation, an initial period independent of de novo macromolecular synthesis and a second phase dependent on protein synthesis. As 1,25(OH)2D3 stimulates the protein synthesis in a concentration dependent manner, the inhibitory effects of this steroid on the AIB and MeAIB uptake do not seem to depend on the protein synthesis. In contrast, glucocorticoids are well known to decrease amino acid transport depending of protein synthesis (Baran et al. 1972).

References

1. Baran DT, Lichtman MA, Williams AP (1972) Alpha-aminoisobutyric acid transport in human leukemic lymphocytes: In vitro characteristics and inhibition by Cortisol and Cyclohexamide. J Clin Invest 51:2181-2189
2. Canalis E (1983) Effect of glucocorticoids on type I collagen synthesis, alkaline phosphatase activity, and desoxyribonucleic acid content in cultured rat calvariae. Endo 112:931-939
3. Chen TL, Cone CM, Feldman D (1983) Effect of 1,25-dihydroxyvitamin D3 and glucocorticoids on the growth of rat and mouse osteoblast-like bone cells. Calcif Tissue Int 35:806-811
4. Griffith JB, Pirt SJ (1967) The uptake of amino acids by mouse cells during growth in batch culture and chemostat culture: The influence of cell growth rate. Proc Roy Soc B 168:421-438
5. Oxender DL, Lee M, Moore PA, Cecchini G (1977) Neutral amino acid transport systems of tissue culture cells. J Biol Chem 252:2675-2679
6. Risser WL, Gelehrter TD (1973) Hormonal modulation of amino acid transport in rat hepatoma cells in tissue culture. J Biol Chem 248:1248-1273
7. Rodan GA, Majesta J, Wiren KW, Rodan SB (1984) Expression of hormonal effects in osteosarcoma osteoblastic cells. In: Cohn DV et al. (Eds) Endocrine control of bone and calcium metabolism. Elsevier Science Publisher, pp 117-124
8. Shotwell MA, Kilberg MS, Oxender DL (1983) The regulation of neutral amino acid transport in mammalian cells. Biochim Biophys Acta 737

Interferon gamma zur Behandlung der Rheumatoiden Arthritis. Ergebnisse von Therapiestudien bei 850 Patienten*

H.J. Obert[1], J.F. Brzoska[1], M.P. Hündgen[2]

[1]Bioferon, Biochemische Substanzen GmbH & Co., Erwin-Rentschler-Str. 21, 7958 Laupheim, FRG
[2]Dr. Rentschler, Arzneimittel GmbH & Co., Mittelstr. 18, 7958 Laupheim, FRG

Summary

Interferon gamma (IFN-γ) is a new agent for treating rheumatoid arthritis (RA). Since 1983 we have performed several clinical trials of phase I-IV. Under a systemic treatment (s.c.) with step-wise reduction of the dosage RA is improved in 60% of the patients. Pain, morning stiffness and function of the joints are markedly changed followed by improvement of parameters such as erythrocyte sedimentation rate, anemia, thrombocytosis, or leukocytosis. Concomitant medication with corticosteroids can be reduced. The effectiveness could be shown in a placebo controlled, double blind randomized clinical trial. IFN-γ is tolerated well. Main side effects are flue like symptoms.

Einleitung

Die Rheumatoide Arthritis (RA) ist nach wie vor eines der Hauptprobleme der Rheumatologie. Ihre Ätiologie ist unbekannt. Die Krankheit ist gekennzeichnet durch Zerstörung der Gelenke und gelenknahen Strukturen, verbunden mit zahlreichen Dysfunktionen wie Erhöhung von BSG, C-reaktivem Protein, Leukozyten- oder Thrombozytenzahlen, einem Mißverhältnis von Serum-Kupfer und Serum-Eisen sowie einer Dysproteinämie (Hartl 1984). 1983 haben wir Interferon gamma (IFN-γ) als neues Therapieprinzip in die Rheumabehandlung eingeführt, welches selbständig neben den Basistherapeutika, den Corticosteroiden und den nichtsteroidalen Antirheumatika steht (Obert und Hofschneider 1985). Wir berichten hier über die klinischen Untersuchungen Stand Januar 1989 (Tabelle 1), dem Zulassungszeitpunkt von IFN-γ als Medikament.

---

*Polyferon[R], Dr. Rentschler Arzneimittel GmbH & Co., 7985 Laupheim; hergestellt bei Bioferon GmbH & Co., 7958 Laupheim, in Lizenz der Biogen Research Corp., Cambridge, MA (USA)

H.-G. Willert F.H.W. Heuck (Hrsg.)
Neuere Ergebnisse in der Osteologie

Tabelle 1. Studienübersicht

Studien	Dauer	Pat. (n)	Responder
Pilot	11/83-05/84	46	63%
Phase II, offen	05/84-10/85 (3 Wochen)	49	60%
Phase III, d.bl.	02/86-12/86 (4 Wochen)	47	58%
Langzeit, offen	05/84-01/88 (12 Monate)	120	41%
Feldstudie, offen	09/86-05/88 (3-12 Monate)	476	51%
Intern. Studien		112	
		850	

Tabelle 2. Therapieschema

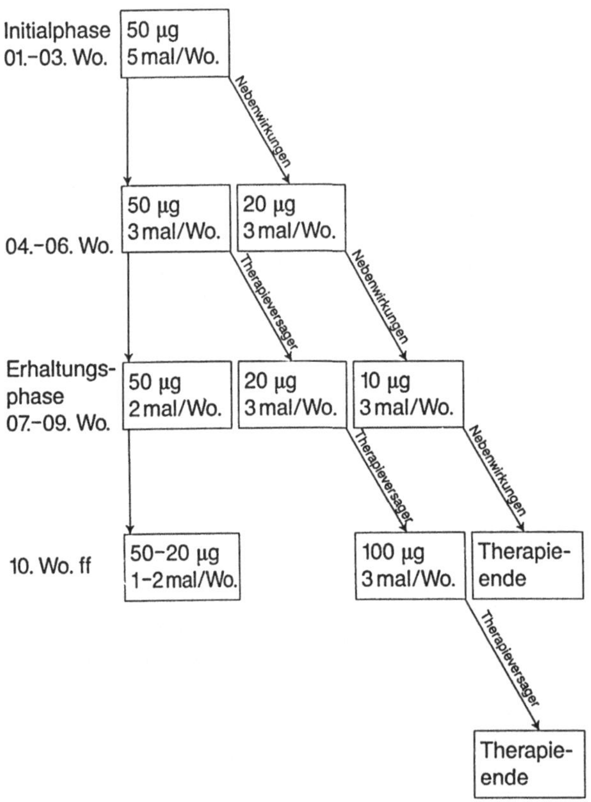

Entwicklung eines Therapieschemas in Pilotstudien

Vor dem Beginn unserer klinischen Studien bei RA war die Handhabung von IFN-γ als Therapeutikum weitgehend unbekannt. Meist wurden Dosen von 1000 µg i.v.geprüft. Aus 7 Pilotstudien mit 46 Patienten konnte ein effektives Dosierungsschema entwickelt werden (Obert und Brzoska 1986). Zunächst werden 50 µg IFN-γ 5mal pro Woche s.c. appliziert. Bei Wirkungseintritt werden die Applikationsfrequenz und später die Dosis reduziert. Eine Dosisreduktion erfolgt auch bei Auftreten grippaler Symptome.

Tritt nach 6 Wochen keine Wirkung ein, so wird die Dosis zunächst gesenkt und erst bei weiterem Ausbleiben der Wirkung auf 100 µg erhöht (Tabelle 2).

Ermittlung der Ansprechrate

In einer offenen Studie der Phase II mit 49 Patienten (Tabelle 3a) konnte geklärt werden, daß 60% aller Patienten auf die Behandlung ansprechen (Lemmel et al. 1987). Bereits 2 Wochen nach Therapiebeginn ändern sich die Gelenkindizes (Ritchie- und Lansbury-Gelenkindex zeigen eine 50%ige Reduktion (Tabelle 3b)), die Schmerzen, die Morgensteife sowie die Griffstärke. Die Verträglichkeit ist gut.

Tabelle 3a,b. Offene Studie der Phase II. (*a*) Studiendesign, (*b*) Vergleich der relativen Gelenkschmerzindizes (Ritchie) bei Respondern (*R*) und Non-Respondern (*N*) im Verlauf einer 20tägigen Behandlung

Dauer:	Mai 1984 bis Oktober 1985
Design:	2 Arme - A: 1 x 50 µg/Tag; 20 Tage lang: (Non-Responder nach 10 Tagen → 100 µg/Tag) - B: 2 x 50 µg/Tag; 20 Tage lang: (Non-Responder nach 10 Tagen → 2 x 100 µg/Tag)
Patienten aufgenommen:	49 A = 21; B = 28
evaluierbar:	40 A = 14; B = 26
Frauen:	32
Männer:	8
Gründe für Drop-out:	Nichteinhaltung des Protokolls = 5 Unterbrechung der Therapie = 4
Response Kriterien: (Verwendet für alle Studien)	Ritchie-Index; Besserung um 30% oder Lansbury- und Ritchie-Index; Besserung um 25% und 15%
Response:	A = 10/14 B = 14/26

a

(Fortsetzung nächste Seite)

Tabelle 3 (Fortsetzung)

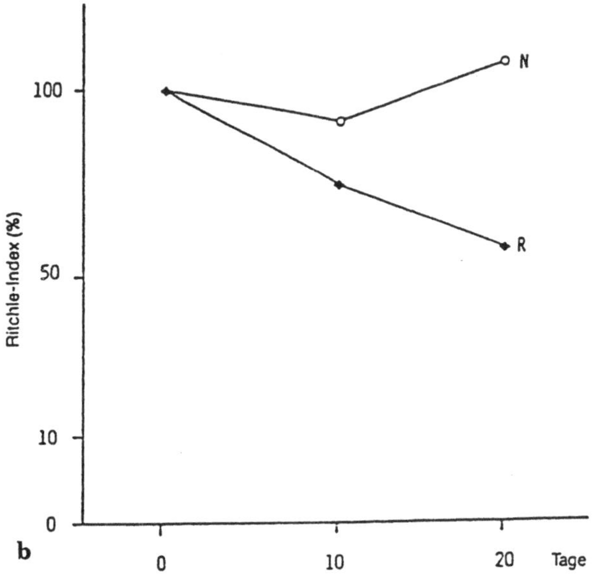

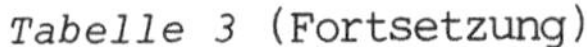

Nachweis der Wirksamkeit

In einer placebokontrollierten, doppelblinden Studie der Phase III mit 79 von 91 evaluierbaren Patienten konnte nachgewiesen werden (Tabelle 4a), daß mit einer statistischen Irrtumswahrscheinlichkeit < 1% IFN-γ dem Placebopräparat (bis auf das IFN-γ identisch) überlegen ist (Lemmel et al. 1988). Auch die Blutsenkungsgeschwindigkeit stützt das Ergebnis; sie wird nur bei den Patienten reduziert, die mit IFN-γ behandelt werden und klinisch darauf ansprechen (Responder in Tabelle 4b). Die Nebenwirkungen sind quantitativ und qualitativ identisch bei IFN-γ und Placebo (Tabelle 4c).

Langzeitwirksamkeit und -verträglichkeit

In 3 Langzeitstudien wurden 300 Patienten rekrutiert (Klein 1988, Sprekeler 1988, Obert und Brzoska 1989). Von diesen Patienten konnten 120 (40%) über 12 Monate und länger behandelt und dokumentiert werden. Bei weiteren 40% der Patienten wurde die Therapie wegen Ineffektivität vorzeitig beendet, bei 20% aus anderen Gründen. Kein Patient mußte wegen objektivierbarer Nebenwirkungen oder substanzbedingter Progression der Erkrankung die Therapie vorzeitig beenden. Alle semiquantitativen Parameter waren und blieben gebessert. Nach einem Jahr sind die Schmerzindizes auf die Hälfte ihres Ausgangswertes reduziert (Abb. 1a). Die Anzahl der Patienten mit starken Schmerzen ist verringert, bei Morgenschmerzen von 36% auf 8%, den Ruheschmerzen von 19% auf 0% und den Bewegungsschmerzen von 37% auf 8%. Alle quantifizierbaren Parameter bessern sich. Die BSG (Westergren 1h) und das C-reaktive Protein können sich normalisieren (Abb. 1b). Die häufig pathologisch erhöhten Werte der Leukozyten oder Thrombozyten werden in der Regel

Tabelle 4a-c. Placebokontrollierte, doppelblinde Studie der Phase III. (*a*) Anzahl der Responder und Non-Responder im Interferon gamma- und Placebo-Arm; (*b*) die BSG verbessert sich nur bei den Respondern des Interferon gamma-Armes; (*c*) Nebenwirkungen

	IFN-γ	Placebo	Total
Responder	23	11	34
Non-Responder	17	28	45
Total	40	39	79

$\chi^2 = 6{,}91$; $\alpha < 0{,}01$

a

	IFN-γ	Placebo
Responder	48,0 → 38,5	37,0 → 42,5
Non-Responder	36,0 → 35,0	45,0 → 45,5

b

Symptom	IFN-γ	Placebo
Fieber	5 (max. 38,6°C)	5 (max. 39,2°C)
Übelkeit	2	3
Müdigkeit	3	4
Muskelschmerzen	2	1
Kopfschmerzen	1	2
Schweißausbrüche	1	2
Schwindelgefühl	1	1
Appetitlosigkeit	1	
Gastrointestinale Beschwerden	2	
Lichtempfindlichkeit	1	
Lokale Reaktion	1	
Brechreiz		1
Kreislaufschwäche		1
Anstieg der harnpfl. Substanzen		1
Anzahl der Patienten	10/47 (= 21%)	10/44 (= 23%)

c

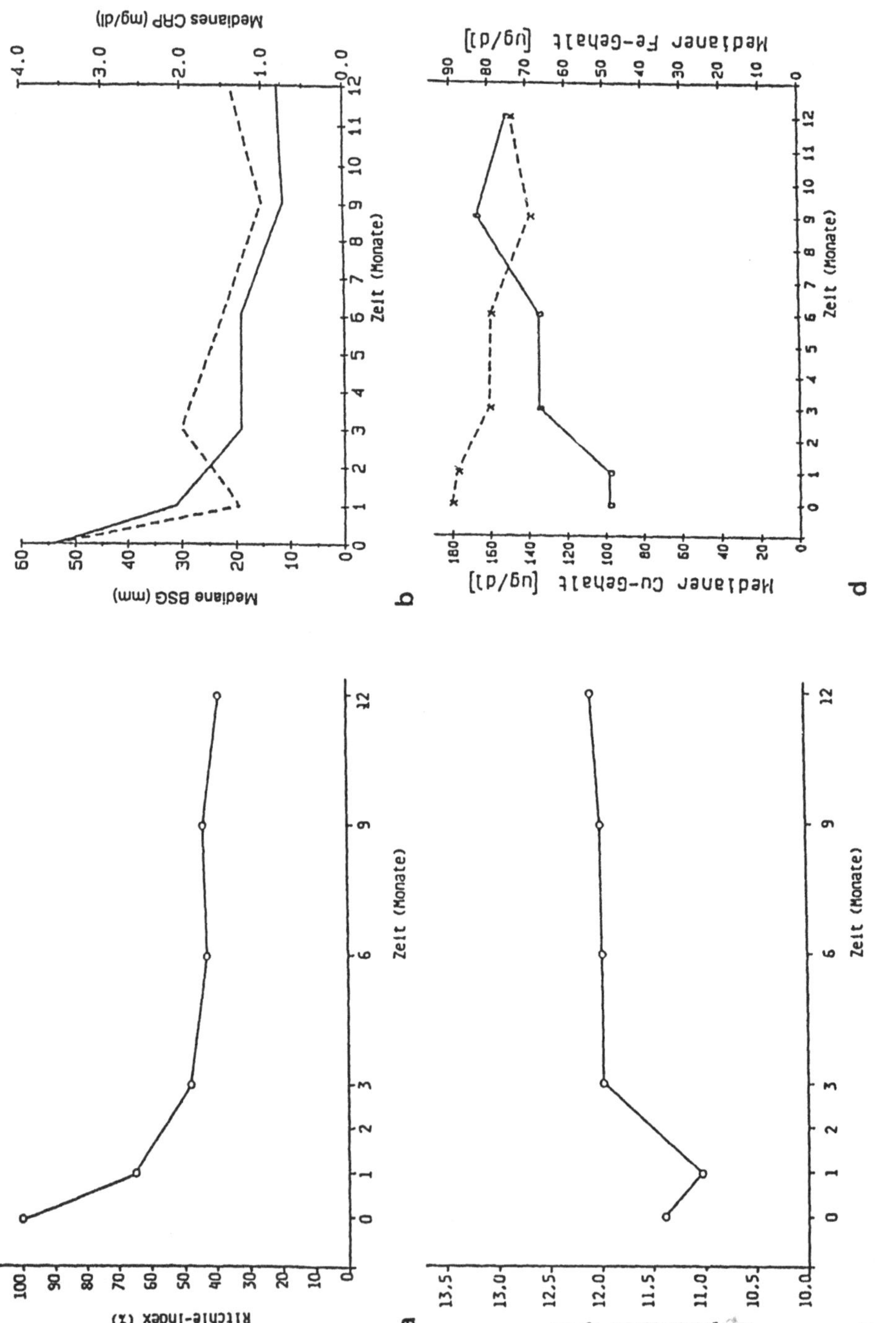

Abb. 1a–d. Langzeitstudien (über 12 Monate). (*a*) Relativer Gelenkschmerzindex nach Ritchie (Sprekeler 1988); (*b*) medianer Verlauf von Blutkörperchen-Senkungsgeschwindigkeit (1h) (*durchgezogene Linie*) und C-reaktivem Protein (*unterbrochene Linie*); (*c*) medianer Gesamt-Hämoglobingehalt des Blutes bei 37 weiblichen Patienten; (*d*) Medianwerte für Serum-Eisen (*durchgezogene Linie*) und Serum-Kupfer (*unterbrochene Linie*) (nach Klein 1988)

normwertig. Die Anämie bessert sich deutlich und anhaltend (Abb. 1c). Die Werte für Serum-Eisen und Serum-Kupfer bewegen sich gegenläufig in ihre Normbereiche (Abb. 1d). Dysproteinämien werden ausgeglichen. Ein Drittel der Rheumafaktor-positiven Patienten verlieren den Rheumafaktor dauerhaft. Neuauftreten von Rheumafaktoren wurde nicht berichtet. Antinukleäre Antikörper vom ssDNA-Typ verhalten sich gegenüber Kontrollpatienten unauffällig. Das Auftreten antinukleärer Antikörper vom dsDNA-Typ ist bisher nicht beschrieben.

Bezüglich der Begleitmedikation ist darauf zu achten, daß keine plötzlichen Änderungen erfolgen. Nichtsteroidale Antirheumatika, Corticosteroide und Basistherapeutika können in ihrer Dosierung reduziert oder ganz ausgeschlichen werden (Abb. 2). Nach dem ersten Behandlungsmonat treten praktisch keine substanzbedingten Nebenwirkungen mehr auf.

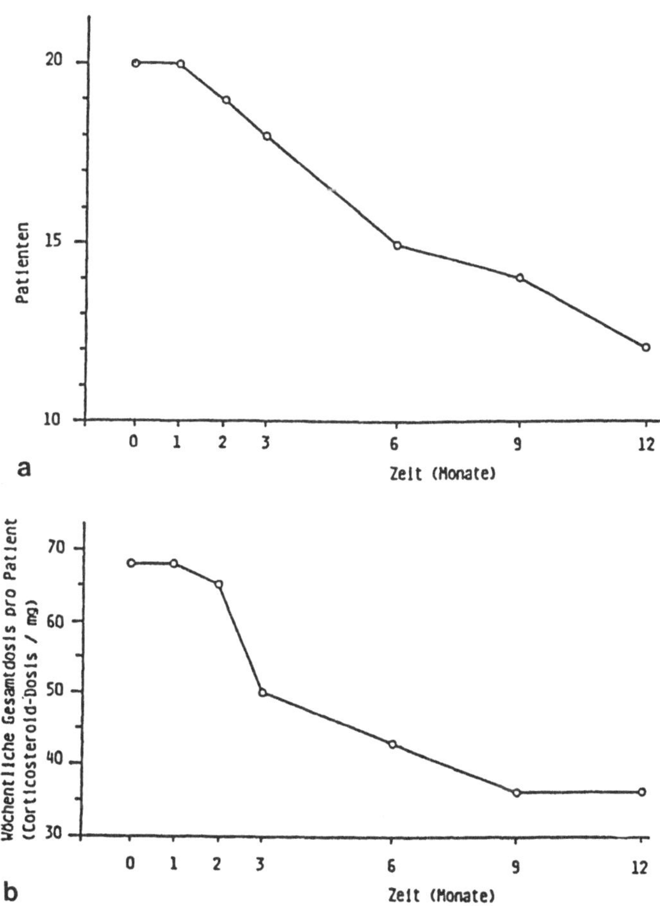

Abb. 2a,b. Langzeitstudien (über 12 Monate). (*a*) Anzahl der Patienten, die im Verlauf einer 12 Monate dauernden IFN-γ-Therapie Corticosteroide erhielten; (*b*) wöchentliche Gesamtdosen der Corticosteroide in Prednisolon-Äquivalenten pro Patient

In Einzelfällen ist uns von einer Verlangsamung oder leichten Besserung von Osteopenien berichtet worden. Systematische Untersuchungen stehen noch aus. Aus in vitro Experimenten ist bekannt, daß IFN-γ die Knochenresorption hemmt (Brzoska und Obert 1987).

Praktikabilität in der Praxis

Über 200 niedergelassene Ärzte der Fachrichtungen Rheumatologie, Innere und Allgemeinmedizin haben in den vergangenen beiden Jahren 476 Rheumapatienten mit IFN-γ behandelt. Die Responserate liegt bei 50%. Das Dosierungsschema hat sich als problemlos anwendbar erwiesen. Die Tolerabilität ist gut, die Therapie wird akzeptiert. Die Ergebnisse aus der Phase IV entsprechen denen aus der beschriebenen Langzeittherapie.

Bestätigung durch internationale Studien

Die Ergebnisse zweier mit uns abgestimmter Therapiestudien aus den USA (Wolfe et al. 1986) und Belgien (Veys et al. 1988) bestätigen die in Deutschland erzielten Ergebnisse. Sowohl der international gebräuchliche Funktionsindex nach Lee als auch die Gelenkschmerzindizes unterscheiden sich statistisch signifikant zwischen der Placebo- und der Interferongruppe. Die Wirksamkeit auch in niedriger Dosierung (10 µg/Injektion) wird bestätigt.

Arbeitshypothese zum Wirkmechanismus

IFN-γ ist nur in niedriger Dosierung in der Lage, den Krankheitsprozeß im rheumatischen Gelenk positiv zu beeinflussen. Höhere Dosen können den gegenteiligen Effekt haben. IFN-γ aktiviert nur solche Makrophagen, die eine geringe Ausgangsaktivität haben, höher aktive werden dagegen gehemmt (Brzoska und Obert 1987), wodurch die Produktion von Interleukin 1 - einem zentralen Mediator von Entzündungen (Dinarello 1985) - verringert oder unterbunden wird (Rowe et al. 1987). Eine entsprechende Hemmung oder Aktivierung ist auch für Granulozyten und deren Bildung von Sauerstoffradikalen beschrieben (Brzoska und Obert 1987).

T-Lymphozyten aus dem peripheren Blut von Rheumapatienten zeigen im Vergleich zu Lymphozyten von Kontrollpersonen bei Stimulation mit Mitogenen eine nur reduzierte Bildung von IFN-γ (Stolzenburg et al. 1988). Diese Defizienz ist um so ausgeprägter, je aktiver die RA ist (Seitz et al. 1987). Infolgedessen scheint es sinnvoll, bei Patienten mit aktiver RA IFN-γ exogen zuzuführen und bei Besserung des Krankheitsbildes die Dosis zu reduzieren.

Literatur

1. Brzoska J , Obert HJ (1987) Interferon gamma: ein janusköpfiger Mediator bei Entzündungen. Arzneim-Forsch/Drug Res 37:1410-1416
2. Dinarello CA (1985) An update of human interleukin-1: from molecular biology to clinical relevance. J Clin Immunol 5:287-297
3. Hartl PW (1984) Erkrankungen des rheumatischen Formenkreises. In: Siegenthaler W, Kaufmann W, Hornbostel H, Walter HD (eds) Lehrbuch der inneren Medizin. Thieme, Stuttgart New York, pp 8.1-8.31

4. Klein HO (1988) Therapie der rheumatoiden Arthritis mit rekombinantem Interferon-gamma. Fortschr Med 106(36):721-725
5. Lemmel EM, Brackertz D, Franke M, Gaus W, Hartl PW, Machalke K, Mielke H, Obert HJ, Peter HH, Sieper J, Sprekeler R, Stierle H (1988) Results of a multicenter placebo-controlled double-blind randomized phase III clinical study of treatment of rheumatoid arthritis with recombinant interferon-gamma. Rheumatol Int 8:87-93
6. Lemmel EM, Franke M, Gaus W, Hartl PW, Hofschneider PH, Miehlke K, Machalke K, Obert HJ (1987) Results of a phase-II clinical trial on treatment of rheumatoid arthritis with recombinant interferon-gamma. Rheumatol Int 7:127-132
7. Obert HJ, Brzoska J (1986) Interferon-gamma in der Therapie der chronischen Polyarthritis. Arzneim-Forsch/Drug Res 36:1557-1560
8. Obert HJ, Brzoska JF (1989) Interferon gamma in der Therapie der chronischen Polyarthritis. Die Langzeitbehandlung in der Praxis. Arznei Forsch/ Drug Res 39:819-822
9. Obert HJ, Hofschneider PH (1985) Interferon bei chronischer Polyarthritis. Dtsch Med Wschr 110:1766-1769
10. Rowe FM, Edwards J, Cozens PJ (1987) Increased interleukin-1 levels from monocytes of rheumatoid arthritis patients during the early stages of the disease are down regulated in vitro by the addition of interferon gamma. J Leuk Biol 42:600-601
11. Seitz M, Napierski I, Augustin R, Hunstein W, Kirchner H (1987) Reduced production of interferon alpha and interferon gamma in leukocyte cultures from patients with active rheumatoid arthritis. Scand J Rheumatol 16:257-262
12. Sprekeler R (1988) Die Behandlung der rheumatoiden Arthritis (RA) mit rekombinantem Gamma-Interferon. In: Heidemann E (ed) Klinische Erfahrungen mit Interferon beta und gamma. Akt Immunol vol 4. Zuckschwerdt, München Bern Wien San Francisco, pp 35-41
13. Stolzenburg T, Binz H, Fontana A, Felder M, Wagenhäuser FJ (1988) Impaired mitogen-induced interferon gamma production in rheumatoid arthritis and related diseases. Scand J Immunol 27:73-81
14. Veys EM, Mielans H, Verbruggen G, Grosclaude JP, Meyer W, Galazka A, Schindler J (1988) Interferon gamma in rheumatoid arthritis - a double blind study comparing human recombinant interferon gamma with placebo. J Rheumatol 15:570-574
15. Wolfe F, Cathey MA, Hawley DJ, Balser JP, Schindler JD (1986) Clinical trial with rIFN-gamma in rheumatoid arthritis. In: Pincus SH, Pisetsky DS, Rosenwasser LJ (eds) Biologically based immunomodulators in the therapy of rheumatic diseases, Elsevier, New York Amsterdam London, pp 379-395

Die Frühbelastbarkeit zementfrei implantierter isoelastischer Hüftpfannen

M. Leixnering, Ch. Pezzei, K. Eber

Unfallkrankenhaus Lorenz Böhler, Donaueschingenstr. 13,
1200 Wien, Austria

Summary

The Lorenz Böhler Trauma Hospital reports the results of cementless isoelastic acetabular cup prosthesis implantations, according to Morscher and Mathys, between the years 1984-1987. 120 patients were treated with this type of acetabular cup in conjunction with, either cemented or cementless stems. 58 cases were followed up for approximately 19 months post operatively on an ambulatory basis. 40 percent of these could bear weight fully; 49 percent only partially (i.e. for 2-6 weeks postoperatively); and a further 11 percent of patients bore no weight on the operated leg for more than 6 weeks post op. The average Harris value came to 83. The x-ray follow-up examinations of the entire patient group showed no difference between those that bore weight fully, immediately post op., and those that bore no weight at all.

In 26 cases no structural changes of the acetabular rim were seen; in 24 cases a cancellous thickening around the edges was noted; in 5 cases a peripheral sclerosing was discovered and once a circular border around the acetabulum was diagnosed. In one case the acetabular cup protruded in a central direction.

Zusammenfassung

Berichtet wird über die Ergebnisse der in den Jahren 1984-1987 im Unfallkrankenhaus Lorenz Böhler zementfrei implantierten isoelastischen Hüftpfannenprothesen nach Morscher und Mathys. 120 Patienten wurden mit diesem Pfannentyp in Kombination mit zementfreien oder zementierten Prothesenschäften versorgt. 58 Patienten erschienen durchschnittlich 19 Monate nach der Operation zur Nachuntersuchung. 23 (40%) Patienten haben postoperativ voll belastet, 29 (49%) haben 2-6 Wochen teilbelastet, weitere 6 (11%) entlasteten postoperativ länger als 6 Wochen. 24 (42%) Patienten

H.-G. Willert F.H.W. Heuck (Hrsg.)
Neuere Ergebnisse in der Osteologie

beurteilten subjektiv das Ergebnis mit sehr gut, 29 (50%) mit gut. Der durchschnittliche Harriswert lag bei 85. Die röntgenologische Kontrolluntersuchung ergab keine Unterschiede zwischen dem Patientenkollektiv, das postoperativ voll belastete, zu dem, das entlastete.

Bei 26 Fällen konnten keine randständigen Strukturveränderungen an der Pfanne festgestellt werden, 24 mal kam es zu einer Spongiosaverdichtung. Fünfmal wurde eine randständige Sklerosierung und einmal eine Saumbildung diagnostiziert. Bei einer Patientin kam es zu einer Pfannenprotrusion nach zentral.

Fragestellung

In der vorliegenden Arbeit sollen die klinischen und röntgenologischen Ergebnisse nach zementfreier Implantation von isoelastischen Hüftpfannen nach Morscher und Mathys mitgeteilt werden. Vor allem war es Ziel der Untersuchung, Unterschiede zwischen postoperativer Vollbelastung und längerdauernder Teilbelastung zu erörtern. Bei Verwendung unterschiedlicher Schaftprothesen konnten zwei annähernd vergleichbare Patientenkollektive gebildet werden. Einerseits sollten die mit zementfrei implantierten Zweymüller-Schaftprothesen versorgten Patienten bis zu 6 Wochen entlasten, andererseits durften die mit zementierten Müller Geradschaftprothesen versorgten Patienten unmittelbar postoperativ belasten, was gerade für ältere Patienten von großem Vorteil war.

Material und Methodik

Das verwendete Pfannenmodell besitzt eine hemispärische Form. Es entspricht somit der natürlichen Form des Hüftgelenkes und gewährleistet eine physiologische Übertragung der Kräfte. Bei dem aus verdichtetem Polyäthylen bestehenden Implantat sollen Grenzflächenprobleme zwischen Knochen und Kunststoff dadurch vermieden werden, daß der Elastizitätsmodul des Implantates dem des Knochens angepaßt wird. Die entscheidenden Merkmale der Pfanne sind die beiden am cranialen Umfang der Oberfläche liegenden Zapfen. Bei einer Pfannenposition von 30 Grad liegen sie in 15 Grad zur Sagittalebene geneigt. Ihre Richtung entspricht damit der Richtung der Resultante der einwirkenden Druckkräfte (Pauwels) (8). Die beiden Zapfen sichern die Position der Pfanne und ermöglichen eine sofortige Verklemmung. Gleichzeitig verhindern sie auch Torsionskräfte und Kipptendenz. Die geriffelte Oberfläche der Pfanne ist zusätzlich entweder mit porösem Calziumapatit (CEROS 80) oder mit Titan beschichtet. Durch diese Beschichtung soll eine Verbesserung der Fixation des Implantates durch sekundäres Einwachsen von Knochengewebe erreicht werden. Zwei verschieden große Pfannenmodelle stehen zur Verfügung. Einerseits die Standardpfanne, andererseits die Modifikation nach Morscher, deren oberer Pfannenrand 30 Grad angeschrägt ist. Dadurch können gegenüber der anatomisch 45gradigen Pfanneneingangsebene fast ausschließlich vertikale Kräfte in biomechanisch günstige Druckkräfte verwandelt werden (Abb. 1, Abb. 2).

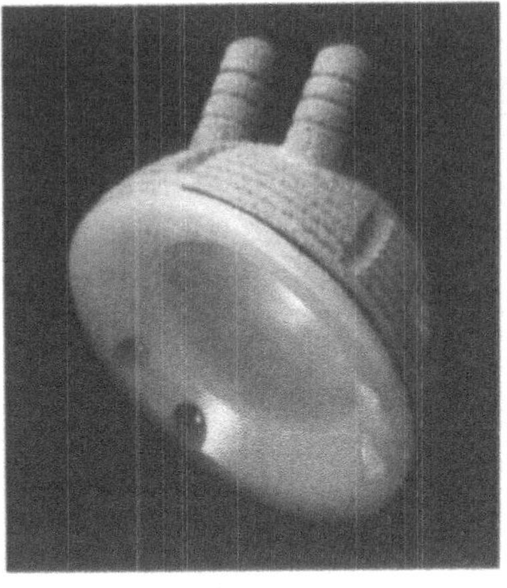
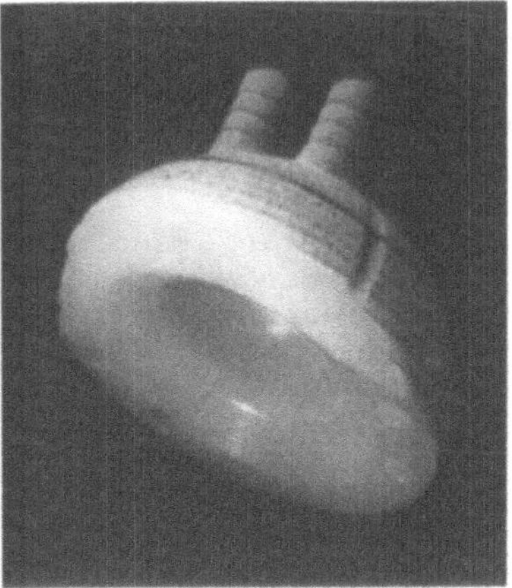

Abb. 1. Standardpfanne

Abb. 2. Modifikation nach Morscher

Krankengut

In den Jahren 1984-1987 wurden im Unfallkrankenhaus Lorenz Böhler 120 Patienten mit Hüfttotalendoprothesen versorgt. Bei 60% der Patienten wurde die Operation primär wegen Schenkelhalsfrakturen durchgeführt. 22% mußten wegen einer posttraumatischen Hüftkopfnekrose nach primärer Verschraubung einer Fraktur operiert werden. Die übrigen Patienten wurden wegen einer Coxarthrose operiert. Die Operationen wurden in 83% in Allgemeinnarkose durchgeführt, in 17% wurde in Lumbalanästhesie operiert. Bei 50% der Patienten lagen Risikofaktoren vor, wobei die überwiegende Zahl cardiale Vorerkrankungen aufwiesen. Als Zugang wurde vorwiegend der gerade transgluteale Zugang nach Bauer (1) gewählt. Die durchschnittliche Operationsdauer lag bei 25 verschiedenen Operateuren durchschnittlich bei 136 Minuten.

Intra- und postoperative Komplikationen

In 4 Fällen mußte die Pfanne wegen schlechter Positionierung noch intraoperativ gewechselt werden. Hauptsächliche Ursache dafür war die nicht exakte Lagebestimmung durch das Zielgerät, das trotz zu geringer Anteversion und Inklination eine korrekte Lage vortäuschte.

Postoperativ kam es zu 3 Infektionen, davon 2 oberflächliche. In 2 weiteren Fällen kam es zu postoperativen Hämatomen, die nach operativer Entleerung abheilten. 2 Patienten erlitten Luxationen, die konservativ mit Spreizbrett und Flügelgips für 2 Wochen ausheilten und zu keinem Rezidiv führten.

Ergebnisse

Zur Nachuntersuchung im Januar 1989 erschienen 58 Patienten. Anhand dieses Patientenkollektivs erfolgte die computerunterstützte

Auswertung sowohl der klinischen als auch der röntgenologischen Befunde (9). Die klinischen Ergebnisse wurden objektiv nach dem von Harris beschriebenen Schema bewertet (3). Der durchschnittliche Harriswert lag bei 83 (49-100). Subjektiv bewerteten 23 Patienten das Ergebnis als sehr gut, 30 als gut, 4 als zufriedenstellend und einer als schlecht (Tabelle 1).

Tabelle 1. Ergebnisse

	subjektiv	objektiv	
sehr gut	23	20	Harris > 90
gut	30	16	Harris > 80
befriedigend	4	19	Harris > 60
schlecht	1	3	Harris < 60
	58	58	

23 (40%) Patienten haben sofort postoperativ voll belastet. 29 (49%) haben 2-6 Wochen postoperativ teilbelastet, die restlichen 6 (11%) länger (Abb. 3, Abb. 4). In der Gruppe der Patienten, die voll belasten durften, konnten keine röntgenologischen Veränderungen festgestellt werden. Bei den Patienten, die postoperativ teilbelasteten, zeigte sich in einem Fall eine Pfannenprotrusion (Abb. 5). Bei einem Patienten wurde nach 17 Monaten eine Pfannenlockerung und Schraubenbruch festgestellt. Die Ursache für die Lockerung dürfte in einer primär nicht diagnostizierten Pseudarthrose des Acetabulums nach 7 Monate zurückliegender zentraler Hüftluxation zu sehen sein. Nach Implantation waren unmittelbar postoperativ 72% der Pfannen völlig von Knochen umgeben. 7% waren im vorderen Anteil und 12% am Pfannendach nicht knöchern überdacht (Tabelle 2).

Tabelle 2. Pfannenlage nach Implantation

optimal, Pfanne völlig von Knochen umgeben	72%
mäßig schlecht	6%
Pfanne am vorderen Pfannenrand nicht vollständig überdacht	8%
am Pfannendach nicht knöchern überdacht	12%
zusätzlich Knochenspäne cranial/zentral	2%
	100%

26 Patienten wiesen keine Strukturveränderungen am Pfannenrand auf. Bei 24 Fällen konnte eine Spongiosaverdichtung festgestellt werden. Fünfmal bestand eine Sklerosierung und einmal eine Randsaumbildung. Exakte Messungen, wie sie Russe (7) beschrieben hat,

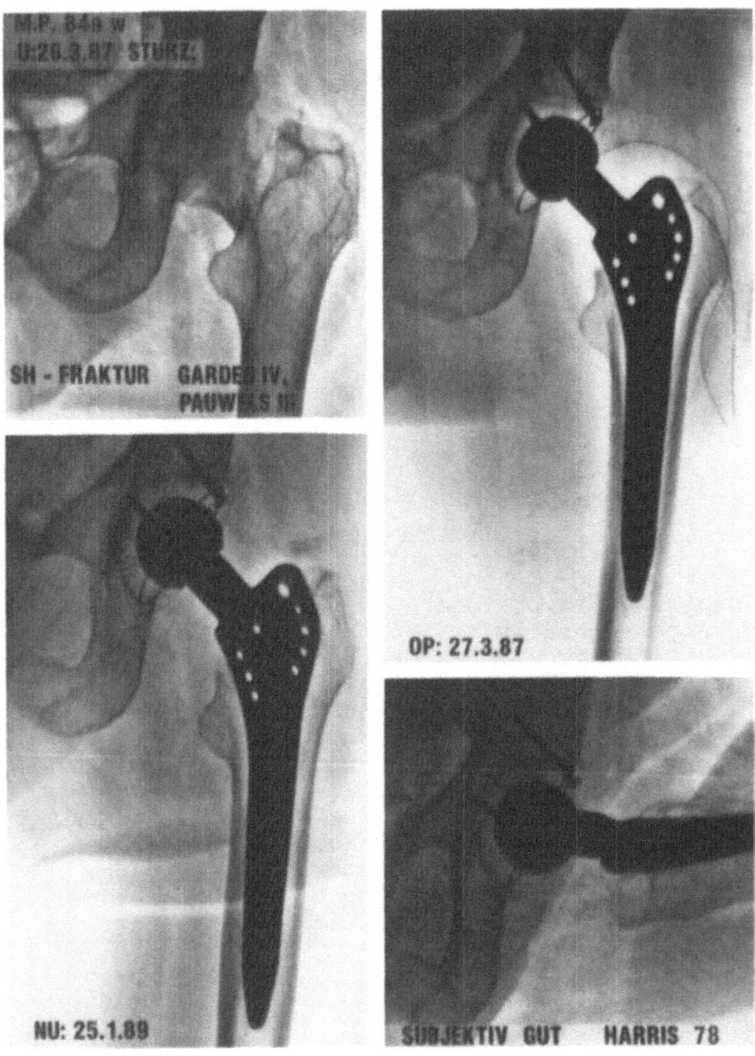

Abb. 3. M.P. 84a, weiblich. Sturz: 26.3.1987. Schenkelhalsfraktur Garden IV, Pauwels III, postoperativ teilbelastet. Subjektiv gut, Harris 78

waren in unserem Patientenkollektiv nicht möglich, weil die primären Röntgenbilder nicht ausreichend standardisiert sind (Tabelle 3).

Diskussion

In einer Vielzahl von Publikationen wurde seit dem Jahr 1982 über die positiven Ergebnisse nach zementfreier Implantation des Prothesentyps Morscher und Mathys berichtet (6, 5). Obwohl die Operationstechnik gegenüber der Implantation von Schraubpfannen schwieriger erscheint, ist dennoch unter Berücksichtigung von

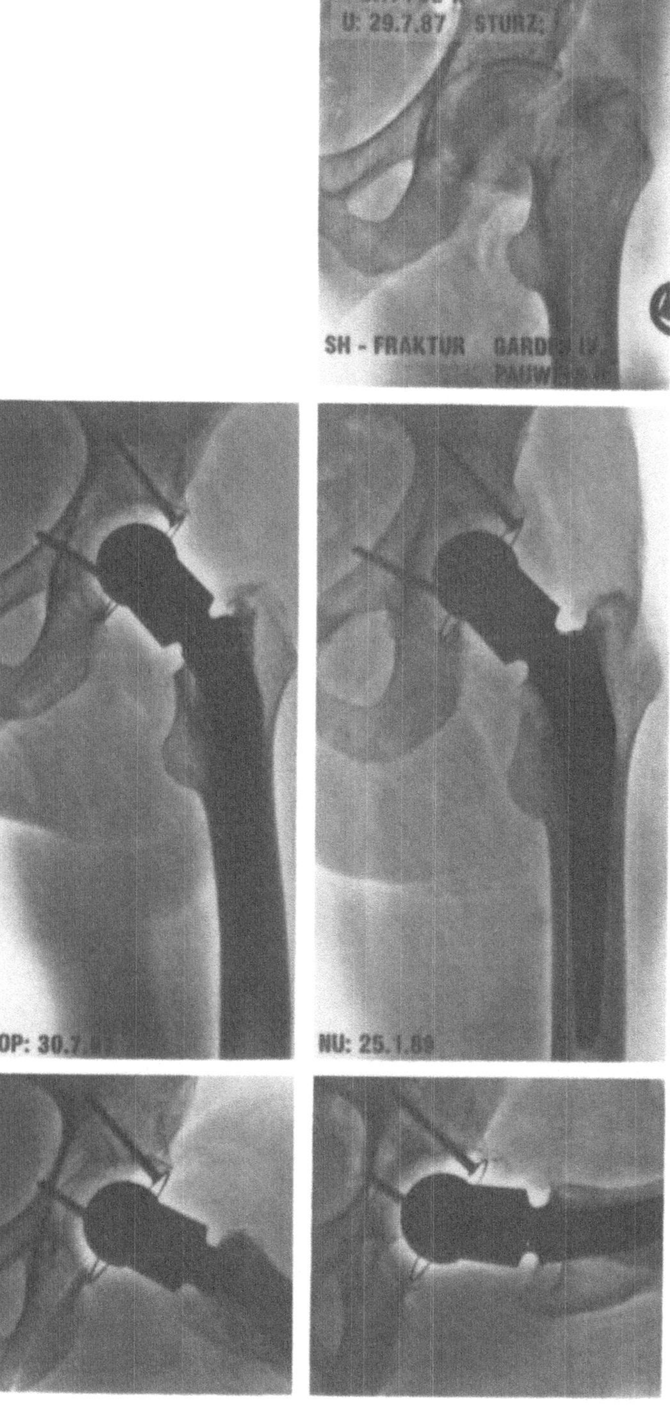

Abb. 4. S.T. 79a, weiblich. Sturz: 29.7.1987. Schenkelhalsfraktur Garden IV, Pauwels II, postoperativ voll belastet. Subjektiv gut, Harris 96

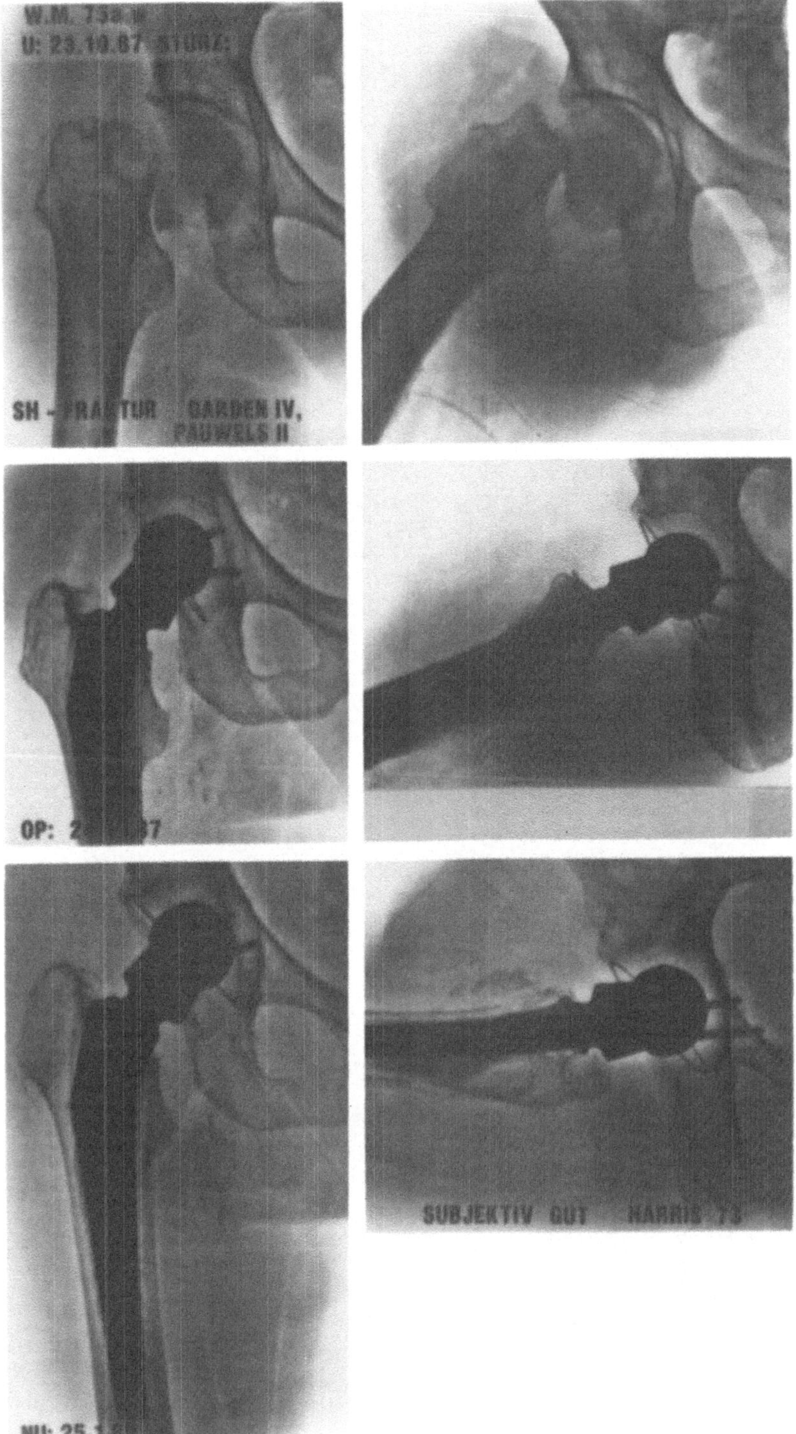

Abb. 5. W.M. 75a, weiblich. Sturz: 23.10.1987. Schenkelhalsfraktur Garden IV, Pauwels II. Nachuntersuchung: 25.1.1989. Subjektiv gut, Harris 73. Pfannenprotrusion

Tabelle 3. Röntgenologische Veränderungen um das Pfannenimplantat zum Kontrollzeitpunkt

Pfannenprotrusion	1
Keine Strukturveränderung	26
Spongiosaverdichtung	24
Sklerosierung	5
Randsaum	1
Aufhellung	0
Zystenbildung	0
Schraubenbruch	1

biomechanischen Gesichtspunkten die Verankerung dieses Prothesentyps als optimal anzusehen. Vor allem die poröse Oberfläche und die Beschichtung durch Hydroxylapatit ist günstig für das Heranwachsen des Knochens zu werten. Die derzeit vorliegenden Ergebnisse dürfen nicht überbewertet werden, da eine Pfannenlokkerung erst nach einer durchschnittlichen Verweildauer des Implantates von 5,4 Jahren sichtbar wird (von de Lee & Charnley) (4). Allerdings sollte man bei einer durchschnittlichen Beobachtungszeit von 19 Monaten wenigstens einige Lockerungszeichen erwarten, wenn das Implantat dazu neigt. Gebauer (2) betrachtet die Frühmobilisierung unter Vollbelastung als Ursache der Lokkerungen. In unserem Patientenkollektiv mit einem Lebensalter von durchschnittlich 69 Jahren konnte kein Unterschied zwischen Vollbelastung und Teilbelastung beobachtet werden. Da gerade bei alten Patienten eine möglichst rasche und vollständige Mobilisierung erwünscht und eine Teilbelastung in der Praxis nur schwer durchführbar ist, erweist sich die zementfrei implantierte isoelastische Hüftpfanne auch bei Vollbelastbarkeit als geeignetes Implantat.

Literatur

1. Bauer R, Kerschbaumer F, Poisel S (1986) Operative Zugangswege in Orthopädie und Traumatologie. Thieme, Stuttgart
2. Gebauer D, Blümel G (1983) Extrembelastungen als Ursachen für aseptische Lockerungen von Hüfttotalendoprothesen - Pfannen und daraus resultierende therapeutische Konsequenzen. Akt Traumatol 13:154-159
3. Harris WH (1969) Traumatic arthritis of the hip after dislocation and acetabular fractures: teatment by mold arthroplasty. J Bone Joint Surg 51-A
4. De Lee JG, Charnley J (1976) Radiological demarcation of cemented sockets in total hip replacement. Clin Orthop 121:20
5. Mathys R jun, Mathys R sen Werkstoffe und Konstruktion der isoelastischen Prothesen. Springer, Berlin Heidelberg New York
6. Morscher E Die zementlose Fixation von Hüftendoprothesen. Springer, Berlin Heidelberg New York
7. Russe W Röntgenphotogrammetrie der künstlichen Hüftgelenkspfanne. Huber, Berlin Stuttgart
8. Pauwels F (1973) Atlas zur Biomechanik der gesunden und kranken Hüfte. Springer, Berlin Heidelberg New York

9. Poigenfürst J, Scharf W, Mahringer V, Pankarter F (1984) Vorläufige Ergebnisse nach Implantation isoelastischer zementfreier Hüftpfannen. Akt Traumatol 14:271-274
10. Werner J (1984) Medizinische Statistik. Urban & Schwarzenberg, Wien Baltimore

Stimulation of Bone Regeneration by Fragmented Cortical Bone and Porous Calcium Phosphate Ceramics (Tricalcium Phosphate and Hydroxyapatite) – An Experimental Study and Preliminary Clinical Results

L. Meiss[1], G. Delling[2]

[1]Orthopädische Universitätsklinik Hamburg, Martinistr. 52, 2000 Hamburg 20, FRG

[2]Abteilung für Osteopathologie, Institut für Pathologie, Universitätsklinikum Eppendorf, Martinistr. 52, 2000 Hamburg 20, FRG

Zusammenfassung

Am Beckenschaufel-Bohrlochdefekt des Göttinger Miniaturschweins wurde die Knochenheilung nach Auffüllung mit zerkleinerter autologer Kortikalis unterschiedlicher Korngröße sowie porösem Tricalciumphosphat (TCP)- und Hydroxylapatit(HA)-Keramik-Granulat untersucht. Die histologische Auswertung ergab in Übereinstimmung mit Röntgennativaufnahmen und computertomographischen Dichtemessungen:

1. Zerkleinerte autologe Kortikalis ist geeignet, die Knochenregeneration im ersatzstarken Transplantatlager zu beschleunigen. Eine Korngröße von 0,5-1 mm ist günstiger als von 1-2 mm und kommt der Wirkung einer Spongiosatransplantation nahe.
2. TCP- und HA-Keramik haben nicht die gleiche günstige Wirkung wie Spongiosa oder zerkleinerte Kortikalis, d.h. sie stimulieren die Knochenregeneration nicht. Sie erlauben jedoch einen direkten Knochenanbau auf ihrer Oberfläche und haben einen osteokonduktiven Effekt, der wahrscheinlich von Art und Größe der Poren, der Partikelgröße und Ausmaß der Degradation beeinflußt wird. Letztere ist bei der TCP-Keramik ausgeprägter und führt innerhalb Wochen und Monaten zu einem weitgehenden Zerfall in die kleinen Körnchen, aus denen die Keramik ursprünglich gesintert wurde. Es resultiert ein knöcherner Ersatz.

Erste klinische Ergebnisse

Mit der Knochenmühle zerkleinerter kortikaler Knochen wurde bei Korrekturosteotomien und beim Hüftgelenksersatz erfolgreich zur Förderung der Knochenheilung eingesetzt. TCP- und HA-Keramik können zum Auffüllen von spongiösen Knochendefekten benutzt werden und kommen besonders als Knochenstreckmittel bei der Behandlung von gutartigen Knochentumoren und bei versteifenden Wirbelsäuleneingriffen in Frage.

H.-G. Willert F. H. W. Heuck (Hrsg.)
Neuere Ergebnisse in der Osteologie

Introduction

Calcium phosphate ceramics exhibit excellent hard tissue compatibility and have been therefore introduced as an alternative to bone graft materials (Köster et al. 1977, Holmes 1979 and 1986, de Groot 1980, Jarcho 1981, Katthagen and Mittelmeier 1984). We present a study in which the effect of fragmented cortical bone is compared with a ceramic granulation of tricalcium phosphate (TCP) hydroxyapatite (HA).

Materials and Methods

As test model, the healing of 8 mm trephine bore holes in the iliac wing of the Göttingen miniature pig war used (Fig. 1).

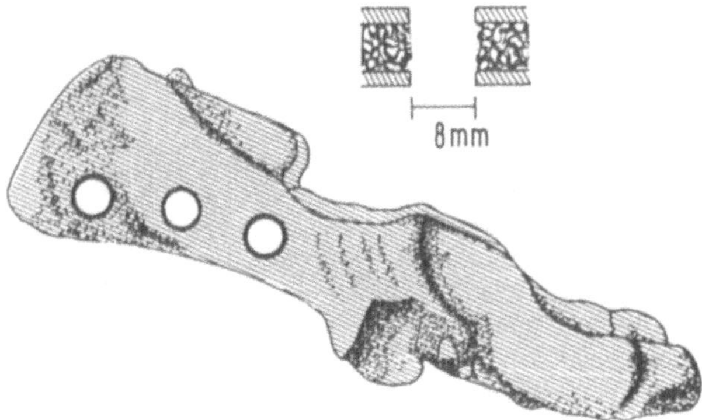

Fig. 1. Experimental model. 2x3 bore holes were created in each animal and filled with 0.4 ml of material (except for the negative control)

Controls

1. Autogenous cancellous bone from the iliac wing (positive control)
2. No filling (negative control)

Test materials

1. Fragmented autogenous cortical bone of 1-2 mm particle size which was obtained by milling a fibular segment with a bone mill (Seiler and Schweiberer 1980) and subsequent sifting.
2. Fragmented autogenous cortical bone of 0.5-1 mm particle size.
3. Ceramic granulation of beta-TCP ("Ceros 82" by Rob. Mathys, CH 2544 Bettlach). Particle size of 0.8-1.4 mm. Porosity of 60%. Macropores of 200-400 μ.
4. Ceramic granulation of HA (Osborn 1985). Particle size of 1-1.5 mm. Porosity of 40%. Average pore diameter of 330 μ.

All animals were females weighing between 35 and 77 kg (mean 58 kg). Age ranged from 1 1/2 to 5 years. Animals older than 3 years were classed as adult since closure of the proximal tibial growth plate occurs at the end of the third year.
Three groups of 6 animals were formed with evaluation at 3, 6,

and 12 weeks respectively.
Evaluation was performed using x-ray, cat scan densitometry and histological assessment (Meiss 1986).

Histological results

Controls

1. Autogenous cancellous bone led to the abundant formation of new woven bone throughout the defect within 3 weeks (Fig. 2).

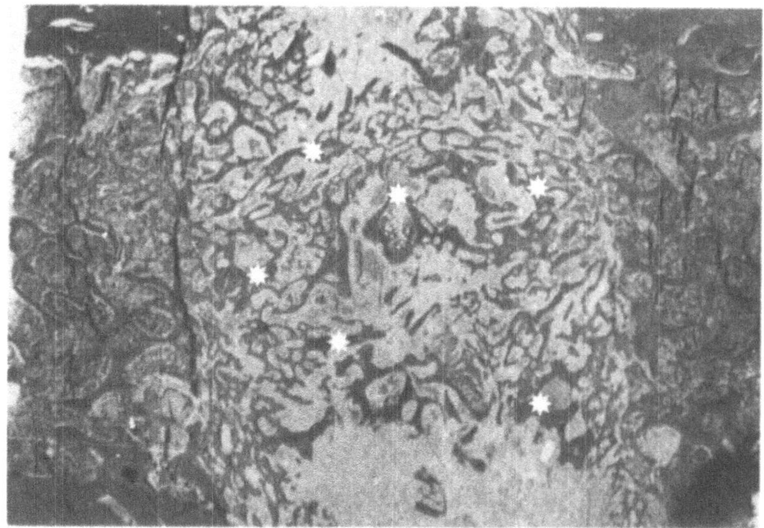

Fig. 2. Longitudinal section of a bore hole filled with cancellous bone. Observation period 3 weeks. Age of animal 3 years. Among the fragments of transplanted cancellous bone *(asterisks)* there is abundant new bone formation

2. In the empty hole there was only a slight new bone formation at the margins at 3 weeks and narrow bridging of the defect at 12 weeks (Fig. 3 and 4).

Tests

1. + 2. Fragmented autogenous cortical bone of 1-2 mm and 0.5-1 mm particle size led to intensive new bone formation originating from the particles and filling the entire defect within 3 weeks (Fig. 5). According to fluorochrome labeling, new bone formation begins only slightly later than in cancellous bone (at the end of the second week versus before the end of the second week).

At 6 weeks an advanced remodelling of the 0.5-1 mm particles (Fig. 6) resembling that of cancellous bone was observed. The 1-2 mm particles had undergone little changes after 6 weeks (Fig. 7) and could still be identified at 12 weeks, particularly

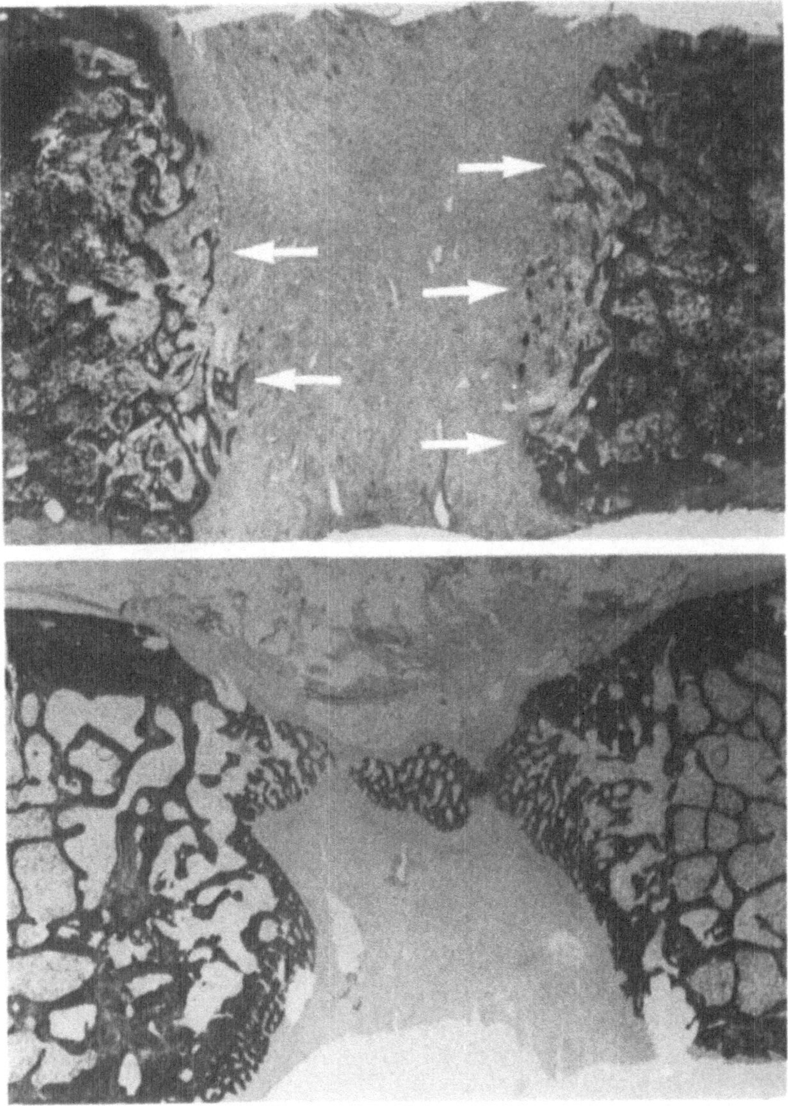

Fig. 3. (above) No filling, 3 weeks, age 2 1/2 years. Very little new bone formation at the margins *(arrows)*

Fig. 4. (below) No filling, 12 weeks, age 5 years. Narrow bone bridging

in the older animals. A possible explanation for the superior quality of the 0.5-1 mm particles is the fact that their width of 60-300 μ favorably compares with the width of cancellous trabeculae (100-250 μ).

3. + 4. TCP and HA ceramics led to scarce bone formation at the margins within 3 weeks (Fig. 8 and 9). The important feature was that bone reaching the particles directly bonds to them without any intervening soft tissue layer.

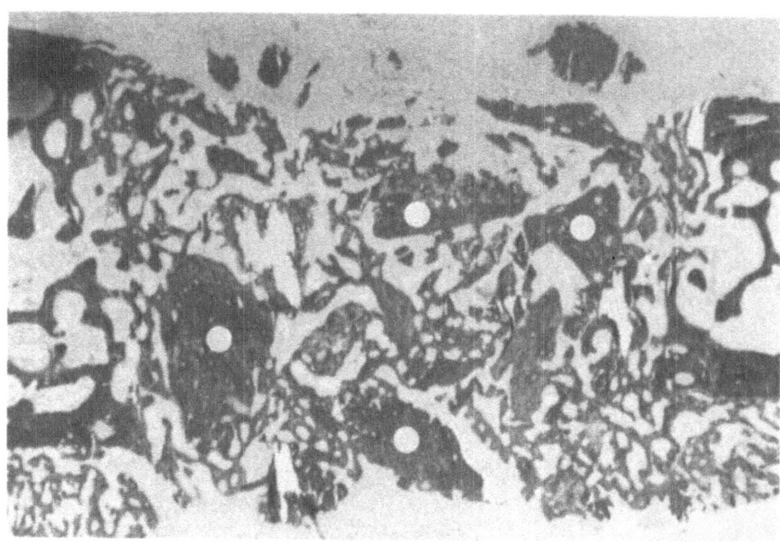

Fig. 5. Filling with 1-2 mm cortical bone *(white dots)*, 3 weeks, age 3 1/2 years. New bone formation throughout the defect

At 6 weeks progression of bone into the center could be seen which was more important in TCP (Fig. 10 and 11). Up to the 12th week there was overall bone growth in TCP and more or less solid bony bridging in HA.

Throughout the observation period there was clear evidence of ceramic degradation, that is disintegration into the small grains of which the material was originally composed. Degradation was, however, much more intense in TCP than in HA. At 6 weeks many macrophages loaded with grains could be seen in the soft tissue between TCP particles (Fig. 12).
At 12 weeks the original TCP particles were greatly reduced and largely substituted by bone while the gross appearance of HA particles remained essentially unchanged.

It appears that the more easily degradable TCP granulation favors bony ingrowth (osteoconduction) by acting as a plastic supporting scaffold (Hoogendoorn 1984). Pore size and pore interconnections seem to be important factors (Eggli 1987).

Preliminary clinical results
In corrective osteotomies, cortical wedges have been fragmented with Seiler's bone mill (supplied by Aesculap, Tuttlingen) and were successfully used to stimulate early bone healing. The procedure can favorably be combined with decortication as in pseudarthrosis surgery. The bone mill has also proven valuable for processing of banked allograft bone in hip replacement surgery.
For clinical purposes sieving of the fragmented bone is not necessary, since only a minor portion is below or above 0.5-2 mm. Handling and delivery is facilitated by syringes with cut

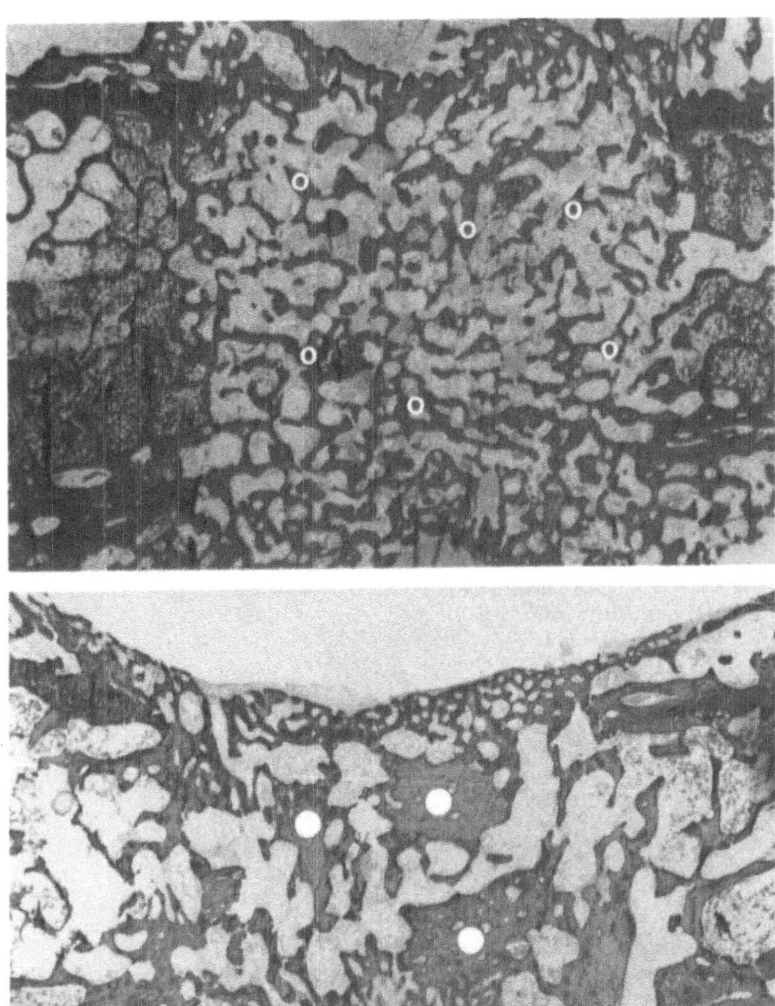

Fig. 6. (above) 0.5–1 mm cortical bone, 6 weeks, age 3 years 8 months. Complete reconstruction of the trabecular network with advanced remodelling of the bone particles *(circles)*

Fig. 7. (below) 1–2 mm cortical bone, 6 weeks, age 1 1/2 years. Complete osseous healing. The large fragments *(dots)* are easily recognizable

off tips. Only slight compression should be used in order to avoid obstruction of vascularization.
Occasionally application via a hose of resorbable suture material is helpful. We caution against use in infection and in gross instability.

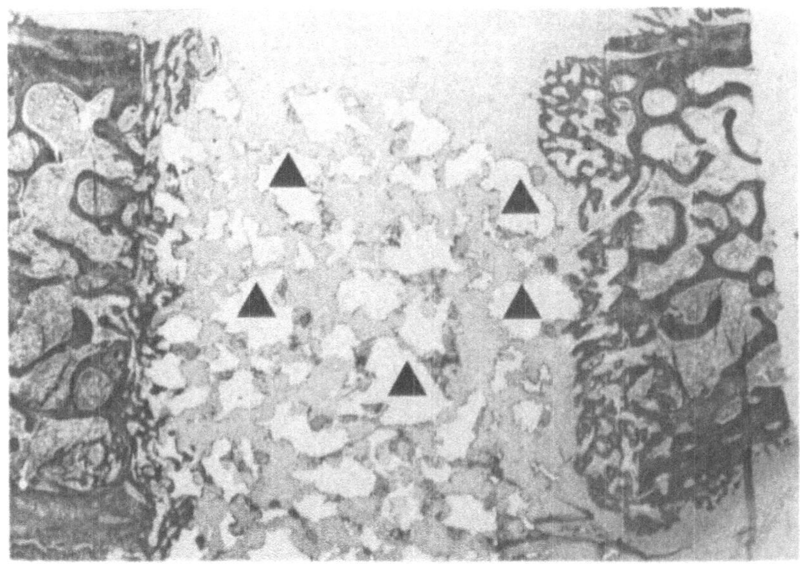

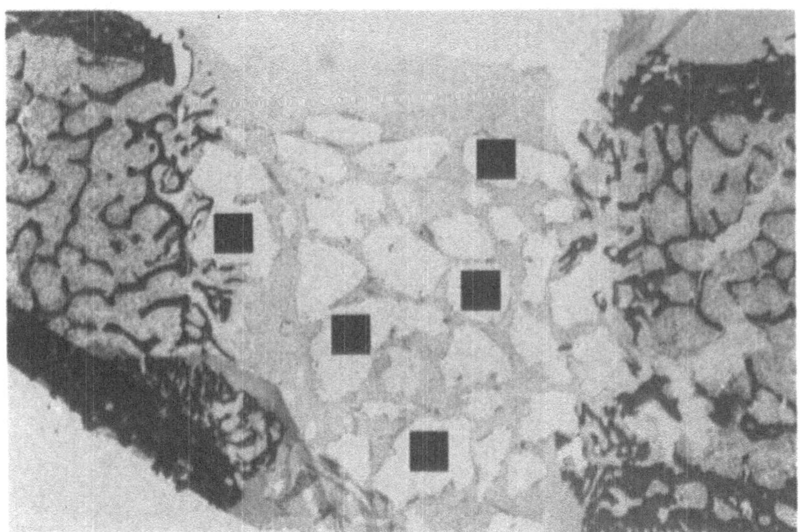

Fig. 8. (above) TCP *(triangles)* , 3 weeks, age 3 years. Very little bone formation at the margins. In fact, only residues of TCP can be seen since most of it was torn out by the sectioning process

Fig. 9. (below) HA *(squares)* , 3 weeks, age 2 1/2 years. Marginal new bone formation

TCP and HA ceramics have been successfully employed for filling of metaphyseal defects and bone harvesting sites. More important has been, however, the application as bone graft extenders whenever transplantation of large amounts of cancellous and/or fragmented cortical bone was necessary.

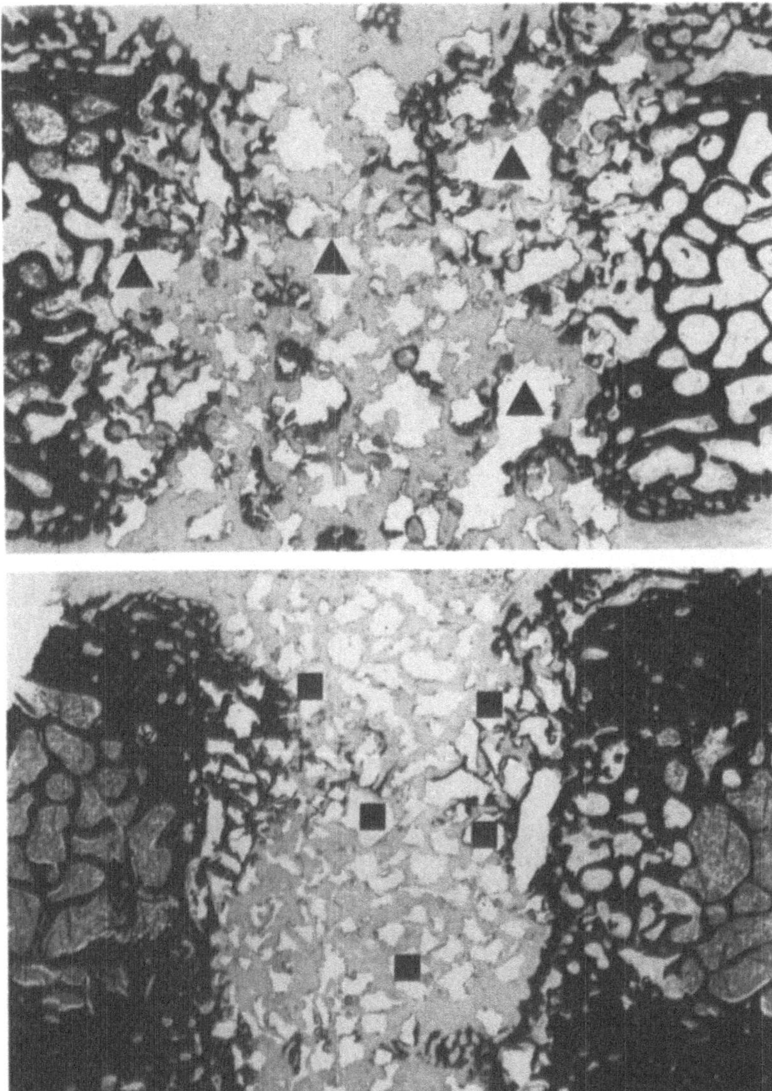

Fig. 10. (above) TCP, 6 weeks, age 3 years 8 months. More intensive new bone formation with progression to the center

Fig. 11. (below) HA, 6 weeks, age 3 years 8 months. Marginal new bone formation has increased. Bridging seems to be imminent

Fig. 13 demonstrates application of TCP as bone extender in posterolateral fusion of L_5/S_1 for spondylolisthesis and Fig. 14 and 15 show augmentation of bone graft material by HA for treatment of a giant cell tumor that has largely destroyed a medial femoral condyle.

For delivery syringes are again helpful. Soaking with a few drops of saline or - preferably - blood aspirated from the bone

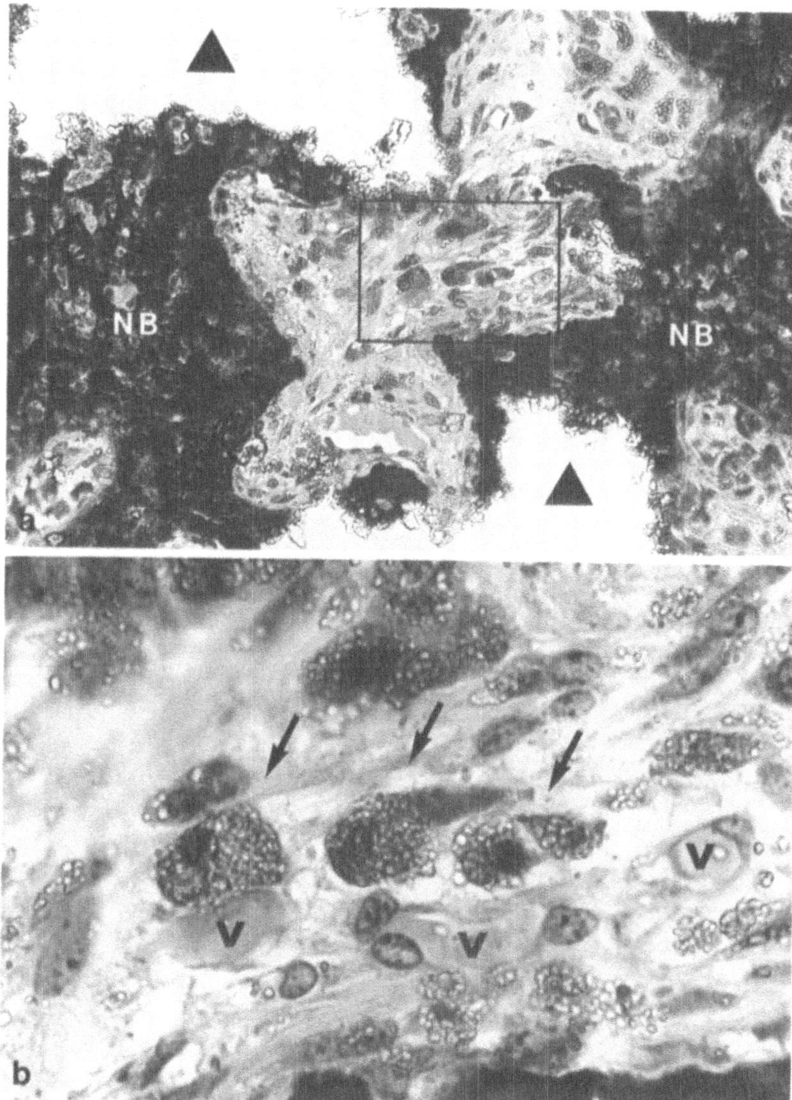

Fig. 12. TCP, 6 weeks, age 3 years 8 months. Enlargements from fig. 10. (*a*) TCP particles *(triangles)* partially surrounded by new bone (*NB*). (*b*) Enlargement of (*a*): There are numerous macrophages *(arrows)* loaded with grains in the vicinity of vessels (*V*)

marrow is advisable. A reasonably large particle size is recommended (e.g. 2-3 mm). Application of TCP is indicated when early degradation and bone substitution is desired such as in harvesting sites when secondary harvesting is considered. In bone graft augmentation a bone to ceramic ratio of 2:1 (up to 1:1 ?) appears safe.

Ceramics have poor mechanical properties. Therefore application should be restricted when bending stress is expected (e.g. in diaphyseal defects).

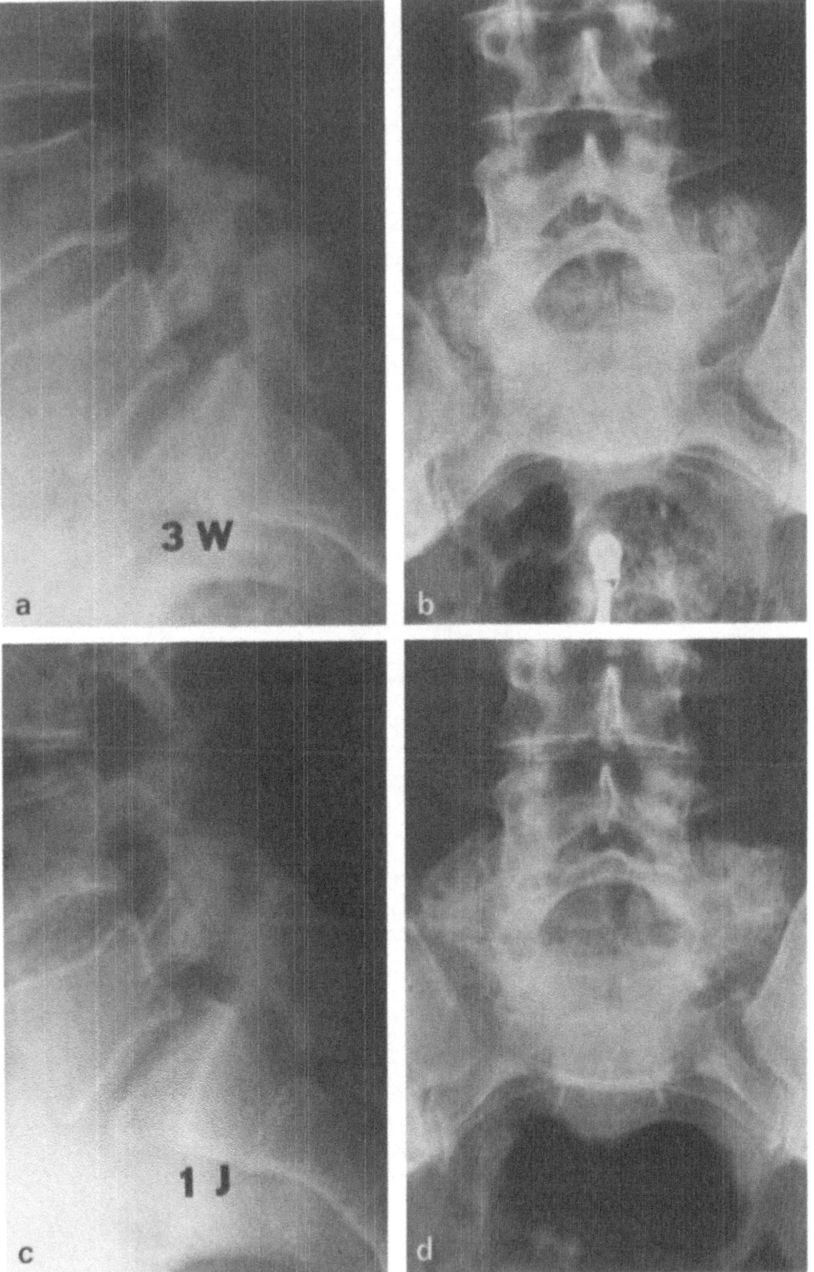

Fig. 13a-d. In a 36 year old teacher with persistent pain due to first grade spondylolisthesis, posterolateral fusion was performed. Autogenous bone graft material was augmented by a TCP granulation of 1.4-2.8 mm particle size at a bone/ceramic ratio of 3:1. Within 1 year there was solid bony consolidation with integration and substitution of TCP. The patient has resumed teaching

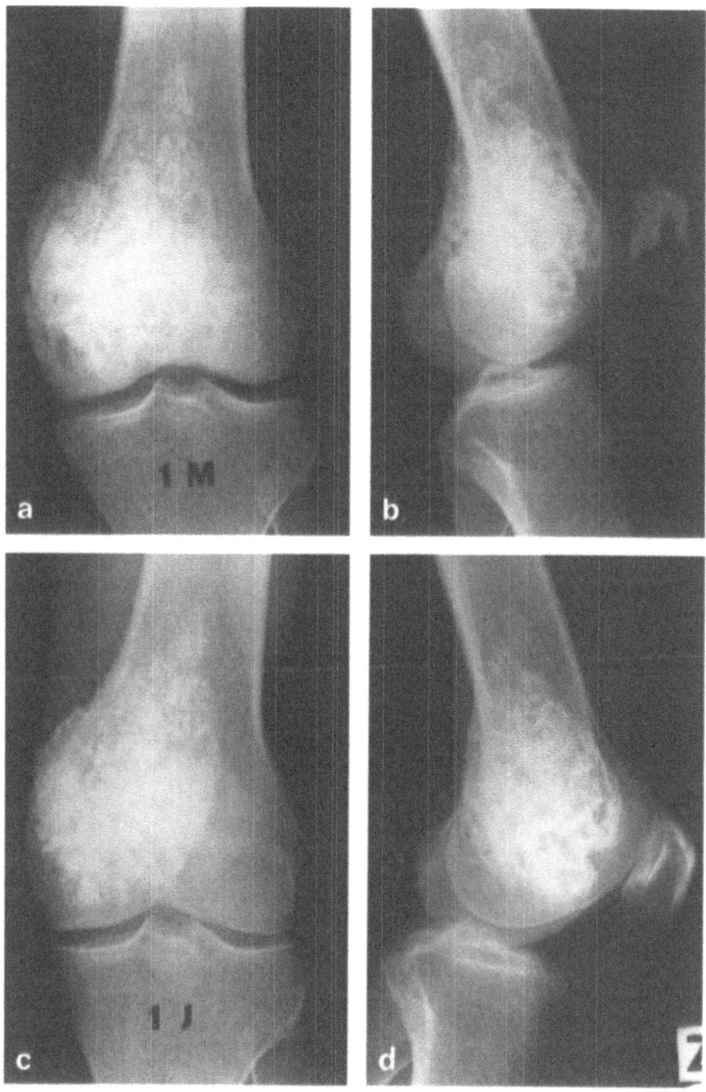

Fig. 14a-d. In the treatment of a giant cell tumor involving most of the medial condyle it was difficult to harvest sufficient amounts of bone. Therefore a HA ceramic granulation was added at a bone/ceramic ratio of 2:1. At 1 year there was osseous consolidation with integration of the dense HA material. The patient is able to walk with full weight-bearing. There is a follow up of five years now without sign of recurrence

TCP and HA should not be used in malignant tumors since their high density may interfere with early detection of recurrences. In addition there are no data available regarding influence on tumor growth.

Summary

In the Göttingen miniature pig, bone regeneration was studied in 8 mm trephine defects of the iliac wing after application of fragmented autogenous cortical bone of different particle size and porous ceramic particles of beta-tricalcium phosphate (TCP) and hydroxyapatite (HA).

Evaluation by X-ray, cat scan densitometry and histology revealed:

1. Fragmented autogenous cortical bone stimulated bone regeneration. A particle size of 0.5-1 mm was more favorable than 1-2 mm and resembled the effect of cancellous bone.
2. TCP and HA ceramics do not have osteogenic properties. They allow, however, direct bonding of bone on their surface and favor osteoconduction which is probably influenced by the size and interconnection of pores, size of particles and the extent of degradation. The latter is more important in TCP. Within weeks and months there was progressive disintegration into the small grains of which the ceramic is originally composed with concomitant bony substitution.

Preliminary clinical results:
Transplantation of cortical bone fragmented by a bone mill has been successfully used to stimulate bone healing in osteotomies and in hip replacement surgery.
TCP and HA ceramics were successfully employed for filling of defects in cancellous bone and were particularly useful as bone extenders in treatment of benign bone cysts and in surgery of the spine.

References

1. Eggli PS, Mueller W, Schenk RK (1987) The role of pore size on bone ingrowth and implant substitution in hydroxyapatite and tricalcium phosphate ceramics; a histologic and morphometric study in rabbits. In: Pizzoferrato A et al (eds) Biomaterials and clinical applications. Elsevier Science Publishers BV, Amsterdam, p 53-56
2. de Groot K (1980) Bioceramics consisting of calcium phosphate salts. Biomaterials 1:47-49
3. Holmes RE (1979) Bone regeneration within a coralline hydroxyapatite implant. Plast Reconstr Surg 63:626-633
4. Holmes RE, Buchholz RW, Mooney V (1986) Porous hydroxyapatite as a bone-graft substitute in metaphyseal defects. A histometric study. J Bone Joint Surg 68-A:904-911
5. Hoogendoorn HA, Renooij W, Akkermans LMA, Visser W, Wittebol P (1984) Long-term study of large ceramic implants (porous hydroxyapatite) in dog femora. Clin Orthop 187:281-288
6. Jarcho M (1981) Calcium phosphate ceramics as hard tissue prosthetics. Clin Orthop 157:259-278
7. Katthagen B-D, Mittelmeier H (1984) Experimental animal investigation of bone regeneration with collagen-apatite. Arch Orthop Trauma Surg 103:291-301
8. Köster K, Heide H, König R (1977) Resorbierbare Kalziumphosphatkeramik im Tierexperiment unter Belastung. Langenbecks Arch Chir 343:173-181

9. Meiss L (1986) Untersuchung der Knochenregeneration in standardisierten Knochendefekten des Göttinger Miniaturschweins nach Auffüllung mit zerkleinerter Kortikalis und porösen Kalziumphosphat-Keramiken. Habilitationsschrift, Universität Hamburg
10. Osborn JF (1985) Implantatwerkstoff Hydroxylapatit. Grundlagen und klinische Anwendung. Quintessenz Verlags-GmbH, Berlin Chicago London Rio de Janeiro Tokyo
11. Seiler H, Schweiberer L (1980) Über ein klinisch verwendbares Gerät zur Zerkleinerung kompakter Knochentransplantate. Unfallheilkunde 83: 275-277

Die totalendoprothetische Versorgung bei kortikoidinduzierter Hüftkopfnekrose

J. J. Neidel, M. H. Hackenbroch, J. Rütt

Orthopädische Universitätsklinik, Joseph-Stelzmann-Str. 9, 5000 Köln 41, FRG

Summary

Alloarthroplasty for steroid-induced avascular necrosis of the femoral head has in the past been viewed with some scepticism due to reports indicating a comparatively high incidence of complications, above all loosening of the implant. We present data of 20 patients suffering from this condition, and of 104 controls, mostly with osteoarthritis, all of which received a cementless MR total hip prosthesis in our hospital. After a mean follow-up time of 3.5 years, there was no significant difference between the groups for either implant-loosening, physical activity, or pain-intensity. Radiomorphometric studies revealed a slightly elevated loss of femoral cortical bone in certain areas in the steroid-group, but since this phenomenon was not accompanied by a higher incidence of loosening, its clinical significance remains doubtful. The good results obtained with the cementless MR total hip system have encouraged us to continue its use in patients with steroid-induced femoral head necrosis.

Einleitung

Für die Auslösung einer avasculären Hüftkopfnekrose werden in der Literatur eine Vielzahl von aetiologischen Faktoren angeführt (Herndon und Aufranc 1972; Hackenbroch et al. 1978; Puhl et al. 1978), darunter seit den Beobachtungen von Pietrogrande und Mastromarino (1957) auch die Gabe von Corticosteroiden. Cruess (1977) gelang es, in einer Serie von 91 Patienten mit steroid-induzierten Hüftkopfnekrosen eine Beziehung zwischen verabfolgter Corticoid-Gesamtdosis und Schwere des Befundes herzustellen. Taylor (1984) wies anhand von Fallbeispielen auf die Möglichkeit hin, daß auch eine verhältnismäßig kurzdauernde, aber hochdosierte Corticoidgabe Osteonekrosen verursachen könne. Eine kürzlich erschienene Studie (Schwarz Lausten et al. 1988)

H.-G. Willert F. H. W. Heuck (Hrsg.)
Neuere Ergebnisse in der Osteologie

legt zudem nahe, daß beim gleichzeitigen Vorliegen mehrerer Risikofaktoren, wie dies nach Nierentransplantationen der Fall ist, der Steroidgabe eine besonders bedeutsame Rolle bei der Pathogenese der avasculären Hüftkopfnekrose zukommt.

Läßt das Ausmaß der Nekrose eine Umstellungsosteotomie des Femurs nicht aussichtsreich erscheinen, so ist der totalendoprothetische Ersatz des betroffenen Hüftgelenkes auch bei noch verhältnismäßig jungen Patienten indiziert, da man anderweitig weder die Beschwerden dauerhaft beherrschen, noch eine normale Gangfunktion herstellen kann.

Die Frage, inwieweit ein Steroid-bedingter Vorschaden am Bewegungsapparat den Verlauf nach Implantation einer Hüft-Totalendoprothese beeinflußt, versuchten wir anhand des eigenen Krankengutes zu beantworten.

Patientengut und Methoden

Wir führten eine Nachuntersuchung unserer in den Jahren 1981 - 86 wegen ein- oder beidseitiger steroidbedingter Hüftnekrose mit einer MR-TEP versorgten Patienten durch. Bei dem zementfrei zu implantierenden MR-System ist der Pfannenersatz als Schraubring mit Polyäthylen-Inlay ausgelegt, das femorale Implantat besteht aus einer Titanlegierung mit Stahl- oder Keramikkopf, wahlweise mit oder ohne Calcar-Kragen.

Neben der üblichen klinischen und radiologischen Befunderhebung stellten wir bei den Patienten radiomorphometrische Untersuchungen der Femur-Corticalis an. Bei dieser Untersuchung wurde die Femur-Corticalisstärke im a.p.-Röntgenbild 3 cm unterhalb des Trochanter minor und im Bereich der Prothesenspitze bestimmt, sowohl medial als auch lateral. Wir führten eine Regressionsanalyse über Zeit durch, und setzten die Daten zu Vergleichswerten von MR-TEP-Patienten ohne Steroidmedikation ins Verhältnis.

Ergebnisse

21 Patienten wurden in den Jahren 1981-1986 in unserer Klinik wegen steroid-bedingter Hüftkopfnekrose mit 33 MR-Hüft-TEP versorgt. Ein Patient nahm die Nachuntersuchung nicht wahr, 32 Totalendoprothesen bei 20 Patienten gingen in die Auswertung ein. Das Vergleichskollektiv umfaßte 124 MR-TEP Patienten mit 147 Endoprothesen aus dem selben Zeitraum, welche nicht mit Steroiden behandelt worden waren. Von dieser Gruppe konnten 104 Patienten mit 111 Hüft-TEP in der beschriebenen Weise nachuntersucht werden. Durchschnittsalter zum Operationszeitpunkt und Intervall zwischen Operation und Nachuntersuchung sind in Tabelle 1 wiedergegeben. Bei den Patienten mit Corticoid-induzierter Hüftkopfnekrose sind die Männer prozentual stärker vertreten als in der Kontrollgruppe. Die den Steroid-Patienten bis zur TEP-Implantation durchschnittlich verabfolgte Corticoidmenge betrug 24 g α-Methyl-Prednisolon-Äquivalent, gegeben über einen mittleren Zeitraum von 5,2 Jahren. Anlaß für die Verordnung waren Nierentransplantation, chronische Polyarthritis, allergische

Tabelle 1. Patientengut

	Patienten mit steroid-bedingter HKN (n = 20)	Kontrollgruppe (n = 104)
Alter bei Implantation (Jahre)	45,4	50,0
Männliche Patienten (Anzahl)	13	56
Intervall zwischen OP und letzter Nachuntersuchung (Jahre)	3,5	3,9

Erkrankungen sowie ACTH-Mangel nach Therapie eines Hypophysentumors. 13 der 20 nachuntersuchten Patienten aus der Steroid-Gruppe nahmen zwischen Implantationszeitpunkt und Nachkontrolle weiterhin regelmäßig Cortison-Derivate ein, und zwar im Mittel 12,7 mg α-Methyl-Prednisolon-Äquivalent pro Tag.

Komplikationen in der postoperativen Phase traten im Vergleich zum Kontrollkollektiv nicht vermehrt auf.
Bei beiden Patientengruppen kam es durch die Implantation der Hüft-TEP zu einer spürbaren Verbesserung von Beschwerdesymptomatik, Gehstrecke und Beweglichkeit, ohne daß sich wesentliche Unterschiede zwischen den Kollektiven ergeben hätten (Tabelle 2). Lockerungen des femoralen Implantates waren bei den Steroid-HKN-Patienten nicht gehäuft zu beobachten, eine Pfannenlockerung sahen wir in keinem Fall.

Tabelle 2. Klinische Ergebnisse

		Patienten mit steroid-bedingter HKN (n = 20)	Kontrollgruppe (n = 104)
Anzahl Hüft-TEP		32	124
Pfannenlockerungen	(Anzahl)	0	0
Schaftlockerungen	(Anzahl)	1	5
Gehstrecke (Index)	präop.	1,7	2,0
	postop.	3,3	3,6
Fähigkeit zu Sitzen	präop.	0,9	0,8
	postop.	1,7	1,7
Schmerzintensität (Index)	präop.	3,3	3,9
	postop.	1,1	1,4

Gehstrecke: 0 = zwischen Bett und Stuhl, 1 = im Haus, 2 = 0,5 km, 3 = 1 km, 4 = unbegrenzt.
Fähigkeit zu Sitzen: 0 = bequemes Sitzen nicht möglich, 1 = bequemes Sitzen für 1/2 Std auf hohem Stuhl möglich, 2 = bequemes Sitzen für 1 Std auf niedrigem Stuhl möglich.
Schmerzintensität: 0 = keine oder vernachlässigbare Schmerzen, 1 = leichte Schmerzen (Aktivität nicht beeinträchtigt), 2 = mäßige Schmerzen (Aktivität eingeschränkt), 3 = deutliche Schmerzen, Analgetica erforderlich, 4 = starke den Schlaf störende Schmerzen, 5 = lähmende Schmerzen, Bettlägerigkeit.

Bei der Analyse der Femurcorticalis-Stärke zeigte sich eine langsame, wenngleich signifikante Verminderung über Zeit im Bereich von zwei Meßpunkten, nämlich medial im mittleren Prothesendrittel und lateral im Bereich der Prothesenspitze. Diese Veränderungen waren sowohl bei den Steroid-HKN-Patienten als auch bei den Kontrollen zu beobachten, ausgeprägter jedoch in der erstgenannten Gruppe (Abb. 1 und 2). Lateral im mittleren Prothesendrittel und medial im Spitzenbereich blieb die Corticalisstärke dagegen weitgehend konstant.

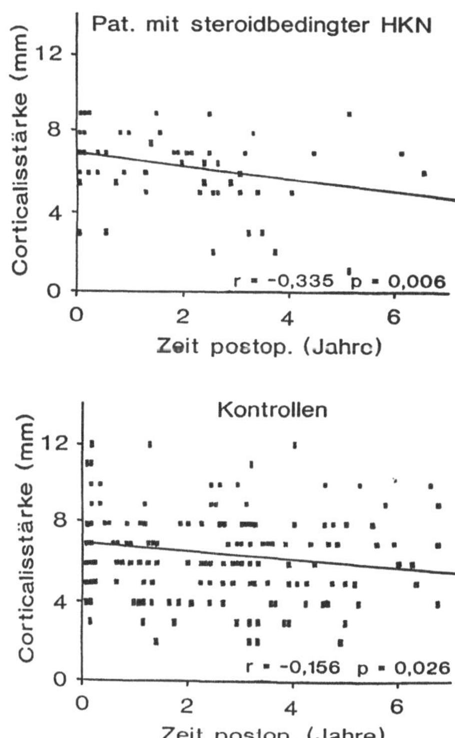

Abb. 1. Veränderung der medialen Femurcorticalisstärke in Höhe des mittleren Prothesendrittels über Zeit bei Patienten, die mit einer MR-Hüft-TEP versorgt worden waren. Die Messungen wurden am a.p. Röntgenbild 3 cm caudal der unteren Begrenzung des Trochanter minor durchgeführt. *r*, Korrelationskoeffizient; *p*, Wahrscheinlichkeitswert; die Gerade entspricht der Regressionsgeraden. Beobachtungsumfang siehe Ergebnisse

Diskussion

Die Behandlung von Patienten mit ausgedehnten steroid-induzierten Hüftkopfnekrosen ist aus mehreren Gründen problematisch. Muß eine Hüft-TEP implantiert werden, so ist dies in niedrigerem Lebensalter erforderlich als in der Vergleichsgruppe der Coxarthrose-Patienten (Tabelle 1).

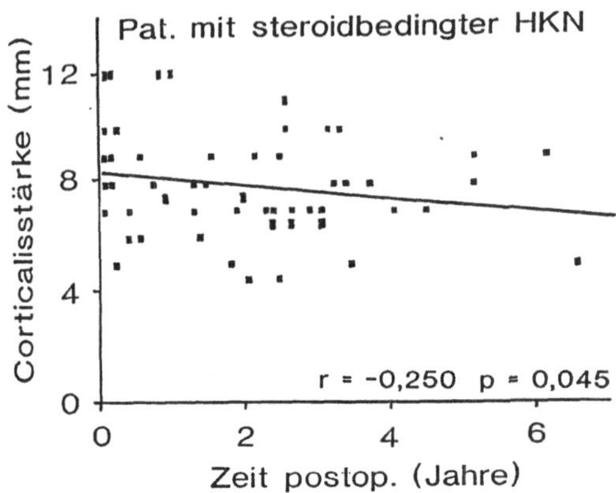

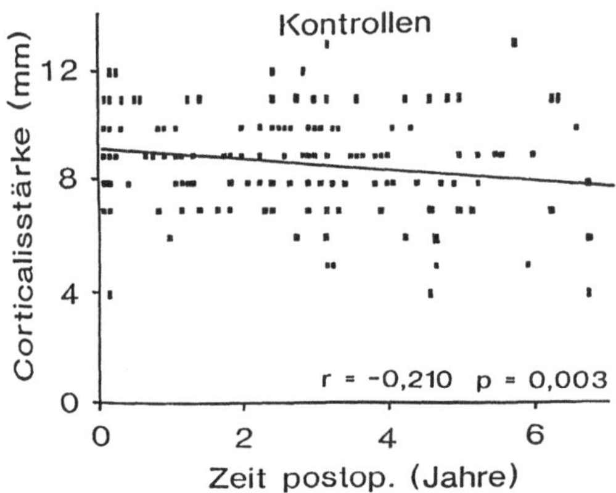

Abb. 2. Veränderung der lateralen Femurcorticalisstärke in Höhe der Prothesenspitze über Zeit bei Patienten, die mit einer MR-Hüft-TEP versorgt worden waren. Die Messungen wurden am a.p. Röntgenbild an der Stelle durchgeführt, wo die Rundung der Prothesenspitze in die Gerade des Prothesenschaftes übergeht. *r*, Korrelationskoeffizient; *p*, Wahrscheinlichkeitswert; die Gerade entspricht der Regressionsgeraden. Beobachtungsumfang siehe Ergebnisse

Wie bei Patienten, die eine HKN entwickeln ohne jemals Steroide erhalten zu haben, bestehen gehäuft allgemeine Risikofaktoren. Es sind dies vor allem Diabetes mellitus, Hyperlipoproteinämie, aber auch Alkohol- und Nikotinabusus. Unter Corticoid-Medikation treten andere ungünstige Faktoren hinzu. Einmal ist dies ein sekundärer Hyperparathyreoidismus mit gesteigertem Knochenabbau und insgesamt negativer Kalziumbilanz. Zum anderen wird die osteoblastäre Knochenneubildung gehemmt. Die Grunderkrankung schließlich, welche zur Verordnung der Steroide Anlaß gab, kann ihrerseits negative Auswirkungen auf das Skelett entwickeln, was insbesondere für die Niereninsuffizienz mit eventuell nachfolgender Transplantation gilt.

Zusammenfassend muß bei dem vorliegenden Patientengut mit einer negativen Bilanz des Knochenstoffwechsels, einer Beeinträchtigung der Mikrozirkulation, oder beidem gerechnet werden.

Vor diesem Hintergrund überrascht es nicht, daß in der Literatur früher über unbefriedigende Ergebnisse nach Implantation von Hüft-TEP bei Patienten mit avasculären Hüftkopfnekrosen berichtet wurde. So verzeichneten beispielsweise Niethard und Puhl 1978 in 16 Fällen mit totalendoprothetischer Versorgung unter Verwendung von Knochenzement nach einer Beobachtungszeit von 3,4 Jahren nicht weniger als sieben Lockerungen, ein Vergleichskollektiv wurde allerdings nicht angegeben.

Die Weiterentwicklung von Endoprothesen und Operationstechnik hat aber seither offenbar insbesondere bei der Hauptkomplikation der Implantat-Lockerung Verbesserungen gebracht.

Die mittelfristigen klinischen Resultate unserer wegen steroidinduzierter Hüftkopfnekrose mit MR-Hüft-TEP versorgten Patienten sind sowohl subjektiv als auch objektiv als gut zu bezeichnen, und unterscheiden sich in keinem Punkt wesentlich von den Ergebnissen des Kontrollkollektivs.

Die Analyse der Femurcorticalisstärke weist allerdings auf eine im Vergleich zur Kontrollgruppe rascher ablaufende Varisierungstendenz des femoralen Implantates hin. Erst Langzeitbeobachtungen werden zeigen, ob hierin noch ein Potential für später auftretende Lockerungen liegt, oder ob die Ausbildung eines biomechanischen Gleichgewichtes eine weitere Varisierung des Prothesenschaftes verhindert. Letzteres ist nach den Beobachtungen von Kummer (1989) und eigenen Erfahrungen noch Jahre nach der Implantation möglich.

Schlußfolgerungen

Nach unseren Erfahrungen hat der alloplastische Gelenkersatz bei steroidinduzierten Hüftkopfnekrosen in den letzten zehn Jahren einiges von seiner Problematik verloren. Wegen des niedrigen Lebensalters der Patienten geben wir in Übereinstimmung mit anderen (Hipp und Glas 1987) einer zementfrei zu implantierenden Endoprothese den Vorzug. Die guten mittelfristigen Ergebnisse bedürfen noch der Kontrolle durch Langzeitbeobachtungen, bestärken uns aber in unserem jetzigen Vorgehen.

Abkürzungen
ACTH, Adreno-corticotropes Hormon; *HKN*, Hüftkopfnekrose; *TEP*, Totalendoprothese

Literatur

1. Cruess RL (1977) Cortisone-induced avascular necrosis of the femoral head. J Bone Joint Surg 59B:308-317
2. Herndon JH, Aufranc OE (1972) Avascular necrosis of the femoral head in the adult. Clin Orthop 86:43-62
3. Hackenbroch MH, Fischer E, Matzen K (1979) Ätiologische Beurteilung aseptischer Hüftkopfnekrosen aufgrund blutserologischer Stoffwechselparameter. Münch Med Wschr 120:795-798
4. Hipp EG, Glas K (1987) Idiopathische Hüftkopfnekrose. In: Witt AN, Rettig H, Schlegel KF (Hrsg) Orthopädie in Praxis und Klinik, Band VII. Thieme, Stuttgart New York, S 2.65-2.107

5. Kummer B (1989) Persönliche Mitteilung
6. Niethard FU, Puhl W (1978) Langzeitbeobachtungen bei der idiopathischen Hüftkopfnekrose Erwachsener. Z Orthop 116:93-100
7. Pietrogrande V, Mastromarino R (1957) Osteopatia da prolungato trattamento cortisonico. Ortop Traum Appar Mot 25:793-810
8. Puhl W, Niethard FU, Hamacher P, Augustin J, Greten H (1978) Metabolische Störungen bei der idiopathischen Hüftkopfnekrose Erwachsener. Z Orthop 116:81-92
9. Schwarz Lausten G, Steen Jensen J, Olgaard K (1988) Necrosis of the femoral head after renal transplantation. Acta Orthop Scand 59(6):650-654
10. Taylor LJ (1984) Multifocal avascular necrosis after short-term high-dose steroid therapy. J Bone Joint Surg 66B:431-433

Tidemark-Analysen am menschlichen Fermurkopf

R. Oettmeier[1], S. Oettmeier[2], K. Abendroth[3]

[1]Bezirksfachkrankenhaus für Orthopädie, Lehrstuhl für Orthopädie, Friedrich-Schiller-Universität Jena, Rudolf-Elle-Krankenhaus, W.-Pieck-Straße, 6520 Eisenberg, GDR
[2]Abteilung für Allgemeine Stomatologie, Kreispoliklinik Eisenberg, Ebert-Straße, 6520 Eisenberg, GDR
[3]Rheumatologische und Osteologische Abteilung, Klinik für Innere Medizin, Friedrich-Schiller-Universität Jena, Karl-Marx-Allee 101, 6902 Jena-Lobeda/Ost, GDR

Summary

The tidemark (TM) as boundary between non-calcified and calcified articular cartilage has a complicated structure and fulfils various physiological functions. After undecalcified preparation two structural components of the TM were demarcated: (1) the PAS-positive *TM-line* adjacent to the basal cartilage and (2) the *sublinear light-coloured zone* below the TM-line. A morphological model of the TM region was established, which represents the intercartilaginous junction as a double layer of substantially and functionally different surfaces. Pathologic changes of the TM in osteoarthrosis were distinguished by 3 degrees of severity. Low-grade TM alterations were duplicated, dimmed and splitted TM lines. In degree 2 there were only parts of the TM visible and penetrating vessels appeared in the TM. High-grade TM changes were characterized by total loss of the TM and ossification of calcified cartilage. Semiobjective measurements of TM neighbouring structures were carried out and correlated with the TM state. The role of the TM in the pathogenesis of osteoarthrosis was stressed.

Einleitung

Während der Gelenkknorpel und dessen Veränderungen bei Gelenkerkrankungen sehr häufig Gegenstand wissenschaftlicher Arbeiten ist, stehen dem nur wenige Analysen der angrenzenden Strukturen gegenüber. Hierzu gehört auch die Tidemark (TM), die Linie, welche den Übergang vom nicht verkalkten, hyalinen Knorpel zum Kalkknorpel kennzeichnet (Abb. 1). Das englische Wort "tide mark" bedeutet soviel wie "Grenze bzw. Markierung der Gegensätze" (Collins 1949, Fawns und Landells 1953). Der Begriff trägt auch physiologischen Bedeutungen Rechnung, welche in der Verankerung des verformbaren hyalinen Gelenkknorpels an den rigiden Kalkknorpel und der Aufrechterhaltung einer Mineralisa-

H.-G. Willert F.H.W. Heuck (Hrsg.)
Neuere Ergebnisse in der Osteologie

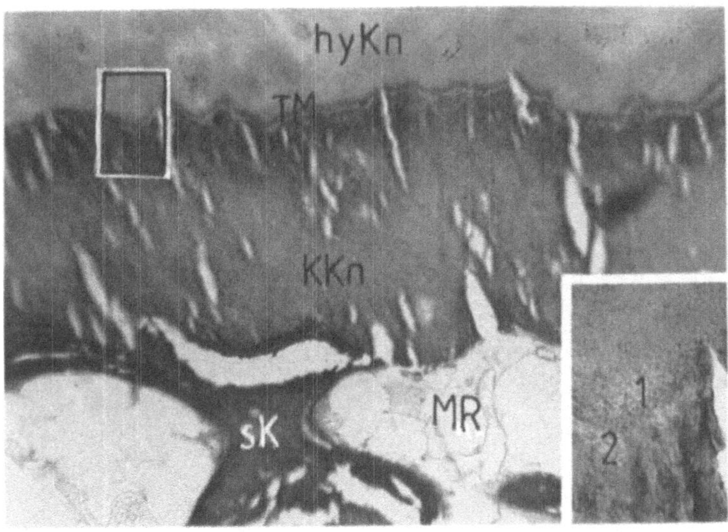

Abb. 1. Tidemark-Linie (*1*) und sublineare Aufhellungszone (*2*) als Hauptkomponenten des Übergangs vom nicht verkalkten zum verkalkten Knorpel. Färbung nach Ladewig, unentkalkt, x 100, Inset x 250 (*hyKn*, hyaliner Knorpel; *TM*, Tidemark; *KKn*, Kalkknorpel; *sK*, subchondraler Knochen; *MR*, Markraum)

tionsbarriere bestehen (Broom und Poole 1982). Detaillierte Kenntnisse zur Struktur, Zusammensetzung und pathophysiologischen Bedeutung der TM liegen kaum vor. Histologische und histochemische Analysen dieser Übergangsregion wurden zudem meist an entkalkten Proben durchgeführt, wobei jedoch wichtige Informationen verloren gehen. Obwohl einige Veränderungen der TM im Prozeß der Osteoarthrose (OA) bereits länger bekannt sind, fehlen auch hierzu bisher systematische Untersuchungen.

Wir haben versucht, nach histologischer Charakterisierung der TM den Einfluß von Veränderungen der der TM angrenzenden Strukturen auf die interkartilaginäre Junktion unter normalen und pathologischen Bedingungen zu bestimmen.

Material und Methode

93 menschliche Femurköpfe von Patienten mit Koxarthrose (78), Schenkelhalsfraktur (9) und gelenkgesunden Verstorbenen (6) wurden untersucht. Nach Fixation in Carnoy'scher Lösung wurden die Knorpel-Knochen-Proben in Methylmethacrylat eingebettet, 4 µm dicke Schnitte angefertigt und verschiedene Färbetechniken angewandt. Die Verwendung eines linearen Skalengitters (Meßokular Fi. Zeiss Jena) ermöglichte Dickenmessungen am intakten und arthrotischen hyalinen Knorpel, Kalkknorpel und an der subchondralen Knochenplatte. Die Meßergebnisse wurden ebenso wie die subchondralen Knochenvolumina dem Zustand der TM im Meßgebiet gegenübergestellt. Die methodischen Details sind bei Oettmeier et al. (im Druck) beschrieben.

Charakteristik der intakten Tidemark

Die Trichromfärbung nach Ladewig war besonders für Analysen der TM Region an unentkalkt präparierten Schnitten geeignet. Nach stärkerer Vergrößerung war die Unterteilung der TM in mindestens zwei Komponenten möglich (Abb. 1):

(1) eine granuläre, PAS-positive und kollagenreiche *TM-Linie* in Angrenzung zum Basalknorpel;
(2) eine *sublineare Aufhellungszone* unterhalb der TM-Linie.

Des öfteren konnte noch eine Begrenzungslinie zum Kalkknorpel histologisch nachgewiesen werden. Die Versilberung nach Gomóri ließ in der TM mehrere, vorwiegend senkrecht orientierte Faserfronten erkennen, wobei sich sublineare Aufhellungszone und die Zementlinie zwischen Kalkknorpel und subchondraler Knochenplatte ähnlich transparent darstellten. Nach Polarisation war histologisch der kontinuierliche Übergang der Kollagenfasern vom Basal- zum Kalkknorpel zu sehen. Unter Anwendung der Safranin 0 Reaktion konnten lediglich in der TM-Linie Spuren von Proteoglykanen nachgewiesen werden.

In Zusammenfassung unserer Ergebnisse zur intakten TM und Literaturbefunden konnten wir ein morphologisches Modell der TM entwickeln (Abb. 2).

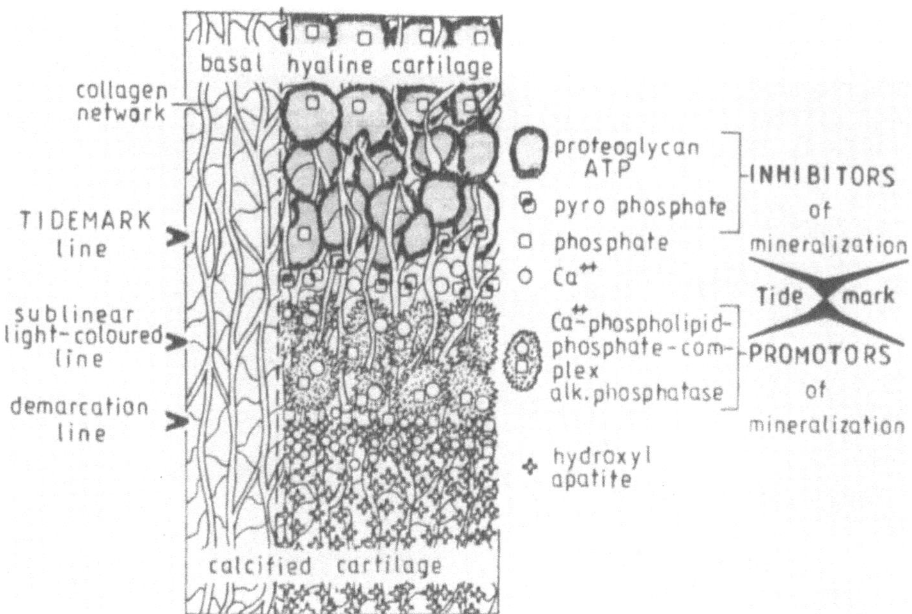

Abb. 2. Morphologisches und funktionelles Modell der Tidemark (Erklärung siehe Text)

Wir vertreten die Ansicht, daß die TM eine Übereinanderschichtung von morphologisch und funktionell komplementären Oberflächen ist. Kollagenfasern ermöglichen deren Verbindung und repräsentieren nach partieller Demaskierung (Fixationseffekt) die TM-Linie gemeinsam mit eingelagerten Mukopolysacchariden der hyalinen Knorpelmatrix. Die durch die Fixation herausgelösten Lipide und Lipidkomplexe (Boskey und Posner 1980) sind für die transparente, sublineare Aufhellungszone verantwortlich. Funktionell sind die genannten Substanzen gemeinsam mit weiteren als Promotoren bzw. Inhibitoren der Mineralisation wirksam (Boskey et al. 1980, Bullough und Jagannath 1983). Das physiologische Gleichgewicht dieses antagonistischen Systems unterliegt unter pathologischen Bedingungen vielfältigen Veränderungen.

Pathologische TM-Veränderungen

Die TM-Veränderungen wurden in 3 histologische Schweregrade eingeteilt. Häufig waren Duplikationen und Multiplikationen der TM Kennzeichen geringgradiger Veränderungen. Selten waren jedoch alle Komponenten der TM dupliziert. Weiterhin wurden verwaschene, unscharfe und aufgesplitterte TM-Linien beim Schweregrad 1 beobachtet. Ab Schweregrad 2 waren nur noch Einzelkomponenten der TM sichtbar, im Kalkknorpel erschienen hyaline Knorpelinseln als Zeichen beginnender Basalknorpelmineralisation. In einigen Fällen penetrierten größere Gefäße den Kalkknorpel und die TM (Abb. 3). In der Belastungszone des arthrotischen Femurkopfes fanden sich meist hochgradige TM-Alterationen. Diese wurden durch einen Verlust der TM, der fortschreitenden Mineralisation des Basalknorpels und Ossifikation des Kalkknorpels charakterisiert.

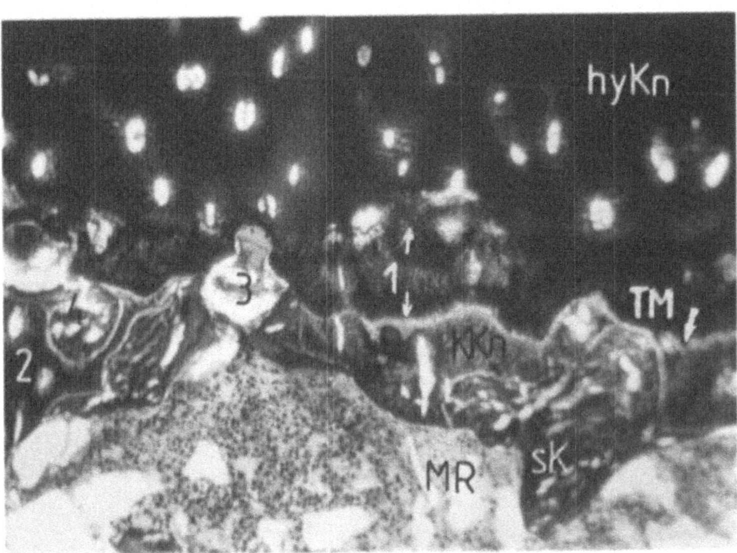

Abb. 3. Pathologische Tidemark-Veränderungen bei Osteoarthrose. Auftreten von TM-Duplikationen (*1*), hyalinen Knorpelinseln im verkalkten Basalknorpel (*2*), Gefäßpenetrationen in die TM (*3*) und Ossifikationsinseln im Kalkknorpel (*4*). Versilberung nach Gomóri, unentkalkt, x 100

Histomorphometrie der TM-Region

In Tabelle 1 sind die semiobjektiven Meßergebnisse der Dicke der der TM angrenzenden Strukturen und das subchondrale Knochen-

Tabelle 1. Abhängigkeit des Zustandes der Tidemark von der Dicke des fibrokartilaginären (osteoarthrotischen) Belages, hyalinen Knorpels, Kalkknorpels und der subchondralen Knochenplatte sowie vom subchondralen Knochenvolumen

Parameter	TM	Schweregrad der Tidemark-Schädigung		
	normal	I	II	III
Präparatezahl	51	42	24	60
Dicke fibrokartilaginärer Belag (µm)	70±40[a]	202±142	380±230	605±310
Dicke hyaliner Knorpel (µm)	1020±170	714±295	320±212	70±49
Dicke Kalkknorpel (µm)	161±10	141±18	130±24	112±46
Dicke subchondrale Knochenplatte (µm)	140±24	86±17	54±21	281±68
subchondrales Knochenvolumen (mm^3/cm^3)	20±4	16±3,1	13±4,8	49±9,7

[a]Mittelwert ± Standardabweichung.

volumen in Gegenüberstellung zum Zustand der TM zusammengestellt. Es zeigte sich, daß die normale TM an eine bestimmte hyaline Knorpeldicke und dessen Intaktheit gebunden ist. Nimmt diese ab und erhöht sich der Anteil geschädigten Knorpels, treten TM Veränderungen verschiedenen Schweregrades auf. Die Dicke des verkalkten Knorpels blieb trotz gering- und mittelgradiger TM Alterationen nahezu unbeeinflußt. Es scheint sich dabei um ein funktionell gesteuertes Phänomen zu handeln.

Nur ein normales subchondrales Knochenvolumen wurde von einer intakten TM begleitet. Osteopenie und Reduktion der subchondralen Knochenlamelle, wie beim Schädigungsgrad I und II (meist unbelastete Gelenkzone) als auch Osteosklerose, wie beim Schweregrad III (meist Belastungszone), führten zu TM-Veränderungen .

Schlußfolgerungen

Unsere Ergebnisse unterstützen die These, daß TM-Veränderungen prinzipiell bei Knorpelschädigungen auftreten. Aber auch die Qualität und Quantität der Nachbarstrukturen, insbesondere des subchondralen Knochens müssen in diese Betrachtungen mit einbezogen werden. Es ist schwer bestimmbar, welches im Arthroseprozeß dabei die primären und sekundären Phänomene sind. Es scheint jedoch festzustehen, daß die TM einen sensiblen histologischen Gradmesser der Gelenkerkrankung darstellt. Störungen der Mineralisationsbarriere der TM können das Fortschreiten der Osteoarthrose beschleunigen. Nach dem Zusammenbruch dieses Limits schreitet die Verkalkung des Gelenkknorpels fort und führt letztlich zur Initiierung der mechanischen Selbstzerstörung des Gelenks.

Literatur

1. Boskey AL, Posner AS (1980) Distribution of lipids associated with mineralization in bovine epiphyseal plate. Arch Biochem Biophys 199: 305-313
2. Boskey AL, Bullough PG, Dmitrovsky E (1980) The biochemistry of the mineralization front. 3rd Int Workshop in Bone Histomorphometry. In: Jee WSS, Parfitt AM (Eds) Bone histomorphometry,. Suppl Metabol Bone Dis Rel Res, S 61-68
3. Broom ND, Poole CA (1982) A functional-morphological study of the tide-mark region of articular cartilage maintained in a non-viable physio-logical condition. J Anat 135:65-82
4. Bullough PG, Jagannath A (1983) The morphology of the calcification front in articular cartilage. J Bone Jt Surg 65-B:72-78
5. Collins DH (1949) The pathology of articular and spinal disease. Arnold and Co, London
6. Fawns HT, Landells IW (1953) Histochemical studies of rheumatic condi-tions. Observations of the fine structure of the matrix of normal bone and cartilage. Ann Rheum Dis 12:105-113
7. Oettmeier R, Abendroth K, Oettmeier S (im Druck) Tidemark analyses on human femoral heads. I. Histochemical, ultrastructural and microanalytic characterization of the intact intercartilaginous junction. II. Pathologic changes of the tidemark in osteoarthrosis - a histological and histomor-phometric study. Acta Morphol Hung, Budapest

Radiologische und histologische Untersuchungen zur Lockerung der Wagner-Cup-Endoprothese

H. Rechl, R. Gradinger, E. Hipp

Orthopädische Klinik und Poliklinik, Technische Universität München, Klinikum rechts der Isar, Ismaninger Str. 22, 8000 München 80, FRG

Summary

In 25 patients, who underwent revision surgery for loosening of one or both components of the Wagner Surface Replacement, follow-up x-rays (preop., postop., prerevision) and retrieved prostheses were analyzed. The results revealed the acetabulum as the major source of loosening due to a thin PE-socket and cement-mantle with increased PE- and cement wear and a consecutive foreign-body reaction. On the femoral side there was "stress-shielding" and foreign-body reaction with progressive osteolysis and in some cases fracture of the femoral head in the loosened cups. In most stable cups there were similar changes, but to a lesser degree, and always with more or less cement/bone interdigitation. In all cases, except in the femoral head fractures, the bone under the cup was viable. Provided a durable fixation of the socket can be achieved by means of a bone-ingrowth component, the surface-replacement procedure could regain clinical importance.

Einleitung

Ursprünglich konzipiert als konservativer Hüftgelenksersatz unter Erhaltung des proximalen Femur und mit der Möglichkeit der Revision zur konventionellen Totalendoprothese sollte der Oberflächenersatz seine Indikation v.a. beim jungen, aktiven Menschen mit degenerativer Hüfterkrankung finden (Wagner 1978). Nach hoffnungsvollen Anfangsresultaten in den siebziger Jahren ist das Verfahren heute wegen unverhältnismäßig hoher Lockerungsraten weitgehend aus dem Therapiekonzept für die Koxarthrose gestrichen. Es ist seither in einigen Publikationen versucht worden, Risikofaktoren und Ursachen der Fehlschläge zu definieren, jedoch nur selten unter Einbeziehung einer größeren Zahl histologisch aufgearbeiteter Präparate (Bell et al. 1985; Bogoch et al.; Goldie et al. 1979; Jolley et al. 1982; Schreiber und

H.-G. Willert F. H. W. Heuck (Hrsg.)
Neuere Ergebnisse in der Osteologie

Jacob 1984). Als Risikofaktoren wurden Alter, Aktivitätsgrad, Ätiologie, Implantatdesign sowie operationstechnische Aspekte genannt (Amstutz et al. 1984; Hipp et al. 1985). Die meisten Fehlschläge traten auf durch Schenkelhalsfrakturen und aseptische Lockerungen, wobei als Ursache der Frakturen Verletzungen der lateralen Kortikalis und eine Unterbrechung der Blutgefäßversorgung des Femurkopfes mit konsekutiver Osteonekrose angenommen wird (Bogoch et al. 1982; Head 1981). Andere Autoren halten trotz der technisch notwendigen Präparation eine adäquate Blutversorgung des arthritischen Femurkopfes über das intramedulläre Gefäßsystem für gewährleistet (Cserhati et al. 1979; Freeman und Bradley 1983). In gleichem Zusammenhang wurde auch über die veränderte Biomechanik des proximalen Femur nach Cupimplantation berichtet. Das dadurch eintretende "Stress-shielding" führt entsprechend zur Rarefizierung der Knochenstruktur und zu Resorptionsvorgängen unter dem Cup (Huiskes et al. 1985). Die aufgrund des großen Durchmessers der Femurkomponente erhöhten Reibungskräfte können über die dadurch vermehrt auftretenden Scherkräfte am Zement/Knochen Interface zur aseptischen Lockerung führen (Ma et al. 1983). Das weite Ausfräsen des Azetabulums unter Verlust des subchondralen Knochens, sowie die Verwendung einer dünnwandigen PE-Pfanne mit Fixation durch eine dünne Zementschicht werden als weitere Schwachstellen des Verfahrens genannt. Die unter diesen Voraussetzungen vermehrt auftretenden Abriebpartikel können über eine Fremdkörperreaktion zur Osteolyse am Zement/Knochen Interface führen und in der Folge zur Lockerung des Implantats (Willert et al. 1978). Im Folgenden werden die Ergebnisse einer radiologischen und histologischen Analyse zur Lockerung der Wagner-Cup Endoprothese dargelegt.

Material und Methode

Von 1977-1984 wurden an der Orthopädischen Klinik der Technischen Universität München an 116 Patienten 124 Doppelcup-Endoprothesen nach Wagner implantiert. Das Durchschnittsalter bei Implantation betrug 51 Jahre (19-71), die Lockerungsrate beträgt derzeit 28% mit einem Maximum nach 6 Jahren (2-10).

An 25 Patienten mit Prothesenlockerung wurden Röntgenverlaufskontrollen durchgeführt (präop., postop., prärevis.) und die Prothesenkomponenten nach Explantation analysiert. Es wurden folgende röntgenologische Parameter gemessen: Pfanneneigungswinkel, CCD-Winkel, Halslänge, Kopf/Hals Index, Breite und Verteilung von Bindegewebsinterface und Zement. Die Stabilität der Prothesen wurde intraoperativ manuell geprüft. Von korrespondierenden Mittelschnitten aus der Coronarebene des proximalen Femurendes wurden Kontaktradiographien und entkalkte histologische Schnitte, sowie unentkalkte Dünnschliffe angefertigt und diese mikroskopisch untersucht. Die explantierten PE-Pfannen wurden auf Abrieb überprüft, das Pfanneninterface histologisch analysiert.

Ergebnisse

Der durchschnittliche Zeitraum bis zur Revision betrug 6,5 Jahre. Es kam zu 13 Pfannenlockerungen, 3 Cuplockerungen, 7 Cup- und Pfannenlockerungen, sowie 2 Ankylosen. Bei Pfannenlockerung kam es zu einer deutlichen Zunahme des Pfannenneigungswinkels und zum Bruch des kranial meist dünnen Zementmantels mit einer Zunahme des Resorptionssaumes an der Knochen/Zementgrenze. Das Acetabulum war kranial, in der Belastungszone, durch vermehrten Abrieb verdünnt (Abb. 1). Zweimal löste sich die PE-Pfanne aus dem Zement ohne Zementlockerung. Mikroskopisch zeigte sich ein dickes, zellreiches Bindegewebsinterface mit überwiegend Makro-

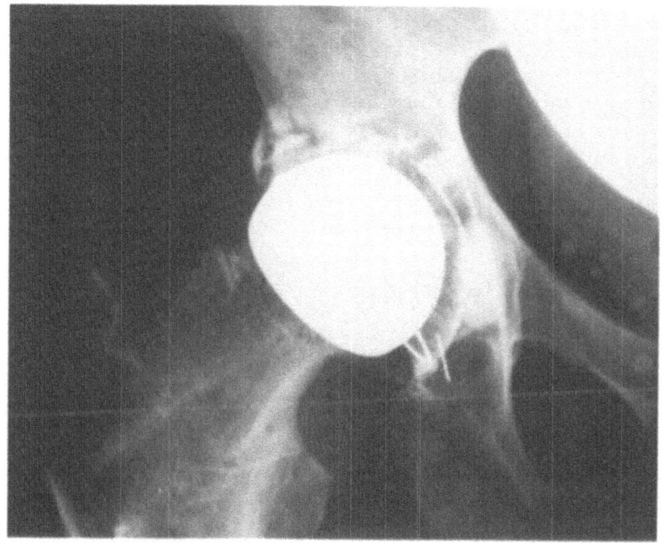

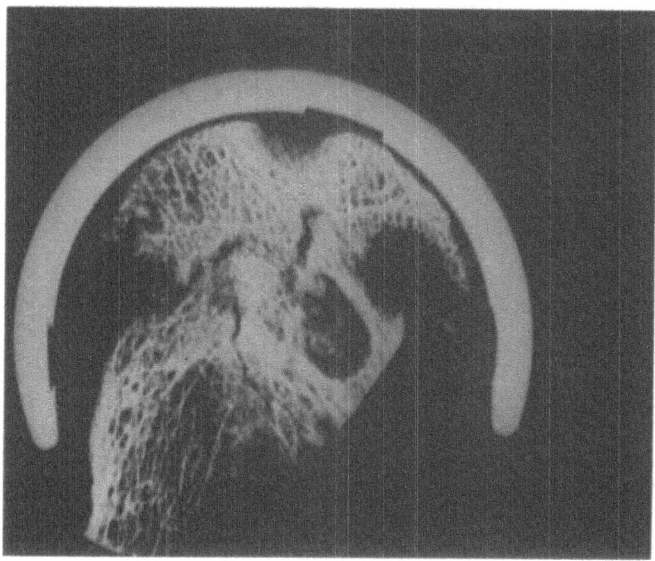

Abb. 1 (oben). Pfannenlockerung 6 Jahre postop.; Pfanne cranial ausgedünnt und Zementbruch in der Belastungszone; trotz dtl. Fräsedefekt in der lat. Schenkelhalskortikalis keine Fraktur und keine Cuplockerung

Abb. 2 (unten). Femurkopffraktur unter dem Cup 6,5 Jahre postop. bei med. und lat. Resorption

phagen und Fremdkörperriesenzellen, assoziiert mit PMMA und PE-Abrieb. Bei Cuplockerung zeigte sich eine Abnahme des CCD-Winkels, der Schenkelhalslänge und des Kopf/Hals-Index. In drei Fällen kam es zu einer Femurkopffraktur unter dem Cup (Abb. 2). Alle anderen gelockerten Cups zeigten osteoporotische und resorptive Veränderungen des proximalen Femurendes i.S. eines "stress-shielding" mit breitem Bindegewebsinterface an der Knochen/Zement-Grenze bis zum vollständigen bindegewebigen Ersatz des Femurkopfes (Abb. 3). Das Zellbild dieses Gewebes bestand vorwiegend, wie am Azetabulum, aus Fremdkörperriesenzellen mit PE-Abrieb und Makrophagen. Lymphozyten und PMN-Leukozyten waren nur vereinzelt erkennbar. Bei den meisten nicht gelockerten Cups zeigten sich ähnliche radiologische und histologische Veränderungen geringeren Ausmaßes, mit bindegewebigem Interface, jedoch immer mit einer mehr oder weniger ausgedehnten Zement/Knochen Verankerung (Abb. 4; Abb. 5). Mit Ausnahme der Femurkopffrakturen war der Knochen unter dem Cup ausnahmslos vital.

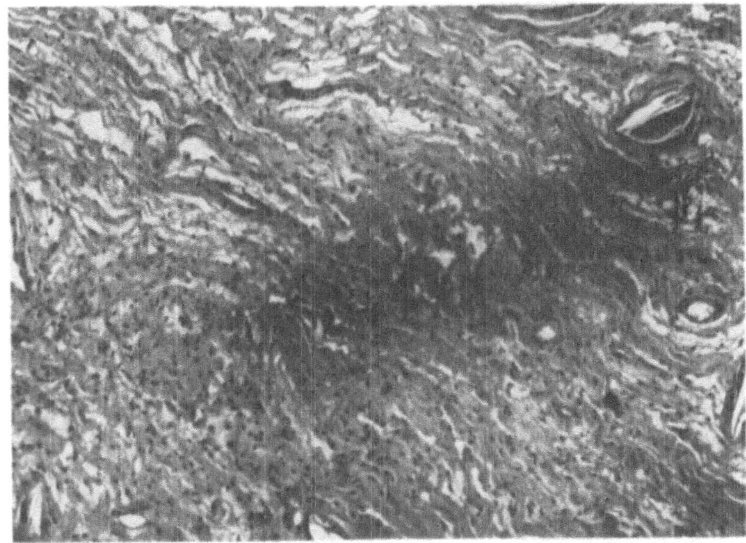

Abb. 3. Histologisches Bild bei Cuplockerung mit vollständiger Resorption des Femurkopfes. Massenhaft Makrophagen mit eingestreuten Fk-Riesenzellen in Kontakt mit PE-Partikeln (HE)

Diskussion

Vorliegende Ergebnisse identifizieren die PE-Pfanne als das Hauptproblem bei der Doppelcup-Arthroplastik nach Wagner. Unter Belastungsbedingungen erfolgt eine Verformung der dünnwandigen Pfanne, welche sich weiter auf eine dünne Zementschicht überträgt. Auf Dauer führt dies zur Zementfraktur bzw. zum vermehrten Verschleiß im kranialen Belastungsbereich (Abb. 1). Aus den in der Folge auftretenden Mikrobewegungen zwischen Pfanne und Zement bzw. zwischen Zement und Knochen resultiert auch Abrieb an der Pfannenaußenseite bzw. am Zement/Knochen-Interface. Die

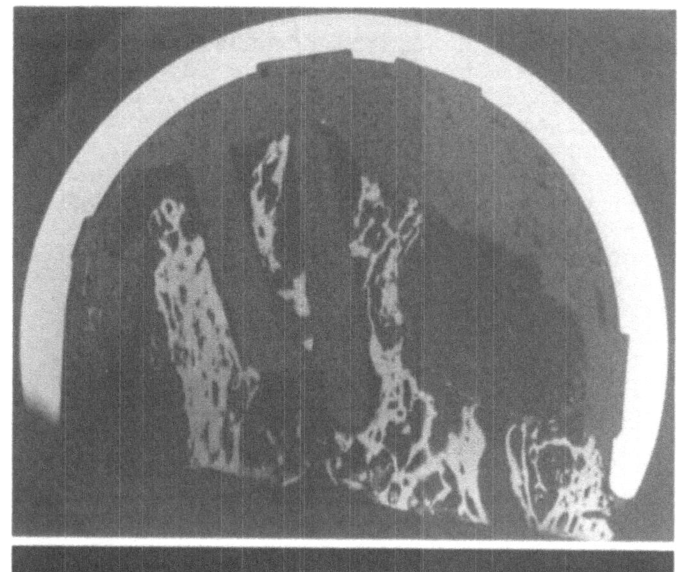

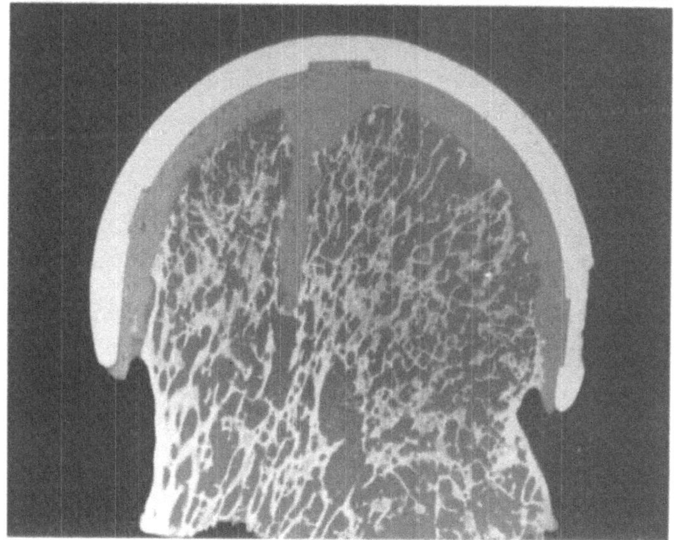

Abb. 4 (oben). 7 Jahre postop. med. und lat. Resorption des Femurkopfes bei makroskopisch festem Cup. Knochen/Zement-Verbindung nur noch an wenigen Stellen intakt

Abb. 5 (unten). Pfannenlockerung 6,5 Jahre postop. bei festem Cup; geringe Osteoporose ohne nennenswerte Resorption med. oder lat. bei teilweise enger Knochen/Zement-Verzahnung

mechanische Unruhe und zusätzlich die lokal durch die Abriebpartikel ausgelöste Fk-Reaktion führen zur Ausbildung des bindegewebigen Pfanneninterface.

Als Folge der Be- und Entlastung gelangen die Abriebpartikel auch in die übrigen Gelenkbereiche und führen im Gelenkspalt zur

Reibungserhöhung und damit zu einer potentiellen Zunahme der Abriebmenge mit exzentrischer Abnützung der PE-Pfanne. Diese Reibungszunahme führt gleichzeitig zur Zunahme der Mikrobewegungen am Interface des Pfannenbettes, wodurch ein circulus vitiosus in Gang kommt. Stress-Shielding Effekte führen zur Osteoporose unter dem Cup und zum Abbau zunächst der Zug-, dann sukzessive auch der Drucktrabekel (Abb. 4). Auch am medialen und lateralen Cuprand kommt es durch die Abriebpartikel zu einer Fk-Reaktion. Zusammen mit der reibungsbedingten Zunahme der Mikrobewegungen kommt es sekundär zur Ausbildung eines bindegewebigen Interface bis hin zum vollständigen bindegewebigen Ersatz des Femurkopfes (Abb. 3), bzw. nach weitgehender Resorption des Knochens zur Ermüdungsfraktur unter dem Cup (Abb. 2).

Schlußfolgerung

Als den Schwachpunkt der Wagner-Cup-Endoprothese betrachten wir die Pfanne. Unter der Voraussetzung einer zementlos stabil fixierten Pfanne bei sparsamer Resektion könnte das Konzept des Oberflächenersatzes beim jungen Menschen wieder eine wichtige Stellung zwischen Osteotomie und Totalendoprothese erlangen (Amstutz et al. 1988), zumal auch zementlose konventionelle Totalendoprothesen nicht ohne Probleme sind und deren Langzeitergebnisse noch ungewiß.

Literatur

1. Amstutz HC, Thomas BJ, Jinnah RH, Kim WC, Grogan TJ, Yale C (1984) Treatment of primary osteoarthritis of the hip. J Bone Joint Surg 66-A: 228-241
2. Amstutz HC, Kilgus D, Kabo M, Dorey F (1988) Porous surface replacement of the hip with chamfered-cylinder component. Arch Orthop Traumat Surg 107:73-85
3. Bell RS, Schatzker J, Fornasier VL, Goodman SB (1985) A study of implant failure in the Wagner resurfacing arthroplasty. J Bone Joint Surg 67-A: 1165-1175
4. Bogoch ER, Fornasier VL, Capello WN (1982) The femoral head remnant in resurfacing arthroplasty. Clin Orthop 167:92-105
5. Cserhati MD, Oliveria LG, Jacob HAC, Schreiber A (1979) Histological investigations on coxa femoral ends following double-cup arthroplasty according to Freeman. Arch Orthop Traumat Surg 94:233-240
6. Delling G, Reichelt A, Engelbrecht E (1984) Knochen- und Grenzschichtveränderungen nach Implantation von Double-Cup Arthroplastiken. Z Orthop 122:770-776
7. Freeman MAR, Bradley GW (1983) ICLH surface replacement of the hip. J Bone Joint Surg 65-B:405-411
8. Goldie IV, Bunketorp O, Gunterberg B, Hansson T, Myrhage R (1979) Resurfacing arthroplasty of the hip. Biomechanical, morphological and clinical aspects based on the results of a preliminary clinical study. Arch Orthop Traumat Surg 95:149-157
9. Head WC (1981) Wagner surface replacement arthroplasty of the hip. J Bone Joint Surg 63-A:420-427
10. Hipp E, Karpf PM, Gradinger R (1985) Stellungnahme zur Indikation des Oberflächenersatzes am Hüftgelenk. Z Orthop 123:673-674

11. Huiskes R, Strens PGE, Van Heck J, Slooff T (1985) Interface stresses in the resurfaced hip. Finite element analysis of load transmission in the femoral head. Acta Orthop Scand 56:474
12. Jolley MN, Salvati EA, Brown GC (1982) Early results and complications of surface replacement of the hip. J Bone Joint Surg 64-A:366-377
13. Ma SM, Kabo JM, Amstutz HC (1983) Frictional torque in surface and conventional hip replacement. J Bone Joint Surg 65-A:366-370
14. Schreiber A, Jacob HAC (1984) Loosening of the femoral component of the ICLH double cup hip prosthesis. Acta Orthop Scand 55 (Suppl 207)
15. Wagner H (1978) Surface replacement arthroplasty of the hip. Clin Orthop 134:102-130
16. Willert HG, Semlitsch M, Buchhorn G, Kriete U (1978) Materialverschleiß und Gewebereaktion bei künstlichen Gelenken. Orthopäde 7:62-83

Routinemäßige Testung auf Metallallergie beim alloarthroplastischen Gelenkersatz?

M. A. Scherer[1], R. Ascherl[2], F. Lechner[3], G. Blümel[4]

[1]Institut für Experimentelle Chirurgie, [2]Chirurgische Klinik und Poliklinik; Technische Universität München
Ismaninger Str. 22, 8000 München 80, FRG
[3]Chirurgische Klinik, Kreiskrankenhaus Garmisch-Partenkirchen, Lehrkrankenhaus, Technische Universität München, Auenstr. 6, 8100 Garmisch-Partenkirchen, FRG
[4]Institut für Experimentelle Chirurgie, Technische Universität München, Ismaninger Str. 22, 8000 München 80, FRG

Summary

503 pts. that had to undergo primary or revision surgery for THR or TKR were tested for hypersensitivity against nickel, cobalt, chromium and gentamicin by means of epicutaneous patch tests according to the ICDRG guidelines. Every pt. hat to give a precise history - former metallic implants, allergies - standardized by a multiple-choice questionnaire. The praeop. screening revealed 4.12% hypersensitivity in pts. with primary arthroplasty and 9.35% in revision cases. This difference was statistically significant (5%, χ^2 = 4.881). The sensitivity of pt. history is extremely low (14.3%). At least candidates for cementless endoprostheses should be tested for metal allergy.

Zusammenfassung

An 503 Patienten, die sich einem endoprothetischen Erst- oder Revisionseingriff unterziehen mußten, wurde praeop. ein epikutaner Patch-Test auf Hypersensitivität gegen Nickel, Kobalt, Chrom und Gentamicin nach den Richtlinien der ICDRG durchgeführt. Alle Patienten wurden anhand eines Anamnesebogens ausführlich nach früheren metallischen Implantaten und Allergien befragt. Bei den Erstimplantationen stehen 4,12% positive Testergebnisse 9,35% bei den Revisionen gegenüber. Dieser Unterschied ist auf dem 5% Niveau statistisch signifikant (χ^2 = 4,881). Mit einer Sensitivität von nur 14,3% ist die Anamnese alleine beinahe bedeutungslos. Zumindest Patienten, bei denen ein zementloses Implantat vorgesehen ist, sollten praeoperativ routinemäßig auf Metallallergie getestet werden.

Einleitung

Seit den 60er Jahren finden sich in der Literatur wiederholt Einzeldarstellungen von allergisch-hyperergen oder zytotoxischen

H.-G. Willert F. H. W. Heuck (Hrsg.)
Neuere Ergebnisse in der Osteologie

Reaktionen auf metallische Implantate (6, 12, 13, 17), die AO bietet für Fälle mit gesicherter Metallallergie Implantate aus Titanlegierungen an.

Bei der Metallallergie handelt es sich um eine T-Zell gebundene Spätreaktion vom Typ IV. Das eigentliche Antigen ist das Metallion, das an körpereigene Proteine gebunden (18), von den Langerhans-Zellen (Haut), die als "antigen presenting cells" fungieren, in die Lymphwege drainiert wird. Der Nachweis einer Sensibilisierung oder Hypersensitivität läßt sich über die epikutane Patch-Testung (2, 3, 5, 9, 10, 11, 13, 17, 20), die Skarifikation/Intrakutantestung (12, 20), MMIT, MIF, LIF (5, 12, 15), LTT (7) und RAST (2, 18) führen. Die Angaben zur Epidemiologie schwanken beträchtlich: Brown et al. (5) geben für eine europäische Studie an 500 Patienten eine Prävalenz von 6,6-7,4%, für eine New Yorker Arbeit an 2000 Patienten nur 0,5% an. Über die klinische Bedeutung einer Metallose bzw. einer manifesten Metallallergie herrscht für die Endoprothetik noch Uneinigkeit. Bei der Osteosynthese hingegen sind eindeutige Zusammenhänge zwischen Allergie und Wundheilungsstörungen bis hin zur Metallneoplasie nachgewiesen.

Sowohl experimentell - im Tierversuch am Hund - als auch klinisch lassen sich metallische Korrosions- und Abriebprodukte nicht nur in unmittelbarer Gelenksnähe sondern auch in entfernten Lymphknotenstationen histologisch nachweisen.

Fragestellung

1) Läßt sich ein Zusammenhang zwischen Metallallergie und Endoprothesenlockerung herstellen?
2) Sensitivität der Anamnese?
3) Ist vor endoprothetischen Eingriffen eine routinemäßige Testung auf Metallallergie erforderlich?

Material und Methoden

An 503 Patienten, die sich einem endoprothetischen Erst- oder Revisionseingriff unterziehen mußten, wurde praeoperativ ein epikutaner Patch-Test (Finnpore-Chamber) nach den Empfehlungen der International Contact Dermatitis Research Group (ICDRG) durchgeführt. Das Testpflaster mit Kaliumdichromat (0,1 und 0,5%), Nickel- und Kobaltsulfat (je 2,5%) sowie Gentamicinsulfat (10%) wurde paravertebral links auf Skapulahöhe aufgebracht und im Intervall abgelesen. Die Auswertung erfolgte nach den ICDRG-Kriterien "0" bis "4" , wobei "0" und "1" als negatives Testergebnis zu werten waren. Das Patientengut wird hinsichtlich des Geschlechtes, des Alters, der Diagnose, der Infektionsrate und der durchschnittlichen Verweildauer des metallischen Implantates durch die Tabelle 1 näher charakterisiert.

Alle Patienten wurden anhand eines standardisierten multiple-choice Bogens mit 37 Alternativmerkmalen und 5 offenen Fragen ausführlich nach früheren metallischen Implantaten und ihrer Allergieanamnese befragt.

Tabelle 1. Patientengut - Geschlecht, Alter, Diagnose, Eingriff

	Ersteingriff[a]	Revisionen 1.	2.	3.	4.	Summe
n Pts. insgesamt	364	94	33	10	2	503
männlich (n)	125	35	20	5	0	185
weiblich (n)	239	59	13	5	2	318
Durchschnittsalter	65,7	69,0	68,7	77,3	76,2	66,4
Lokalisation Hüfte	320	87	30	10	2	449
Knie	41	6	3	0	0	50
Schulter	3	0	0	0	0	3
Ellenbogen	0	1	0	0	0	1
Infektion (n/%)	2/0,5	8/8,5	7/21,2	2/20,0	1(50,0)	20/3,4
durchschnittliche	3,9[a]	7,1	4,5	4,1	1,7	µ (a)
Implantationsdauer	3,6[a]	5,1	2,9	2,6	-	SD (a)
	0,4	0,5	0,5	0,9	-	SEM (a)

[a] n = 161 Ersteingriffe mit ungelockertem metallischen Implantat anderer Lokalisation.

Ergebnisse

156 Patienten (31% des Gesamtkollektivs) hatten eine positive Allergieanamnese, 60 berichteten über Allergien in der Primärfamilie (11,9%). 3.2% (16 Pts.) wußten von einer Kontaktallergie gegen Metalle, häufiger wurden Medikamente verschiedener Stoffklassen (12,4%), Kautschuk/Gummi und Obst/Gemüse (jeweils 4,4%) genannt. Bei der ersten Ablesung des Patch-Testes nach durchschnittlich 46 h zeigten 50 Pts. eine Hautreaktion unterschiedlicher Ausprägung. Nach ICDRG-Kriterien konnten 28 Pts. als sicher positiv eingeschätzt werden. Hautreaktionen auf Co und Ni waren beinahe gleichhäufig (64,3 gegenüber 67,9%), wobei die mittlere Reaktionsstärke auf Ni die auf Co übertraf. Chromate und Gentamicin waren seltener positiv (17,9 bzw. 7,1%). Insgesamt stehen 4,12% positive Testergebnisse bei den Erstimplantationen 9,35% eindeutigen Reaktionen bei den Revisionen gegenüber: Dieser Unterschied ist auf dem 5%-Niveau statistisch signifikant (χ^2 = 4,881; Tabelle 2). Ein Zusammenhang zwischen Infektion und Allergierate ließ sich nicht nachweisen. Besonders enttäuschend ist das Ergebnis der Auswertung zur Beziehung von Anamnese und Resultat des Patch-Tests: Insbesondere die 12 anamnestisch falsch positiven Angaben wiesen auf die geringe Aussagekraft der Patientenbefragung hin: Die Sensitivität der Anamnese errechnet sich zu 14,3%, die Spezifität zu 97% (Tabelle 3).

Beantwortung der Fragestellung

1) Patienten mit gelockerten Endoprothesen weisen signifikant häufiger eine Metallallergie auf als Patienten beim Ersteingriff.

Tabelle 2. Positiver Patch-Test, differenziert nach Eingriff

Diagnose	n_a/n_{tot}	%
Erst-Op./kein metallisches Vorimplantat:	9/203	4,4
Erst-Op./Vorimplantat anderer Lokalisation:	6/161	3,7
1. Revision:	8/ 94	8,5
2. Revision:	4/ 33	12,1
3. und 4. Revision:	1/ 12	8,3
Summe Erstimplantationen	15/364	4,1
Summe Revisionen	13/139	9,1

		Patch-Test		Σ
		+	-	Σ
Anamnese	+	4	12	16
	-	24	463	487
Σ		28	475	503

Tabelle 3. Anamnese/Patch-Test

2) Die Anamnese hat eine hohe Spezifität, gibt also Gesunde richtig an, ist aber ungeeignet, Kranke (Allergiker) zu erkennen.
3) Zumindest bei Patienten, die für eine zementlose Alloarthroplastik vorgesehen sind, sollte routinemäßig eine Allergietestung erfolgen.

Diskussion

Die umfangreichsten Untersuchungen zur Epidemiologie der Metallallergie stammen von dermatologischen Autoren. Der Mangel vieler chirurgisch-orthopädischer Arbeiten zu diesem Thema liegt in der zu geringen Patientenzahl dieser Studien. Bei einem insgesamt seltenen klinischen Phänomen muß ein großes Kollektiv zur statistischen Berechnung herangezogen werden, um relevante Aussagen zu erlauben (5, 7, 9, 10, 11, 12, 16, 17, 20).

Das wirksame Allergen ist nicht das metallische Implantat als Gesamtstruktur, sondern das Ion im Chelatkomplex (18) oder Hydroxid. Für die Konzentration und den Abtransport von Korrosions- oder Abriebprodukten ist die Löslichkeit dieser Hydroxide ausschlaggebend (22). Erhöhte Ionenkonzentrationen im Urin und zeitweilig im Blut wurden bei Metall/Metall-Paarungen bis ein Jahr p.op. gefunden (13, 21). Jorgensen et al. (14) wiesen eine nicht signifikante Verdoppelung der Co-Ionen Urinkonzentration im Vergleich beschichteter und unbeschichteter Prothesen nach. Am Modell der i.m. Injektion an Ratten wurde zur Toxizität und Kanzerogenität folgende Rangfolge aufgestellt: (Va,) Ni, Co, Cr (21). Eine ausführliche Studie von Rae T (19) von der Universität Cambridge am humanen Synovial-Fibroblasten Monolayer ergab als potentiell am ehesten schädliche Metalle Co aus Co/Cr-Legierungen, Ni aus rostfreiem Stahl und Va aus Ti/Al/Va-Legierungen, wobei Co und Va eine Partikeltoxizität besitzen. Die angegebenen, geschätzten in vivo Konzentrationen bei Metall/Metall gepaarten Prothesen erreichen für Ni 1/235 und für Co das 3,8-fache der in vitro ermittelten Toxizitätsgrenze. Michel R et al. (16) bestimmten mittels der Neutronenaktivierungsanalyse bei 36 Revisionspatienten eine gegenüber der Norm um das 28-fache erhöhte Cr-, 41-fach erhöhte Co- und 3,5-fach erhöhte Ni-Konzentration in der Gelenkkapsel. Klinisch kam es nach Metallimplantation unter anderem zu vermehrter Makrophageninvasion und Gefäßinfiltration des Interface (17), ausgedehnten Gewebenekrosen (13) und vermehrten Granulomen und Gefäßwandveränderungen bei Test-Positiven (10). Brown GC et al. (5) und Rooker GD und Wilkinson JD (20) konnten keinen Zusammenhang zwischen Metallallergie und Prothesenlockerung finden. Demgegenüber stehen Befunde von Elves MW et al. (9) und Christiansen K et al. (7) mit teilweise auf dem 1% Niveau statistisch signifikanten Ergebnissen. Eine Infektion oder septische Lockerung des Implantates scheint die Sensibilisierung zu begünstigen (12, 15). Die Meinung darüber, ob bereits die Implantation von Metall - z.B. eine klinisch feste, symptomlose Endoprothese - eine Sensibilisierung bewirken kann, ist ebenfalls geteilt: Den ablehnenden Stimmen (5, 11, 20) stehen positive Korrelationen (3, 8, 9, 12) und die Befunde von Mayor MB et al. (15) gegenüber: Er fand bei Patienten mit liegendem Osteosynthesematerial in 31% bis 55% einen positiven LIF, der sich 4 bis 6 Wochen nach Materialentfernung in allen Fällen wieder normalisiert hatte.

Trotz der vorliegenden eindeutigen Ergebnisse erscheint die Tatsache, daß der Nachweis einer direkten Kausalität Metallallergie/ Lockerung nicht gelang, sehr unbefriedigend. Jedoch kann die Frage, ob die Metallallergie Ursache oder Folge einer Implantatlockerung ist, am Menschen nicht endgültig geklärt werden: Der dazu erforderliche Versuchsansatz ist ethisch nicht vertretbar. Allerdings lassen sich Metallabrieb bzw. Korrosionsprodukte (aus galvanischer, interkristalliner, Loch- und Spaltkorrosion) gelegentlich sowohl im Gelenkspunktat, im Interface als auch gelenksfern in einer Menge nachweisen, die eine kofaktorielle Beteiligung zumindest wahrscheinlich machen. Obwohl Titanimplantate zu den am meisten biokompatiblen und korrosionsresistenten Metallen gehören, gelangen Agins et al. (1) der Nachweis manchmal exzessiv hoher Spiegel von Ti, Va und Al im periartikulären Gewebe lockerer Titan-Endoprothesen.

Schlußfolgerung

Bei 8 von 363 Pts. (2,2% der Ersteingriffe) wurde Operationstaktik und Implantatwahl durch das Testergebnis beeinflußt. Berücksichtigt man die hier unterstellte kofaktorielle Wirkung bei der Lockerung, so sind der geringe finanzielle und vertretbare personelle Aufwand einer praeoperativen Allergietestung gerechtfertigt.

Die Frage, ob Korrosion im Körper eine Bedeutung hat, soll abschließend mit J. Black (1988) beantwortet werden: "Yes, corrosion *does* matter. *All* metallic implants corrode. The corrosion products *are* biologically active. Patients *do* exhibit symptoms relative to corrosion products from implants" (4, S. 519).

Literatur

1. Agins HJ, Alcock NW, Bansal M, Salvati EA, Wilson PD, Pellecci PM, Bullough PG (1988)Metallic wear in failed titanium-alloy total hip replacements. JBJS 70-A:347-356
2. Bandmann HJ, Fregert S (1982) Epicutantestung - Einführung in die Praxis. Springer, Berlin Heidelberg New York 1-78
3. Benson MKD, Goodwin PG, Brostoff J (1975) Metal sensitivity in patients with joint replacement arthroplasties. Br Med J 4:374-375
4. Black J (1988) Does corrosion matter? JBJS 70-B:517-520
5. Brown GC, Lockskin MD, Salvati EA, Bullough PG (1977) Sensitivity to metal as a possible cause of sterile loosening after cobalt-chromium hip-replacement arthroplasty. JBJS 59-A:164-168
6. Buchert PK, Vaughn BK, Mallory TH, Engh CA, Bobyn JD (1986) Excessive metal release due to loosening and fretting of sintered particles on porous-coated hip prostheses. JBJS 68-A:606-609
7. Christiansen K, Holmes K, Zilko PJ (1979) Metal sensitivity causing loosened joint prostheses? Ann Rheum Dis 38:475-480
8. Deutman R, Mulder ThJ, Brian R, Nater JP (1977) Metal sensitivity before and after total hip arthroplasty. JBJS 59-A:862-865
9. Elves MW, Wilson JN, Scales JT, Kemp HBS (1975) Incidence of metal sensitivity in patients with total joint replacements. Br Med J 15:376-378
10. Evans EM, Freeman MAR, Miller AJ, Vernon-Roberts B (1974) Metal sensitivity as a cause of bone necrosis and loosening of the prosthesis in total joint replacement. JBJS 56-B:626-642
11. Grasshoff H, Reichelt A, Kluge K, Gerke D (1984) Metallallergie bei Hüftgelenktotalendoprothesen. Beitr Orthop Traumatol 31:299-304
12. Hierholzer S, Hierholzer G (1981) Untersuchungen zur Metallallergie nach Osteosynthesen. Unfallchirurgie 8:347-352
13. Jones DA, Lucas HK, Driscoll MO, Price CHG, Wibberley B (1975) Cobalt toxicity after McKee hip arthroplasty. JBJS 57-B:289-296
14. Jorgensen TJ, Munno F, Mitchell TG, Hungerford D (1983) Urinary cobalt levels in patients with porous Austin-Moore prostheses. Clin Orthop Rel Res 176:124-126
15. Mayor MB, Merrit K, Brown GA (1980) Metal allergy and the surgical patient. Am J Surg 139:477-479
16. Michel R, Hofmann J, Löer F, Zilkens J (1984) Trace element burdening of human tissues due to the corrosion of hip-joint prostheses made of cobalt-chromium alloys. Arch Orthop Trauma Surg 103:85-95
17. Pazzaglia UE, Ceciliani L, Wilkinson MJ, Dell'Orbo C (1985) Involvement of metal particles in loosening of metal-plastic total hip prostheses. Arch Orthop Trauma Surg 104:164-174
18. Rae T (1979) Comparative laboratory studies on the production of soluble and particulate metal by total joint prostheses. Arch Orthop Trauma Surg 95:71-79
19. Rae T (1981) The toxicity of metals used in orthopaedic prostheses. JBJS 63-B:435-440
20. Rooker GD, Wilkinson JD (1980) Metal sensitivity in patients undergoing hip replacement. JBJS 62-B:502-505
21. Swanson SAV, Freeman MAR, Heath JC (1973) Laboratory test on total joint replacement prostheses. JBJS 55-B:759-773
22. Zitter H (1976) Schädigung des Gewebes durch metallische Implantate. Unfallheilkunde 79:91-100

Computergestützte dreidimensionale Geometrieanalyse von Oberschenkelknochen zur Gestaltung von zementfreien Hüftendoprothesen

W. Siebels[1], G. Herndl[2], T. Gerhard[1], H. Gerken[2], R. Ascherl[3], P. Rinderle[1], T. Schneidt[4], G. Blümel[1]

[1]Institut für Experimentelle Chirurgie, Technische Universität München, Ismaninger Str. 22, 8000 München 80, FRG
[2]MAN Technologie GmbH, Dachauer Str. 667, 8000 München 50, FRG
[3]Chirurgische Klinik, Technische Universität München, Ismaninger Str. 22, 8000 München 80, FRG
[4]in memoriam

Summary

To design geometrically improved stems for cementless hip endoprostheses, 81 femurs were cut into slices, digitized and reconstructed with computer aided design (CAD). A mathematical analysis was performed to evaluate the optimal shape of the prosthesis. A contact factor and two filling factors characterize the fitting of the stem into the medullary canal. Mean contact factors of 76% and filling factors of 83% (1 mm offset) could be achieved.

Einleitung

Um die positiven Knochenkontakteigenschaften von oberflächenstrukturierten oder beschichteten Endoprothesenwerkstoffen für die Kraftübertragung Prothese - Knochen nutzen zu können, ist initial in den entsprechenden Zonen ein direkter Kontakt der Prothesenoberfläche mit dem Implantatlager notwendig.

Material und Methoden

Zur direkten Analyse der Knochengeometrie von Oberschenkelknochen wurden 81 Femora in definierter Lage in quaderförmige Gipsblöcke eingegossen und senkrecht zur Längsachse in 3,55 mm dicke Scheiben zerschnitten. Die Querschnitte wurden mit drei Kurvenzügen digitalisiert (Außenumriß, innerer Kortikalisverlauf, Markhöhle). So wurde eine Datenbank erstellt, die eine computergestützte Analyse der Femurgeometrie ermöglichte. Die aufgenommenen Einzelkonturen wurden an einem CAD-System (CATIA™) zu einem "Computerknochen" zusammengesetzt (Abb. 1).

Die zur Gestaltung einer Prothese wichtige Hohlraumgeometrie eines jeden Knochens wurde in einem interaktiven Prozess auf ver-

H.-G. Willert F. H. W. Heuck (Hrsg.)
Neuere Ergebnisse in der Osteologie

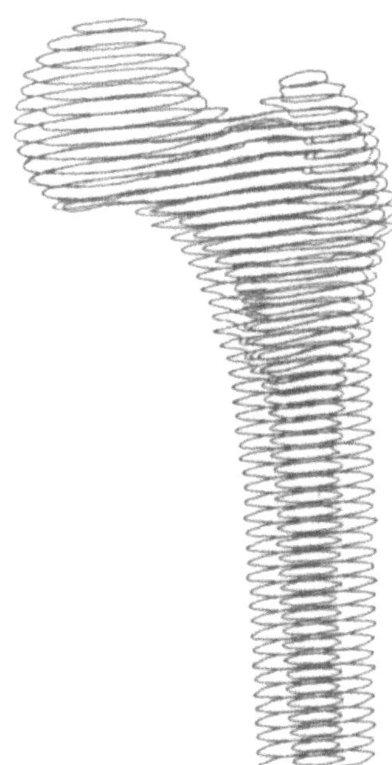

Abb. 1. "Drahtmodell" eines digitalisierten Femurs

gleichbare geometrische Kerndaten konzentriert. Dabei wurde jedem Knochen nach einem mathematisch reproduzierbaren Verfahren eine idealisierte "Maßprothese" angepaßt. Alle diese "Prothesen" wurden in eine Referenzposition gebracht und mit drei numerisch bestimmbaren und für die Geometrie charakteristischen Parametern klassifiziert (mittlerer Krümmungsradius im oberen medialen Schaftbereich, Abstand der medialen Außenkontur von der Schaftachse in einer transversalen Vergleichsebene (AIK), Radius der Schaftkontur in einer weiteren Transversalebene (KRO)). Statistische Auswertungen dieser Parameter ergaben die Gruppierung der untersuchten Knochen (Abb. 2). Dabei entstanden drei Hauptgruppen, die dreißig Prozent der Femora enthalten.

Für jede dieser Gruppen wurde eine Schaftgeometrie konstruiert, die spezifisch für die jeweiligen Gruppenmitglieder angepaßt ist.

Um die geometrische Qualität dieser Prothesenkonstruktion beurteilen zu können, wurden Füllfaktoren und ein Kontaktfaktor ermittelt, die als Kennzahlen die Paßgenauigkeit der Paarung Knochen/Prothese beschreiben. Der Kontaktfaktor bestimmt, wie gut sich die Prothese an den Knochenhohlraum anschmiegt (Größe der Kontaktfläche zwischen Kortikalis und Schaft), während die Füllfaktoren angeben, wie gut die Prothese den Knochenhohlraum ausfüllt.

Die numerische Auswertung dieser Größen wurde durch eine visuelle Analyse der Paßform ergänzt. So wurden Zeichnungen erstellt, die den Prothesen- und Knochenquerschnitt in Referenzebenen und den Prothesenschaft mit dem idealisierten Knochenhohlraum in verschiedenen Ansichten zeigen.

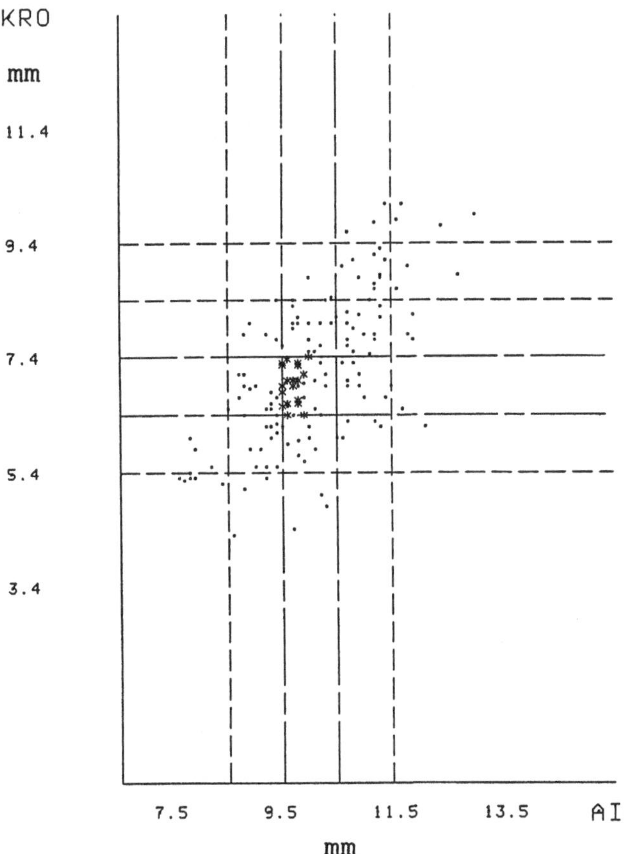

Abb. 2. Gruppenraster zur Klassifizierung der Femora nach Geometrieparametern. (*AIK*, Abstand der medialen Außenkontur von der Schaftachse in einer transversalen Vergleichsebene; *KRO*, Radius der Schaftkontur in einer weiteren Transversalebene)

Eine dreidimensionale Simulation des Ein- und Ausbaus der Prothese in die Computerknochen ergänzte die Optimierung der Schaftgeometrie.

Ergebnisse

Die Verwendung des leistungsfähigen CAD-Systems ermöglichte eine hochgenaue und aussagekräftige Analyse der geometrischen Daten. Vor allem die Funktionen zur Gestaltung von dreidimensionalen Freiformflächen und zur Analyse dieser Flächen (Oberflächeninhalt, Krümmungsverlauf, u.s.w.) unterstützten die Formgestaltung des Prothesenschaftes erheblich.

Die Bestimmung des Kontaktfaktors für nach funktionalen Gesichtspunkten ausgewählte Kontaktzonen (für die Kraftübertragung besonders kritische Bereiche auf der Prothesenoberfläche) ergab einen Durchschnittswert von 76% (Abb. 3).Dieser Durch-

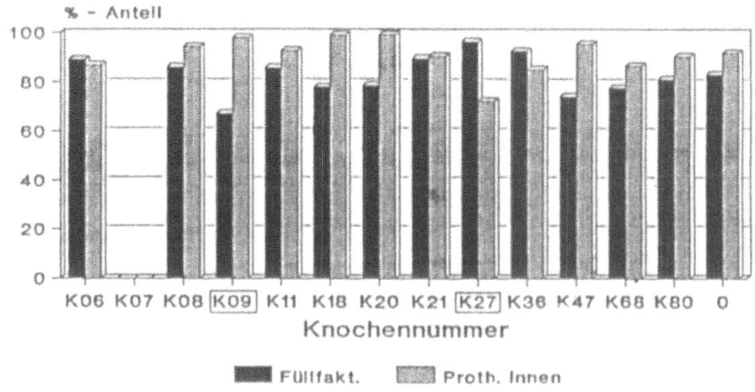

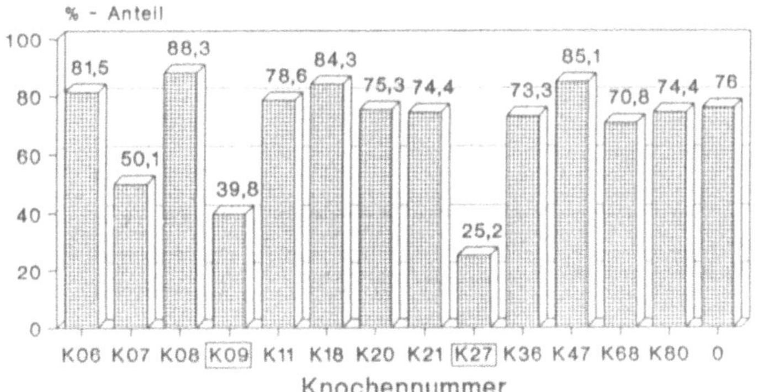

Abb. 3. Ergebnisse der Füllfaktor- und Kontaktfaktoranalyse

schnittswert wurde bei Kontrollknochen aus den jeweiligen Nachbarklassen deutlich unterschritten.

Der Füllfaktor mit dem PI oder "Prothese Innen"-Wert (Anteil des Schaftes der innerhalb des Knochenhohlraumes liegt) ergab Werte von 83% (FF) und 91%(PI); auch hier wichen die Werte der Kontrollknochen stark nach unten ab (Knochen 9 mit 67% FF und Knochen 27 mit 72% PI) (Abb. 3).

Die Darstellung des Prothesenschaftes innerhalb der digitalisierten Knochenschnitte erlaubte eine Optimierung der Lage des Schaftes im Hohlraum und die Korrektur der Querschnittsradien der Prothese in medialen Schnittebenen (Abb. 4). Auch die Einbausimulation gab weitere Anhaltspunkte für eine optimierte Schaftgeometrie. Die revidierte Schaftform konnte mit den gleichen Methoden auf Paßlage und Paßform hin überprüft werden.

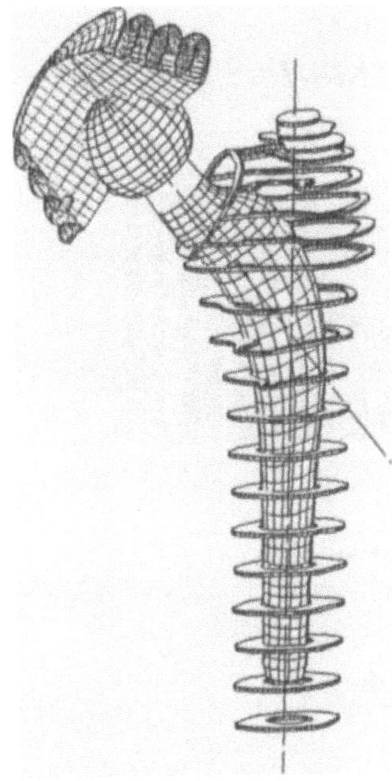

Abb. 4. "Scheibenmodell" eines untersuchten Femurs mit eingepaßter Prothese

Die Geometriedaten des Schaftes wurden zur Erstellung eines NC-gefrästen Aluminiummodells genutzt. Mit diesem Aluminiummodell konnten erste praktische Versuche zur Fertigungstechnik vorgenommen werden. Weiterhin wurde das Schaftmodell in einen Kunststoffknochen implantiert.

Diskussion

Das beschriebene Verfahren zur Geometrieanalyse zeichnet sich durch folgende Vorteile aus.

1. Die große Datenmenge (81 untersuchte Femora) und die Datengenauigkeit (Abweichungen kleiner 1 mm) zusammen mit einem voll dreidimensionalen CAD-Programm erlauben eine hinreichend detaillierte Analyse der Hohlraumgeometrie des Femurs.

2. Die Gestaltung von Schaftformen für geometrisch definierte Gruppen erlaubt eine herstellungsgünstige Serienfertigung der Prothesen, die hohen Qualitätsansprüchen genügt. Die Ergebnisse der Paßformanalyse zeigen, daß die drei gewählten Parameter ausreichen, um die charakteristische Hohlraumgeometrie für Schaftprothesen zu beschreiben.

Mit dem Analyseverfahren lassen sich Prothesen konstruieren, die besonders im oberen medialen Kontaktbereich größenabhängig angepaßte Krümmungsradien aufweisen.

3. Eine konsequente Weiterentwicklung der geometrie- und bildverarbeitenden Computertechnik wird eine optimale Auswahl der jeweils passenden Prothese ermöglichen. Der anstehende Eingriff

kann genau geplant und die Lage der Prothese im Knochen schon praeoperativ simuliert werden, um die zu bearbeitenden Gebiete des Knochenhohlraumes zu ermitteln.

Literatur

1. Aldinger G, Fischer A, Kurtz B (1983) Computer-aided manufacture of individual endoprostheses. Archives of Orthopaedic and Traumatic Surgery 102:31-35
2. Walker PS, Schneeweis D, Murphy S, Nelson P (1987) Strains and Micromotions of Press-Fit Femoral Stem Prosthesis. Journal of Biomechanics 20: 693-702